SYNTHETIC REPERTORY
RÉPERTOIRE SYNTHÉTIQUE
SYNTHETISCHES REPERTORIUM

SYNTHETIC REPERTORY

Psychic and General Symptoms
of the Homoeopathic Materia Medica

RÉPERTOIRE SYNTHÉTIQUE

Symptômes Psychiques et Généraux
de la Matière Médicale Homoéopathique

SYNTHETISCHES REPERTORIUM

Gemüts- und Allgemeinsymptome
der Homöopathischen Materia Medica

Published by · Publié par · Herausgegeben von
Dr. med. Horst Barthel, Wilhelmsfeld

Volume I: Psychic Symptoms
Volume I: Symptômes Psychiques
Band   I: Gemütssymptome

Dr. med. Horst Barthel, Wilhelmsfeld

Traduction en Français
Dr. P. Schmidt, Dr. J. Baur

2nd revised and improved edition
Deuxième édition révisée, corrigée et augmentée
2., verbesserte und erweiterte Auflage

Karl F. Haug Verlag, Heidelberg

CIP-Kurztitelaufnahme der Deutschen Bibliothek

Synthetic repertory: psychic and general symptoms of the homoeopathic materia medica = Répertoire synthétique = Synthetisches Repertorium / publ. by Horst Barthel. — Heidelberg : Haug

NE: Barthel, Horst [Hrsg.]; 1. PT; 2. PT

Vol. 1. Psychic symptoms / Horst Barthel. Trad. en Français Pierre Schmidt. — 2. Aufl. — 1982.

ISBN 3-7760-0559-9

© 1973 Karl F. Haug Verlag, Heidelberg

Alle Rechte, einschließlich derjenigen der photomechanischen Wiedergabe und des auszugsweisen Nachdrucks, vorbehalten.

2. Auflage 1982

Verlags-Nr. 8200 — ISBN 3-7760-0559-9

Gesamtherstellung: Druckhaus Darmstadt GmbH, Kleyerstr. 9, 6100 Darmstadt

To the master and teacher of homoeopathy Hahnemann's
Dr. med. Jost Künzli von Fimelsberg
St. Gallen

Au grand maître de l'homoéopathie Hahnemannienne
Dr. med. Jost Künzli von Fimelsberg
St. Gallen

Dem Meister und Lehrer der Homöopathie Hahnemanns
Dr. med. Jost Künzli von Fimelsberg
St. Gallen

PREFACE

Over the years the plan to supplement and continue Kent's repertory was influenced by various intermediate concepts and resulted in the present Synthetic Repertory. The resumption of the original title was the result of a threefold synthesis: the supplement from the oldest to the latest homeopathic literature, the register of equivalents and related symptoms, and the composition of individual subjects, as for example, complaints due to psychic trauma.

Progress in homeopathy comes about on the one hand by collecting materia medica and composing it practically for the repertory, and on the other hand by adding symptoms of newly proven drugs. Therefore colleagues are kindly requested by the authors to cooperate with them in increasing the verification of drugs. Furthermore, help is requested in eliminating mistakes carried over from other sources, and others which the authors have overlooked.

The trilinguality brought about problems of translation for the German speaking authors. In most cases the English titles could be used as originally stated. Dr. Pierre Schmidt of Geneva undertook with great competence the very difficult task of translating the mental symptoms. He also translated the preface and the introduction for this volume. In addition the French versions of the third volume were improved by his critical revision. The authors extend to him their warmest thanks for his work in the translation, and are grateful for all the advice and understanding with which Dr. P. Schmidt assisted them in the creation of this work. Dr. Roger Schmidt and Mr. Alain Naude of San Francisco revised the English version of the preface and the introduction for this volume. The authors feel very obliged to them.

Mr. Dr. med. Jacques Baur, Lyon, was not only the translator of all the titles in Vol. II, he also translated the new additional symptoms. We give our special gratitude for his valuable help!

The publishers thank Mr. Dr. med. Jost Künzli von Fimelsberg, St. Gall, for the permission of printing his supplements in the new edition which he took out of the classic homoeopathic literature into his own Repertory. In that way his long and unprecedented struggle about the sources, especially about Hahnemann's Arzneimittellehren is now made publicly known and available for everyone.

We give our gratitute to Mr. Dr. med. Artur Braun and to cand. med. Klaus-Henning Gypser, for their corrections of Vol. III and we also like to give our thanks to Mr. Martin Weber, Genf, for his help in translating the new french rubrics in Vol. III.

To Dr. Herbert Schindler of Karlsruhe, who contributed significantly to the international nomenclature of homeopathic drugs, the authors are indebted for much information, as well as for the corrections and the final verification of the drug index.

The editors wish to express their thanks to the authors of publications included in this work: to Dr. O. A. Julian of Paris, Dr. J. Mezger † of Stuttgart, Dr. Pierre Schmidt of Geneva, and Dr. J. Stephenson of New York, for their kind permission to use their publications. We wish also to thank the publishers Peyronnet of Paris, Masson of Paris, Roy & Co. of Bombay, and Ternet-Martin of Vienne (Isere).

Dr. E. Fischer, publisher, and Mr. Sieber, production manager, have been responsible for making this book as practical as possible, by responding in the most cooperative manner to all our proposals concerning the book and its printing design. To them we wish to express our special thanks.

INTRODUCTION

The need for the repertory comes from the character of homeopathy itself. Homeopathy means medical action according to the law of similars of Hahnemann (1755–1843): similia similibus curentur. According to this law the drug picture and the characteristic symptoms of the patient have to agree to an optimum degree. Thus we seek the simillimum for the patient.

In the Homeomethodology the homeopathic materia medica is the means by which the results of drug provings and clinical observation of drugs are classified. In practice the choise of a drug needs the classification of drugs according to symptoms. The repertory serves that purpose. The materia medica contains the symptoms of drugs and the repertory relates the drugs to the symptoms. Through the repertory the doctrine of drugs and therapy according to symptoms complement each other.

In the beginning of homeopathy the drug symptoms had already increased to such a degree that it seemed impossible to bear them all in mind. Therefore in 1817 Hahnemann developed the first of his two "symptomdictionaries", which was the first repertory. Compared with the partial information of the materia medica remembered by chance, the repertory permits the choice of a drug through extensive homeopathic knowledge.

Until now almost 110 repertories have been published. The "Repertory of the Homeopathic Materia Medica" by J. T. Kent (1849–1916) is the most appropriate, most complete, and most reliable of all. Kent used older works of the materia medica and clinical observations, but refused numerous insufficiently confirmed symptoms and drugs. Until his death he added by hand into his own copies new symptoms and drugs, and classified them according to his own experience into various degrees.

To keep the repertory continually up to date requires the preservation of symptoms and drugs not listed in Kent's repertory, and also their confirmation by cures. It is also of great importance to make available the primary and repeated provings of younger authors.

Supplements to general and particular symptoms result in a multitude of material which requires a decision as to whether we should limit the number of authors and headings, or whether we should list only the general symptoms. Since the general symptoms will affect the choice of drugs for chronic patients, this Synthetic Repertory is limited to general symptoms. For particulars Kent's "Repertory" is still the best reference book.

According to the hierarchy of general symptoms the Synthetic Repertory is separated into the following three volumes: Vol. I contains the mental symptoms, Vol. II contains the general symptoms in a more selective way. The symptoms for food and drink which in Kent's repertory are separated into different chapters and headings according to aggravation, improvement, aversion and desire, are now summed up in one single heading. Vol. III contains the chapters of sleep symptoms and dreams, as well as the male and female sexual symptoms.

Sources of the Synthetic Repertory

1. KENT, J. T.: Kent's repertory is a climax in the evolution of the repertory because of its extensive contents and logical structure, its moderation between the generalizations and differentiations of tendencies found in other authors, and

finally its reliability and practicability. For more than 70 years it has proven true all over the world; the English version is available in the 6th American and the 3rd Indian edition. There exists a French translation in extracts; a German translation appeared in 1971, in its 2nd edition. The chapters and headings of the above mentioned general symptoms are totally included. Mistakes detected during the last revision were corrected. As further sources Kent's "Lectures on Homeopathic Materia Medica" and "New Remedies" were used.

2. KNERR, C. B.: With his "Guiding Symptoms" C. Hering wrote a classic materia medica of 10 volumes supported by clinical experience. Hering's student Knerr transformed this work into a repertory of two volumes. These detailed empirical data concerning modalities and clinical symptoms are difficult to understand for lack of clarity in the way they are set out; this disadvantage is eliminated in the Synthetic Repertory.

3. VON BOENNINGHAUSEN, C.; BOGER, C. M.: The repertory written by v. Boenninghausen on the advice of Hahnemann was the first repertory to be published, and is still in use. The Synthetic Repertory has used C. M. Boger's English translation and supplement. We have taken into consideration a certain tendency to generalize in this work: the inclusion of modalities into main headings and local symptoms into general symptoms, for instance.

In the 2nd. edition we added symptoms and remedies from C. M. Boger's "Additions to Kent's Repertory" and from his Repertory in "A Synoptic Key of the Materia Medica". By technical reasons we gave all these additions the index number 3.

4. JAHR, G. H. G.: His "Systematic-alphabetic repertory of homeopathic remedy doctrine" which appeared in 1848–49 and is no longer available is noted for its comprehensive listing of symptoms. But because it is split up into synonyms and because of its arrangement it is not practical.

5. GALLAVARDIN, J. P.: In his experience of mental diseases Gallavardin tested and extended the drugs which treat psychiatric patients, which Dulac took from the works of Jahr. The repertory and the materia medica from "Psychisme et Homeopathie", published after the author's death, have been used as sources.

6. STAUFFER, K.: The "Symptom-index" represents Stauffer's vast and critically controlled practical experiences. Apart from verifying drug symptoms it also conveys new additions to the materia medica.

7. SCHMIDT, P.: The supplements by 35 authors to his four repertories of Kent have been integrally included. Further material from the courses of the "Groupement Hahnemannien de Lyon", which have been published in the reports of those meetings, have been included. P. Schmidt obtained his homeopathic knowledge in direct line from Kent, and was instructed by Kent's collaborators in the technical details of establishing the repertory. This, and his 50 years of practical experience, have given him the authority to classify higher grades, and to introduce the fourth grade of drugs in the case of several symptoms. This fourth grade of drugs has been especially useful to him whenever there have been no differentiating symptoms allowing him to consider other drugs under the same heading.

8. BOERICKE, O. E.: The materia medica of W. Boericke, which has been widely used in the English-speaking world, was transcribed into a repertory by O. E. Boericke. It has the advantage of presenting a great many new drugs in English. However, it does not contain a list of drug abbreviations, and there are mistakes

in the nomenclature of the drugs and the symptom complex. Its classification is not always consistent.

9. STEPHENSON, J.: This work, which is laid out as clearly as Kent's repertory, contains drug provings of the years 1924–59, which originate especially from the English and German-speaking countries.

10. MEZGER, J.: The symptoms of 35 reproven or new drugs have been taken from his critical work "Gesichtete Homeopathische Arzneimittellehre" (Selected Homeopathic materia medica).

11. ALLEN, T. F.: The ten volumes of the "Encyclopedia of Pure Materia Medica", which only contain pure drug symptoms, have a two-volume index, "A General Symptom Register of the Homeopathic Materia Medica", of which pertinent parts were added to the Synthetic Repertory. They provide access to the older proven symptoms for future verification. They also contain numerous rare remedies.

12. CLARKE, J. H.: His "A Clinical Repertory to the Dictionary of Materia Medica" from his three-volume materia medica, remaining to this day one of the best, reports mainly clinical indications and rare drugs.

13. The most recent drug provings published in various journals.

14. JULIAN, O. A.: His "Matière Médicale d'Homéothérapie" of 1971 is up to the present day the most complete summary of drug provings in the international literature. We incorporated it even though we had completed the manuscript. The 2nd edition contains also the ca. 30 remedies, supplementary published by Dr. Julian in his new edition of this work, now titled "Dictionnaire de Matière Médicale de 130 Nouveaux Homéothérapeutiques" by Masson, Paris (1981).

15. KÜNZLI, J.: Supplements taken from the international homoeopathic literature.

16. HAHNEMANN, S.: "Pure Materia Medica" and "Chronic diseases". Symptoms and remedies which are missing in Kent's Repertory are added according to the supplements of Künzli.

The abbreviation of the tuberculinum not otherwise defined by the authors 2, 6, 7, and 8 is tub., as for the tuberculinum Kent.

The Synthetic Repertory mentions for the first time the exact sources of symptoms or drugs added to Kent's repertory, and uses a numbering system. Symptoms and drugs from Kent's original repertory have not been numbered. Additions made by Kent in his own hand are marked [1], supplements from his "Lectures" and "New Remedies" by [1'], the figures [2-14] coincide with the enumeration of the above mentioned sources. According to Pierre Schmidt, his and Gallavardin's experiences justify classifications of certain drugs of Kent into higher grades. These drugs are marked by both figures, as [1,5] or [1,7]. Since we mention the sources of this material the reader can decide for himself the importance of the authors quoted, and test their indications in the light of his own practical experience.

The corrections of Kent which he made personally in his own Repertory, owned later on by Mr. Dr. Pierre Schmidt, were now published by Mr. Dr. D. H. Chand ("Kent's Final General Repertory", New Delhi, 1980). But we had already used them in the 1st edition of the "Synthetic Repertory", and therefore was now reason to take them into consideration anymore.

Different gradings of the drugs were found in the sources. These were adapted to the three grades of Kent with a certain amount of liberty. As the individual gradings could not be indicated for drugs added from various sources, the highest grade from among those sources has been indicated.

The grades of the drugs are clearly differentiated in print. Drugs of the first and second grades are printed in small letters, those of the second, third and fourth in bold type, those of the third and fourth in capitals, those of the fourth in underlined capitals.

The transformation of the drugs into the grading system of the Synthetic Repertory, and the transformation of varying arrangements of systems in the sources into the present system of headings, making the clearest possible differentiations, has demanded serious and difficult decisions.

The headings are indicated by printing-type, indentation and spacing. In the main heading the key word of the symptom title is printed in bold type capitals, in the sub-heading, in bold type only, whilst times of day, clock-times, and other sub-headings are printed in ordinary type. The main headings start at the beginning of a line, the first indentation indicates the first sub-heading, the second indentation indicates the next sub-heading, and so on. Each indented title refers to the key word of the main title. Under each symptom title the remedies are printed in normal spacing to show that they belong together.

The titles were partly clarified by supplements, whereas in Vol. I – delusions – and in Vol. III – dreams – they were simplified by using the indicative or the infinitive.

Headings and symptom titles are given in English, French, and German, with the exception of clock-times and Latin terms. The English titles were mostly taken from the English literature, without changing American expressions and spelling. Most of the French and German titles are translations from the English whenever they have been found in existing French and German sources.

The preference given to English titles comes from the importance of the English literature on Homeopathy, and the importance of English as a world language. French represents the languages of the Latin-American continent and South Europe.

The abbreviations agg. and am. have been used in all languages to mean the modalities of aggravation and amelioration respectively. They are to be understood as nouns or verbs, as the case may be.

For French- and German-speaking readers there is a complete and clearly arranged index at the end of each volume which uses the column numbering of the repertory to locate any required heading. Since the English listing of symptoms is already alphabetical, the English index is limited to synonyms and cross references (in vol. I, III). In addition the use of the repertory is facilitated by many references among the symptoms and in the index. The asterisk of the titles of symptoms refers to one of 138 new collected rubrics of the index of vol. I and II.

The remedy index of the Synthetic Repertory lists abbreviations of the drugs in alphabetical order, and, after each abbreviation, the remedy and its synonym. It contains 1594 drugs, whilst Kent's index contains 591. Obsolete drugs like Electricitas, Galvanism, Magnes Artificialis and the complex snake drug ophiotoxicum were not retained. Double entries, lack of clarity, and wrong nomenclature were corrected wherever possible. The traditional nomenclature of homeopathic drugs has been in use for the last 170 years, and this establishes its priority over the modern pharmacological, pharmaceutic terminology. Since homeopathic drugs have always been used in the same way, homeopathic literature remains valid regardless of its age, and can only be understood in the traditional nomenclature.

For practical reasons Kent's abbreviations have been kept, in spite of certain inconsistencies like arg-m. and nat-m. Only inconsistent abbreviations of small drugs were changed. The different abbreviations in the sources, including those of Clarke, were changed to conform to the more comprehensible, accentuated abbreviations of Kent. We tried to establish a uniform abbreviation throughout, e. g. ar. for the anion arsenicosum (compare with Kent's kali-ar. and nat-a.).

Whenever possible wrong spellings of drug abbreviations in the literature have been corrected.

In the field of general symptoms the Synthetic Repertory represents the synthesis of the homeopathic knowledge of the last 170 years. By internationalizing the nomenclature of the drugs, by using three languages for the symptoms and the indexes, we hope to have contributed to a closer understanding among homeopathic physicians in the world. The common language of homeopathic physicians can only come from commonly used terms for drugs and symptoms.

Dr. med. Horst Barthel	Dr. med. Will Klunker
Alte Römerstraße 70	Am Rosenberg 1375
D-6901 Wilhelmsfeld	CH-9410 Heiden

PRÉFACE

Au cours des années, le projet de parfaire et de parachever le Répertoire de Kent, nous a conduit à la publication de ce Répertoire Synthétique de la Matière Médicale homoeopathique en un tout, formant une synthèse de leurs symptômes à la fois concrets et abstraits.

Ce titre de synthèse, retenu puis abandonné, fut finalement repris avec un triple but: 1. Tenir compte de la littérature homoeopathique depuis son origine jusqu'aux écrits les plus contemporains, 2. Recherche circonstanciée des synonymes, 3. Enfin, synthèse de groupes de symptômes, comme, par exemple, « suites de » (traumas psychiques etc.).

Les progrès de l'homoeothérapie se manifestent d'une part par ses résultats thérapeutiques, par leur vérification grâce aux Répertoires et à la Matière Médicale homoeopatique, puis par l'adjonction de médicaments nouveaux, vérifiés et contrôlés par la clinique. C'est la raison pour laquelle les auteurs seraient enchantés d'obtenir la collaboration de leurs Confrères homoeopathes pour les vérifications et les adjonctions possibles à apporter à la Matière Médicale. Ils apprécieraient également qu'on leur signale toutes les inexactitudes ou les fautes relevées au cours de cette lecture.

Cette présentation trilingue a exigé un effort considérable de la part des auteurs et créé bien des problèmes difficultueux. La version anglaise du texte a été établie grâce aux textes anglais des Répertoires et des Matières Médicales consultés.

Le Dr. Schmidt, de Genève, avec compétence s'est chargé de la traduction, certes fort difficile, des symptômes mentaux et de la présente préface et de l'introduction. Les termes français du tome III ont également profité de son examen critique. Nous tenons ici à le remercier tout particulièrement pour ses conseils auxquels nous attachons une grande valeur, ainsi que pour son dévouement coutumier, grâce auxquels il a pu contribuer efficacement à la réalisation de cette publication. Nous tenons à remercier vivement le Docteur Roger Schmidt, ainsi que Monsieur Alain Naudé, tous deux de San Francisco, pour leur traduction en anglais de la préface et de l'introduction.

Le Dr. Jacques Baur de Lyon n'a pas seulement traduit toutes les têtes de rubriques du volume II. Il a aussi traduit les nouveaux symptômes qui ont été ajoutés. Nous remercions particulièrement de cette contribution.

Les Éditeurs remercient le Dr. Jost Künzli von Fimelsberg de St. Gallen, qui leur a permis de publier les adjonctions qu'il avait faites à son propre Répertoire d'après ses recherches dans la littérature homoeopathique classique. Ainsi se trouve maintenant rendu public et mis à la portée de tous le résultat d'un travail de longue haleine, d'un effort sans précédent de retour aux sources, et en particulier « Reine Arzneimittellehre » et à « Chronische Krankheiten » de S. Hahnemann.

Nous exprimons notre gratitude au Dr. Artur Braun et à cand. med. Klaus-Henning Gypser pour la correction du vol. III, et nous voulons aussi remercier Mr. Martin Weber de Genève, pour son aide dans la traduction française des nouvelles rubriques du vol. III.

Les auteurs sont également très reconnaissants au Dr. Herbert Schindler, de Karlsruhe, connu pour l'établissement et la vérification de la nomenclature internationale des médicaments homoeopatiques. Ils ont apprécié sa grande compétence en Matière Médicale par ses corrections, ainsi que de sa vérification finale de la liste détaillée des médicaments homoeopathiques.

Quant aux additions nombreuses enrichissant ce Répertoire synthétique, les auteurs tiennent tout particulièrement à témoigner leur vive gratitude aux Drs Julian, de Paris, J. Mezger †, de Stuttgart, P. Schmidt, de Genève et Dr. Stephenson, de New York, pour leur autorisation de les inclure dans le texte et d'être capables ainsi de faire pouvoir bénéficier les lecteurs de leurs précieuses connaissances en Matière Médicale.

Nous tenons également à remercier les Maisons d'Edition Peyronnet, de Paris, Roy et Cie, de Bombay et Ternet-Martin, de Vienne en Isère. De plus, c'est grâce au Dr. E. Fischer, éditeur et à Monsieur le Directeur Sieber, que cet ouvrage a pu être réalisé et mis au point, aussi leur exprimons-nous ici notre **vive reconnaissance.**

INTRODUCTION

La nécessité d'un Répertoire résulte de la nature-même de l'homoeopathie. Toute l'homoeopathie repose sur la Loi de similitude d'Hahnemann (1755-1843):

SIMILIA SIMILIBUS CURENTUR.

D'après cette loi, le « tableau médicamenteux » obtenu par l'expérimentation sur l'homme sain et le tableau symptomatique caractéristique présenté par le malade, doivent coïncider et présenter une concordance aussi étroite que possible.

C'est en fait la recherche du « simillimum » du patient.

L'application de l'homoeopathie au malade comprend la connaissance de la Matière Médicale, résultant des expérimentations sur l'homme sain et leurs comparaisons avec sa symptomatologie clinique. Pour cela, une étude séméiologique rigoureuse doit être faite, dont on doit chercher la correspondance avec celle du sujet à traiter. C'est pour cette raison qu'ont été créés des Répertoires de symptômes.

S'il est vrai que la Matière Médicale nous fournit la symptomatologie médicamenteuse, les Répertoires nous indiquent les médicaments et leurs correspondances à cette symptomatologie. Ainsi, Matière Médicale d'une part et Répertoire d'autre part se complètent mutuellement et se parachèvent, ce dernier devenant absolument indispensable au practicien.

Depuis le début de l'homoeopathie, le nombre des symptômes présentés par les médicaments s'est si considérablement accru, qu'il est devenu impossible de pouvoir les mémoriser. C'est pourquoi, en 1817 déjà, Hahnemann a établi lui-même un premier Répertoire personnel, appelé « Lexique symptomatique », en deux volumes.

Dès lors, le Répertoire devient un complément vraiment indispensable de tout homoeopathe réfléchi, car c'est un recueil de symptômes – avec toutes leurs modalités – permettant au praticien de faire son choix pour arriver à déterminer le simillimum recherché – aucune mémoire, fut-elle la meilleure, ne pouvant lui être substituée.

Jusqu'à ce jour, à notre connaissance, plus de cent-dix Répertoires ont déjà été publiés : essentiellement en anglais, en français et en allemand. C'est James Tyler Kent, (1849-1916), médecin homoeopathe américain, qui, par la publication de son volumineux Répertoire – des plus de 1400 pages – a édité l'ouvrage le plus complet, le plus utile et certes le plus pratique connu jusqu'à ce jour.

Kent l'a établi par un labeur si considérable – car il y a travaillé jour et nuit pendant des mois – que cet ouvrage lui a coûté sa propre santé, et on peut le dire, abrégé sa vie. Il a compulsé en détail tous les ouvrages sérieux de Matière Médicale publiés jusqu'alors et les a complétés de sa vaste expérience personnelle. Il a laissé de côté, avec un sévère sens critique, tous les symptômes insuffisamment expérimentés ou ne méritant pas d'être retenus et en accordant à chaque médicament le degré conforme à sa vaste pratique personnelle.

Cette œuvre répertoriale exige non seulement le respect, parmi tous ceux cités dans la littérature homoeopathique jusqu'alors, des symptômes ayant fait leurs preuves, mais surtout leurs confirmations par des guérisons, en tenant compte de toutes les expérimentations – même primaires – cependant répétées par de auteurs contemporains compétents. Une des tâches de l'homoeopathe actuel consiste à sanctionner, au point de vue symptomatologique, ce qui s'est révélé, depuis Kent, par la pratique journalière, comme valable et permanent, mais en plus et surtout, de mettre à l'honneur des symptômes anciens: solt ceux confirmés par un nombre suffisant de malades guéris, soit encore ceux dont la valeur jusqu'alors inférieure, se sont révélés par la pratique plus caractéristiques.

Désirant conserver le patrimoine apporté par Kent, avec sa richesse symptomatique, les auteurs ont tenu à divulguer d'une façon complète, en tenant compte de toutes les publications existantes et à ne retenir dans leur Répertoire synthétique que la symptomatologie des cinq grandes classes des symptômes essentiels et indispensables pour toute étude de cas, à savoir, par ordre d'importance:

1. Les symptômes mentaux; 2. Les symptômes généraux; 3. Les désirs, aversions et aggravations alimentaires; 4. Les symptômes du sommeil; 5. Les symptômes sexuels.

Cette liste comprend ce que tout homoeopathe sérieux doit connaître comme indispensable pour l'étude de chaque malade à traiter, cela tout particulièrement pour les cas chroniques.

Pour les symptômes localisés aux différents organes de l'économie du corps humain, la consultation du Répertoire de Kent reste certes le meilleur ouvrage de références.

Conformément aux règles établies par Kent, pour la hiérarchisation des symptômes, le Répertoire synthétique comprend trois volumes :

Volume I : comprenant les **symptômes psychiques.**

Volume II : les **symptômes généraux,** symptômes météoropathiques, aggravations horaires, aggravations et améliorations par mouvement, position, etc.

Quant aux aggravations et améliorations concernant les aliments et les boissons, ainsi que les aversions et les désirs alimentaires contenus dans le Répertoire de Kent – répartis dans des rubriques les plus diverses – ils seront regroupés en un tout homogène.

Le **volume III :** exposera les symptômes du **sommeil,** des **rêves** et comprendra les **symptômes sexuels** concernant les deux sexes.

Références et sources du Répertoire synthétique

1. KENT, J. T., médecin américain :

Dans l'évolution des Répertoires, le « Repertory » de Kent, occupe sans conteste la place d'honneur à tous les points de vue : la richesse de son contenu, le choix et la disposition si logique des symptômes, sa retenue quant aux généralisations si fréquentes dans les autres Répertoires, sa concision, sa présentation typographique si claire et si pratique, l'extrême richesse de ses modalités, ainsi que la sécurité qu'il apporte au praticien, en font un livre unique et de valeur universelle.

Depuis plus de 70 ans, ce Répertoire a fait ses preuves dans les mains de plusieurs générations d'homoeopathes. Il a déjà atteint une sixième édition américaine et une troisième édition hindoue ! De plus, deux traductions allemandes ont paru – la deuxième en 1971 et récemment une traduction abrégée, en français.

Des erreurs typographiques ont été corrigées. On a compulsé également et tenu compte des « Lectures on homoeopthic Materia Medica » de Kent ainsi que de ses « New Remedies ».

2. KNERR, Calvin B., médecin américain, élève de C. Hering, a écrit un des Répertoires – après celui de Gentry en 10 volumes – le plus complet et le plus riche actuellement connu – en deux volumes – résumant les dix tomes de la Matière Médicale de Hering, enrichi de symptômes d'expériences cliniques. C'est véritablement le résumé des dix gros volumes de Hering, avec une symptomatologie et des modalités extrêmement fouillées. Mais, c'est un Répertoire difficile à consulter, vu sa disposition typographique trop serrée et qui exige de celui qui l'utilise beaucoup trop de temps. Ces inconvénients sont précisément évités dans le Répertoire synthétique actuel.

3. VON BOENNINGHAUSEN, C.; BOGER, C. M. : Von Boenninghausen, un Hollandais, sur les recommandations d'Hahnemann, publia le tout premier Répertoire homoeopathique connu. Il est encore utilisé de nos jours et dont C. M. Boger s'est inspiré dans sa traduction anglaise. L'auteur a tendance à généraliser, c'est-à-dire à décrire tous les médicaments avec leurs modalités dans la rubrique principale, y mélangeant malheureusement les symptômes locaux avec les symptômes généraux.

Les symptômes et remèdes qui ont été ajoutés à cette deuxième édition proviennent des ouvrages suivants de C. M. Boger :
– Additions to Kent's Repertory;
– A Synoptic Key of the Materia Medica, Répertoire.
Pour des raisons techniques nous indexons toutes ces additions par le chiffre 3.

4. JAHR, H. G. – un médecin allemand, qui a publié, en 1848 déjà, son Répertoire alphabétique et systématique de la Matière Médicale homoeopathique – qu'on ne peut plus se procurer, hélas ! Il est précieux, par sa richesse symptomatique, mais l'abondance des synonymes et sa mauvaise disposition typographique le rend malheureusement peu pratique.

5. GALLAVARDIN, Dr. J. P., un médecin français :

Les indications concernant le traitement des affections psychiques signalées par Dulac, des œuvres de Jahr, furent revues complètement et reclassées par Gallavardin dans ses excellents ouvrages : « Psychisme et homoeopathie » – œuvre posthume publiée en 1960.

6. STAUFFER, K., un médecin allemand, qui, dans sa remarquable publication « Symptomen-Verzeichnis », expose d'une façon systématique ses précieuses connaissances cliniques contrôlées par ses résultats pratiques. En plus de nombreuses vérifications de symptômes médicamenteux, son ouvrage apporte des renseignements nouveaux comportant des acquisitions de Matière Médicale plus récentes et vérifiées par sa vaste expérience.

7. SCHMIDT, Pierre, médecin suisse, qui possède quatre éditions du Répertoire de Kent, contenant de nombreuses adjonctions, fruit de ses lectures et de son expérience de 50 ans de pratique.

Nous avons inclus également dans notre Répertoire synthétique le résultat de ses nombreuses conférences comprenant les vérifications précieuses publiées dans « Les Cahiers du Groupement hahnemannien de Lyon ».

Préparé par un des disciples préférés de Kent, et par ses connaissances acquises au cours de ses 50 ans d'expérience, il a publié une liste de symptômes vérifiés tout au long de sa carrière, qu'il a cités comme méritant un q u a t r i è m e d e g r é, alors que Kent n'en indique que trois. La valeur indicatrice de ces symptômes rendra certes de grands services au praticien, puisqu'ils sont la réalisation de résultats probants, confirmés depuis un demi-siècle de pratique médicale avec des hautes dynamisations.

8. BOERICKE, O. E., médecin américain :

C'est d'après la petite Matière Médicale de William Boericke, qui a dépassé neuf éditions – une des plus utilisées par le praticien de langue anglaise – que O. E. Boericke – médecin américain – a composé un Répertoire homoeopathique de 303 pages. C'est le Répertoire présentant le plus de médicaments rares et peu utilisés dans la littérature anglo-américaine et le plus complet. Mais, il y manque une liste des abréviations des médicaments indiqués. De plus, il contient pas mal d'erreurs dans la nomenclature des remèdes. Sa disposition typographique n'est, hélas, pas toujours logique.

9. STEPHENSON, J., médecin américain, a publié une « Matière Médicale » avec des médicaments nouveaux, de provenances anglo-saxonne et allemande (de 1924 à 1959).

10. MEZGER, J., médecin allemand, a publié sa « Gesichtete homöopathische Arzneimittellehre », avec trente-cinq remèdes nouveaux ou vérifiés.

11. ALLEN, T. F., médecin américain, dont la célèbre « Encyclopaedia of pure Materia Medica » comprenant dix volumes, est considérée comme une œuvre de titan à laquelle il consacra sa vie ! Ouvrage ne contenant que des symptômes purs, c'est-à-dire expérimentés sur l'homme sain et dont l'excellent Index a été repris dans notre Répertoire synthétique. Ainsi des expérimentations anciennes sont devenues accessibles pour des vérifications futures. Il contient également toute une série de médicaments rares.

12. CLARKE, J. H., médecin anglais, dont le « Répertoire clinique » se base sur son fameux « Dictionnaire de Matière Médicale » qui, en trois gros volumes, reste encore aujourd'hui, une des Matières Médicales cliniques la plus originale.

13. Une liste d'expérimentations récentes de nouveaux médicaments, publiée dans nos revues homoeopathiques contemporaines.

14. JULIAN, O. A., médecin français, dont la Matière Médicale d'homoeothérapie, parue en 1971, contient une liste des expérimentations médicamenteuses les plus récentes signalées dans la littérature contemporaine. Pour cette 2ième édition, nous avons aussi pris en considération les nouveaux remèdes de l'édition, que Dr. Julian vient de publier, titré « Dictionnaire de Matière Médicale de 130 Nouveaux Homéothérapeutiques », chez Masson, Paris. Il s'agit donc de ca. 30 remèdes supplémentieres.

15. KÜNZLI, J. : Additions d'après la littérature homoeopathique internationale.

16. HAHNEMANN, S. : « Matière Médicale Pure » et « Maladies Chroniques ». Les symptômes et les remèdes qui manquent dans le Répertoire de Kent ont été rajoutés d'après les suppléments de Künzli.

La tuberculine pas exactement définie des auteurs 2, 6, 7 et 8 sera abrégée par tub. comme la tuberculine de Kent.

Ce Répertoire synthétique est le premier indiquant, grâce à un Index numéroté, la source exacte et précise de chacun des symptômes et de chaque médicament ajoutés au Répertoire de Kent.

Les chiffres en petites annotations après chaque remède indiquent leurs sources bibliographiques. Par exemple « 2 » pour celles signalées par Knerr, « 4 » pour celles de Jahr, etc. « 1 » par contre, représente les annotations manuscrites de Kent lui-même, 1' les symptômes provenant de « Lectures on Homoeopathic Materia Medica » et de « New Remedies » de Kent.

Les corrections personnelles que Kent avait apportées à son propre Répertoire et que Dr. P. Schmidt a mis à notre disposition pour la 1ère édition, ont été publiées récemment par le Dr. Diwan Harish Chand dans son Kent's Final General Repertory, New Delhi, 1980. Pour cette raison, nous ne nous sommes plus référés à ce dernier.

D'après P. Schmidt et J. P. Gallavardin, certains médicaments cités par Kent méritent un degré plus élevé. Ces médicaments sont marqués par deux chiffres, 1,5 ou 1,7 ; c'est-à-dire « 1 » indique Kent et « 5 » ou « 7 » : modification apportée par Gallavardin ou Schmidt.

Cette indication des sources, signalée pour chaque remède permet, d'après les auteurs cités, d'attribuer une signification plus ou moins importante à chacun d'eux et de vérifier ces indications par la propre expérience de chaque lecteur.

La gradation symptomatique signalée dans les ouvrages originaux a été modifiée selon les trois degrés de Kent. Quand plusieurs auteurs ont signalé certains médicaments par des différents degrés, c'est le degré supérieur, qui a été adopté au Répertoire synthétique.

L'importance du degré de la valeur de chaque médicament a été rendue par des caractères d'imprimerie différenciés. Les médicaments au **premier** degré, donc moins typiques et moins vérifiés, sont indiqués en minuscules. Ceux du **deuxième** degré, en caractères gras, mais minuscules. Enfin, ceux en grands caractères gras et en majuscules, correspondent au **troisième** degré. Quant à ceux au quatrième degré signalés par P. Schmidt, ils sont également en gros caractères, mais en plus, soulignés. On se rend compte ainsi de la complexité des problèmes qui se sont présentés aux auteurs pour la rédaction claire et précise de chaque symptôme et de leur valorisation. L'incorporation des médicaments dans le système graduel du Répertoire synthétique, selon leurs sources et leurs valeurs, a posé des questions et des difficultés véritablement considérables.

Le titre principal de chaque rubrique est imprimé en lettres grasses majuscules et dans la sous-rubrique, en grasses minuscules, alors que les indications horaires et journalières ainsi que des symptômes accessoires le sont en caractères ordinaires. Toute rubrique principale commence à la ligne, le premier retrait concerne les sous-rubriques, avec un retrait supplémentaire pour des modalités ; tout cela dépendant bien sûr de la rubrique principale. Certains titres ont été rendus plus compréhensibles par des synonymes et les rubriques concernant les illusions et les rêves rendues plus claires en utilisant l'indicatif et infinitif. Le titre des rubriques et de chaque symptôme (à part les heures et les termes latins) sont trilingues, soit en anglais, français et allemand. Les titres anglais ont été rapportés de la littérature le plus souvent anglo-saxonne, sans que certains « américanismes » aient pu être modifiés. Si les dénominations n'étaient pas déjà indiquées de sources françaises ou allemandes, la plupart d'entre elles ont dû être traduites ici de la langue « anglo-américaine ».

La primauté accordée aux titres anglais, vient de l'importance de la littérature homoeopathique et de la langue anglaise en tant que langue mondiale, le français représentant les langues de l'Amerique latine et des pays méditerranéens.

Communes à tous les idiomes, les modalités d'aggravation et d'amélioration sont indiquées par « agg. » et « am. », soit par le substantif ou par le verbe.

Pour faciliter les recherches, les pages sont divisées en deux colonnes, dont chacune possède un numéro de page.

Les Francophones et les Germanophones trouveront à la fin de chaque volume un Index dans leur langue respective avec le numéro de la colonne correspondant à la rubrique cherchée. L'astérisque ajouté aux titres des symptômes renvoie à une des 138 nouvelles rubriques collectives de l'index de vol. I et II.

Les synonymes, ainsi que des renvois facilitant les recherches, sont indiqués dans les trois langues.

Le Répertoire médicamenteux est placé en tête du volume ; il donne la liste des remèdes homoeopathiques par ordre alphabétique de leurs abréviations.

Ce Répertoire synthétique contient 1594 médicaments homoeopathiques, soit 1002 en plus que ceux signalés dans le Répertoire de Kent, qui n'en contient que 591. Certains médicaments inaccoutumés (comme Ophiotoxicon, Electricitas, Galvanismus, Magnes artificialis) et toute la série des médicaments complexes, n'ont pas été inclus dans ce Répertoire.

Il ne faut pas oublier que la nomenclature des médicaments homoeopathiques repose sur une tradition de plus de 170 ans et a été exprimée dans la terminologie latine. C'est là une nécessité pour la compréhension de la littérature homoeopathique ancienne. De ce fait, elle possède droit de priorité vis-à-vis des dénominations pharmacologiques modernes.

Pour des raisons pratiques, les abréviations indiquées par Kent, dans son grand Répertoire, ont été conservées en général, malgré quelques inconséquences comme par exemple Arg-m. et Nat-m.

Seules quelques abréviations de remèdes secondaires chez Kent ont été changées; par exemple Nat-ar. au lieu du Nat-a. de Kent, pour normaliser ces mots abrégés.

Les abréviations des remèdes que nous avons ajoutés et n'existant pas chez Kent, ont été établies selon son mode d'abréviation, en évitant ce qu'on trouve dans Clarke, qui supprime trop souvent les voyelles.

De plus, les fautes typographiques des abréviations des médicaments, signalées pour certains d'entre eux dans la littérature homoeopathique, ont été corrigées.

Ce Répertoire synthétique constitue, en fait – par l'exposition des symptômes généraux – une véritable synthèse des connaissances homoeopathiques de ces dernières 170 années.

Grâce à l'internationalisation de la nomenclature médicamenteuse et des symptômes en trois langues, ce Répertoire permettra aux médecins du monde entier de mieux se comprendre, car l'union linguistique des médecins homoeopathes ne peut être réalisée que grâce à l'adoption, pour les symptômes comme pour les médicaments, d'une nomenclature commune.

Dr. med. Horst Barthel	Dr. med. Will Klunker
Alte Römerstraße 70	Am Rosenberg 1375
D-6901 Wilhelmsfeld	CH-9410 Heiden

VORWORT

Der Plan einer Ergänzung und Weiterführung des Kentschen Repertoriums führte im Verlauf von Jahren über verschiedene Zwischenkonzeptionen zu dem jetzigen Synthetischen Repertorium. Die Wiederaufnahme des primär gewählten Titels ergab sich aus einer dreifachen Synthese: der Ergänzung aus der älteren bis neuesten homöopathischen Literatur, der Zusammenstellung von Sachgruppen sowie dreisprachigen Indizes und aus der Tatsache, daß die Homöopathie als ein apriorisches, gewisses, mathematisches Heilverfahren einen synthetischen Charakter besitzt.

Der Fortschritt der Homöopathie vollzieht sich einerseits in der Sammlung sowie praxisgerechten Zusammenstellung der Materia medica zum Repertorium und andererseits in der Hinzugewinnung neuer gesicherter Arzneimittelsymptome. Deshalb bitten die Verfasser alle Kollegen, an der zunehmenden Verifizierung von Arzneimittelsymptomen mitzuarbeiten. Gebeten wird überdies um Mithilfe bei der Beseitigung von teils aus den Quellen übernommenen, teils trotz aller Sorgfalt den Verfassern unterlaufenen Fehlern.

Die Dreisprachigkeit brachte für die deutschsprachigen Verfasser Übersetzungsprobleme mit sich. Die englischen Titel konnten meistens aus den Originalarbeiten übernommen werden. Herr Dr. Pierre Schmidt, Genf, hat mit größter Kompetenz die sehr schwierige Übersetzung der Gemütssymptome übernommen. Für diesen Band hat er außerdem Vorwort und Einleitung ins Französische übersetzt. Auch die französischen Formulierungen des III. Bandes zogen aus seiner kritischen Durchsicht Gewinn. In ihren wärmsten Dank für die Arbeit an der Übersetzung schließen die Verfasser noch den Dank für die Ratschläge und die Sympathie ein, womit Dr. P. Schmidt das Entstehen des Werkes begleitet hat. Herrn Dr. Roger Schmidt und Herrn Alain Naude in San Franzisko sind wir für die wesentliche Verbesserung der englischen Übersetzung von Vorwort und Einleitung zu Dank verpflichtet.

Herr Dr. med. Jacques Baur, Lyon, hat nicht nur die französische Übersetzung der Titel in Band II übernommen, sondern auch die neu ergänzten Symptome übersetzt. Ihm sei für seine wertvolle Hilfe ausdrücklich gedankt.

Die Verfasser danken Herrn Dr. med. Jost Künzli von Fimelsberg, St. Gallen, für die Erlaubnis, seine Nachträge aus der klassischen homöopathischen Literatur in seinem Kent für die Neuauflage übernehmen zu dürfen. Damit wird eine langjährige und entsagungsvolle Bemühung um die Quellen, vor allem um die Arzneimittellehren Hahnemanns selbst, der Öffentlichkeit zugänglich gemacht.

Herrn Dr. med. Artur Braun und Herrn cand. med. Klaus-Henning Gypser ist für Korrekturen zu Band III zu danken. Für die neuen französischen Rubriken in Band III leistete Herr Martin Weber, Genf, dankenswerte Übersetzungshilfe.

Herrn Dr. Herbert Schindler, Karlsruhe, der sich um die internationale Nomenklatur homöopathischer Arzneimittel besonders verdient gemacht hat, verdanken die Verfasser zahlreiche Auskünfte sowie Korrekturen und die Schlußkontrolle des Arzneimittelverzeichnisses.

Von den Autoren der aufgenommenen Werke können die Verfasser den Herren Dr. O. A. Julian, Paris, Dr. J. Mezger †, Stuttgart, Dr. P. Schmidt, Genf, und Dr. J. Stephenson, New York, für die freundliche Erlaubnis der Benutzung danken. Ebenso gilt unser Dank den Verlagen Peyronnet in Paris, Roy & Co. in Bombay und Ternet-Martin in Vienne (Isère).

Herr Dr. E. Fischer als Verleger und Herr Sieber als Herstellungsleiter haben, indem sie den Vorschlägen der Verfasser zur Druck- und Buchgestaltung in großzügigster Weise entsprachen, eine optimale Praktikabilität des Werkes ermöglicht. Ihnen gebührt deshalb ganz besonderer Dank.

EINLEITUNG

Die Notwendigkeit des Repertoriums ergibt sich aus dem Wesen der Homöopathie selbst. Homöopathie ist ärztliches Handeln nach dem Ähnlichkeitsgesetz Hahnemanns (1755–1843): similia similibus curentur. Nach diesem Gesetz haben sich Arzneibild des Mittels und wahlanzeigendes Symptomenbild des Patienten optimal zu entsprechen. Gesucht ist also das Simillimum für den Patienten.

Für die Lehre der Homöopathie ordnet die Materia medica homoeopathica die Ergebnisse der Arzneimittelprüfungen und der klinischen Beobachtungen nach Mitteln. Die Arzneiwahl in der Praxis dagegen erfordert die Ordnung der Mittel nach den Symptomen. Diese Aufgabe wird vom Repertorium übernommen. Es ist also die für den Praxisgebrauch zweckmäßige Umkehrung der Arzneimittellehre. Bringt die Materia medica die Symptome der Mittel, so das Repertorium die Mittel der Symptome. Die Lehre von den Arzneimitteln und die Therapie nach den Symptomen mit Hilfe des Repertoriums ergänzen sich gegenseitig.

Die Arzneimittelsymptome waren schon in den Anfängen der Homöopathie unübersehbar angewachsen und gedächtnismäßig nicht mehr vollständig zu behalten. Deshalb hat schon Hahnemann 1817 das erste seiner beiden „Symptomen-Lexika", also das erste Repertorium, ausgearbeitet. Gegenüber der Zufälligkeit der teilweisen gedächtnismäßigen Verfügbarkeit der Materia medica ermöglicht das Repertorium jederzeit die Arzneiwahl aufgrund des umfassend dargestellten homöopathischen Wissens.

Bis jetzt sind etwa 110 Repertorien veröffentlicht worden. J. T. Kent (1849 bis 1916) hat mit dem „Repertory of the Homoeopathic Materia Medica" von allen das zweckmäßigste, vollständigste und zuverlässigste Werk verfaßt. Kent benutzte ältere Werke der Materia medica und klinische Beobachtungen, ließ aber zahlreiche noch nicht genügend bestätigte Symptome und Mittel weg. Bis zu seinem Tode ergänzte er in seinen eigenen Exemplaren handschriftlich Symptome sowie Arzneimittel und stufte Mittel nach seinen Erfahrungen in einen anderen Grad ein.

Die ständige Weiterführung des Repertoriums fordert einerseits, die im Repertorium Kents nicht angeführten Symptome und Mittel nicht nur zu bewahren, sondern auch durch Heilungen zu bestätigen. Auf der anderen Seite gilt es, die Erst- und Wiederholungsprüfungen neuerer Autoren zusätzlich verfügbar zu machen.

Die sich aus den Ergänzungen der Allgemein- und Teilsymptome ergebende Materialfülle zwingt zur Entscheidung, ob die Zahl der Autoren und Rubriken eingeschränkt oder nur die Allgemeinsymptome dargestellt werden sollen. Diese entscheiden aber in der Arzneiwahl für chronisch Erkrankte. Deshalb beschränkt sich das hier vorgelegte Synthetische Repertorium nur auf die Allgemeinsymptome. Für die Teilsymptome bildet das Repertorium Kents weiterhin das beste Nachschlagewerk.

Entsprechend der Hierarchisierung der Allgemeinsymptome ist das Synthetische Repertorium in folgende drei Bände gegliedert: Band I enthält das Kapitel der Gemütssymptome. Band II umfaßt das Kapitel der Allgemeinsymptome im engeren Sinne. Für die Nahrungsmittel und Getränke sind die auf verschiedene Kapitel und Rubriken des Kentschen Repertoriums verteilten Symptome von Verschlimmerung, Besserung, Abneigung und Verlangen zu einem einzigen Abschnitt zusammengestellt. Band III bringt die Kapitel der Schlafsymptome und Träume sowie der männlichen und weiblichen Sexualsymptome.

Quellen für das Synthetische Repertorium

1 = KENT, J. T.: In der Evolution des Repertoriums hat Kents Repertory wegen seines Inhaltsreichtums und logischen Aufbaus, seines Maßhaltens zwischen Verallgemeinerungs- und Differenzierungstendenzen anderer Autoren, seiner Verläßlichkeit und Praktikabilität einen Gipfel erreicht. Es hat sich seit über 70 Jahren in aller Welt bewährt; es liegt englisch in der 6. amerikanischen und 3. indischen Auflage vor. Davon gibt es eine auszugsweise französische Übersetzung; eine deutsche Übersetzung erschien 1971 in 2. Auflage. Die Kapitel und Rubriken der genannten Allgemeinsymptome wurden vollständig übernommen. Bei der Bearbeitung erkannte Fehler wurden verbessert. Als weitere Quellen wurden Kents „Lectures on Homoeopathic Materia Medica" und „New Remedies" herangezogen.

2 = KNERR, C. B.: Mit den zehnbändigen „Guiding Symptoms" hat C. Hering eine klassische, durch klinische Erfahrungen bereicherte Arzneimittellehre geschrieben. Herings Schüler Knerr hat dieses Werk in ein zweibändiges Repertorium umgestaltet. Dieses nach Modalitäten und klinischen Symptomen sehr detaillierte Erfahrungsmaterial ist aber wegen seiner unübersichtlichen Anordnung schwierig zugänglich, ein Nachteil, der durch das Synthetische Repertorium wegfällt.

3 = VON BOENNINGHAUSEN, C.; BOGER, C. M.: Das im Auftrag Hahnemanns von v. Boenninghausen verfaßte Repertorium wurde zum ersten publizierten homöopathischen Repertorium überhaupt. Es ist noch heute in Gebrauch. Dem Synthetischen Repertorium wurde die englische Übersetzung und Erweiterung C. M. Bogers zugrundegelegt. Die Verallgemeinerungstendenz mit der Aufnahme aller Mittel aus den Modalitäten in die Hauptrubrik und aus den lokalen in die Allgemeinsymptome ist bei der Benutzung dieser Zitate zu berücksichtigen.

In der 2. Auflage wurden die „Additions to Kent's Repertory" und das Repertorium aus „A Synoptic Key of the Materia Medica" von C. M. Boger aufgenommen. Aus technischen Gründen wurden diese Zusätze ohne eigene Kennzeichnung durch die Ziffer 3 kenntlich gemacht.

4 = JAHR, G. H. G.: Sein 1848–49 erschienenes, nicht mehr erhältliches „Systematisch-alphabetisches Repertorium der Homöopathischen Arzneimittellehre" zeichnet sich durch Symptomenreichtum aus. Es ist aber wegen seiner Aufsplitterung in Synonyma und seiner Anordnungsweise unpraktisch.

5 = GALLAVARDIN, J. P.: Die von Dulac aus den Werken Jahrs vermittelten Indikationen für die Behandlung psychisch Kranker hat Gallavardin in seiner Sprechstunde für Gemütskranke geprüft und erweitert. Als Quellen dienten das Repertorium und die Arzneimittellehre des postum veröffentlichten Werks „Psychisme et Homoeopathie".

6 = STAUFFER, K.: Das „Symptomen-Verzeichnis" repräsentiert die große und kritisch kontrollierte Praxiserfahrung Stauffers. Es vermittelt neben Verifikationen von Arzneimittelsymptomen ebenfalls Neuzugänge der Materia medica.

7 = SCHMIDT, P.: Die Ergänzungen von 35 Autoren in seine vier Kentschen Repertorien sind vollständig übernommen. Weitere Zusätze haben sich aus den

Kursen des „Groupement Hahnmannien de Lyon" ergeben, die in den **Rechen-schaftsberichten** dieser Tagungen niedergelegt sind. P. Schmidts Nachfolge und indirekte Schülerschaft Kents sowie seine fünfzigjährige Praxiserfahrung berechtigen ihn zu Höherwertungen der Grade und zur Einführung des 4. Grades für Arzneimittel einzelner Symptome. Diese haben sich ihm vor allem dann bewährt, wenn sich mangels differenzierender Symptome keine andere Mittelwahl innerhalb der Rubrik ergibt.

8 = BOERICKE, O. E.: Aus der Materia Medica von W. Boericke, einer der im englischen Sprachraum häufig gebrauchten Arzneimittellehren, hat O. E. Boericke ein Repertorium angefertigt. Es bietet den Vorteil einer Vielzahl seltener und neuerer Mittel der angelsächsischen Literatur. Aber es enthält keine Liste der Mittelabkürzungen sowie Fehler in der Nomenklatur der Mittel und komplexe Symptome. Seine Gliederung ist nicht immer folgerichtig.

9 = STEPHENSON, J.: Das entsprechend dem Kentschen Repertorium übersichtlich aufgebaute Werk enthält Arzneimittelprüfungen aus den Jahren 1924–59, die vorwiegend aus dem angelsächsischen und deutschen Sprachraum stammen.

10 = MEZGER, J.: Aus dem kritischen Werk „Gesichtete Homöopathische Arzneimittellehre" werden die Symptome von 35 nachgeprüften oder neuen Mitteln verwendet.

11 = ALLEN, T. F.: Zur zehnbändigen „Encyclopedia of Pure Materia Medica", die nur Prüfungssymptome enthält, besteht ein zweibändiger Index „A General Symptom Register of the Homoeopathic Materia Medica", der in den einschlägigen Teilen dem Synthetischen Repertorium eingefügt wurde. Damit werden ältere Prüfungssymptome für künftige Verifizierungen zugänglich gemacht. Er enthält auch zahlreiche seltene Mittel.

12 = CLARKE, J. H.: „A Clinical Repertory to the Dictionary of Materia Medica" aus seiner dreibändigen Arzneimittellehre, auch heute noch einer der besten, gibt vorwiegend klinische Indikationen und auch seltene Mittel.

13 = NEUESTE ARZNEIMITTELPRÜFUNGEN, die in einzelnen Zeitschriften veröffentlicht wurden.

14 = JULIAN, O. A.: Seine 1971 erschienene große „Matière Médicale d'Homéothérapie" ist die bis heute vollständigste Zusammenfassung der Arzneiprüfungen neuester Zeit unter Berücksichtigung des internationalen Schrifttums. Sie wurde noch nach teilweisem Abschluß der Manuskripte aufgenommen. In dieser 2. Auflage wurden außerdem die ca. 30 zusätzlichen neuen Mittel berücksichtigt, die Dr. Julian in der Neuauflage unter dem Titel „Dictionnaire de Matière Médicale de 130 Nouveaux Homéothérapeutiques" (Masson, Paris) 1981 publiziert hat.

15 = KÜNZLI, J.: Nachträge aus der internationalen homöopathischen Literatur.

16 = HAHNEMANN, S.: Reine Arzneimittellehre und Chronische Krankheiten. Im Kent noch fehlende Symptome und Mittel wurden entsprechend den Nachträgen von J. Künzli ergänzt.

Das nicht näher definierte Tuberkulin der Autoren 2, 6, 7, 8 wird wie das tuberculinum bovinum Kent mit tub. abgekürzt.

Das Synthetische Repertorium gibt erstmalig die exakte Quellenangabe für jedes zum Repertorium Kents zugefügte Symptom bzw. Mittel durch beigefügte K e n n z i f f e r n an. Symptome und Mittel des Kentschen Repertoriums blieben unbezeichnet. Mit [1] sind die handschriftlichen Ergänzungen Kents, mit [1'] Zufügungen aus seinen „Lectures" und „New Remedies" gekennzeichnet. Die Ziffern [2-14] sind mit der Numerierung der obigen Quellen identisch. Nach P. Schmidt berechtigen seine und Gallavardins Erfahrungen, einzelne Mittel Kents in einem höheren Grad einzustufen. Diese Mittel sind durch beide Ziffern, also [1,5] oder [1,7] bezeichnet. Aufgrund der Quellenangaben kann der Benutzer jedem Autor das Gewicht beimessen, das er ihm zubilligt und Mittelindikationen aus der Praxiserfahrung heraus kritisch prüfen und bestätigen.

Die eigenhändigen Korrekturen Kents in seinem, später in den Besitz von Dr. Pierre Schmidt übergegangenen Repertorium, die jetzt von D. H. Chand im „Kent's Final General Repertory" (New Delhi, 1980) publiziert worden sind, sind bereits in der 1. Auflage des Synthetischen Repertoriums enthalten, so daß dieses neue Repertorium nicht mehr berücksichtigt zu werden brauchte.

In den Quellen fanden sich für die Arzneimittel unterschiedliche Gradeinteilungen. Diese wurden mit einer gewissen Freiheit den drei Graden von Kent angeglichen. Da bei den aus mehreren Werken ergänzten Mitteln nicht auch die jeweiligen Grade genannt werden konnten, wurde das Mittel entsprechend seiner zunehmenden Bestätigung in den höchsten vorkommenden Grad gesetzt.

Im Druck sind die Grade der Arzneimittel augenfällig differenziert. Die Mittel des 1. und 2. Grades werden in Kleinbuchstaben, die des 2., 3. und 4. Grades fett, die des 3. und 4. Grades in Großbuchstaben gesetzt; der 4. Grad wird außerdem unterstrichen.

Sowohl die Übertragung der Mittel in das Gradsystem des Synthetischen Repertoriums als auch die Übertragung der verschiedenartigen Symptomenanordnungen aus den Quellen in ein möglichst optimal differenzierendes Rubrikensystem stellten die größten Entscheidungsschwierigkeiten für die Verfasser dar.

Die Rubriken sind durch Drucktypen, Einrückungen und Zwischenabstände gegliedert. Das Stichwort des Symptomentitels ist in der Hauptrubrik durch fette Großbuchstaben und in der Unterrubrik durch bloßen Fettdruck gekennzeichnet, während die Tages- und Uhrzeiten sowie weitere Unterrubriken normal gedruckt sind. Die Hauptrubriken beginnen am Zeilenanfang; die erste Einrückung betrifft deren Unterrubriken und die zweite wieder unteren Unterrubriken. Jeder eingerückte Symptomtitel übernimmt das Stichwort des übergeordneten Titels. Unter den Symptomtiteln stehen in Einrückung im normalen Zeilenabstand die Arzneimittel, so daß beide eine Einheit bilden.

Die Titel wurden zum Teil durch Ergänzungen verdeutlicht, andererseits bei Wahnideen (Band I) und Träumen (Band III) durch Gebrauch des Indikativs oder Infinitivs vereinfacht.

Die Rubriken- oder Symptomtitel sind mit Ausnahme der Uhrzeiten und lateinischer Termini in Englisch, Französisch und Deutsch, also dreisprachig formuliert. Die englischen Titel wurden aus der zumeist angelsächsischen Literatur übernommen, ohne daß Amerikanismen geändert werden konnten. Die französischen und deutschen Titel mußten, soweit sie nicht in den französischen und deutschen Quellen vorformuliert waren, also im überwiegenden Anteil, für das Synthetische Repertorium aus dem Englisch-Amerikanischen übersetzt werden.

Die Voranstellung des englischen Titels folgte aus dem Gewicht der englischsprachigen Literatur und der englischen Sprache als einer Weltsprache. Französisch vertritt außerdem noch die Sprachen des lateinamerikanischen Kontinents und der Mittelmeerländer.

Die für alle Sprachen gemeinsamen Abkürzungen a g g. und a m. bedeuten die Modalitäten der Verschlechterung (aggravation, Aggravation) bzw. Besserung (amelioration, amélioration, Amelioration). Sie verstehen sich je nach Zusammenhang substantivisch oder verbal.

Für die französisch- und deutschsprachigen Benutzer wurde am Schluß jedes Bandes ein umfassender und übersichtlicher I n d e x zusammengestellt, mit dessen Hilfe die gesuchte Rubrik über die Spaltennumerierung des Repertoriums mühelos gefunden werden kann. Der englische Index konnte wegen der ohnehin alphabetischen Reihenfolge der englisch formulierten Symptome auf Synonyma und Crossreferences beschränkt werden (in Band I, III). Außerdem wird der Gebrauch des Repertoriums durch zahlreiche Hinweise unter den Symptomen und im Index zusätzlich erleichtert. Der Stern an den Symptomtiteln verweist auf die Sammelrubriken der Indizes von Band I und II.

Das A r z n e i m i t t e l v e r z e i c h n i s des Synthetischen Repertoriums bringt hinter den alphabetisch geordneten Abkürzungen die Mittel und deren gebräuchliche Synonyma. Es ist gegenüber dem Verzeichnis Kents mit 591 Mitteln auf 1594 Mittel angewachsen. Problematische Mittel wie Electricitas, Galvanismus, Magnes artificialis und das komplexe Schlangenmittel Ophiotoxicum wurden nicht aufgenommen. Doppelführungen, Unklarheiten und Fehler in der Nomenklatur wurden nach bestem Vermögen beseitigt. Die traditionelle Nomenklatur homöopathischer Arzneimittel besitzt aufgrund ihrer 170jährigen Geschichte ein eigenes Recht gegenüber den jeweils modernen pharmakologisch-pharmazeutischen Benennungen. Da die homöopathischen Mittel stets im gleichen Gebrauch geblieben sind, bleibt auch ihre ältere Literatur gültig und ist nur durch die traditionelle Nomenklatur zu verstehen.

Aus praktischen Gründen wurden die Abkürzungen Kents im allgemeinen trotz einiger Inkonsequenzen (zum Beispiel arg-m./nat-m.) beibehalten; nur inkonsequente Abkürzungen kleiner Mittel wurden geändert. Die unterschiedlichen Abkürzungen der Quellen bis hin zu den betont konsonantischen von Clarke wurden nach dem verständlicheren, betont vokalischen Modus Kents vereinheitlicht. Im ganzen Verzeichnis wurde nach Möglichkeit einheitlich abgekürzt, zum Beispiel ar. für das Anion arcenicosum (vgl. bei Kent kali-ar. mit nat-a.). Nach Möglichkeit wurden in der Literatur vorkommende Druckfehler in der Schreibweise der Arzneimittelabkürzungen verbessert.

Das Synthetische Repertorium stellt für den Bereich der Allgemeinsymptome eine S y n t h e s e h o m ö o p a t h i s c h e n W i s s e n s aus 170 Jahren dar. Es möchte durch die Internationalisierung der Nomenklatur von Arzneimitteln, durch die Dreisprachigkeit der Symptome und der Indizes zur Verständigung unter den homöopathischen Ärzten der ganzen Welt beitragen. Denn die Sprachgemeinschaft homöopathischer Ärzte kann erst über gemeinsame Arznei- und Symptomenbezeichnungen entstehen.

Dr. med. Horst Barthel
Alte Römerstraße 70
D-6901 Wilhelmsfeld

Dr. med. Will Klunker
Am Rosenberg 1375
CH-9410 Heiden

BIBLIOGRAPHY/BIBLIOGRAPHIE/BIBLIOGRAPHIE

1. KENT, J. T.: Repertory of the Homoepathic Materia Medica. 6th Edition, Ehrhart & Chicago (1957)

   Kent's Repertorium der homöopathischen Arzneimittel. Herausgegeben von G. v. Keller und J. Künzli von Fimelsberg. 2., verb. Auflage, Karl F. Haug Verlag, Heidelberg (1971)

   KENT, J. T.: Lectures on Homoeopathic Materia Medica. 1st ind. Edition, M. Bhattacharyya, Calcutta (1965)

   KENT, J. T.: New Remedies. Ind. Edition, Sett Dey & Co., Calcutta (1963) pp. 1—151

2. KNERR, C. B.: A Repertory of Hering's Guiding Symptoms of our Materia Medica. M. Bhattacharyya, Calcutta (1951)

3. BOGER, C. M.: Boenninghausens's Characteristics and Repertory. 2nd Edition, Roy & Co., Bombay (1952)

   BOGER, C. M.: Additions to Kent's Repertory. Jain Publishing Co., Chuna Mandi, Paharganj, New Delhi-55 (1972)

   BOGER, C. M.: A Synoptic Key of the Materia Medica. Salzer & Co., Calcutta 6th Edition

4. JAHR, G. H. G.: Systematisch-alphabetisches Repertorium der Homöopathischen Arzneimittellehre. Herrmann Bethmann, Leipzig (1848)

5. GALLAVARDIN, J.-P.: Psychisme et Homoeopathie. Ed. Ternet-Martin, Vienne (Isère) (1960)

6. STAUFFER, K.: Symptomen-Verzeichnis nebst vergleichenden Zusätzen zur Homöopathischen Arzneimittellehre. Joh. Sonntag, Regensburg (1951)

7. SCHMIDT, P.: Annotations in Kent's Repertory/Annotations dans le Repertoire de Kent/Anmerkungen in Kents Repertorium

   SCHMIDT, P.: passim in: Groupement Hahnemannien de Lyon, Comptes rendus des réunions

8. BOERICKE, O. E.: Repertory; in: W. Boericke, Pocket Manual of Homoeopathic Materia Medica. 9th Edition, Boericke & Runyon, New York (1927)

9. STEPHENSON, J.: A Materia Medica and Repertory, Hahnemannian Provings 1924—1959. Roy & Co., Bombay (1963)

10. MEZGER, J.: Gesichtete Homöopathische Arzneimittellehre. 3. Auflage, Karl F. Haug Verlag, Ulm (1964, 1966)

11. ALLEN, T. F.: Index ("A General Symptom Register of the Homoeopathic Materia Medica"); in: The Encyclopedia of Pure Materia Medica, vol. XI, Gregg Press Inc., Ridgewood N. J. (1964)

12. CLARKE, J. H.: A Clinical Repertory to the Dictionary of Materia Medica. The Homoeopathic Publishing Comp., London (1904)

13. KLUNKER, W.: Eine Arzneiprüfung von Espeletia grandiflora. Allg. homöop. Ztg. 217: 5—14 (1972)

    KLUNKER, W.: Zu den Rubriken der Säuglings- und Stillbeschwerden im Kentschen Repertorium, Ztschrft. f. Klass. Homöop. Bd. 17/6, 269—272 (1973)

    LODISPOTO, A.: Diät und Homöopathie, Ztschrft. f. Klass. Homöop. Bd IV/3, 95-141 (1960)

    SÉROR, R.: Pathogénésies homéopathiques françaises. Cahiers de Biothér. (1966), 79—86

14 JULIAN, O. A.: Matière Médicale d'Homéotherapie. Peyronnet, Paris (1971). Dictionnaire de Matière Médicale de 130 Nouveaux Homéothérapeutiques. Masson, Paris (1981)

15 KUNZLI, J.: Nachträge aus der internationalen homöopathischen Literatur

16 HAHNEMANN, S.: Reine Arzneimittellehre. 3., vermehrte Auflage. Dresden und Leipzig (1830), Nachdruck Karl F. Haug Verlag, Heidelberg (1979)

HAHNEMANN, S.: Die chronischen Krankheiten. 2., vermehrte Auflage. Dresden und Leipzig (1835), Nachdruck Karl F. Haug Verlag, Heidelberg (1979)

REMEDIES AND THEIR ABBREVIATIONS
LES REMÈDES ET LEURS ABRÉVIATIONS
ARZNEIMITTEL UND IHRE ABKÜRZUNGEN

abel.	abelmoschus (= hibiscus abelmoschus)	agar.	agaricus muscarius (= amanita muscaria)
abies-c.	abies (pinus) canadensis	agar-cit.	agaricus citrinus
abies-n.	abies nigra	agar-cpn.	agaricus campanulatus
abr.	abrus precatorius (= **jequirity**)	agar-cps.	agaricus campestris
		agar-em.	agaricus emeticus
abrot.	abrotanum (= artemisia **abrotanum**)	agar-pa.	agaricus pantherinus
		agar-ph.	agaricus phalloides (= amanita phalloides)
absin.	absinthium (= artemisia absinthium)	agar-pr.	agaricus procerus
acal.	acalypha indica	agar-se.	agaricus semiglobatus
	acanthia lectularia = cimx.	agar-st.	agaricus stercorarius
	acarus = trom.	agar-v.	agaricus vernus (= amanita verna)
	acer negundo = neg.	agarin.	agaricinum
acet-ac.	aceticum acidum	agav-a.	agave americana
acetan.	acetanilidum (= antifebrinum)	agav-t.	agave tequilana
		agn.	agnus castus
	achillea millefolium = mill.	agra.	agraphis nutans
achy.	achyranthes calea	agre.	agremone ochroleuca
	acokanthera schimperi = car.	agri.	agrimonia eupatoria
			agropyrum repens = tritic.
acon.	aconitum napellus		
acon-a.	aconitum anthora	agro.	agrostema githago
acon-c.	aconitum cammarum	ail.	ailanthus glandulosa
acon-f.	aconitum ferox	alco.	alcoholus (= aethanolum)
acon-l.	aconitum lycoctonum	ald.	aldehydum
acon-s.	aconitum septentrionale	alet.	aletris farinosa
aconin.	aconitinum	alf.	alfalfa (= medicago sativa)
	actaea racemosa = cimic.		alkekengi = physal.
act-sp.	actaea spicata	all-c.	allium cepa (= cepa)
adel.	Adelheid aqua	all-s.	allium sativum
adeps-s.	adeps suis	allox.	alloxanum
adlu.	adlumia fungosa	aln.	alnus rubra (serrulata)
adon.	adonis vernalis	aloe	aloe socotrina
adonin.	adonidinum	alst.	alstonia constricta
adox.	adoxa moschatellina	alst-s.	alstonia scholaris
adren.	adrenalinum	alth.	althaea officinalis
	adrenocorticotropinum = cortico.	alum.	alumina (= argilla)
		alum-p.	alumina phosphorica
aesc.	aesculus hippocastanum	alum-sil.	alumina silicata (= bolus alba = kaolinum)
aesc-g.	aesculus glabra		
	aethanolum = alco.	alumin.	aluminium metallicum
aeth.	aethusa cynapium	alumin-a.	aluminium aceticum
aether	aether	alumin-m.	aluminium muriaticum
aethi-a.	**aethiops antimonialis**	alumn.	alumen
aethi-m.	**aethiops mineralis** (= mercurius sulphuratus niger = mercurius cum kali)		alumen chromicum = kali-s-chr.
			amanita muscaria = agar.
			amanita phalloides = agar-ph.
	aethylium nitrosum = nit-s-d.		amanita verna = agar-v.

am-a.	ammonium aceticum	anil-s.	anilinum sulphuricum
	ammonium auricum = aur-fu.	anis.	anisum stellatum (= illicium stellatum)
am-be.	ammonium benzoicum		antifebrinum = acetan.
am-br.	ammonium bromatum	ant-ar.	antimonium arsenicosum
am-c.	ammonium carbonicum	ant-c.	antimonium crudum
am-caust.	ammonium causticum (hydratum)		(= antimonium sulphuratum nigrum)
am-i.	ammonium iodatum	ant-i.	antimonium iodatum
am-m.	ammonium muriaticum	ant-m.	antimonium muriaticum
am-n.	ammonium nitricum	ant-o.	antimonium oxydatum
am-p.	ammonium phosphoricum	ant-s-aur.	antimonium sulphuratum auratum (aureum, aurantiacum)
am-pic.	ammonium picricum		
am-t.	ammonium tartaricum		
am-val.	ammonium valerianicum		antimonium sulphuratum nigrum = ant-c.
am-van.	ammonium vanadinicum		
ambr.	ambra grisea	ant-t.	antimonium tartaricum (= tartarus emeticus)
ambro.	ambrosia artemisiaefolia		
amgd-p.	amygdalus persica (= persica amygdalus)	anth.	anthemis nobilis (= chamomilla romana)
aml-ns.	amylenum nitrosum	antho.	anthoxanthum odoratum
ammc.	ammoniacum gummi	anthraci.	anthracinum
amn-l.	amnii liquor	anthraco.	anthracokali
amor-r.	amorphophallus rivieri	antip.	antipyrinum
ampe-qu.	ampelopsis quinquefolia	ap-g.	apium graveolens
ampe-tr.	ampelopsis trifoliata	aphis	aphis chenopodii glauci (= chenopodii glauci aphis)
amph.	amphisbaena vermicularis		
amyg.	amygdalae amarae aqua	apiol.	apiolum
amylam.	amylaminum hydrochloricum	apis	apis mellifica
		apisin.	apisinum (= apium virus)
anac.	anacardium orientale	apoc.	apocynum cannabinum
anac-oc.	anacardium occidentale	apoc-a.	apocynum androsaemifolium
anag.	anagallis arvensis		
anagy.	anagyris foetida	apom.	apomorphinum hydrochloricum
anan.	anantherum muricatum (= cuscus)		
		aq-calc.	aqua calcarea
	ancistrodon mokeson = cench.	aq-chl.	aqua chlorata
			aqua glandium quercus = querc.
	andira inermis = geo.		
	andromeda arborea = oxyd.	aq-mar.	aqua marina
		aq-pet.	aqua petra
andr.	androsace lactea		aqua regia = nit-m-ac.
ane-n.	anemone nemorosa	aq-sil.	aqua silicata
	anemone pratensis = puls.	aqui.	aquilegia vulgaris
ane-r.	anemone ranunculoides	arag.	aragallus lamberti
anemps.	anemopsis californica (= yerba mansa)	aral.	aralia racemosa
		aral-h.	aralia hispida
ang.	angustura vera (= galipea cusparia)		aralia quinquefolia = gins. aranea avicularia = mygal.
		aran.	aranea diadema (= diadema aranea)
ange.	angelica atropurpurea		
ange-s.	radix angelicae sinensis	aran-ix.	aranea ixobola
ango.	angophora lanceolata	aran-sc.	aranea scinencia
	angustura spuria = bruc.		araneae tela = tela
anh.	anhalonium lewinii (= lophophora williamsii = peyotl)	aranin.	araninum
		arb.	arbutus andrachne
		arbin.	arbutinum
anil.	anilinum		arctium lappa = lappa

arec.	areca catechu	asper.	asperula odorata
aren.	arenaria glabra		aspidium filix-mas = fil.
arg-cy.	argentum cyanatum		aspidium panna = pann.
arg-i.	argentum iodatum		aspidosperma quebracho
arg-m.	argentum metallicum		= queb.
arg-mur.	argentum muriaticum		assaku = hura
arg-n.	argentum nitricum	astac.	astacus (cancer) fluviatilis
arg-o.	argentum oxydatum	aster.	asterias rubens
arg-p.	argentum phosphoricum	astra-e.	astragalus excapus
arge.	argemone mexicana	astra-m.	astragalus menziesii
	argilla = alum.	atha.	athamanta oreoselinum
arist-cl.	aristolochia clematitis	atra-r.	atrax robustus
arist-co.	aristolochia colombiana	atri.	atriplex hortensis
arist-m.	aristolochia milhomens		atropa belladonna = bell.
	aristolochia serpentaria = serp.	atro.	atropinum purum aut sulphuricum
	armoracia sativa = coch.	aur.	aurum foliatum
arn.	arnica montana		(metallicum) aut aurum
ars.	arsenicum album		colloidale
ars-br.	arsenicum bromatum	aur-ar.	aurum arsenicicum
ars-h.	arsenicum hydrogenisatum	aur-br.	aurum bromatum
ars-i.	arsenicum iodatum	aur-fu.	aurum fulminans
ars-met.	arsenicum metallicum		(= ammonium auricum)
ars-n.	arsenicum nitricum	aur-i.	aurum iodatum
ars-s-f.	arsenicum sulphuratum flavum	aur-m.	aurum muriaticum
		aur-m-k.	aurum muriaticum kalinatum
ars-s-r.	arsenicum sulphuratum rubrum	aur-m-n.	aurum muriaticum natronatum
	artanthe elongata = mati.	aur-s.	aurum sulphuratum
	artemisia abrotanum = abrot.	auran.	aurantii cortex
			aurantium = cit-v.
	artemisia absinthium = absin.	aven.	avena sativa
		aza.	azadirachta indica
	artemisia maritima (cina) = cina		(= melia azadirachta indica)
art-v.	artemisia vulgaris	bac.	bacillinum Burnett
arum-d.	arum dracontium	bac-t.	baccillinum testium
arum-dru.	arum dracunculus	bach	bacillus Bach-Paterson
arum-i.	arum italicum		bacillus Calmette-Guérin
arum-m.	arum maculatum		= v-a-b.
arum-t.	arum triphyllum	bad.	badiaga
arund.	arundo mauritanica	baj.	baja
arund-d.	arundo donax		balsamum copaivae
asaf.	asa foetida		= cop.
	asagraea officinalis = sabad.	bals-p.	balsamum peruvianum
		bals-t.	balsamum tolutanum
asar.	asarum europaeum	bapt.	baptisia tinctoria
asar-c.	asarum canadense	bapt-c.	baptisia confusa
asc-c.	asclepias cornuti (syriaca)	bar-a.	baryta acetica
asc-i.	asclepias incarnata	bar-c.	baryta carbonica
asc-t.	asclepias tuberosa	bar-i.	baryta iodata
	asclepias vincetoxicum = vince.	bar-m.	baryta muriatica
		bar-p.	baryta phosphorica
asim.	asimina triloba	bar-s.	baryta sulphurica
	(= papaya vulgaris)	barb.	barbae cyprini ova
ask.	askalabotes laevigatus	baros.	barosma crenulatum
aspar.	asparagus officinalis		(= buchu)

bart.	Bartfelder aqua	bry.	bryonia alba aut dioica
	basaka = just.		buchu = baros.
bell.	belladonna (= atropa	bufo	bufo rana (= rana bufo)
	belladonna)	bufo-s.	bufo sahytiensis
bell-p.	bellis perennis	bung.	bungurus fasciatus
ben.	benzinum	buni-o.	bunias orientalis
ben-d.	benzinum dinitricum		bursa pastoris = thlas.
ben-n.	benzinum nitricum	but-ac.	butyricum acidum
benz-ac.	benzoicum acidum	buth-a.	buthus australis
benzo.	benzoinum oderiferum		(= prionurus australis)
benzol.	**benzolum**	buth-af.	buthus afer
berb.	berberis vulgaris	buth-oc.	buthus occitanus
berb-a.	berberis aquifolium	bux.	buxus sempervirens
	(= mahonia)	cac.	cacao (= theobroma
berbin.	berberinum		cacao)
beryl.	beryllium metallicum	cact.	cactus (selenicereus)
beta	beta vulgaris		grandiflorus
betin.	betainum muriaticum	cadm-br.	cadmium bromatum
beto.	betonica aquatica	cadm-i.	cadmium iodatum
betu.	betula alba	cadm-m.	cadmium muriaticum
bism.	bismuthum subnitricum	cadm-met.	cadmium metallicum
	(„oxidum" Hahnemann,	cadm-o.	cadmium oxydatum
	Kent)	cadm-s.	cadmium sulphuratum
bism-met.	bismuthum metallicum	cael.	caela zacatechichi
bism-o.	bismuthum oxydatum	caes.	caesium metallicum
bism-val.	bismuthum valerianicum		caffeinum = coffin.
bix.	bixa orellana	cain.	cainca (cahinca) racemosa
blatta	blatta orientalis		(= chiococca racemosa)
blatta-a.	blatta americana	caj.	cajuputum (= oleum
bol-la.	boletus laricis		cajuputi = oleum
	(= polyporus officinalis)		wittnebianum)
bol-lu.	boletus luridus		calabar = phys.
bol-s.	boletus satanas	cal-ren.	calculus (lapis) renalis
bold.	boldo (= peumus boldo)	calad.	caladium seguinum
	bolus alba = album-sil.	calag.	calaguala
bomb-chr.	bombyx chrysorrhea	calam.	calamus aromaticus
bomb-pr.	bombyx processionea	calc.	calcarea carbonica
bond.	Bondonneau aqua		Hahnemanni (= calcarea
bor.	borax veneta		ostrearum = conchae
bor-ac.	boricum acidum		praeparatae)
both.	bothrops lanceolatus	calc-a.	calcarea acetica
	(= lachesis lanceolatus)	calc-ar.	calcarea arsenicosa
botul.	botulinum	calc-br.	calcarea bromata
	bounafa = ferul.	calc-caust.	calcarea caustica
bov.	bovista lycoperdon	calc-chln.	calcarea chlorinata
brach.	brachyglottis repens	calc-f.	calcarea fluorica naturalis
bran.	branca ursina	calc-hp.	calcarea hypophosphorosa
brass.	brassica napus	calc-i.	calcarea iodata
	brayera anthelmintica	calc-lac.	calcarea lactica
	= kou.	calc-m.	calcarea muriatica
brom.	bromium		calcarea ostrearum = calc.
bruc.	brucea antidysenterica	calc-o-t.	calcarea ovi testae (= ovi
	(= angustura spuria)		testa = testa praeparata)
brucel.	brucella melitensis	calc-ox.	calcarea oxalica
brucin.	**brucinum**	calc-p.	calcarea phosphorica
	brugmansia candida	calc-pic.	calcarea picrica
	= dat-a.	calc-s.	calcarea sulphurica

calc-sil.	calcarea silicata	cast.	castoreum canadense aut sibiricum
	calcarea silico-fluorica = lap-a.	cast-eq.	castor equi
calc-st-sula.	calcarea stibiato-sulphurata	cast-v.	castanea vesca
		caste.	castella texana
	calcarea sulphurata Hahnemanni = hep.	catal.	catalpa bignonoides
		catar.	cataria nepeta
calen.	calendula officinalis	caul.	caulophyllum thalictroides
calli.	calliandra houstoni (= pambotano)	caust.	causticum Hahnemanni
	calomel = merc-d.	cean.	ceanothus americanus
calo.	calotropis gigantea (= madar)	cean-tr.	ceanothus thrysiflorus
		cecr.	cecropia mexicana
calth.	caltha palustris	cedr.	cedron (= simaruba ferroginea)
camph.	camphora (= laurus camphora)		
		celt.	celtis occidentalis
camph-ac.	camphoricum acidum	cench.	cenchris contortrix (= ancistrodon mokeson)
camph-br.	camphora bromata		
	cancer fluviatilis = astac.	cent.	centaurea tagana
canch.	canchalagua (= erythraea chilensis)		cepa = all-c.
		ceph.	cephalanthus occidentalis
cann-i.	cannabis indica	cer-ox.	cerium oxalicum
cann-s.	cannabis sativa	cere-b.	cereus bonplandii
canna	canna angustifolia	cere-s.	cereus serpentinus
canth.	cantharis (lytta) vesicatoria	cerv.	cervus brasilicus (campestris)
canthin.	cantharidinum	ceto.	cetonia aurata
capp.	capparis coriaccea	cetr.	cetraria islandica (= lichen islandicus)
	capsella bursa pastoris = thlas.		
		cham.	chamomilla
caps.	capsicum annuum		**chamomilla** romana = anth.
	carbamidum = urea-n.	chamae.	chamaedrys (= teucrium chamaedrys)
car.	carissa (acokanthera) schimperi		
		chap.	chaparro amargoso
carb-ac.	carbolicum acidum (= phenolum)	chaul.	chaulmoogra
		cheir.	cheiranthus cheiri
carb-an.	carbo animalis	chel.	chelidonium majus
carb-v.	carbo vegetabilis	chel-g.	chelidonium glaucum
carbn.	carboneum	chelin.	chelidoninum
carbn-chl.	carboneum chloratum	chelo.	chelone glabra
carbn-h.	carboneum hydrogenisatum		chenopodii glauci aphis = aphis
carbn-o.	carboneum oxygenisatum	chen-a.	chenopodium anthelminticum
carbn-s.	carboneum sulphuratum		
carc.	carcinosinum Burnett	chen-v.	chenopodium vulvaria
card-b.	carduus benedictus	chim.	chimaphila umbellata
card-m.	carduus marianus	chim-m.	chimaphila maculata
cardam.	cardamine pratensis	chin.	china officinalis (regia) (= cinchona calisaya aut cinchona succirubra)
carl.	Carlsbad (Karlsbad) aqua		
caru.	carum carvi		
cary.	carya alba	chin-ar.	chininum arsenicosum
cas-s.	cascara sagrada (= rhamnus purshiana)	chin-b.	china (cinchona) boliviana
		chin-m.	chininum muriaticum
		chin-s.	chininum sulphuricum
casc.	cascarilla	chin-val.	chininum valerianicum
cass.	cassada (= manihot utilissima)	chinid.	chinidinum hydrochloricum
	cassia acutifolia = senn.		chiococca racemosa = cain.

chion.	chionanthus virginica (americana)	cocc.	cocculus indicus
		cocc-s.	coccinella septempunctata
chlf.	chloroformium	coch.	cochlearia armoracia (= armoracia sativa)
chlol.	chloralum hydratum		
chlor.	chlorum	coch-o.	cochlearia officinalis
chloram.	chloramphenicolum	cod.	codeinum purum aut phosphoricum aut sulphuricum
chlorpr.	chlorpromazinum		
cho.	cholas terrapina		
chol.	cholesterinum	coff.	coffea cruda (arabica)
cholin.	cholinum	coff-t.	coffea tosta
chr-met.	chromium metallicum	coffin.	coffeinum (= caffeinum)
chr-ac.	chromicum acidum	colch.	colchicum autumnale
chr-o.	chromium oxydatum	colchin.	colchicinum
chr-s.	chromium sulphuricum	coli.	colibacillinum
chrys-ac.	chrysophanicum acidum	coll.	collinsonia canadensis
chrysan.	chrysanthemum leucanthemum	coloc.	colocynthis (= cucumis colocynthis = citrullus colocynthis)
chrysar.	chrysarobinum		
cic.	cicuta virosa	colocin.	colocynthinum
cic-m.	cicuta maculata	colos.	colostrum
cice.	cicer arietinum	com.	comocladia dentata (= guao)
cich.	cichorium intybus		
cimic.	cimicifuga racemosa (= actaea racemosa = macrotys racemosa)		condurango = cund.
		con.	conium maculatum
			conchae praeparatae = calc.
cimx.	cimex lectularius (= acanthia lectularia)	conch.	conchiolinum (= mater perlarum = perlarum mater)
cina	cina maritima (= artemisia maritima aut cina)		
		conin.	coniinum
		conin-br.	coniinum bromatum
	cinchona boliviana = chin-b.	conv.	convallaria majalis
		convo-a.	convolvulus arvensis
	cinchona calisaya = chin.	convo-d.	convolvulus duartinus (= ipomoea bona-nox)
	cinchona succirubra = chin.		
		convo-s.	convolvulus stans (= ipomoea stans)
cinch.	cinchoninum sulphuricum		
cine.	cineria maritima	cop.	copaiva (= balsamum copaivae)
cinnb.	cinnabaris (= mercurius sulphuratus ruber)		
		cor-r.	corallium rubrum
cinnm.	cinnamomum ceylanicum	corh.	corallorhiza odontorhiza
cist.	cistus canadensis	cori-m.	coriaria myrtifolia
cit-ac.	citricum acidum	cori-r.	coriaria ruscifolia
	citrullus colocynthis = coloc.	corn.	cornus circinata
		corn-a.	cornus alternifolia
cit-d.	citrus decumana	corn-f.	cornus florida
cit-l.	citrus limonum	corn-s.	cornus sericea
cit-v.	citrus vulgaris (= aurantium)	cortico.	corticotropinum (= adrenocortico-tropinum)
clem.	clematis erecta		
clem-vir.	clematis virginiana	cortiso.	cortisonum
clem-vit.	clematis vitalba	cory.	corydalis formosa (= dicentra canadensis)
cloth.	clotho arictans		
cob.	cobaltum metallicum	cot.	cotyledon umbilicus
cob-n.	cobaltum nitricum	coto	coto
coc-c.	coccus cacti	crat.	crataegus oxyacantha et monogyna
coca	coca (= erythroxylon coca)		
			cresolum = kres.
cocain.	cocainum hydrochloricum		cresylolum = kres.

croc.	crocus sativus	del.	delphinus amazonicus
crot-c.	crotalus cascavella	delphin.	delphininum
crot-chlol.	croton chloralum		delphinium staphysagria
crot-h.	crotalus horridus		= staph.
crot-t.	croton tiglium	dema.	dematium petraeum
cryp.	cryptopinum	der.	derris pinnata
cub.	cubeba officinalis		dextrum lacticum acidum
	cucumis colocynthis		= **sarcol-ac.**
	= coloc.		diadema aranea = aran.
cuc-c.	cucurbita citrullus		dicentra canadensis = cory.
cuc-p.	cucurbita pepo	des-ac.	desoxyribonucleinicum
culx.	culex musca		acidum
cumin.	cumarinum	dicha.	dichapetalum
cund.	cundurango	dict.	dictamnus albus
	(= condurango)	dig.	digitalis purpurea
cuph.	cuphea viscosissima	digin.	digitalinum
cupr.	cuprum metallicum	digox.	digitoxinum
cupr-a.	cuprum aceticum	dios.	dioscorea villosa
cupr-am-s.	cuprum ammoniae	diosm.	diosma lincaris
	sulphuricum	dip.	dipodium punctatum
cupr-ar.	cuprum arsenicosum	diph.	diphtherinum
cupr-c.	cuprum carbonicum	diphtox.	diphtherotoxinum
cupr-cy.	cuprum cyanatum		dipterix odorata = tong.
cupr-m.	cuprum muriaticum	dirc.	dirca palustris
cupr-n.	cuprum nitricum	ditin.	ditainum (= echitaminum)
cupr-o.	cuprum oxydatum nigrum	dol.	dolichos (mucuna) pruriens
cupr-s.	cuprum sulphuricum	dor.	doryphora decemlineata
cupre-au.	cupressus australis		dracontium foetidum
cupre-l.	cupressus lawsoniana		= ictod.
cur.	curare	dros.	drosera rotundifolia
curc.	curcuma javanensis	dub.	duboisinum
	cuscus = anan.	dubo-h.	duboisia hopwoodi
cycl.	cyclamen europaeum	dubo-m.	duboisia myoporoides
cyd.	cydonia vulgaris	dulc.	dulcamara (= solanum
cymin.	cymarinum		dulcamara)
	cynanchum = vince.		durum = scir.
cyn-d.	cynodon dactylon	dys.	bacillus dysenteriae
cyna.	cynara scolymos	eaux	Eaux bonnes aqua
cyno.	cynoglossum officinale	eberth.	eberthinum
cypr.	cypripedium pubescens		ecballium elaterium = elat.
cyt-l.	cytisus laburnum	echi.	echinacea (rudbeckia)
	(= laburnum		angustifolia
	anagyroides)	echi-p.	echinacea purpurea
cytin.	cytisinum		echitaminum = ditin.
	cytisus scoparius	echit.	echites suberecta
	= saroth.	elae.	elaeis guineensis
dam.	damiana (= turnera	elaps	elaps corallinus
	aphrodisiaca)	elat.	elaterium officinarum
daph.	daphne indica		(= ecballium elaterium
	daphne mezereum = mez.		= momordica elaterium)
dat-a.	datura arborea	elem.	elemuy gauteria
	(= brugmansia candida)	emetin.	emetinum
dat-f.	datura ferox	enteroc.	enterococcinum
dat-m.	datura metel	eos.	eosinum
dat-s.	datura sanguinea	ephe.	ephedra vulgaris
	datura stramonium = stram.	epig.	epigaea repens
datin.	daturinum	epih.	epihysterinum
datis.	datisca cannabina	epil.	epilobium palustre

epiph.	epiphegus virginiana (= orobanche)	eupi.	eupionum
			exogonium purga = jal.
equis.	equisetum hyemale	eys.	eysenhardtia polystachia (= orteaga)
equis-a.	equisetum arvense		
eran.	eranthis hymnalis	fab.	fabiana imbricata (= pichi-pichi)
erech.	erechthites hieracifolia		
ergot.	ergotinum	faec.	bacillus faecalis
erig.	erigeron canadensis (= leptilon canadense)	fago.	fagopyrum esculentum
		fagu.	fagus silvatica
erio.	eriodyction californicum (glutinosum) (= yerba santa)		farfara = tus-fa.
		fel	fel tauri
		ferr.	ferrum metallicum
erod.	erodium cicutarium	ferr-a.	ferrum aceticum
ery-a.	eryngium aquaticum	ferr-ar.	ferrum arsenicosum
ery-m.	eryngium maritimum	ferr-br.	ferrum bromatum
	erythraea chilensis = canch.	ferr-c.	ferrum carbonicum
		ferr-cit.	ferrum citricum
eryt-j.	erythrophlaeum judiciale	ferr-cy.	ferrum cyanatum
eryth.	erythrinus	ferr-i.	ferrum iodatum
	erythroxylon coca = coca	ferr-lac.	ferrum lacticum
esch.	eschscholtzia californica	ferr-m.	ferrum muriaticum (sesquichloratum)
	escoba amargo = parth.		
esin.	eserinum (= physostigminum)	ferr-ma.	ferrum magneticum
		ferr-o-r.	ferrum oxydatum rubrum
esp-g.	espeletia grandiflora	ferr-p.	ferrum phosphoricum
	esponjilla = luf-op.	ferr-pern.	ferrum pernitricum
eucal.	eucalyptus globulus	ferr-p-h.	ferrum phosphoricum hydricum
eucal-r.	eucalyptus rostrata		
eucal-t.	eucalyptus tereticortis	ferr-pic.	ferrum picricum
eucol.	eucalyptolum	ferr-prox.	ferrum protoxalatum
	eugenia cheken = myrt-ch.	ferr-py.	ferrum pyrophosphoricum
		ferr-r.	ferrum reductum
eug.	eugenia jambosa (= jambosa vulgaris)		ferrum sesquichloratum = ferr-m.
euon.	euonymus europaea	ferr-s.	ferrum sulphuricum
euon-a.	euonymus atropurpurea	ferr-t.	ferrum tartaricum
euonin.	euonyminum	ferul.	ferula glauca (= bounafa)
eup-a.	eupatorium aromaticum		ferula sumbul = sumb.
eup-per.	eupatorium perfoliatum		ficus indica = opun-f.
eup-pur.	eupatorium purpureum	fic.	ficus religiosa (= pakur)
euph.	euphorbium officinarum (= euphorbia resinifera)	fic-v.	ficus venosa
		fil.	filix-mas (= aspidium filix-mas)
euph-a.	euphorbia amygdaloides		
euph-c.	euphorbia corrolata	fl-ac.	fluoricum acidum
euph-cy.	euphorbia cyparissias	flav.	flavus (= neisseria flava)
euph-he.	euphorbia heterodoxa	foll.	folliculinum
euph-hy.	euphorbia hypericifolia	flor-p.	flor de piedra (= lophophytum leandri)
euph-ip.	euphorbia ipecacuanhae		
euph-l.	euphorbia lathyris	foen.	foeniculum sativum
euph-m.	euphorbia marginata	form.	formica rufa
euph-pe.	euphorbia peplus	form-ac.	formicicum acidum
euph-pi.	euphorbia pilulifera	formal.	formalinum
euph-po.	euphorbia polycarpa (= golondrina)	frag.	fragaria vesca
		fram.	framboesinum
euph-pr.	euphorbia prostata	franc.	franciscaea uniflora (= manaca)
euph-re.	euphorbia resinifera = euph.		
			frangula = rham-f.
euphr.	euphrasia officinalis	franz.	Franzensbad aqua

frax.	fraxinus americana	gunp.	gunpowder
fuc.	fucus vesiculosus	gymne.	gymnema silvestre
fuch.	fuchsinum	gymno.	gymnocladus canadensis
fuli.	fuligo ligni	haem.	haematoxylum campechianum
gad.	gadus morrhua		
gaert.	bacillus Gaertner	hall	Hall aqua
gal-ac.	gallicum acidum	halo.	haloperidolum
gala.	galanthus nivalis	ham.	hamamelis virginiana
galeg.	galega officinalis	harp.	harpagophytum procumbens
galeo.	galeopsis ochroleuca		
	galipea cusparia = ang.	hecla	Hecla (Hekla) lava [= lava Heclae (Heklae)]
gali.	galium aparine		
galin.	galinsoga parviflora	hed.	hedera helix
galph.	galphimia glauca	hedeo.	hedeoma pulegioides
gamb.	gambogia (= gummi gutti = garcinia morella)	hedy.	hedysarum ildefonsianum
		helia.	helianthus annuus
	gardenalum = phenob.	helin.	heloninum
gast.	Gastein aqua	helio.	heliotropinum peruvianum
gaul.	gaultheria procumbens		
gels.	gelsemium sempervirens	hell.	helleborus niger
genist.	genista tinctoria	hell-f.	helleborus foetidus
gent-c.	gentiana cruciata	hell-o.	helleborus orientalis
gent-l.	gentiana lutea	hell-v.	helleborus viridis
gent-q.	gentiana quinquefolia	helm.	helminthochortos
geo.	geoffroya vermifuga (= andira inermis)	helo.	heloderma suspectum
		helon.	helonias dioica
ger.	geranium maculatum	helx.	helix tosta
gerin.	geraninum	hep.	hepar sulphuris calcareum (= calcarea sulphurata Hahnemanni)
get.	Gettysburg aqua		
geum	geum rivale		
gink-b.	ginkgo biloba		hepar sulphuris kalinum = kali-sula.
gins.	ginseng (= panax quinquefolia = aralia quinquefolia		
		hepat.	hepatica triloba
		hera.	heracleum sphondylium
	glanderinum = hippoz.	heuch.	heuchera americana
	glandula thyreoidea = thyr.		hibiscus abelmoschus = abel.
glech.	glechoma hederacea		
glon.	glonoinum		hippomane mancinella = manc.
glyc.	glycerinum		
gnaph.	gnaphalium polycephalum	hip-ac.	hippuricum acidum
	golondrina = euph-po.	hipp.	hippomanes
gonotox.	gonotoxinum	hippoz.	hippozaeninum (= glanderinum = malleinum)
goss.	gossypium herbaceum		
gran.	granatum		
graph.	graphites naturalis	hir.	hirudo medicinalis (= sanguisuga officinalis)
grat.	gratiola officinalis		
grin.	grindelia robusta aut squarrosa	hist.	histaminum muriaticum
			hoang-nan = strych-g.
gua.	guaco (= mikania guaco)	hoit.	hoitzia coccinea
guaj.	guajacum officinale		holarrhena antidysenterica = kurch.
guajol.	guajacolum		
guan.	guano australis	hom.	homarus
	guao = com.	home.	homeria collina
guar.	guarana (= paullinia sorbilis)	hume.	humea elegans
			humulus lupulus = lup.
guare.	guarea trichiloides	hura	hura brasiliensis (= assaku)
guat.	guatteria gaumeri		
	gummi gutti = gamb.	hura-c.	hura crepitans

hydr.	hydrastis canadensis	jab.	jaborandi (= pilocarpus pennatifolius aut microphyllus)
hydr-ac.	hydrocyanicum acidum		
hydrang.	hydrangea arborescens		
hydrc.	hydrocotyle asiatica	jac.	jacaranda gualandai
hydrin-m.	**hydrastinum muriaticum**	jac-c.	jacaranda caroba
hydrin-s.	hydrastinum sulphuricum		jacea = viol-t.
hydro-v.	hydrophyllum virginicum	jal.	jalapa (= exogonium purga)
hydrobr-ac.	hydrobromicum acidum		
hydroph.	hydrophis cyanocinctus		jambosa vulgaris = eug.
	hydrophobinum = lyss.	jasm.	jasminum officinale
	hydropiper = polyg-h.	jatr.	jatropha curcas
hyos.	hyoscyamus niger	jatr-u.	jatropha urens
hyosin.	hyoscyaminum bromatum aut sulphuricum		jequirity = abr.
		joan.	joanesia asoca (= saraca indica)
hyper.	hypericum perforatum		
hypo.	hypophyllum sanguineum	jug-c.	juglans cinerea (cathartica)
	hypophysis posterior = pitu.	jug-r.	juglans regia (= nux juglans)
hypoth.	hypothalamus		
iber.	iberis amara	junc-e.	juncus effusus
ichth.	ichthyolum	junc-p.	juncus pilosus
	ichthyotoxinum = ser-ang.		juniperus sabina = sabin.
ictod.	ictodes foetida (= pothos foetidus = dracontium foetidum)	juni.	juniperus virginiana
		juni-c.	juniperus communis
		just.	justicia adhatoda (= basaka)
ign.	ignatia amara	kali-a.	kali aceticum
	ikshugandha = trib.	kali-ar.	kali arsenicosum
ille.	illecebrum verticillatum	kali-bi.	kali bichromicum
ilx-a.	ilex aquifolium	kali-biox.	kali bioxalicum
ilx-c.	ilex casseine	kali-bit.	kali bitartaricum (= tartarus depuratus)
	ilex paraguariensis = maté		
	illicium stellatum = anis.	kali-br.	kali bromatum
imp.	imperatoria ostruthium	kali-c.	kali carbonicum
ind.	indium metallicum	kali-caust.	kali causticum
indg.	indigo tinctoria	kali-chl.	kali chloricum
indol.	indolum	kali-chls.	kali chlorosum
influ.	influenzinum	kali-chr.	kali chromicum
ins.	insulinum	kali-cit.	kali citricum
inul.	inula helenium	kali-cy.	kali cyanatum
iod.	iodium purum	kali-f.	kali fluoratum
iodof.	iodoformium	kali-fcy.	kali ferrocyanatum
	iodothyrinum = thyr.	kali-hp.	kali hypophosphoricum
ip.	ipecacuanha	kali-i.	kali iodatum
	ipomoea bona-nox = convo-d.	kali-m.	kali muriaticum
		kali-n.	kali nitricum (= nitrum)
ipom.	ipomoea purpurea	kali-ox.	kali oxalicum
	ipomoea stans = convo-s.	kali-p.	kali phosphoricum
irid.	iridium metallicum	kali-perm.	kali permanganicum
irid-m.	iridium muriaticum	kali-pic.	kali picricum
iris	iris versicolor	kali-s.	kali sulphuricum
iris-fa.	iris factissima	kali-s-chr.	kali sulphuricum chromicum (= alumen chromicum)
iris-fl.	iris florentina		
iris-foe.	iris foetidissima		
iris-g.	iris germanica	kali-sal.	kali salicylicum
iris-ps.	iris pseudacorus	kali-sil.	kali silicicum
iris-t.	iris tenax (minor)	kali-sula.	kali sulphuratum (= hepar sulphuris kalinum)
itu	itu (= resina itu)		

kali-sulo.	kali sulphurosum	lath.	lathyrus sativus aut cicera
kali-t.	kali tartaricum		
kali-tel.	kali telluricum	laur.	laurocerasus
kali-x.	kali xanthogenicum		laurus camphora = camph.
kalm.	kalmia latifolia		
kam.	kamala		lava Heclae (Heklae) = hecla
	kaolinum = alum-sil.		
kara.	karaka	lec.	lecithinum
karw-h.	karwinskia humboldtiana	led.	ledum palustre
	Karlsbad aqua = carl.	lem-m.	lemna minor
	kava-kava = pip-m.	leon.	leonurus cardiaca
kerose.	kerosenum	lepi.	lepidium bonariense
keroso.	kerosolenum	lept.	leptandra virginica
kino	kino australiensis		leptilon canadense = erig.
kiss.	Kissingen aqua	lesp-c.	lespedeza capitata
kola	kola (= nux colae)	lesp-s.	lespedeza sieboldii
kou.	kousso (= brayera anthelmintica)	lev.	Levico aqua
		levist.	levisticum officinale
kreos.	kreosotum	levo.	levomepromazinum
	krameria triandra = rat.	liat.	liatris spicata (= serratula)
kres.	kresolum (= cresolum = cresylolum)		
			lichen islandicus = cetr.
kurch.	kurchi (= holarrhena aut wrightia antidysenterica)	lil-a.	lilium album
		lil-s.	lilium superbum
	laburnum anagyroides = cyt-l.	lil-t.	lilium tigrinum
		lim.	limulus cyclops
	lacticum acidum dextrum = sarcol-ac.	limx.	limex ater
		lina.	linaria vulgaris
lac-ac.	lactis acidum	linu-c.	linum catharticum
lac-c.	lac caninum	linu-u.	linum usitatissimum
lac-d.	lac vaccinum defloratum	lip.	lippia mexicana
lac-f.	lac felinum	lipp.	Lippspringe aqua
lac-v.	lac vaccinum	lith-be.	lithium benzoicum
lac-v-c.	lac vaccinum coagulatum	lith-br.	lithium bromatum
lac-v-f.	lactis vaccini flos	lith-c.	lithium carbonicum
lacer.	lacerta agilis	lith-lac.	lithium lacticum
	lachesis lanceolatus = both.	lith-m.	lithium muriaticum
		lith-sal.	lithium salicylicum
lach.	lachesis muta (trigonocephalus)	loa.	loasa tricolor
		lob.	lobelia inflata
lachn.	lachnanthes tinctoria	lob-a.	lobelia acetum
lact.	**lactuca virosa**	lob-c.	lobelia cardinalis
lact-s.	**lactuca sativa**		lobelia coerulea = lob-s.
lactrm.	**lactucarium thridace**	lob-d.	lobelia dortmanna
lam.	**lamium album**	lob-e.	lobelia erinus
lap-a.	**lapis albus** (= calcarea silico-fluorica)	lob-p.	lobelia purpurascens
		lob-s.	lobelia syphilitica (coerulea)
	lapis renails = cal-ren.		
lapa.	lapathum acutum (= rumex obtusifolius)	lobin.	lobelinum
		lol.	loleum temulentum
lappa	lappa arctium (major) (= arctium lappa)	lon-c.	lonicera caprifolium
		lon-p.	lonicera pericylmenum
laps.	lapsana communis	lon-x.	lonicera xylosteum
	latrodectus curassavicus = ther.		lophophora williamsii = anh.
lat-h.	latrodectus hasselti		lophophytum leandri = flor-p.
lat-k.	latrodectus katipo		
lat-m.	latrodectus mactans		luesinum = syph.

luf-act.	luffa actangula	mati.	matico (= piper angustifolium = artanthe elongata)
luf-op.	luffa operculata (= esponjilla)		
lup.	lupulus humulus (= humulus lupulus)	matth.	matthiola graeca
		mec.	meconium
lupin.	lupulinum		medicago sativa = alf.
lyc.	lycopodium clavatum	med.	medorrhinum
lycpr.	lycopersicum esculentum (= solanum lycopersicum)	medus.	medusa
		mela.	melastama ackermanni
		melal.	melaleuca hypericifolia
lycps.	lycopus virginicus		melia azadirachta indica = aza.
lycps-eu.	lycopus europaeus		
lysi.	lysimachia nummularia	meli.	melilotus officinalis
lyss.	lyssinum (= hydrophobinum)	meli-a.	melilotus alba
		melis.	melissa officinalis
	lytta vesicatoria = canth.	melit.	melitagrinum
m-arct.	magnetis polus arcticus	melo.	melolontha vulgaris
m-aust.	magnetis polus australis	meningoc.	meningococcinum
macro.	macrotinum	menis.	menispermum canadense
	macrotys racemosa = cimic.	menth.	mentha piperita
macroz.	macrozamia spiralis	menth-pu.	mentha pulegium
	madar = calo.	menth-v.	mentha viridis
mag-c.	magnesia carbonica	mentho.	mentholum
mag-bcit.	magnesia borocitrica	meny.	menyanthes trifoliata
mag-f.	magnesia fluorata	meph.	mephitis putorius
mag-i.	magnesia iodata	merc.	mercurius solubilis Hahnemanni aut mercurius vivus
mag-m.	magnesia muriatica		
mag-p.	magnesia phosphorica		
mag-s.	magnesia sulphurica	merc-a.	mercurius aceticus
mag-u.	magnesia usta	merc-aur.	mercurius auratus
magn-gl.	magnolia glauca		mercurius bi(n)iodatus = merc-i-r.
magn-gr.	magnolia grandiflora		
	mahonia = berb-a.	merc-br.	mercurius bromatus
	majeptilum = thiop.	merc-c.	mercurius corrosivus (sublimatus)
maland.	malandrinum		
malar.	malaria officinalis		mercurius cum kali = aethi-m.
malatox.	malariatoxinum		
	malleinum = hippoz.	merc-cy.	mercurius cyanatus
	manaca = franc.	merc-d.	mercurius dulcis (= calomel)
manc.	mancinella (= hippomane mancinella)		
		merc-i-f.	mercurius iodatus flavus (= mercurius protoiodatus)
mand.	mandragora officinarum		
mang.	manganum aceticum aut carbonicum		
		merc-i-r.	mercurius iodatus ruber (= mercurius bi(n)iodatus)
mang-coll.	manganum colloidale		
mang-m.	manganum muriaticum	merc-k-i.	mercurius biniodatus cum kali iodato
mang-o.	manganum oxydatum nativum		
		merc-meth.	mercurius methylenus
mang-s.	manganum sulphuricum	merc-ns.	mercurius nitrosus (= mercurius nitricus oxydulatus)
mangi.	mangifera indica		
	manihot utilissima = cass.		
manz.	manzanita		mercurius oxydatus = merc-pr-r.
	mapato = rat.		
marr.	marrubium album	merc-p.	mercurius phosphoricus
	marum verum = teucr.	merc-pr-a.	mercurius praecipitatus albus
mate	maté (= ilex paraguariensis)		
		merc-pr-f.	mercurius praecipitatus flavus
	mater perlarum = conch.		

merc-pr-r.	mercurius praecipitatus ruber (= mercurius oxydatus)	muscin.	muscarinum
		mut.	bacillus mutabilis
		mygal.	mygale lasiodora (avicularia) (= aranea avicularia)
	mercurius protoiodatus = merc-i-f.		
	mercurius sublimatus = merc-c.	myos-a.	myosotis arvensis
		myos-s.	myosotis symphytifolia
merc-s-cy.	mercurius sulphocyanatus	myric.	myrica cerifera
	mercurius sulphuratus niger = aethi–m.	myris.	myristica sebifera
		myrrha	myrrha
	mercurius sulphuratus ruber = cinnb.		myrtillus = vacc-m.
		myrt-c.	myrtus communis
merc-sul.	mercurius sulphuricus (= turpethum minerale)	myrt-ch.	myrtus cheken (= eugenia cheken)
merc-tn.	mercurius tannicus	myrt-p.	myrtus pimenta
	mercurius vivus = merc.	mytil.	mytilus edulis
merl.	mercurialis perennis	nabal.	nabalus serpentaria
mesp.	mespillus germanica	naja	naja tripudians
meth-ae-ae.	methylium aethylo-aethereum	napht.	naphta
		naphtin.	naphtalinum
meth-sal.	methylium salicylicum	narc-po.	narcissus poeticus
methyl.	methylenum coeruleum	narc-ps.	narcissus pseudonarcissus
methys.	methysergidum	narcin.	narceinum
mez.	mezereum (= daphne mezereum)	narcot.	narcotinum
		narz.	Narzan aqua
micr.	micromeria douglasii (= yerba buena)	nast.	nasturtium aquaticum
		nat-a.	natrum aceticum
	mikania guaco = gua.	nat-ae-s.	natrum aethylosulphuricum
mill.	millefolium (= achillea millefolium)		
		nat-ar.	natrum arsenicosum
	millipedes = onis.	nat-be.	natrum benzoicum
mim-h.	mimosa humilis	nat-br.	natrum bromatum
mim-p.	mimosa pudica	nat-bic.	natrum bicarbonicum
mit.	mitchella repens	nat-c.	natrum carbonicum
moly-met.	molybdaenum metallicum	nat-cac.	natrum cacodylicum
mom-b.	momordica balsamica	nat-ch.	natrum choleinicum
mom-ch.	momordica charantia	nat-f.	natrum fluoratum
	momordica elaterium = elat.	nat-hchls.	natrum hypochlorosum
		nat-hsulo.	natrum hyposulphurosum
monar.	monarda didyma	nat-i.	natrum iodatum
moni.	monilia albicans	nat-lac.	natrum lacticum
mono.	monotropa uniflora	nat-m.	natrum muriaticum
mons.	monsonia ovata	nat-n.	natrum nitricum
morb.	morbillinum	nat-ns.	natrum nitrosum
morg.	bacillus Morgan	nat-p.	natrum phosphoricum
morph.	morphinum aceticum aut muriaticum aut sulphuricum	nat-s.	natrum sulphuricum
		nat-s-c.	natrum sulphocarbolicum (sulphophenolicum)
mosch.	moschus	nat-sal.	natrum salicylicum
muc-u.	mucuna urens	nat-sel.	natrum selenicum
mucor	mucor mucedo	nat-sil.	natrum silicicum
mucot.	mucotoxinum	nat-sil-f.	natrum silicofluoricum
	mucuna pruriens = dol.	nat-suc.	natrum succinicum
mur-ac.	muriaticum acidum	nat-sula.	natrum sulphuratum
muru.	murure leite	nat-sulo.	natrum sulphurosum
murx.	murex purpureus	nat-taur.	natrum taurocholicum
musa	musa sapientum	nat-tel.	natrum telluricum

nect.	nectandra amare	onop.	onopordon acanthium
nectrin.	nectrianinum	onos.	onosmodium virginianum
neg.	negundium americanum		oophorinum = ov.
	(= acer negundo)	op.	opium
	neisseria flava = **flav.**	oper.	operculina turpenthum
nep.	nepenthes distillatoria	opl.	oplia farinosa
nepet.	nepeta cataria	opop.	opopanax chironium
	nerium oleander = olnd.	opun-f.	opuntia ficus (= ficus indica)
neur.	neurinum		
nicc.	niccolum carbonicum aut metallicum	opun-v.	opuntia vulgaris
		orch.	orchitinum
nicc-s.	niccolum sulphuricum	oreo.	oreodaphne californica
	nicotiana tabacum = tab.	orig.	origanum majorana
nicot.	nicotinum	orig-cr.	origanum creticum
nid.	nidus edulis	orig-v.	origanum vulgare
nig-d.	nigella damascena	orni.	ornithogalum umbellatum
nig-s.	nigella sativa		orobanche = epiph.
nit-ac.	nitri acidum		orteaga = eys.
nit-m-ac.	nitromuriaticum acidum (= aqua regia)	oscilloc.	oscillococcinum
		osm.	osmium metallicum
nit-s-d.	nitri spiritus dulcis (= spiritus nitrico-aethereus = aethylium nitrosum)	ost.	ostrya virginica
		ouabin.	ouabainum
		ov.	ovininum (= oophorinum)
		ovi-p.	ovi gallinae pellicula
nitro-o.	nitrogenium oxygenatum		ovi testa = calc-o-t.
	nitrum = kali-n.	ox-ac.	oxalicum acidum
nuph.	nuphar luteum (= nymphaea lutea)	oxal.	oxalis acetosella
		oxyd.	oxydendron arboreum (= andromeda arborea)
nux-a.	**nux absurda**		
	nux colae = kola	oxyg.	oxygenium (= ozonum)
	nux juglans = jug-r.	oxyt.	oxytropis lamberti
nux-m.	nux moschata		ozonum = oxyg.
nux-v.	nux vomica	paeon.	paeonia officinalis
nyct.	nyctanthes arbor-tristis		pakur = fic.
	nymphaea lutea = nuph.	pall.	palladium metallicum
nymph.	nymphaea odorata	palo.	paloondo
oci.	ocimum canum		pambotano = calli.
oci-s.	ocimum sanctum	pana.	panacea arvensis
oena.	oenanthe crocata		panax quinquefolia = gins.
oeno.	oenothera biennis	pann.	panna (= aspidium panna)
	oestronum = foll.	papin.	papaverinum
oest.	oestrus cameli		papaya vulgaris = asim.
okou.	okoubaka aubrevillei	par.	paris quadrifolia
ol-an.	oleum animale aethereum Dippeli	paraf.	paraffinum
		paraph.	paraphenylendiaminum
	oleum cajuputi = caj.		parathormonum = parathyr.
ol-car.	oleum caryophyllatum		
ol-j.	oleum jecoris aselli	parat.	paratyphoidinum
ol-myr.	oleum myristicae	parathyr.	parathyreoidinum (= parathormonum)
ol-sant.	oleum santali		
ol-suc.	oleum succinum	pareir.	pareira brava
	oleum **wittnebianum** = caj.	pariet.	parietaria officinalis
		paro-i.	paronychia illecebrum
olnd.	oleander (= nerium oleander)	parot.	parotidinum
		parth.	parthenium hysterophorus (= escoba amargo)
onis.	oniscus asellus (= millipedes)		
		passi.	passiflora incarnata
onon.	ononis spinosa (arvensis)	past.	pastinaca sativa

paull.	paullinia pinnata	pime.	pimenta officinalis
	paullinia sorbilis = guar.	pimp.	pimpinella saxifraga (alba)
pect.	pecten jacobaeus		pinus canadensis
ped.	pediculus capitis		= abies-c.
pedclr.	pedicularis canadensis	pin-c.	pinus cupressus
pelarg.	pelargonium reniforme	pin-l.	pinus lambertiana
	pelias berus = vip.	pin-s.	pinus silvestris
pellin.	pelletierinum		piper angustifolium aut
pen.	penthorum sedoides		elongatum = mati.
penic.	penicillinum	pip-m.	piper methysticum
	perlarum mater = conch.		(= kava-kava)
	persica amygdalus	pip-n.	piper nigrum
	= amgd-p.	pipe.	piperazinum
perh.	perhexilinum	pisc.	piscidia erythrina
peri.	periploca graeca	pitu.	pituitarium posterium
pers.	persea americana		(= hyophysis posterior)
pert.	pertussinum	pitu-gl.	pituitaria glandula
pest.	pestinum	pituin.	pituitrinum
	petasites officinalis = tus-p.	pix	pix liquida
peti.	petiveria tetrandra		planifolia = vanil.
petr.	petroleum	plan.	plantago major
petros.	petroselinum sativum	plan-mi.	plantago minor
	peumus boldus = bold.	plat.	platinum metallicum
	peyotl = anh.	plat-m.	platinum muriaticum
ph-ac.	phosphoricum acidum	plat-m-n.	platinum muriaticum
phal.	phallus impudicus		natronatum
phase.	phaseolus nanus	platan.	platanus occidentalis
phel.	phellandrium aquaticum	plb.	plumbum metallicum
phenac.	phenacetinum	plb-a.	plumbum aceticum
phenob.	phenobarbitalum	plb-c.	plumbum carbonicum
	(= gardenalum)	plb-chr.	plumbum chromicum
	phenolum = carb-ac.	plb-i.	plumbum iodatum
phila.	philadelphus coronarius	plb-n.	plumbum nitricum
phle.	phleum pratense	plb-p.	plumbum phosphoricum
phlor.	phlorizinum	plect.	plectranthus fruticosus
phos.	phosphorus	plumbg.	plumbago litteralis
phos-h.	phosphorus hydrogenatus	plume.	plumeria celinus
phos-pchl.	phosphorus pentachloratus	pneu.	pneumococcinum
phys.	physostigma venenosum		(= pneumococcus)
	(= calabar)	podo.	podophyllum peltatum
	physostigminum = esin.	pole.	polemonium coeruleum
physal.	physalis alkekengi	poll.	pollen
	(= alkekengi = solanum		polygala senega = seneg.
	vesicarium)	polyg-a.	polygonum aviculare
physala-p.	physalia pelagica	polyg-h.	polygonum
phyt.	phytolacca decandra		hydropiperoides aut
phyt-b.	phytolacca berry		punctatum
	pichi-pichi = fab.		(= hydropiper)
pic-ac.	picricum (picronitricum)	polyg-m.	polygonum maritimum
	acidum	polyg-pe.	polygonum persicaria
	(= trinitrophenolum)	polyg-s.	polygonum sagittatum
picro.	picrotoxinum	polym.	polymnia uvedalia
pilo.	pilocarpinum		polyporus officinalis
	hydrochloricum aut		= bol-la.
	nitricum aut purum	polyp-p.	polyporus pinicola
	pilocarpus pennatifolius	polytr.	polytrichum juniperinum
	aut microphyllus = jab.	pop.	populus tremuloides
		pop-c.	populus candicans

pot-a.	potentilla anserina	ran-fi.	ranunculus ficaria
pot-au.	potentilla aurea	ran-fl.	ranunculus flammula
pot-e.	potentilla erecta	ran-g.	ranunculus glacialis
pot-r.	potentilla reptans	ran-r.	ranunculus repens
pot-t.	potentilla tormentilla	ran-s.	ranunculus sceleratus
pota.	potamogeton natans	raph.	raphanus sativus
	pothos foetidus = ictod.	raphani.	raphanistrum arvense
prim-f.	primula farinosa	rat.	ratanhia peruviana (= kra-
prim-o.	primula obconica		meria triandra = mapato)
prim-v.	primula veris	rauw.	rauwolfia serpentina
prin.	prinos verticillatus	rein.	Reinerz aqua
	prionurus australis = buth-a.		resina itu = itu
		res.	resorcinum
prop.	propylaminum (= trime-thylaminum)	reser.	reserpinum
		rham-cal.	rhamnus californica
prot.	bacillus proteus	rham-cath.	rhamnus cathartica
prun.	prunus spinosa	rham-f.	rhamnus frangula (= fran-gula)
prun-d.	prunus domestica		
prun-m.	prunus mahaleb		rhamnus purshiana = cas-s.
prun-p.	prunus padus	rheum	rheum palmatum (offi-cinale)
prun-v.	prunus virginiana		
prune.	prunella vulgaris		rhodallinum = thiosin
psil.	psilocybe caerulescens	rhod.	rhododendron chrysan-thum (aureum)
psor.	psorinum (=psoricum)		
psoral.	psoralea bituminosa	rhodi.	rhodium metallicum
ptel.	ptelea trifoliata	rhodi-o-n.	rhodium oxydatum nitricum
pulm-a.	pulmo anaphylacticus	rhus-a.	rhus aromatica
pulm-v.	pulmo vulpis	rhus-c.	rhus cotinus
pulmon.	pulmonaria vulgaris	rhus-d.	rhus diversiloba
puls.	pulsatilla pratensis (nigri-cans) (= anemone pra-tensis)	rhus-g.	rhus glabra
		rhus-l.	rhus laurina
		rhus-r.	rhus radicans
puls-n.	pulsatilla nuttalliana	rhus-t.	rhus toxicodendron
pulx.	pulex irritans	rhus-v.	rhus venenata
pyrar.	pyrarara	rhus-ver.	rhus vernix
pyre-o.	pyrethrum officinarum	rib-ac.	ribonucleinicum acidum
pyre-p.	pyrethrum parthenium	ric.	ricinus communis
pyre-r.	pyrethrum roseum e floribus	rob.	robinia pseudacacia
		ros-ca.	rosa canina
pyro-ac.	pyrolignosum acidum	ros-ce.	rosa centifolia
pyrog.	pyrogenium	ros-d.	rosa damascena
pyrol.	pyrola rotundifolia	rosm.	rosmarinus officinalis
pyrus	pyrus americanus	rub-t.	rubia tinctorum
quas.	quassia amara	rubu.	rubus villosus
queb.	quebracho (= aspido–sperma quebracho)		rudbeckia angustifolia = echi.
querc.	quercus e glandibus (= aqua glandium quercus)	rudb-h.	rudbeckia hirta
		rumx.	rumex crispus
		rumx-a.	rumex acetosa
quill.	quillaya saponaria		rumex obtusifolius = lapa.
rad.	radium metallicum	russ.	russula foetens
rad-br.	radium bromatum	ruta	ruta graveolens
	radix angelicae sinensis = ange-s.	sabad.	sabadilla (asagraea) officinalis
raja-s.	rajania subsamarata	sabal	sabal serrulatum
	rana bufo = bufo	sabin.	sabina (= juniperus sabina)
ran-a.	ranunculus acris		
ran-b.	ranunculus bulbosus		saccharomyces = tor.

sacch.	saccharum officinale (album)	sed-t.	sedum telephium
sacch-l.	saccharum lactis	sedi.	sedinha
sacchin.	saccharinum		selenicereus grandiflorus = cact.
sal-ac.	salicylicum acidum	sel.	selenium
sal-am.	salix americana	seli.	selinum carvifolium
sal-n.	salix nigra	sem-t.	semen tiglii
sal-p.	salix purpurea	semp.	sempervivum tectorum
salam.	salamandra maculata	senec.	senecio aureus
salin.	salicinum	senec-j.	senecio jacobaea
salol.	salolum	senecin.	senecinum
salv.	salvia officinalis	seneg.	**senega (= polygala senega)**
salv-sc.	salvia sclarea		
samb.	sambucus nigra	senn.	senna (= cassia acutifolia)
samb-c.	sambucus canadensis	sep.	sepia succus
samb-e.	sambucus ebulus	septi.	septicaeminum
sang.	sanguinaria canadensis		serratula = liat.
sang-n.	sanguinarinum nitricum	ser-ang.	serum anguillae (= ichthyotoxinum)
sang-t.	sanguinarinum tartaricum		
sanguiso.	sanguisorba officinalis sanguisuga officinalis = hir.	serp.	serpentaria aristolochia (= aristolochia) **serpentaria)**
sanic.	Sanicula aqua	sieg.	siegesbeckia orientalis
sanic-eu.	sanicula europaea	sil.	silicea terra (= silica)
santa.	santalum album	sil-mar.	silica marina
santin.	santoninum	silpho.	silphion cyrenaicum
sapin.	saponinum	silphu.	silphium laciniatum
sapo.	saponaria officinalis saraca indica = joan.	sima.	simaruba amara (officinalis) aut glauca simaruba ferroginea = cedr.
sarcol-ac.	sarcolacticum acidum (= dextrum lacticum acidum = lacticum acidum dextrum)		
		sin-a.	sinapis alba
		sin-n.	sinapis nigra
saroth.	sarothamnus scoparius (= cytisus scoparius = spartium scoparium)	sisy.	sisyrinchium galaxoides
		sium	sium latifolium
		skat.	skatolum
sarr.	sarracenia purpurea	skook.	Skookum chuck aqua
sars.	sarsaparilla (smilax) officinalis	slag	slag
			smilax officinalis = sars.
sass.	sassafras officinalis	sol-a.	solanum arrebenta
saur.	saururus cernuus	sol-c.	solanum carolinense
saxi.	saxifraga granulata		solanum dulcamara = dulc.
scam.	scammonium		
scarl.	scarlatinum		solanum lycopersicum = lycpr.
schin.	schinus molle scilla maritima = squil.		
		sol-m.	solanum mammosum
scir.	scirrhinum (= durum)	sol-n.	solanum nigrum
scol.	scolopendra morsitans	sol-o.	solanum oleraceum
scolo-v.	scolopendrium vulgare	sol-ps.	solanum pseudocapsicum
scop.	scopolia carniolica	sol-t.	solanum tuberosum
scopin.	scopolaminum bromatum	sol-t-ae.	solanum tuberosum aegrotans
scor.	scorpio europaeus		
scroph-m.	scrophularia marylandica		solanum vesicarium = physal.
scroph-n.	scrophularia nodosa		
scut.	scutellaria laterifolia	solid.	solidago virgaurea
sec.	secale cornutum	solin.	solanium aceticum aut purum
sed-ac.	sedum acre		
sed-r.	sedum repens (alpestre)		

soph.	sophora japonica	sul-ac.	sulphuricum acidum
	spartium scoparium = saroth.	sul-h.	sulphur hydrogenisatum
		sul-i.	sulphur iodatum
sphing.	sphingurus (spiggurus) martini		sulphur sublimatum = sulph.
spig.	spigelia anthelmia (anthelmintica)	sul-ter.	sulphur terebinthinatum
		sulfa.	sulfanilamidum
spig-m.	spigelia marylandica	sulfon.	sulfonalum
	spiggurus martini = sphing.	sulfonam.	sulfonamidum
		sulo-ac.	sulphurosum acidum
spil.	spilanthes oleracea	sulph.	sulphur lotum (sublimatum)
	spiritus nitrico-aethereus = nit-s-d.	sumb.	sumbulus moschatus (= ferula sumbul)
spir-sula.	spiritus sulphuratus		
spira.	spiranthes autumnalis	syc.	bacillus sycoccus
spirae.	spiraea ulmaria	sym-r.	symphoricarpus racemosus
spong.	spongia tosta	symph.	symphytum officinale
squil.	squilla (scilla) maritima	syph.	syphilinum (= luesinum)
stach.	stachys betonica	syr.	syringa vulgaris
stann.	stannum metallicum	syzyg.	syzygium jambolanum (cumini)
stann-i.	stannum iodatum		
stann-m.	stannum muriaticum	tab.	tabacum (= nicotiana tabacum)
stann-pchl.	stannum perchloratum		
staph.	staphysagria (= delphinium staphysagria)	tam.	tamus communis
		tama.	tamarix germanica
		tanac.	tanacetum vulgare
staphycoc.	staphylococcinum	tang.	tanghinia venenifera
staphytox.	staphylotoxinum	tann-ac.	tannicum acidum (= tanninum)
stel.	stellaria media		
stict.	sticta pulmonaria	tarax.	taraxacum officinale
stigm.	stigmata maydis (= zea maydis)	tarent.	tarentula (tarantula) hispanica
still.	stillingia silvatica	tarent-c.	tarentula (tarantula) cubensis
stram.	stramonium (= datura stramonium)		
		tart-ac.	tartaricum acidum
strept-ent.	bacillus strepto-enterococcus		tartarus depuratus = kali-bit.
streptoc.	streptococcinum		tartarus emeticus = ant-t.
stront.	strontium metallicum	tax.	taxus baccata
stront-br.	strontium bromatum	tela	tela araneae (= araneae tela)
stront-c.	strontium carbonicum		
stront-i.	strontium iodatum	tell.	tellurium metallicum
stront-n.	strontium nitricum	tell-ac.	telluricum acidum
stroph-h.	strophantus hispidus	tep.	Teplitz aqua
stroph-s.	strophantus sarmentosus	ter.	terebinthiniae oleum
stry.	strychninum purum	tere-ch.	terebinthina chios
stry-ar.	strychninum arsenicosum	terebe.	terebenum
stry-n.	strychninum nitricum		testa praeparata = calc-o-t.
stry-p.	strychninum phosphoricum		
stry-s.	strychninum sulphuricum	tet.	tetradymitum
stry-val.	strychninum valerianicum	tetox.	tetanotoxinum
strych-g.	strychnos gaultheriana (= hoang-nan)		teucrium chamaedrys = chamae.
	strychnos tieuté = upa.	teucr.	teucrium marum verum (= marum verum)
stryph.	stryphnodendron barbatimam		
		teucr-s.	teucrium scorodonia
succ.	succinum	thal.	thallium metallicum aut aceticum
succ-ac.	succinicum acidum		

thal-s.	thallium sulphuricum	tub-d.	tuberculinum Denys
thala.	thalamus	tub-k.	tuberculinum Koch
	thaspium aureum = ziz.	tub-m.	tuberculinum Marmoreck
thea	thea chinensis	tub-r.	tuberculinum residuum Koch
thebin.	thebainum		
	theobroma cacao = cac.	tub-sp.	tuberculinum Spengler
ther.	theridion curassavicum (= latrodectus curassavicus)		turnera aphrodisiaca = dam. turpethum minerale
thev.	thevetia nerifolia		= merc-sul.
thiop.	thioproperazinum	tus-fa.	tussilago farfara
thiosin.	thiosinaminum (= rhodallinum)	tus-fr.	(= farfara) tussilago fragans
thlas.	thlaspi bursa pastoris (= bursa pastoris = capsella bursa pastoris)	tus-p. typh.	tussilago petasites (= petasites officinalis) thypha latifolia
thuj.	thuja occidentalis	ulm.	ulmus campestris (fulva)
thuj.-l.	thuja lobii	upa.	upas tieuté (= strychnos
thym-gl.	thymi glandulae extractum		tieuté)
thymol.	thymolum	upa-a.	upas antiaris
thymu.	thymus serpyllum	ur-ac.	uricum acidum
thyr.	thyreoidinum (= glandula thyreoidea = thyroidinum = iodothyrinum)	uran. uran-n. uranoth.	uranium metallicum uranium nitricum uranothorium
thyreotr.	thyreotropinum (= thyreostimulinum)	urea urea-n.	urea pura urea nitrica (= carbamidum)
til.	tilia europaea	urt-c.	urtica crenulata
tinas.	tinaspora cordifolia	urt-g.	urtica gigas
titan.	titanium metallicum	urt-u.	urtica urens
tol.	toluidinum	usn.	usnea barbata
tong.	tongo (= dipterix odorata = tonca)	ust. uva	ustilago maydis uva ursi
tor.	torula cerevisiae (= saccharomyces)	uvar. uza.	uvaria triloba uzara
torm.	tormentilla erecta	v-a-b.	vaccin atténué bilié
tox-th.	toxicophloea thunbergi		(= bacillus Calmette-
toxi.	toxicophis pugnax		Guérin)
trach.	trachinus draco	vac.	vaccininum
trad.	tradescantia diuretica		(= vaccinotoxinum)
trib.	tribulus terrestris (= ikshugandha)	vacc-m.	vaccinium myrtillus (= myrtillus)
trich.	trichosanthes amara	valer.	valeriana officinalis
trif-p.	trifolium pratense	vanad.	vanadium metallicum
trif-r.	trifolium repens	vanil.	vanilla aromatica
tril.	trillium pendulum		(= planifolia)
tril-c.	trillium cernuum	vario.	variolinum
	trimethylaminum = prop.	ven-m.	venus mercenaria
	trinitrophenolum = pic-ac.	verat.	veratrum album
trinit.	trinitrotoluenum	verat-n.	veratrum nigrum
trios.	triosteum perfoliatum	verat-v.	veratrum viride
tritic.	triticum (agropyrum) repens	verb.	verbascum thapsus aut thapsiforme
trito	trito	verb-n.	verbascum nigrum
trom.	trombidium muscae domesticae (= acarus)	verbe-u. verbe-h.	verbena hastata verbena urticaefolia
trop.	tropaeolum majus	verin.	veratrinum
tub.	tuberculinum bovinum Kent	vero-b.	veronica beccabunga
tub-a.	tuberculinum avis		

vero-o.	veronica officinalis	wye.	wyethia helenoides
vesi.	vesicaria communis	x-ray	x-ray
vesp.	vespa crabro	xan.	xanthoxylum fraxineum (americanum)
vib.	viburnum opulus		
vib-od.	viburnum oderatissinum	xanrhi.	xanthorrhiza apifolia
vib-p.	viburnum prunifolium	xanrhoe.	xanthorrhoea arborea
vib-t.	viburnum tinus	xanth.	xanthium spinosum
vichy-g.	Vichy aqua, grande grille	xero.	xerophyllum
vichy-h.	Vichy aqua, hôpital	xiph.	xiphosura americana
vinc.	vinca minor		yerba buena = micr.
vince.	vincetoxicum officinale (= asdepias vincetoxi-cum = cynanchum)		yerba mansa = anemps. yerba santa = erio.
		yohim.	yohimbinum
viol-o.	viola odorata	yuc.	yucca filamentosa
viol-t.	viola tricolor (= jacea)	zea-i.	zea italica
vip.	vipera berus (torva) (= pelias berus)		zea maydis = stigm.
		zinc.	zincum metallicum
vip-a.	vipera aspis	zinc-a.	zincum aceticum
vip-l-f.	vipera lachesis fel	zinc-ar.	zincum arsenicosum
vip-r.	vipera redi	zinc-br.	zincum bromatum
	vipera torva = vip.	zinc-c.	zincum carbonicum
visc.	viscum album	zinc-cy.	zincum cyanatum
visc-q.	viscum quercinum	zinc-fcy.	zincum ferrocyanatum
vit.	vitex trifolia	zinc-i.	zincum iodatum
vitr.	vitrum antimonii	zinc-m.	zincum muriaticum
voes.	Voeslau aqua	zinc-o.	zincum oxydatum
	vulpis pulmo = pulm-v.	zinc-p.	zincum phosphoricum
		zinc-pic.	zincum picricum
wies.	Wiesbaden aqua	zinc-s.	zincum sulphuricum
wildb.	Wildbad aqua	zinc-val.	zincum valerianicum
wildu.	Wildungen aqua	zing.	zingiber officinale
	wrightia antidysenterica = kurch.	ziz.	zizia aurea (= thaspium aureum)

ABRUPT, rough
BRUSQUE
KURZ ANGEBUNDEN, barsch
 calc.⁷, hep.⁵, lyc.⁵, nat-m., nit-ac.⁵, nux-v.⁷, plat.¹, **PULS.⁷**, rauw.⁹, sil.⁵, sulph.⁵, **tarent.**

answers abruptly/répond avec brusquerie/antwortet kurz talk–indisposed/parler–non disposé/ Reden–Abneigung

harsh⁵
cassant
schroff
 ars., caust., hep., **kali-i.²**, lach., lyss.², med.⁷, nat-m., nux-v., **sep.⁷**, staph.⁷

rough, yet affectionate⁵
bourru, mais affectueux
rauh, aber herzlich
 lyc., nux-v., **PULS.**

ABSENT-MINDED, unobserving
DISTRAIT, inattentif
ZERSTREUT, unaufmerksam

 acon., act-sp., adlu.¹⁴, aesc., agar., **agn.,** all-c., **alum.,** alum-p.¹′, alum-sil.¹′, ambr.⁵, **am-c.,** am-m., **anac.,** ang., **APIS,** aq-mar.¹⁴, arag.⁸, aran-ix.¹⁴, arg-m., **arn.,** ars., ars-s-f.¹′, arum-i.¹¹, arum-t., asaf.⁴, asar., atro.¹¹, **aur.,** aur-ar¹′, aur-s.¹′, **bar-c., bell.,** berb.⁴, bol-la.², **bov.,** bufo¹, **calad.,** calc., calc-p.³, calc-s., calc-sil.¹′, **CANN-I.,** cann-s., **canth.²,** ³, ¹¹, caps., carb-ac., carbn-s., **carl., CAUST., cench.**¹, ¹′, cent.¹¹, **CHAM.,** chel., chin., **cic.,** clem., **cocc.,** coff., **colch.,** coloc., con., cot.¹¹, croc., crot-h., **cupr.,** cycl., daph., dirc., dulc., elaps, ferr-ar.¹′, **graph.,** grat.⁴, guaj., ham., **HELL.,** hep., hura, hydr.¹¹, **hyos.,** ictod.², ⁸, **ign.,** ind.², jug-c., kali-bi.³, ¹¹, **kali-br., kali-c., kali-p.,** kali-s., kali-sil.¹′, **kreos.,** kres.¹⁰, ¹³, ¹⁴, **lac-c., LACH.,** led., **lyc.,** lyss., **mag-c.,** manc., mang., menis.¹¹, **merc., MEZ.,**
mosch.¹, naja, nat-ar.¹¹, nat-c., **NAT-M.,** nat-p., nit-ac., **NUX-M., nux-v.,** ol-an.³⁻⁶, ¹¹, olnd., onos., op., petr., ph-ac., phos., **PLAT., plb.,** psil.¹⁴, psor.⁷, **PULS.,** quas.¹¹, ran-b.⁴, ran-s.¹¹, rhod., **rhus-t.,** rhus-v., ruta, sal-ac.⁶, santin.¹¹, saroth.¹⁴, sars., **sel.⁶, SEP., sil.,** spig.³⁻⁵, spong., stann., staph.³, ⁵, stict.⁶, stram., sul-ac., **sulph., syph.⁷,** tarent., tel.⁸, thiop.¹⁴, thuj., valer.³, ⁴, ⁶, **VERAT.,** verb., viol-o., viol-t., zinc.

abstraction of mind/absence d'esprit/ geistesabwesend concentration–difficult/ concentration–difficile/ Konzentration–schwierige

morning
matin
morgens
 guaj., nat-c., ph-ac., phos.

11–16 h
 kali-n.

noon
midi
mittags
 mosch.

afternoon⁴
après-midi
nachmittags
 ang.

 coffee or wine, after², ¹¹
 café ou vin, après
 Kaffee oder Wein, nach
  all-c.

air, in open¹¹
air, en plein
Freien, im
 plat.

alternating with animation¹¹
alternant avec un esprit vif et enjoué
abwechselnd mit Lebhaftigkeit
 alum.

ABSENT-MINDED / DISTRAIT / ZERSTREUT

conversing, when[2]
conversant, en
Sich-Unterhalten, beim
   chin-b., psil.[14]

dreamy
rêveur
verträumt
   ang.[4], arn.[4], cench.[7], olnd.[4], sep.[7], staph.[7]

dream/rêve/Traum

epileptic attack, before[15]
épilepsie, avant les crises
epileptischen Anfällen, vor
   lach.

inadvertence[5]
inadvertance
Unachtsamkeit
   alum., am-c., cham., nux-v., staph.

menses, during
menstruation, pendant la
Menses, während der
   calc.

old age, in
vieillesse, dans la
Alter, im
   am-c.[1], con.[6], lyc.[6]

periodical attacks of, short lasting
périodiques de courtes durées, attaques
periodische kurze Anfälle
   fl-ac., **nux-m.**

reading, while
lisant, en
Lesen, beim
   agn., lach., **nux-m.**, ph-ac., sul-i.[1']

on going to sleep[4]
en s'endormant
vor dem Einschlafen
   ang.

spoken to, when[5]
parle, quand on lui
spricht, wenn man zu ihm
   am-c., am-m., ambr., bar-c., nux-v.

standing in one place, never accomplishes what he undertakes[2]
muser, reste debout sans accomplir jamais ce qu'il entreprend
Herumstehen; vollendet nie, was er unternimmt
   nux-m.

starts when spoken to
sursaute quand on lui adresse la parole
Auffahren, wenn angesprochen
   aur-m.[1'], carb-ac., ptel.[11], sulph.[1]

vertigo, during[16]
vertige, pendant le
Schwindel, beim
   hep.

waking, on; does not know where he is or what to answer[2]
s'éveillant, en; ne sait pas où il se trouve ou ce qu'il doit répondre
Erwachen, beim; weiß nicht, wo er ist, oder was er antworten soll
   nux-m.

work, when at[11]
travaillant, en
Arbeit, bei der
   hura

writing, while
écrivant, en
Schreiben, beim
   mag-c.

ABSORBED, buried in thought
ABSORBÉ, plongé dans ses pensées
GEDANKEN VERSUNKEN, in
   acon., aloe, alum.[4], am-c.[3, 5], am-m., ambr.[3, 5], anh.[9], ant-c., **arn.**, asar.[3], bar-c.[5], bell., bov., bruc.[4], calc., cann-i., cann-s.[3, 4], canth., **caps., carl.,** caust., cham., chel.[3], chin., cic., clem.,

cocc., con., cupr., cycl., dig.³, elaps.,
euphr.⁴, grat., ham., **HELL.**, hyos.³,
ign., indg.⁴, iod.³, ip., kali-c.³, kiss.¹¹,
lach.³, **laur.**³, lil-t., mag-c.³, mag-m.⁴,
mang., merc., **MEZ.**, mosch., mur-ac.,
nat-c., **nat-m.**, nat-p., nit-ac., **NUX-M.**,
nux-v.³, ⁴, ol-an., **onos., op., petr.**³,
phel., phos., plat.³, plb.³, ⁴, **puls.**,
ran-b.³, rheum, **rhus-t.**³, ⁴, sabad.,
sars., sel.¹², sep.³, spig., stann.,
staph.³, stram., stront-c.⁴, **SULPH.**,
thuj.³, ⁴, verat.³, viol-o.³, vip.⁴

*brooding/broye du noir/brütet
fancies–absorbed/fantaisies–absorbé/
  Phantasien–versunken
meditation/méditation/Meditation
sits–meditates–wrapped/
  assis–méditation–plongé/
  sitzt–denkt nach–versunken*

daytime
journée, pendant la
tagsüber
  elaps

morning
matin
morgens
  nat-c., nux-v.

afternoon
après-midi
nachmittags
  mang.

evening
soir
abends
  am-m., **sulph.**

alternating with frivolity
alternant avec frivolité
abwechselnd mit Leichtfertigkeit
  arg-n.

as to what would become of him
ce qu'il lui adviendra, au sujet de
was aus ihm werden soll
  nat-m.

eating, after
mangé, après avoir
Essen, nach dem
  aloe

future, about¹⁶
avenir, au sujet de l'
Zukunft, um
  spig.

menses, during
menstruation, pendant la
Menses, während der
  mur-ac.

misfortune, imagines⁷
malheur, imagine un
Unglück vor, stellt sich ein
  calc-s.

**ABSTRACTION OF MIND
ABSENCE D'ESPRIT
GEISTESABWESEND**
  acon-l.⁷, agn.⁴, **alum.**¹, am-c.⁴, aml-ns.,
  ang.⁴, **arn.**⁴, bell.⁴, berb.⁴ bov.⁴,
  camph., **cann-i.**, caps.⁴, carb-ac.,
  caust., **cham.**⁴, cic., colch.⁴, con.,
  cortico.¹⁰, ¹⁴, **croc.**⁴, cycl., elaps,
  graph.⁴, guaj., **hell., hyos.**, ictod.⁴,
  kali-c.⁴, **kreos.**, laur., lyc., **lyss.**¹,
  mag-c.⁴, mang.⁴, merc.⁴, **mez.**¹, nat-c.⁴,
  nat-m., NUX-M., nux-v.⁴, **oena.,
  ol-an.**⁴, olnd.⁴, **onos.**, op., ph-ac.,
  phos.¹, plat., plb.⁴, ran-b.⁷, sabad., sars.⁴,
  sec., sil., spong.⁴, stann.⁴, stram.,
  sul-ac.⁴, **sulph.**, thuj.⁴, **tub.**⁷, verb.⁴,
  vesp., **visc.**

*absent-minded/distrait/zerstreut
concentration–difficult/concentra-
  tion–difficile/Konzentration–
  schwierige
unobserving/inattentif/unaufmerk-
  sam*

morning
matin
morgens
  guaj.

ABUSIVE, insulting
INSULTANT, injurieux
BESCHIMPFEN, beleidigen, schmähen
  acon.⁴, alco.¹¹, am-c., am-m., **anac.**,
  ars.⁵, atro.¹¹, **aur.**³, ⁴, **bell.**, bor.,
  camph.³, canth.⁴, caust., **CHAM.**², ³,
  cic.⁵, con., cor-r.⁴, croc.³, ⁶, cupr-a.²,
  dulc., elae.¹¹, **ferr.**³, gal-ac.¹¹, hep.¹, ⁵,
  hist.¹⁰, **hyos.**, ign.³, ip., kali-i.¹', lach.⁵,
  lyc., **lyss.**, m-aust.⁴, mag-c.¹⁰, merc.⁴,
  mosch., nat-c.³,   nit-ac., **nux-v.**,
  pall.³, ⁶, **petr.**, plb., raja-s.¹⁴, ran-b.,
  seneg., **sep.**, sil.³, spong., staph.³, ⁶,
  stram., syph.⁷, **tub.**¹, **verat.**, viol-t.

quarrelsome/querelleur/streitsüchtig

forenoon
matinée
vormittags
  ran-b.

evening
soir
abends
  am-c.

angry, without being
fâché, sans être
ärgerlich zu sein, ohne
  dulc.

children insulting parents⁵
enfants insultant leurs parents
Kinder beschimpfen ihre Eltern
  am-m., hyos., lyc., nat-m., plat.

drunkenness, during⁵
ivresse, pendant l'
Trunkenheit, bei
  hep., nux-v., petr.

fever, during typhoid⁴
fièvre typhoide, pendant la
Fieber, bei typhoidem
  lyc.

husband insulting wife before
  children or vice versa⁵
mari insultant sa femme en présence
  de ses enfants ou vice versa
Ehemann beschimpft seine Frau vor
  den Kindern oder umgekehrt
  anac., ars., lach., nux-v., verat.

wife and children¹¹
femme et ses enfants
Frau und Kinder
  lyss.

pains, with the
douleurs, pendant les
Schmerzen, bei
  cor-r.

scolds until the lips are blue and
  eyes stare and she falls down
  fainting
gronde, jusqu'à ce que les lèvres
  deviennent bleues et le regard
  fixe et qu'elle tombe évanouie
schimpft, bis Lippen blau und Augen
  starr werden, und sie in Ohnmacht
  fällt
  mosch.

ACTIVITY¹¹
ACTIVITÉ, dynamisme
AKTIVITÄT
  acon.⁵, agar., amn.-l.⁹, aur-ar.¹',
  bar-c.⁵, bry.⁵, ¹¹, cic.¹⁴, clem., cob-n.¹⁴,
  coca, fuc., hura, **hyos.**⁵, ¹¹, iris, lach.⁵,
  lit-t., mez., mosch., mur-ac., nep.¹⁰, ¹³,
  op., sep.⁵, visc.⁹, wies.

*delusions–activity/imaginations–
  activité/Wahnideen–Aktivität
industrious/laborieux/fleißig*

21 h after walking in open air¹¹
21 h après la marche en plein air
21 h nach Gehen im Freien
  chin-s

alternating with exhaustion¹¹
alternant avec épuisement
abwechselnd mit Erschöpfung
  aloe

am.³
   cycl., helon., iod., kali-bi., lil-t., mur-ac., sep.

business, in¹¹
affaires, dans ses
Geschäften, in seinen
   brom., manc.

creative¹¹
esprit créateur
schöpferische
   coff.

emotional¹¹
émotionelle
gefühlsmäßige
   viol-o.

fruitless³
infructueuse
fruchtlose
   stann.

   busy–fruitlessly/occupé–
      infructueux/geschäftig–fruchtlos

mental¹¹
intellectuelle
geistige
   acon., acon-f., ang., aur-s.¹', bad.,
   BELL., carb-ac., carbn-o., carbn-s.,
   chlor., clem., coff., eaux, eucal.,
   flor-p.¹⁴, form., gels., hyos., iber.,
   kali-s.¹', lach., lyc., manc., morph.,
   naja, nat-ar.¹', nitro-o., op., penic.¹⁴,
   phos.¹', ¹¹, **phys.,** plb., raph.,
   reser.¹⁴, sil., spig., stry., sumb.,
   viol-o., zing.

   agility–mental/agilité
      intellectuelle/Beweglichkeit–
      geistige
   ideas abundant/idées abondantes/
      Ideen-Reichtum
   strength–mental/capacités
      mentales/Geisteskraft

5 h¹¹
   fago., lycps.

morning⁵
matin
morgens
   acon.

evening¹¹
soir
abends
   graph.¹', lycps., rhus-t.

midnight, until
minuit, jusqu'à
Mitternacht, bis
   COFF.¹¹, graph.¹'

night¹¹
nuit
nachts
   dig., **lach.,** nitro-o., sin-n.

   from 4 h¹⁴
   de 4 h
   ab 4 h
      cortico.

alternating with dullness⁵
alternant avec esprit gourd
abwechselnd mit Stumpfheit
   acon.

   exhaustion¹¹
   épuisement
   Erschöpfung
      aloe

   indifference¹¹
   indifférence
   Teilnahmslosigkeit
      sarr.

   indolence¹¹
   paresse
   Faulheit
      aloe

desire for¹¹
désir d'
Verlangen nach
   hyper., led., nat-s.

perspiration, during[11]
transpiration, pendant la
Schwitzens, während des
   op.

restless[11]
agitée
ruhelose
   dig., ign.[5], lycps., nux-v.[4], verat.[4]

sleeplessness, with[11]
insomnie, avec
Schlaflosigkeit, mit
   dig., rhus-t., thea, zinc.

work, at[11]
travail, au
Arbeit, bei der
   benz-ac.

ADAPTABILITY, loss of[9, 10]
ADAPTABILITÉ, perte de l'
ANPASSUNGSFÄHIGKEIT, Verlust der
   anh.

ADMIRATION, excessive[5]
ADMIRATION, excessive
BEWUNDERUNG, übermäßige
   cic.

   sentimental/sentimental/sentimental

ADMONITION agg.
ADMONESTATION agg.
ERMAHNUNG agg.
   bell., calc.[4], kali-c.[3], nit-ac.[3, 4], nux-v.[5], plat.

   *weeping–admonition/pleurer–
   admonestation/Weinen–
   Ermahnungen*

kindly agg.[3]
aimable agg.
freundliche agg.
   bell., chin., ign., nux-v., **plat.**[2, 3], stann.

ADULTEROUS[5]
ADULTÈRE
EHEBRECHERISCH
   calc., canth., caust., lach., phos., plat., puls., staph., verat.

AFFABILITY
AFFABILITÉ
FREUNDLICHKEIT
   apis[11], hypoth.[14]

enemy, to an[11]
ennemi, envers un
Feinde gegenüber, einem
   alco.

AFFECTATION
GEZIERTHEIT
   alum.[5], carb-v.[5], caust.[5], con.[5], graph.[5], nat-m.[5], petr.[5], plat.[5], **stram.**

gestures and acts, in[5]
gestes et acts, dans les
Gebärden und Taten, in
   hyos., mez.[16], verat.

   *speech–affected/langage–maniéré/
   Sprechen–manieriertes
   strange–crank/étranges–homme
   bizarre/Sonderbares–Sonderling*

words, in[5]
paroles, dans les
Worten, in
   lyc., plat., verat.

AFFECTIONATE
AFFECTUEUX, doux, tendre
HERZLICH, liebevoll, zärtlich
acon., alum.⁵, anac., ant-c., **ars.**⁴, ⁵,
bar-c.⁵, bor., bry.⁵, carb-an., carb-v.,
caust.⁵, coff., **croc.**, graph.⁵, hura,
ign., lach.⁵, lyc.⁵, **nat-m.**, nit-ac.⁵,
nux-v.¹, ⁵, ox-ac., par., ph-ac.⁵,
phos.¹, ⁵, plat., **puls.**, seneg., sil.⁷,
staph.⁵, thea¹¹, **verat.**

abrupt–rough/brusque–bourru/
kurz angebunden–rauh

returns affection⁷
rend l'affection
erwidert Herzlichkeit
 phos.

AGILITY, mental¹¹
AGILITÉ intellectuelle
BEWEGLICHKEIT, geistige
 form.

activity–mental/activité–intellectuel/
Aktivität–geistige
ideas abundant/idées abondantes/
Ideen-Reichtum
strength/capacités/Geisteskraft

AILMENTS FROM:
TROUBLES À LA SUITE DE, D':
BESCHWERDEN INFOLGE VON:
 ambition, deceived⁵
 ambition déçue
 Ehrgeiz, enttäuschtem
  bell., merc., **nux-v.**², ⁵, plat., puls.,
  verat.

 anger, vexation
 colère, contrariété
 Zorn, Ärger
  ACON., agar., alum., am-c.,
  anac.⁵, ⁶, **ant-t., apis,** arg-m.¹',
  arg-n., arn., **ars.**, ars-s-f.¹', **aur.**,
  aur-ar.¹', **aur-m.**, aur-m-n.¹², bar-c.³,
  bell., bry., cadm-s., calc., calc-ar.¹',
  calc-p., calc-s., camph.¹², caust.,
  CHAM., chin., cimic., cina³, cist.,

COCC., coch.², coff., **COLOC.**,
croc., cupr., ferr., ferr-p., **gels.**,
graph.¹', hyos., **IGN.**, iod.³, **IP.**,
kali-br.⁷, ¹², **kali-p., lach., lyc.**,
mag-c., mag-m., manc., merc.³.,
mez., nat-ar.¹', nat-c., **nat-m.**,
nat-p., nat-s., nux-m., **NUX-V.**,
ol-an.³, ⁶, olnd.³, **OP.**, petr.,
ph-ac., phos., PLAT., puls.,
ran-b.¹, rhus-t., sacch.¹¹, ¹², samb.,
scroph-n.¹², sec., sel., **sep.**¹, ⁵, sil.,
stann., **STAPH.**¹, ⁷, stram.,
stront-c.³, ⁶, sulph., **tarent.**, verat.,
vinc.¹², zinc.

 anxiety, with
 anxiété, avec
 Angst, mit
  ACON., alum., **ARS.**, aur., **bell.**,
  bry., calc., **cham.**, cocc., coff.,
  cupr., gels.³, hyos., **IGN.**, lyc.,
  nat-c., nat-m., **NUX-V., op.**, petr.,
  phos., **plat., puls.**, rhus-t., samb.,
  sep., stann., stram., sulph., verat.

 fright, with
 frayeur, avec
 Schreck, mit
  ACON., aur., bell., calc., cocc.,
  coff.², cupr., **gels.**³, glon.³, **IGN.**,
  nat-c., **nux-v., op.**, petr., **phos.**,
  plat., puls., samb., sep., **STRAM.**³,
  sulph., zinc.

 indignation, with
 indignation, avec
 Entrüstung, mit
  ars.³, **aur., COLOC.**, ip., lyc.,
  merc., mur-ac., nat-m., **nux-v.**,
  plat., **STAPH.**¹, ⁷

 silent grief, with
 chagrin rentré, avec
 stillem Kummer, mit
  acon.³, alum., am-m.⁶, ars., aur.,
  aur-ar.¹', bell., **bry.**³, cham.³, ⁶,
  chin.⁶, cocc., coloc., gels.³, hyos.,
  IGN., LYC., nat-c., **nat-m.**, nux-v.,
  ph-ac., phos., plat., puls.,
  STAPH., verat., zinc.³

suppressed¹²
réprimée
unterdrücktem
aur., cham., hep.³, **ign., IP.**²,¹²,
LYC.², **nat-m.**², sep.,
STAPH.¹',²,¹²

anticipation, foreboding,
presentiment¹,⁷
anticipation, pressentiment
Erwartungsspannung, Vorempfinden,
Ahnung
acon.³,⁵,⁷, aesc.³, aeth.⁷, agn.³,
alum.⁶, am-c.³, **anac.**⁶,⁷, apis³,⁵,
ARG-N., ARS., bar-c.⁶, bry.⁷,
CALC.³,⁵⁻⁷, camph.⁷, canth.⁴,
carb-v.³,⁶,⁷, **CARC.**⁷, **caust.**¹',²,³,⁶,⁷,
cench.¹', chin.³, chlorpr.¹⁴, **cic.**⁷,
cocc.⁷, coff.⁷, crot-h.¹¹, dig.⁶,
elaps⁶,⁷, fl-ac.⁷, **GELS., GRAPH.**⁶,⁷,
hyos.⁷, **IGN.**³,⁶,⁷, kali-br.⁷, kali-c.³,
kali-p.², **lac-c.**²,⁷, lach.³, levo.¹⁴,
LYC., lyss.⁷, **MED.,** merc.⁷, mosch.⁴,
naja³, **nat-c.**²,⁷, nat-m.²,³,⁷, nux-v.⁷,
ox-ac.⁶, petr.⁷, **ph-ac., PHOS.**¹',³,⁷,
PLB.³,⁶,⁷, **PSOR.**²,³,⁶,⁷, **PULS.**²,⁷,
rhus-t.⁶, sep.³, **SIL.**³,⁶,⁷, spig.³,⁶,
staph.⁷, still.²,⁷, stram.³, stront-c.⁷,
thuj.⁷, verat.³,⁷

anxiety¹²
anxiété
Angst
aur.¹', calc.⁷, calc-p., cimic., hyos.⁴,
kali-p.¹', lyc., ph-ac.⁴, samb.

bad news ✱
mauvaises nouvelles
schlechten Nachrichten
alumn.¹², **apis, arn.**⁷, art-v.¹²,
CALC., calc-p., chin., cinnb., cupr.,
dros., form., <u>GELS.</u>¹,⁷, hist.¹⁰, **ign.,**
kali-c., kali-p., lach., lyss., **med.,**
mez.¹', **nat-m.,** nat-p., paeon., **pall.,**
ph-ac.¹², phos., puls., stram., **sulph.,**
tarent.¹²

business failure⁵
affaires, insuccès dans les
geschäftlichem Mißerfolg
ambr.⁶, calc.¹',⁵,⁶, cimic.⁷,¹²,
coloc.¹', kali-br.¹², nat-m.⁶,
nux-v.⁵,⁶, ph-ac.¹', puls., rhus-t.,
sep., sulph., verat.

insanity–business/folie–affaires/
Geisteskrankheit–geschäftlichen

cares, worries
soucis
Sorgen
ambr.⁶, ars.¹². **calc.**¹',⁶,⁷, **caust.**¹',⁶,
con.⁶, ign.¹², kali-br.¹², kali-p.¹',
nat-m.⁶, nux-v.⁶, **ph-ac., phos.**⁴,⁷,¹²,
pic-ac.¹',⁶, **staph.**⁴,⁶

contradiction
contradiction
Widerspruch
anac.¹⁴, **aur.**¹',²,¹², aur-ar.¹', cael.¹⁴,
cham.¹', ign.⁷, sil.⁶

death of a child⁵
mort d'un enfant
Tod eines Kindes
calc.¹', caust., **gels.**², **IGN.**¹',²,⁵,⁷,
kali-br.², lach., nux-v., ph-ac.,
plat.¹², staph., sulph.

parents or friends, of⁵
parents ou d'amis, de
Eltern, Verwandten oder
Freunden, von
calc.¹', **CAUST., <u>IGN.</u>**¹',²,⁵,⁷,
nux-v., plat.¹², staph.

debauchery¹²
débauche, libertinage
Ausschweifung
arg-n., carb-v., dig., fl-ac.¹',
nux-v., pic-ac.¹', sel., sep.¹'

dipsomania⁵
dipsomanie
Trunksucht
agar.¹², ars.¹², calc., lach., nux-v.,
op., ph-ac., sulph.

AILMENTS / TROUBLES / BESCHWERDEN

disappointment[7] ✱
déception, désappointment
Enttäuschung
  alum.[7, 12], **AUR., IGN.**[5, 7], **lach.**[1', 5],
  LYC., merc.[5, 7], **NAT-M.**[7, 12],
  nux-v., op., **PH-AC.**[5, 7], plat.[1'],
  PULS.[5, 7], sep., **STAPH.**[1, 7], verat.

new[7]
cas récent
kürzlich erlebte
  IGN.

old[7]
cas ancien
früher erlebte
  NAT-M.

discords between chief and
  subordinates[5]
discorde entre chef et subordonnés
Uneinigkeit zwischen Vorgesetztem
  und Untergebenen
  graph., lach., merc., nat-m., nit-ac.,
  nux-v., sulph.

parents, friends[5]
parents, amis
Eltern, Verwandten, Freunden
  ars., hep., lach., merc., nat-m.,
  nit-ac.

egotism
égotisme
Selbstüberhebung, Selbstgefälligkeit,
  Geltungsbedürfnis
  calc., lyc., merc., **pall.,** sil., **sulph.**

embarrassement
embarras, gêne
Verlegenheit
  coloc, gels.[1'], **ign.,** kali-br.[12], **op.,**
  ph-ac., plat., sep., staph., **SULPH.**

excitement, emotional
excitation émotionelle
Gefühlserregung
  acet-ac., **acon.**[4, 5, 7], agar.[12],
  anac.[1', 6], **arg-n., arn.,** asaf.[6], aster.,
  aur., bell.[4, 5], bry.[4], **calc.,** calc-ar.,
  calc-p., **CAPS., caust.,** cimic.[7],
  cist., cob., cocc., coch., cod.[12],
  COFF., coff-t.[12], **COLL., con.,**
  convo-s.[9], cupr.[7], cypr.[12], epiph.[12],
  ferr.[6, 12], **GELS., glon.,** goss.[7],
  hyos.[4], ign., **kali-br.,** kali-c.[4],
  kali-p., kreos., lach.[4, 6], lyc.,
  lyss., nat-c., **nat-m.,** nit-ac., nux-m.,
  nux-v., pall., PH-AC., phos.,
  phys.[12], plat.[1'], **psor., PULS.,** sacch.[12],
  samb.[12], scut.[12], **sep.**[1, 7], stann.[6, 12],
  STAPH., tarent.[7], **TUB.**[7], **verat.,**
  zinc.

sexual
sexuelle
sexueller Erregung
  kali-br.[2], kali-p.[12], **plat.**[1',7],
  staph.[1']

fear[12]
peur
Furcht
  acon.[6, 7, 12], **arg-m.**[1'], arg-n.[6, 12],
  bell.[4, 12], calc.[7], calc-sil.[1'], **caust.**[1', 6],
  cocc., coff., cupr.[6], **gels.**[1', 6, 7],
  glon.[6, 12], graph., **ign.**[6, 12], kali-p.[6],
  lyc.[1', 4, 6, 7, 12], **op.**[1', 4, 6, 7, 12], phos., puls.[6], sil.[6],
  verat.[1', 4, 6]

friendship, deceived[5]
amitié trompée
Freundschaft, betrogener
  ign., mag-c., mag-m., nux-v., ph-ac.,
  sil., sulph.

fright
frayeur
Schreck
  ACON., act-sp.[2, 12], agar.[6, 12], anac.,
  apis, arg-m.[1'], **arg-n., arn., ars.,**
  art-v., aur., aur-m., **bell.,** bry.,
  bufo.[7], **calc.,** calc-sil.[1'], camph.[5],
  carbn-s., carc.[10], **caust.,** cham.,
  cimic.[12], cina[6], cocc.[12], **coff.,**
  crot-h.[12], **cupr., gels., glon., graph.,**
  hyos., hyper., **IGN.,** iod.,
  kali-br.[6, 12], kali-c.[6], **lach.,** laur.[6, 12],
  LYC., lyss.[2], mag-c., merc., morph.[8],
  nat-c., **NAT-M.,** nit-ac., nux-m.[12],
  nux-v., OP., petr.[2], **PH-AC., PHOS.,**
  plat., PULS., rhus-t., sabad., samb.,
  sec., **sep., SIL.,** stann.[4, 6, 12], stram.,
  sulph.[4], verat., visc.[12], zinc., zinc-p.[1']

accident, from sight of an⁷
accident, par la vue d'un
Unfalles, durch den Anblick eines
   ACON., OP.

grief
chagrin
Kummer
   alum-p.¹', am-m., **ambr.**⁶, anac.,
   ant-c., **apis, arn.**⁷, ars., art-v.¹²,
   AUR., aur-ar.¹', aur-m.⁸, aur-s.¹',
   bell.⁴, ⁵, ⁷, **bry.**⁷, **calc.**¹', ⁶, ⁷, cael.¹⁴,
   calc-p., caps.⁶, **CAUST.**, clem.,
   COCC., colch., **coloc.**, con., cycl.,
   cypr.², dig.⁶, **dros.**⁵, ⁷, **gels., graph.,**
   hura⁷, hyos., **IGN.,** ip.⁷, kali-br.¹²,
   kali-p., **LACH.,** lob-c., lob-s.², ¹²,
   lyc., mag-c.¹², naja, **NAT-M.,** nit-ac.,
   nux-v., op.², PH-AC., PHOS.², ⁴, ⁷, ¹²,
   phys.¹², pic-ac¹', ⁶, **plat., puls.,**
   samb.⁸, ¹², sol-o.⁷, **STAPH.,** tarent.,
   verat., **zinc.**², ¹²

homesickness
nostalgie, mal du pays
Heimweh
   caps., clem., eup-pur.⁸, hell.⁸,
   ign.⁸, mag-m.⁸, **PH-AC.**¹', ², ⁶, ⁸, ¹²,
   senec.⁸

honor, wounded
amour propre blessé
Ehrgefühl, verletztem
   cham.², ign., nux-v., **staph.**¹, ⁷,
   verat.², ¹²

hurry ⁵
hâte, précipitation
Hast, Übereilung
   acon.³, am-c., **arn., bry., nit-ac.,**
   nux-v., **puls.,** rhus-t., sulph.

indignation
indignation
Entrüstung
   acon.⁵, **coloc.,** ip., nux-v., plat.,
   STAPH.¹, ⁷

injuries, accidents; mental **symptoms**
from ⁷, ⁸
lésions, accidents; symptômes
   mentaux à la suite des
Verletzungen, Unfällen; Gemütssymptome infolge von
   bell.³, cic., **glon.,** hyos.³, hyper.,
   mag-c., **NAT-S.**¹', ⁷, ⁸, op.³, stram.³,
   verat.³

jealousy
jalousie
Eifersucht
   apis¹', ², ⁵, ⁷, ⁸, ¹², hyos.², ⁵, ⁷, ⁸, ¹²,
   ign.², ¹², lach.², ⁸, ¹², **NUX-V.**⁵, ⁷,
   PULS⁵, ⁷, staph.⁸

joy, excessive
joie excessive
Freude, übermäßiger
   acon., caust., **coff.,** croc., cycl.,
   helon.⁶, **manc.**⁷, nat-c., **op., ped.**⁷,
   puls., verat.⁵

laughing, excessive ²
rire excessive
Lachen, übermäßigem
   coff.

literary, scientific failure ⁵
littéraire, scientifique, insuccès
literarischem, wissenschaftlichem
   Mißerfolg
   calc., ign., lyc., nux-v., puls.,
   sulph.

love, disappointed
chagrin d'amour
Liebe, enttäuschter
   am-c.³, ant-c., **AUR.**¹, **bell.**⁵, **bufo**⁷,
   cact.¹², **calc-p.,** caust., **cimic., coff.,**
   com.³, **con.**⁶, hell., **HYOS., IGN.**¹, ⁷,
   iod.¹², kali-c., **lach., NAT-M.,**
   nux-m., nux-v., **PH-AC.,** phos.², ³, ¹²,
   sep., **STAPH.**¹, ⁷, sulph.⁷, tarent.,
   verat.², ⁷, ¹²

unhappy ⁵
amour malheureux
unglücklicher
   bell., calc-p.¹², caust., hyos., ign.,
   ph-ac.⁵, ¹², staph., tarent.¹²

AILMENTS / TROUBLES / BESCHWERDEN

mortification
mortification
Kränkung, Demütigung
  anac.[1'], **arg-n.**, ars.[6], **aur., aur-m.**,
  bell., **bry.**, calc.[1', 5], caust.[3], **cham.**,
  COLOC.[1, 7], con.[5], form.[11], gels.[3],
  IGN., lach.[4, 5], **LYC.,** lyss., merc.,
  NAT-M., nux-v.[1, 5], op., **PALL.,**
  PH-AC., plat., **puls.,** rhus-t., **seneg.,**
  sep., **STAPH.**[1, 7], stram., **sulph.,**
  verat.

*insanity–mortification/folie-
  mortification/Geisteskrankheit–
  Demütigung*

anger, with [7]
colère, avec
Zorn, mit
  COLOC.

indignation, with [7]
indignation, avec
Entrüstung, mit
  STAPH.

music[12]
musique
Musik
  phos.

noise[12]
bruit
Lärm
  cocc.

pecuniary loss[5] *
pertes d'argent
Geldverlust
  aur.[1'], **arn.**[7], calc., **ign.,** rhus-t.,
  verat.

place, loss of[5] *
place, perte d'une
Stellung, Verlust der
  ign., pers.[14], **plat.,** staph.

*insanity–position/folie–position/
  Geisteskrankheit–Stellung*

pride of others[15]
orgueil des autres
Stolz anderer
  grat.

punishment
châtiments, punitions
Bestrafung
  ign.[6], tarent.[12]

quarrels [3, 6]
querelle
Streit
  berb., chion.[3], cic., glon., kali-chl.[3],
  spig.[3], thuj.[3]

rage, fury
rage, fureur
Raserei, Wut
  apis [1', 2, 12], arn.[2]

reproaches *
reproches
Tadel
  agar.[3, 6], carc.[10], coloc., gels.[3],
  ign., med.[10], **OP.**[1, 7], ph-ac., **staph.,**
  stram.[2], tarent.[12]

reverses of fortune [6]
revers de fortune
Schicksalsschlägen
  ambr., con., dig., lach., stann.,
  staph.

rudeness of others
grossièreté des autres
Grobheit anderer
  calc., cocc., **colch.,** nat-m., nux-v.,
  ph-ac., **STAPH.**

scorn, being scorned
mépris, étant méprisé
Geringschätzung, Verachtung durch
  andere
  acon., alum.[1], **aur.,** bell., **BRY.,**
  CHAM., coff., **coloc.,** ferr., hyos.,
  ip., lyc., **nat-m., NUX-V.,** olnd.,
  par., phos., plat., sep., **staph.,**
  stront-c., sulph., verat.

sexual excesses
sexuels, excès
sexuellen Exzessen
    agar., agn.⁷, alum., **alum-p.**¹',
    APIS³, arg-n.⁷, ¹², arn.⁷, ars., asaf.,
    aur., aur-ar.¹', **bov.**, calad., **CALC.**,
    calc-p.⁷, calc-sil.¹', carb-an.³,
    carb-v., CHIN.¹, ⁵, chin-ar., cocc.,
    con., dig.⁷, ¹², **iod.**, kali-br.³, ⁶, ⁷,
    kali-c., kali-p., kali-s., kali-sil.¹',
    lil-t., **LYC.**, mag-m., **merc., nat-c.**,
    nat-m., nat-p.¹', nit-ac., **NUX-V.**,
    ol-an.³, ⁶, onos.⁷, petr., **PH-AC.,**
    PHOS., plat.⁷, plb.⁷, **puls.**, sec.⁷, sel.,
    SEP., sil., spig., **STAPH.**, sulph.,
    symph.⁷, thuj., upa.⁷, zinc., zinc-p.¹'

shame
honte
Scham
    ign.², **OP.**², ¹²

shock, mental ¹'
choc mental
Schock, seelischem
    acon.³, ⁷, ambr., apis¹', ¹², **arn.**³,
    coca¹², gels., iod.¹², kali-p.¹², **op.**²,
    pic-ac.², plat.

surprises, pleasant
surprises agréables
Überraschungen, angenehmen
    COFF., merc.³, op.⁵, verat.⁵

violence ²
violence
Heftigkeit
    aur., bry., coff.

work, mental
surmenage intellectuel
Überanstrengung, geistiger
    agar.¹', ⁶, ¹⁶, **alum-p.**¹', alum-sil.¹',
    ambr.⁶, **anac.**², ⁶, ¹², **arg-n.**⁶, ⁸, ¹²,
    arn.⁷, ars.⁶, **ars-i.**⁶, ¹², ars-met.¹²,
    aven.⁶, bar-a.⁶, bell.⁵, calc.⁵, ⁶, ¹²,
    calc-p.⁶, ¹², calc-sil.¹', chin.⁶, coca¹²,
    cocc.⁶, ¹², con.⁶, **CUPR.**², ¹², cupr-a.¹²,
    epig.⁶, epiph.¹², fl-ac.¹', **gels.**⁸,
    graph.⁸, ign.¹', ⁶, iod.¹', iris⁶,
    kali-br.⁶, **kali-c.**⁶, <u>**KALI-I.**</u>⁷, **kali-p.**⁷,
    lach.⁶, lyc., mag-p.¹², med.⁶,

NAT-C.⁵, ⁷, ⁸, ¹², nat-m., nat-p.¹',
nux-m.⁶,¹², <u>**NUX-V.**</u>¹,⁷, **ph-ac.**¹',⁶,⁸,¹²,
phos., **pic-ac.**¹', ⁶, ¹², ¹⁵, pip-m.⁶,
psor.¹², pyrog.³, rhus-t.⁶, sabad.¹²,
scut.¹², sel.⁶, sep.⁵, ⁶, **sil.**³, ⁶, ⁸,
STAPH.⁵, <u>**TUB.**</u>⁷, vinc.¹²

AIR, mental symptoms am. in open¹'
AIR, symptômes mentaux am. en plein
FREIEN, Gemütssymptome am. im
    bar-s.

ALERT¹¹
ALERTE
WACHSAM
    op.

AMATIVENESS⁵
PASSION GÉNITALE, sensualité
SINNLICHKEIT
    agn.³, ant-c.², calc., **CANTH.**², **caust.**,
    con.², **hyos.**², ⁵, ign.⁴, kali-br.⁷, **lach.**²,
    LYC.², merc.², ⁵, nat-m., ph-ac., **phos.**²,
    plat., sulph., ust.², verat.

lascivious/lascif/lasziv

    want of a. in men ⁵
    absence de p.g. chez l'homme
    Fehlen der S. bei Männern
        con., **LYC.**

    women ⁵
    femme, la
    Frauen
        caust., lyc., sulph.

AMBITION⁵
AMBITION
EHRGEIZ
    acon.³, alum., caust.³, cocain.⁸, con.,
    graph., **lach.**, lyc., **nux-v.**, pall.⁶,
    plat.⁵, ⁶, puls.³, staph., verat.

ailments–ambition/troubles–
ambition/Beschwerden–Ehrgeiz

loss of [11]
perte d'
Verlust des Ehrgeizes
   apoc., am-m.[5], ars.[5], dios., calc-sil.[1'],
   erig., nat-p., petr., rob., **sep.**[5, 11]

indolence/paresse/Faulheit

means, employed every possible [5]
moyens, par tous les
Mitteln, mit allen
   lyc., plat., **verat.**

AMOROUS[5]
AMOUREUSE, disposition
VERLIEBT
   agn.[3], agar., **ant-c.**[4, 6], apis[6], bell.,
   cann-i.[6], canth.[6], **CAUST.**, **graph.**,
   hyos.[4, 6], **ign.**[6], **iod.**[2], lach.[2, 6, 8],
   LYC.[2, 5], merc.[2], nit-ac., nux-v., ph-ac.,
   phos.[6], **plat.**[6], plb-a., puls.[5, 6], sel.[6],
   sep., sil.[5, 6], staph.[5, 6], stram.[4, 6],
   sulph., **verat.**[4-6]

AMUSEMENT, averse to
AMUSEMENT, aversion pour tout
VERGNÜGEN, Abneigung gegen
   bar-c.[1, 7], **ign.**[2], lil-t., meny., olnd.,
   sulph.[1, 7]

*going out–aversion/sortir de chez
   lui–aversion/auszugehen–
   Abneigung
indifference–pleasure/indifférence–
   plaisir/Gleichgültigkeit–
   Vergnügen
play–aversion/jouer–aversion/
   spielen–Abneigung
pleasure/plaisir/Vergnügen*

desire for
envie d'
Verlangen nach
   lach., pip-m.

*play–desire/jouer–désire/
   spielen–Verlangen*

ANARCHIST[5]
ANARCHISTE
ANARCHIST
   caust.

   revolutionary [5]
   révolutionaire
   Revolutionär
   MERC.

ANGER, irascibility
COLÈRE, irascibilité
ZORN, Jähzorn
   abrot.[6], acet-ac.[6], **ACON.**, act-sp.,
   aesc., **aeth.**[4, 11], agar., agn., all-c.,
   allox.[9], aloe, alum.[2-5], am-c.,
   am-m.[3, 4], ambr., **ANAC.**, ang.[11],
   ant-c.[3, 4], **ant-t.**[2-4, 6], **apis**, arg-m.,
   arg-n., arn., **ARS.**, ars-h.[2], **ars-i.**,
   arum-t.[3, 6], **asaf.**[3], asar., aster., atro.,
   AUR., aur-ar.[1'], aur-s.[1'], bar-c.,
   bar-i[1'], bar-m., **bell.**, berb.[4], **bond.**[11],
   bor.[4], **bov.**[3, 4], **BRY.**, bufo, buth-a.[10],
   cact., calad., **calc.**, calc-ar.[1], **calc-p.**,
   calc-s.[1], calc-sil.[1'], camph.[5, 7], cann-s.,
   canth., **caps.**, **carb-an.**, **carb-v.**,
   carbn-s., **card-m.**[2], carl., cast.[4], **caust.**,
   cench.[1'], **CHAM.**, chel., chin.[1, 5],
   chin-ar., chlor., cic.[6], cimic., **cina**[3, 6],
   cinnb., clem., **cocc.**, **coff.**, colch.[3],
   coloc., **con.**, cop., cor-r.[4], **croc.**,
   crot-h.[2, 6], crot-t., cur., cycl., cyna[14],
   cypr., cyt-l.[9], daph.[4], des-ac.[14], dig.,
   dirc.[11], dros., **dulc.**, elae.[11], elaps,
   eupi., ferr., ferr-ar., ferr-i., ferr-m.[4],
   ferr-ma.[4], ferr-p., ferul.[11], fl-ac.,
   form.[11], gamb.[11], gels., gink-b.[14], gran.,
   graph., grat.[4], haem.[4], ham., hell.,
   HEP.[1, 7], hir.[14], hura[11], lydr.,
   hydr-ac.[2, 4], **hyos.**, **IGN.**, indg.[2],
   iod.[1], ip.[1], iris[11], kali-ar., kali-br.[2, 7],
   KALI-C., kali-chl.[4], kali-cy.[11], **kali-i.**[2-4],
   kali-m.[3], kali-n., **kali-p.**, **KALI-S.**,
   kreos.[3, 4, 6], kres.[10], lac-c.[6], **lach.**[1, 5],
   lact.[4], laur.[3, 4, 11], led., lil-t.[6], **LYC.**,
   lycpr.[4], lyss.[2, 11], m-arct.[4], **m-aust.**[4],
   macro.[11], **mag-c.**[2-4, 10, 16], **mag-m.**[3, 4, 16],
   mag-s., manc.[2], mang., meli.[2],
   meph., **MERC.**[1, 5], merc-cy.[11],
   merl., **mez.**, **mosch.**, **mur-ac.**, myric.,

nat-ar., **nat-c.**¹, ⁵, **NAT-M.**, nat-p.,
nat-s., nicc., **NIT-AC.**, nit-s-d.⁴,
nuph.², nux-m., **NUX-V.**, ol-an.⁶,
olnd., op., osm., **pall.**, par.⁴, ped.¹¹,
PETR., phel.⁴, **ph-ac., phos.**, plat.,
plb.¹², **psor.**, ptel.⁶, ¹¹, puls., puls-n.¹¹,
ran-b., rat., rheum ³, **rhus-t.**, ruta,
sabad., sabin.³, ⁴, samb.³, sang.,
saroth.¹⁰, sars.³, ⁴, ¹⁶, scroph-n.⁷, ¹¹,
sel.¹⁴, seneg., **SEP.**, sieg.¹⁰, sil., sol-m.⁴,
spig.¹, ⁵, spong.²⁻⁴, squil., **stann.,
STAPH.**, stram., **stront-c.**, sul-ac.,
SULPH., sumb.⁶, syph.³, ⁷, **tarent.**,
tell., teucr.³, ⁴, thea ⁴, **thuj.**, thyr.¹⁴,
tril., tub.³, upa.¹¹, valer., v-a-b.¹³, ¹⁴,
verat., verb.³, ⁴, vinc.², ⁴, **zinc.**

*irritability/irritabilité/Reizbarkeit
quarrelsome/querelleur/streitsüchtig
rage/rage/Raserei
violent/violent/heftig
wildness/férocité/Wildheit*

morning
matin
morgens
    am-m.⁴, bov.⁴, **calc.**⁴, carb-an.⁴, ¹¹,
    kali-c., mang.⁴, ¹⁶, nat-s.⁴, **nux-v.,
    petr., sep.**, staph.⁴, **sulph.**

  waking, on
  réveil, au
  Erwachen, beim
    ars.³, ⁷, canth.⁴, carb-an., cast.⁴,
    kali-c., lyc.³, ⁷, petr., phos.³, ⁷,
    sul-ac.⁴

forenoon
matinée
vormittags
    carb-v., nat-c.⁴, phos.⁴, ¹⁶

  11 h
    arg-n.², sulph.

noon
midi
mittags
    am-m.⁴, zinc.¹⁶

afternoon⁴
après-midi
nachmittags
    bov., canth., cench.¹ʹ, kali-c.

  12–14 h¹¹
    aster., opun-v.

air, in open¹¹
air, en plein
Freien, im
    mur-ac.

evening
soir
abends
    am-c., ant-t.⁴, bov.⁴, **bry., cain.,
    calc.**⁴, ¹⁶, canth.⁴, **croc., kali-c.,**
    kali-m.¹ʹ, **LYC.**, nat-c.⁴, ¹⁶,
    nat-m.⁴, ⁵, ¹¹, **nicc., op., petr.,**
    sil.⁴, zinc.³, ⁷, ¹⁶

  18 h¹ʹ: cench.

  20³⁰ h¹ʹ: cench.

  am.⁴
    nat-s., verb.

night⁴
nuit
nachts
    graph., lyc.⁴, ¹¹, mag-s., rhus-t.

absent persons while thinking of
  them, at¹
personnes absentes, en pensant à
abwesende Personen, beim Denken
  an
    aur., kali-c., lyc.

activity, with great physical²
activité physique, avec une grande
Aktivität, mit großer physischer
  plat.

agg.¹ʹ
    alum-sil., calc-sil., **cham.**, nat-ar.,
    zinc-p.

*ailments–anger/troubles–colère/
  Beschwerden–Zorn*

alternating with antics playing[4]
alternant avec pitreries
abwechselnd mit Possenspielen
   op.

  cares[4]
  soucis
  Sorgen
    ran-b.

  cheerfulness
  gaieté
  Frohsinn
    ant-t.[4], aur., cann-s.[4], caps.,
    caust.[4], cocc.[4], croc., ign.,
    nat-m.[4], op.[4], seneg.[4], spong.[4],
    stram., zinc.[4]

  contentment[4]
  contentement
  Zufriedenheit
    caps.

  discontentment[4]
  mécontentement
  Unzufriedenheit
    ran-b.

  discouragement[4]
  découragement
  Entmutigung
    ran-b., zinc.

  exhilaration[4]
  sérénité
  Heiterkeit
    bov., caps., **op.**[2], seneg.

  exuberance[4]
  exubérance
  Ausgelassenheit
    ant-t.

  hysteria[3]
  hystérie
  Hysterie
    ign.

  indifference
  indifférence
  Gleichgültigkeit
    carbn-s.[11], chin.[4]

  jesting[4]
  plaisanteries, des
  Spaßen
    caps., cocc., ign.

  kindness[7]
  gentillesse
  Freundlichkeit
    cench.

  laughing[4]
  rire
  Lachen
    croc., stram.

  repentance, quick
  repentirs rapides
  Reue, schneller
    croc., lyss.[2], mez., olnd.[4],
    sulph.[1, 16], vinc.[4]

  sadness[4]
  tristesse
  Traurigkeit
    ambr., coff., sumb.[6], zinc.

  singing[4]
  chants, des
  Singen
    croc.

  tenderness
  tendresse
  Zärtlichkeit
    croc.[4, 5]

  timidity[4]
  timidité
  Schüchternheit
    ran-b., zinc.

  tranquillity
  ataraxie
  Seelenruhe
    croc.[2], kali-c.[4, 5]

  vivacity[4]
  vivacité
  Munterkeit
    cocc., nat-m.

weeping⁴
pleurs
Weinen
    bell., cann-s., lac-c.⁶

answer, when obliged to
répondre, quand on l'oblige à
antworten, wenn gezwungen zu
    arn., ars.⁵, ¹¹, ¹⁶, coloc., nat-m.,
    NUX-V., ph-ac., puls.

answers–aversion–refuses/
répond–aversion–refuse/
antwortet–Abneigung–weigert
    sich

aroused, when¹'
réveille, quand on le
aufgeweckt, wenn
    sil., zinc.

bad news, about¹¹
mauvaises nouvelles, au sujet des
schlechte Nachrichten, über
    calc-p.

business, about¹¹
affaires, au sujet de ses
Geschäfte, über seine
    ip.

caressing, from
caresses, par des
Liebkosungen, durch
    chin.

caressed/caresse/Zärtlichkeit

causeless¹¹
sans raison
grundloser
    chel., cyn-d.¹⁴, **mez.,** ped.

children, in²
enfants, chez les
Kindern, bei
    acon., **CHAM.,** hep.¹², **phos.**

chill, during⁴
frissons, pendant les
Fieberfrost, beim
    caps.

coffee agg.³
café agg.
Kaffee agg.
    calc., phos.

coition, after
coït, après le
Koitus, nach
    calc.², ⁴, calc-ar.¹¹

cold, after taking⁴, ¹⁶
refroidissement, après un
Erkältung, nach
    calc.

consoled, when
consolé, quand il est
getröstet, wenn
    ars., cham., **hell.²,** nat-m., sabal⁷

consolation/consolation/Trost

contradiction, from
contradiction, par
Widerspruch, durch
    aesc.¹', aloe, am-c., **anac.**¹, ⁷, ars.,
    AUR., bry., cact., calc-p., cocc.,
    ferr., ferr-ar.¹, grat., helon., hura,
    IGN., LYC., merc., nat-ar., nat-c.,
    nat-sil.¹', **nicc.,** nit-ac.⁵, **nux-v.,**
    olnd., op., petr., prot.¹⁴, **SEP., sil.,**
    stram., tarent., **thuj.,** til., **verat.⁵**

contradiction/contradiction/
    Widerspruch

conversation, from¹¹
conversation, par la
Unterhaltung, durch
    puls., tarent.

convulsions, before
convulsions, avant les
Konvulsionen, vor
    bufo

cough, before
toux, avant la
Husten, vor
    asar., bell., cina

from a.
à la suite de c.
infolge von Z.
   acon., **ant-t.**[1, 7], arg-m.[2, 7],
   arg-n.[2, 7], **arn.**[1, 7], **bell.**[1, 7],
   caps.[2, 7], **cham.**[1, 7], **STAPH.**[2],
   verat.[2]

delusions during climaxis, with[2]
imaginations pendant la ménopause, avec
Wahnideen im Klimakterium, mit
   COLOC., nux-v., zinc.

dinner, during[16]
déjeuner, pendant le
Mittagessen, beim
   kali-c.

dreams, after[16]
rêves, après
Träumen, nach
   mur-ac.

drinking coffee and wine, while[11]
buvant du café et vin, en
Trinken von Kaffee und Wein, beim
   chlor.

easily[2]
facilement
leicht in, gerät
   aesc., arg-n., ars., bell., calad.,
   calc., **caps., CHAM.**[2, 12], cocc., con.,
   crot-h., dulc., ferr., gels., graph.,
   hell., iris., **LYC.,** meph.,
   NUX-V.[2, 12], phos., **plat.,** psor.,
   ran-b., squil., teucr.[7], **thuj.,** valer.,
   zinc.

eat, when obliged to[5, 16]
manger, quand on l'oblige à
essen, wenn gezwungen zu
   ars.

eating, am. after[4]
mangé, am. après avoir
Essen, am. nach dem
   am-m.

epileptic attack, before[2]
épileptique, avant l'accès
epileptischem Anfall, vor
   indg.

face, with pale, livid[5]
face pâle, livide, avec
Gesicht, mit blassem, bläulichem
   ars., carb-v., con.[1], **NAT-M.**[5, 7],
   petr., plat., **STAPH.**[5, 7]

   red[5]
   rouge
   rotem
      BELL.[2, 5, 7], **bry.,** calc., **CHAM.**[2],
      hyos., **NUX-V.**[5, 7], puls., spig.[4],
      staph.[1], stram.

   red spots in, with[2]
   taches rouges à la, avec
   roten Flecken im, mit
      am-c.

   red tip of nose, with[2]
   bout du nez rouge, avec le
   roter Nasenspitze, mit
      vinc.

fever, during[11]
fièvre, pendant la
Fieber, beim
   hipp.

former vexations, about
anciennes contrariétés, à cause d'
früheren Ärger, über
   calc., carb-an., lyc.[16], sars.[2], sep.,
   sulph.[2]

happen, at what he thinks may[11]
arriver, sur ce qu'il pense qu'il pourrait
ereignen könnte, über das was sich
   sol-m.

himself, with[2]
soi-même, envers
sich selbst, über
   ars., bell., lyc.[16], nux-v.[5], staph.[5],
   sulph.

interruption, from
interrompt, si on l'
unterbricht, wenn man ihn
  cench.¹', **cham.**, cocc., graph.¹⁶,
  hell.², **nux-v.**

laughing, with burst of²
rire, avec accès de
Lachen, mit Ausbrüchen von
  croc.

  and weeping alternate²
  et pleurer alternent
  und Weinen wechseln ab
    plat.

leucorrhoea ceases, as soon as²
leucorrhées cessent, dès que les
Fluor aufhört, sobald
  hydr.

menses, before⁴
menstruation, avant la
Menses, vor den
  sep.

  during⁶
  pendant la
  während der
    am-c.⁴, cast.⁴, caul., cimic., hyos.,
    kreos.

mental exertion, after¹'
intellectuel, après travail
geistiger Anstrengung, nach
  calc-sil.

mistakes, about his
erreurs, à cause de ses
Fehler, über seine
  ars.², bell.², **nit-ac.**, nux-v.⁵, **staph.**,
  sulph.

  reproaches–himself/reproches–se/
  tadelt–sich selbst

misunderstood, when¹, ⁷
mal compris, quand il est
falsch verstanden, wenn
  bufo

noise, at
bruit, au sujet de
Lärm, über
  hep.⁵, ip.¹¹

  during sleep¹¹
  en dormant
  im Schlaf
    calad.

pains, about
douleurs, par les
Schmerzen, bei
  ars.⁶, canth.⁴, **cham.**², coloc.⁶,
  op.², ⁴, ¹¹

  violent from/violent par/heftig
  durch

  agg.³: ant-t.

paralyzed, felt as²
paralysé, comme
gelähmt, wie
  calc-p., **cist.**

past events, about
événements passés, au sujet d'
vergangene Dinge, über
  calc., carb-an., sars.², sep., sulph.²

pregnancy, during²
grossesse, pendant la
Schwangerschaft, in der
  nux-m.

reproaches, from
reproches, par
Tadel, durch
  cadm-met.¹⁰, croc.¹¹, **ign.**⁴, ¹¹

seizes the hands of those about him¹¹
saisit les mains de ceux qui
  l'entourent
packt die Hände der Umstehenden
  op.

spoken to, when²
adresse la parole, quand on lui
angesprochen, wenn
  cham., elaps, hell.

stabbed any one, so that he could
have
poignarder quelqu'un, capable de
erstechen, könnte jemanden
  anac.⁴, chin., **HEP.**, merc., mosch.⁴,
  nux-v., stront.⁴, zinc.⁴

kill/tuer/töten

stool, before⁴
selle, avant la
Stuhlgang, vor
  calc.

sudden¹¹
soudaine
plötzlicher
  bar-a.

suffocative attack, with²
étouffement, avec accès d'
Erstickungsanfall, mit
  cham.

suppressed see ailments–anger–
suppressed

sympathy agg.³
sympathie agg.
Mitgefühl agg.
  sabal

talk, indisposed to⁴
parler, non disposé à
reden, abgeneigt zu
  am-m., **ign.**, nat-m., petr., puls.,
  stann., sul-ac.

talk – indisposed/parler – non
disposé/Reden – Abneigung

of others, from talking⁴
conversation des autres, c. par la
Unterhaltung anderer, Z. durch
  mang., rhus-t.

tear himself to pieces, could²
déchirer en morceaux, pourrait se
zerreißen, könnte sich selbst in
  Stücke
  sulph.

striking himself/se frappe lui-
même/schlägt sich selbst
tears–hair–himself/déchire–
cheveux–lui-même/zerreißt–
Haaren–sich selbst

thinking of his ailments, when
pensant à ses maux, en
Denken an seine Beschwerden, beim
  aur-m.

throws things away
jette les objects ici et là
wirft Gegenstände weg
  coff.⁴, **coloc.**², **STAPH.**¹, ⁷, tub.⁷

throws at persons/jette à des
personnes/wirft nach Personen

touched, when
touche, quand on le
Berührung, bei
  ant-c., iod., **TARENT.**

trembling, with
tremblements, avec
Zittern, mit
  acon., alum.⁷, ambr., arg-n., **aur.**,
  cham.³, ⁶, chel., cop., daph., ferr-p.,
  lyc., m-aust.⁴, merc., **nit-ac.**,
  nux-v.³, ⁶, pall., petr., phos., **plat.**²,
  ran-b., sep., **staph.**, zinc.

trifles, at³
futilités, pour des
Kleinigkeiten, über
  acon.², ⁵, anac.¹', **ars.**², ³, ¹¹, ¹⁶, atro.¹¹,
  aur.¹', bell.³, ¹¹, bry.⁷, cael.¹⁴, calc.,
  calc-i.¹', cann-s.³, ¹¹, caust.¹¹,
  cere-s.¹¹, **cham.**³, ¹², **chel.**², chin.⁵,
  cina, clem., **cocc.**², ³, **con.**², ⁵, ¹¹,
  croc.³, ¹¹, digin.¹¹, dros.², hell.³, ¹¹,
  hep.¹'⁻³, ⁵, ip.³, ¹¹, kali-bi., kali-sil.¹',
  kreos³, ¹¹, lach., lyc.³, ¹¹, lyss.²,
  mang.², meph.¹⁴, mez.², ³, ⁵, ¹¹,
  nat-ar.¹', nat-c.³, ¹¹, **nat-m.**², ³, ¹¹,
  nat-p.¹', ², ¹¹, **nit-ac.**², ³, **nux-v.**³, ¹²,
  petr.⁶, phos.³, ⁵, ⁷, **plat.**², ⁵, ¹¹, rhus-t.⁵,
  sabad.¹¹, sarcol-ac.¹⁴, sel.¹⁴,
  seneg.³, ¹¹, sep.³, ⁵, ⁷, ¹¹, **staph.**⁵,
  stram., sul-ac.¹', thuj.¹¹, zinc-p.¹'

vex others, inclined to[2]
vexer, offenser les autres, disposé à
schikanieren, beleidigen, möchte
andere
CHIN.

violent
violente
heftiger
ACON., ambr.[4], ANAC., **apis,**
ars.[1], **AUR.,** aur-s.[1'], bar-c., bell.,
bor.[4], **bry.,** cain., **calc.,** cann-s.[4],
carb-v., carbn-s., **caust.**[2, 4],
cere-s.[12], **CHAM.,** chel.[2], coff.,
croc.[4], cypr.[2], dros.[2], ferr., ferr-p.,
graph., grat., **HEP., hyos.**[1], ictod.[4],
ign., **kali-c.**[2, 4], kali-chl.[4], kali-i.,
lach.[4], led.[4], **lyc.,** lyss.[2], **m-aust.**[4],
mag-c.[12], mag-s.[4], **meli.**[2], mez.[4],
mosch.[4], **nat-m.**[1], nat-s.[4], **NIT-AC.,**
NUX-V., olnd.[4], pall., **petr.,** ph-ac.[4],
phos., **plat.**[4], seneg.[4], **sep.**[1], sil.[4],
stann.[4, 5], **STAPH.,** stram.[4, 5],
stront-c.[4], sulph., **TARENT.,** tell.[2],
verat., zinc., zinc-p.[1']

violent/violent/heftig

when things don't go after his
will[16]
lorsque les choses ne vont pas
comme il le veut
wenn die Dinge nicht nach seinem
Willen gehen
thuj.

voices of people
voix humaines, par des
Stimmen, durch menschliche
con., teucr., zinc.

*sensitive–noise–voices/sensible–
bruits–voix/empfindlich–
Geräusche–Stimmen*

waking, on[4]
réveil, au
Erwachen, beim
bell., carb-an., cast., caust., cham.,
chin-s.[11], kali-c.[3], **LYC.**[2-4], lyss.[2],
mag-s., petr., phos.[3], rhus-t., sanic.[3],
sul-ac., tub.[3]

weakness, a. followed by[6]
faiblesse, c. suivie par
Schwäche, Z. gefolgt von
mur-ac.

weeping from pain, with[5]
pleurs par la douleur, avec
Weinen durch Schmerzen, mit
merc., op., staph.

work, about[11]
travail, au sujet de son
Arbeit, über seine
nat-m.

aversion to[4]
dégoût pour tout
Abneigung gegen jede
bov., m-aust.

cannot[2]
incapacité de pouvoir travailler
kann nicht arbeiten
calc-p.

worm affections, in[2]
vermineuses, au cours d'affections
Wurmbefall, bei
cina, carb-v.

ANGUISH
ANGOISSE
QUALVOLLE ANGST
acet-ac., **ACON.**[1, 7], aeth., aloe,
alum., anh.[14], am-caust.[11], ambr.,
anac., ant-ar.[7], ant-t., **apis,** aran.[14],
aran-ix.[14], arg-m.[14], **arg-n., arn.,**
ARS.[1, 7], ars-s-f.[12], asaf.[2], asar.[14],
aur., aur-ar.[1'], **BELL.,** bism., bov.,
bufo, buni-o.[14], buth-a.[9, 14], calad.[11],
CALC., CALC-AR.[1], calc-f.[14], camph.,
CANN-I., carb-v., carbn-o.[11],
CAUST., cedr., cham.[5], chin.[4, 5],
chlorpr.[14], cob-n.[10], coca[2], **coff.,**
coloc., **crot-c.,** crot-h., **cupr.,**
cupr-a.[2], cyt-l.[14], der., des-ac.[14],
DIG., foll.[14], **gels.**[2], **GRAPH.**[1, 5],
halo.[14], hed.[14], **HEP.,** hoit.[14], **hydr.**[2],
hyos., jatr.[2], **kali-ar.,** kali-c.[14],
kali-i., lach.[3], lact.[2], lat-m.[7], levo.[14],

lob.², **LYC.**⁵, **mag-c.**, mag-m.¹⁴,
mag-s.¹⁰, mosch.¹′, mur-ac., murx.⁷,
naja, nat-ar., nat-c., nep.¹⁰, ¹³, ¹⁴,
nit-ac.⁵, **nux-v.**⁵, oena.¹¹, onop.¹⁴,
op.⁵, perh.¹⁴, **phos.**, plan.², **PLAT.**,
plb.², pneu.¹⁴, **psor.**, puls., rauw.¹⁴,
rhus-t.⁵, saroth.¹⁴, **sars.**², sec.², sep.,
stann.¹⁴, **stram.**², ³, sulfonam.¹⁴,
sulph.², tarent., thala.¹⁴, thea¹¹,
thuj-l.¹⁴, thyr.¹⁴, tril., v-a-b.¹³,
verat., vip., vip-a.¹⁴, **zinc-val.**²

mania–anguish/manie–angoisse/
   Manie–qualvoller Angst
shricking–anguish/criant–
   angoisse/Schreien–qualvolle
   Angst

daytime
journée, pendant la
tagsüber
   graph., mag-c., merc., murx., nat-c.,
   psor., puls., stann.

   5–17 h
      psor.

morning
matin
morgens
   alum., calc., meph.¹⁴, nux-v., puls.,
   verat.

forenoon
matinée
vormittags
   nicc., ran-b., (non¹: rhus-t.)

   19h⁹
      chlorpr.

noon¹⁶
midi
mittags
   bell.

afternoon¹
après-midi
nachmittags
   am-c., cupr., eupi.¹¹, cupr., nux-v.,
   ph-ac., rhus-t.

evening
soir
abends
   ambr., ars.¹¹, bell.¹⁶, calc.⁵, carb-v.,
   foll.¹⁴, hep.⁵, kres.¹⁰, ¹³, ¹⁴, **mur-ac.**¹,
   phos., thiop.¹⁴

   19h⁹
      buth-a.

night
nuit
nachts
   ambr., arn., cob-n.¹⁰, nat-s., nux-v.,
   plan., puls.⁵

   paralysing, impossible to call and
      move, with heat in head¹⁰
   paralysant, avec impossibilité de
      crier, de se mouvoir et avec
      chaleur dans la tête
   lähmend, unmöglich zu rufen und
      sich zu bewegen, mit Kopfhitze
         cob-n.

   4 h
      alum., **nux-v.**²

air am., open
air, am. au grand
Luft am., frische
   CANN-I., puls.⁵

alone, when²
seul, étant
allein, wenn
   phos.

amenorrhoea, in²
aménorrhée, pendant l'
Amenorrhoe, bei
   graph., plat.

anger, from²
colère, à la suite de
Zorn, infolge von
   plat.

bed, am. after going to²
lit, am. après s'être mis au
Zubettgehen, am. nach dem
   mag-c.

cardiac[2]
cardiaques, au cours d'affections
Herzkrankheit, bei
   acon., ARN., ars., bell., carb-v.,
   dig., SPONG.

chill, during
frissons, pendant les
Fieberfrost, im
   arn.

clothes too tight when walking in
   open air, as if[11]
habits étaient trop serrés, en
   marchant à l'air, comme si ses
Kleidung wie zu eng beim Gehen
   im Freien
   arg-m.

constricted, as if everything
   become[11]
serré, étranglé, comme si tout
   devenait
zusammengeschnürt wird, als ob
   alles
   ars.

driving from place to place
poussé à changer continuellement
   de place
treibt von einer Stelle zur anderen
   ARS., rhus-t.[2]

   restlessness, with[2]
   agitation, avec
   Unruhe, mit
      ACON., ARS., BISM.

   restlessness–driving/agitation–
      poussant/Ruhelosigkeit–
      umhertreibende

eating, while
mangeant, en
Essen, beim
   sep.

   after[2]
   après avoir mangé
   nach dem
      asaf., sep.

heat, during
chaleur fébrile, pendant la
Fieberhitze, bei
   arn., calc.[2], kali-c.[2]

horrible things, after hearing[5]
choses horribles, après avoir
   entendu des
schrecklicher Dinge, nach dem
   Hören
   calc.

   excitement–hearing/excitation–
      entendu/Erregung–Hören
   sensitive–cruelties/sensible–
      cruautés/empfindlich–
      Grausamkeiten

lamenting, moaning[1]
lamentations et gémissements, avec
Jammern und Stöhnen, mit
   tarent.

lie down, must[1]
s'étendre, doit
hinlegen, muß sich
   mez., phel., ph-ac.

loss of his friend, from[2]
perte d'amis, à la suite de la
Verlust seines Freundes, durch
   NIT-AC.

menses, before
menstruation, avant la
Menses, vor
   graph., murx.[2]

   during
   pendant la
   während
      bell., calc., coff., ign., merc.,
      nit-ac., phos., plat., stann.,
      xan.

motion, am. from[14]
mouvement, am, par le
Bewegung, am. durch
   des-ac.

nausea, with[11]
nausée, avec
Übelkeit, mit
  ail., **ars.**, **DIG.**[2]

oppression, with[2]
oppression, avec
Beklemmung, mit
  cann-i., **op.**, verat.

  desire to sit up or jump out of bed[2]
  désire s'asseoir ou sauter hors de son lit
  Verlangen, aufzusitzen oder aus dem Bett zu springen
    verat.

palpitation, with[2]
palpitation, avec
Herzklopfen, mit
  ARS.[2, 11], aur., **calc.**, **mosch.**, **puls.**[2, 5], verat.

perspiration, during
transpiration, pendant la
Schweiß, bei
  ambr.[2], **arn.**, chin-s.[2]

  night[2]
  nuit
  nachts
    ambr.

  cold p. on forehead, with[2]
  sueur froide au front, avec
  kaltem Stirnschweiß, mit
    VERAT.

respiration, preventing[11]
respirer, l'empêchant de
Atemnot, mit
  ars.

room with light and people, agg. in a[14]
pièce avec lumière et des gens, agg. dans une
Raum mit viel Licht und Menschen, agg. in einem
  levo.

shock from injury, in[2]
choc traumatique, après
Verletzungsschock, im
  op.

stool, before
selle, avant la
Stuhlgang, vor
  acon., ictod., merc., verat.

  during
  pendant la
  beim
    merc., verat.[1]

stormy weather, in[2]
tempête, pendant la
Sturm, bei
  phos.

suicide, attemps to commit[2]
suicide, avec tentative de
Selbstmord-Versuch, mit
  hep.

tossing about, with[2]
se tourner et retourner, avec
Herumwerfen, mit
  ACON., ars., **CHAM.**, coff.

  restlessness–tossing about/
  agitation–se tourner/Ruhelosig-
  keit–sich herumwerfen

tremulous a., rest agg., motion am.[2]
tremblante, repos agg., mouvement am.
zitternde q. A., Ruhe agg., Bewegung am.
  puls.

uraemia, in[2]
urémie, dans l'
Urämie, bei
  hydr-ac.

vomiting, with[11]
vomissement, avec
Erbrechen, mit
  aeth.[2], asar., ars.

ANGUISH / ANGOISSE / QUALVOLLE ANGST

waking, on[2]
réveil, au
Erwachen, beim
des-ac.[14], **dig.**[14], nat-s., nux-v.

walking in open air
promenant en plein air, en se
Gehen im Freien, beim
arg-m., arg-n., bell., canth., cina, plat., tab.

weeping, with[11]
pleurs, avec
Weinen, mit
bell.

ANOREXIA MENTALIS[5]
ANOREXIE MENTALE
ars., chin., ign., levo.[14], perh.[14], ph-ac., rhus-t., sulph., tarent., verat.

eat–refuses/manger–refuse/
essen–weigert sich
indifference–eating/indifférence–
manger/Gleichgültigkeit–Essen

ANSWERS abruptly, shortly, curtly
RÉPOND avec brusquerie, sêchement, d'un ton cassant
ANTWORTET kurz angebunden, barsch
ars., ars-h., **cic.**, coff., gels., **hyos.**, jatr., mur-ac., **ph-ac.**, phos., plb., rhus-t., sec., sin-n.[1], **stann., sulph.,** tarent.

aversion to answer
aversion de répondre
Abneigung zu antworten
agar., alum., alum-p.[1'], am-c., am-m., ambr., anac., apom.[11], **arn.,** ars., ars-i., ars-s-f.[1'], atro., **aur.**[7], bell., cact., calc-s., calc-sil.[1'], carbn-h., caust., cham.[5], chin., chin-s., chlol.[11], cimic., cocc., coff., **coloc.**, con., cupr., euphr., **GLON.,** hell.[3, 6], **HYOS.,** iod., juni.[11], kali-ar., **kali-p.,** lil-t., lyss., mag-m., **MANC.**[1], merc., mosch., **nat-m., NUX-V.**[1, 7], op., petr.[16], **PH-AC.**[1],

phos.[1], **puls.**, rhus-t., sabad., **sec.,** spong., **stann.,** stram., **stry., sul-ac., sulph.,** tab., tarent., verat., vib.

anger–answer/colère–répondre/
Zorn–antworten
answers–refuse/répond–refuse/
antwortet–weigert sich

morning
matin
morgens
mag-m.

loquacious at other times
loquace à certains moments
geschwätzig zu anderer Zeit
cimic.

sings, talks, but will not answer questions
chante, parle, mais ne veut pas r. aux questions
singt, spricht, will jedoch nicht auf Fragen a.
agar.

civil, cannot be[2]
poli, ne peut être
höflich sein, kann nicht
CHAM.

impolite/impoli/unhöflich

confusedly as though thinking of something else
confusément, comme s'il pensait à autre chose
verworren, als ob an etwas anderes denkend
bar-m., **hell.,** mosch.

dictatorial[2]
dictatoriale, d'une manière
diktatorisch
lyc.

difficult
difficulté, avec
Schwierigkeit, mit
carbn-o.[11], chlol., cocc.[1'], hell.[2], iod.[11], ph-ac[1'], **phos., sul-ac.,** sulph., verat.

disconnected
décousue, d'une façon
zusammenhanglos
  coff., **crot-h.**, kali-br., phos., stram., stry.

distracted
distraite, d'une façon
zerstreut
  lyc.^{2}, plect.^{11}

evasively$^{2, 7}$
évasivement
ausweichend
  cimic.

foolish
ridiculement, bêtement
albern
  ars., bell.

hastily
précipitée, d'une façon
überstürzt
  ars., bell., bry., cimic., cocc., hep., lach., **lyc.**, rhus-t., stry.

hesitating^{11}
hésitant, en
zögernd
  graph., sec.

imaginary questions
imaginaires, à des questions
eingebildete Fragen, auf
  atro., **hyos.**, plb., stram., tarent.

imperfect
imparfaite, d'une manière
unvollständig
  anac.^{2}, atro.^{11}

inappropriate
impropre, d'une manière
unpassend
  ph-ac.^{2}, sul-ac.^{11}

incoherently
incohérence, avec
unzusammenhängend
  bell., cann-i., chlol., coff-t., crot-t.^{4}, cupr.^{4}, cycl., hyos., **ph-ac.**^{2}, phos., raja-s.^{14}, valer.

incorrectly
incorrectement
unrichtig
  ail.$^{1'}$, **bell.**, carb-v., cham., **hyos.**, merc., nux-m.^{6}, **nux-v.**, **op.**^{2}, ph-ac., phos., stram.^{2}, **verat.**^{2}

indifferent^{11}
indifféremment
gleichgültig
  atro.

irrelevantly
sans rapport avec la question
ohne Beziehung zu der Frage
  bell., carb-v., cimic., **hyos.**, nux-m.^{1}, ph-ac., sul-ac., valer.
  (non^1: led., lyss., nux-v., petr., phos., sabad., sec., stram., sulph., tarent.)

  parturition, after^2
  accouchement, après l'
  Entbindung, nach der
    thuj.

monosyllable
monosyllabes, par
einsilbig
  achy.^{14}, agar-pa.^{11}, bell.^{5}, carbn-h., carbn-s., gels., kali-br., merc.^{5}, mur-ac.^{16}, **PH-AC.**$^{1, 5}$, plb., **puls.**, sep., **VERAT.**^{5}

  "no" to all questions
  „non" à toutes questions
  „nein" auf alle Fragen
    crot.-c., hyos., kali-br., tub.^{7}

  imbecility–negativism/
  imbécilité–négativisme/
  Imbezillität–Negativismus

offensive^{11}
offensante, d'une manière
beleidigend
  lyss.

questioned, does not answer, when^1
questionné, ne répond pas, quand il est
gefragt, antwortet nicht, wenn
  tarent.

questions, in[16]
questions, par des
Fragen, in
   aur.

rapidly[2]
rapidement
schnell
   lyss., **sep.,** stry[11]

reflects long
réfléchit longtemps
überlegt lange
   anac., cocc., cupr., grat., **HELL.,** nux.-m., ph-ac., PHOS.[1, 7]

refuses to answer
refuse de répondre
weigert sich zu antworten
   agar., ambr., **arn.,** ars., **atro.**[2, 11], bell., calc-sil.[1'], **camph.,** caust., **chin.,** chin-ar., **cimic., hell., hyos.,** kali-ar.[1'], led., lyss., nux-m., nux-v., petr., ph-ac., **PHOS.,** sabad., sec., **stram., sul-ac., SULPH.,** tab.[11], tarent., **verat., verat-v.**[2]

repeats the question first
répète d'abord la question
wiederholt die Frage erst
   ambr., **caust.,** hell.[2], kali-br., sulph., **zinc.**

dullness–understands/esprit
   gourd–comprend/Stumpfheit-versteht

signe with hands, by[11]
signes des mains, par des
Handzeichen, mit
   carbn-s.

sleeps at once, a. then[3]
s'endort aussitôt, r. puis
schläft dann sofort wieder
   bapt., hep.

slowly
lentement
langsam
   acon[6], agar-ph., **anac.,** ars., ars-h.[2], ars-s-f.[1'], bapt.[3], **carb-v.,** carbn-h., cocc., **con.,** cupr., cupr-a.[11], **gels.**[3, 7], **HELL.**[1, 7], hyos.[3], **kali-br.,** lyc.[3, 6], med.[3], **MERC., nux-m.,** op., ox-ac., **PH-AC., PHOS.,** plb., rhod.[3, 7], rhus-t., sep., sul-ac., **sulph., thuj.,** zinc.

snappishly
hargneux, d'un ton
schnippisch
   CHAM.[1', 2], sin-n.[11]

spoken to, a. when; yet knows no one
parle, r. quand on lui; mais ne reconnaît personne
angesprochen, a. wenn; erkennt aber niemand
   cic.

stupor returns quickly after answer
stupeur, aussitôt après avoir répondu, retombe dans la
Stupor kehrt nach Antwort sofort zurück
   arn., bapt., brom.[3], **HYOS.,** olnd.[3], op.[3], **ph-ac.**[3], phos.[3], plb.

delirium–answers/délire–répond/
   Delirium–antwortet
unconsciousness–answers/
   inconscience–répond/Bewußt-losigkeit–antwortet

unable to answer[11]
incapable de répondre
unfähig zu antworten
   ars., lon-x.

unconscious, as if[11]
inconscient, comme s'il était
unbewußt, wie
   plat.

unintelligibly
incompréhensible
unverständlich
   chin., coff-t., **hyos., PH-AC.**[2], phos.

unsatisfactory[11]
insuffisamment
ungenügend
   phos.

vaguely[11]
vaguement
unbestimmt
dig.

ANTAGONISM with herself
OPPOSITION avec elle-même, en
WIDERSTREIT mit sich selbst
anac., aur., **kali-c.**, lac-c., **sep.**[5, 6]

*thoughts–two trains/pensées–deux
sortes/Gedanken–zwei Richtungen
will–contradiction/volonté–contra-
diction/Wille–widersprüchiger
wills, two/volontés, deux/Willen,
zwei*

ANTICIPATION
ANTICIPATION
ERWARTUNGSSPANNUNG

*anxiety–anticipation/anxiété–
anticipation/Angst–Erwartungsspannung
ailments–anticipation/troubles–
anticipation/Beschwerden–
Erwartungsspannung
exitement–anticipating/excitation–
anticipant/Erregung–Erwartung*

morning[11]
matin
morgens
nabal.

dentist, physician, before going to[7] ✱
dentist, physician, before going to[7]
dentiste, médecin, quand il doit aller voir son
Zahnarzt, Arzt, vor Gang zum
calc., **gels.**, mag-c.[10], **phos., tub.**

examination, before[7]
examen, avant
Prüfung, vor
aeth., anac.[12], **gels.**, sil.[1']

stage-fright[8]
trac
Lampenfieber
anac., arg-n., **gels.**[7, 8]

*talk–anxious/parler–anxieux/
Reden–ängstlich
timidity–appearing/timidité–
d'apparaître/Schüchternheit–
Auftreten*

singers and speakers, in[2]
chanteurs et orateurs, des
Sängern und Rednern, bei
GELS.

ANTICS, plays
PITRERIES, fait des
POSSEN, spielt
apis[11], **bell.**, cic.[4], croc.[4, 5], cupr.,
HYOS., ign.[4], kali-bi.[12], lact., merc.,
op., phos., plb., stram., verat.[5]

*gestures–strange/gestes–bizarres/
Gebärden–sonderbare
grimaces/grimaces/Grimassen*

delirium, during
délire, pendant le
Delirium, im
bell., cupr., **HYOS.**, lact., op., phos.,
plb., stram.

drunkenness, during[5]
ivresse, pendant l'
Trunkenheit, bei
bell., stram.

ANXIETY
ANXIÉTÉ
ANGST
abrot., acet-ac., **ACON.**, acon-c.[11],
acon-f., act-sp., **aeth.**, aether[11], agar.,
agar-ph.[11], agn., agre.[14], ail., alco.[11],
all-c., all-s.[11], allox.[9], aloe, **alum.,
alum-sil.**[1'], alumn., **am-c., am-m.,
ambr., aml-ns.**[6, 8, 11], amyg.[11], **anac.,**
ang., anh.[9, 10], ant-ar.[4, 6], **ant-c., ant-t.,**

apis, aran.², ¹⁴, aran-sc.¹¹, **arg-m.,
ARG-N., arn., ARS., ars-h., ARS-I.,
ARS-S-F.**¹', ², ¹¹, arum-m.², arund.¹¹,
asaf., **asar.**, aspar., aster., atro.⁶, ¹¹,
AUR., aur-m-n.¹¹, **AUR-S.**¹, ¹', bar-a.¹¹,
bar-c., bar-i.¹', **bar-m., BELL.,**
benz-ac., berb., **BISM.**, bond.¹¹, **bor.,
bov.**, brom.¹', ², ⁶, **BRY.**, bufo,
buni-o.¹⁴, but-ac.⁹, ¹⁴, buth-a.⁹, **CACT.,**
cadm-s., cain., calad., **CALC.,**
calc-a.⁶, ¹¹, **CALC-AR.**², calc-br.⁶,
calc-f.², ¹⁰, **CALC-P., CALC-S.**, calen.²,
calth.¹¹, **CAMPH., CANN-I.**, cann-s.,
canth., caps., **carb-an., CARB-V.,
carbn-o., CARBN-S.**, carc.¹⁰, **carl.,
casc.**⁴, **cast.**⁴, **CAUST.**, cedr.¹¹, **cench.,**
cent.¹¹, **cham., chel., CHIN., chin-ar.,
chin-s.**, chlol.¹, **chlor.**², ¹¹, **cic.**, cic-m.¹¹,
cimic., **cimx.**, cina, cinnm.², clem.,
cob-n.⁹, coc-c.¹, coca², **cocc.**, coch.¹,
cod.², **coff.**, coff-t.², ¹¹, colch., **coloc.,
CON., convo-s.**⁹, ¹⁴, corn.¹¹, cortico.⁹,
cot.¹¹, croc., **crot-c., crot-h.**, crot-t.,
cub., culx.¹', **cupr., cupr-a.**², ⁴, ¹¹,
cupr-ar., cupr-s.², ⁴, ¹¹, cur., cycl.,
cypr.², cyt-l.¹⁰, der.¹¹, **DIG., dros.**,
dulc., elaps, ergot.¹⁴, euon., eup-per.,
euph., euph-c.¹¹, **ferr., ferr-ar., ferr-i.,
ferr-m.**², ⁴, ferr-p., fil.², **fl-ac.**, gamb.¹¹,
gels., gins.⁴, glon., goss.¹¹, gran.¹¹,
graph., grat., grin.⁶, guare.², ¹¹,
haem.¹¹, hed.⁹, ¹⁴, **hell.**, hell-f.¹¹, **hep.**,
hip-ac.⁹, ¹⁴, hist.⁹, hura, hydroph-c.¹⁴,
hydr-ac.², ⁴, ⁶, ¹¹, **hyos., hyper.**²,
hypoth.¹⁴, **ictod.**², **ign.**, indg., inul.², ¹¹,
IOD., ip., jab.¹¹, **jal.**², **jatr.**, kali-a.¹¹,
KALI-AR., kali-bi.¹¹, kali-br.,
KALI-C., kali-chl., **kali-i., kali-n.,
KALI-P., KALI-S., kalm.**¹¹, kiss.¹¹,
kreos., kres.¹⁰, lac-c.⁶, **lach.**, lact.,
lat-m., **laur., led., lil-t.**, lip.¹⁴, lipp.¹¹,
lith-c.², lob.¹¹, lol.¹¹, **LYC., lyss.**¹,
m-arct.⁴, **mag-c.**, mag-f.¹⁰, **mag-m.,
mag-s.**, manc., mand.⁹, mang., med.,
medus.¹¹, meny., **merc., MERC-C.**¹,
merc-ns.¹¹, merc-s-cy.¹¹, **MEZ.**, mill.,
morph.¹¹, mosch., **mur-ac.**, murx.³, ⁴,
mygal., naja, **NAT-AR., NAT-C.,
nat-m., nat-p., nat-s.**¹', ², ¹¹, nicc.,
NIT-AC., nit-s-d.¹¹, nitro-o.¹¹,
nux-m.², ¹¹, **nux-v.**, oci-s.⁹, ¹⁴, oena.¹¹,
ol-an.⁴, ⁶, ol-j.¹¹, olnd., **op., orig.**², ¹¹,

osm.², **ox-ac.**¹, paeon., pall.⁷, par.¹¹,
petr., phel., **ph-ac., PHOS.**, pin-s.¹¹,
pitu.⁹, plan., **plat., plb.**, podo.⁶, ¹¹,
PSOR., ptel.¹¹, **PULS.**, puls-n.¹¹,
pyrog.¹, ⁷, ran-a.¹¹, ran-b., ran-s.,
raph., rat.¹¹, **rauw.**⁹, reser.¹⁴, rheum,
rhod., **RHUS-T.**, rosm.¹¹, **ruta, sabad.,
sabin.**, sacch.¹¹, sal-ac.², **samb.**, sang.,
sars., **SEC.**, sel.⁶, **seneg., sep., sil.,**
sin-n.¹¹, **spig.**, spong., squil., **stann.,**
staph., still.¹¹, **stram.**, stront-c.,
stroph-s.¹⁴, stry., sul-ac., sul-i.¹¹,
sulo-ac.¹¹, **SULPH.**, sumb.¹, **tab.,**
tanac.¹¹, tarax.², **tarent.**, tax.¹¹, tep.¹¹,
ter.¹¹, thea¹¹, **ther.**², ⁶, thiop.¹⁴, **thuj.**,
thyreotr.¹⁴, tong.⁴, trach.¹¹, v-a-b.¹⁴,
valer., **VERAT., verat-v.**², verb.¹¹,
verin.¹¹, vesp.¹¹, viol-o., viol-t.,
vip.⁴, ⁶, ¹¹, visc.⁶, wies.¹¹, wildb.¹¹,
xan., **zinc.**, zinc-a.¹¹, zinc-m.¹¹,
zinc-s.¹¹

*ailments–anxiety/troubles–anxiété/
    Beschwerden–Angst*
anguish/angoisse/qualvolle Angst

daytime
journée, pendant la
tagsüber
    ambr., ant-c., aur-ar.¹', aur-i.¹', **bell.**,
    caust., chin-ar., laur., mag-c.,
    mang., merc., nat-c., nit-ac., phyt.,
    plat., psor., puls., ruta, sul-ac.,
    zinc

5–17 h
    psor.

morning
matin
morgens
    ail., alum., am-c., anac., **ARS.,
    ars-s-f.**¹', bar-c.², ¹⁶, calc-s.¹', canth.,
    carb-an., **carb-v., carbn-s., caust.,
    chin.**, cocc., con., **GRAPH.**, ign., ip.,
    kali-ar., **LACH.**, led., **lyc.**, mag-c.,
    mag-m., mag-s., mez., nat-m.,
    nat-s.¹', nit-ac., **nux-v., PHOS.,**
    plat., puls., rhus-t., sep., **staph.**⁷,
    sul-ac., **sulph.**, verat., zinc.,
    zinc-p.¹'

perspiration, during¹¹
transpiration, pendant la
Schweiß, bei
  sep., sulph.

rising, on and after
levant et après s'être levé, en se
Aufstehen, beim und nach dem
  arg-n., carb-an.¹¹, mag-c., rhus-t.

  am.
    carb-an., cast., fl-ac., nux-v.,
    rhus-t., sep.

waking, on
réveil, au
Erwachen, beim
  alum., alum-p.¹', anac., calc-sil.¹',
  carb-an., **carb-v.**, carbn-o.¹¹,
  caust., chel., **chin.**, cocc.,
  GRAPH., ign., ip., kali-ar.¹',
  LACH., **lyc.**, mag-c., mag-m.,
  mag-s., nat-m., nit-ac., **nux-v.**,
  phos., plat., puls., rhus-t., sep.,
  squil.

forenoon
matinée
vormittags
  acon., alum., alumn., am-c., bar-c.,
  calc., canth., clem., **lyc.**, **nat-m.**,
  paeon., plat., ran-b., sars., sulph.

  11 h
    arg-n.

noon
midi
mittags
  bar-c., chin-s., cic.¹⁶, mag-c.¹¹, mez.

  12–15 h
    aster.

afternoon
après-midi
nachmittags
  aeth., am-c., arg-n., **ars.**², bell.,
  bov., cact., calc., carb-an., carb-v.,
  chel.², crot-t., cupr., franz.¹¹, gamb.,
  kali-n., mag-c., mag-m., nat-c.,
  nit-ac., nux-v., phel., ph-ac., phos.,
  puls., rhus-t., ruta, stront-c., tab.,
  zinc., zinc-p.¹'

14–16 h¹⁴
  aq-mar.

15–18 h
  con.

16 h
  lyc., tab.

16–17 h
  thuj.

16–18 h
  carb-v.

17–18 h
  am-c.

until evening
jusqu'au soir
bis abends
  con., kali-n., mag-m., nat-c.¹⁶

am.¹¹
  tab.

evening
soir
abends
  acon., agar., **alum.**, alum-p.¹',
  alum-sil.¹', am-c., **ambr.**, anac.,
  ant-t., **ARS.**, **ARS-S-F.**¹', bar-c.,
  bar-m., bell., berb.¹¹, **bor.**, bov.,
  bry., cact., calad., **CALC.**,
  CALC-AR.¹, **CALC-S.**, carb-an.,
  CARB-V., **carbn-s.**, **caust.**, chel.,
  chin., **chin-ar.**, **cina**, coca², cocc.,
  coff., colch., **DIG.**, digin.¹¹, **dros.**,
  fl-ac., graph., **hep.**, hipp., hura,
  kali-ar., kali-c., kali-i., kali-m.¹',
  kali-n., kali-p., kali-s., kali-sil.¹',
  lact., **laur.**, **lyc.**, m-arct.⁴, mag-c.,
  mag-m., **merc.**, mez., mur-ac.,
  nat-ar., nat-c., **nat-m.**, nat-p.,
  nat-sil.¹', **nit-ac.**, nux-m., **nux-v.**,
  paeon., petr., **phos.**, plat., podo.¹¹,
  puls., ran-b., **rhus-t.**, ruta, sabin.,
  SEP., sil., spig., **stann.**, stront-c.,
  SULPH., tab., tub.¹', verat.

ANXIETY, evening / ANXIÉTÉ / ANGST

twilight, in the
crépuscule, au
Zwielicht, im
   ambr., **ars., calc., carb-v., caust.,**
   dig., laur., nux-v., **phos.**, podo.[11],
   rhus-t., sep.

18 h
   chel.[11], **dig.**

19 h[11]
   am-c., buth-a.[9], dros., petr.

19–20 h
   am-c., dros.

20 h
   dros.[11], mur-ac.

until 23 h
jusqu'au 23 h
bis 23 h
   bor.

am.
   am-c., chel., mag-c., sul-ac.,
   verb., zinc.

bed, in
lit, au
Bett, im
   am-c., **AMBR.**, anac., ant-c.,
   ARS., ARS-S-F.[1'], bar-c., bar-s.[1'],
   berb.[2], **bry.**, calad., **calc.,**
   calc-a.[11], **calc-ar.**[1], **calc-s.,**
   calc-sil.[1'], carb-an., **CARB-V.,**
   carbn-s., **caust.,** cench., cham.,
   cocc., graph., hep., kali-ar.,
   kali-c., kali-m.[1'], kali-n., kali-p.,
   kali-s., kali-sil.[1'], laur., lil-t., **lyc.,**
   mag-c., mag-m., mez., mur-ac.,
   nat-ar., nat-c., nat-m., nat-s.[1'],
   nit-ac., **nux-v.,** phos., **puls.,** sabin.,
   sep., sil., stront-c., **sulph.,** ter.,
   verat.

   am.
      mag-c.

closing the eyes, on
fermant les yeux, en
Augenschließen, beim
   mag-m.

uneasiness and a., must uncover
malaise et a., besoin de se
   découvrir
Unruhe und A., muß bloßliegen
   wegen
   bar-c., mag-c., nat-m., **puls.**

violent exercise, from
exercises violents, par
anstrengende Körperübungen,
   durch
   ox-ac.

night
nuit
nachts
   acon., agar., **alum.,** alum-p.[1'],
   alum-sil.[1'], **alumn.,** am-c., am-m.,
   ambr., ang.[2], ant-c., arg-m., arg-n.,
   arn., **ARS.,** ars-s-f.[1'], aster.,
   aur-ar.[1'], aur-i.[1'], **bar-c.,** bar-s.[1'], **bell.,**
   bor., bov., bry., cact., **calc.,**
   calc-ar.[1], **calc-s.,** calc-sil.[1'], camph.,
   cann-s., canth., **carb-an., carb-v.,**
   carbn-s., cast., **caust., cham., chin.,**
   chin-ar., chin-s., cina, clem.,
   cob-n.[10], cocc., coff., con., cupr-a.[6],
   cupr-ar.[6], cycl., dig., **dros.,** dulc.,
   ferr., ferr-ar., ferr-p., **graph., haem.,**
   hep., hyos., ign., jatr., kali-ar.,
   kali-bi., kali-c., kali-m.[1'], kali-n.[16],
   kali-p., kali-s., kali-sil.[1'], kreos.[4],
   lac-c., **lach.,** lact., lil-t., lith-c., lyc.,
   m-arct.[4], **mag-c.,** mag-m., mang.,
   merc., merc-c., nat-ar., nat-c.,
   nat-m., nat-p., nat-sil.[1'], **nit-ac.,**
   nux-v., petr., phel.[4], **phos.,** pitu.[14],
   plan., plat., plb., **PULS.,** ran-b.,
   ran-s.[4], rat.[4], **rhus-t.,** sabad.,
   sabin.[4], **samb.,** sep., sil., spong.,
   squil., stront-c., **sulph.,** tab.[1], thuj.,
   verat., zinc., zinc-p.[1']

   am.[11]
      quas.

children, in²
enfants, des
pavor nocturnus
   abel.¹⁴, agre.¹⁴, arg-m.¹⁴, **ARS.**,
   BOR.⁷, **calc.**⁶, ⁷, caste.¹⁴, **chlol.**², ⁷,
   chl.or., cina², ⁷, convo-s.¹⁴,
   KALI-BR.², ⁷, **kali-p.**¹', ², ⁷, stram.,
   TUB.⁷

waking, on
réveil, au
Erwachen, bei
   alum., arg-n., **ars.**, carb-v.,
   carbn-o.¹¹, chel., **cina**², con.,
   dros., graph., lac-ac., lyc.,
   nat-c.¹⁶, **nat-m.**, nit-ac., **phos.**,
   plat.¹⁶, **puls.**, rat., sep.¹⁶, sil.,
   SULPH., zinc.

midnight, before
minuit, avant
Mitternacht, vor
   am-c., ambr., ars., bar-c., bar-s.¹',
   bry., **carb-v.**, **carbn-s.**, caust., **cocc.**,
   ferr.², gels., **graph.**, **hep.**, kali-c.,
   laur., **lyc.**, **mag-c.**, mag-m., merc.,
   mur-ac., nat-c., **nat-m.**, nat-p.,
   nat-s.¹', nat-sil.¹', nux-v., phos.,
   puls., sabin., sil., stront-c., **sulph.**,
   tub.¹', verat.

23 h
   ruta

on waking¹⁶
au réveil
beim Erwachen
   caust.

on waking, am. on rising
au réveil, am. en se levant
beim Erwachen, am. beim Aufstehen
   sil.

midnight, after
minuit, après
Mitternacht, nach
   acon.¹¹, alum., ant-c., **ARS.**, calc.,
   cast., **cench.**, chin., chin-s.⁴, colch.,
   dulc., graph., hep., lyc., m-arct.⁴,
   mang.⁴, **NUX-V.**, quas.¹¹, rat.⁴,
   rhus-t., **SPONG.**², squil.

   on half waking¹⁶
   alors qu'il est à demi réveillé
   wenn er halb erwacht
      con.

   on waking
   au réveil
   beim Erwachen
      calc.¹⁶, ign., lyc., ph-ac.

0–2 h
   carb-an.

1–3 h
   hep.

2 h
   chin.⁵, graph.¹¹, nat-m.

2–4 h¹'
   coc-c.

3 h
   ARS., sil.

   after
   après
   nach
      ars., rhus-t., verat.

3–5 h¹⁶
   ant-c.

4 h
   alum.

5 h¹¹
   nat-m.

ailments/troubles/Beschwerden

abdomen, with distension on¹⁶
abdominale, avec distension
Bauches, mit Auftreibung des
   mag-m.

air, in open
air, en plein
Freien, im
  acon., anac., ant-c., arg-m., bar-c.,
  bell., cina, hep., ign., lach., plat.,
  spig., tab.

  am.
    alum., aml-ns.², arund., **bry.,**
    calc., calc-s., **CANN-I.,** carl.,
    crot-t.², graph.⁴, grat., **KALI-S.,**
    laur., **lyc., mag-m., puls., rhus-t.,**
    spong., **sulph.²,** til., valer., verat.,
    zinc.²

alone, when
seul, étant
allein, wenn
  alco.¹¹, **ARS.,** cadm-s., caust.⁶,
  cortico.⁹, ¹⁴, **dros.,** hep.⁴, **kali-br.⁶,**
  kali-c.⁶, **mez.,** nit-ac.⁶, **PHOS.,** rat.,
  rhus-t.², sep.⁶, tab., zinc.

alternating with contentment⁴
alternant avec contentement
abwechselnd mit Zufriedenheit
  zinc.

    exhilaration⁴
    sérénité
    Heiterkeit
      spig., spong.

    indifference
    indifférence
    Gleichgültigkeit
      nat-m.

    rage⁴
    rage
    Raserei
      bell.

anger, during
colère, pendant la
Zorn, während
  caps.¹⁶, sep., verat.¹⁶

anticipation, from⁴
anticipation, par
Erwartungsspannung, durch
  canth., levo.¹⁴, mosch.

ailments/troubles/Leiden

an engagement
avant un rendez-vous
vor einer Verabredung
  ARG-N., GELS.¹, ⁷, **MED.**¹, ⁷

apparition while awake, from
  horrible
vision horrible étant éveillé, par une
Erscheinung beim Erwachen, durch
  eine schreckliche
  camph.², zinc.

*anxiety–dreams/anxiété–rêves/
  Angst–Träume*

ascending steps, on
escaliers, en montant les
Treppensteigen, beim
  nit-ac., ox-ac.¹¹

bathing the feet, after
bain de pieds, après un
Fußbad, nach einem
  nat-c.

bed, in
lit, au
Bett, im
  alco.¹¹, am-c., **ambr.,** anac., ant-c.,
  ARS., bar-c., berb., **bry.,** calad.,
  calc., camph., carb-an., **carb-v.,**
  caust., cench., cham., chin-s., **cocc.,**
  cupr.-a.², **ferr., graph.,** hep., **ign.¹,**
  kali-c., kali-n., laur., **lyc.,** lyss.²,
  mag-c., mag-m., nat-ar., nat-c.,
  nat-m., nat-p., nat-sil.¹', nit-ac.,
  nux-v., phos., **puls., RHUS-T.,**
  sabin., sep., sil., stront-c., **sulph.,**
  ter., verat.

driving out of⁴
poussant hors du, le
treibt aus dem
  ARS.², ⁴, ¹⁶, bry., carb-v., caust.,
  cham., chin., chin-s., **graph.**⁴, ¹⁶,
  hep., lyss.², nat-m., nit-ac.⁴, ¹⁶,
  puls.², **rhus-t.**², ¹⁶

heat of, from[7]
chaleur du, par la
Bettwärme, durch
   ars-i.

passing off on sitting up in[2]
disparaît en s'asseyant dans son
vergeht beim Aufsitzen im
   spong.

sit up, must[4]
s'assoir, l'oblige à
aufsitzen, muß
   carb-v.

tossing about, with[2]
se tourner et retourner, avec
Herumwerfen, mit
   ars., camph., canth., **cupr-a.,**
   ferr.

turning in, when[4]
tournant dans son, en se
Umdrehen im, beim
   lyc.

beer, after[11]
bière, après avoir bu de la
Bier, nach
   ferr.

breakfast, after
petit déjeuner, après le
Frühstück, nach dem
   con., kali-c.

breathing deeply, on
respirant profondément, en
Tiefatmen, beim
   acon., **spig.**

   am.
      agar., rhus-t.

   must[16]
   doit respirer profondément
   muß tief atmen
      caps.

business, about
affaires, à cause de ses
Geschäftsangelegenheiten, wegen
   anac., bar-c.[3], bry.[3], calc.[3],
   NUX-V.[2,3], **psor.**[7], puls., rhus-t.[5],
   sulph.[3]

causeless[11]
sans raison
grundlose
   BRY., kali-ar.[1'], phos., sabad.[6], tab.,
   tarent.[1], thala.[14]

chagrin, after
chagrin, après
Verdruß, nach
   lyc.

chest, from stitching in[16]
poitrine, consécutive à des piqûres
   dans la
Brust, durch Stiche in der
   ruta

children, in
enfants, chez les
Kindern, bei
   bor., calc., calc-p., **cina**[2], **gels.,**
   kali-c.

   about his
   propres, à cause de ses
   eigenen Kinder, um die
      acet-ac., ph-ac.[5], rhus-t.[5]

   infants, in[2]
   petits enfants, chez les
   Kleinkindern, bei
      acon., cham.

   rocking, during [2,4]
   berçant, en
   Gewiegtwerden, beim
      BOR.

   when lifted from the cradle
   en prenant l'enfant dans son
      berçeau
   beim Herausnehmen aus der
      Wiege
      calc.[1], **calc-p.**

chill, before
frissons, avant les
Fieberfrost, vor
　　ars., ars-h., **CHIN.**

　　during
　　pendant les
　　während
　　　　ACON., anh.[9], arn., **ARS.,** ars-h.,
　　　　CALC., CALC-AR.[1], calen.[2],
　　　　CAMPH., caps., carb-v., chin.,
　　　　chin-ar., cimx., **cocc.,** cycl., gels.,
　　　　hura, ign., lam., laur., **mez.**[2],
　　　　nat-m., nux-v., phos., plat.,
　　　　PULS., rhus-t., sec., sep., **verat.**

　　after
　　après les
　　nach
　　　　ars.[4], **chel.,** kali-c.

church bells, from hearing
sonner des chloches, en entendant
Glockengeläut, bei
　　lyss.

　　weeping–bells/pleurer–cloches/
　　Weinen–Glocken

climacteric period, during[6]
ménopause, pendant la
Klimakterium, während des
　　acon.[6, 8], **aml-ns.**[6, 8], ars., cimic.,
　　glon., puls., sep.[6, 8], **tril.**[7]

closing eyes, on
fermant les yeux, en
Augenschließen, beim
　　calc., carb-an.[6], **CARB-V., mag-m.,**
　　psor.[2]

clothes and open windows, must
　　loose[7]
vêtements et ouvrir la fenêtre, doit
　　défaire ses
Kleidung und Fenster öffnen, muß
　　nux-v., puls., sulph.[16]

　　as if clothing too tight, walking
　　　　out of doors[2]
　　comme si les vêtements sem-
　　　　blaient trop serrés en marchant
　　　　à l'air
　　wie wenn die Kleidung beim
　　　　Verlassen des Hauses zu eng
　　　　arg-m.

coffee, after
café, après
Kaffee, nach
　　bart.[11], cham., ign., nux-v., stram.

　　am.[11]
　　morph.

coition, during[2]
coït, pendant le
Koitus, beim
　　kreos.

　　after
　　après le
　　nach
　　　　sep.

　　thought of (in a woman)
　　à l'idée d'avoir un (chez une
　　　　femme)
　　beim Gedanken an den (bei einer
　　　　Frau)
　　　　kreos.

cold becoming, from
froid, en prenant
Abkühlung, durch
　　carb-ac.[11], manc., nux-v.[11]

cold drinks am.
boissons froides am.
kalte Getränke am.
　　acon., **agar-em.,** sulph.

coldness of feet at night, during[11]
froid aux pieds la nuit, en ayant
kalten Füßen nachts, bei
　　thuj.

company, when in
société, en
Gesellschaft, in
acon., ambr., bell., cadm-s., lyc.,
petr., plat., stram.

agg.[14]
aq-mar.

congestion to chest, from[16]
congestion dans la poitrine, par
Blutandrang zur Brust, durch
kali-n., sep.

to heart[16]
dans le cœur
zum Herzen
nit-ac.

conscience, as if guilty of a crime
conscience, comme s'il était coupable
d'avoir commis un crime, de
Gewissensangst, als ob eines Verbrechens schuldig
achy.[14], ALUM., alum-p.[1'],
alum-sil.[1'], am-c., anac.[3], arn.[7],
ARS., ars-s-f.[1'], atro.[11], AUR.[1, 7],
aur-ar.[1'], aur-s.[1'], bry.[5], cact.,
calc.[5, 16], canth., carb-an.[2], carb-v.,
carbn-s., caust., cham.[4, 5], CHEL.,
chin.[5], cina, cocc., coff.[1, 5], con.,
cupr., cycl., DIG., ferr., ferr-ar.,
ferr-p., graph., hip-ac.[9], hyos., ign.,
kali-bi.[2], lach.[3, 4, 6], m-arct.[4],
mag-c.[10], mag-s., med., merc.,
nat-m., nit-ac., nux-v., ph-ac.[3, 5, 6],
phos., plat.[2], PSOR., puls.[1, 5],
rheum, rhus-t., ruta, sabad., sil.,
spig.[5], spira.[11], staph.[5, 8], stram.[2, 6],
stront-c., SULPH.[1, 5], thuj., verat.,
zinc., zinc-o.[4]

anxiety–salvation/anxiété–salut de
  son âme/Angst–Seligkeit
delusions–crime/imaginations–
  crime/Wahnideen–Verbrechen
delusions–neglected/imaginations–
  négligé/Wahnideen–vernachlässigt
delusions–wrong/imaginations–
  mal agi/Wahnideen–Unrecht

escape–crime/fuir–crime/
  entfliehen–Verbrechen
remorse/remords/Reue
restlessness–conscience/agitation–
  conscience/Ruhelosigkeit–
  Gewissensunruhe

afternoon[7]
après-midi
nachmittags
am-c.

dreams, a. of c. in[4]
rêves, a. de c. dans ses
Träumen, G. in
  lach., led.

no rest night or day, prevents
  lying down[2]
sans arrêt jour ou nuit, l'empêche
  de s'étendre
ruhelos tagsüber oder nachts,
  verhindert das Hinlegen
phos.

constriction of chest, from[16]
constriction thoracique, par
Zusammenschnüren der Brust, durch
stann.

in stomach[16]
de l'estomac
des Magens
guaj.

continence prolonged, from
continence prolongée, par
Enthaltsamkeit, durch lange
con.

contraction in heart region, from[16]
contraction dans la région cadiaque,
  par
Zusammenziehung in der Herzgegend, durch
nit-ac.

conversation, from
conversation, par la
Unterhaltung, durch
alum., ambr., plat., stram.

convulsions, before[7]
convulsions, avant les
Konvulsionen, vor
   cic.

cough, before
toux, avant la
Husten, vor
   ars., **cupr.**, iod., lact.[1] (non: lach.)

whooping cough, before
coqueluche, avant un accès de
Keuchhustenanfall, vor
   cupr.

  during[2]
  pendant
  beim
     mosch., stram.

    after[2]
    après
    nach
       cina

coughing, from
toux, par la
Husten, durch
   arund., merc-c., nit-ac., stram.

cramp, as from[16]
crampe, comme par une
Krampf, wie durch einen
   lyc.

cramping rectum, during[16]
crampe du rectum, par
Rektumkrampf, bei
   calc.

  stomach[16]
  de l'estomac
  Magenkrampf
    kali-c.

crowd, in a
foule, dans une
Menschenmenge, in einer
   acon., **ambr.**, bell., lyc., **petr.**, plat., stram.

fear–crowd/peur–foule/Furcht–Menschenmenge

cruelties, after hearing of
atrocités, après avoir entendu des
Grausamkeiten, nach dem Hören von
   calc.

excitement–hearing/excitation–entendu/Erregung–Hören

daily
tous les jours
tägliche
   nat-c.[11], verb.[2]

dancing, when[11]
dansant, en
Tanzen, beim
   bor.

dark, in
obscurité, dans l'
Dunklen, im
   aeth., calc.[6], carb-an.[6], carb-v.[1, 6], hypoth.[14], nat-m., phos., **puls.**, rhus-t., **STRAM.**[1, 7], zinc.[6]

darkness agg./obscurité agg./Dunkelheit agg.
fear–dark/peur–obscurité/Furcht–Dunkelheit

dentition, during[14]
dentition, pendant la
Zahnen, beim
   kali-br.

dinner, during
déjeuner, pendant le
Mittagessen, beim
   mag-m.

  after
  après le
  nach dem
    ambr., canth., gins., hyos., mag-c.[11], mag-m.[16], nat-m., **phos.**, sil., verat.

    am.
    sulph.

disguises, which he vainly[11]
cache en vain, qu'il
verbirgt sie vergeblich
  alco.

do something, compelled to[1, 2]
faire qch., le poussant à
tun, zwingt ihn, irgend etwas zu
  bry.

domestic affairs during pregnancy, about[2]
ménage pendant la grossesse, à propos de son
Haushalt während der Schwangerschaft, vor dem
  bar-c., **stann.**

  a.–household matters/a.–questions de domesticité/A.–Haushaltsangelegenheiten

dreams, on waking from frightful
rêves effroyants, au réveil à propos de
Träume, beim Erwachen durch schreckliche
  ars., calc.[16], chin., graph., hep.[16], lyc.[16], mur-ac.[16], **nat-m.**, nicc., petr.[16], ph-ac.[16], puls., sil.[16], **SPONG.**[2], zinc.[16]

  anxiety–apparition/anxiété–vision/ Angst–Erscheinung

drinking, when, after[11]
buvant, en, après avoir bu
Trinken, beim, nach
  puls.

  cold water am.
  l'eau froide am.
  kaltes Wasser am.
    acon.[2, 11], sulph.[11]

driving from place to place[6]
poussé à changer continuellement de place
treibt von einer Stelle zur anderen
  ars.[1, 6], aur., bry.[1'], **iod.**, merc., sul-i.[1']

duty, as if he had not done his[11]
devoir, comme s'il n'avait pas fait son
Pflicht getan hätte, als ob er nicht seine
  ars.

eating, before
manger, avant
Essen, vor dem
  mez., ran-b.

  while
  en mangeant
  beim
    carb-v., mag-c., mez., sabad., **sep.**

  of warm food
  des aliments chauds
  von warmen Speisen
    mag-c.

  after
  après avoir mangé
  nach dem
    aloe, **ambr.**, **arg-n.**, asaf., bell., canth., carb-an., **carb-v.**, **caust.**, cham., chin., **coc-c.**, con., ferr.[2], ferr-m., ferr-p., hyos., kali-c., kali-p., kali-sil.[1'], lach., mag-m., merc., **nat-c.**, **nat-m.**, nat-p., nat-sil.[1'], **nit-ac.**, **NUX-V.**, phel., ph-ac., **phos.**, psor., ran-b., sep., sil., thuj., verat., viol-t.

  am.
    aur., **iod.**, mez., sulph.

  emissions see pollutions

epilepsy, during intervals of
épilepsie, dans l'intervalle de crises d'
epileptischen Anfällen, zwischen
  cupr.[2], lyc.[4]

  threatened with a fit[2]
  à l'approche d'une attaque épileptique
  vor drohendem Anfall
    alum.

epistaxis am.[4]
épistaxis am.
Nasenbluten am.
   kali-chl.

eructations am.
renvois am.
Aufstoßen am.
   kali-c., mag-m., mez.[16]

   ending with[16]
   se terminant par des
   endet mit
      verat.

everything, about[2]
n'importe quoi, à propos de
allem, vor
   sarr.

excitement, from
excitation, par
Erregung, durch
   asaf., aur-m.[2], **cocc.**[2], kali-i.[11], **phos.**, **plat.**[2]

exercise am.
exercices physiques am.
Körperübungen am.
   chel.[7], tarent.

   from[14]
   par
   durch
      sarcol-ac.

   manual labor/travail manuel/
   Handarbeit

exertion of eyes, from
exercice de la vue, par
Augenanstrengung, durch
   sep.

expected of him, when anything is
exige qch. de lui, quand on
verlangt wird, wenn etwas von ihm
   ars.

faintness, with[4]
évanouissement, avec
Ohnmacht, mit
   arg-n[2], ars., cic., **crot-h.**[7], **dig.**[2], ign., nux-v., **plb.**[7], **SPONG.**[2]

   after[1']/après/nach: ars-s-f.[1']

family, about his[2]
famille, à propos de sa
Familie, um seine
   acet-ac., calc-sil.[1'], hep.[16], petr.

fasting, when[16]
jeûnant, en
Fasten, beim
   iod.

fear, with
peur, avec
Furcht, mit
   ACON., alum., alum-p.[1'], am-c., **am-m.**, amor-r.[14], **ANAC.**, ant-c., ant-t., **ARS.**, ars-s-f.[1'], **aur.**, aur-ar.[1'], aur-s.[1'], **bar-c.**, bar-s.[1'], bell., berb., bry., calad., **calc.**, calc-ar[1], calc-s., **canth.**, **carb-v.**[4], carbn-s., **CAUST.**, chel., **chin.**, chin-ar., **chin-s.**, cic., cina, clem., **cocc., coff.**, con.[4], **cupr., dig.**, dros., dulc., ferr., ferr-ar., ferr-p., **graph.**, hell., **hep.**, hyos., **IGN., kali-ar., kali-c.**, kali-i., **kali-n., kali-p.**, kali-s., kali-sil.[1'], **kreos.**, lach., **lyc.**, m-arct.[4], **mag-c.**, manc., mang., meny., **merc.**, mez., mosch.[4], murx.[4], nat-ar., nat-c., **nat-m.**, nat-p., nicc., **nit-ac.**, nux-m., nux-v., onos., phel., **phos., plat., PSOR., puls.**, rat., **rhus-t.**, ruta, sabin., samb., sang.[2], **SEC., sep.**, sil.[4], **spig.**, spong., staph., **stront-c.**, sulph., tab., thuj., til., valer.[4], **verat.**, vesp.[2], zinc.[4]

fever, during
fièvre, pendant la
Fieber, im
   ACON., alum., am-c., **AMBR.**, anac., arg-m.[16], arn., **ARS.**, ars-s-f.[1'], asaf., **BAR-C., BAR-S.**[1'], bell., berb., bov., **bry., calc., calc-ar.**[1], calc-s., canth., carb-an., carb-v.[4, 16], casc., cham., chin., chin-ar., **chin-s.**, coff.,

cocc.⁴, con.¹⁶, crot-h., cycl., dros.,
ferr., ferr-ar., ferr-p., fl-ac., graph.,
grat., guare., hep., hyper., ign.,
IP., kali-c., lach., laur., **m-arct.⁴,**
mag-c., mag-m., merc., **mur-ac.,**
nat-ar., nat-c., nat-m., nat-p.,
nat-s.¹', nicc., nit-ac.⁴, ¹⁶, nux-v.,
ol-an.⁴, op., par., **petr.,** ph-ac.,
phos., plan., plat., plb., **puls.,**
rheum., rhod.⁴, **rhus-t., ruta,**
sabad.⁴, sabin., **sec., SEP.,** spig.,
spong., squil.⁴, stann., stram.,
sulph., **tub.,** valer., verat., **viol-t.,**
zinc., zinc-p.¹'

as from¹⁶
comme par
wie durch
   carb-v.

prodrome of, during
stade prodromal de la, au
Prodromalstadium des Fiebers, im
   ars., chin.

intermittent, during²
intermittente, au cours d'une
intermittierenden, im
   ant-c., ant-t., cocc., lyc.

puerperal, during²
puerpérale, au cours d'une
Kindbettfieber, im
   plat.

fits, before⁷
attaque, avant une
Anfällen, vor
   cic.

with fits
avec une attaque
bei Anfällen
   alum., ars.², bell., calc.², caust.,
   cocc., cupr., ferr., **hyos.,** ign.

flatus, from
flatuosités, par
Blähungen, durch
   coff., **lyc.¹⁶, nux-v.**

with obstructed flatus¹⁶
avec rétention de gaz
mit eingeklemmten Blähungen
   sulph.

emission of, am.
émission des, am.
Abgang am.
   calc., calc-a.¹¹

flushes of heat, during
bouffées de chaleur, pendant
Hitzewallungen, bei
   ambr., arn., calc., dros., graph.,
   ign., nat-c.¹⁶, op., phos., plat., puls.,
   sep., spong.

foot bath see bathing

friends at home, about
amis chez eux, au sujet d'
Freunde zu Hause, um
   bar-c., **phos.,** phys., **sulph.**

*fear–friend/peur–amis/Furcht–
   Freund*

fright, after
frayeur, après
Schreck, nach einem
   acon., **cupr.²,** gels., **ign.²**, **kali-br.⁶,**
   lyc., merc., nat-m., op., rob., **sil.,**
   verat.²

remains, if the fear of the fright²
persiste, si la peur de la frayeur
zurückbleibt, wenn die Furcht vor
   dem Schreck
   op.

future, about
avenir, au sujet de l'
Zukunft, um die
   acon., aeth.⁴, agar., allox.⁹, ¹⁴,
   alum., alum-p.¹', **anac.,** ant-c.,
   ant-t., arg-n.¹', arist-cl.¹⁴, arn., ars.²,
   aur.⁴, **bar-c., bar-m.,** bar-s.¹', **BRY.,**
   buth-a.⁹, ¹⁴, calad., **CALC.,**
   calc-a.⁶, ¹¹, **calc-ar.,** calc-f.¹⁴,
   calc-s., carbn-s., **caust.,** cham.,
   chel., **chin., CHIN-S., CIC.,** cocc.,
   con.¹, ⁵, cupr.³, cycl., **dig.,** dirc.,

dros., dulc., euph., euphr.³, ferr-c.,
ferr-p., fl-ac., **gels.**, gins., **graph.**,
grat., hep.⁵, hipp., **iod.**, kali-c.,
kali-p., kalm., **lach.**, lil-t., m-arct.⁴,
mang., merc.⁴, **mur-ac.**, nat-a.¹¹,
nat-ar., **nat-c.**, **nat-m.**, nat-p.,
nat-s.¹', **nit-ac.**⁴, **nux-v.**, petr.,
ph-ac., **PHOS.**, psor., **puls.**, ran-b.,
rhus-t., sabin., scroph-n.¹⁰,¹¹, **sep.**⁴,⁵,
sil.⁵, sol-t-ae.¹¹, **spig.**¹,⁵, **SPONG.**¹,⁷,
stann.¹,⁷, **staph.**, stram., sul-ac.⁴,
sulph.¹,⁵, tarent., thuj., verat.,
vichy¹¹, viol-t.¹¹, wies.¹¹, xan.

avarice–anxiety/avarice–anxiété/
  Geiz–Angst
grief–future/chagrin–avenir/
  Kummer–Zukunft
lamenting–future/ se lamente–
  avenir/Jammern–Zukunft
weeping–future/pleurer–avenir/
  Weinen–Zukunft

19 h¹⁴
  buth-a.

head, with congestion to²
tête, avec congestion à la
Kopf, mit Blutandrang zum
  acon.⁴, carb-v.⁴, **cupr.**, cycl., **ign.**,
  puls.²,⁴

heat of, with⁴
chaleur de la, avec
Kopfhitze, mit
  carb-v., **cupr.**², laur., **mag-c.**,
  phos., sulph.

and cold feet²
et pieds froids
und kalten Füßen
  sulph.

perspiration on forehead, with⁴
sueurs frontales, avec
Stirnschweiß, mit
  ars., carb-v., **nux-v.**²,⁴, **phos.**²,⁴,
  sep.

cold
froides
kaltem
  nux-v.², sep.⁴,⁵

headache, with
maux de tête, avec
Kopfschmerzen, bei
  acon., aeth.⁴, **ars.**, bell., bov., calc.⁴,
  carb-v.⁴, caust., fl-ac., glon.,
  kali-n.¹⁶, lyss.², nit-ac.¹⁶, plat.¹⁶,
  ruta⁴, sep.², tub.

health, about
santé, au sujet de sa
Gesundheit, um seine
  acet-ac., acon., agar.², alum.,
  alum-p.¹', alum-sil.¹', am-c.²,¹¹,
  arg-m., arg-n., arn., ars., ars-h.²,
  brom.⁶, bry., **calad.**¹,⁷, **calc.**,
  calc-ar.¹, calc-s., calc-sil.¹',
  chin-ar.², cocc., cop.¹¹, glon.⁶, grat.,
  ign., kali-ar.¹, kali-c., kali-p.,
  kali-sil.¹', lac-c., lach., mag-m.,
  nat-c., nat-p., **NIT-AC.**, nux-m.,
  nux-v., **ph-ac.**¹,⁷, **phos.**, podo.⁶,
  psor., **puls.**¹,⁵, sel.⁶, **sep.**, sil.,
  staph., sulph.

anxiety–hypochondrical/anxiété–
  hypocondriaque/Angst–hypo-
  chondrische
despair–health/désespoir–santé/
  Verzweiflung–Gesundheit
despair–hypochondriasis/
  désespoir–hypocondrie/
  Verzweiflung–Hypocondrie
despair–recovery/désespoir–
  guérir/Verzweiflung–Genesung
fear–disease/peur–maladie/Furcht–
  Krankheit
thoughts–disease/pensées–
  maladie/Gedanken–Krankheit

climacteric period, during
ménopause, pendant la
Klimakterium, im
  kali-br.², sil.

relatives, of⁵
des siens, au sujet de la s.
Seinen, um die G. der
  cocc.²,¹¹, **HEP.**, merc.

himself, about[2]
soi-même, au sujet de
sich selbst, um
   sil.

home, about[11]
maison, à propos de la
Zuhause, um das
   nat-p.

hot air, as if in
chaude, comme dans une atmosphère trop
heißer Luft, wie in
   PULS.

house, in
maison, à la
Hause, im
   alum., ars., aster., **bry.,** carl., chel., kali-c., **LYC., mag-m.,** plat., **PULS., RHUS-T.,** spong., til., valer.

    am.
      ign.

   on entering
   en entrant chez lui
   beim Betreten des Hauses
     alum., rhod.

household matters, about (in morning)[11]
questions de domesticité, sur des (le matin)
Haushaltsangelegenheiten, um (morgens)
   puls.

   a.–domestic affaires/ a.–ménage/ A.–Haushalt

hungry, when
faim, par la
Hunger, bei
   iod., kali-c.

hypochondriacal
hypocondriaque
hypochondrische
   acon.[4], alum.[4], am-c., anac., arg-n.[2], arn., ars., asaf., asar.[3], **bell.**[4], bry[4],

calad., **calc.**[4, 16], canth., caust.[4], cham., **con.**[4], cupr.[4], dros., ferr-p., graph.[4], **grat.,** hyos.[4], ign.[4], **iod.**[4], **kali-c.**[4], kali-chl., kali-p., lach.[4], lyc.[4], m-arct.[4], mosch., nat-c[3, 4], **NAT-M., nit-ac., nux-v.**[4], ox-ac.[6], ph-ac., **PHOS.,** plat.[4], psor.[7], **puls.**[4], **raph**[4], **rhus-t.**[4], **sep.**[4], staph.[4], squil.[4], sulph.[4], valer.

delusions–sick/imaginations–malade/Wahnideen–krank

manie to read medical books[5]
manie de lire des livres de médicine
Manie, medizinische Bücher zu lesen
   CALC., nux-v., puls., staph., sulph.

hurry, with[2]
hâte, avec
Eile, mit
   NAT-M.

hysterical[1]
hystérique
hysterische
   asaf., con.[11], **THER.**[2]

ice-cold drinks agg.[14]
glacées agg., des boissons
Eis-Getränke agg.
   aq-mar.

inactivity, with[4]
inaction, avec
Untätigkeit, mit
   bov., coff., laur., merc.

ineffectual desire see stool

joyful things, by most[2]
joyeux, par des événements les plus
allererfreulichste Angelegenheiten, durch
   plat.

laughing and crying, ending in profuse perspiration, from a.²
rires et pleurs, se terminant par des transpirations profuses, à la suite d'a.
Lachen und Schreien endend in Schweißausbruch, infolge von A.
    cupr.

looking steadily
regardant fixement, en
Sehen auf einen Punkt, beim
    sep.

lying, while
couché, étant
Liegen, im
    ars., calc-s., carb-v., **cench.**, hep.², nux-v., puls., **sil.**, spong., stann.

    am.
        mang.

must lie down see anguish–lie down

  side, on
  côté, sur le
  Seite, auf der
    bar-c., kali-c., phos.¹, puls.

    right, from flatulence
    droit, par flatuosités
    rechten, durch Blähungen
      kali-c.

    left
    gauche
    linken
      bar-c., **PHOS.,** puls.

manual labor, during
travail manuel, pendant
Handarbeit, bei
    aloe, anac., **graph.,** iod.

  from
  par
  durch
    iod.

masturbation, from⁶
masturbation, par
Masturbation, durch
    cann-i.

menses, before
menstruation, avant la
Menses, vor den
    acon., am-c., calc.⁷, carb-an., carb-v., carbn-s., **cocc.,** con., **graph., ign.,** kali-bi., m-arct., mag-m.⁶, mang., merc., **nat-m., nit-ac., nux-v.,** puls.², **stann., sulph.,** zinc.

  during
  pendant la
  während der
    acon., **bell.,** calc., calc-sil.¹′ canth., caul.⁶, cimic., cina, cocc.², coff., con., hyos.⁶, ign., inul., **kali-c.²,** kali-i., kali-sil.¹′, kreos.⁶, mag-m.⁶, merc., nat-c.¹¹, **nat-m.,** nit-ac., nux-v., phos., **plat.,** sec., **SIL.,** stann., sulph., verat.⁶, zinc., zinc-p¹′

  am.
    stann., zinc.

  anger and a.⁵
  colère et a.
  Zorn und A.
    acon., bell., **ign.,** lach., nux-v., op., ph-ac., staph., verat.

  after
  après la
  nach den
    agar., pall.⁷,², phos., sec.

    which prevents sleep
    empêchant le sommeil
    verhindert den Schlaf
      agar.

mental exertion, from
travail intellectuel, par
geistige Anstrengung, durch
    acon., ars., aur-m.², benz-ac.², calc., camph., cham., cupr., **cupr-a.²,** iod., mang.¹′, nat-c., **nit-ac.,** nux-v., phos., plan., puls., rhus-t. sec., verat.

exertion–mental/travail intellectuel/Anstrengung–geistige

moaning, with[16]
gémissements, avec
Stöhnen, mit
    sep.

money matters, about
pécuniaires, à propos d'affaires
Geldangelegenheiten, um
    calc-f.[2, 11], calc-sil.[1']

fear–poverty/peur–pauvreté/ Furcht–Armut

motion, from
mouvement, par
Bewegung, durch
    acon., aloe, berb., bor., cocc.[2], **DIG.**[2], **hyos.**[2], kali-i.[1'], **lach.**[2], mag-c., nat-c., nicc., rheum, stann., stram.[2]

  am.
    acon., act-sp., **ars.**, naja, ph-ac., **puls.**, seneg., sil., tarax.

aeroplane of[7]
avion, en
Flugzeug, im
    BOR.

cable-railway, of[7]
téléphérique, en
Seilbahn, in der
    BOR.

downward
descendant
Abwärtsbewegung
    BOR., coff-t.[2], gels., sanic.[6]

lift, of[7]
ascenseur, en
Fahrstuhl, im
    BOR.

music, from
musique, par la
Musik, durch
    bufo[1'], dig., **nat-c.**

night watching, from
veilles nocturnes, par
Nachtwachen, durch
    caust., **cocc.**, cupr., **NIT-AC.**

noise, from
bruit, par le
Geräusche, durch
    agar., alum., **aur.**, bar-c., caps., caust., chel., nat-c., petr., puls., **SIL.**

  in ear[16]
  d'oreilles
  Ohrgeräusche
    sil.

  of rushing water
  d'eau courante
  von fließendem Wasser
    LYSS., STRAM.

nursing, after
allaitement, après
Stillen, nach dem
    cham.[2], cocc.[1]

oppression, with[16]
oppression, avec
Beklemmung, mit
    sulph.

others, for
autres, pour les
andere, um
    ars., bar-c., caust.[4], cocc., hep.[4, 16], naja[11], **nux-v.**[5], perh.[14], ph-ac.[5], phos., staph.[5], **sulph.**

cares–others/soucis–autres/ Sorgen–andere

pains, from the
douleurs, par des
Schmerzen, durch
    acon., **ars.**, carb-v., caust., coloc.[1', 6], nat-c.

abdomen[16]
ventre
Abdomen
   cupr., mez., spig.

anus[16]
   phos.

eyes[16]
yeux
Augen
   spig.

stomach[16]
estomac
Magen
   graph., sulph.

paralyzed, as if[2]
paralysé, comme
gelähmt, als ob
   am-m.[2], cob-n.[9, 10]

paroxysms, in
paroxysmes, en
anfallsweise
   aloe[2], ars.[4, 16], calc-i.[1'], **carb-v.**[2], **cham.**[4, 16], cupr.[16], **cupr-a.**[2], nat-c.[4, 16], nit-ac., phos.[4], sep.[4, 16], spong.[4, 16], **sulph.**[4, 16]

parturition, during[2]
accouchement, pendant l'
Entbindung, während der
   cupr.

periodical
périodique
periodische
   arn., **ars.,** calc-i[1'], **cham.,** cocc., nat-c., nat-m., **phos.,** plat., sep., spong., **sulph.**

perspiration agg.[14]
transpiration agg.
Schweiß agg.
   aq-mar.

   am.[11]
      agar., calc.[16]

with cold[2]
avec froide t.
mit kaltem
   acon., am-c.[4], ars.[11], **crot-h.,** euph-c.[6], **ferr.,** ferr-m.[4], **nux-v.,** plb.[2, 4], sep.[4], **tab.,** verat.

playing piano, while
piano, en jouant du
Klavierspiel, beim
   nat-c.

music/musique/Musik

pollutions, after
pollutions, après
Pollutionen, nach
   carb-an., petr., **phos.**[2]

pregnancy, in[2]
grossesse, pendant la
Schwangerschaft, in der
   acon., **ant-t.,** bar-c., ign., psor., stann.

present, about
présence, au sujet de la
Gegenwart, um die
   calc-a.[11], **con.**[5]

pressure on the chest, from
pression sur le thorax, par
Druck auf der Brust, durch
   acon.[2], aur.[16], **CARB-V.**[2], coca[2], dig.[2], ph-ac.[2], **plat.**[2], **psor.**[2], sabad.[2], **SULPH.,** tab.[2]

in the chest[16]
dans le thorax
in der Brust
   bell.

in epigastrium[16]
dans l'épigastre
im Epigastrium
   guaj.

pulsation in the abdomen, with[16]
pulsations dans l'abdomen, avec
Pulsationen im Abdomen, mit
   lyc.

pursued, as if
poursuivi, comme s'il était
verfolgt, wie
   hyos.[6], kali-br.[6]

   *delusions–persecuted–pursued/
   imaginations–persécuté–pour-
   suivi/Wahnideen–verfolgt–nachgestellt*

   when walking
   en marchant
   beim Gehen
   anac.

railroad, when about to journey by,
am. while in train
voyage en train, avant d'entreprendre un, am. dans le train
Bahnfahrt, vor einer, am. im Zug
   arg-n.[1'], ars.

   *ailments–anticipation/troubles–
   anticipation/ Leiden–Erwartungsspannung*

reading, while
lisant, en
Lesen, beim
   mag-m., sep.

   preventing[11]
   empêche de lire
   hindert am
      quas.

rest, during
repos, pendant le
Ruhe, in der
   act-sp.[2], hist.[9], iod.[1'], seneg.[11]

riding, while
voiture ou à cheval, en allant en
Fahren oder Reiten, beim
   arg-n.[2], aur., bor., lach., psor., sep.

   down hill
   à la descente
   abwärts
      BOR., psor.

rising, after
levé, après s'être
Aufstehen, nach dem
   arg-n., carb-an., chel., mag-c.,
   rhus-t.

   from lying[16]
   en se levant de la position couchée
   beim Aufstehen vom Liegen
      verat.

   from a seat, on
   d'un siège, en se levant
   von einem Sitz, beim
      berb., verat.

      am.
         carb-an.[16], mill.

rocking, during[1, 2]
berçant, en se
Schaukeln, beim
   BOR.

room, on entering a[16]
chambre, en entrant dans une
Zimmer, beim Eintreten in ein
   alum.

salvation, about
salut de son âme, à propos du
Seligkeit, um die ewige
   aq-mar.[14], **ARS.,** ars-s-f.[1'], **aur.,**
   aur-ar.[1'], aur-s.[1'], **calc., calc-ar.**[1'],
   calc-s., **camph.,** carbn-s., chel.,
   cann-i., **graph.,** hura, ign., kali-p.,
   LACH., LIL-T., lyc., **med., mez.,**
   nat-m., **nux-v.**[5], ph-ac.[5], plat., plb.[1'],
   podo.[1'], **psor., puls., STAPH.**[5],
   stram., SULPH.[1, 5], **thuj., VERAT.**

   *anxiety–conscience/anxiété–con-
   science/Gewissensangst
   delusions–doomed/imaginations–
   condamné/Wahnideen–
   verdammt
   delusions–lost/imaginations–
   perdue/Wahnideen–verloren
   despair–religious/désespoir–
   religieux/Verzweiflung–
   religieuse*

doubtful–soul's welfare/doutes–
salut de son âme/zweifelt–
Seelenheil
religious affections/religieuses,
affections/religiöse Gemütsbewegungen

morning
matin
morgens
   psor.

night[1']
nuit
nachts
   calc-ar.

faith, about loss of his[5]
foi religieuse, de la perte de sa
Glaubens, um den Verlust des
   coloc., merc., nux-v., staph.,
   sulph.

hell, of[2]
enfer, au sujet d'
Hölle, vor der
   plat.

scruples, excessifs religious[5]
scrupules religieux excessifs, à
   propos de
Bedenken, übermäßige religiöse
   ars., ign., lyc., nux-v., puls.,
   staph., **SULPH.**

scrupulous as to their religious
   practices, too[5]
scrupules dans ses pratiques religieuses, à propos d'excès de
ängstlich gewissenhaft in ihren
   religiösen Ausübungen, zu
   ign., **lyc.**, ph-ac., **STAPH.**, sulph.

sedentary employment, from
sédentaire, par occupation
sitzende Beschäftigung, durch
   ars., graph.

sewing
cousant, en
Nähen, beim
   sep.

shaving, while
rasant, en se
Rasieren, beim
   calad.

shuddering, with
frissonnement, avec
Schaudern, Frösteln, mit
   bell., calc., carb-an.[16], carb-v.,
   nat-c., plat., puls., tab., verat.

sitting, while
assis, étant
Sitzen, im
   ant-t.[4], benz-ac., carb-an., **caust.**,
   dig., digin.[11], **graph.**, nit-ac., ph-ac.,
   phos., puls., sil., staph.[16], tarax.

am.
   iod.

bent
penché en avant
gebeugten
   rhus-t.

must sit[2]
doit asseoir
muß gebeugt sitzen
   chin-ar.

sleep, before
sommeil, avant le
Schlaf, vor dem
   alum., ambr., berb., carb-v.[1'],
   mag-c., nat-c., sil.

evening
soir
abends
   berb.

on going to
s'endormant, en
Einschlafen, vor dem
   acon., **calc.,** carb-v.[1'], **caust.,**
   cench., hep., **lach., lyc.,** merc.,
   nat-m., **puls.,** quas.[11], rhus-t.

ANXIETY, sleep / ANXIÉTÉ / ANGST

during
pendant le
im
acon., agar., ang., arn., **ARS.**, aster.², **bell.**, camph., cast., cham., **cocc.**, con., cycl., dig., dor.¹¹, dulc., ferr., **graph.**, hep., ip.¹⁶, **kali-c., kali-i.²**, **lyc.**, merc., **merc-c.²**, **nat-c.⁴**, **nat-m.**, **nit-ac.**, nux-v., op., petr., **phos.**, phys., puls., rhus-t., samb., sil.¹¹, **spong.**, stann.¹⁶, stram., verat., zinc.²

loss of
manque de, par
Schlafmangel, durch
cocc., nit-ac.

menses, after
menstruation, après la
menses, nach den
agar., aster., **COCC., kali-i., merc-c.**, zinc.

on starting from
s'il sursaute en se réveillant
beim Auffahren aus dem
am-m², clem., samb.

partial slumbering in the morning, during
demi-sommeil du matin, dans le
Halbschlaf morgens, im
junc-e.

soup, after
soupe, après la
Suppe, nach
mag-c., ol-an.

speaking, when
parlant, en
Sprechen, beim
alum., **ambr.**, nat-c., plat., stram.

agg.¹⁴
aq-mar.

company, in
société, en
Gesellschaft, in
plat.

standing, while
debout, étant
Stehen, beim
aloe, anac., berb., cina, ph-ac., sil., **verat.**

am.
calc., phos., tarax.

stitching in spine, from¹⁶
douleurs piquantes dans la colonne vertébrale, par
Stiche in der Wirbelsäule, durch
ruta

stool, before
selle, avant la
Stuhlgang, vor
acon., ambr., ant-c., **ars.**, bar-c., berb., **bor.**, cadm-s., calc., calen.², canth., caps., caust., cham., crot-t., kali-ar., kali-c., mag-m., **merc.**, mez., rhus-t., sabin., verat.

during
pendant la
während
acon., ars., ars-s-f.¹′, calen.², camph., canth., caust., cham., jal.², mag-c., merc., plat., raph., sec., sep., stram, sulph., tab., **verat.**

after
après la
nach
acon., bor.¹,⁷, **calc.**, carb-v., **caust.**, coloc., crot-t., jatr., **kali-c.⁶,¹¹**, kali-i., laur., merc., nat-c.⁷, **NAT-S.⁷**, **nit-ac.**, nux-v., rhus-t.

bleedy¹⁶
sanglante
blutigem
kali-c.

as for stool¹⁶
comme un besoin de selle
als wenn Stuhlgang kommen sollte
cham., sep.

ineffectual desire for, from
besoin inefficase d'aller à la, par
vergeblichen Drang zum, durch
AMBR., CAUST.²

straining at, while
effort d'aller à la, pendant l'
Anstrengung zum, während
caust.

stooping, when
baissant, en se
Bücken, beim
  bell., rheum

  am.
  bar-m.

storm see thunderstorm

stormy weather, during²
temps orageux, pendant
Sturmwetter, bei
  lyc.

strangers, in the presence of
étrangers, en présence d'
Fremder, in Gegenwart
  carb-v., stram.

success, from doubt about²
réussite, par doute de la
Erfolg, durch Zweifel am
  lac-c.

*confidence–self/confiance–soi/
  Selbstvertrauen
delusions–fail–succeed/imagi-
  nations–rater–succès/Wahn-
  ideen–fehlschlagen–Erfolg
succeeds/réussit/gelingt
undertakes–nothing/entreprendre–
  rien/unternehmen–nichts*

**sudden
soudaine
plötzliche**
  ang.², bar-c., chel.², cocc., ictod.²,
  nat-m.⁴, plat., ruta², **tab.**, thuj.

suicidal disposition, with
suicide, avec idees de
Selbstmordgedanken, mit
  aur., caust., **dros.**, hep., **merc.**,
  nux-v., plat., **puls., rhus-t.,** staph.

supper, after
souper, après
Abendessen, nach dem
  caust.¹⁶, mag-c., nux-v.

thinking about it, from
pensant, en y
Darandenken, durch
  alum., ambr., bry., **calc.,** caust.,
  con., nit-ac., staph., tab.

thoughts, from
pensées, par des
Gedanken, durch
  calc.

  disagreables¹⁶
  désagréables
  unangenehme
    phos., sep.

  sad¹⁶
  tristes
  traurige
    rhus-t.

thunderstorm, before⁶
orage, avant un
Gewitter, vor (zeitlich)
  nat-c., phos.

thunderstorm/orage/Gewitter

  during
  pendant un éclair et un o.
  bei
    caust.⁶, gels., **nat-c.,** nat-m.,
    nit-ac., **PHOS.**¹, ⁷, sep.

  fear of th./peur d'o./Furcht vor G.

time is set, if a
heure est fixée, quand une
Zeit festgesetzt ist, wenn eine
  arg-n., gels., med.

ailments–anticipation/troubles–
  anticipation/Leiden–Erwartungsspannung

tobacco, from smoking
tabac, en fumant du
Tabakrauchen, durch
  petr., sep.

touched, a. to being[6]
touché, a. d'être
angefaßt zu werden, A.
  ant-c., arn., cina, hep.

trifles, about
futilités, à propos de
Kleinigkeiten, um
  anac., **ars.,** bar-c., bar-a.[11], bor.,
  calc., calc.-i[1'], caust., **chin.,** cocc.,
  con., ferr., graph., kali-m.[1'],
  kali-sil.[1'], laur.[11], **sil.**

tunnel in a train, in[7]
tunnel, en train dans un
Tunnel, beim Zugfahren durch einen
  STRAM.

urination, before
uriner, avant
Urinieren, vor
  alum., dig., ph-ac., sep.

  during
  pendant
  während
    acon., cham.

  after
  après
  nach
    dig.

  when the desire is resisted[16]
  lorsqu'il ne peut satisfaire son
    désir
  wenn man dem Harndrang nicht
    folgen kann
    sep.

  with urging to[16]
  avec besoin d'
  mit Urindrang
    cham.

vaccination, after[2]
vaccination, après
Impfung, nach
  thuj.

vexation, after
vexations, après
Ärger, nach
  acon., lyc., phos., sep., staph.,
  verat.

voice, on raising the
voix, en haussant la
Stimme, beim Erheben der
  cann-s.

vomiting, on[16]
vomissant, en
Erbrechen, beim
  ant-c., dulc.

waking, on
s'éveillant, en
Erwachen, beim
  acon., agar., **alum.,** alum-sil.[1'],
  am-c., am-m., anac.[4], arg-m.[4],
  arg-n., **arn., ARS.,** ars-h.[2], ars-s-f.[1'],
  aster., bapt., bell., bism., bor., bry.[4],
  bufo, **cact.,** calc., calc-ar.[1], calc-s.,
  carb-an., **carb-v., carbn-s.,** cast.[4],
  caust., chel.[11], **chin.,** chin-ar., cina,
  cocc., con., cub., dig., **dios.**[2], **dros.,**
  glon.[3, 6], **graph.,** hep., ign., ip., iris,
  kali-ar., kali-bi., **kali-c.,** kali-p.,
  kali-s., **LACH.,** lept., lyc., mag-c.,
  nat-ar., nat-c., nat-m., nat-p.,
  nat-s.[2], nat-sil.[1'], nicc.[4], nit-ac.,
  nux-v., phel.[4], ph-ac., **phos.,** plat.,
  puls., ran-s.[4], rat., rhus-t., **samb.,**
  sep., sil., sol-t-ae., **spong.,** squil.,
  stram., stront-c.[4], **sulph.,** tab.[4], thuj.,
  verat.[4], zinc., zinc-p.[1']

  agg.[14]
    aq-mar.

walking, while
marchant, en
Gehen, beim
  acon., aloe, **anac.**, ant-c., arg-m.,
  arg-n., bar-c., bell., cina, clem.,
  hep., ign., manc., mang., nux-v.,
  plat., spong., staph., tab.

  am.[9, 10]
    hist., sil.[16], staph.[16]

  after[11]
  après la marche
  nach dem
    asc-t., dig.

  air, in open
  air, en plein
  Freien, im
    anac., arg-m., **arg-n.**, bell., cina,
    hep., ign., **LYC.**, nux-v., plat.,
    spong., tab.

    am.
      **iod., kali-i., kali-s., puls.,
      rhus-t.**

  cool air, in[11]
  air frais, à l'
  kühler Luft, in
    nux-m.

  rapidly, when
  à grands pas
  schnellen, beim
    nit-ac., **staph.**

    which makes him walk faster
    ce qui le fait marcher toujours
      plus vite
    geht dadurch immer schneller
      ARG-N., fl-ac.[3, 7], sep.[3, 7]

      hurry–walking/hâte–marchant/
        Hast–Gehen
      restlessness–anxious–
        compelling/agitation–
        anxieuse–poussant/
        Ruhelosigkeit–ängstliche–
        zwingt

warm bed, yet limbs cold if
  uncovered
chaleur du lit, cependant a les
  membres froids, quand il est
  découvert, à la
Bettwärme, in der; jedoch kalte
  Glieder, wenn aufgedeckt
    MAG-C.

warmth, from
chaleur, par la
Wärme, durch
  gamb., **KALI-S., puls.**

  am.
    graph., phos.

weary of life, with[4]
las de la vie, avec
Lebensüberdruß, mit
  ant-c.[6], **aur.**, bell., caust., chin.,
  dros., hep., **lach.**[2], merc.[6], **nux-v.**,
  plat., **puls.**, rhus-t., sil.[6], spong.,
  staph.

weeping am.
pleurer am.
Weinen am.
  aster.[2], dig., graph., **tab.**[1]

  followed by see weeping–anxiety

work, a. with inclination to[2, 4]
travailler, a. avec envie de
Arbeit, A. mit Verlangen nach
  calc.

  a. preventing[11]
  a. l'empêche de
  A. verhindert die
    mosch.

  manual see manual labor

  unfit for, a. to become[2]
  incapable de, a. qui'il devienne
  arbeitsunfähig zu werden, A.
    cean.

working, while[4]
travaillant, en
Arbeit, bei der
    graph.

APPROACH of persons agg.[3]
APPROCHE des personnes agg.
ANNÄHERUNG von Personen agg.
    con., ign., lyc., stry.

ARDENT
ARDENT
HITZIG, feurig
    alum.[5], caust.[5], nux-v., sulph.[5]

ASKS for nothing
EXIGE rien, il ne demande rien, il n'
VERLANGT nichts
    ant-c.[4, 16], ars.[11], **bry.**[1, 7], cocc.[11], hell.[7], hep.[11], hyos.[5], linu-c.[11], mez.[11], mill.[11], nicc.[11], **op.**, puls., rheum

ASTONISHED[11]
ÉTONNÉ
STAUNEN versetzt, in
    cori-r., stram.

ATTACK others, desire to[11]
ATTAQUER, désir
ANZUGREIFEN, Verlangen, andere
    lyss.

attitudes see gestures–strange

AUDACITY
AUDACE
VERWEGENHEIT
    acon., agar., alum.[3], ant-t.[2, 3], **arn.**[7], bell.[8], bov.[3], calad.[2, 3], cocain.[8], guaj.[3], hep.[5], **IGN.**[3-5], lach.[3], m-arct.[4], merc.,
    mez.[3], nat-c.[3], op., plat.[5], **puls.**[3], sil.[8], squil.[3], staph.[5], sulph.[3], tarax.[3], verat.[3]

*high-spirited/fougueux/kühn
temerity/témérité/Tollkühnheit*

AUTOMATISMS
AUTOMATISMES
UNWILLKÜRLICHE Handlungen
    anac.[3, 6], anh.[9, 10], hell.[3], **nux-m.**[2, 3, 6]

*gestures–automatic/gesticule–
    automatique/Gebärden–
    automatische
unconsciousness–conduct/
    inconscience–conduite/
    Bewußtlosigkeit–Verhalten*

AVARICE
AVARICE
GEIZ
    alum.[5], <u>**ARS.**</u>[1, 7], bry., calc., calc-f., carb-an.[5], carb-v.[5], caust.[5], cina, coloc., con.[5], graph.[5], hep.[5], hyos.[5], lach.[5], **lyc.**, meli., nat-c., nat-m.[5], nit-ac.[5], nux-v.[5], petr.[5], **ph-ac.**[5], plat.[5], **PULS.**[1], rheum., **sep.**, **SIL.**[5], staph.[5], sulph.[5]

*fear–poverty/peur–pauvreté/
    Furcht–Armut
greed/cupidité/Gier
ungrateful–avarice/ingrat–avarice/
    undankbar–Geiz*

alternating with squandering[5]
alternant avec prodigalité
abwechselnd mit Verschwendung
    calc., lach., merc., sulph.

anxiety about future, a. from[5]
anxiété au sujet de l'avenir, a. par
Angst um die Zukunft, G. durch
    nux-v., ph-ac., stann.

generosity towards strangers, a. as regards his family⁵
générosité envers les étrangers, mais a. vis-à-vis de sa famille
Freigebigkeit gegen Fremde, G. gegen die Familie
  carb-v., hyos., nat-m., nux-v.

squandering on oneself, but⁵
prodique pour lui-même, mais
verschwenderisch für sich selbst, sonst
  calc., hyos., nux-v., sep.

AVERSION to being **approached**
AVERSION d'être **approché**
ABNEIGUNG gegen **Annäherung**
  aur., caj., hell., helon., hipp., **iod.**, lil-t., **lyc.**¹, sulph.

escape/fuir/entfliehen
estranged/séparé/entfremdet

affection for anybody during pregnancy, has none²
affection pour n'importe qui pendant la grossesse, perte d'
Gefühl für irgend jemand in der Schwangerschaft, hat kein
  acon.

children, to
enfants, pour les
Kinder, gegen
  plat., raph.⁷, ¹¹

  her own
  ses propres (une femme)
  ihre eigenen
    glon., **lyc.**, plat., verat.

  sadness–aversion/tristesse–aversion/Traurigkeit–Abneigung

  little girls (a woman)
  les petites filles (une femme)
  kleine Mädchen (eine Frau)
    raph.

everything, to
tout, pour
alles, gegen
  alumn., am-m., ant-c.³, ars.³, **asar.**³, bism.¹⁶, **bov.**², ³, ¹¹, calc., camph.³, caps., cent.¹¹, **cocc.**³, coloc.³, cupr., grat.¹¹, hyos., ip., lach.¹ʹ, lyc.¹¹, mag-c.¹⁶, merc., mez., phos.³, plat.¹¹, plb.³, ¹¹, plumbg.¹¹, **puls.,** rheum.¹¹, rhod.¹¹, ruta³, sars.¹¹, sep.³, ¹¹, spong.¹⁶, sulph., thea¹¹, thuj.

disgust/dégoût/Widerwillen

  forenoon¹⁶
  matinée
  vormittags
    sars.

friends, to
amis, pour ses
Freunde, gegen seine
  cedr., ferr., fl-ac.¹ʹ, ⁷, **led.**

  company–friends/société–amis/ Gesellschaft–Freunde

  pregnancy, during
  grossesse, pendant la
  Schwangerschaft, während der
    con.

husband, to
mari, pour son
Ehemann, gegen ihren
  glon., kali-c.⁷, kali-p., **nat-c.,** nat-m., **SEP.,** verat.

  and children²
  et ses enfants
  und ihre Kinder
    glon., verat.

members of family, to
membres de la famille, pour les
Familienmitglieder, gegen
  am-m.³, aur.³, **calc.,** con.³, ⁷, **crot-h.,** fl-ac., hep.³, iod.³, kali-c.⁷, kali-p.³, ⁷, lyc.³, ⁷, **merc.**³, ⁷, **nat-c.,** nat-m.⁵, phos.³, ⁷, plat.³, ⁷, senec.³, **SEP.**

men, to[5]
hommes, pour les
Männer, gegen
   bell.[11], **caust.,** con., graph.[3,6], **lyc.,**
   raph.[2], stann.[2]

   contempt for[11]
   mépris pour les
   Verachtung für
      cic.

   loss of confidence in[11]
   perte de confience dans les
   Verlust des Vertrauens zu
      Männern
      cic.

   shuns the foolishness of
   fuit la sottise des
   meidet die Torheit der
      cic.

   hatred–men/haine–hommes/
      Haß–Männer
   sensitive–voices–male/
      sensible–voix–masculines/
      empfindlich–Stimmen–männliche

parents, to[5]
parents, pour les
Eltern, gegen die
   fl-ac.

persons, to certain
personnes, pour certaines
Personen, gegen gewisse
   am-m., aur.[1,5]**, CALC.**[1,5]**,** caust.[5],
   crot-h., **NAT-C.,** nat-m.[5], nit-ac.[5],
   sel., stann.

   to all[5]
   pour toutes les
   gegen alle
      absin.[11], calc., chin., **merc.,**
      nux-v., phos.[16], **staph., sulph.**

   misanthropy/misanthropie/
      Menschenfeindlichkeit

sex, to her own
sexe, pour son propre (une femme)
Geschlecht, gegen ihr eigenes
   raph.

   to opposite
   pour le s. opposé
   gegen das andere
      am-c.[4,11], nat-m.[11], staph.[3,6]

   religious a.
   a. religieuse
   religiöse A.
      lyc., **puls.,** sulph.

those around, to
entourage, pour son
Umgebung, gegen seine
   ars.

water, to[3]
eau, pour l'
Wasser, gegen
   am-c.

wife, to his[1',7]
épouse, pour son
Ehefrau, gegen seine
   fl-ac.

women, to
femmes, pour les
Frauen, gegen
   am-c., bapt., con.[5], dios., ign.[11],
   lach., LYC.[5]**,** mag-c.[11], nat-m., **puls.,**
   raph.[11], sulph.

   hatred–women/haine–femmes/
      Haß–Frauen

   homosexuality, with[5]
   homosexualité, avec
   Homosexualität, mit
      plat.

   love/amour/Liebe

AWARENESS of body heightened[9, 10]
CONSCIENCE de son corps augmenté
KÖRPERBEWUSSTSEIN, gesteigertes anh.

bad news see ailments-bad news

BARGAINING[7]
MARCHANDER
FEILSCHEN
bry., **puls., sil.,** sulph.

BARKING
ABOYANT
BELLEN
bell., brom.[3], calc., **canth.,** dros.[3], nit-ac.[3], nux-m.[5], spong.[3], stann.[3], stram.

bellowing
hurlant
brüllen
bell., **canth., cupr., nux-m.**[7]

delirium, during
délire, pendant le
Delirium, im
bell.[11], canth.[2]

growling like a dog
grognant comme un chien
knurren wie ein Hund
alum., **bell.,** hell., (non[16]: lyc.), lyss., mag-m., phos.[3, 7]

during sleep[16]
pendant le sommeil
im Schlaf
lyc.

BATTLES, talks about
COMBATS, batailles, parle de
KÄMPFEN, Gefechten, spricht von
bell., hyos.

war, talks of
guerre, parle de la
Krieg, spricht vom
agar., bell., hyos.

BED, aversion to, shuns b.
LIT, aversion pour le, l'évite
BETT, Abneigung gegen das, meidet es
acon., ars., bapt., calc., camph., cann-s., canth., caust., **cedr.,** cench., cupr., kali-ar., **lach.**[1, 7], lyc., merc., nat-c., squil.

escape–spring up/fuir–saute/ entfliehen–springt

get out of, wants to[2]
quitter son, veut
aufstehen aus dem, möchte
bapt., bry., camph., HYOS.

chill, during[2]
frissons, pendant les
Fieberfrost, im
hyos.

jumps out of, wants to destroy himself but lacks courage
saute hors du, désire se détruire mais manque de courage
springt aus dem, will sich umbringen, hat aber nicht den Mut
chin.

and runs recklessly about
et court tout énervé ça et là
und läuft aufgeregt umher
sabad.

jumping–bed/saute–lit/springt–Bett

remain in, desires to
rester au, désir de
bleiben, möchte im
alum., alumn., ant-c.[16], **arg-n.,** con., **hyos.,** merc., psor., puls.[6], rob., sil.[2], verat-v.

morning
matin
morgens
   ferr-m.[11], **sep.**[16]

sexual excitement, from[2]
excitation sexuelle, par
sexueller Erregung, aus
   verat.

BEGGING, entreating supplicating
SUPPLIANT, implorant
BITTEN, flehen
   ars., aur.[3], bell.[3], kali-c.[3], plat.[3], puls.[3], stram.

sleep, in
sommeil, pendant le
Schlaf, im
   stann.

bellowing see barking

BENEVOLENCE
BIENVEILLANCE, bonté
WOHLWOLLEN, Güte
   bell.[5], coff., coff-t.[11], ign.[5], nux-v.[5], op.[11]

BESIDE ONESELF, being[3]
HORS DE LUI, être
AUSSER-SICH-SEIN
   ACON., anac., anh.[9], ant-t., apis, arn., **ars.,** bell., bar-c., calc., carb-an., carb-v., caust., **CHAM.,** chin., **COFF.,** colch., coloc., con., cupr., cupr-a.[4], dros., graph., **IGN.,** kali-ar.[1'], kali-c.[3, 4], kali-n., lyc.[1', 3, 4, 16], mag-s.[4], merc., nat-c., nit-ac.[3, 6], **NUX-V.**[2, 3, 5], ph-ac.[3-6], phos.[3, 5, 16], plb., **puls.**[2-4], sec., sep., sil., sol-n.[4], spig., stann., stram., sulph., tarax.[4], ther., thuj., **valer., verat.**[2-4], verb.

anxiety, from[4]
anxiété, par
Angst, durch
   acon., graph., mag-c.

bad weather, from[7]
mauvais temps, par
schlechtes Wetter, durch
   am-c.

pain, by little[6]
douleur, par la moindre
Schmerz, bei geringem
   nit-ac.

*sensitive–pain/sensible–douleurs/
   empfindlich–Schmerzen*

trifles, from
futilités, à propos de
Kleinigkeiten, durch
   kres.[10], thuj[7]

BILIOUS disposition[11]
BILIEUSE, disposition
GALLIGE Stimmung
   ars., bol-la., bufo, coca, hell., sul-ac.

difficulty with some one, after[11]
contrariétés, après des
Schwierigkeiten mit jemandem, nach
   tarent.

grief, after[11]
chagrin, après
Kummer, nach
   tarent.

BITE, desire to
MORDRE, envie de
BEISSEN, Verlangen zu
   acon., anthraci., ant-t., aster., **BELL.,** bufo, **calc., camph.,** cann-i., **canth.,** carb-v., **carbn-s.,** cic., croc., cub., **cupr.,** cupr-a.[11], cur., hura, hydr-ac., **hyos.,** ign.[3], **lach., lyss.,** op., nit-ac.[3], phos., **phyt.,** plb., podo.[3], sec., **STRAM.,** verat.

*idiocy/idiotie/Idiotie
rage–biting/rage–mordre/
Raserei–Beißen*

evening[11]
soir
abends
   croc.

night
nuit
nachts
   bell.

about him, bites[11]
autour de lui, mord
um sich, beißt
   phos.

arms, bites own[11]
bras, mord ses propres
Arme, beißt seine
   op.

around him, bites those[11]
près de lui, mord ceux qui se
   trouvent
Umstehende, beißt
   bell.

children, in[7]
enfants, chez les
Kindern, bei
   <u>BELL.</u>

clothes, bites[11]
vêtements, mord des
Kleidung, beißt
   plb.

convulsions, with
convulsions, mord au cours de
Konvulsionen, beißt bei
   croc.[4], **cupr.**[2], lyss., **tarent.**[2]

delirium, during[2]
délire, pendant le
Delirium, im
   BELL., **canth.**[2, 6], cupr.[6], hydr-ac.[11],
   lyss., STRAM.

disturbs him, bites everyone who[11]
dérangent, mord tous ceux qui le
stört, beißt jeden, der ihn
   hyos.

father, bites his[11]
père, mord son
Vater, beißt seinen
   carbn-s.

fingers, bites
doigts, mord des
Finger, beißt
   arum-t., op., plb.

hands, bites
mains, mord des
Hände, beißt
   hura, op.

himself, bites
soi-même, mord
sich selbst, beißt
   acon., arum-t.[1], elaps[2], hura, lyss.,
   op., plb., tarent.

*striking himself/se frappe lui-
même/schlägt sich selbst*

objects, bites[5]
objects, mord des
Gegenstände, beißt
   bell., bufo[2], hyos.

paroxysmally, bites[11]
paroxysmes, mord en
anfallsweise, beißt
   phos.

people, bites[5]
gens, mord les
Menschen, beißt
   bell., stram.

pillow, bites
coussins, mord les
Kissen, beißt
   lyss., phos.

shoe and swallowing the pieces, bites his[4, 11]
soulier et en avale les morceaux, mord son
Schuh und schluckt die Teile, zerbeißt seinen
  verat.

spits, barks and bites[2]
crache, aboye et mord
spuckt, bellt und beißt
  calc.

spoon etc., bites
cuillers etc., mord les
Löffel usw., beißt
  ars., **bell.,** cham.[3, 7], cina[3, 7], cupr., lyss., puls.[3, 7], verat.[3, 7]

tumbler, bites his
gobelet, mord son
Glas, beißt sein
  ars.

worm affection, bites in[2]
vermineuses, mord au cours d'affections
Wurmbefall, beißt bei
  carb-v.

BLACK and sombre, aversion to everything that is
NOIR et sombre, aversion pour tout ce qui est
SCHWARZE und Dunkle, Abneigung gegen alles
  rob., stram., **tarent.**

color–aversion/couleurs-aversion/ Farben–Abneigung
fear–black/peur–noir/Furcht–Schwarz

BLASPHEMY[5]
BLASPHÈME
BLASPHEMIE, Gotteslästerung
  calc., canth.[1'], nat-c., nat-m., nit-ac., spig., staph.

cursing, and[5]
jure, et
Fluchen, und
  am-m., anac., canth.[2], chin-b.[2], lyc., nat-c., **nat-m.**[2, 5], nit-ac., nux-v., op., spig., staph.

cursing/jurer/fluchen

BLINDNESS pretended
CÉCITÉ simulée
BLINDHEIT, vorgetäuschte
  verat.

BLISSFUL feeling
BÉATITUDE, sensation de
GLÜCKSELIGKEIT, Wonne, Gefühl von
  coff.[16], **op.**[3]

BLOOD or a knife, cannot look at
SANG ou un couteau, ne peut regarder du
BLUT oder Messer sehen, kann kein
  ALUM.

frightened–blood/effrayé–sang/ erschreckt–Blut
thoughts–frightful–seeing/pensées– affreuses–voyant/Gedanken– schreckliche–Sehen
unconsciousness–blood/ inconscience–sang/ Bewußtlosigkeit–Blut

wounds, cannot look at[7]
plaies saignantes, ne peut regarder des
Wunden sehen, kann keine blutenden
  NUX-V., staph.

BOASTER, braggart[5]
FANFARON, vantard, hâbleur
PRAHLER, Aufschneider, Großsprecher
alco[11], arn., ars., bell., lach., merc., nat-m., nux-v., plat., stram.

rich, wishes to be considered as[5]
riche, se fait passer pour homme
reich gelten, möchte als
lach., lyc., verat.

squander through ostentation[5]
dépensier avec ostentation
Verschwender aus Prahlerei
calc., nux-v., plat., puls.

BORROWING of everyone[5]
EMPRUNTE à chacun
BORGT von allen
calc., phos., plat.

BREAK things, desire to
BRISER les objets, envie de
ZERBRECHEN, zerschlagen, Verlangen, Sachen zu
apis, bell.$^{1',\,5}$, carbn-s.$^{1'}$, hura, hyos.[5], nux-v.[5], sol-t-ae.[11], staph.[5], **stram.**, sulph.[5], **tub.**, verat.[5]

destructiveness/esprit destructeur/
Zerstörungssucht
tears things/déchire les choses/
zerreißt Sachen

BROODING
BROYE DU NOIR
BRÜTET, sieht alles schwarz
alum., anh.^{9,10}, arn., aur., aur-s.$^{1'}$, bar-i.$^{1'}$ bell., calc.$^{1'}$, calc-s., canth., caps., carb-an.$^{4,\,16}$, caust., cham., chel.$^{1'}$, clem.[6], cocc., cycl., euphr., **gels.**, goss.[7], hell., **IGN.**, ip., kali-p., lach.[4], lil-t.$^{1'}$, lyc.$^{1'}$, mez., mur-ac., **naja,** nux-v., olnd., op., **ph-ac.**, plat.$^{1'}$, **rheum**[4], **stram.**[2], sulph.[2], **verat.**

dwells/rumine/verweilt
pessimist/pessimiste/Pessimist

evening
soir
abends
verat.

condition, over one's[2]
état, au sujet de son
Lage, über seine
ph-ac.

corner or moping, b. in a[3]
coin ou se morfond en mélancolie, b. dans un
Ecke oder läßt den Kopf hängen, b. in einer
aur., aur-s.$^{1'}$, bar-c., bell., camph., cocc.[2], con.$^{1'}$, cupr., hyos., ph-ac., **VERAT.**$^{3,\,11}$

disappointment, over[2]
déception, au sujet d'une
Enttäuschung, über eine
ph-ac.

disease, over his[16]
maladie, au sujet de sa
Krankheit, über seine
ph-ac.

forbidden things, over[2]
interdites, au sujet d'affaires
Verbotenes, über
plb.

unpleasant things[11]
désagréables, sur des choses
Unangenehmes, über
kiss.

BRUTALITY[2]
BRUTALITÉ
BRUTALITÄT
absin., alco.[11]

jealousy–brutal/jalousie–brutal/
Eifersucht–brutal

drunkenness, during[5]
ivresse, pendant l'
Trunkenheit, bei
   nux-v., sulph.

BUOYANCY[2]
ENTRAIN, plein d'ardeur, d'
SPANNKRAFT
   eucal., **fl-ac.**, sarr.

activity/activité/Aktivität

alternating with despondency[2]
alternant avec découragement
abwechselnd mit Mutlosigkeit
   nux-v.

BUSINESS, averse to ✱
AFFAIRES, aversion pour les
GESCHÄFTEN abgeneigt
   acon-l.[7], agar., am-c., anac., arn.[3],
   ars., ars-h., asar.[2], aur-m., **brom.**,
   chin-s., cimic., **con.**, cop., fl-ac.,
   graph., hipp., kali-ar., kali-bi.,
   kali-br., kali-c., kali-i., kali-s., lac-ac.,
   lach., laur., lil-t., lyc.[16], mag-s.,
   nat-ar.[1'], nat-c.[5], nux-v.[11], opun-v.[11],
   ph-ac.[1, 7], **phyt.**, **puls.**, rhod.[1'], rhus-t.[5],
   SEP., stann.[1'], sulph.[1], syph.[1', 7],
   ther[1', 2]

ailments–business/troubles–affaires/
Beschwerden–geschäftlichen

désire for[11]
désir d'
Verlangen nach
   ars., cere-b., con., fel, lach., tarent.

incapacity for
incompétence pour les
unfähig zu
   agn., caust.[1'], chin-s.[11], kali-bi.,
   mit.[11], sel.[1'], sul-i., tab.[11]

man, worn out[2]
hommes d', épuisement des
Geschäftsmann, erschöpfter
   coca, kali-p.[12], **NUX-V.**[1', 2]

   Vol. II: weakness–business man/
      faiblesse–homme d'affaires/
      Schwäche–Geschäftsmann

neglects his [11]
néglige ses
vernachlässigt seine Geschäfte
   op., **sulph.**

indolence/paresse/Faulheit

talks of
parle de ses
spricht von seinen
   ars., bell., **BRY.**, canth., cimic., dor.,
   hyos., mygal., op., phos., plb.,
   stram., sulph.

delirium–business/délire–affaires/
Delirium–Geschäft

BUSY
OCCUPÉ, affairé
GESCHÄFTIG
   acon.[6], anac.[6], **apis,** arn.[4], ars.[11],
   bar-c.[3-5, 7], **bry.**, calad., calc., caps.,
   cere-b.[11], cimic.[3, 6], cocc., con.[11], fel[11],
   ferr-p.[6], **hyos.**[4, 5], ign., **iod.**[1', 5, 6],
   kali-br.[3, 6], kali-i.[6], kalm.[3, 6], **lach.**[3-7, 11],
   lil-t.[3, 6], mag-m.[6], merc.[6], mosch.[3, 6, 7],
   op.[6], phos.[6], rhus-t., **sep.**[3, 5-7], stram.,
   stront.[6], **sulph.**[1, 7], **tarent.**[3, 6, 11], ther.[6],
   valer.[3, 6], **verat.**, zinc.[6], zinc-val.[6]

delirium–busy/délire–affairé/
Delirium–geschäftiges
industrious/laborieux/fleißig
insanity–busy/folie–occupée/
Geisteskrankheit–geschäftige
occupation am./occupation am./
Beschäftigung am.
restlessness–busy/agitation–occupée/
Ruhelosigkeit–geschäftige

fruitlessly
infructueux
fruchtlos
  absin.⁸, **apis**²,³,¹², arg-n.⁸, ars.⁸,
  bor.³, calc.³, canth.⁸, **lil-t.**³,⁷,⁸,
  stann., sulph⁸, tarent.⁸, ther.³

himself, with¹¹
soi-même, avec
sich selbst, mit
  mag-m., staph.

week-end, in the³,⁷
fin de semaine, en
Wochenende, am
  mosch.

CALCULATING, inability to⁵
CALCUL, inaptitude pour le
RECHNEN, Unfähigkeit zum
  alum., bell., calc.¹',⁵, caust., crot-h.⁶,
  graph., kali-c., lyc., merc.¹¹, nat-c.¹',
  nat-m.¹', ph-ac¹', rhus-t.¹¹, staph.¹',⁵,
  syph.¹'

concentration–calculating/concen-
  tration–calculant/Konzentration–
  Rechnen
mistakes–calculating/erreurs–calcu-
  lant/Fehler–Rechnen
slowness–calculating/lenteur–
  calcul/Langsamkeit–Rechnen

geometry, to⁵
géométrie, en
Geometrie, zur
  ail.², **alum., ambr., calc.,** caust.,
  con.

CAPRICIOUSNESS
CAPRICIEUX, caractère
LAUNENHAFTIGKEIT
  acon., act-sp.², agar., alum.,
  alum-sil.¹', am-c., ant-c.⁶, ant-t⁸,
  arn., **ars.,** asaf., aur-m., bar-c., bar-s.¹',
  bell., bov.⁴, brom., **BRY.,** calc., calc-s.,
  calc-sil.¹', cann-i., cann-s.⁴, canth.,
  caps., carb-an., carbn-s., caste.¹⁴,

caust.⁴,⁵, **CHAM.,** chin., chin-ar.,
cimic., **CINA, cocc.**⁴,⁶, **coff.,** coloc.³,
croc., **cypr.**², dig., dros., **dulc.,** ferr.⁶,
fl-ac.², goss.⁷, grat., hep., hera.⁴, **ign.**¹,⁷,
iod.²,⁶, **IP.,** kali-ar., **KALI-C.,** kali-sil.¹',
kreos., lach., led., lyc., m-arct.⁴,
m-aust.⁴, mag-c.², mag-m., **mag-p.²,**
merc., **merc-i-f.**²,¹¹, nat-c.⁵, nat-n.⁴,¹¹,
nit-ac., nux-m., nux-v., op., par.,
ph-ac.⁵, phos.¹,⁵, plat.⁴⁻⁷, plb.², **puls.,**
raph., **rheum,** rhod., sacch.¹², sarr.,
sars.¹¹, sec., **sep.**⁴⁻⁶, sil., spig.¹¹,
spong., **STAPH.,** stram., **sul-ac.**²,
sulph., thuj., thyr.¹⁴, valer.⁴, verat.⁵,
viol-t., zinc.

*inconstancy/inconstance/Unbestän-
  digkeit*
*mood–changeable/humeur–capri-
  cieuse/Stimmung–veränderliche*

daytime⁴
journée, pendant la
tagsüber
  cast., ran-b.

morning
matin
morgens
  bov.⁷, **nit-ac.²,** staph.

forenoon⁴
matinée
vormittags
  cann-s.

noon⁴
midi
mittags
  zinc.

afternoon
après-midi
nachmittags
  cann-s.⁴, sars.¹¹

evening
soir
abends
  aur.⁴, bov.⁴, calc-s.¹¹, cast.⁴, croc.⁴,
  fl-ac.², ign., ran-b.⁴, zinc.⁴

CAREFULNESS
SOIGNEUX
SORGSAMKEIT, Sorgfalt
ars., bar-c., bry.³, calc.⁵, **iod.**, lach⁵, lyc.⁵, **nux-v.**, puls., ran-b., sil.⁵, sulph.⁵

*cautious/circonspect/vorsichtig
conscientious/consciencieux/
   gewissenhaft*

CARES, worries, full of
SOUCIS, plein de
SORGEN, voller
ambr.³, ⁶, anac.⁴, arn.⁴, **ars.**³, ⁴, aur.¹⁶, **bar-c.**¹′, ³, ⁴, **calc.**², ⁶, ⁷, calc-p.³, ⁶, calc-sil.¹′, cann-i.¹¹, caust., chel.⁴, **chin.**, cimic.¹⁴, coff., con.³, ⁶, dig.³, dros.⁴, graph.⁴, hed.¹⁴, **kali-br.**², kali-n.⁴, ¹⁶, lyc.⁵, mang.¹′, ⁴, med.², mur-ac.¹⁶, **nat-c.**⁴, **nat-m.**³, ⁴, ⁶, nux-v.⁶, op.⁴, **ph-ac.**³, ⁴, ⁶, pic-ac.⁶, **psor.**², ³, ⁷, **puls.**¹, ¹⁵, sal-ac.², sep.¹⁶, sil.⁵, **spig.**⁴, stann.⁴, ⁵, **STAPH.**⁵, ⁶, **sulph.**⁵, ¹², thuj.⁴, v-a-b.¹³, ¹⁴, vac.², ⁷

*ailments–cares/troubles–soucis/
   Beschwerden–Sorgen
grief/chagrin/Kummer*

day and night⁴, ⁵
jour et nuit
Tag und Nacht
   caust.

morning
matin
morgens
   puls.¹⁶, staph.⁵

   bed, in⁴
   lit, au
   Bett, im
      alum.

evening⁴
soir
abends
   dig., kali-c.

   bed, in⁴
   lit, au
   Bett, im
      ars., graph.

night²
nuit
nachts
   psor.

midnight⁴
minuit
Mitternacht
   dulc.

alone, when⁴
seul, étant
allein, wenn
   hep.

alternating with exhilaration⁴
alternant avec sérénité
abwechselnd mit Heiterkeit
   op.

   quarrelsomeness⁴
   humeur querelleuse
   Streitsucht
      ran-b.

business, about his⁴
affaires, à propos de ses
Geschäfte, um seine
   puls, rhus-t.

company, with aversion to⁴
société, avec aversion pour la
Gesellschaft, mit Abneigung gegen
   con., nat-m.

daily c., affected by³
journaliers, affecté par des s.
täglichen S., bewegt von
   ambr., calc., nat-m., nux-v.

domestic affairs, about
ménage, à propos des affaires de son
häusliche Angelegenheiten, um
   bar-c., **puls., sep.**¹, ¹⁵

others, about[5]
autres, à propos des
andere, um
   ars.[3], **caust.**, cocc.[3, 4], lach., sulph.[4], zinc.

anxiety–others/anxiété–autres/
*   Angst–andere*

relatives, about[5]
siens, à propos les
Seinen, um die
   ars.[4], **caust.**, hep.[4], lach., rhus-t.[4], **spig.**, zinc.

symptoms disappear during c.[2]
symptômes disparaissent pendant des s.
Symptome verschwinden während S.
   merc-i-f.

trifles, about
futilités, à propos de
Kleinigkeiten, um
   ars., aur.[1'], **chin.**[5]

waking, on[4]
réveil, au
Erwachen, beim
   alum.

walking in open air[4]
marchant en plein air, en
Gehen im Freien, beim
   hep.

CARESSED, aversion to being
CARESSÉ, ne veut pas être
ZÄRTLICHKEITEN, Abneigung gegen
   cina, nit-ac.[16]

anger–caressing/colère–caresses/
*   Zorn–Liebkosungen*

caressing husband and child, then pushes away
caresse son mari et ses enfants, ensuite les repousse
liebkost Mann und Kind, stößt sie dann weg
   anac.[2, 12]

propensity for caresses[11]
inclination pour les caresses
Neigung zu, Verlangen nach Zärtlichkeiten
   cann-i.

CARRIED, desires to be
PORTÉ, désire être
GETRAGEN zu werden, verlangt
   acet-ac., acon., ant-c.[3, 6], ant-t., **ars.**, aspar.[7], bell.[2, 3], benz-ac., bor[3, 7], brom., carb-v., **CHAM.**[1, 7], chel.[3, 7, 11], cina, coloc.[6], ign., ip.[8], **kali-c.**, kreos.[3, 7], lyc., merc.[2, 3, 6], podo.[3], puls., **rhus-t.**, sanic., staph., sulph., vac.[2], **verat.**

irritability–rocking/irritabilité–
*   bercer/Reizbarkeit–schaukeln*
quieted/calme/beruhigt
restlessness–children/agitation–
*   enfants/Ruhelosigkeit–Kinder*
rocking am./berçant am., en se/
*   schaukeln am.*
weeping–carried/pleurer–porté/
*   Weinen–getragen*

aversion to be[7]
aversion d'être
Abneigung
   coff.

caressed and, desires to be[3, 7]
caressé et, désire être
Liebkosungen und, verlangt
   acon., kreos., puls.

croup, in
croup, pendant accès de
Krupp, bei
   brom.

fast
rapidement
schnell
 ARS., bell., brom., rhus-t., verat.

shoulder, over[3, 7]
épaules, par dessus les
Schultern, auf den
 cina, podo., stann.

sitting up[3]
assis droit, étant
gerade sitzend
 ant-t.

slowly
lentement
langsam
 puls.

CASTING OFF of people against her will[11]
REPOUSSE les gens contre sa volonté
VERSTÖSST Menschen gegen ihren Willen
 PLAT.

catalepsy see Vol. II

CATATONIA
CATATONIE
KATATONIE
 cic.[14], cortico.[9, 14], rauw.[9]

schizophrenia–catatonic/
schizophrénie–catatonique/
Schizophrenie–katatonische

CAUTIOUS
CIRCONSPECT, prudent
VORSICHTIG
 acon.[3], ars.[3], cact.[11], caust., **cupr.**[3], graph., hyos.[3], **ign.**[3], ip., m-arct., nux-v.[3], op.[3], **puls.**[3, 15], stram.[3], verat.[3]

carefulness/soigneux/Sorgsamkeit
conscientious/consciencieux/
 gewissenhaft

anxious
soucieux
ängstlich
 am-c.[5], bar-c.[5], caust., lyc.[5], puls.[5], sil.[5], sulph.[5]

CENSORIOUS, critical
CENSURER, critiquer, porté à
TADELSÜCHTIG, krittelig
 acon., alum., alum-sil.[1'], am-c., apis[8], **arn., ARS.,** ars-s-f.[1'], aur., aur-ar.[1'], aur-s.[1'], **bar-c.,** bar-s.[1'], bell., ben., bor., **brom.**[5], calc., calc-ar.[1'], calc-p., calc-sil.[1'], caps., carl., **caust.,** cench., cham., chin., chin-ar., cic., cocc., cycl., der., dulc., gran., **graph.**[1, 3, 7, 8], guaj., **helon**[1, 7], hyos., ign., **ip.,** iris, kali-ar.[1'], kali-c.[3], kali-cy.[11], lac-ac.[1], (non: lac-c.), **lach.,** lyc., m-arct.[4], mag-c.[10], **merc.**[1, 5], mez.[1], morph.[8], mosch., myric., naja[3], nat-m., **nux-v.,** par., petr., **phos.**[5], **plat.,** plb., puls.[3], ran-b., rhus-t., **sep.,** sil., sol-t-ae., staph., **SULPH.,** tarent.[8], til., tus-fr.[11], **VERAT.**[1, 7]

quarrelsome/querelleur/streitsüchtig
reproaches others/reproches, fait des/
 tadelt andere

afternoon
après-midi
nachmittags
 dulc.

evening[11]
soir
abends
 rhus-t.

dearest friends, with
meilleurs amis, avec ses
besten Freunden gegenüber
 ars-s-f.[1'], aur-s.[1'], chin-ar., der.

find fault or is silent, disposed to
critique les autres ou alors reste
silencieux
findet Fehler bei anderen oder ist still
verat.

unoccupied, when; close application
am.¹¹
inoccupé, quand il est; absorbé dans
son travail am.
unbeschäftigt, wenn; gespannte Aufmerksamkeit am.
sapin.

CHANGE, desire for
CHANGEMENT, désir de
WECHSEL, Veränderung, Verlangen nach
bry.², cham.¹', hep.¹', sep.³, tub.¹', ³, ⁷

dislike of²
aversion pour tout
Abneigung gegen
bol-la.

CHAOTIC, confused behaviour
CHAOTIQUE, comportement confus
CHAOTISCHES, wirres Verhalten
acon.³, agar., am-c., ambr.³, anac.,
ant-t.³, ars., asaf.³, asar.³, bell., bov.,
bry.³, canth.³, chin.³, euphr.³, ferr.³,
hell.³, ign.³, kali-c., led.³, mag-m.,
meny.³, merc., mez., mosch.³, nat-c.,
nux-v.³, ph-ac., phos., puls.³, rhod.,
rhus-t.³, sabad.³, sec.³, seneg., spig.³,
squil.³, staph.³, thuj., verb.³, viol-o.³,
viol-t.³, zinc.

confusion/confusion/Verwirrung

CHARLATAN⁵
CHARLATAN
SCHARLATAN
calc., plat., sulph.

liar/menteur/Lügner

CHASES imaginary objects
POURSUIT des objets imaginaires
JAGT eingebildeten Dingen nach
stram.

persons
personnes
Personen
cur.

CHEERFUL, gay, mirthful
GAI, joyeux, de bonne humeur
FROH, guten Mutes, glücklich,
abrot., **acon.**, aesc., aeth., aether¹¹,
agar., alco.¹¹, aloe, alum., am-c.,
anac., anag., anan., ang., ant-c., ant-t.,
anth.¹¹, apis, apoc., **arg-m.**, arn., ars.,
ars-i., arund., asaf., asar., asc-t.,
aspar.², ⁴, **atro.**², **aur.**, aur-i.¹', aur-m.,
aur-s.¹', bad.³, bar-c., **bell.**, bor., bov.,
brom., bry., cact., **calc.**, calc-i.¹',
calc-p., calc-s., camph., **CANN-I.**,
cann-s., canth., caps., carb-ac.,
carb-an., carb-v., carbn-o.¹¹, **carbn-s.**,
carc.⁷, carl.¹¹, cast.⁴, caust., cent.¹¹,
ceph.¹¹, cham., chin., chin-s., chlor.,
CIC.¹, cimic., cinch.¹¹, **cinnb.**¹, clem.,
cob., coca, coc-c., cocc., **COFF.**,
colch., coloc., con., cot.¹¹, **CROC.**,
crot-h.³, cupr., cycl., cypr.⁶, ⁸, dros.,
elae.¹¹, ery-m.¹¹, eucal., eug.⁴, eupi.,
fago., **ferr.**, ferr-ar., ferr-i., ferr-ma.¹¹,
ferr-p., **fl-ac.**, form., gamb., gels.,
glon., graph., **grat.**⁴, ¹¹, guar.², hura,
hydr., hydrc.², **HYOS., ign.,** ilx-p.¹¹,
inul.¹¹, iod., iodof.¹¹, ip., kali-bi.,
kali-br., kali-c., kali-chl.⁴, kali-cy.¹¹,
kali-p., kerol.¹¹, kiss.¹¹, kres.¹⁰,
LACH., lachn., laur., led., lepi.¹¹, **lyc.,**
m-arct.⁴, mag-m.³, mag-s., manc.,
meny., merc., merc-c., merc-i-f.,
merc-i-r., merl., mit.¹¹, mosch.,
nabal.¹¹, naja, nat-ar., **NAT-C.,**
nat-m., nat-p., nat-s., nicc.⁴, **nit-ac.,**
nitro-o.¹¹, **nux-m., nux-v.,** ol-an., **OP.,**
orig.¹¹, ox-ac., ped.¹¹, peti.¹¹, petr.,

phel., **ph-ac., phos.,** phys., pip-m.,
plat., plb., prun.¹¹, psor., puls., rhod.,
rhodi.¹¹, rhus-t., rhus-v., ruta, sabad.,
sarr., **sars.,** scut.⁶, sec., seneg., sep.,
sil., spig., spong., squil., stann.,
staph., **stram., sul-ac.,** sul-i.¹′, **sulph.,**
sumb., tab., **tarax., tarent.,** teucr.,
thea⁸, ther., thuj., tong.⁴,¹¹, trios.¹¹,
tub., valer., **verat.,** verb., viol-o.,
visc.¹⁴, wies.¹¹, **zinc.,** zing.

exhilaration/sérénité/Heiterkeit
jesting/plaisante/Spaßen
vivacious/vif/Lebhaft

daytime
journée, pendant la
tagsüber
    anac., ant-t., arg-m., aur., caust.,
    mag-m., mur-ac., sars.

morning
matin
morgens
    bor., bov.⁴, calc-s., carbn-s., caust.,
    cinnb., con., **fl-ac.,** graph., hep.,
    hura, lach., mag-m., nat-s., **plat.,**
    psor., spig., sulph., zinc.³

8 h.
    hura

air, in open¹¹
air, en plein
Freien, im
    plat.

flatus, after emission of¹′
flatuosités, après
Blähungsabgang, nach
    carbn-s.

rising, on
levant, en se
Aufstehen, beim
    hydr.

sad in evening, and
triste le soir, et
traurig am Abend, und
    calc-s², graph.⁵

waking, on
réveil, au
Erwachen, beim
    aloe, chin., clem., ery-m.¹¹, hydr.,
    nux-m., tarent.

forenoon
matinée
vormittags
    aeth., bor., caust., clem., com.,
    graph., nat-m., nat-s., phos.,
    pip-m.¹¹, plb., zinc.

afternoon
après-midi
nachmittags
    anac., ang., **ant-t.,** arg-m., aster.²,
    aur-m., calc., calc-s., cann-s., lyc.,
    mag-c., nat-s., ox-ac., phos., plb.,
    sars., **staph.,** thuj., verb.

15 h¹¹
    ped.

16–18 h¹¹
    merc-i-r.

17 h¹¹
    ol-an.

evening
soir
abends
    agar., **aloe,** alum., am-c., anac.,
    aster., bell., bism., bufo, bufo-s.,
    calc., calc-s., carb-ac., carb-v.,
    cast., chel., chin., chin-b.², chin-s.,
    cist., clem., coc-c., cupr., cycl.,
    ferr., graph., **LACH.,** lachn., laur.,
    lyss., mag-c., med., merc-i-f.,
    merc-i-r., nat-c., **nat-m.,** nux-m.,
    nux-v.⁵, ol-an., phel., pip-m., plat.,
    sars., **sulph.,** sumb., teucr., **valer.¹,**
    verb., viol-t., **zinc.,** zinc-p.¹′

ill-humor during the day
mauvaise humeur le jour
schlechte Laune am Tage
    sulph., viol-t.

sad in morning, and[5]
triste le mantin, et
traurig morgens, und
    nux-v.

18 h[11]
    calc-s.

bed, in
lit, au
Bett, im
    alum., **ang.**[4], ant-c.[4], arn.[4], aur.[4],
    bor.[4], carb-an.[4], carb-v.[4], **lach.**[4],
    laur.[4], lyc.[4], m-aust.[4], **merc.**[4],
    mez.[4], **nat-m.**[4], nit-ac.[4], **nux-v.**[4],
    phos.[4], **prun.**[4], **puls.**[4], ran-b.[4],
    ran-s.[4], rhust-t.[4], **sep.**[4], sil.[4],
    spig.[4], staph.[4], sul-ac.[4], **sulph.**[4],
    zinc.[4]

night
nuit
nachts
    alum., bell., caust., chin., croc.,
    cupr., hyos., kreos., lyc., naja,
    nitro-o.[11], op., ph-ac., sep., sil.,
    stram., sulph., verat.

    until 2 h
    jusqu'à 2 h
    bis 2 h
        chin.

air, in open
air, en plein
Freien, im
    ang.[4], merc-i-f., nux-m.[4], phel., **plat.**,
    plb., **tarent.**, teucr.

alternating with absence of mind
alternant avec distraction
abwechselnd mit Zerstreutheit
    alum.[11], spong.[3, 7]

anger
colère
Zorn
    aur., caps., croc., ign., seneg.[4],
    stram.

anxiety[4]
anxiété
Angst
    ant-t., cast., spig., staph.

aversion to work
aversion pour le travail
Abneigung gegen Arbeit
    spong.

bursts of indignation
accès d'indignation, des
Ausbrüchen von Entrüstung
    aur., caps., croc., ign.

    of passion
    éclats de colère, des
    Zornesausbrüchen
        acon.[4], **aur.**, cann-s.[4], caps.,
        croc., hyos.[4], ign., seneg.[4],
        stram.

dancing[3]
dance
Tanzen
    bell.

distraction[3]
distraction
Zerstreutheit
    spong.

dullness[2]
esprit gourd
Stumpfheit
    jab.

grief
chagrin
Kummer
    calc-s.[2], graph.[4], **op.**[5],

impatience[14]
impatience
Ungeduld
    tell.

irritability
irritabilité
Reizbarkeit
    ant-t.[4], caust., cocc., croc., nat-m.,
    spong., **stram.**[4], zinc.[4]

lachrymose mood
pleunicharde, humeur
weinerlicher Stimmung
   plb., psor., sep., spong., sumb.

looking down on the street[2]
regardant en bas dans la rue
Augen-Niederschlagen auf der
   Straße
   dios.

mania
manie
Manie
   bell., **cann-i.**, cann-s., croc.

moaning
gémissements
Stöhnen
   bell.[4], coff.[2], stram.[4]

moroseness[4]
morosité
mürrischem Wesen
   acon.[4], ant-t., ars.[2], **aur.**[2, 4, 11],
   carb-v., cycl.[1', 4], form.[6],
   mer-c.[4, 11], nat-c., nat-m.[4, 5], plat.

pain
douleur
Schmerzen
   plat.

palpitation
palpitation
Herzklopfen
   spig.

physical sufferings
souffrances physiques
körperlichen Leiden
   plat.

quarrel[4]
querelle
Streit
   croc., spong.[2, 4], staph.

sadness
tristesse
Traurigkeit
   abrot.[7], acon., agar., aran.[14],
   arg-m.[14], asar., **aur.**[2], bell.[5],
   calc-s.[2], cann-i., cann-s.[3, 4],
   canth., carb-an., **caust.**[1, 5],
   cench.[7], **chin.**, cimic., clem.,
   coc-c.[1'], coff.[5], croc., cupr.[2], ferr.,
   fl-ac., gels., graph.[4], hell., hyos.[5],
   ign., iod., **kali-chl., kali-m.**[2], lach.[1'],
   lyc., m-arct.[4], med., nat-c., **nat-m.**,
   nid.[14], nit-ac., **nux-m., nux-v.**[2, 5],
   op.[4], petr., **phos.**, plat., psor.,
   senec., sep., spig., staph.[5],
   stram.[4, 5, 6], sulfa.[14], tarent.,
   zinc., ziz.

seriousness
sérieux
Ernst
   cann-s.[4], plat., spong.[3, 7]

talk, aversion to[16]
parler, non disposé à
reden, Abneigung zu
   asar.

timidity[4]
timidité
Schüchternheit
   m-arct.

vexation[4]
vexation
Verdruß
   ant-t., bor.[3, 4], caust., croc.,
   nat-m., spong.

violence
violence
Gewalttätigkeit
   aur., croc., stram.

want of sympathy
manque de sympathie
Mangel an Mitgefühl
   merc.

weeping
pleurs
Weinen
    acon.[4], alum.[4], arg-m., bell.[4],
    carb-an., graph.[4], iod., phos.[4],
    plat.[4], spong.

bed, in
lit, au
Bett, im
  hep.

    jumps out of[2]
    saute hors du
    springt aus dem
      CIC.

causeless[1']
sans raison
grundlos
    aur-i.

chill, during
frissons, pendant les
Fieberfrost, bei
    cann-s., nux-m., phos., **puls.,**
    rhus-t., verat.

clapping one's hand[4]
claque des main
klatscht in die Hände
    cic., verat.

coition, after
coït, après le
Koitus, nach
    nat-m.

company, in
société, en
Gesellschaft, in
    bov.

constipated, when
constipé, quand il est
Verstopfung, bei
    calc., psor.

convulsions, after
convulsions, après les
Konvulsionen, nach
    sulph.

dancing, laughing, singing, with[4]
danser, rire, chanter, avec
Tanzen, Lachen, Singen, mit
    bell., hyos., nat-m.[2, 4], plat., **stram.,**
    tab.

death, while thinking of
mort, en pensant à la
Tod, beim Denken an den
    aur.

desires to be ch.[11]
désire être g.
wünscht, f. zu sein
    chin.

    ineffectually[2]
    en vain
    vergeblich
      manc.

dreams, after[16]
rêves, après
Träumen, nach
    mur-ac.

drunkenness, during[5]
ivresse, pendant l'
Trunkenheit, bei
    coff., op., staph.

eating, while
mangeant, en
Essen, beim
    anac., bell., carb-ac., cist.
    after

    après manger
    nach dem
      carb-v., mez.

followed by irritability
suivi d'irritabilité
gefolgt von Reizbarkeit
    clem., hyos., nat-s., ol-an., op.,
    seneg., tarax.

    melancholy
    mélancolie
    Melancholie
      gels., graph., meph.[14], petr.,
      plat., ziz.

prostration
prostration
Entkräftung
   clem., spong.

sleepiness
somnolence
Schläfrigkeit
   bell., calc.,

foolish, and
ridicule, et
albern, und
   acon., agar., anac.⁴, arund.², bell., calc., carb-an.⁴, carb-v., merc., par., seneg., **SULPH.**²

headache, with⁷
mal à la tête, quand il a
Kopfschmerzen, bei
   ther.

heat, during
chaleur fébrile, pendant la
Fieberhitze, bei
   acon., mosch.⁴, **op.,** sabad.⁴, thuj.¹⁶

hysterical¹′
hystérique, d'une façon
hysterisch
   ther.

manual labor, during¹¹
travail manuel, pendant
Handarbeit, bei
   ang.

menses, before
menstruation, avant la
Menses, vor
   acon., fl-ac., hyos.

   during
   pendant la
   während der
      fl-ac., stram.

morbidly¹′
morbide, gaîté
krankhaft
   aur-s.

music, from⁴
musique, par
Musik, durch
   croc.

never⁵
jamais
niemals
   hep., nit-ac.

laughing–never/rire–jamais/
Lachen–niemals

pain, with all
douleurs, malgré les
Schmerzen, trotz
   spig.

paroxysms, in¹′
paroxysmes, en
anfallsweise
   aur-i.

perspiration, during
transpire, pendant qu'il
Schwitzen, beim
   apis., ars., bell., clem.

pollutions, after
pollutions, après
Pollutionen, nach
   pip-m.

quarrelsome, and
querelleur, et
streitsüchtig, und
   bell.², staph.⁶

room am., in the
chambre am., dans une
Zimmer am., im
   tarent.

sadness, after¹′
tristesse, après
Traurigkeit, nach
   cench.

simulates hilarity, while he feels wretched[1]
simule l'hilarité alors qu'il se sent malheureux
simuliert Heiterkeit, während er sich unglücklich fühlt
  apis

sleep, during
sommeil, pendant le
Schlaf, im
  alum., bell., caust., croc., hyos., kreos., lyc., ph-ac., sil., sulph.

stools, after
selle, après la
Stuhlgang, nach
  bor., nat-c., **NAT-S.**, ox-ac.

supper, after
dîner, après le
Abendessen, nach dem
  cist.

thinking see death–thoughts–joy

thoughtless[2]
sans souci
sorglos
  arn.

thunders and at lightnings, when it
orage et les éclairs, pendant l'
Blitz und Donner, bei
  carc.[7], lyc.[5], **sep.**

urination, after
uriner, après
Urinieren, nach
  erig.[11], eug., hyos.

waking, on
réveil, au
Erwachen, beim
  sulph.[2], tarent.

walking in open air and after, on[1, 16]
marche en plein air, pendant et après une
Gehen im Freien, beim und nach dem
  alum., ang., cinnb., fl-ac., plb., tarent., teucr.[4]

CHILDBED, mental symptoms during[3] ✱
COUCHES, symptômes mentaux pendant les
KINDBETT, Gemütssymptome im
  bell., **PLAT., puls.,** sulph., verat., zinc.

insanity-puerperal/folie puerpérale/ Geisteskrankheit im Kindbett

agg.[3]
  acon., sec., stram.

CHILDISH behavior
PUÉRIL, comportement
KINDISCHES Benehmen
  acon., **agar.**[3, 6], alco.[11], alum., anac., **apis, arg-n.,** ars.[3], **BAR-C., bar-m.,** bell.[3], bufo, calad., carb-an., carb-v., **carbn-s.,** chlol., **CIC., croc.,** crot-c., hyos.[3, 6], **ign.,** kali-br., kres.[10], **nux-m.,** nux-v.[3], op.[3], par., puls., rhus-t., seneg., **stram.,** viol-o.

*antics–plays/pitreries–fait des/ Possen–spielt
foolish/ridicule/albernes
laughing–childish/rire–puéril/ Lachen–kindisches
naive/naïf/naiv
speech–childish/langage–puéril/ Sprechen–kindisches*

old age, in [1', 2]
personnes agées, chez les
Alter, im
  BAR-C.

CHILDREN, desires to **beat**
ENFANTS, désir de **battre** des
KINDER schlagen, möchte
  chel.

*aversion to ch./aversion pour les e./ Abneigung gegen K.
indifference to her ch./indifférence pour ses propres e./Gleichgültigkeit gegen ihre K.*

covering their face with their hands, but looking through their fingers[7]
se couvrent la figure mais regardent à travers leurs doigts
bedecken ihr Gesicht, sehen aber durch ihre Finger
    bar-c.

desires to beget and to have ch.
désir de procréer et d'avoir des e.
wünscht, K. zu zeugen und zu haben
    ox-ac.

*dislikes her own see aversion–
    children*

flies from the own
fuit ses propres
entzieht sich den eigenen Kindern
    lyc.

*estranged from her family/séparé
    de sa famille–sensation d'être/
    entfremdet–ihrer Familie
forsakes his own/abandonne ses
    propres/verläßt seine eigenen
sadness–aversion/tristesse–
    aversion/Traurigkeit–Abneigung*

watchful who are on the look out for every gestures[7]
aux aguets qui épient tous les gestes
auf der Lauer und erspähen alle Gebärden
    phos.

CLAIRVOYANCE
CLAIRVOYANCE
HELLSEHEN
    acon., anac., **anh.**[8-10], arn., calc.,
    cann-i., **crot-c.,** dat-a.[12], hydroph-c.[14],
    hyos., lach., **lyss.**, m-arct.[4, 12], med.,
    nabal.[8], **nux-m., op., phos.,** pyrus,
    sil., stann., stram., tarent., valer.[12],
    verat-v.[2]

midnight[11]
minuit
Mitternacht
    cann-i.

clairvoyant dreams during drunkenness[5]
clairvoyants pendant l'ivresse, rêves
hellsichtige Träume bei Trunkenheit
    lach.

sleep, during[2]
sommeil, pendant le
Schlaf, im
    com.

CLIMACTERIC PERIOD agg.[3] ✷
MÉNOPAUSE agg.
KLIMAKTERIUM agg.
    acon., aml-ns., arg-n., ars., **cimic.,**
    coff., glon., ign., kali-br., **LACH.,**
    lil-t., puls., sep., tab., ther., valer.,
    verat., zinc.

CLIMB, desire to
GRIMPER, désire
KLETTERN, Verlangen zu
    hyos.[11], stram.[2]

CLINGING to persons or furniture etc.
S'AGRIPPE aux personnes, meubles etc.
KLAMMERT SICH an Personen oder Möbel etc.
    bism.[3, 6, 7], bor.[16], coff., gels., stram.

child awakens terrified, knows no one, screams, clings to those near
enfant se réveille terrifié, ne reconnaît personne, crie et s'agrippe à ceux proches de lui
Kind wacht entsetzt auf, kennt niemand, schreit und klammert sich an die Umstehenden
    BOR.[7], stram.[1, 7]

grasps the nurse when carried[1]
s'accroche à la nourrice, quand il
est porté
klammert sich an die Wärterin
beim Getragenwerden
    bor., **gels.**

convulsions, before
convulsions, avant les
Konvulsionen, vor
    cic.[2, 7]

grasps at others[3]
s'accrocher aux autres, cherche à
klammert sich an andere
    ars., **camph.**[2], op.[5], phos.[3]

held, wants to be[3]
tenu, désire être
gehalten werden, möchte
    ars., gels., kali-p., lach., nux-m.,
    nux-v., sang., sep., stram.

    am., being[3]
    am., en étant
    am., wenn g.
        ars., **bry.,** calc-p., carb-an., diph.,
        dros., eup-per., **gels.,** glon., **lach.,**
        lil-t., murx., nat-s., sang., **sep.,**
        sil., stram., sul-ac., sulph.

restlessness, with[2]
agitation, avec
Ruhelosigkeit, mit
    carb-v.

take the hand of mother, will
    always[7]
saisir la main de sa mère, veut
    continuellement
nehmen, will immer die Hand der
    Mutter
        bism.

CLOSING EYES am.
FERMER LES YEUX am.
AUGENSCHLIESSEN am.
    kali-c., zinc.

COLORS, aversion to red, yellow,
    green and black
COULEURS rouges, jaunes, vertes et
    noires, aversion pour les
FARBEN, Abneigung gegen rote, gelbe,
    grüne und schwarze
        tarent.[1]

black/noir/Schwarze
sensitive–colors/sensible–couleurs/
    empfindlich–Farben

blue, aversion to[11]
bleue, aversion pour la couleur
blaue Farbe, Abneigung gegen
    tarent.

red, aversion to[3, 7]
rouge, aversion pour la couleur
rote Farbe, Abneigung gegen
    alum.

charmed by blue, green, red[11]
charmé par les couleurs bleues,
    vertes, rouges
entzückt von blauer, grüner, roter
    Farbe
        tarent.

COMMUNICATIVE, expansive[5]
EXPANSIF, communicatif
MITTEILSAM
    acon., alum., bar-c., hydrc.[11], **lach**[3, 11]

COMPANY, AVERSION to; presence
    of other people agg. the symptoms[1];
    desire for solitude
SOCIÉTÉ, AVERSION pour la; la
    présence d'autres personnes agg.
    ses symptômes, désir de solitude
GESELLSCHAFT, ABNEIGUNG gegen;
    Gegenwart anderer agg. die
    Symptome; Verlangen nach
    Einsamkeit
    achy.[14], acon., agar.[3], allox.[14], **aloe**,
    ALUM.[1, 5], alum-p.[1'] alum-sil.[1'],
    alumn.[11], **ambr., ANAC.,** anan.,
    anh.[10], ant-c., ant-t., arag.[8], **arg-n.**[3],
    arist-cl.[14], arn.[1'], ars.[3], **ars-m.**[2, 8], atro.,
    aur., aur-i.[1'], **aur-s., BAR-C.,** bar-i.[1'],

bar-m., bar-s.¹', **bell.**, bov.³, **bry.**, bufo, bufo-s., **cact.**, cadm-met.¹⁰, ¹⁴, calc., calc-i.¹', **calc-p.**, calc-s., camph.³, cann-i., caps.⁸, **CARB-AN., carb-v.**, carbn-s., cedr., cench.¹', **CHAM., chin., CIC.**¹, ⁷, cimic., cinnb., clem., coca, **coloc., con.**, convo-s.¹⁴, cop., cortico.¹⁴, **cupr.**, cur., cycl.¹, **dig.**¹, dios., elaps, eug., euph.², **ferr.**, ferr-i., ferr-p., fl-ac., **GELS.**, graph., grat., ham., **hell.**, helon., **hep., hipp.**, hydr., **hyos., IGN., iod.**, jug-c., kali-bi., kali-br., kali-c., kali-i.³, kali-p., kali-s., **lac-d., lach., led.**, lil-t.³, ⁷, ¹¹, **lyc.**, m-aust.⁴, mag-c.³, mag-m., mang., meny., meph.¹⁴, moly-met.¹⁴, murx.⁴, **nat-c., NAT-M.**¹, ⁷, nat-p., nat-s.¹', nicc., **NUX-V.**, op.⁵, ⁶, **oxyt., pall.**³, ⁶, pana.¹¹, petr., ph-ac.², ⁸, phos., pic-ac., **plat., plb.**³, ⁶, prot.¹⁴, psor., ptel., **puls., rhus-t.**, sapin.¹¹, sec., **sel., sep.**, sieg.¹⁰, **stann., STAPH.**², ³, ⁵, ⁶, stram.³, ⁶, sul-ac., sul-i.¹', sulfonam.¹⁴, **sulph., syph.**³, ⁷, **tarent.**¹, tep., thala.¹⁴, thiop.¹⁴, **thuj.**, til., ust., verat., x-ray⁹, ¹⁴

*cares–company/soucis–société/
   Sorgen–Gesellschaft
disturbed/dérangé/ gestört
fear–people/peur–anthropophobie/
   Furcht–Menschen
misanthropy/misanthropie/
   Menschenfeindlichkeit
sadness–company/tristesse–société/
   Traurigkeit–Gesellschaft
suspicious–solitude/soupçonneux–
   solitude/argwöhnisch–Einsamkeit*

morning
matin
morgens
   alum.

forenoon
matinée
vormittags
   alum.

alone, am. when
seul, am. en étant
allein, am. wenn
   allox.⁹, ambr., **bar-c.**, bov., carb-an., con., convo-s.⁹, cortico.⁹, cycl., ferr., ferr-p., halo.¹⁴, hell., **lyc.**, mag-c.³, mag-s., **nat-c., nat-m.**, petr., ph-ac.¹', phos., **plb.**, rauw.⁹, **SEP.**, stann., staph., stram., sulph., trios.¹⁴, visc.⁹

but agg. when a. and am. in
   company¹'
mais agg. en étant s. et am. en
   société
aber agg. wenn a. und am. in
   Gesellschaft
   alum-sil.

alternating with bursts of pleasantry and sarcasm
alternant avec accès de plaisanteries et de sarcasmes
abwechselnd mit Ausbrüchen von Scherzen und Sarkasmus
   rhus-r.¹, rad.⁷

desire for c.⁵
désir de s.
Verlangen nach G.
   acon.

avoids the sight of people
évite la vue de gens
vermeidet den Anblick von Menschen
   acon., ars.⁵, calc.⁷, **CIC., cupr.**, cur.⁷, ferr., gels., iod., lac-d.⁷, led., nat-c., sep., thuj.

lies with closed eyes, and
repose couchée, les yeux fermés, et
liegt mit geschlossenen Augen, und
   sep.

shuts herself up
s'enferme
schließt sich ein
   cur.

bear anybody, cannot[4, 5]
souffrir personne autour de lui, il ne peut
ertragen, kann niemanden um sich
 merc., nux-v., staph., **sulph.**

country away from people, wants to get into the
campagne, désir à la, loin de tout le monde
Land, möchte von allen Menschen weg auf's
 calc., elaps

desires solitude to indulge her fancy
désire la solitude pour donner libre cours à son imagination
wünscht die Einsamkeit, um ihren Phantasien nachzuhängen
 lach.

lies with closed eyes see avoids

 to practice masturbation
 pour se masturber
 um zu masturbieren
  bufo[1, 7], ust.

fear of being alone, yet
peur d'être seul, et cependant
Furcht vor Alleinsein, jedoch
 ars.[3], bufo, **clem., con.,** elaps, kali-br., lyc., **NAT-C.**[1], **sep.,** stram.[3], tarent.[3]

fear–alone/peur–seul/Furcht–Alleinsein

friends, of intimate
amis intimes, d'
Freunden, von besten
 bell., cham.[2], coloc., **ferr., iod.,** nat-c., sel.

aversion, friends/aversion, amis/ Abneigung, Freunde

heat, during
chaleur fébrile, pendant la
Fieberhitze, während
 con., hyos., **puls.**

loathing at c.[5]
dégoût de la s.
Abscheu vor G.
 bell., ign., lyc., nux-v., sep., staph.

meeting of friends, whom he imagines he has offended, to
rencontrer des amis, pensant les avoir offensés, de
Treffen mit Freunden, die er glaubt, beleidigt zu haben, gegen
 ars.

menses, during
menstruation, pendant la
Menses, während der
 con., plat., sapin.[11], sep.

 desires to be let alone
 désire rester seul
 will allein gelassen werden
  cic., nux-v.

parturition, after[2]
accouchement, après l'
Entbindung, nach der
 thuj.

perspiration, during
transpiration, pendant la
Schwitzen, beim
 ars., **bell.,** lach., lyc., puls., sep.

pregnancy, during
grossesse, pendant la
Schwangerschaft, in der
 lach., **nat-m.**[2, 6], nux-m.[6]

presence of strangers, aversion to
présence d'étrangers, aversion pour la
Anwesenheit Fremder, Abneigung gegen
 AMBR.[1] (non: am-br.), **bar-c., bry.,** bufo, **carb-v., CIC., con., iod.,** lyc., petr., **sep., stram., thuj.**

stranger–presence/étranger– présence/Fremder–Gegenwart

COMPANY, AV., presence / SOCIÉTÉ, AV. / GESELLSCHAFT, AB.

people intolerable to her during stool, p. of
quiconque est insupportable si elle doit aller à selle, la p. de
anderer ist ihr während des Stuhlgangs unerträglich, die G.
AMBR.

during urination
si elle doit uriner
beim Urinieren
NAT-M.[1, 7]

sits in her room, does nothing[2]
assise dans sa chambre sans rien faire
sitzt in ihrem Zimmer, tut nichts
brom.

smiling faces, aversion to
souriants, aversion de visages
lächelnde Gesichter, Abneigung gegen
ambr.

walk alone, wants to
sortir seul, veut
gehen, will allein
caj.

weeping, with[2]
pleurs, avec
Weinen, mit
rhus-t.

agg.[2]
cycl.

COMPANY, DESIRE for; aversion to solitude, company am.
SOCIÉTÉ, DÉSIR de; aversion pour la solitude, société am.
GESELLSCHAFT, VERLANGEN nach; Abneigung gegen Einsamkeit, Gesellschaft am.
acon.[5], act-sp., aeth., agar.[3], all-s., ant-t., apis, **ARG-N., ARS.,** ars-h.[2], asaf., aur-m., bell., **BISM.,** bov., brom., bry., bufo, cadm-s., **calc.,** calc-ar.[1], calc-p., **camph.,** carb-v., caust., cench., **clem.,** coloc., **con.,** cot.[11], crot-c.[3], crot-h., cyna.[14], der., dros., **elaps,** fl-ac.[8], **gels.,** hep., **HYOS., ign., kali-ar.,** kali-br., **KALI-C., kali-p., LAC-C.,** lach.[3], **lil-t., LYC.,** manc., merc., **mez.,** naja[8], **nat-c.**[3], nit-ac.[6], **nux-v., pall.,** ph-ac.[8], **PHOS.**[1, 7], plb., **puls.,** rad.[8], ran-b., rat., **sep.,** sil.[8], stann.[3, 4], **stram., stry.,** sulph.[5], syph.[2], tab., tarent., thymol.[8], verat., verb., zinc., zinc-p.[1']

fear–alone/peur–seul/Furcht–Alleinsein
fear–solitude/peur–solitude/Furcht–Einsamkeit
indifference am. in c./indifférence am. en s./Gleichgültigkeit am. in G.

evening
soir
abends
 brom., dros., kali-c., plb., puls., ran-b., tab., thiop.[14]

night
nuit
nachts
 camph., **STRAM.,** tab.

alone agg., while
seul agg., en étant
Alleinsein agg., beim
 aeth.[3], agar.[3], ambr., ant-t.[3], **apis**[3], **ARS.,** asaf.[3], bell.[3], bism.[3, 8], bov., brom., bufo[3], cadm-s., calc., **camph.,** cedr.[3], **clem.**[3], con., **dros.,** elaps, **fl-ac.**[3], gels.[3], **HEP.**[3], **hyos.**[3], kali-c., lach.[3], lil-t.[3, 8], **lyc.,** merc.[3], **mez.,** nat-c.[3], nat-m.[3], **pall.,** ph-ac.[3], **PHOS.,** plb.[3], ran-b.[3], rat., sep.[3], sil., stann.[3], **stram.,** tab., zinc.

anxiety–alone/anxiété–seul/Angst–allein
dullness–alone/esprit gourd–seul/Stumpfheit–allein
fear–alone/peur–seul/ Furcht–allein
fear of death–alone/peur de mort–seul/Todesfurcht–allein
inconsolable–alone/inconsolable–seul/untröstlich–allein

*irritability–alone/irritabilité–seul/
Reizbarkeit–allein
rage–alone/rage–seul/Raserei–
allein
sadness–alone–company/
tristesse–seul–société/
Traurigkeit–allein–Gesellschaft
weeping–alone/pleurer–seul/
Weinen–allein*

yet fear of people[3]
et cependant a peur des gens
doch Furcht vor Menschen
ars., bufo, con., clem., tarent.

friend, of a
ami, d'avoir un
Freund, nach einem
plb.

happen, as if something horrible might[2]
arriver, comme si qch. d'horrible allait
ereignen könnte, als wenn sich etwas Schreckliches
elaps

*fear–happen/peur–produire/
Furcht–ereignen*

headache, during[16]
maux de tête, pendant les
Kopfschmerzen, bei
meny.

menses, during
menstruation, pendant la
Menses, während
stram.

spoken to, but averse to being[14]
parle, mais aversion qu'on lui
angesprochen werden, aber will nicht
achy.

treats them outrageously, yet
traite mal tous ceux qui l'approchent, et cependant
behandelt sie trotzdem abscheulich
kali-c.

**COMPLAINING
SE PLAINT
BEKLAGT SICH**
acet-ac.[1'], acon., alco.[11], aloe[3], **alum.,**
ambr., anac.[3,4], arn., ars., asaf.[3,4],
aur., bell.[3,4], **bism.,** bry.[1], bufo[1], calc.,
canth., caust.[5], **cham.,** chin., chin-ar.,
cina, cocc., **coff., coloc., cor-r.,**
cori-r.[11], dig., dulc., goss.[7], hell., hep.[5],
hyos.[3,4], ign., kali-i., kiss.[11], **lach.,**
lyc., merc.[3-5], merc-c.[2,4], **mosch.,**
nit-ac.[5], **nux-v.,** op., petr., ph-ac.,
phos.[3], plat., puls., rhus-t.[3], sep., sil.[3],
spira.[11], **sulph.,** tarent., tus-fr.[11],
verat.[3-5]

*lamenting/se lamente/jammert
moaning/gémissements/Stöhnen*

day and night[2]
jour et nuit
Tag und Nacht
coloc.

morning in bed[11]
matin au lit
morgens im Bett
prun.

night in sleep[4]
nuit en dormant
nachts im Schlaf
nux-v.

alternating with shrieking[11]
alternant avec cris
abwechselnd mit Schreien
bufo

climacteric period, during[2]
ménopause, pendant la
Klimakterium, während des
kali-br.

disease, of
maladie, de sa
Krankheit, über seine
ant-t.[2], **LACH.**[4,5], nux-v.[4,5], ph-ac.[11]

offenses long past, of
offenses depuits longtemps passées, des
Beleidigungen, über längst vergangene
    calc.

    dwells/rumine/verweilt

    others, of[2]
    autres, des
    andere, über
        sep.

pain, of
douleurs, de ses
Schmerzen, über seine
    ars-h.[2], mosch.[1', 2, 4], nux-v.[5]

    on waking[4]
    au réveil
    beim Erwachen
        prun., verat.

pitiful[2]
apitoyant
mitleiderregend
    ars.

pregnancy, during[2]
grossesse, pendant la
Schwangerschaft, in der
    mosch.

relations and surroundings, of[2]
parents et entourage, de
Verwandte und Umgebung, über
    merc.

sleep, in
sommeil, au cours du
Schlaf, im
    bell., con.[4], ign., nux-v.[4], sulph.[4]

    comatose[4]
    comateux
    komatösem, in
        anac., op.

supposed injury, of
injustice supposée, d'une
angebliches Unrecht, über
    hyos.

threatening, and[1]
menace, et
droht, und
    tarent.

trifles, of[2]
futilités, de
Kleinigkeiten, über
    lach.

waking, on
réveil, au
Erwachen, beim
    cina

COMPREHENSION, easy[3]
COMPRÉHENSION facile
AUFFASSUNGSVERMÖGEN, leichtes
    aesc.[6], ambr., anac., ang., anh.[9], aur.,
    bar-c., bell.[6, 8], bor.[11], brom.[2],
    buth-a.[10], calc-f.[10], camph.[3, 5, 6],
    cann-i.[6], cann-s., caust.[3, 6],
    COFF.[1', 2, 3, 6, 8], hyos.[3, 6], ign.[12],
    LACH.[2, 3, 6, 8], lyc.[3, 6], lyss.[2], meph.[6],
    OP.[3, 6], ox-ac., phos.[3, 6, 12], pic-ac.,
    pip-m.[6], plat.[3, 6], puls.[6], rhus-t.,
    sabad.[3, 6], sel., sulph.[3, 6], tab.[4],
    thiop.[14], valer.[2, 3, 6], verat.[3, 5],
    viol-o.

drunkenness, during[5]
ivresse, pendant l'
Trunkenheit, bei
    calc., sulph.

CONCENTRATION, active
CONCENTRATION active
KONZENTRATION, aktive
    alum.[3, 5], anac.[3], anh.[9, 10], calc.[3, 7],
    calc-f.[9, 10, 14], caust.[5], cod.[11], coff.,
    coff-t.[7], hell.[3], hyos.[3], nat-m.[3], nux-v.[3],
    olnd.[3], op.[3], ox-ac., phos.[5], rhus-t.[3],
    staph.[3], sulph.[5], syph.[7], thea

menses, before
menstruation, avant la
Menses, vor den
   calc.⁷

CONCENTRATION, difficult
CONCENTRATION difficile
KONZENTRATION, schwierige
acon., acon-c.¹¹, acon-l.⁷, **aesc., aeth.,**
agar., **agn.,** ail., alco.¹¹, alet., all-c.,
alox.⁹, aloe⁶, ⁸, **alum.,** alum-p.¹',
alum-sil.¹', **am-c.,** am-m.³, ⁵, **ambr.,**
ANAC., ang., **anh.**¹⁰, ant-c., **apis,**
ange-s.¹⁴, aq-mar.¹⁴, arag.⁸,
aran-ix.⁹, ¹⁰, ¹⁴, arg-m.⁶, ¹⁴, arg-n.³, ⁸,
arn., ars., ars-i., asaf., asar., atro.¹¹,
aur.³, bapt., **BAR-C.,** bar-i.¹', **bar-m.,**
bar-s.¹', bell., berb., **bov.,** brom.,
bry., bufo⁶, buth-a⁹, cact.¹¹,
cadm-met.⁹, ¹⁰, ¹⁴, calad.³, **calc.**³, ⁵⁻⁷,
calc-f.⁹, ¹⁰, ¹⁴, camph., cann-i., cann-s.,
canth., caps.⁴, carb-ac., **carb-an.,**
CARB-V., carbn-o.¹¹, **CARBN-S.,**
carc.⁹, **CAUST.,** cench.¹', cent., cham.,
chel., chin., chin-s., chlol., chlorpr.¹⁴,
cic.³, **cimic.,** cinnb., clem.¹¹, cob-n.⁹,
coca³, **cocc.,** cod.¹¹, coff., colch.,
coloc., **con.,** conin.¹¹, **corn.,**
cortico.⁹, ¹⁰, ¹⁴, cortiso.¹⁴, croc., **cupr.,**
cycl., des-ac.¹⁴, **dros., dulc.,** elaps,
erig.¹⁰, ery-a., esp-g.¹³, euph-hy.¹¹,
euphr., eys.⁹, ¹⁴, fago., ferr., ferr-ar.,
ferr-i., ferr-p., fl-ac., **gels., GLON.,**
glyc.⁸, goss.⁷, **GRAPH.,** grat., halo.¹⁴,
ham., **HELL.,** helo., hipp.⁷, hir.¹⁰, ¹⁴,
hist.⁹, hura, hydr., **hydr-ac.,**
hydroph-c.¹⁰, ¹⁴, **hyos.,** iber.¹¹, ichth.⁸,
ictod., ign., indol.⁸, iod., irid.⁸, iris,
jug-c., jug-r., kali-ar., kali-br., **kali-c.,**
kali-i., kali-p., kali-s., kali-sil.¹', ⁶,
kalm., **lac-c., LACH.,** lact., lam., laur.,
LEC., led., levo.¹⁴, lil-s.¹¹, **lil-t.,** lol.¹¹,
LYC., lycps., lyss.², ⁷, ¹¹, macro.¹¹,
mag-c., mag-m., mand.⁹, ¹⁰, ¹⁴, mang.,
med., meph.¹⁴, **merc.,** merc-c., merl.,
mez., morph.¹¹, mosch., myric.⁷, ¹¹,
myris.¹¹, **NAT-AR., nat-c., nat-m.,**
nat-p., nat-sil.¹', narcot.¹¹, nicot.¹¹,
nit-ac., **NUX-M., NUX-V.**¹, ⁷,
oci-s.⁹, ¹⁴, ol-an., olnd., onop.¹⁴,

op., orig., ox-ac., petr., **PH-AC.,**
PHOS., phys., pic-ac., pituin.⁸, **plat.,**
plect., psor.⁷, ptel., **puls.,** ran-b.⁶,
ran-s., raph., rauw.⁹, ¹⁴, rhod., rhus-r.,
rhus-t., **rhus-v.,** rib-ac.¹⁴, sabad.,
sang., santin.¹¹, saroth.⁹, ¹⁰, ¹⁴, sarr.,
sars., scut.¹¹, sec., **sel.,** senec., seneg.,
SEP., SIL., sin-a.², ⁷, ¹¹, spig., **spong.,**
squil., stann., staph., stict., **stram.,**
sul-ac., **sulph.,** sumb.¹¹, syph.³, ⁷, ⁸,
tab., tanac.¹¹, tarax.⁹, **ter., thuj.,** til.,
trios.¹⁴, upa.¹¹, ven-m.¹⁴, verat., verb.,
viol-o., xero.⁸, zinc., zinc-p.¹'

absent-minded/distrait/zerstreut
abstraction of mind/absence d'esprit/
   geistesabwesend
unobserving/inattentif/
   unaufmerksam

morning
matin
morgens
   anac., canth., mag-m.¹¹, nat-c.¹¹,
   phos., ptel.¹¹

forenoon¹¹
matinée
vormittags
   ptel., sil., til.

afternoon¹¹
après-midi
nachmittags
   ang.⁴, cham., ery-a., myris., sang.

evening
soir
abends
   am-m.⁴, nat-c.¹¹

air, am. in open¹'
air, am. en plein
Freien, am. im
   nat-ar.

alternating with uterine pains
alternant avec douleurs utérines
abwechselnd mit Uterusschmerzen
   gels.

aversion to[5]
aversion pour la
Abneigung gegen
   calc., lyc.

calculating, while
calculant, en
Rechnen, beim
   ail.[2], lyc.[5], **merc.**[5], **NUX-V.**, **psor.**[2,7], syph.[2,7]

children, in
enfants, chez les
Kindern, bei
   aeth., am-c.[5], **bar-c.**, graph.[5], lach.[5], ph-ac.[5], zinc.[5]

conversation, during
conversation, dans la
Unterhaltung, bei
   calc-sil.[1'], lyc., nux-v.[5], tarent.[11]

crazy feeling on top of head, wild feeling in head with confusion of ideas
sensation bizarre ou sommet du crâne, par moment atroce dans la tête avec état confusionel
verrückt im Scheitel, wild im Kopf mit Gedankenverwirrung, Gefühl wie
   lil-t.

drawing, when[11]
s'habillant, en
Sich-Anziehen, beim
   iod.

eating, am. from[7]
manger, am. par
Essen, am. durch
   calc-f.

headache, with[7]
mal de tête, avec
Kopfschmerzen, mit
   cob-n.[9], dulc., kali-c.

interrupted, if
coupe la parole, quand on lui
unterbrochen, wenn
   berb., mez.[5,16]

on attempting to c. it becomes dark before the eyes
à l'effort de c. la vue s'obscurcit
beim Versuch zur K. wird es schwarz vor den Augen
   arg-n.

has a vacant feeling
éprouve une sensation de vide
hat ein Leeregefühl
   asar., gels., mez., nat-m., **nit-ac.**, olnd., ran-b.[1], staph.[1]

studying, reading etc., while
étudiant, lisant etc., en
Lernen, Lesen etc., beim
   acon., **AETH.**[1,7], agar.[11], **agn.**, alum., ambr.[5], ang.[4], asar., **bar-c.**, bar-m., bell., calc-f.[10], calc-sil.[1'], carb-ac.[11], carbn-s., caust., cham., coff., corn., **dros.**, fago., ferr-i.[1'], **HELL.**, iod.[11], kali-c., **kali-p.**[7], kali-sil.[1',7], lach., lyc.[11], merc.[5], nat-ar.[11], **nat-c.**[1,5], nat-p.[7], **NUX-V.**[1,7], olnd.[5,11], ox-ac., pic-ac.[7], scut.[11], sin-a.[11], spig., **staph.**[5], sul-i.[1'], sulph., tab.[7]

thoughts–wandering–studying/
pensées–vagabondes–étudiant/
Gedanken–wandernde–Lernen

learns with difficulty[3,6]
apprend avec difficulté
lernt mit Schwierigkeiten
   agar.[3], agn., **anac., ars., bar-c.**, calc., calc-p., caste.[14], caust., con., mag-p.[3], nat-m., okou.[14], olnd., ph-ac., **phos.**, rib-ac.[14]

talking, while
parlant, en
Reden, beim
   merc-c., **nat-m.**

working, while[11]
travaillant, en
Arbeiten, beim
   plect.

writing, while
écrivant, en
Schreiben, beim
   acon., mag-c., merc.[5]

CONFIDENCE, want of self
CONFIANCE EN SOI, manque de
SELBSTVERTRAUEN, Mangel an
   agn., alum., am-c.[5], am-m.[5], ambr.[5],
   ANAC., anan., ang., anh.[9,10], arg-n.,
   aur., aur-i.[1'], aur-s.[1'], bar-a.[6,11], **bar-c.,**
   bell., **bry.,** buth-a.[9], calc., calc-sil.[1'],
   canth., carb-an., carb-v., caust., **chin.,**
   chlor., cob.[2], dros., gels., hyos., ign.,
   iod., **kali-c.,** kali-n., kali-s., kali-sil.[1'],
   lac-c., lach., **lyc.,** merc., mur-ac.,
   naja[2,3,6], nat-c., **nat-m.**[1,5], nat-sil.[1'],
   nit-ac., nitro-o.[11], nux-v., olnd., op.,
   pall., **petr.**[5], phos., plb., **puls.,** ran-b.,
   rhus-t., ruta, santin.[11], **SIL.**[1,7], staph.[5],
   stram., sul-ac., sul-i.[1'], sulph., sumb.[11],
   tab., ther., verat.[5], verb., viol-t., zinc.

discouraged/découragé/entmutigt
fear: confusion, failure, say wrong,
   undertaking
peur: confusion, insuccès, dire qch.
   d'inexact, entreprendre
Furcht: Verwirrung, Mißerfolg,
   Falsches sagen, unternehmen
helplessness/impuissance/
   Hilflosigkeit
longing–good opinion/recherche–
   bonne opinion/Verlangen–guten
   Meinung
succeeds–never/réussit–en rien/
   gelingt–nichts
undertakes–nothing/entreprendre–
   rien/unternehmen–nichts

beer am.[11]
bière am.
Bier am.
   thea

failure, feels himself a [3]
raté, impression d'avoir tout
Versager, hält sich für einen
   naja, sulph.

others have none which makes her
   unhappy, and thinks
autres n'ont pas c. en elle, ce qui la
   rend malheureuse, et pense que les
andere setzen kein Vertrauen in sie,
   was sie unglücklich macht, und
   glaubt
   aur.

CONFIDING
CONFIANT
VERTRAUENSVOLL
   hydrc., kres.[10], mur-ac., op.[11], spig.

CONFOUNDING objects and ideas
CONFOND objets et idées
VERWECHSELT Dinge und Ideen
   calc., cann-s., colch.[2], hyos., nux-v.,
   plat., **sulph.**

mistakes/erreurs/Fehler

CONFUSION of mind
CONFUSION mentale
VERWIRRUNG des Geistes
   absin., acet-ac., acon., acon-f.[11],
   act-sp., **aesc.,** aesc-g.[11], **aeth.,** aether[11],
   agar., agn., ail., all-c., alco[11], aloe,
   alum., alum-sil.[1'], **am-br.**[6], am-c.,
   am-m., ambr., aml-ns.[3,11], amyg.[11],
   anac., anac-oc., ang.[3], anh.[9],
   anthraci.[2], ant-c.[3], **ant-t.,** apis, **apoc.,**
   aran., aran-ix.[9], arg-m., **arg-n., arn.,**
   ars., ars-i., asaf., **asar.,** aspar.,
   aster.[2], astra-e.[14], **atro.**[2,11], **aur.,**
   aur-m., **bapt., bar-c.,** bar-i.[1'], **bar-m.,**
   BELL., bell-p.[9], benz-ac., berb.,
   bism., bor., both.[11], **bov.,** brom., **BRY.,**
   bufo, cadm-met.[9], calad., **CALC.,**
   calc-i.[1'], **calc-p.,** calc-s., **calc-sil**[1'],
   camph.[1], **CANN-I., cann-s.,**
   canth., caps., carb-ac., **carb-an.,**
   CARB-V., carbn-h.[11], carbn-o.,
   carbn-s., carc.[9], carl., caust.,
   cham., **chel., chin.,** chin-ar., chin-s.,

chlf.², chlol., chlor., chloram.¹⁴,
chlorpr.¹⁴, chr-ac.², ¹¹, cic., cimx., cina,
cinnb., clem., coca³, **coc-c., COCC.,**
cod.¹¹, **coff.,** coff-t.¹¹, coffin.¹¹, **colch.¹,**
coloc., com., **con.,** convo-s.¹⁴, cop.,
corn., cortico.⁹, cortiso.¹⁴, cot.¹¹, **croc.,**
crot-c., crot-h., crot-t., cund.¹¹, **cupr.,**
cupr-ar., cur., cycl., dat-a.¹¹, dig.,
dios., dirc.¹¹, **dros., dulc.,** echi., ery-a.,
eug., eup-pur., euphr., eupi., **fago.,**
ferr., ferr-ar., ferr-p., fl-ac., form.³, ⁶, ¹¹,
galin.¹⁴, **gels.,** gent-l., gins., **GLON.,**
gran., **graph.,** grat., halo.¹⁴, **hell.,** hep.,
hipp., hura, hydr., hydr-ac., **hyos.,**
hyper., iber.¹¹, ign., indg., iod., ip.,
iris-foe.¹¹, jab., jatr., jug-c., kali-ar.,
kali-bi., kali-br., **kali-c.,** kali-i.¹,
kali-n., kali-p., kali-s., kalm., **kreos.,**
lac-ac., **lac-c., LACH.,** lact., **laur.,**
lec., led., lil-t., lob., lol.¹¹, **lyc.,**
lyss.², **mag-c.,** mag-m., mag-s., mand.⁹,
mang.³, **med.,** meli., **meny.³, MERC.,**
merc-c., **mez.,** moly-met.¹⁴, morph.,
mosch., murx., mur-ac.³, myric.,
naja, narcot.¹¹, nat-ar., **nat-c.,**
NAT-M., nat-p., nat-s., nicc., nit-ac.,
nit-s-d.¹¹, nitro-o.¹¹, **NUX-M.,**
NUX-V., oci-s⁹, ¹⁴, oena.¹¹, **olnd.¹,**
ONOS., OP., osm., par., parathyr.¹⁴,
peti.¹¹, **PETR.,** phel., **ph-ac., phos.,**
phys., plan., plat., **plb.,** plb-chr.¹¹,
psor., ptel., **puls., pyrog.¹',** ran-b.,
ran-s.³, raph., rauw.⁹, rheum, rhod.,
RHUS-T., ruta, **sabad.,** sabin., sal-ac.,
samb., sang., **sec.,** sars., sel.¹', ⁶,
senec.¹¹, **seneg., SEP., SIL.,** spig.,
spira.¹¹, spong., squil., stann., **staph.,**
stram., stront.³, **STRY.,** sul-ac.³,
sulfa.⁹, ¹⁴, **sulph.,** syph., **tab.,** tanac.¹¹,
tarax., ter., teucr., ther., thiop.¹⁴, **thuj.,**
thymol.⁹, ¹⁴, tromb., tub.³, valer.,
verat., verb., viol-o., viol-t.³, vip.,
xan., **zinc.**

chaotic/chaotique/chaotisches

morning
matin
morgens
   acon., agar., aloe, alum., alum-p.¹',
   alum-sil.¹', am-m., ambr., **anac.,**
   ant-t., arg-n., arn., ars., ars-i.,
   arum-t., asaf., asar., astra-e.¹⁴, aur.,
   aur-ar.¹', aur-i.¹', aut-s.¹', **bar-c.,**
   bar-s.¹', bell., bism., bov., **bry.,**
   bufo, **calc.,** calc-ar.¹, **calc-s.,**
   canth., caps., **carb-an., carb-v.,**
   carbn-s., caust., cham., chel.,
   chin., chin-ar., chin-s., cic., clem.,
   cob., cocc., colch.¹, coloc., con.,
   corn.², crot-h., euphr., ferr-ar.,
   ferr-p., **graph.,** hyos., hyper., ign.,
   iod., jug-r., kali-ar., kali-c., kali-n.,
   kali-p., kali-s., **LACH.,** lact., lyc.,
   mag-c., mag-m., mag-s., merc., mill.,
   mosch., murx., **nat-c.,** nat-m.,
   nat-p.¹', nat-s., nat-sil.¹', nicc.,
   nux-v., op., ox-ac., petr., ph-ac.,
   phos., podo., ran-b., ran-s., **rhod.,**
   rhus-t., ruta, samb., sars., seneg.,
   sep., sil., squil., stann., staph.,
   stry., sul-ac., sul-i.¹', **SULPH.,**
   sumb., **thuj.,** til., trif-p.¹¹, ust.,
   verat., zinc., zinc-p.¹'

rising and after, on
levant et après s'être levé, en se
Aufstehen, beim und nach dem
   anac., arg-n., asar., aur., bell.,
   bry., calc., **carb-v.,** cham., chel.,
   cic., cina, clem., coc-c., corn.,
   graph., ign., kali-c., kali-sil.¹'
   lact., mag-c., mag-m., mag-s.,
   merc., merl., nat-m.¹⁶, ph-ac.,
   phos.¹, plb., raph., rhod., rhus-t.,
   sabad., samb., sep., sil., sulph.

after, am.
après, am.
nach, am.
   alum.¹⁶, ant-t., mag-s., phos.,
   rhus-t.

waking, on
réveil, au
Erwachen, beim
   acon., **aesc.,** agar., alum.¹',
   alum-p.¹', alum-sil.¹', **anac.,** ant-t.,
   arg-n., ars., ars-s-f.¹', **bar-c., bry.,**
   calc., calc-p., calc-sil.¹', ⁷, calc-s.,
   cann-s., carb-an., **carb-v.,**
   carbn-s., chin-ar., cimic., clem.,
   coc-c., euphr., ferr., ferr-ar.,
   graph.¹⁶, hyper., ign., **LACH.,**

lyc., mag-m.[16], mag-s., merc., merc-i-f., **naja,** nat-m., **phos.,** puls., rhod., ruta, **sil.,** sulph., **thuj.**[1], til., zinc., zinc-p.[1']

forenoon[11]
matinée
vormittags
  phys., sep., sulph.

afternoon
après-midi
nachmittags
  agar., alumn., asaf., bry., calc., cann-s.[11], carb-v., cham., chel., chin., clem., coloc., crot-t., ery-a.[11], ferr., graph., hell., hyos., kali-bi., kali-c., kali-cy.[11], lac-ac., laur., nat-m., nux-v., op., petr., phel., sabin., sep., sulph., verat-v., zinc.

evening
soir
abends
  aloe, am-c., aran., ars., ars-i., bar-c., bar-s.[1'] bell., bor., bov., calc., calc-ar.[1], calc-s., calc-sil.[1'], cann-s., carb-an., **carb-v.,** cedr., cham., chin-s., coc-c., coloc., corn., cycl., dig., dios.[11], dros., dulc., euphr., ferr., ferr-ar., ferr-i., ferr-p., graph., hipp., iod., ip., kali-ar., kali-c., kali-n., kali-p., kali-s., kali-sil.[1'], kalm., **lyc.,** mag-s., mez., mill.[1], murx., nat-ar., nat-c., nat-m., nat-p., nat-sil.[1'], **nux-m.,** nux-v., ph-ac., phos., ptel., psor.[7], puls., rhus-t., ruta, sars., sep., sil., spig., stann., sul-ac., sul-i.[1'], sulph., thuj., valer., zinc., zinc-p.[1']

  am.[16]: sars.

night
nuit
nachts
  anac., arg-n., calc., cedr., **chel.**[2], corn., crot-t., fl-ac., lyc., mur-ac., phos., psor., ptel., raph., ruta, sec., sep., **sulph.,** til.

lying down, on
couchant, en se
Sich–Hinlegen, beim
  brom., lil-t., rhus-r.

waking, on
réveil, au
Erwachen, beim
  chel., chin.[16], **glon.,** kali-bi.[6], merc-i-f., mez., phos., plat., psor., puls.[16], sil., sulph.[16]

walking about after midnight, on[2]
allant çà et là après minuit, en
Herumgehen nach Mitternacht, beim
  stram.

abortion, after[11]
avortement, après
Abort, nach
  ruta

air, in open
air, en plein
Freien, im
  agar., caust., colch., con., crot-t., hyos., mag-c.[11, 16], nit-ac., nux-v., rhod., spig., sulph.

  am.
    acon., am-m., ant-t., ars., aur-m., bar-c., bar-s.[1'], bell., bry., calc-s., clem., coc-c., croc., dulc., glon., grat.[11], hydr-ac., kali-s., mag-m., mag-s., mang., meny., merc., nat-c., par., phos., phyt., **psor.,** rat., sulph.

arouse himself, compelled to
se réveiller, état confusionel
  l'obligeant à
aufrütteln, muß sich
  CARB-V., sulph.[1]

ascending agg.
montant, agg. en
Aufwärtsgehen agg.
  ptel., **sulph.**

bed, while in
lit, au
Bett, im
   ambr., calc., phos., rhod.

   am.
      nat-c.

   jump out of, makes him[4]
   sauter hors du, le poussant à
   springen, läßt ihn aus dem
      ars., cic., merc., stram.

beer, from
bière, par la
Bier, durch
   bell., calc., chin., **coloc.,** con.,
   cor-r., crot-t., ign.

bread agg.
pain, agg. par le
Brot agg.
   crot-t.

breakfast, before
petit déjeuner, avant le
Frühstück, vor dem
   calc., fl-ac.

   after
   après le
   nach dem
      calad., coc-c.

      am.
         bov., mag-c.

calculating, when
calculant, en
Rechnen, beim
   nat-m., **nux-v.,** psor.[2], **syph.**[2]

   mistakes, calculating/erreurs,
   calculant/Fehler, Rechnen

carousal, after a
orgie, beuverie, après
Zecherei, nach einer
   gran., **NUX-V.**

   as after a[16]
   comme après une
   wie nach einer
      ph-ac.

carrying heavy loads, when[11]
porte de gros poids, quand il
Tragen schwerer Lasten, beim
   agar.

chill, during
frissons, pendant les
Fieberfrost, bei
   acon., aloe, **caps., cham.,** cic., coff.,
   con., dros., hell., hyos., kali-c.,
   nat-c., nux-m., phos.[16], plb., rhus-t.,
   ruta, stram., verat., viol-t.

closing eyes, on[11]
fermant les yeux, en
Augenschließen, beim
   atro.

coffee, after
café, après avoir bu du
Kaffee, nach
   all-c., arg-n., calc-p., mill.

   am.
      coca, hipp.

coition, after
coït, après le
Koitus, nach
   bov., calc., caust., mez., **ph-ac.,**
   phos., rhod., sel., sep.

cold bath am.
bain froid am.
Kaltbaden am.
   calc-p., euphr., **phos.**

   after taking c.[16]
   après avoir pris froid
   nach Erkältung
      phos.

concentrate the mind, on attempting to
concentrer, en s'efforçant de se
konzentrieren, bei, dem Versuch, sich zu
    asar., gels., mez., nat-m., nit-ac., olnd., ran-b., staph.

concentration–difficult/
concentration–difficile/
Konzentration–schwierige

conversation agg.
conversation agg.
Unterhaltung agg.
    sil.

cough, before paroxysm of
toux, avant un accès de
Hustenanfall, vor einem
    cina

dinner, during[16]
déjeuner, pendant le
Mittagessen, beim
    mag-m.

    after/après le/nach dem
      arg-n., carb-v., euphr., mag-m., nux-v., petr.[16], phos., plan., tab., thuj., zinc.[16]

dream, as if in
rêve, comme dans un
Traum, wie im
    ail.[6], arn., bell., calc.[16], **cann-i.,** cann-s., carb-an.[16], **carb-v.,** cham., chin., cupr.[16], grat., guaj., ign., **lec.,** mez., **phos.,** rhus-t., sep., spig., squil., sulph., thuj., zinc.

drinking, after
bu, après avoir
Trinken, nach
    bell., bry., **COCC.,** con., croc.

drowsiness, c. while resisting[11]
somnolence, c. quand il y résiste
Schläfrigkeit, V. beim Kampf gegen die
    coca

eating, after
manger, après
Essen, nach dem
    agar., ambr., apis, aran., arg-n., bell., bufo, **calc.,** calc-sil.[1'], **carb-v.,** caust., coc-c., **COCC.,** coloc., croc., cycl., euphr., ferr., ferr-p., grat., hyos., lach., led., lob., **lyc.,** mag-m., meny., **merc., mez.,** mill., nat-c., **nat-m.,** nat-p., nat-sil.[1'], nit-ac., **nux-v.,** olnd., op., petr., **ph-ac., phos.,** plan., **PULS.,** sabad., sabin., **sep., sil., sulph.,** tab., thuj., zinc., zinc-p.[1']

    am.
      agar., apis, caust., fago., jug-r., lach., mez., phos.

emissions see pollutions

epileptic attack, before[15]
épilepsie, avant les crises d'
epileptischen Anfällen, vor
    lach.[6, 15], plb., sil.

    after[15]/après/nach
      plb., sil.

epistaxis am.
épistaxis am.
Nasenbluten am.
    carb-an., cham.

eructations am.
renvois, am. par des
Aufstoßen bessert
    bry., gent-c., sang.

excitement am.[11]
excitation am.
Erregung am.
    chin., cycl.

hat agg., putting on
chapeau agg., en mettant un
Hutaufsetzen agg.
    calc-p., ferr-i.

headache, with[16]
maux de tête, avec
Kopfschmerzen, mit
  agar., con., nat-m., petr., phos., sil., tarax., zinc.

heat, during
chaleur fébrile, pendant la
Fieberhitze, während
  alum., arg-m., **bapt.**, bry., camph., cham., chin., coc-c., coloc., dros., **hyos.**, ign., ip., laur., nat-c., op., phos., puls., raja-s.[14], sep., tab.[11], thuj. valer., verat.

identity, as to his ✽
identité, au sujet de son
Identität, über seine
  ALUM., anh.[9, 10, 14], ant-c., aur.[2], bapt., camph.[5], cann-s., kali-br., lach., med., nat-m.[3], petr., phos., plb., pyrus, stram., sulph., thuj., valer.

antagonism/opposition/Widerstreit

  delusions: body divided, consciousness, divided, double, identity, influence, mind, person–other, places–two, soul, strangers–control, superhuman control, three persons.
  imaginations: corps divisé, conscience, divisé, double, identité, influence, esprit, individu–autre, endroits–deux, âme, étrangers–contrôle, surhumain contrôle, trois personnes.
  Wahnideen: Körper geteilt, Bewußtsein, geteilt, doppelt, Identität, Einfluß, Geist, Mensch–anderer, Orten–zwei, Seele, Fremder–Kontrolle, übermenschlicher Aufsicht, drei Personen.

  forgetful–own name/oublieux–propre nom/vergeßlich–eigener Name

  thoughts–persistent–separated/ pensées–persistentes–séparés/ Gedanken–hartnäckige–getrennt thoughts–two trains/ pensées–antagonistes/Gedanken–zwei Richtungen

  will–contraction/volonté–contradiction/Willen–Widerspruch
  wills–two/volontés–deux/ Willen–zweier

depersonalization, loss of self-knowledge and self-control, dissociation from or self-identification with environment, personal disruption[9, 10, 14]
dépersonnalisation, perte de connaissance et de contrôle de soi, dissiciation de ou identification avec son entourage,
dédoublement de la personnalité
Abbau der Persönlichkeit, Verlust der Selbsterkenntnis und Selbstkontrolle, Trennung von oder Selbstidentifizierung mit der Umgebung, Spaltung der Person
  anh.

duality, sense of[3]
dualité, sensation de
Dualität, Gefühl der
  alum., anac.[3, 4], anh.[14], arg-n., **BAPT.**, calc-p., cann-s., cycl., des-ac.[14], **gels.**, lach., lil-t., lyc., naja[7], nat-m., nux-m., op., paro-i.[14], **PETR.**, phos., plb., psor., puls., **pyrog.**, sec., sil., **stram.**, ther., thuj., tril., xan.

head separated from body, as if[1]
tête et son corps sont séparés, pense que sa
Kopf vom Körper getrennt, als ob sein
  allox.[9], cocc., **daph.**, **PSOR.**, ther.

injury to head, after
traumatisme cranien, après un
Kopfverletzung, nach einer
  NAT-S.

insanity–injuries/folie–blessures/
Geisteskrankheit–
Kopfverletzung

interruption, from
interrompu, quand il est
unterbrochen wird, wenn er
berb., **mez.**

intoxicated, as if
enivré, comme
betrunken, wie
acon., agar.⁴, amyg., anan., ant-c.¹⁶,
arg-m.¹⁴, asar., **BAPT.**, bell., bism.¹⁶,
bufo, **carb-v.,** carbn-o., **CARBN-S.,**
chin-s., cupr.¹⁶, **dig.,** glon., graph.,
grat., hyos.⁴, ign., kali-c.¹⁶, kali-n.,
lach.¹′, laur., led.¹⁶, lyc., mag-c.¹⁶,
mag-m.¹⁶, mez.⁴, **nux-m.,** nux-v.,
ph-ac., phel., rhus-t., sabad., **sil.,**
spong., thuj.¹⁶, tong., visc.⁹

as after being
comme après ivresse
wie nach einem Rausch
acon., agar., am-m., anac.¹⁶, ang.,
arg-m., bell., **bry.,** camph.,
carb-v., chin., clem., cocc., coloc.,
cor-r., croc., **DIG.,** dulc.¹⁶, glon.,
kali-c., kali-n.¹⁶, lam., laur.,
mosch., nat-m., **nux-v.,** op.,
ph-ac., psor., puls., rheum,
sabin., squil., valer.

knows not where she is nor when- ever came to objects around her¹
ne sait pas où elle se trouve, ni quand viennent les objets situés autour d'elle
weiß nicht, wo sie ist, noch wann die Gegenstände um sie herum hierher kamen
aesc., coff-t.², mez.²

laughing agg.
rire agg.
Lachen agg.
ther.

loses his way in well-known streets
se perd dans les rues pourtant bien connues
verläuft sich in wohlbekannten Straßen
GLON., merc., **nux-m.,** nux-v.⁵,
petr., plb.¹¹, puls.⁵, ran-b., thuj.

forgetful–house–streets/oublieux–
maison–rues/vergeßlich–Haus–
Straßen
memory–weakness–places/
mémoire–faiblesse–lieux/
Gedächtnisschwäche–Orte
mistakes–localities/erreurs–
localités/Fehler–Orten
recognize–streets/reconnaît–rues/
erkennt–Straßen

lying, when
couché, être
Liegen, beim
brom., bry., **carb-v.,** cham., **grat.,**
lil-t., mag-m., merc., rhus-r., sep.

am.¹⁶: nat-m.

masturbation, from²
masturbation, par
Masturbation, durch
gels.

menses, before
menstruation, avant la
Menses, vor den
cimic., **sep.**

during
pendant la
während der
am-c., cimic., cocc., graph.¹⁶, lyc.,
phos.

after
après la
nach den
graph., nat-m.

mental exertion, from
travail intellectuel, par
geistige Anstrengung, durch
    ang., ant-t., apis, aran., **aur.,**
    aur-s.[1'], bor.[16], **calc., calc-p., calc-s.,**
    calc-sil.[1'], carbn-s.[1'], canth., **carb-v.,**
    caust., cham., cocc.[1], euon., **gels.,**
    hep., iod., **kali-sil.**[1'], laur., **lyc.,**
    mag-c., mag-m., mez., **NAT-C.,**
    nat-m., nat-p., NAT-SIL.[1'], **nit-ac.,**
    nux-m., nux-v., olnd., ox-ac., petr.,
    ph-ac., phos., pic-ac., puls., ran-b.,
    scut.[11], **sep., sil., staph.,** sul-i,[1'],
    sulph., thuj.

    am.
        carb-v.

mixes subjective and objective[3]
confond ses imaginations avec la réalité
verwechselt Subjektives mit Objektivem
    calc., cann-s., hyos., nux-v., plat., sulph.

motion, from
mouvement, par le
Bewegung, durch
    acon., ambr., bell., bry., calc-p.,
    cob., ign., indg., lob., mosch., nat-c.,
    nux-v., phos., **puls.,** tab.

    am.
        arg-n., ferr., ferr-p.

    of the head[16]
    de la tête
    Kopfbewegung
        carb-an., sulph.

noise agg.[16]
bruit agg.
Geräusche agg.
    mag-c.

old age, in
personnes âgées, chez les
Alter, im
    bar-c.[2, 6], **con.**[6]

paroxysms of pain, during
crises douleureuses, pendant les
Schmerzanfällen, bei
    acon., apoc., **cham., coff.,** dulc.[4], verat.

periodic
périodique
periodische
    staph.

perspiration, during
transpiration, avec
Schwitzen, beim
    chin., samb., **stram.**

pollutions, from
polutions, par
Pollutionen, durch
    sel., sumb.[11]

pregnancy, during
grossesse, pendant la
Schwangerschaft, während der
    nux-m.

reading, while
lisant, en
Lesen, beim
    agar., agn., **alum.,** ambr., ang.,
    apis, calc., canth.[1'], cocc., ferr-i.,
    lil-t., **lyc.,** nat-m., nux-m., **ph-ac.**

    if he attemps to understand it
    en essayant de comprendre ce qu'il lit
    beim Versuch es zu verstehen
        olnd.

riding, while
voiture ou à cheval, en allant en
Fahren oder Reiten, beim
    bry., sil.

rising, after
levé, après s'être
Aufstehen, nach dem
    alum., aur., bell., bov., bry., **kali-c.,**
    laur., merc., nat-m., nat-s., phos., rhod.

room, in[16]
chambre, dans une
Zimmer, im
   ars., mag-c.

scratching behind the ear, on[16]
grattant derrière l'oreille, en se
Kratzen hinter dem Ohr, beim
   calc.

   of the right side of head[16]
   sur le côté droit de la tête
   auf der rechten Kopfseite
      sul-ac.

sitting, while
assis, étant
Sitzen, im
   am-c., asaf., asar., bar-c., bell.,
   calc., calc-sil.[1'], carb-an., caust.,
   cic., colch., kali-c., kali-sil.[1'], mang.,
   merc., nat-c., nat-m., nit-ac., op.,
   phos., phyt., puls., **rhus-t.**, sabad.,
   sars., sep., sil., spig., sul-ac., thuj.,
   valer., verat.

situations, of[9]
situation, sur la
Situation, über die
   anh.

sleeping, after,
sommeil, après le
Schlaf, nach dem
   ambr., anac., ars., bry., calc.,
   carb-v., **con.**, graph., hep., lach.,
   op., squil., **sulph.**[2], uran-n.[6]

   siesta, after a
   sieste, après la
   Mittagsruhe, nach einer
      calc., carb-v., chel.[11], **CON.**, phos.

      after a long[16]
      après la s. longue
      nach einer langen
         kali-c.

sleepiness, with
somnolence, avec
Schläfrigkeit, mit
   echi.[6], pip-m.[11]

smoking, after
fumé, après avoir
Rauchen, nach
   alum., bell., ferr-i., gels., petr.,
   thuj.

spirituous liquors, from
alcooliques, par boissons
Alkoholgenuß, durch
   alum., bell., bov., **con.**[1], cor-r.,
   NUX-V., petr.[1], stront-c.

spoken to, when
parle, quand on lui
angesprochen wird, wenn er
   sep.

standing, while
debout, en étant
Stehen, beim
   bov., bry., cic., grat., lith-c., plb.,
   staph., thuj., valer., verat.

   am.[11]
      iris-foe.

stitching in chest, from[16]
piqûres dans la poitrine, consécutive
   à des
Stiche in der Brust, durch
   sep.

stool am.
selle am., après la
Stuhlgang am.
   bor., mag-s., **nat-s.**

stooping, when
baissant, en se
Bücken, beim
   bov., calc., caust., coloc., corn.,
   glon.[2], hell., nat-m., nit-ac., phos.,
   spig., valer., vinc.

   am.
      verat.

stretching on the couch, on[16]
étirant sur son lit, en s'
Austrecken auf einem Ruhebett, beim
   hep.

sun, in
soleil, au
Sonne, in der
  nat-c., nux-v.

surroundings, of[9]
environs, sur les
Umgebung, über die
  bell-p.

talking, while
parlant, en
Reden, beim
  glon.[6], **nat-m.,** sep.[5], **sil.**[6], staph., thuj.

thinking of it agg.
pensant agg., en y
Darandenken agg.
  hell., olnd.

time, to[2, 11]
le temps, les heures, sur
Zeit, über die
  halo.[14], **LACH.**

urination am.
uriner am.
Urinieren am.
  ter.

vertigo, with[2]
vertige, avec
Schwindel, mit
  COCC., cupr-ar., sil.[16], stann.[16], stram.

vexation, after
contrariété, après
Ärger, nach
  nux-v.

vomiting am.[11]
vomissement am.
Erbrechen am.
  tab.

waking, on
réveil, au
Erwachen, beim
  acon., **aesc.,** agar., ambr., anac., ant-t., arg-n., ars., bar-c., berb.,
  bov.[3], bry., calad., calc., calc-ar.[1], calc-p., caps., **carb-v.,** cham., chel., chin., clem., coc-c., cocc., con., euphr., gels.[3, 7], glon., graph., grat., hell.[6], hep., hyper., ign., kali-br., kali-c.[16], kali-n[16], **lach., lyc.,** mag-s., merc., merc-i-f., mez., naja, nat-c., nat-p., nat-sil.[1'], nux-m., op., **petr.**[3, 6]**, ph-ac., PHOS., plat.,** psor., **puls.,** rheum[11], rhod., rhus-t., ruta, **sep., sil.,** squil., stann., staph., **stram., sulph.,** til., **zinc.**

walking, while
marchant, en
Gehen, beim
  agar., ang., arg-n., asar., bell., bor., **bry.,** calc., camph., carb-an., carb-v., cic., coc-c., coff., coloc., con., dros., ferr., **glon.,** grat., kali-c., **lach.,** mez.[11], nat-c., nat-m., nit-ac., **nux-m., petr.,** rhus-t., **sabad.,** sep., spong., sulph., tarax., thea, thuj., viol-t.

am.
  agar., ferr-p., sulph.

about after midnight, on[2]
allant çà et là après minuit, en
Herumgehen nach Mitternacht,
  beim
    stram.

air, in open
air, en plein
Freien, im
  acon., agar., carb-v., caust., coff., **GLON.,** kali-chl., lyc., (non[16]: nat-m.), **NUX-M., PETR.,** sep., spig., sulph., tub.

am.
  bry., **carl.,** graph., **LYC.,** merc-i-f., merc-i-r., nat-c., par., **PULS.,** rhod., sulph.

after[16]
après la marche
nach dem
  nat-m.

  am.[16]
    caust.

warm room, in
chaude, dans une chambre
warmen Zimmer, im
    acon., bell., **iod.**, kali-s., **LYC.**,
    merc-i-f., nat-m., ph-ac., phos.,
    PULS., sulph.

washing the face am.
laver son visage am.
Waschen des Gesichtes am.
    ars., calc-p., coca, cycl., euphr.,
    ferr-p., **phos.**

weeping am.
pleurer am.
Weinen am.
    sep.

will am., strong effort of
volonté am., grand effort de
Willensanstrengung am.
    glon.

wine, after
vin, par le
Wein, nach
    all-c., **alum.**, amgd-p.[11], bov.,
    coloc., con., kali-chl., mill., ox-ac.,
    petr.[16], **zinc.**

working, while[11]
travaillant, en
Arbeiten, beim
    merc.

wrapping up head am.
s'envelopper la tête am.
Einhüllen des Kopfes am.
    mag-m.

writing, while
écrivant, en
Schreiben, beim
    arg-n., brom., croc., ferr-i., gent-l.,
    laur., lil-t., nat-c., vinc.

mistakes–writing/erreurs–écrivant/
Fehler–Schreiben

yawning am.
baîllements am.
Gähnen am.
    bry.

CONSCIENTIOUS about trifles
CONSCIENCIEUX pour des bagatelles
GEWISSENHAFT in Kleinigkeiten
    ang.[3], anh.[10], apis, **ARS.**[1,7], ars-s-f.[1'],
    aur., aur-ar.[1'], aur-i.[1'], **bar-c.**, bry.,
    calc.[5], carbn-s., cham., chin., chin-ar.,
    cocc.[3], cycl., **dig.**[3,5], ferr., ferr-ar.,
    ferr-i., graph., ham.[7], hep., hyos.,
    IGN., iod., lac-d., lach.[3,5], **lyc.**, med.[7],
    mez., **mur-ac.**, nat-ar., **NAT-C.**[1,7],
    nat-sil.[1'], **nux-v.**, ph-ac.[5], plat.[5],
    puls.[1,5], rhus-t.[3], sarr., sec., sep., **SIL.**,
    spig., **STAPH.**[5], **stram.**, sul-i.[1'],
    SULPH.[1,5], **THUJ.**[1,7], verat.

carefulness/soigneux/Sorgsamkeit
cautious/circonspect/vorsichtig
rest–cannot/supporter–ne peut/
    ruhen–kann nicht
trifles–important/futilités–
    importantes/Kleinigkeiten–wichtig

16–20 h
    lyc.

eating, after
mangé, après avoir
Essen, nach dem
    ign.

pedant[5]
pédant
Pedant
    plat., puls., sil.

trifles, occupied with[3]
bagatelles, très préoccupé par des
Kleinigkeiten, beschäftigt sich
    intensiv mit
    ars., cocc., **graph.**, lil-t., nit-ac.,
    nux-v., petr., thuj.

CONSOLATION, kind words agg.
CONSOLATION, gentilles paroles agg.
TROST, freundliche Worte agg.
   arn., **ars.**, aur.[3, 6], **bell**, cact., calc.,
   calc-p., calc-sil.[1'], **carc.**[7], cham., chin.,
   graph.[8], hell.[1], **IGN.**, kali-c., kali-p.[3, 6],
   kali-s.[3, 7], kali-sil.[1'], kalm.[3], **lil-t.**, lyc.,
   merc., <u>**NAT-M.**</u>[1, 7], **nit-ac.**[1], nux-v.,
   plat., sabad[3, 7], sabal.[7, 8, 15], sabin.[3],
   <u>**SEP.**</u>[1, 7], **SIL.**, staph., sulph.[3, 7, 15],
   SYPH.[3, 7], tarent., thuj., visc.[9]

anger–consoled/colère–consolé/
   Zorn–getröstet
inconsolable/inconsolable/
   untröstlich
irritability–consolation/irritabilité–
   consolation/Reizbarkeit–Trost
rage–consolation/rage–consolation/
   Raserei–Trost
weeping–consolation/pleurer–conso-
   lation/Weinen–Trost

sympathy agg.[3]
sympathie agg.
Mitgefühl agg.
   cact., coff., hell., nat-m., sabad.[3, 7],
   sulph., syph.

consolation am.
consolation am.
Trost am.
   phos.[3, 6, 7], **PULS.**[1]

CONTEMPTUOUS
MÉPRISANT, dédaigneux
VERÄCHTLICH
   aloe[3], alum., arn.[3], **ars.**, canth., cham.,
   chin., **CIC.**, cina[4], com.[11], cycl., guaj.,
   hell.[4], hyos., ign., **ip.**, lac-ac., lach.,
   lyc., merc[4], nat-m., nit-ac., **nux-v.**,
   pall.[3], par., **PLAT.**, puls., sec., sil.,
   spong.[11], stram.[3], **verat.**[3, 7]

aversion–men/aversion–hommes/
   Abneigung–Männer
haughty/hautain/hochmütig
laughing–contemptuous/rire-mépri-
   sant/Lachen–verächtliches
presumptuous/présomptueux/
   anmaßend

air or when sun shines into room,
   in open
air ou quand le soleil entre dans la
   chambre, en plein
Freien, oder wenn die Sonne ins
   Zimmer scheint, im
   plat.

everything, to
n'importe quoi, à propos de
allem gegenüber
   chin., cina, ip., **PLAT.**

opponents, for [11]
adversaires, avec ses
Gegnern gegenüber, seinen
   com.

paroxysms against her will, in
paroxysmes contre sa volonté, en
anfallsweise gegen ihren Willen
   plat.

ravenous hunger and greedy, hasty
   eating, c. with sudden[11]
faim dévorante, mange voracement
   et en grande hâte, m. avec soudaine
Heißhunger und gefräßigem, hasti-
   gem Essen, v. mit plötzlichem
   plat.

hard for subordinates and agreable-
   pleasant to superiors or people he
   has to fear[5]
dur pour ses inférieurs et aimable
   pour ses supérieurs on envers
   ceux qu'il craint
hart gegen Untergebene und liebenswürdig zu Vorgesetzten oder zu
   zu Fürchtenden
   lach., lyc., plat., verat.

relations, for[2]
parents, de ses
Verwandten, gegenüber seinen
   sec.

self, of
lui-même, de
sich selbst, gegen
   agn., **aur.**[8], cop., lac-c.[8], thuj.[8]

alternating with eccentricity[4]
alternant avec excentricité
abwechselnd mit Exzentrizität, Überspanntheit
   agn.

CONTENT[11]
CONTENT
ZUFRIEDEN
   aloe, alum., aur.[3, 11], **bor.**[3], **caps.**[2-4, 11], carbn-h., carl., **cic.**[2, 3, 11], coca, cocc., com., cycl., fl-ac., gins., laur[3, 4], mag-s., mate, meny., mez., nat-c.[3], nat-m.[16], **op.**[3-5, 11], phos.[3], spig., staph.[4], tarax.[3, 11], **zinc.**[3, 4]

10–23 h[11]
tus-fr.

afternoon after stool[2, 11]
après-midi après la selle
nachmittags nach Stuhlgang
   bor.

night[11]
nuit
nachts
   op.

himself, with[11]
lui-même, avec
sich selbst, mit
   caust., cic., led., mag-s., meny.

forgets all his ailments and pains[5]
oublie tous ses maux et douleurs
vergißt alle Leiden und Schmerzen
   op.

quietly, and[11]
calme, et
still, und
   op.

CONTRADICT, disposition to
CONTRADICTION, esprit de
WIDERSPRECHEN, Neigung zum
   alum.[5, 11], **ANAC.**[1, 7], **apis**[2], arn., **ars.**[5], **aur.**, aur-m.[11], bar-c.[5], cael.[14], camph.,

canth., **CAUST.**[1, 5], **cupr.**[2], ferr., grat., **HEP.,** hyos., ictod., ign., **LACH.**[1, 5], lyc., mag-c.[10], **merc.**[1, 5], nat-c., nicc., nit-ac., nux-v., **olnd.,** ruta, sep.[2, 3, 5], staph.[5], sulfonam.[14], trom.[2, 11], vip-a.[14]

quarrelsome/querelleur/streitsüchtig

afternoon
après-midi
nachmittags
   canth.

evening[11]
soir
abends
   nicc.

am.[11]
   nicc.

CONTRADICTION, is intolerant of
CONTRADICTION lui est insupportable, la
WIDERSPRUCH, verträgt keinen
   acon., aloe, alum., alum-sil.[1'], am-c., **anac.**[1, 7], **ant-c.**[8], arn.[8], ars., asaf.[8], asar.[8], aster., **AUR.,** bell.[8], **bry.,** cact., calc-p., cann-i., canth.[8], **caps.**[8], carbn-s.[11], carc.[7], **cham.**[8], chin.[8], **cina**[8], **cocc., colch.**[8], coloc.[8], con., echi., **ferr.,** glon.[8], grat., **helon.,** hell.[8], hep.[8], hura, hyos.[3], ictod.[4], **IGN.,** lach.[8], **LYC.,** med.[7], merc.[8], mez.[8], morph.[8], mur-ac.[8], **nat-c.**[1, 5], **nat-m.**[5, 8], nicc., nit-ac.[3, 8], nuph.[2], **nux-v.,** olnd., op., pall.[8], petr., phos.[8], plan. **plat.**[8], puls.[8], sars.[8], **SEP., sil., staph.**[5, 8], stram., syph.[11] tarent., thuj., thyr.[8], til., **verat.**[5]

ailments–contradiction/troubles–contradiction/Beschwerden–Widerspruch
anger from/colère par/Zorn durch
kill–contradicts/tuer–contredisent/töten–widerspricht
weeping from/pleurer par/Weinen durch

forenoon[11]
matinée
vormittags
    nat-c.

evening am.[11]
soir am.
abends am.
    nicc.

agg.[3]
    aur.[3, 12], bry., ferr., helon., ign., lyc., nux-v., olnd., petr.

restrain himself to keep from violence, has to
retenir pour ne pas devenir violent, doit se
zurückhalten, um nicht heftig zu werden, muß sich
    aloe, sil.

CONTRADICTORY to speech, intentions are [3]
CONTRAIRES à ce qu'il dit, ses intentions sont
WIDERSPRECHEN seinen Worten, Absichten
    acon., alum., am-c., caps., chin., lyc., nux-m., rhus-t., sep.

    actions are c. to intention[3]
    fait, intentions contraires à ce qu'il
    Taten w. der Absicht
        phos., puls., ruta., sep., thuj.

CONTRARY
RÉCALCITRANT, rétif
WIDERSPENSTIG
    abrot.[6], acon., **ALUM.,** alum-p.[1'], alum-sil.[1'], ambr., **ANAC.,** anan., ant-c., **ant-t.**[3], **ARG-N., arn., ars.**[1, 5], arum-t.[6], aur., aur-ar.[1'], bar-c., bell., bry.[3], calad., calc., calc-s., calc-sil.[1'], camph., canth.[4], caps., carb-an., caust., **CHAM.**[3, 6], chin.[6], cina[6], **cocc.,** con., croc., guaj.[4], **HEP.**[1, 7], ign., ip., **kali-c.,** kali-p., kali-sil.[1'], kreos.[6],

lact., laur., led., **LACH.**[5], lyc., mag-c., mag-m., **merc., nit-ac., nux-v.,** petr., phos., plb., **puls.,** ruta[11], samb., sars., sep.[5], sil., spong., **sulph., TARENT., thuj.,** trom.

disobedience/désobéissance/
    Ungehorsam
irretability/irritabilité/Reizbarkeit
obstinate/opiniâtre/eigensinnig

afternoon11
après-midi
nachmittags
    canth.

evening[11]
soir
abends
    nicc.

CONVERSATION agg.
CONVERSATION agg.
UNTERHALTUNG agg.
    acon., alum., am-c., **AMBR.,** aur., calc., cann-s., canth., chin., cocc., coff., dios., ferr., **fl-ac.,** graph., **IGN.,** iod., kali-c., mag-m., mang., mez., **NAT-M.,** nat-p., **nux-m., nux-v.,** ph-ac., plat., puls., **rhus-t.,** sars., sep., **SIL.**[1, 7], spig., stann.[8], sulph., thuj.

talking-agg./parler-agg./Reden-agg.

am.[8]: eup-per.

aversion to[11]
aversion pour la
Abneigung gegen
    ambr.[5], **ars.,** ars-s-f.[1'], asim., atro., bell., calc.[1'], **carb-an.,** chel.[1'], ferr., gels., murx., ox-ac.[1'], **ptel.**[2], plb., thea., ziz.

desire for[11]
désir de
Verlangen nach
    ars., chen-a., narcot.

sublime, to hear[11]
sublimes, désire entendre des conversations
Erhabenes zu hören
 ham.

COQUETISH, not enough[5]
COQUETTE, pas assez
KOKETT, nicht genügend
 bell., lyc., puls., staph.

too much[5]
trop
allzu
 bell., lyc., nux-v., puls., sulph.

CORRUPT, venal[5]
CORRUPTIBLE, vénal
BESTECHLICH, käuflich
 ars., chin., lyc., puls., sulph.

deceitful/trompeur/trügerisch

COUNTING continually
COMPTE continuellement
ZÄHLT andauernd
 phys., sil.[3, 7]

COUNTRY, desire for[11]
CAMPAGNE, désir d'être à la
LANDLEBEN, Verlangen nach dem
 elaps

COURAGEOUS
COURAGEUX
MUTIG
 acon., agar., alco.[11], alum., ant-t.,
 berb., **bov.**[1, 7], **calad.**[1, 7], dros.,
 ferr-p.[11], gins., **ign.**, merc., mez.,
 nat-c., **op.**, phos., **puls.**[1, 7], squil.,
 sulph., tab., tarax., ter.[7], valer.,
 verat.

audacity/audace/Verwegenheit
high-spirited/audacieux/kühn

alternating with discouragement[5]
alternant avec découragement
abwechselnd mit Mutlosigkeit
 merc., op., staph.

fear[4, 5]
peur
Furcht
 alum.

COWARDICE
LÂCHETÉ, poltronnerie
FEIGHEIT
 acon., agar., agn., alco.[11], alum.,
 alum-sil.[1'], **AM-C.**[5], anac., ang., ant-t.[3],
 arg-n.[3], aur., aur-s.[1'], **bar-c.**, bar-i.[1'],
 bar-m., bar-s.[1'], bell., **bry.**, calc.,
 calc-s., calc-sil.[1', 7], camph., canth.,
 carb-an., carb-v., caust., cham.[3], **chin.**,
 chin-b.[2], cocc., coloc., con., cupr., dig.,
 dros., **GELS.**, graph., hep.[5], hydr-ac.[3],
 ign., iod., ip., kali-c., kali-n., kali-p.,
 kali-sil.[1'], laur., led., **LYC.**, merc.,
 mur-ac., nat-m., nit-ac., **nux-m.**[3],
 nux-v.[3, 5], olnd.[3], **OP.**[1, 5], ph-ac., phos.,
 plat., plb., **puls.**, ran-b.[1], rhus-t.[3], ruta,
 sabin., sec., sep., **sil.**, spig., stann.,
 staph.[5], **stram.**[3], sul-ac., sul-i.[1'], sulph.,
 tab., ther.[3], thuj., **verat.**, verb., viol-t.,
 visc.[9]

anger, with sudden ebullition of[2]
colère, avec débordement subite
 d'accès de
Zornesausbruch, mit plötzlichem
 bar-c.

opinion, without courage of own[5]
opinion, n'ayant pas le courage de
 son
Ansicht, Meinung, besitzt nicht den
 Mut zur eigenen
 graph., ign., petr.

sadness, with[2]
tristesse, avec
Traurigkeit, mit
   sulph.

CRAWLING on floor
RAMPANT par terre
KRIECHT auf dem Boden
   acet-ac.[11], bell.[2, 3], cann-i.[11], lach.

   bed, around in [11]
   lit, dans son
   Bett herum, in seinem
      stram.

   child crawls into corners, howls, cries[2, 11]
   l'enfant rampe aux quatre coins de la chambre, hurle, crie
   Kind verkriecht sich, heult, schreit
      camph.

   rolling on the floor
   roulant par terre, se
   rollt auf dem Boden
      acet-ac., ars.[12], calc., OP., prot.[14], sulph.[2]

CREDULOUS[5]
CRÉDULE
LEICHTGLÄUBIG
   bar-c., bell., puls., staph.

CRETINISM
CRÉTINISME
KRETINISMUS
   calc-p.[3, 11, 12], lap-a.[2, 12]

   idiocy/idiotie/Idiotie

CROAKING
CROASSER
KRÄCHZEN
   cina, cupr.

   sleep, in
   dormant, en
   Schlaf, im
      bell.

   frogs, as of[11]
   grenouilles, coasse comme les
   Frösche, quakt wie
      cupr., cupr-a.

CRUELTY, inhumanity
CRUAUTÉ, inhumanité
GRAUSAMKEIT, Unmenschlichkeit
   abrot., absin., ANAC.[1, 7], ars.[5], bell.[8], bry.[8], canth.[8], chin.[3], croc., cur., HEP.[5], hyos.[5], kali-i.[1', 3], kali-p.[3, 6], lach.[1], lyss.[2], nicc.[5], nit-ac.[5, 8], nux-v., op., plat., sel.[5], staph.[8], stram.[8], tarent.[8], verat.[8]

   malicious/méchant/boshaft
   mischievous/malicieux/mutwillig–boshaft
   moral feeling–want/moral–manque de sens/moralischem Empfinden–Mangel
   unfeeling/insensible/gefühllos

   family, to her [1']
   famille, à sa
   Familie, gegen ihre
      kali-p.

   see c. in the cinema, children cannot bear to[7]
   voir des cruautés au cinéma, les enfants ne supportent pas de
   sehen, Kinder können nicht ertragen, G. im Kino zu
      calc.

CULPABILITY after masturbations, distressed by[2]
CULPABILITÉ après masturbations, déprimé par le sentiment de
SCHULDGEFÜHL nach Masturbationen, bedrückt durch
   PH-AC.

CURSING, swearing
JURER
FLUCHEN, Schwören
  alco.[11], aloe, am-c., **ANAC.**, arn.[2], **ars., bell.**[1, 7], bor., bov., calc.[5], cann-i., canth., caust.[5], cere-s.[7, 8], chin-b.[2], cor-r., gal-ac., hydr.[2, 3, 7], **hyos.,** ip., **lac-c., lil-t., lyc.,** lyss., nat-c.[5], **nat-m.**[1, 7], **NIT-AC., nux-v.,** oena, op., pall., petr., phos.[3, 7], plb., puls., spig.[5], staph.[5], stram., tarent.[2, 3, 7], **tub., verat.**

  blasphemy/blasphème/Blasphemie
  despair–rage/désespoir–rage/
    Verzweiflung–Raserei
  discouraged–cursing/découragé–
    juré/entmutigt–Fluchen

  afternoon[11]
  après-midi
  nachmittags
    op.

  evening[11]
  soir
  abends
    lil-t.

    evening, when home
    soir, quand chez soi
    abends, wenn zu Hause
      nit-ac., op.

  night[11]
  nuit
  nachts
    verat.

  all night and complaints of stupid feeling
  toute la nuit et se plaint d'un sentiment stupide, jure
    die ganze Nacht und klagt über ein stumpfsinniges Gefühl, flucht
      verat.

  am.[7]
    cor-r.

  convulsions, during
  convulsions, pendant les
  Konvulsionen, während
    ars.

  mother, throws food or medicine across room, curses his[2]
  mère et jette vivres ou médicaments à travers la chambre, maudit sa
  Mutter, wirft Essen oder Medizin durch das Zimmer, verflucht seine
    hydr.

  pains, at[2]
  douleurs, lors de ses
  Schmerzen, bei
    cor-r.

  rage, in[2, 4, 6]
  rage, en
  Raserei, bei
    anac.[6], **nit-ac.,** verat.

    after[2]
    après
    nach
      arn.

CUT, mutilate, slit others, desire to[1, 7]
COUPER, mutiler, taillarder ses semblables, désir de
SCHNEIDEN, zu verstümmeln, aufzuschlitzen, verlangt, andere zu
  lyss.

DANCING
DANSE
TANZEN
  acon., aether[11], agar., apis, **bell.,** cann-i., **CARC.**[7, 9, 10], chlol., **cic., cocc.,** con., **croc.,** crot-t., grat., **hyos.,** ign.[3, 6], merc., nat-m., nitro-o.[11], ph-ac., pip-m.[11], plat., rob., santin.[11], sep.[3, 6], sil.[3, 6], stict.[8], **stram.,** tab., **TARENT.**

anxiety–dancing/anxiété–dansant/
   Angst–Tanzen
cheerful–dancing/gai–danser/
   froh–Tanzen

evening[11]
soir
abends
   nat-m.

agg.[3, 6]: bor., spong.

alternating with moaning[1, 16]
alternant avec gémissements
abwechselnd mit Stöhnen
   bell.

am.[3, 6]
   cann-s., caust., **ign.**, nat-m.,
   SEP.[3, 4, 6], sil., stann.

grotesque
grotesquement
groteskes
   agar., **cic.**

unconscious
inconsciemment
bewußtloses
   ph-ac.

wild
sauvagement
wildes
   bell., camph., tarent.

DARKNESS agg.
OBSCURITÉ agg.
DUNKELHEIT agg.
   acon., **aeth.**, am-m.[7], ars., bapt., berb.,
   calc., camph., cann-s.[3], **carb-an.**,
   carb-v., **caust.**, cupr., graph., **lyc.**,
   nat-m., **phos.**, plat., **puls.**, rhus-t.,
   sanic., **STRAM.**, stront.[7], **valer.**, zinc.[6]

anxiety/anxiété/Angst
fear/peur/Furcht
light–desire for/lumière–désir de/
   Licht–Verlangen nach
sadness/tristesse/Traurigkeit
weeping/pleurer/Weinen

aversion to[3, 7]
aversion pour l'
Abneigung gegen
   sanic.

desire for[14]
désir d'
Verlangen nach
   achy.

lie down in the dark and not be
   talked to, desire to[1]
se coucher dans l'o. et qu'on ne lui
   parle pas, désire
niederlegen und nicht angesprochen
   werden, möchte sich im Dunkeln
   tarent.

DEAFNESS, pretended
SURDITÉ simulée
TAUBHEIT, vorgetäuschte
   verat.

DEATH, agony before[3]
MORT, agonie avant la
TOD, Agonie vor dem
   alum., ars., cocc., cupr., **LAT-M.**[7],
   puls., **rhus-t.,** tarent., **verat.**

ailments–death–child–parents/
   troubles–mort–enfants–parents/
   Beschwerden–Tod–Kindes–Eltern

contempt of[2]
mépris de la
Verachtung des Todes
   op.

DEATH / MORT / TOD

conviction of[2]
certitude de la
Gewißheit des Todes
  alum-p.[1'], ars-h., bapt.[7], bell., **canth., coff., cupr-a.,** kali-ar.[1'], **phyt., psor., thuj.**

  after fever, epistaxis am.[2]
  après fièvre, épistaxis am.
  nach Fieber, Nasenbluten am.
    psor.

desires
désire la
wünscht sich den
  agn., alum.[5, 11], alum-sil.[1'], ambr.[1', 3, 6], anh.[10], ant-c.[1'], apis, aran., ars.[1'], ars-met., ars-s-f.[1'], **AUR.,** aur-ar.[1'], aur-m.[1'], **aur-s.**[1, 1'], bell., berb.[3, 6], calc.[1'], caps., carb-v., **caust.**[1, 5], chel., **chin.,** clem., cortico.[10, 14], der., euph-c.[6], **gad.**[7, 11], **glon.**[2], hep.[3, 6], hura, hydr., kali-bi., kali-br., **kreos.**[1], **LAC-C.,** lac-d.[1', 7], **lach.,** led., lil-t., lyc., **merc.,** merc-aur.[6], mez., nat-c., **nat-m.,** nat-s., **nit-ac.**[1, 5], nux-v., op., phos., phyt., plat., plb., psor., puls.[5], ran-b.[1'], rat.[6], **rhus-t., rob.**[2], sec.[3, 6], sep., **sil.,** spong., staph., stram.[3, 4, 6], sul-ac., **sulph.,** thuj., verat-v.[1], vip., zinc.[5]

loathing–life/dégoût–vie/Abscheu–Leben
suicidal/suicide/Selbstmord
weary-life/las-vie/Lebensüberdruß

  morning on waking
  matin au réveil
  morgens beim Erwachen
    nat-c., phyt.

  forenoon
  matinée
  vormittags
    apis

  afternoon
  après-midi
  nachmittags
    ruta

  evening
  soir
  abends
    AUR, ruta

  alternating with laughing[4]
  alternant avec rire
  abwechselnd mit Lachen
    aur.

    rage[2, 4]
    rage
    Raserei
    bell.

  anguish, from[5]
  angoisse, par l'
  qualvoller Angst, aus
    bell.

  anxiety, from[16]
  anxiété, par
  Angst, aus
    bell., cauct.

  chill, during
  frissons, pendant
  Fieberfrost, bei
    kali-chl., spig.

  convalescence, during
  convalescence, pendant sa
  Genesung, während der
    absin., **aur.,** lac-c., sep.

  despair, from[6]
  désespoir, par
  Verzweiflung, aus
    kreos.

  menses, during
  menstruation, pendant la
  Menses, während der
    berb.

  pains, during[2]
  douleurs, pendant ses
  Schmerzen, während
    rat.

rage, during intervals from[2]
rage, pendant les intervalles de ses accès de
Raserei, in anfallsfreien Pausen der
   bell.

walking in open air, while
promenant en plein air, en se
Gehen im Freien, beim
   bell.

dying, feels as if[2]
mourir, sensation de
sterben, Gefühl zu
   acon., lyss., **sep., sil., ther.,** vesp.

presentiment of
pressentiment de la
Todesahnung
   ACON., **agn.,** aloe[1], alum., anac., **anthraci.**[2], **APIS, arg-n.,** arn., **ars.**[1,5], bapt., bar-m., **BELL.**[1,7], bry., **cact.**[2], calc., cann-i., canth., **cench., chel.,** cimic., cupr., dig.[11], **graph.,** hell.[11], **hep.,** kali-ar., kali-c., kali-n., lac-d., **lach.,** lob.[4], **lyc.,** lyss.[2], **med., MERC.**[1,5], mosch., nat-m., **nit-ac., nux-v.,** petr., **phos., plat.,** podo., puls., **raph.**[4], rhus-t., sep., staph., stram., sul-ac.[11], sulph.[3,7], tab.[4], thea[7], verat., vip., zinc., zinc-p.[1]

*delusions–die/imaginations–
   mourir/Wahnideen–Sterben*

   alternating with anguish[2]
   alternant avec angoisse
   abwechselnd mit qualvoller Angst
      raph.

      rage[2]
      rage
      Raserei
         stram.

   calmly, thinks of d.
   calmement à la m., pense
   ruhig an den Tod, denkt
      zinc.

predicts the time
prédit l'heure de sa m.
sagt die Todesstunde voraus
   ACON.[1,7], **aloe**[2], alum.[7], **arg-n.,** hell[1'], **lac-d.**[2], thea[7]

*delusions–dying/imaginations–
   mourant/Wahnideen–stirbt
prophesying–predicts/
   prophétise–prédit/prophezeit–
   sagt*

soon, believes that she will die, and that she cannot be helped
bientôt et qu'il n'y a pas d'espoir de l'éviter, pense qu'elle va mourir
bald sterben, ihr kann nicht geholfen werden, glaubt, sie muß
   agn.

sudden death, of a[7]
subite, d'une mort
plötzlichen Todes, Ahnung eines
   cench.

sensation of
sensation de
Gefühl vom
   aesc., aether[11], **agn.,** apis[3], **ars.,** camph., cann-i., cench., cic., **graph.,** kali-bi., kali-n., **LAT-M.**[7], morph.[11], nux-v., op., **phos., plat.,** sil., v-a-b.[13,14], verat., **zinc.**[5]

evening[11]
soir
abends
   aether

chill, during
frissons, pendant les
Fieberfrost, im
   cann-i.

spasm, during
convulsifs, pendant les accès
Krämpfen, bei
   nux-v.

DEATH / MORT / TOD

thoughts of
pensées de la
Todesgedanken
 ACON., agn., aloe³, ⁶, am-c., **apis,**
 arn.⁷, **ars.,** ars-h.², aur.⁶, camph.,
 cann-i., carb-an., caust., **cham.**²,
 chel., clem.¹¹, **coff.**³, ⁶, **con.**¹, ⁵,
 cortico.⁹, ¹⁴, cortiso.⁹, ¹⁴, **crot-c.,**
 crot-h., cupr., **dig.**³, ⁶, ferr., ferr-ar.,
 GRAPH., hist.⁹, hura, kali-ar.,
 kali-c., **lach.**², lat-m.⁹, **lob.**³, ⁶,
 merc.³, op., plat.³, ⁶, **psor., puls.**²,
 rauw.⁹, rhus-t.⁴, rob., spong.⁴,
 stram., tarent., verat., verat-v.³, ⁶,
 vinc.², ⁴, **zinc.**¹, ⁵

morning
matin
morgens
 con., lyc.⁵

afternoon
après-midi
nachmittags
 tarent., zinc.¹¹

evening⁶
soir
abends
 zinc.

alone, when
seul, étant
allein, wenn
 crot-c.

fear, without³, ⁶
peur, sans
Furcht, ohne
 apis, **coff.**³, merc.³, verat-v.

joy, give him²
plaisir, lui font
Freude, machen ihm
 aur.

waking, on⁴
réveil, au
Erwachen beim
 lyc.

debauchery/débauche/Ausschweifung:
ailments/troubles/Beschwerden

DECEITFUL, sly
TROMPEUR, fourbe
TRÜGERISCH, hinterlistig
 agar.³, anac.³, arg-n., **ars.**⁵, **bell.**³, ⁵,
 bufo., calc.⁵, chlol., chlor.¹¹, coca,
 cupr.³, dros., fl-ac.⁷, hyos.³, **LACH.**³, ⁵,
 lyc.⁵, merc.³, **nat-m.**⁵, **nux-v.**³, ⁵, **op.**³, ¹²,
 plat.⁵, plb.¹′, ³, puls.⁵, sep.⁵, sil.⁵,
 sulph.⁵, **tarent.**¹′, ³, ¹², thuj.¹′, **verat.**³

corrupt/corruptible/bestechlich
dishonest/malhonnête/unehrlich
liars/menteur/Lügner
lies/ne dit jamais la vérité/lügt
untruthful/faux/unwahr

fraudulent⁵
frauduleux
betrügerisch
 bell., calc., merc.

perjured⁵
parjure
meineidig
 hep., nat-m., nit-ac.

DECOMPOSITION of shape⁹, ¹⁰
DÉSINTÉGRATION des formes
AUFLÖSUNG der Formen
 anh.

 space, of⁹, ¹⁰
 espace, de l'
 Raumes, des
  anh.

DEEDS, feels as if he could do great
EXPLOITS, impression qu'il pourrait
 accomplir de grands
TATEN vollbringen könnte, fühlt, als
 ob er große
 hell.

DEEDS / EXPLOITS / TATEN

*delusions, creative power/
imaginations, capacités créatices/
Wahnideen, schöpferische
Fähigkeiten*

good, desire to perform[11]
bonnes actions, désire accomplir de
gute T. volbringen, möchte
coff-t.

useful, desire to be[11]
utile, désire être
nützlich sein, möchte
cere-b.

**DEFIANT
PROVOQUANT
HERAUSFORDERND,** trotzig
acon., alum.[6], am-c.[6], anac., **arn.,**
bell.[6], canth., **CAUST.**[1,7], **cina**[3,6],
guaj., **ign.**[3,6], kreos.[6], lyc., nux-v.,
ph-ac.[6], sec.[6], sep.[7], sil.[6], spong.,
sulph.[6]

*inciting others/aiguillonnant les
autres/anreizen, andere
presumptuous/présomptueux/
anmaßend*

DEFORMATION of all objects[9,10]
DEFORMATION de tous les objets
ENTSTELLUNG aller Gegenstände
anh.

**DELIRIUM
DÉLIRE
DELIRIUM**
absin., acet-ac., **acon., act-sp.,** aesc.,
aeth., aether[11], **AGAR.,** agar-cps.[11],
agar-pa.[11], agar-ph.[11], agn.[2], ail.,
alco.[11], alum.[2], am-c., amyg.[2,11],
anac., anag.[2], anan., anh.[12], anthraci.,
ant-c., ant-t., apis, arg-m.[6], arg-n.,
arn., **ARS., ARUM-T.,** astac.[2,11],
atro.[2,6,11], **aur.,** aur-m.[2], **bapt.,** bar-c.,
BELL., bism., bol-lu.[11], bomb-pr.[11],
brom.[6], **BRY.,** bufo, cact., calad.,
calc., calen.[2], **camph., CANN-I.,**
cann-s., **canth.,** caps., carb-ac.,
carb-v., **carbn-s., carl.**[11], caul.[2], **cham.,
CHEL.,** chin., chin-ar., chin-s., chlf.[2],
chlol., chloram.[14], chr-ac.[2], **cic.,**
cic-m.[11], cimic., **cina,** clem., coff.,
colch., coloc., **con.,** convo-s[9,14], cop.,
cor-r., croc.[1], **CROT-C.**[1], crot-h.,
cupr., cupr-a.[2,4,11], cupr-ar.[11], cyt-l.[10],
dat-f.[12], dat-m.[11,12], **dig.,** diph.[8], dor.,
dub.[12], dubo-m.[11], **dulc.,** euph.[3],
fagu.[11], ferr-p.[3], gal-ac.[12], **gels.,** glon.,
graph., guar.[11], ham.[2], hell., hep.,
hipp., hippoz.[2], hydr.[2], **HYOS.,**
hyosin.[11,12], hyper., ign., iod., iodof.[12],
ip., iris[2], iris-fl.[12], iris-foe.[11], jatr.,
juni.[11], kali-ar., kali-bi.[2], kali-br.,
kali-c., **kali-i.**[2], **kali-m.**[2], kali-n.,
kali-p., kalm.[2], lac-c.[2], lacer.[11],
LACH., lachn., lact., lat-k.[11], lept.[2],
lil-t., lob., lol.[3,11], lup.[11], **LYC.,** lyss.,
manc.[6], mand.[9], **meli.,** meny., **merc.,**
merc-c.[1], merc-cy., merc-i-r.[2,3],
merc-ns.[11], merc-sul.[11], merl., mez.,
mill.[2], morph.[11], mosch.[2,3], mur-ac.,
mygal., naja, nat-m., nat-s.[2], nicot.[11],
NIT-AC., nit-s-d.[2,11], nitro-o.[11],
nux-m., nux-v., oena., oper.[8], **OP.,**
ox-ac., paeon.[11], par., **petr.,** ph-ac.,
phos., phyt., plat., **plb.,** podo., psor.,
puls., pyre-p.[12], pyrog.[1,6], ran-b.,
ran-s., rheum, rhod., **RHUS-T.,**
sabad., sabin., sal-ac., samb., sang.[2],
santin.[11], sapin.[11], sarr., **SEC.,** sel.[3],
sil., sin-n.[2,3], sol-n., spig.[3], stigm.[12],
STRAM., stry., sul-ac., sulfa.[14],
sul-h.[11,12], **sulph.,** syph.[2,3], tab., tang.[11],
tarax., tarent., tarent-c.[3,6], tax., **ter.,**
thea, tub.[2], valer., vario.[2], **VERAT.,
VERAT-V.,** verin.[11], vesp., vip.,
vip-a.[14], xan.[2], zinc., zinc-a.[6], zinc-s.[11]

*speech–delirious/langage–délirant/
Sprechen–deliröses*

day and night[2]
jour et nuit
Tag und Nacht
op., stram.

morning
matin
morgens
    ambr., bry., con., dulc., hell., hep., merc., nat-c.

daybreak, at
à l'aube, le
Tagesanbruch, bei
    BRY., con.

waking, on
réveil, au
Erwachen, beim
    ambr., dulc., hell., hep., nat-m.

noon[11]
midi
mittags
    bell., bry.

12–24 h
    lach.^{2}

16–24 h
    stram.^{2}

evening
soir
abends
    bell., bry., canth., croc., cupr.^{2}, lach., lyc., phos., plb., sulph.

18 h[11]
    phos.

20 h[11]
    mygal.

dark, in the
obscurité, dans l'
Dunklen, im
    calc-ar., cupr.

nap, during
sieste, pendant la
Schlummer, während
    nux-v.

night
nuit
nachts
    ACON., aeth.^{4}, aether, **apis**, arn.^{4}, **ARS.**, ars-i., ars-s-f.$^{1'}$, atro.$^{2, 4, 11}$, aur.$^{4, 16}$, aur-ar.$^{1'}$, **BAPT., bell., bry.**, cact., calc., camph., cann-i., **canth.**, carb-v., **carbn-s.**, cham.^{4}, **chel.**, chin-ar., chin-s., cod., coff., colch., coloc.^{4}, con.^{4}, cor-r., **crot-h.**, dig., dulc., graph., hep., hippoz.^{2}, hydr.^{2}, jab., **kali-ar., kali-c.**, kali-m.^{2}, kali-p., **LACH.**, lyc., **lyss., merc.**, merc-c., merc-cy.^{2}, merc-sul., nit-ac.^{4}, nux-v., op., **plb., puls.**, rheum, rhus-t.$^{1'}$, sec., sil., **stram.**, sul-ac., sul-i.$^{1'}$, sulph., syph.^{2}, verat.

waking, on^2
réveil, au
Erwachen, beim
    cact.

midnight, after^2
minuit, après
Mitternacht, nach
    apis

1–2 h
    lachn.

abandons her relatives
abandonne ses parents
verläßt ihre Verwandten
    sec.

abortion, after
avortement, après
Abort, nach
    ruta

absurd things, does
absurdes, fait des choses
Unvernünftiges, tut
    sec.

addresses objects[3]
s'adresse aux objets
redet Gegenstände an
    stram.

alternating with colic
alternant avec coliques
abwechselnd mit Koliken
  plb.

  coma
    plb., stram.

  consciousness
  conscience
  Bewußtsein
    acon.[11], **phos.**[2]

  sopor
  léthargie
  Sopor
    acet-ac., cocc., **coloc.**, plb., vip.

  tetanic convulsions, lies on his
    back, knees and thighs flexed,
    hands joined
  convulsions tétaniques, est étendu
    sur le dos, genoux et cuisses
    fléchis, les mains jointes
  tetanischen Konvulsionen; liegt
    auf dem Rücken, Knie und Ober-
    schenkel gebeugt, Hände
    verschlossen
    stram.

angry
colérique
zorniges
  cocc.

answers abruptly[8]
répond avec brusquerie
antwortet kurz
  cimic., **lach.**, stram., verat.

  correctly when spoken to, but
    d. and unconsciousness return
    at once
  correctement quand on lui parle,
    mais retombe aussitôt dans le d.
    et l'inconscience
  richtig, wenn angesprochen, aber
    Bewußtlosigkeit und D. kommen
    sofort zurück
    ant-t.[2], **arn., bapt.,** diph.[8], **hell.**[8],
    hyos., op.[2], **ph-ac.**[8], phos.[8],
    sulph.[8], **ter.**[2]

  answers–stupor/répond–stupeur/
    antwortet–Stupor
  unconsciousness–answers/
    inconscience–répond/
    Bewußtlosigkeit–antwortet

antics see antics–delirium

anxious
anxieux
ängstliches
  acon., anac., apis[3], **ars.**[6], **bell.,**
  brom.[6], calc.[3], camph., **canth.**[6],
  cupr.[2], hep., **hyos.,** ign.[2], lac-c.[2],
  nux-v., **op.,** phos., plb., puls.[3], sil.,
  stram., sulph.[16], **verat.**

apathetic
apathique
apathisches
  ph-ac., verat.

arms, extends[3]
bras, étend les
Arme, Ausstrecken der
  sep., stram.

  throws about
  gesticule avec ses
  Herumwerfen der
    bell.

aroused, on being
éveillé, quand il est
aufgeweckt, wenn
  dat-f.[11], hep., phos., sec.

  to answer questions, could be a.[2]
  pour répondre à des questions,
    peut être é.
  zum Beantworten von Fragen a.
    werden, kann
    hyper.

attacks people with knife
attaque les gens avec un couteau
greift Menschen mit einem Messer an
  hyos.

barking see barking

bed and escapes, springs up suddenly from
lit et s'enfuit, saute subitement hors du
Bett und entflieht, springt plötzlich aus dem
ACON.[2, 4, 8, 11], agar.[2, 8], alco.[11], atro.[11], **ars.**[3, 4, 11], **bell.**[3, 4, 8], bry.[3, 8, 6, 11], chin., **chin-s.**[2], cic.[11], coloc.[4], crot-h.[2], cupr.[2, 4, 6, 8], dig.[4, 6], gal-ac.[11], glon., hell.[8], **hyos.**[2, 6, 8, 11], iod.[6], merc-c.[11], merc-meth.[11], morph.[11], **NIT-AC.**[2], nux-v.[3, 4], op.[3, 4, 6, 8, 11], oper.[8], past.[11], phos.[11], plb.[11], puls.[3, 6], rhus-t.[3, 6, 8], sol-m.[11], **stram.**[2, 6, 8], sul-ac.[11], **verat.**[2, 4, 6, 8], zinc.[2]

escape/fuir/entfliehen jumping–bed/sauter–lit/ springen–Bett

creeps about in
rampe dans son
kriecht umher im
 stram.

bellows like a calf
beugle comme un veau
blökt wie ein Kalb
 cupr.

bite see bite

blames himself for his folly
reproches au sujet de sa folie, se fait des
tadelt sich für seine Narrheit
 op.

books, endeavored to grasp[11]
livres, s'efforce de saisir des
Bücher anzufassen, sucht
 atro.

business, talks of
affaires, parle de ses
Geschäft, spricht vom
 BRY.[1', 2, 6, 7], canth.[6], dor.[11], HYOS.[2], op.[11], phos.[6], **rhus-t.**[6]

business–talks/affaires–parle/ Geschäften–spricht

busy
affairé
geschäftiges
 arum-t.[1'], bapt., bell., bry., camph., hyos., kali-cy.[11], rhus-t., **stram.**, sulph.

carotids pulsating, with[2]
carotides, avec pulsation des
Carotiden, mit Pulsieren der
 bell.

changing subject rapidly
change rapidement de sujet
wechselt schnell das Thema
 LACH.

cheerful see gay

chill, during
frissons, pendant les
Fieberfrost, im
 aeth.[2], arn., ars., astac.[2], bell., caps.[7], cham., **NAT-M.**, nux-v., puls., sep., stram., sulph., **verat.**

closing the eyes, on
fermant les yeux, en
Augenschließen, beim
 bapt., **bell.**, bry., calc., graph., lach., led., pyrog., sulph.

cold, after catching[2]
refroidissement, après un
Erkältung, nach
 op.

coldness, with
froid, avec sensation de
Kälte, mit Gefühl von
 verat.

collapse, with
collapsus, avec
Kollaps, mit
 colch.[6], cupr.[2]

comical
cocasse
drolliges
   hyos., stram., verat.

congestion, with
congestion, avec
Kongestion, mit
   apis², aur-m.², bell.²،⁶, brom.⁶, iod.⁶

constant
constant
anhaltendes
   bapt., bell.¹⁶, con., lach.

convulsions, before
convulsions, avant les
Konvulsionen, vor
   kali-m.², op., sul-h.¹¹

during
pendant les
während
   acon.², aeth.², amyg.², ars., bell.²,
   camph.², crot-h., cupr.⁶, dig.²,
   kali-m.², mosch.⁴, plb.⁶

after
après les
nach
   absin., bell., kali-c., kali-chl.¹⁵,
   sec.

crying, with
cris, avec
Schreien, mit
   acon.², agar.⁶, agar-pr.¹¹, apis⁶,
   atro.¹¹, bell., canth.², caust.,
   chin-s.², cina, crot-h.²،³, cupr.³,
   cupr-a.², dat-m.¹¹, ferr-p.⁶, merc.³،⁶,
   phos.¹¹, stram.¹¹

   help, for
   secours, crie au
   Hilfe, nach
      canth., stram.²

dark, in
obscurité, dans l'
Dunklen, im
   calc-ar., carb-v., cupr., stram.

death, talks about²
mort, parle de la
Tod, spricht vom
   acon.

delusions, with³
imaginations, avec
Wahnideen, mit
   aeth., anac.¹⁴, ars.⁶, bell.³،⁶,
   cann-i.⁶, cann-s., cham., dig.⁶,
   graph., hyos.³،⁶, kali-bi.², op.³،⁶,
   petr.⁶, plb.⁶, sep., sil., spong.,
   stram., sulph.

depletion, after
saignée, après
Aderlaß, nach
   chin.

*loss of fluids/perte de fluides
vitaux/ Verlust von Körpersäften*

dogs, talks about¹¹
chiens, parle des
Hunden, spricht von
   bell.

eating am.
manger am.
Essen am.
   anac., bell.

embraces the stove
étreint le fourneau
umarmt den Ofen
   hyos.

encephalitis²
   acon., cocc., puls.

envy, with¹¹
envie, avec
Neid, mit
   lyc.

epilepsy, during
épileptiques, pendant les accès
epileptischer Anfälle, während
   op.

after
après
nach epileptischen Anfällen
arg-m., plb.

erotic
érotique
erotisches
camph., cann-i., **canth.**, **hyos.**[7, 8], kali-br., **lach.**, **phos.**, **sec.**[7], **stram.**, verat.[8]

escapes in abortion[2]
fuit au cours d'un avortement
entflieht bei Abort
coloc.

exaltation of strength, with
redoublement de sa force physique
Kräften, mit gesteigerten
agar., aur., hyos., stram.

exhaustion, with[6]
épuisement, avec
Erschöpfung, mit
agar.[2], ail., am-c., bapt., dor., hyos., lyc.

extravagant language, with[11]
extravagant, avec langage
extravanter Sprache, mit
bell.

face, with distorted[2]
visage convulsé, avec
Gesicht, mit verzerrtem
plb.

livid[2]
livide
bleifarbigem, fahlem
bell.

muscles constantly in play[2]
muscles, mouvement continuel des
Muskelspiel, dauerndes
stram.

pale[6]
pâle
blassem
hyos.

red[2]
rouge
rotem
ail.[6], bapt.[6], **bell.**, dor., **gels.**[6], **HYOS.**, op.

fantastic
fantasque
phantastisches
bell., carbn-s., cham., con., dulc., graph., hyos., op., sep., sil., spong., **stram.**, **sulph.**

fatigue, over-exertion, study, from
fatigue, surmenage, études, par
Müdigkeit, Überanstrengung, Lernen, durch
lach.

fear of men, with
peur des hommes, avec
Furcht vor Männern, mit
bell., **plat.**

fever, during[2]
fièvre, pendant la
Fieber, während
acon.[2-4, 6], act-sp.[2, 11], aeth.[11], agar., ail.[11], anag., ant-t., **anthraci.**, **apis**, **ars.**[2, 6, 11], **arum-t.**, bar-c.[11], **bell.**[2, 3, 6], **bry.**[3, 6], bufo[11], **CALC.**, **camph.**, **canth.**[3, 6], **cham.**[3, 6], chel., **chin.**[6, 11], chin-s., cimic., coff., colch.[6], **crot-h.**, dor., **dulc.**, **hell.**[3, 6], **hep.**[2, 11], **hyos.**[3, 6], ign., iod.[6], juni.[11], **lach.**[2, 6], merc-i-r., morph.[11], mur-ac.[6], **nat-m.**, op.[6] **ox-ac.**, psor., **sabad.**, sal-ac.[6], sec., **sin-n.**, **spong.**, stram., sul-ac.[11], sulph.[11], vario., verat., verat-v.[6]

fierce
féroce, farouche
ungestümes, grimmiges
agar., **bapt.**[2], bell., hyos., **stram.**

fire, talks of
feu, parle de
Feuer, spricht von
calc.

foolish, silly
ridicule, niais
albernes, einfältiges
   acon., aeth., agar.⁷, bell., calc-sil.¹', cic.⁶, hyos., merc., **op., stram.,** sulph.³

foreign countries, talks of
étrangers, parle de pays
fremden Ländern, spricht von
   cann-i.

   language, talks in a
   langue étrangère, parle dans une
   Sprache, spricht in einer
      stram.

frightful
effrayant
Schrecken, voller
   acon., anac., **atro.,** bar-c.², **BELL.,** calc., canth., cic., colch., coloc., dig., hep.⁵,⁶, **hyos.,** nat-m., nux-v., **op.,** phos.¹, **plb.¹,** puls., rhod.¹¹, sec., sil., **STRAM., verat.,** zinc., zinc-p.¹'

gather objects off the wall, tries to
rassembler des objets de la paroi, essaye de
sammeln, versucht, Gegenstände von der Wand zu
   bell., hyos.

gay, cheerful
gai, joyeux
lustiges, fröhliches
   acon., agar., ant-t.², aur., **bell.,** cact., cann-s., con., hyos., lact., op., **stram.,** sulph., verat.

   alternating with laughing, singing, whistling, crying
   alternant avec rire, chanter, siffler, crier
   abwechselnd mit Lachen, Singen, Pfeifen, Schreien
      stram.

melancholy
mélancolie
Melancholie
   agar.

gestures–grasping–picks/gestes–saisir–accroche/Gebärden–greift–zupft

giggling¹¹
ricanements, avec
Kichern, mit albernem
   hyosin.

grimaces, with²
grimaces, avec
Grimassen, mit
   bell.

grimaces/Grimassenschneiden

groping as if in dark¹¹
marcher à tâtons comme dans l'obscurité
Tappen wie im Dunkeln
   plb.

head, with hot²
tête, avec chaleur à la
Kopf, mit Hitze im
   bell., bufo

headache, during
mal de tête, pendant
Kopfschmerzen, bei
   acon., agar., ail.², ars., cimic.², **colch.¹,** crot-h.², glon., mag-c., **meli.²,** mosch., **nux-v.²,** sec., stram.², tarent., verat.

   from h., delirium²
   par m., délire
   durch K., Delirium
      atro., **aur.,** aur-m.

heat agg.
chaleur agg.
Hitze agg.
   bry.¹', stram.

hemorrhage, after
hémorrhagie, après
Blutung, nach
    arn., ars., bell.³, chin., chin-ar.¹',
    ign.,lach., lyc., ph-ac., phos., sep.,
    squil., sulph., verat.

home, wants to go
chez lui, veut rentrer
Hause gehen, will nach
    bell.¹¹, cupr-a.²

    *delusions–home–away/
    imaginations–chez–soi–loin/
    Wahnideen–zu Hause–fort*

horses, talks about¹¹
chevaux, parle des
Pferden, spricht von
    stram.

hysterical, almost
hystérique, presque
hysterisches, beinahe
    bell., hyos.², ign., tarent., verat.

imperious¹¹
impérieux, arrogant
gebieterisches, arrogantes
    lyc.

injuries to head, after³
traumatismes craniens, après
Kopfverletzungen, nach
    bell., hyos., op., stram., verat.

intermittent
intermittent
unterbrochenes
    con., STRAM.²

intoxicated, as if¹¹
ivresse, comme par l'
Rausch, wie in einem
    agar.⁶, am-c.⁶, carb-an., chin-s.²,
    cori-r., vip.

jealousy, from²
jalousie, par
Eifersucht, durch
    HYOS.

jerking, with¹¹
secousses, avec
Zusammenzucken, mit
    acon.

jumping, with¹¹
sauter, avec
Springen, mit
    acon., bell., lact., merc.

know his relatives, throws wine and
    medicine at nurse, does not²
ne reconnaît pas ses parents, jette
    vin et médicament à l'infirmière
erkennt seine Verwandten nicht,
    wirft Wein und Medikamente nach
    der Schwester
    agar.

laughing
riant
Gelächter, mit
    acon., apis³, bell., colch., con.,
    cupr.³, hyos., hyosin.¹¹, ign., lach.,
    lact., op., plb., sec., sep., stram.,
    sulph., thea, verat., zinc.

lochia, during⁴
lochies, pendant les
Lochien, während der
    verat.

look fixed on one point, staring
regard fixé sur un point
Blick auf einen Punkt gerichtet, stiert
    acon.², art-v., bov., camph., canth.,
    cupr., dor.⁶, ign., ran-b., stram.

    staring with wrinkled face
    regarder fixe en fronçant
    stiert mit gerunzelter Stirn
        stram.

loquacious
loquace
geschwätziges
    agar., aur., bapt., bar-c., bell., bry.,
    camph., cann-i.⁸, CIMIC., crot-h.,
    cupr., dat-m.¹¹, dor.¹¹, gels., hyos.,
    LACH., LACHN., lyss., meli.¹¹,
    merc-cy.⁸, naja, oena., op., oper.⁸,
    par., petr., phos., plat., plb.,
    rhus-t., STRAM., sulph.², verat.

indistinct
indistinct
unklar, undeutlich
   apis, bell.¹¹, **hyos., op.**¹¹

rhyme, in¹¹
rimant, en
Reimen, in
   thea

loss of fluids, from
perte de fluides vitaux, par
Verlust von Körpersäften, durch
   chin., lach.

maniacal
maniaque
wahnsinniges
   acon., **aeth.**, ail., ant-c., apis², ars.,
   BELL., bry.³, **camph.**, cann-i.,
   canth., carbn-s., chin-s., **cic.²**, **coff.**,
   colch., con., cori-r., crot-h., **cupr.**,
   dig.⁶, glon.⁶, **hell., HYOS.**, indg.,
   kali-bi.², **lach.⁶**, led., lob., lyc., merc.,
   merc-c., nat-m., nux-m., **oena., op.**,
   plb., rhod., **sec., STRAM.**, tarent.,
   ter., **verat.**, zinc., zinc-a.⁶

love, from disappointed²
chagrins d'amour, à la suite de
Liebe, infolge von enttäuschter
   phos.

meningitis cerebrospinalis²
   apis²,⁶, **chr-ac., hell.**, naja **nat-s.,
   sulph., verat.**, verat-v.

menses, before
menstruation, avant la
Menses, vor den
   ars., bell., hyos., lyc., verat.²

   during
   pendant la
   während der
      acon., apis, bell., cocc., hyos.,
      lyc., nux-m., puls., stram., verat.

   menstrual difficulties, with¹
   menstruels, avec troubles
   Menstrualbeschwerden, mit
      apis

mental exertion, from
intellectuel, par effort
geistige Anstrengung, durch
   lach.

mild²
doux
sanftes
   apis., **BAPT., ph-ac., puls.**,
   rhus-t.²,³,⁶, sec.⁴, **STRAM., valer.,
   vario.**, verat.⁴

miscarrige see abortion

moaning, with²
gémissements, avec
Stöhnen, mit
   bell., **crot-h.**

mouth, moves lips as if talking
bouche, remue les lèvres comme s'il
   parlait
Mund, bewegt seine Lippen wie beim
   Sprechen
   bell.

   puts stones in
   met des pierres dans sa
   steckt Steine in den
      merc.

moves constantly from place to
   place²
change constamment de place
bewegt sich beständig von Stelle zu
   Stelle
   oena.

   queer²
   bizarre, se meut d'une manière
   seltsam
      STRAM.

murmuring
murmurant
murmelt
   arn., calad., **hyos., lyc.**, ph-ac.,
   phos., rhus-t., **stram.**, tab., **zinc.²**

himself, to
lui-même, avec
sich selbst, zu
    hyos., merc.¹¹, tab.

slowly
lentement
langsam
    ph-ac.

muttering
marmottant
brummt
    agar.⁸, **ail., amyg.², ant-t.², apis,
    arn.,** ars., arum-t.¹', ⁶, **bapt., bell.,
    BRY.,** calad., calc-sil.¹', chel., **cic.²,
    colch.,** convo-s.⁹, ¹⁴, **crot-h.,** dor.,
    gels., hell., **hep., HYOS., iris²,**
    kali-br., kali-cy.¹¹, **lach.,** lyc., **merc.,
    mur-ac.,** nat-m., nux-v., **op.,** ph-ac.,
    PHOS., raja-s.¹⁴, **rhus-t.,** sec.,
    STRAM., sulph.², tab., tarax., ter.,
    verat.

himself, to
lui-même, avec
sich selbst, zu
    bell., hyos., rhus-t., tab.

sleep, in
sommeil, pendant le
Schlaf, im
    ant-t., ars., bry., **gels.²,** sulph.

slowly
lentement
langsam
    ph-ac.

naked in d., wants to be
nu dans d., désire être
nackt sein, möchte im D.
    bell., **HYOS.,** merc., **phos.,** phyt.,
    sec., stram.²

noisy
bruyant
lärmendes
    agar.³, **bell., camph., hyos.,
    STRAM.,** verat.³

nonsense, with eyes open
insensé, yeux grand ouvert
unsinnig, mit offenen Augen
    anac., ars., bapt., **canth.,** cham.,
    coll., coloc., crot-h., **hyos.,** op.,
    stram., tarent., **VERAT.**

foolish/ridicule/albernes

pains, with the
douleurs, au cours des
Schmerzen, mit
    acon.³, arg-m.³, arg-n.³, bov.³,
    cham.³, dulc., tarent-c.³, ⁶, verat.

from²
par
durch
    HYOS., VERAT.

paroxysmal
paroxysmal
anfallsweises
    bell., con., **gels.,** naja², phos., plb.

periodic
périodique
periodisches
    bell.², samb.

persecution in d., delusions of⁵
persécution, d. de la
Verfolgung, D. mit Wahnideen der
    ars., calc., hyos., lach., merc.,
    nat-m., rhus-t., stram., verat.

perspiration am. d.
transpiration am. d.
Schweiß am. D.
    aeth.

cold, with²
froide, avec
kaltem, mit
    verat.

picking at nose or lips, with
se tripote nez ou lèvres
zupft an Nase oder Lippen
    arum-t.

pupils, with dilated²
pupilles dilatées, avec
Pupillen, mit erweiterten
   acon., bell.², ⁶, cimic.

quiet
tranquille
ruhiges
   BRY., calc-sil.¹', camph.², carb-v.,
   chel., chin., chlf.², croc., cupr.,
   cupr-a.¹¹, HYOS., hyosin.¹¹, kali-p.²,
   op., past.¹¹, ph-ac., phos., plb.,
   rhus-t., sec., tab., valer., verat.

alternating with restlessness²
alternant avec agitation
abwechselnd mit Ruhelosigkeit
   chlor.

rabid
frénétique
tollwütiges
   bell., canth., lyss., stram.

raging, raving
enragé
rasendes
   acon., act-sp., aeth., aether, AGAR.,
   agar-pa.¹¹, ail.¹⁵, alco.¹¹, anac.,
   ant-s-aur., ant-t., apis⁶, arg-m.,
   arg-n., ars., ars-s-f.¹', atro.², BELL.,
   bry., calc., camph., cann-i.,
   cann-s.³, ¹¹, CANTH., carbn-s.,
   cham.³, chel., chin., chin-s., cic.,
   cimic., cina, clem.², colch., coloc.,
   cori-r.¹¹, cupr., cupr-a.¹¹, dat-f.¹¹,
   dig., dulc., glon., graph., hell.,
   hep., HYOS., hyper., jatr., juni.¹¹,
   kali-i.², lach.³, ⁶, lob., lol.³, LYC.,
   merc., merc-cy., morph.¹¹, mosch.,
   mur-ac.¹¹, nat-m., NIT-AC., nux-m.,
   nux-v.¹¹, oena., OP., par., phos.,
   plb., puls., rheum, SEC., sol-n.,
   STRAM., sul-ac., sulph., tab.,
   tarent., trach.¹¹, VERAT., verat-v.²,
   vip., zinc., zinc-p.¹'

rambling
vagabondant
streift umher
   atro., bell., chlol.¹¹, chlor.², hyos.,
   nat-m.², plb., sec.², sulph.²

recognizes no one
ne reconnaît personne
erkennt niemanden
   agar.², AIL.², bell., calad., hyos.,
   merc., nux-v., op., stram., tab.,
   verat.

recognize/reconnaît/erkennt

refuses to take the medicine¹¹
refuse de prendre les médicaments
verweigert die Medikamente
   agar-pr.

refuses/refuse/verweigert

religious
religieux
religiöses
   agar.³, ¹¹, alco.¹¹, aur., lach., verat.

*religious affections/religieuses,
   affections/religiöse Gemütsbewegungen*

repeats the same sentence
répète constamment la même phrase
wiederholt ständig denselben Satz
   camph.

reproachful
reproches, avec
Vorwürfen, mit
   hyos., lyc.

restless
agité
ruheloses
   acon., ail.¹', atro., bry.⁶, HYOS.²,
   iod.⁶, merc-sul.², phos.¹¹, plb.,
   stram.², sulph.⁶, verat.²

rocking to and fro
balance en arrière et en avant, se
wiegt sich hin und her
   bell., hyos.

rolls on floor
roule sur le sol, se
rollt auf dem Fußboden
   op.

romping with children
s'ébat avec les enfants
tollt mit Kindern
    agar.

running, with[11]
courant, en
Herumrennen, mit
    bell., con.

sad[3]
triste
trauriges
    acon., bell., puls.

same subject all the time
même sujet, constamment sur le
gleiches Thema, immer
    petr.

scolding
querelleur
streitsüchtiges
    chr-ac.[2], hyos., merc., stram., verat-v.[2]

sepsis, from[6]
septicémie, par
Sepsis, durch
    bapt., crot-h., dor., **lach.,** mur-ac., **pyrog., rhus-t.,** sec., tarent-c., ter., **verat., verat-v., vip.**

shy, hides himself[2]
timide, se cache
scheu, versteckt sich
    STRAM.

silent
silencieux
stilles
    agar., sec.

singing
chante
singt
    agar.[6], cic.[6], lact.[11], stram.[11]

sleep, during
sommeil, pendant le
Schlaf, im
    acon., ant-c.[2], **APIS,** ars., bar-c.[2], **BELL.,** bry.[2], **cact., calc.**[2], cham.,
    cina, cupr., cupr-a.[11], **gels.,** hyper., lach., **lyc.**[2], merc., mur-ac., **nit-s-d.**[2], **op.,** rheum, santin., spong., stram., verat.

aroused see aroused

comatose, during[4]
comateux, pendant le
komatösen, im
    acon., ant-c., arn., bry., camph., coloc., puls., sec.

falling asleep, on
endormant, en s'
Einschlafen, beim
    bell., bry., cact., calc., camph., caust., **chin., gels.,** gins., guaj., ign., merc., ph-ac., **phos.,** rhus-t., **spong., sulph.**

after
après le
nach dem
    lach.[2], petr.[6]

am.
    bell., **cact.**

sleepiness, with
somnolence, avec
Schläfrigkeit, mit
    acon., ant-c.[4], arn., **bell.**[3], **bry.,** calc-p., camph.[1], coloc., **crot-h.**[2], hyos.[3], lach., **op.**[2], **PULS.,** sec.[4].

sopor, with[2]
léthargique, avec état
Sopor, mit
    kali-c., **op., verat.**

sorrowful
soucis, plein de
sorgenvolles
    acon., bell., dulc., lyc., puls.

stupid[2, 11]
stupide
stumpfsinniges
    stram.

teeth, grinding[2]
dents, en grinçant des
Zähneknirschen, mit
   BELL.

terror, expressive of[11]
terreur, avec une expression de
Schrecken, mit dem Ausdruck von
   bell.

frightful/effrayant/Schrecken

thirst, with[2]
soif, avec
Durst, mit
   camph., **verat.**

throwing from windows[1']
précipitant par la fenêtre, en se
springt aus dem Fenster
   calc., sil.

trembling, with
tremblement, avec
Zittern, mit
   acon.[3], apis[3], ars.[3], bell.[3], bry.[3],
   calc.[3], chin.[3], hyos.[3], ign.[3], nat-m.[3],
   op.[3], phys.[3], plat.[3], **puls.**[3], rhus-t.[3],
   sabad.[3], samb.[3], stram.[3], sulph.[3],
   valer., verat.[3], verat-v.[3]

urinate on the floor, tries to
uriner par terre, essaye d'
urinieren, versucht, auf den Boden zu
   plb.

urinates outside the pot
urine à coté du pot
uriniert am Topf vorbei
   bell.

vexation, from[2]
contrariété, par
Ärger, durch
   HYOS.

violent
violent
gewalttätiges
   acon., agar., alum.[2], apis, ARS.,
   atro., aur.[2], BELL., camph., canth.,
   chlf.[2], con., **cupr.,** dig.[11], HYOS.,
   lach., op., phos., plb., puls., **sec.,**
   STRAM., verat., verat-v.[6], zinc.,
   zinc-p.[1']

restrained and calmed with great
   difficulty, is
retenu et calmé qu'avec beaucoup
   de difficultés, ne peut être
zurückgehalten und beruhigt, wird
   sehr schwer
   zinc.

vivid
vif, très animé
lebhaftes
   bell., **stram.**

waking, on
réveil, au
Erwachen, beim
   aur., bell., bry., cact., carb-v., chel.,
   cina.[1'], coff., colch., cur., dulc.,
   hyos., lob., **lach.,** merc., nat-c., par.,
   sep., stram., zinc.[3, 6]

watching, vigil, from[8]
veilles, suite de
Wachen, Nachtwachen, durch
   cur., **hyos., lach.**[2], mur-ac., op.,
   phos.

water, jumping into
eau, se jette à l'
Wasser, springt ins
   bell., sec.

wedding, prepares for
mariage, se prépare au
Hochzeit vor, bereitet sich zur
   hyos.

well, declares she is
bien portant, déclare qu'elle est
gesund, sagt, sie ist
   apis, **arn., ars.**

*delusions–well/imaginations–
parfaite santé/Wahnideen–
gesund
irritability–sends/irritabilité–
renvoie/Reizbarkeit–schickt
obstinate–declares/opiniâtre–
déclare/eigensinnig–erklärt
well–says/très bien–dit/gesund zu
sein–behauptet*

**wild
sauvage
wildes**
  atro.⁶, **BELL., bry.**⁶, calen.², camph.,
  canth., chlol., colch., cupr., gels.²,
  hydr-ac., **hyos., kali-br.²**, lach.,
  nat-sal.¹¹, op.¹, **PLB., STRAM.,
  valer.², vario.², verat.**

  night
  nuit
  nachts
    gal-ac.¹¹, plb.

wraps up in fur during summer
s'enveloppe de fourrures en plein été
hüllt sich im Sommer in einen Pelz
  hyos.

wrongs, of fancied
torts imaginaires, à propos de
Unrecht, von eingebildetem
  hyos.

DELIRIUM TREMENS, mania-a-potu
DELIRIUM TREMENS
DELIRIUM TREMENS, Säuferwahnsinn
  acon., aether¹², **AGAR.,** agar-pr.¹¹,
  alco.¹¹, anac.³, ¹⁴, ant-c., **ant-t.**², ⁸, ¹²,
  arn., ARS., ars-s-f.¹ʹ, atro.⁶, ⁸, ¹¹, aur.³,
  bell., bism., bufo¹ʹ, **calc.**¹, calc-s.,
  cann-i., cann-s.³, **caps.**⁸, ¹², carb-v.,
  chin., chin-s.⁴, ⁸, chlf.¹², chlol., **chlor.**²,
  cimic., **coff.,** cori-r.¹¹, ¹², **croth.,** cypr.¹²,
  dig., dor.⁶, ferr-p., gels., **glon.**², grat.,
  hell., **hyos.,** hyosin.⁸, ign., **kali-br.,**
  kali-p., **LACH.,** led., lol.¹², lup.⁸, lyc.,
  merc., nat-c., **NAT-M., NUX-M.,
  NUX-V.,** oena., **OP.,** passi.⁶, ⁸, ¹¹, ¹²,
  past.⁸, ¹¹, ¹², phos., plb.³, ¹¹, puls.,
  ran-b., rhod., rhus-t., ruta, scut.¹²,
  sel., sep., sil., spig., **STRAM., STRY.,**
  stry-n.⁸, sul-ac., sulph., sumb.⁸, teucr.⁸,
  thea¹², thuj.³, tus-p.¹², verat., zinc.,
  zinc-a.⁶

*insanity–drunkards/folie–ivrognes/
  Geisteskrankheit–Trinkern
unconsciousness–delirium tremens/
  inconscience–delirium tremens/
  Bewußtlosigkeit–Delirium tremens*

delusions, with⁶
imaginations, avec
Wahnideen, mit
  bell., calc., cann-i., **kali-bi.², lach.,**
  op., stram.², ⁶

escape, attempts to⁶
fuir, tentatives de
entfliehen, versucht zu
  bell., stram.

excitement, with²
excitation, avec
Erregung, mit
  chlf., **zinc.**

face, with red, bloated
face rouge, bouffie, avec
Gesicht, mit rotem, aufgedunsenem
  bell.², ⁶, crot-h.², stram.⁶

loquacity, with²
loquacité, avec
Geschwätzigkeit, mit
  lach., ran-b.

*talks–murder/soliloque–meurtre/
  spricht–Mord*

mild attacks²
légère de, attaque
milde Anfälle
  cypr.

old emaciated persons, in²
âgées et maigres, chez les personnes
alten und abgemagerten Personen, bei
  OP.

oversensitiveness, with[2]
hypersensibilité, avec
Überempfindlichkeit, mit
  NUX-V.

praying, with[2]
prière, avec
Beten, mit
  STRAM.

sleeplessness, with
insomnie, avec
Schlaflosigkeit, mit
  cimic.[2, 6], **gels.,** hyos.[6], kali-p.[6], nux-v.

small quantity of alcoholic stimulants, from[2]
petite quantité de boissons alcooliques, déjà par une
kleine Mengen alkoholischer Getränke, schon durch
  OP.

sopor with snoring[2]
sopor avec ronflement
Sopor mit Schnarchen
  OP.

trembling, with[2]
tremblement, avec
Zittern, mit
  cedr., hyos., stram.

DELUSIONS, imaginations, hallucinations, illusions
IMAGINATIONS, hallucinations, illusions
WAHNIDEEN, Einbildungen, Halluzinationen, Sinnestäuschungen
abel.[14], absin., acet-ac.[2], **acon., aeth.,** agar., alco.[11], alum.[1', 6], **ambr.,** anac., anan., anh.[6, 8, 9, 12, 14], ant-c., ant-t.[3], antip.[8], apis, aran.[8], aran-ix.[9], arg-m., **ARG-N.,** arn.[1', 5], **ars.,** ars-i., ars-met.[2], ars-s-f.[1'], art-v.[2], asaf.[8], asar.[14], atro.[2, 6, 8, 11], **aur.,** aur-ar.[1'], **aur-m.,** **bapt.,** bar-c., bar-i.[1'], **BELL.,** berb.[4], bism.[3], bry., **calc.,** calc-ar.[1], calc-i.[1'], calc-s., **camph., CANN-I.,** cann-s.,
canth., carb-an., carb-v., carl.[11], caust., cench,. cham.[3-5, 8, 16], chel.[2], chin., chin-ar., chlol.[8], chlor.[2, 3], chloram.[14], chlorpr.[14], cic., cimic., cina, coca[11], cocain.[8], **COCC., coff.,** colch., coloc.[3], con., convo-s.[9, 14], cortico.[9], croc., **crot-c.[8],** crot-h., **cupr.[2, 3],** cupr-a.[2, 12], cyt-l.[14], dat-a.[8], dig.[3], digin.[11], dubo-m.[8], dulc., elaps, eup-pur., euph-a.[8], eupi.[8], fl-ac., form.[3], **glon.,** gran., graph.[3, 6], **hell., hep.[3, 4],** hoit.[14], hura, hydr-ac.[2], **HYOS., IGN.,** iod., kali-bi.[2], **kali-br.,** kali-c.[3], kali-p., kali-sil.[1'], lac-c., **LACH.,** lachn.[2], lat-h.[8], led., levo.[14], lol.[6], **lyc., lyss.,** mag-m., **mag-p.[2],** med., meny.[4], meph.[3], **merc.,** merl.[8], mez.[3], morph.[8, 11], mosch.[3], mur-ac., murx.[6], nat-c.[3], nat-m.[3], nat-p., nat-sal.[8], **nit-ac.,** nux-m.[3], nux-v., **oena.[2], op.,** orig-v.[2], ox-ac.[11], oxyt.[8], par.[4], passi.[6], past.[8, 11], **PETR., PH-AC., phos., plat.,** plb., psil.[14], **psor., puls.,** pyrog.[6], ran-b.[3], rheum[3], rhod.[3], rhus-g.[8], **rhus-t.,** russ.[11], ruta[3], **SABAD.,** sacch-l.[3], sal-ac.[11], samb., santin.[11], **sec.,** sel.[3], sep., **sil.,** spong., stann., **staph., STRAM.,** sulfonam.[14], **SULPH.,** syph.[3], tarent., ter.[3], tere-ch.[14], thea[8], ther., thuj., tub.[2], **valer.,** verat., verat-v.[6, 8], verb., verin.[11], viol-o., visc.[14], xan.[2], **zinc.,** zinc-m.[8]

day and night[4]
jour et nuit
Tag und Nacht
  aeth., ars., kali-c.

morning
matin
morgens
  bry.[4], con.[4, 11]

  bed, in[4]
  lit, au
  Bett, im
    ambr., dulc., hell., hep., nat-c.

evening⁴
soir
abends
  bry., lach., lyc., sulph.

  bed, in⁴
  lit, au
  Bett, im
    alum., ambr., **calc.**, camph.,
    carb-an., **carb-v.**, chin., graph.,
    ign., merc., nat-c., nit-ac., nux-v.,
    ph-ac., rhus-t., sulph.

  falling asleep, on⁴
  endormant, en s'
  Einschlafen, beim
    bell., calc., guaj., phos.

  night
  nuit
  nachts
    acon.⁴, aeth.⁴, arn.⁴, ars.⁴, aur.⁴,
    bell.⁴, **bry.**⁴, camph.⁴, cann-i.¹¹,
    canth.⁴, carb-v.⁴, carl.¹¹, cham.⁴,
    chin-ar., coloc.⁴, con.⁴, dig.⁴, **dulc.**⁴,
    kali-c.⁴, lyc.⁴, meny.⁴, **merc.**,
    nit-ac.⁴, nux-v.⁴, op.⁴, **plb.**⁴, **puls.**⁴,
    rheum⁴, sec.⁴, sep.⁴, sol-n.¹¹, sulph.⁴,
    vip.⁴, zinc.⁴

abdomen is fallen in, his stomach
  devoured, his scrotum swollen
ventre est creux, son estomac
  dévoré, son scrotum enflé, son
Abdomen ist eingefallen, Magen aufgefressen, Hoden geschwollen
    SABAD.

abroad, being⁵
étranger, il est à l'
Ausland, er ist im
  verat.

absurd, ludicrous
absurdes, ridicules
absurde, lächerliche
  cann-i.

  figures are present
  figures son présentes
  Gestalten sind anwesend
    ambr., arg-m., camph., cann-i.,
    caust., cic., op., tarent.

abused, being²
insulté, d'être
beschimpft zu sein
  lyss.

    d.–insulted/i.–insulté/
    W.–beschimpft

abyss behind him⁵, ⁷
abîme est derrière lui
Abgrund ist hinter ihm
  kali-c.

  fear of falling down an¹¹
  peur de tomber dans un
  Furcht, in einen A. zu fallen
    alco.

accidents, sees³
accidents, voit des
Unfälle, sieht
  anac., ars.

  of relatives¹⁶
  des parents
  von Verwandten
    phos.

accused, she is
accusée, elle est
angeklagt, sie ist
  laur., zinc.

    d.–thieves–accused/i.–voleurs–
    accusé/W.–Diebe–angeklagt

activity, with
activité, avec
Aktivität, mit
  bell., **hyos.,** stram.

affection of friends, has lost
affection de ses amis, a perdu l'
Zuneigung von Freunden verloren,
  hat die
    aur., hura

afternoon, it is always
après-midi, c'est toujours l'
nachmittags, es ist immer
  lach., stann.

DELUSIONS / IMAGINATIONS / WAHNIDEEN

air, he is hovering in, like a spirit
airs, il plane comme un esprit dans les
Luft, schwebt wie ein Geist in der
    asar., lac-c.[1'], lach.[1', 7]

    d.–body–lighter/i.–corps–léger/
    W.–Körper–leichter
    d.–floating/i.–flottant/W.–schwebt
    d.–flying/i.–voler/W.–Fliegens

alone, she is always
seule, elle est toujours toute
allein, sie ist immer
    puls., stram.

    d.–deserted/i.–abandonné/W.–
    verlassen
    d.–friendless/i.–amis/W.–Freunde
    forsaken–feeling/abandon–sensation d'/Verlassenheit–Gefühl der

castaway, being a[2]
infâme, il est un sujet
Verworfener, er a. ist ein
    phys.

graveyard, she is a. in a
cimetière, elle est s. au
Friedhof, sie ist a. auf dem
    lepi., sep.

wilderness, being a. in a
lieu sauvage, d'être s. dans un
Wildnis, ist a. in einer
    stram.

world, she is a. in the
monde, elle est s. dans le
Welt, sie ist a. auf der
    camph., cycl.[1', 7], hura, **plat., puls.**

angels, seeing[11]
anges, voit des
Engel, sieht
    aether, cann-i., stram.[1']

animals, of
animaux, d'
Tieren, von
    absin, aeth., alum.[3], am-c.[3], am-m.[3], arn.[3], **ars.,** aur., aur-ar.[1'], aur-s.[1'], bell., calc., cham., **cimic.,** cina, colch., con., **crot-h., hyos.,** lac-c., lyc.[3], lyss., mag-m.[3], med., merc.[3], mosch.[3], nux-v.[3], **OP.,** phos.[3], puls., santin., sec., sil.[3], **stram.,** sul-ac.[3], sulph., tarent., thuj., valer., verat.[3], zinc.[3]

    ants, bats, bees, birds, bugs, bulls, butterflies, cats, cockroaches, crabs, devoured by a., dogs, dragon, driving a., fishes, fowls, geese, glow-worms, goose, hens, horses, ichthyosaurus, insects, mice, peacocks, pigeons, rabbits, rats, scorpions, serpent, sheep, snakes, spiders, turtles, vermin, wolves, worms

    fourmis, chauve-souris, abeilles, oiseaux, punaises, taureaux, papillons, chats, cafards, crabes, dévoré par a., chiens, dragons, conduit des a., poissons, volaille, oies, vers luisants, oie, poules, chevaux, ichtyosaure, insectes, souris, paons, pigeons, lapins, rats, scorpions, serpent, moutons, serpents, araignées, tortues, vermine, loups, vers

    Ameisen, Fledermäuse, Bienen, Vögel, Wanzen, Stiere, Schmetterlinge, Katzen, Küchenschaben, Krebse, gefressen von T., Hunde, Drachen. treibt T., Fische, Geflügel, Gänse, Glühwürmchen, Gans, Hennen, Pferde, Ichthyosaurier, Insekten, Mäuse, Pfauen, Tauben, Kaninchen, Ratten, Skorpione, Schlange, Schafe, Schlangen, Spinnen, Schildkröten, Wölfe, Würmer

abdomen, are in
ventre, sont en
Abdomen, Tiere sind im
    thuj.

bed, on
lit, sur son
Bett, Tiere sind auf seinem
    ars.[4], colch., **plb.**[1, 7], stram., valer.

    dancing on the
    dansant sur son
    tanzen auf seinem
        con.

    under it[2]
    sous le
    unter dem
        cham.

beetles, worms etc.
cafards, vers etc.
Käfer, Würmer etc.
    ars., bell., hyos.[1'], kres.[10, 13, 14], nep.[14], **stram.**

black a. on walls and furniture,
    sees
noirs sur les parois et les meubles,
    voit des a.
schwarze T. an Wänden und
    Möbeln, sieht
    bell.

creeping
ramoants
kriechende
    lac-c.

    in her
    sur elle
    auf ihr
        cycl.[11], stram.

cup, moving in a
tasse, grouillant dans une
Tasse, bewegen sich in einer
    hyos.

dark colored
sombre, de couleur
dunkel gefärbte
    bell.

fire, in the
feu, dans le
Feuer, im
    bell.

frightful
effrayants
schreckliche
    bell., cham.[2], **crot-h.**[2], op., **stram.**, tarent.

grotesque
grotesques
groteske
    absin.

jump out of the ground
sautant hors du sol
springen aus dem Boden
    stram.

jumping at her
l'assaillant
springen sie an
    merc.[1, 7]

passing before her
passant devant elle
laufen vor ihr
    thuj.

persons are
personnages sont des
Menschen sind Tiere
    hyos., stram.

    rats, mice, insects etc.
    rats, souris, insectes etc.
    Ratten, Mäuse, Insekten etc.
        aeth., bell., **cimic.**, **med.**, stram.

unclean animals
malpropres, animaux
unreine Tiere
    bell.

annihilation, about to sink into
ruine, voué à sa
Vernichtung, verfällt der
    calc.[16], cann-i., carbn-h.

answers to any delusion
répond à chaque hallucination
antwortet jeder Wahngestalt
    anh.[9], aster.[2]

ants, bed is full of
fourmis, son lit est rempli de
Ameisen, das Bett ist voller
    plb.

letters are[16]
les lettres sont des
Buchstaben sind
    hyos.

anxious[4]
anxieuses
ängstliche
    acon., anac., calc., carb-v., ign.,
    mag-c., **phos., puls.,** sep., verat.

apoplexy, he will have
apoplexie, il va avoir une attaque d'
Schlaganfall bekommen, er wird
    einen
    arg-m.

fear of/peur d'/Furcht vor

appreciated, she is not
appréciée, elle n'est pas
geschätzt, sie ist nicht
    pall., plat.

*confidence–self/confiance–soi/
    Selbstvertrauen*

argument, making an eloquent
arguments éloquents, expose des
Beweis, führt einen beredten
    cann-i.

arms are bound to her body
bras sont attachés à son corps
Arme sind an ihren Körper gebunden
    cimic.

belong to her, do not
appartiennent pas, ne lui
gehören ihr nicht
    agar., bapt.[7]

cut off, are[7]
coupés, sont
abgeschnitten, sind
    bapt.

four, she has[5]
quatres, elle en a
vier, sie hat
    sulfon.

reach the clouds (when going
    to sleep)
atteignent les nuages (en s'en-
    dormant)
reichen bis zu den Wolken (beim
    Einschlafen)
    pic-ac.

three, she has
trois, elle en a
drei, sie hat
    petr.

army passed him in the street, a
    silent (while walking)[11]
bataillon silencieux, alors qu'il
    marche dans la rue, est dépassé
    par un
Armee zieht an ihm in der Straße
    vorüber, eine schweigende (beim
    Gehen)
    cann-i.

arrested, is about to be
arrêté, il va être
arretiert werden, soll
    arn., ars., **bell.**[1, 7], cupr., kali-br.,
    meli., plb., **zinc.**

*d.–pursued–police/i.–poursuivi–
    police/W.–nachgestellt–Polizei*

assembled things, swarms, crowds etc.³
assemblage de beaucoup de choses, d'essaims, de foules etc.
Ansammlung von Dingen, Schwärmen, Menschenmengen etc.
  acon., ambr., anac., ars., bell., cann-s., con., graph., hell., lyc., merc., nat-c., op., phos., plb., **STRAM.**, sulph., tab.

assaulted, is going to be
attaqué, il va être
angegriffen, wird
  abel.¹⁴, tarent.

asylum, she will be sent to
asile, elle va être envoyée dans un
Asyl geschickt, sie wird in ein
  cench.

  insane a., sent to ¹′
  d'aliénés, envoyée dans un
  Irrenanstalt geschickt, in eine
    lach.

attacks and insults, defend themselves against imaginary²
attaques ou affronts imaginaires, se défendent contre des
Angriffe und Beschimpfungen, verteidigen sich gegen eingebildete
  lyss.

babies are in bed, two
nourrissons se trouvent dans le lit, deux
Säuglinge sind im Bett, zwei
  petr.

baby looks odious²
nourrisson est hideux à voir
Säugling sieht abschäulich aus
  puls.

ball, he is sitting on a
boule, il est assis sur une
Ball, er sitzt auf einem
  cann-i., chim.⁸

bats, of⁴
chauve-souris, de
Fledermäusen, von
  bell.

beaten, he is being
bat, on le
geschlagen, er wird
  bry.⁴, elaps

beautiful
belles
schöne
  anh.⁹, bell., **cann-i.**, coca, **lach.**, **sulph.**

  atmosphere, in¹¹
  atmosphère, dans l'
  Atmosphäre, in der
    dat-a.

  landscape, of
  paysage joli, d'un
  Landschaft, einer schönen
    coff.¹, **lach.**

  rags seem, even
  vêtements vieux lui paraîssent ravissants, des
  Lumpen selbst erscheinen schön
    sulph.

  she is b. and wants to be⁷
  elle est ravissante et désire l'être
  sie ist schön und wünscht es zu sein
    stram.

  things look³
  choses semblent, des
  Dinge sehen schön aus
    bell., olnd., sulph., tab.

  urination, all things seem b. after
  uriner, tout paraît ravissant après
  Urinieren, alles erscheint schön nach dem
    eug.

bed, not lying on (on waking 4 h)
lit, il n'est pas couché, dans son (à son réveil à 4 h)
Bett, liegt nicht im (beim Aufwachen um 4 h)
    hyper.

  evening someone gets into and no room in it, or someone has sold it
  le soir quelqu'un tente de venir dans son, alors il n'y a plus de place ou quelqu'un l'a vendu
  abends will jemand hinein, es ist kein Platz mehr; oder jemand hat es verkauft
    nux-v.

  bouncing her up and down, some one
  ballotte de haut en bas, quelqu'un la
  wirft sie auf und ab, jemand
    bell., canth.

  creases, is full of[2]
  plis, les draps sont plein de
  Falten, ist voller
    stram.

  drawn from under her
  tiré sous elle, son l. est
  weggezogen, ist unter ihr
    stram.

  drives him out, someone
  chasse hors de son, quelqu'un le
  treibt ihn aus dem, jemand
    rhus-t.

  floating see floating–bed

hard, too[8]
dur, est trop
hart, ist zu
    arn., bapt., bry, **morph., pyrog.,** ruta

motion, in
mouvement, est en
Bewegung, ist in
    lac-c.

naked man is wrapped in the bedclothes with her
homme nu est enveloppé avec elle dans ses propres draps
nackter Mann ist mit ihr in die Bettdecken gewickelt
    puls.

occupied by another person[8]
occupé par une autre personne, est
besetzt durch einen anderen, ist
    petr.

over it, someone is
au dessus de son, quelqu'un est
über dem, jemand ist
    calc.

raised, is
soulevé, est
hochgehoben, wird
    canth.

sinking, is
s'enfonce
versinkt
    bapt.[8], **bell.,** bry., calc-p., chin-s., dulc., kali-c., **lach.,** rhus-t., sacch.

someone is in b. with him
quelqu'un est dans son l. avec lui
jemand ist mit ihm im
    anac., apis, **bapt.,** carb-v., graph.[6], nux-v., op., petr., **puls.,** rhus-t., sec., stram., valer.

stands at the foot menacing, someone
debout au pied de son lit, le menaçant, quelqu'un se tient
steht drohend am Fußende, jemand
    chlol.

strange objects, rats, sheep in[2]
d'étranges objets, des rats, des moutons dans son
merkwürdige Gegenstände, Ratten, Schafe im
    cimic.

swimming see floating–bed

take away the bedclothes,
someone tries to
enlever ses draps, quelqu'un
essaye de lui
wegzuziehen, jemand versucht, die
Bettdecken
bell.

two persons in b. with her
deux personnes sont dans son
l. avec elle
zwei Personen sind mit ihr im
cycl.

under it, someone is
sous le l., quelqu'un est
unter dem, jemand ist
am-m., ars., bell., calc., canth.,
colch.

d.–ennemy/i.–ennemi/W.–Feind
d.–thieves/i.–voleurs/W.–Diebe
fear, waking/peur, réveil/Furcht,
Erwachen

knocking
frappe
klopft
BELL.[2-4], calc.[4], canth., colch.[3]

bees, sees
abeilles, voit des
Bienen, sieht
puls.

bells, hears ringing of
cloches, entend sonner des
Glocken läuten, hört
ars.[11, 16], cann-i., kres.[10, 13, 14],
ph-ac., thea

door bell
sonner à la porte
Türglocke, die
thea

funeral, his
funérailles, ses
Begräbnisglocken, seine
aether

numberless sweet toned
innombrables mélodieuses
unzählige, lieblich tönende
cann-i.

belong to her own family, does not
appartient plus à sa famille, elle n'
gehört nicht mehr zu ihrer Familie
plat.

estranged–family/séparé–famille/
entfremdet–Familie

betrothal must be broken
fiançailles doivent être rompues
Verlobung muß aufgelöst werden
fl-ac.

better than others, he is
meilleur que les autres, il est
besser als andere, er ist
myric.

haughty/hautain/hochmütig

bewitched, he is
ensorcelé, il est
behext, er ist
cann-i.

d.–charmed/i.–ensorcelé/
W.–verzaubert

bier, is lying on a
civière, il est étendu sur une
Bahre, liegt auf einer
anac., cann-i.

bird, he is a, runs about, chirping
and twittering, until he faints[2]
oiseau, il est un, voltigeant ça et là
en pépiant et gazouillant, jusqu'à
tomber évanoui
Vogel, ist ein, rennt zirpend und
zwitschernd herum bis zur
Ohnmacht.
lyss.

birds, sees
oiseaux, voit des
Vögel, sieht
bell., kali-c., lac-c.

picking feathers from, he is
arrache des plumes à des
rupft ihnen Federn aus
    hyos.

bitten, will be
mordu, il va être
gebissen, wird
    hyos.[4], stram.[3]

black objects and people, sees
noir, voit des objets et des personnes en
schwarze Gegenstände und Menschen, sieht
    bell.[3, 4], plat.[3], puls.[3, 4], stram.

    she is[4]
    elle est noire
    sie ist schwarz
        sulph.

blind, he is
aveugle, il est
blind, er ist
    bell.[16], mosch., verat.

blood does not circulate well
sang ne circule pas bien, son
Blut zirkuliert nicht gut, sein
    atro.[2, 7, 11]

    rushed through like roar of many waters
    circule avec un bruit semblable au mugissement d'une multitude de cours d'eaux dans ses veines
    rauscht in den Adern wie das Brausen von vielen Wassern
        alumn.[1'], cann-i.

body, able to go out of b. and walk around, looking down upon[11]
corps, capable de sortir de son c. et de marcher dans les environs et de le regarder en bas
Körper, fähig, seinen K. zu verlassen, herumzugehen und auf ihn herabzusehen
    pyrus

adherent to woolen sack (night while half awake)
collé à un sac de laine, son c. est (la nuit étant à moitié endormi)
klebt an einem wollenen Sack (nachts im Halbschlaf)
    coc-c.

alive on one side, buried on the other
vivant un côté, l'autre étant enterré
lebendig auf der einen Seite, begraben auf der anderen
    stram.

    only half alive[11]
    à moitié en vie
    nur zur Hälfte lebendig
        crot-h.

black, it is
noir, il est
schwarz, er ist
    sulph.

brittle, is
fragile, est
zerbrechlich, ist
    sars.[3], thuj.

covers the whole earth
recouvre la terre entière, son
bedeckt die ganze Erde, sein
    cann-i.

    the whole bed
    tout le lit
    das ganze Bett
        pyrog.

dashed to pieces, being[11]
brisé en morceaux, est
zerschmettert, ist
    calc.

deformed, some part is[7]
défiguré, est partiellement
verunstaltet, ein Teil ist
    acon.

delicate, is
délicat, est
zart, ist
thuj.

disintegrating[11]
se dissout
löst sich auf
lach.

divided, is
divisé, est
geteilt, ist
   cann-i., lil-t.[11], **petr.**, sil., **stram.**[4]

   confusion–identity */confusion–
     identité/Verwirrung–
     Identität*

   d.–divided/i.–divisé/W.–geteilt

erroneous see body–state

fibre in her right side, feels every[7]
fibre du côté droit de son, ressent
   chaque
Faser auf ihrer rechten Seite,
   fühlt jede
   sep.

greatness of, as to
grandeur de son, sur la
Größe seines Körpers, über die
   cann-i., plat., staph.

headless, is[4]
tête, est sans
Kopf, ist ohne
   nux-v.

heavy and thick, has become
   (at night)[11]
épais et alourdi, il est devenu
   (la nuit)
schwer und dick geworden, ist
   (nachts)
   nat-c.

immaterial, is[9]
immatériel, est
immateriell, ist
   anh.

lighter than air, is
léger que l'air, est plus
leichter als Luft, ist
   asar.[14], lach., **op.**, thuj., visc.[14]

   *d.–air–hovering/i.–airs–plane/
     W.–Luft–schwebt
   d.–floating/i.–flottant/
     W.–schwebt
   d.–flying/i.–voler/W.–Fliegen*

parts of b. have been taken away[7]
parties du c. sont enlevées
Körperteile sind weggenommen
   bapt., daph.

pieces, in danger of coming in[11]
morceaux, est en danger de
   tomber en
Stücke zu gehen, ist in Gefahr, in
   thuj.

putrefy, will
pourrir, il va
verfaulen, wird
   ars., bell.

scattered about bed, tossed about
   to get the pieces together
dispersés de son c. dans son lit,
   il se tourne et se retourne
   pour rassembler les morceaux
verstreut über das Bett, wirft sich
   umher, die Stücke zusammen-
   zusuchen
   bapt., daph.[7, 8], petr., **phos.**,
   pyrog.[1', 7], stram.[8]

shrunken, like the dead, is
rétréci comme un mort, est
geschrumpft wie ein Toter, ist
   sabad.

sink down between the thights,
   b. will
s enfonce entre ses cuisses, son c.
sinkt zwischen den Oberschenkeln
   zusamen, sein K.
   bell.

spotted brown, is
tacheté de brun, est
braungefleckt, ist
   bell.

state of his body, to the
état de son corps, sur l'
Zustand seines Körpers, über den
   SABAD.

sweets, is made of
sucreries, est fait de
Süßigkeiten, besteht aus
   merc.

thick, is[16]
gros, est
dick, ist
   nat-c.

thin, is
mince, est
dünn, ist
   thuj.

threads, inside is made of
   (afternoon on lying)[11]
fils, l'intérieur est tissé de
   (après-midi en étant couché)
Fäden gesponnen, das Innere ist
   aus (nachmittags beim Liegen)
   nux-v.

threefold, has a
triple, est
dreifachen, hat einen
   ars., petr.

withering, is[1']
se retrecit
verwelkt
   sabad.

born, feels as if newly, into the
world and was overwhelmed with
wonder at the novelty of his
surroundings
réincarné dans le monde, se sent, et
submergé d'étonnement par
l'émerveillement des choses
nouvelles de tout ce qu'il voit
wiedergeboren, fühlt sich, und ist
von der Verwunderung über das
Neue seiner Umgebung über-
wältigt
   cori-r.[1] (non[1]: cor-r.)

brain, has softening
cérébral, souffre de ramollissement
Gehirnerweichung, hat
   abrot., **arg-n.**[1], cann-i.[1]

fear of/peur de/Furcht vor

cracking, is[7]
fendu, son cerveau est
gespalten, sein Gehirn ist
   nux-m.

hard, is[16]
dur, son cerveau est
hart, sein Gehirn ist
   mez.

brother fell overboard in her sight
frère est tombé par dessus bord,
   devant ses yeux
Bruder fiel vor ihren Augen über
Bord
   kali-br.

bugs and cockroaches, of[2]
punaises et cafards, de
Wanzen und Küchenschaben, von
   stram.

   d.–cockroaches/i.–cafards/
   W.–Küchenschaben

building stones, appearance of
pierres à bâtir, apparence de
Bausteinen, Erscheinen von
   thuj.

DELUSIONS / IMAGINATIONS / WAHNIDEEN

bulls, of[4]
taureaux, de
Stieren, von
  bell.

business, is doing
affaires, fait des
Geschäfte, macht
  bell., **bry.**, canth., cupr., op.[8],
  phos., rhus-t.[6]

  ordinary, they are pursuing
  habituel, ils poursuivent leurs
    travail
  gewöhnlichen Beschäftigung nach,
    sie gehen der
    ars., atro., bell., plb., stram.

  unfit for, he is
  incapable pour des, il est
  unfähig zu Geschäften, er ist
    croc.

    d.–succeed/i.–succès/W.–Erfolg

butterflies, of
papillons, de
Schmetterlingen, von
  bell., cann-i.

calls, someone
appelle, quelqu'un
ruft, jemand
  anac., ant-c., bell.[7], cann-i., dros.,
  kali-c., **plb.**, ruta[4], thuj.

  absent persons, for
  absentes, des personnes
  abwesenden Personen, nach
    hyos.

  him, someone[2]
  l'appelle, quelqu'un
  ihn, jemand
    cann-i., rhod., **sep.**, sulph.[5]

    during sleep[16]
    pendant le sommeil
    im Schlaf
      sep.

  with name, the absent mother or
    sister[2, 4, 11]
  par son nom, sa mère absente ou
    sa sœur
  mit Namen, seine abwesende
    Mutter oder Schwester
      anac.

  waking, someone calls on
  réveil, quelqu'un appelle au
  Erwachen, jemand ruft beim
    ant-c., ars., bell.[7], dulc.[16], rhus-t.
    (non[16]: sep.)

cancer, has a
cancer, il a un
Carcinom, hat ein
  verat.

    d.–disease–incurable/i.–maladie
    incurable/W.–Krankheit–
    unheilbare

castles and palaces, sees
châteaux et des palais, voit des
Schlösser und Paläste, sieht
  plb.

catches at imaginary appearance[2, 4, 11]
saisir des apparitions imaginaires,
  essaie de
greift nach eingebildeter Erscheinung
  hyos., STRAM.[11]

  people, at[4]
  gens, des
  Menschen, nach
    stram.

cats, sees
chats, voit des
Katzen, sieht
  absin., **aeth.**, arn., **bell., calc.**,
  daph., hyos., op.[5], puls., **stram.**

  black
  noirs
  schwarze
    bell., puls.

caught, he will be
saisir, on va le
gefangen genommen, er wird
    bell.

chair is rising up
chaise se lève, sa
Stuhl hebt sich hoch, sein
    phos.

chairs, he is repairing old
chaises vieilles, il raccommode de
Stühle, er repariert alte
    cupr., cupr-a.[11]

changeable[3]
variables
veränderliche
    hyos.

changed, everything is
changé, tout est
verändert, alles ist
    arg-n., bar-m., carb-an., **plat.,**
    stram.[2]

   d.–strange/i.–étrange/W.–fremd
   strange–everything/étrange–tout/
   fremd–sonderbar, alles

changing suddenly
changeant subitement
wechseln plötzlich
    cann-i.

charmed and cannot break the spell[2]
ensorcelé et incapable de rompre le
    charme
verzaubert und kann den Zauber
    nicht brechen
    lach.

   d.–bewitched/i.–ensorcelé/
   W.–behext

cherries, sees[11]
cerises, voit des
Kirschen, sieht
    santin.

child, is not hers
enfant, ce n'est pas son
Kind gehört ihr nicht
    anac.

he is again a
il est de nouveau un
er ist wieder ein
    cic.

   acts like a, and[1, 7]
   agit comme un, et
   handelt wie ein, und
      cic.

childish fantasies, has
enfantines, a des fantaisies et envies
kindische Phantasien, hat
    lyc.

children out of the house,
    he must drive
enfants hors de la maison, il doit
    chasser les
Kinder aus dem Hause treiben,
    er muß
    fl-ac.

chin is too long
menton est trop long, son
Kinn ist zu lang, sein
    glon.

chocked by forms, being[3]
encombre par des formes, d'être
umdrängt, ist von Gestalten
    phos.

choir, he is in a cathedral on hearing
    music
chœurs, il se trouve dans une
    cathédrale en entendant des
Chormusik, er ist in einem Dom beim
    Hören von
    cann-i.

choked, he is about to be
    (night on waking)
étrangler, on va l' (la nuit au réveil)
erwürgt, er wird (nachts beim
    Erwachen)
    cann-i., phos.[4, 6], **plat.**[5]

icy-cold hands, by
glacées, par des mains
eiskalten Händen, von
   canth.

Christ, himself to be
Christ, il est lui-même
Christus, er ist
   cann-i., verat.[1']

churchyard, visits a
cimetière, visite un
Kirchhof, besucht einen
   anac., arn., **bell.,** stram.

   dancing in, he is
   danse dans un, il
   tanzt auf dem, er
      cic.[11], stram.

ciphers, sees
chiffres, voit des
Ziffern, Nummern, sieht
   ph-ac., phos., sulph.

clear, everything is too[4]
clair, tout est trop
hell, alles ist zu
   ambr.

climbing up[3]
grimpe, il
klettert hoch, er
   hyos.

clock, hears strike
horloge, entend sonner l'
Uhr schlagen, hört die
   ph-ac.

clothes are beautiful
habits sont beaux, ses
Kleider wunderschön, findet ihre
   aeth., **sulph.**

   fly away and become wandering
   stars, will (on undressing)
   s'envoler et deviennent une étoile
      filante, ils vont (en se
      déshabillant)
   fliegen fort und werden
      Sternschnuppen, sie (beim
      Ausziehen)
      cann-i.

   rags, is clad in
   chiffons vieux, est vêtu de
   Lumpen, ist gekleidet in
      cann-i.

clouds, strange, settle upon patients,
   or dancing about the sun
nuages étranges se posent sur des
   patients ou dansent autour du
   soleil
Wolken lassen sich auf Patienten
   herab oder tanzen um die Sonne,
   sonderbare
   cann-i.

   heavy black enveloped her
   lourds n. noirs, elle est
      enveloppée de
   schwere schwarze W. hüllen sie
      ein
   arg-n.[8], **cimic., lac-c.**[8], puls.[8]

   rocks and, looking over
   rochers et, contemple par dessus
      des
   Felsen und W. hinaus, sieht über
      mag-m.

   sees
   voit des
   sieht
      hep., mag-m., rhus-t.

cockroaches swarmed about the room
cafards grouillant dans la chambre
Küchenschaben wimmeln im Zimmer
   bell.

   d.–bugs/i.–punaises/W.–Wanzen

DELUSIONS / IMAGINATIONS / WAHNIDEEN

commander, being a
commandant, il est un
Befehlshaber, ist ein
cann-i.[11], cupr.[3]

   d.–general/i.–général/W.–General
   d.–officer/i.–officier/W.–Offizier

companions are half men, half plants
compagnons sont mi-hommes,
   mi-plantes
Gefährten sind halb Menschen, halb
   Pflanzen
   cann-i.

   is with c. of his youth
   se trouve avec des c. d'enfance
   ist mit seinen Jugendgespielen
     zusammen
     aether

confidence in him, his friends have
   lost all
confiance en lui, ses amis ont perdu
   toute
Vertrauen zu ihm verloren, seine
   Freunde haben alles
   aur., hura

confusion, others will observe her
confusion, les autres observeront sa
Verwirrung bemerken, andere
   werden ihre
   calc.

   fear–confusion/peur–confusion/
     Furcht–Verwirrung
   fear–observed/peur–observé/
     Furcht–bemerkt

consciousness belongs to another
conscience appartient à un autre, sa
Bewußtsein gehört einem anderen,
   sein
   alum.

   confusion–identity/confusion–
     identité/Verwirrung–Identität
   d.–identity/i.–identité/W.–Identität

conspiracies against her father, the
   landlord's bills are
machinations contre son père, les
   factures du propriétaire
   contiennent des
Verschwörungen gegen ihren Vater,
   die Rechnungen des Hauswirtes
   enthalten
   kali-br.

   against him, there are
   contre lui, il y a des
   gegen ihn, es gibt
     ars., lach., plb.

contaminates everything she touches
contamine tout ce qu'elle touche
verunreinigt alles, was sie anfaßt
   ars.

convent, she will have to go to a
convent, elle doit entrer dans un
Kloster gehen, sie muß ins
   lac-d.

conversing, d. with[3]
conversation, i. avec
unterhält sich während der W.
   bell., nat-m., stram.

corner, sees something coming out of
coin, voit qch. sortir d'un
Ecke kommen, sieht etwas aus der
   phos.

   animals and figures coming out of,
     sees[6]
   animaux et des visages sortir
     d'un, voit des
   Tiere und Gestalten aus der E.
     kommen, sieht
     stram.

   people coming out of, sees[2]
   gens sortir d'un, voit des
   Menschen aus der E. kommen,
     sieht
     stram.

DELUSIONS / IMAGINATIONS / WAHNIDEEN

corners of houses project so that he fears he will run against then while walking in the street
coins des maisons saillissent de manière telle qu'il craint de s'y heurter en marchant dans la rue
Hausecken springen vor, so daß er befürchtet, beim Gehen auf der Straße dagegen zu rennen
arg-n.

fear–corners/peur–coins/Furcht–Hausecken

council, holding a³
réunion, tient une
Ratsversammlung, hält eine
arn., cham.

cowards, persons leaving him are
lâches, les personnes qui le quittent sont des
Feiglinge, die ihn Verlassenden sind
cann-i.

crabs, of
crabes, de
Krebsen, von
hyos.

creative power, has
créatrices, a des capacités
schöpferische Fähigkeiten, hat
cann-i.

*deeds/exploits/Taten
d.–knowledge/i.–connaissance/
W.–Wissen*

creeping things, full of²
rampantes, plein de choses
kriechenden Dingen, voll von
stram.

crime, about to commit a
crime, va commettre un
Verbrechen verüben, will ein
kali-bi.², kali-br.

committed a, he had
commis un, il avait
verübt, er hatte ein
alum., anac., ars.⁸, carb-v., chel.⁷, cina⁸, cycl., **ign.**⁸, **kali-bi.²**, kali-br., lach.¹ˊ, merc.¹¹, nux-v.⁸, ruta⁸, sabad., staph.⁸, **verat.**⁸, zinc.⁸

anxiety-conscience/anxiété-conscience/Gewissensangst

criminal, he is a
criminel, il est un
Verbrecher, er ist ein
cob., cycl., dig., hyos., **ign., merc.,**
op., phos., sarr., thuj.

and others know it
et les autres sont au courant
und andere wissen es
cob.

executed, to be²
exécuté, et il doit être
hingerichtet werden, und soll
OP.

criminals, about
criminels, de
Verbrechern, von
alum., am-c., **ars.,** bell., carb-v., caust., **chel.,** cina, **cocc.,** coff., dig., **ferr.,** graph., **hyos.,** merc., nat-c., nit-ac., nux-v., puls., ruta, sil., stront-c., sulph., verat.

criticised, she is
critiquée, elle est
kritisiert, sie wird
bar-c., cocain.⁸, hyos.⁸, ign.⁸, laur., pall.⁸, plb., rhus-r., staph.⁸

suspicious/soupçonneux/argwöhnisch

crowded with arms and legs
entouré de bras et de jambes
umringt von Armen und Beinen
pyrog.¹ˊ, pyrus⁷

cucumbers, sees on the bed
concombres sur son lit, voit des
Gurken auf dem Bett, sieht
　bell.

cursing, with
jurant, en
Fluchen, mit
　anac.[8], verat.[4]

cut through, he is
tranché, il est
durchgeschnitten, er ist
　stram.

　in two
　en deux
　in zwei Teile
　　bell.[5], plat., stram.[5]

cylinder, being a
cylindre, il est un
Zylinder, ist ein
　cann-i.

dancing satyres and nodding
　mandarins
dansants et des mandarins secouant
　la tête, des satyres
tanzende Satyren und nickende
　Mandarine
　cann-i.

danger, impression of
danger, impression de
Gefahr, Eindruck einer
　fl-ac., kali-br., **stram.,** valer.

　　fear–danger/peur–danger/Furcht–
　　　Gefahr
　　fear–happen/peur–produire/Furcht–
　　　ereignen
　　fear–misfortune/peur–malheur/
　　　Furcht–Unglück

　family, from his
　famille, par sa
　Familie, durch seine
　　kali-br.

life, to his
vie, pour sa
Leben, für sein
　plb.

dark, in the[4]
obscurité, dans l'
Dunklen, im
　carb-v.

dark objects and figures, sees[6]
obscurs, voit des objets et figures
dunkle Gegenstände und Gestalten,
　sieht
　cimic.

dead, all her friends are d. and she
　must go to a convent
morts, tous ses amis sont m. et elle
　doit entrer en convent
tot, alle ihre Freunde sind t. und sie
　muß in ein Kloster gehen
　lac-d.

　child was, her
　enfant était mort, son
　Kind war, ihr
　　kali-bi.[2], kali-br.

　corpse on a bier
　cadavre sur une civière
　Leiche auf der Bahre
　　anac., cann-i.

　　acquaintance on sofa and has
　　　dread, c. of absent
　　connaissance absente sur le
　　　canapé et en a peur, c. d'une
　　Bekannten auf dem Sofa und hat
　　　Furcht, L. von abwesendem
　　　ars.

　　brother and child, c. of
　　frère et de son enfant, c. de son
　　Bruder und Kind, L. von
　　　con., plb.

　　husband, c. of
　　mari, c. de son
　　Ehemann, L. von
　　　plb.

mutilated c.
mutilé, c.
verstümmelte L.
   ant-c., arn., con., mag-m.,
   merc., nux-v., sep.

sister, c. of
sœur, c. de sa
Schwester, L. von
   agar.

tall yellow c., trying to share
   bed with him and promptly
   ejected
taille, c. de haute, de teint jaune,
   cherchant à partager son lit
   avec lui et en est expulsé sur
   le champ
große gelbe L.; versucht, mit ihm
   das Bett zu teilen, und wird
   sofort hinausgeworfen
   bell.

everything is
tout est mort
alles ist
   mez.

he himself was
lui-même était mort
er selbst war
   anac., anh.[9], apis, camph.,
   cann-i., **lach.**, mosch.[8], **op.**[8], phos.,
   stram.

mother is, his
mère est morte, sa
Mutter ist, seine
   lach., nat-m.[16]

persons, sees
personnes mortes, voit des
Menschen, sieht tote
   agar., alum., am-c., **anac.**, arg-n.,
   arn., **ars.**, ars-i., bar-c., bar-i.[1ʹ],
   bell., brom., bry., calc., calc-ar.[1ʹ],
   calc-i.[1ʹ], calc-sil.[1ʹ], canth., caust.,
   cocc., con., fl-ac., graph., **hep.**,
   hura, **hyos.**, iod., kali-ar.,
   kali-br., kali-c., kali-p., kali-sil.[1ʹ],
   lach., laur., **mag-c.**, mag-m.,
   nat-c., nat-m., nat-p., nit-ac.,
   nux-v., op., paull.[11], **ph-ac.,
   phos., plat.**, plb., ran-s., sars.,
   sil., stram.[3], stry., sul-ac., sul-i.[1ʹ],
   sulph., thuj., verb., zinc., zinc-p.[1ʹ]

morning on waking, frightened
   by images of
matin au réveil, effrayé par des
   visions de
morgens beim Erwachen
   erschreckt durch Bilder von
   toten
   hep.

midnight, on waking
minuit, en se réveillant à
Mitternacht beim Erwachen
   cann-i.

deaf and dumb
sourd-muet, il est
taubstumm, er ist
   verat.

debate, of being in
discussion, il participe à une
Debatte, ist in einer
   hyos.

delirious, at night, expected to
   become
délirer la nuit, s'attend à
Delirium zu bekommen, erwartet,
   nachts ein
   bry.

he was
il délirait
er hatte ein
   cann-i

deserted, forsaken, is
abandonné, délaissé, est
verlassen, im Stich gelassen, ist
   ARG-N., aur.[6], bar-c., camph.,
   cann-i., carb-an., carb-v., chin.,
   cycl., hura, hyos., **kali-br.,** lil-t.,
   lyss., nat-c., pall., **plat.,** puls.,
   stram.

   d.–alone/i.–seule/W.–allein
   d.–friendless/i.–amis/W.–Freunde

despised, is
méprisé, dédaigné, est
verachtet, ist
  ARG-N., hura, lac-c., **orig-v.**²

destruction of all near her, impending²
destruction imminente des environs
Zerstörung ihrer ganzen Umgebung, von drohender
  kali-br.

devils, sees
diables, voit des
Teufel, sieht
  ambr., **anac.,** ars., **bell.,** cann-i., cupr., dulc., **hell.,** hyos., kali-c., lach. nat-c., **op.**¹, ⁵, **plat., puls.,** stram., sulph., **zinc.**

  d.–faces–diabolical/i.–visages–diaboliques/W.–Gesichter–teuflische

  after her, devil is²
  après, le diable lui court
  hinter ihr ist der
    zinc.

  all persons are
  tout le monde est diabolique
  alle Menschen sind
    PLAT., plb.²

  blasphemous words, devil whispers²
  blasphématoires, lui chuchottent des paroles
  lästernde Worte zu, flüstert
    anac.

  he is a devil
  il est un diable
  er ist ein
    anac., camph., cann-i., kali-br., stram.

possessed of a devil, is
possédé par le diable, il est
besessen vom, ist
  bor.¹', cann-i.¹¹, hyos., plat.⁵, stram.⁵

  d.–possessed/i.–possédé/ W.–besessen

  everyone is
  chacun est
  jeder ist
    meli.

  present, are
  présents, des d. sont
  anwesend, sind
    anac., cann-i., op., phos., **PLAT.**

  sits in his neck, devil²
  assis sur sa nuque, le diable est
  sitzt ihm im Nacken
    anac.

  speaking in one ear, angel in the other, prompting to murder, or acts of benevolence, devil²
  lui parlent dans une oreille, des anges dans l'autre, lui suggérant soit un meurtre soit des actes bienveillants
  spricht in das eine Ohr, ein Engel in das andere, um ihn zu Mord oder guten Taten anzutreiben
    anac.

  d.–voices–hears/i.–voix–entend/ W.–Stimmen–hört

  taken by the devil, he will be
  pris par le diable, il sera
  geholt vom, er wird
    bell.⁵, manc., **puls.**²

devoured by animals, had been
dévoré par des animaux, il a été
gefressen, wurde von Tieren
  hyos.

  of being⁴
  en étant
  zu werden
    stram.

DELUSIONS / IMAGINATIONS / WAHNIDEEN

die, he was about to
mourir, il va
Sterben, er ist am
  ACON., arg-n., arn.[1'], bar-c., bell.[6], cact.[2], calc.[5], cann-i., **chel.**, croc., cupr., hell.[16], kali-c., lac-d., **lach.**[1',2], lyc.[2], mag-p.[2], merc.[4], **nit-ac.**, nux-v., petr., **plat.**[2], **podo.**[1], rhus-t., stram., **thuj.**, xan.[2]

death-presentiment/mort-pressentiment/Todesahnung
d.–dying/i.–mourant/W.–stirbt

heart trouble with rheumatism, in[2]
cardiaque avec rhumatismes, d'une affection
Herzkrankheit mit Rheuma, bei
  cact.

time has come to
temps est venu de, son
Zeit ist gekommen zu sterben, seine
  ars., bell., lach., sabad., thuj.

death–conviction/mort–certitude/Tod–Gewißheit

while walking thinks he will have a fit or die, which makes him walk faster
en se promenant craint qu'il va avoir une attaque ou m., ce qui le pousse à marcher plus vite
beim Gehen befürchtet er einen Anfall oder den Tod, was ihn schneller gehen läßt
  arg-n.

will d. and soon be dissected
va m. et sera disséqué aussitôt
wird st. und gleich seziert
  cann-i.

dimensions of things reversed[8]
dimensions interverties des objets
Ausmaße von Gegenständen, umgekehrte
  camph-br.

diminished, all is
diminué, tout est
verkleinert, alles ist
  cann-i., cinnm., grat., lac-c., sabad., sulph.

d.–small/i.–petits/W.–klein

abdomen has fallen in
abdomen s'est vidé, l'
Abdomen ist eingefallen
  sabad.

everything in room is, while she is tall and elevated
tout dans la chambre est, alors elle est grande et a augmenté de taille
alles im Zimmer ist, während sie groß und erhaben ist
  plat.

left side of body is smaller
gauche de son corps est plus petit, le côté
linke Körperseite ist kleiner
  cinnm.

short, he is
court, il est
kurz, er ist
  lac-c.

shrunken, parts are
rétrécies, des parties sont
geschrumpft, Teile sind
  nux-m.[6], **sabad.**

small, he is
petit, il est
klein, er ist
  grat.

thin, he is too
mince, il est trop
dünn, er ist zu
  thuj.

whole body is
corps entier est
ganze Körper ist, der
  agar.

dirt, eating
sales, mange des choses
Schmutz, ißt
   verat.

dirty, he ist
sale, il est
schmutzig, er ist
   lac-c., lycps., rhus-t.

   everything is
   tout est
   alles ist
      cur.

disabled, she is
inapte au service, diminuée physique, elle est
körperbehindert, dienstunfähig, sie ist
   cit-v.

disease, he has every
maladies, il a toutes les
Krankheit, er hat jede
   aur-m., stram.

   d.–heart disease/i.–cœur/ W.–Herzkrankheit

   d.–sick–being/i.–malade–d'être/ W.–krank–sein

   deaf, dumb and has cancer, is
   sourd-muet et a le cancer, il est
   taubstumm und hat ein Carcinom, ist
      verat.

   incurable, has
   incurable, a une maladie
   unheilbare, hat eine
      acon.[6], alum.[6, 16], **arg-n.,** arn.[1', 6], cact., calc.[6], chel., **ign.**[6], lac-c.[6, 10], **lach.**[6], **lil-t.**[2, 6], mag-c.[10], nit-ac.[6], plb., **sabad., stann.**[6]

   d.–cancer/i.–cancer/W.– Carcinom
   despair–recovery/désespoir– guérison/Verzweiflung–Genesung
   fear–disease/peur-maladie/ Furcht–Krankheit

   unrecognized, has an
   inconnue, il a une maladie
   unerkannte, hat eine
      raph.

disgraced, she is
déshonorée, elle est
Schande, sie ist in
   plat., sarr., sulph.,

disorder, objects appear in
désordre, objets paraissent en
Unordnung, Gegenstände erscheinen in
   glon.[7], op.[11]

dissected, he will be
disséqué, il va être
seziert werden, er wird
   cann-i.

distances, of[7]
distance, de
Abständen, von
   cann-i., cann-s., nux-m.

   distances/distances/Entfernungen

distinguished, is
distingué, il est
vornehm, ist
   phos.[16], stram., verat.

   d.–noble/i.–noble/W.–adlig

divided into two parts
divisé en deux parties
geteilt in zwei Teile
   bapt.[5], bell.[5], cann-i., lil-t.[11], petr., puls., sil., stram., thuj.

   confusion–identity/confusion– identité/Verwirrung–Identität d.–body–scattered/ i.–corps–dispersés/W.–Körper–verstreut

cut in two parts, or
tranché en deux parties, ou
zerschnitten in zwei Teile, oder
bell.⁵, plat., stram.⁵

which part he had possession on waking, and could not tell of
quelle partie il possède en se reveillant, et ne sait pas dire welchen Teil er beim Erwachen besitzt, und kann nicht sagen
thuj.

divine, being
divin, être
göttlich zu sein
cann-i., glon.⁶, stram.

d.–Christ, superhuman, Virgin Mary
i.–Christ, surhumain, Vierge Marie
W.–Christus, übermenschlich, Jungfrau Maria

division between himself and others[1']
séparé des autres, être
Kluft zwischen sich und anderen
nat-c.

d.–separated/i.–séparé/ W.–abgetrennt

doctors come, three
médecins arrivent, trois
Ärzte kommen, drei
sep.

dogs, sees
chiens, voit des
Hunde, sieht
aeth., arn., aur.[16], **BELL., calc.,**
calc-ar.[1'], calc-sil.[1'], cina[1'], lyc.,
merc., puls., sil., **stram.,** sulph.,
verat., zinc.

attack him
l'attaquent
greifen ihn an
STRAM.

biting his chest
mordent sa poitrine
beißen ihn in die Brust
stram.

black
noirs
schwarze
bell., puls.⁴

he is a dog, growls and barks[2]
il est un chien, grognant et aboyant
er ist ein Hund, knurrt und bellt
bell., lyss.

others are, barks at them to be understood[2]
autres sont des, les aboie pour être compris
andere sind, bellt sie an, um verstanden zu werden
stram.

swarm about him
se pressent autour de lui
umschwärmen ihn
bell., **calc.**[1', 2], stram.

dolls, people appeared like
pouppées, gens paraissent des
Puppen, Menschen erscheinen wie
plb.

doomed, being[8]
condamné, être
verdammt zu sein
acon., ars.[1', 8], aur.[1', 6, 8], bell.⁵, cycl.,
hell.[1'], hyos.[1'], **ign.**[2], kali-br.[2],
kali-p.[1', 2], **lach.**[6, 8], lil-t.[2, 8], lyc.,
med.[2], meli., nat-m.⁵, op., **plat.**[2, 8],
psor., puls.[5, 8], stram., sulph.[4, 8],
verat.

anxiety–salvation/anxiété–salut de son âme/Angst–Seligkeit
d.–lost/i.–perdue/W.–verloren

drunkards, in⁵
ivrognes, chez les
Alkoholikern, bei
lach.

expiate her thins and those of her family, to²
expier ses péchés et ceux de sa famille, à
büßen, für ihre und ihrer Familie Sünden zu
   lil-t.

soul cannot be saved, cries and rages²
âme ne peut être sauvée, il en pleure de rage
Seele kann nicht gerettet werden, schreit und rast
   ign.

door, someone was coming in at the (at night)
porte, quelqu'un entre par la (la nuit)
Tür herein, jemand kam zur (nachts)
   con.

double, of being
double, d'être
doppelt zu sein
   alum., **anac.**, anh.$^{9,\ 10}$, arg-n.³, **bapt.**, cann-i., cann-s.³, cycl.³, **gels.**³, glon., lach., lil-t., lyc.³, mosch., nat-m.³, **nux-m.**, op.$^{3,\ 11}$, **petr.**, phos.$^{3,\ 16}$, plb.³, psor.³, puls.³, pyrog.³, sec., sil.$^{3,\ 16}$, **stram.**, ther.³, thuj., tril.³, valer.⁸, xan.³

confusion–identity/confusion–identité/Verwirrung–Identität

head and pairs of limbs are⁵
tête et paires de membres sont, sa
Kopf und Gliederpaare sind
   sulfon.

nose is⁷
nez est, son
Nase ist, seine
   merl.

limb is, one
membres est, un de ses
Glied ist, ein
   petr.

objects are
objets sont doubles, des
Gegenstände sind
   anh.¹⁰, zinc.⁶

sensations present themselves in a d. form
sensations sont de deux sortes, des
Sinneseindrücke treten d. auf
   cann-i.

dragged from the lowest abyss of darkness (at night, on waking)
tiré du plus profond gouffre de ténèbres (la nuit, en se réveillant)
heraufgezogen aus dem tiefsten Abgrund der Finsternis (nachts beim Erwachen)
   thea

dragons, of¹¹
dragons, de
Drachen, von
   op.

dream, as if in a
rêve, comme dans un
Traum, wie in einem
   anac.², med.⁷, **nux-m.**$^{2,\ 3}$

dream/rêve/Traum

dreaming when awake, imagines himself
rêve éveillé, imagine qu'il
träumen, im wachen Zustand glaubt er zu
   bell.

drinking
boire, de
trinken, zu
   bell.

driving peacocks
conduit des paons
treibt Pfauen
   hyos.

   sheep
   moutons, des
   Schafe
      acon.

dumb, he is
sourd, il est
taub, er ist
    verat.

dying, he is
mourant, il est
stirbt, er
    apis⁷, cann-i., nux-v., rhus-t., stram.

*death–sensation/mort–sensation/
Tod–Gefühl
d.–die/i.–mourir/W.–Sterben*

    friend is, beloved²
    ami est, son plus cher
    Freund, sein liebster
        bar-c.

eat, she must not¹′
mange, il ne faut pas qu'elle
essen, sie darf nicht
    kali-m.

elevated in air
soulevé en l'air
gehoben in die **Luft**
    nit-ac.¹ (non¹: nit-ox.)

    bed is raised
    lit est surélevé
    Bett wird hochgehoben
        canth.

    carried to an elevation
    porté sur une hauteur
    getragen auf eine Anhöhe
        oena.

emaciation, of
amaigrissement, d'
Abmagerung, von
    nat-m.³, sabad.³, sulph., thuj.¹

emperor, is an
empereur, est un
Kaiser, ist ein
    cann-i.

*d.–great person, prince, queen,
rank
i.–grand personnage, prince, reine,
rang
W.–hochgestellte P., Prinz, Königin,
Rang*

    talked of
    parlait d'
    sprach vom
        carbn-s.

encaged in wires
enserré dans des fils de fer
eingesperrt in einen Drahtkäfig
    cimic.

enchantment, of¹¹
enchantements, d'
Verzauberung, von
    coff-t.

enemy, everyone is an
ennemi, chacun est un
Feind, jeder ist ein
    merc., plat.

    surrounded by enemies
    entouré d'ennemis
    umgeben von Feinden
        anac., carbn-s., **crot-h., merc.**

    *d.–pursued/i.–poursuivi/W.–
    nachgestellt*

    under the bed, is
    sous son lit, il y a un
    unter dem Bett ist ein
        am-m.

    wait for an, lying in¹¹
    épie un
    lauert einem F. auf
        alco.

engaged in some occupation, is
se livre à une occupation
beschäftigt mit einer Tätigkeit
    acon., ars., atro., bell., cann-i.,
    cupr., hyos., lyss., plb., rhus-t.,
    stram., verat.

ordinary occupation, in
occupation habituelle, à son
Beruf, in seinem
 ars., atro., bell., plb., stram.

enlarged
agrandi
vergrößert
 acon., alum., bell., berb., **CANN-I.**,
 coc-c., euph., glon., laur., nat-c.,
 nux-v., **op.**, pic-ac., **plat.**, sabad.,
 stram., zinc.

d.–large/i.–grand/W.–groß

body is[14]
corps est plus grand
Körper ist
 mim-p.

body, parts of
corps s'agrandissent, parties du
Körperteile vergrößern sich
 acon.[6], alum., cann-i.[1'], carb-v.[1'],
 hyos., mang.[6], op., pic-ac., stram.

d.–neck/i.–cou/W.–Hals

chin is
menton est plus grand
Kinn ist
 glon., sabad.[1']

distances are
distances sont agrandies
Entfernungen sind
 acon.[8], agar.[8], **arg-n.**[8], atro.[8],
 bov.[8], camph., **CANN-I.**, cann-s.,
 cob-n.[10], **gels.**[8], glon., **hyos.**[8],
 nux-m., op.[8], par.[8], stann.

distance/distances/Entfernungen

eyes are
yeux sont agrandis
Augen sind
 bell., levo.[14], op.

eyelashes are
cils sont agrandis
Wimpern sind
 cann-i.

forearm is[14]
avant-bras est plus grand
Unterarm ist
 aran.

head is
tête est agrandie
Kopf ist
 acon., **bapt.**[6], berb.[6], **bov.**[6],
 cann-i., **gels.**[6], glon.[6], kali-ar.,
 mang.[6], nux-m.[6], **par.**[6], pip-m.[6],
 zinc.

leg is longer, one
jambe est plus longue, une
Bein ist länger, ein
 cann-i.

objects are
objets sont agrandis
Gegenstände sind
 acon.[8], agar.[8], **anh.**[10], **arg-n.**[8],
 atro.[8], bov.[8], **CANN-I.**, gels.[8],
 glon.[8], **hyos.**[8], op.[8], par.[8]

d.–longer/i.–longs/W.–länger

diminished and[10]
diminués et
verkleinert und
 anh.

letters are[10]
lettres sont
Buchstaben sind
 anh.

persons are
personnes sont agrandies
Personen sind
 cann-i., caust.

scrotum is swollen
scrotum est inflé
Skrotum ist geschwollen
 sabad.

tall, is very
haute taille, est de très
groß, ist sehr
 op., pall., plat., stram.

DELUSIONS / IMAGINATIONS / WAHNIDEEN

entering, someone is (at night)[11]
entre, quelqu'un (la nuit)
tritt ein, jemand (nachts)
   con.

epilepsy, he has
épileptique, il est
Epilepsie, er leidet an
   atro.

eternity, he was in
éternité, il se trouvait dans l'
Ewigkeit, er war in der
   cann-i.

   lived an, he has[11]
   vécu une, il a
   gelebt zu haben, eine
      aether

excited
excité
erregt
   coff.

execute him, people want to[2]
exécuter, des gens veulent l'
hinrichten, Menschen wollen ihn
   op.

executioner, visions of an
bourreau, visions d'un
Henker, Visionen von einem
   stram.

existence, doubt if anything had
réalité des choses, doute de la
Wirklichkeit der Dinge, zweifelt
   an der
   agn.

   own, doubted his
   propre existence, doute de sa
   eigenen Existenz, zweifelt an
      seiner
      cann-i.

   two existences, to have[1]
   deux existences, d'avoir
   zwei Existenzen zu haben
      cann-i.

without form in vast space[11]
sans forme dans un grand espace,
   d'exister
gestaltlose Existenz im unermeß-
   lichen Raum
   cann-i.

expanding, passers-by are
augmentent, les passants
dehnen sich aus, die Vorübergehenden
   cann-i.

experienced before, thought
   everything had been
expérimenté auparavant, pensait que
   tout avait déjà été
erlebt zu haben, glaubt, alles schon
   einmal
   kali-br.

eyelashes prolonged[11]
cils, avoir de très longs
Wimpern, von langen
   cann-i.

eyes, of big[2]
yeux, de gros
Augen, von großen
   lac-c., op.[11], **puls.**

   falling out
   tombent
   fallen heraus
   crot-c.

faces, sees
visages, voit des
Gesichter, sieht
   ambr., apis, arg-n., ars., aur.,
   BELL., calc., calc-sil., cann-i.,
   carb-an., carb-v., caust., cham.,
   cupr., kali-c.[2], **lac-c.,** laur., med.,
   merc., **nux-v., OP.,** phos., samb.,
   stry., **sulph., tarent.**

   closing eyes, on
   fermant les yeux, en
   Augenschließen, beim
      aeth., anh.[9, 10], **arg-n.,** ars., **BELL.,**
      bry., CALC., carb-v., caust.,
      chin., euphr., **op.,** samb., sulph.,
      tarent.

dark, in the
obscurité, dans l'
Dunkeln, im
  chin., **LAC-C.**

diabolical, crowd upon him
diaboliques, se pressent autour de lui
teuflische, umdrängen ihn
  ambr., carb-an., caust., tarent.

  get side of them, cannot
  débarrasser, ne peut arriver à s'en
  loswerden, kann sie nicht
    ambr.[1]

distinguished people, of
distingués, de gens
vornehmer Leute
  cann-i.

distorted[1']
défigurés
verzerrte
  lac-c.

  on lying down daytime
  le jour en se couchant
  beim Hinlegen am Tage
    ambr., arg-n., cupr., laur.

elongated
allongés
verlängerte
  stram.

hideous
hideux
entsetzliche
  ambr., bell., CALC., calc-sil., cann-i., carb-an., caust., **kali-c.**[2], lac-c., lyc.[4], merc., nux-v., **OP.**, sulph.[4], stry., **tarent.**

larger, grow
agrandissent, s'
größer, werden
  acon., aur.

mask-like
masqués, comme
maskenhafte
  anh.[9, 10], op.[4]

reaching the clouds (when going to sleep)[11]
s'étendent vers les nuages (en s'endormant)
reichen bis zu den Wolken (beim Einschlafen)
  pic-ac.

ridiculous
ridicules
lächerliche
  cann-i.

scheming[9, 10]
intrigants
intrigierende
  anh.

stooping, when
baissant, en se
Bücken, beim
  nat-m.[1]

ugly f. seem pleasing
hideux paraissent plaisants
häßliche G. erscheinen angenehm
  cann-i.

wherever he turns his eyes, or looking out from corners
partout où il regarde, ou qui observent depuis tous les coins
wohin er sieht, oder sie sehen aus den Ecken
  aur., med., **phos.**

fail, everything will
rater, tout va
fehlschlagen, alles wird
  act-sp., **arg-n., aur.,** merc., nux-v., sil.

anxiety/success/anxiété/réussite/ Angst–Erfolg
d.–succeed/i.–succès/W.–Erfolg
succeeds/réussit/gelingt
undertakes–nothing/entreprendre– rien/unternehmen–nichts

**faintness, of
évanouissement, d'
Ohnmacht, von**
   levo.¹⁴, mosch.¹¹

**fall, things will
tomber, les objets vont
fallen, Gegenstände werden**
   hyos., stram.

   inward, walls of room seem (before
      epileptic fit)
   à l'intérieur, parois de la chambre
      paraissent (avant une crise
      épileptique)
   nach innen zu, Zimmerwände
      scheinen (vor einem epilepti-
      schen Anfall)
      carb-v.

**falling asleep, on⁴
s'endormant, en
Einschlafen, beim**
   bell., bry., **calc.**, camph., chin.,
   guaj., ign., merc., ph-ac., phos.,
   spong., sulph.

falling forward, she is
tombe en avant, elle
fällt nach vorn, sie
   alum-sil.¹', elaps

      he is
      il
      er
         alum-sil., mosch.⁴, stram.

      out of bed³
      hors du lit
      aus dem Bett
         arg-n., ars., ars-s-f.², crot-c.

   to pieces³
   en pièces
   auseinander
      lac-c.

   walls
   murailles s'écroulent
   Mauern stürzen ein
      arg-n., cann-i., lyss.⁷

family, does not belong to her own
famille, ne pas appartenir à sa
   propre
Familie, sie gehört nicht zu ihrer
   eigenen
   plat.

estranged/séparé/entfremdet

fancy, illusions of
imagination, illusions de son
Phantasie, Einbildungen der
   acon., aeth.¹, agar., alum.³, **ambr.,**
   anac., ang., anh.⁶ˏ ⁹, ant-c., ant-t.,
   apis, arn., **ars.,** ars-i., **aur.,** aur-ar.¹',
   bar-c., bar-i.¹', **bell.,** berb., bism.,
   bry., bufo, calc., calc-ar.¹', calc-p.,
   calc-sil.¹', camph., **CANN-I.,**
   cann-s., canth., carb-an., carb-v.,
   carbn-s.¹', caust., cham., chin.,
   chin-ar., chin-s., cic., **cina, cocc.,**
   coff., colch., coloc., con., croc.,
   crot-c., cupr., dig., dros., dulc.,
   euphr., **fl-ac.,** graph., hell., hep.,
   HYOS., IGN., indg., iod., kali-ar.,
   kali-br., kali-c., **kali-p.,** kali-sil.¹',
   lac-c., **LACH.,** led., lyc., **lyss.,**
   mag-m., mag-s., **merc.,** nat-c.,
   nit-ac., nux-m., nux-v., **op.,** par.,
   ph-ac., phos., **plat.,** plb., puls.,
   rheum., rhod., **rhus-t., sabad.,**
   samb., sec., sep., sil., spong.,
   stann., **staph., STRAM.,** sul-i.¹'
   SULPH., tarent., thuj., valer.,
   verat., verb., viol-o., visc., zinc.,
   zinc-p.¹'

*d.–images/i.–images/W.–Bilder
d.–objects/i.–objets/W.–Gegenstände
d.–visions/i.–visions/W.–Visionen*

evening in bed¹⁶
soir au lit
abends im Bett
   calc., hell.

air am., in open
air am., en plein
Freien am., im
   plat.

DELUSIONS, fancy / IMAGINATIONS / WAHNIDEEN

chill, during
frissons, pendant les
Fieberfrost, bei
   kali-c., nit-ac., phos., sulph.

eyes, on closing[16]
yeux, en fermant les
Augen, beim Schließen der
   calc., led., sep.

heat, during
chaleur fébrile, pendant la
Fieberhitze, während
   carb-v., hyos., mag-m., merc., phos., samb., stram.

sleep, on going to[16]
endormant, en s'
Einschlafen, beim
   puls.

fasting[11]
jeûner, de
fasten, zu
   brom., euphr., iod.

afternoon[11]
après-midi
nachmittags
   iod.

feet touching scarcely the ground[11]
pieds touchent à peine le sol, ses
Füße berühren kaum den Boden
   dat-a.

separated from body, are[16]
séparés du corps, sont
getrennt, sind vom Körper
   stram.

walking, when[11]
marchant, en
Gehen, beim
   peti.

fever, during[7]
fièvre, pendant la
Fieber, im
   calc.

fiery[11]
ardentes
hitzige
   bell.

fighting, peoples are
se battent, les gens
kämpfen, Menschen
   op., stram.

figures, sees
personnages, voit des
Gestalten, sieht
   acon.[6], agar.[6], anac.[2], anh.[10], atro., **bell.**, bry.[6], **calc.**, carb-v., cic.[4], cimic.[6], cina[6], coca, cocc.[6], cupr., hell., **hyos.**[6] (non[16]: kali-c.), kali-p., nat-c., nit-ac., nux-m., **op.**[6], ph-ac., plb., rhus-t.[6], santin., sec.[6], spong., **stram.**[4, 6], sulph.[4], tarent., valer.[2]

d.–absurd–figures/i.–absurdes–
   figures/W.–absurde–Gestalten
d.–people/i.–gens/W.–Personen

gigantic
gigantesques
gigantische
   atro.

hurled bottle at
lançait des bouteilles contre des
warf mit der Flasche nach
   chlol., chlor.[2]

large black, about to spring on him
grands p. noirs qui veulent
   l'assaillir
große schwarze G. wollen ihn
   anfallen
   mosch.

marching in the air (evening while
   half asleep)
marchent dans l'air (le soir à
   moitié endormi)
gehen durch die Luft (abends im
   Halbschlaf)
   nat-c.

sleep, during[16]
sommeil, pendant le
Schlaf, im
    kali-c.

strange f. accompany him, one on
    his right, the other on his left[2]
étranges qui l'accompagnent, un
    à droite, l'autre à sa gauche
sonderbare G. begleiten ihn,
    die eine zur Rechten, die andere
    zur Linken
    anac.

fingers cut off
doigt sont coupés, ses
Finger sind abgeschnitten, seine
    mosch.

finger-nails seem as large as plates
    (during drowsiness)
ongles paraissent aussi grands que
    des assiettes, ses (pendant qu'il
    somnole)
Fingernägel erscheinen tellergroß
    (bei Schläfrigkeit)
    cann-i.

fire, visions of
feu, vision de
Feuer, sieht
    alum., am-m., anac., ant-t., ars.,
    bell., calc., calc-ar.[1'], calc-p., clem.,
    croc., daph., **hep.,** kali-n., kreos.,
    laur., lyss., mag-m., mez.[3], nat-m.,
    phos., plat., **puls.,** rhod., rhus-t.,
    spig., spong., stann., stram., sulph.,
    tet.[11], zinc., zinc-p.[1']

every noise is a cry of f. and she
    trembles
chaque bruit est un cri d'alarme
    de f. et elle en tremble
jedes Geräusch ist ein Feueralarm,
    und sie zittert
    bar-c.

flame of f. seems passing through
    him, a
flamme semble passer à travers lui
Feuerflammen scheinen ihn zu
    durchdringen
    phos.

head is surrounded by
tête est entourée de
Kopf ist umgeben von
    am-m.

home, on distant
domicile éloigné, à son
Haus in der Heimat brennt, sein
    bell.

house, on
maison, en
Haus brennt
    bell., hep., stram.

neighbor's house on (morning,
    waking in a fright)
voisin est en, la maison du (le
    matin, se réveille avec frayeur)
Nachbarhaus brennt (erwacht
    morgens voller Schrecken)
    hep.

room is on
chambre est en, sa
Zimmer brennt, sein
    stram.

world is on
monde est en, le
Welt brennt, die
    hep., puls.[2], verat.[1']

fishes, flies, etc., sees
poissons, mouches etc., voit des
Fische, Fliegen etc., sieht
    bell., **stram.**

    d.–flies/i.–mouches/W.–Fliegen

fit and walks faster, she will have a
attaque, elle va avoir une, alors
    hâte son pas
Anfall bekommen und geht schneller,
    sie wird einen
    arg-n.

flies, sees[1']
mouches, voit des
Fliegen, sieht
    lyc.

    d.–fishes/i.–poissons/W.–Fische

DELUSIONS / IMAGINATIONS / WAHNIDEEN

floating in air
flottant en l'air
schwebt in der Luft
  anh.[9], asar., bell.[6], calc-ar.[1'],
  cann-i., canth., chlf.[11], dat-a.[11],
  euon.[6], hura, kali-br., **lac-c.**[1', 6, 7],
  lach., nux-m., phos., **stict.**[6], ter.[3, 7],
  valer.[6], visc.[14]

  d.–air–hovering/i.–airs–plane/
    W.–Luft–schwebt
  d.–body lighter/i.–corps–léger/
    W.–Körper–leichter
  d.–flying/i.–voler/W.–Fliegen

evening
soir
abends
  bell.

bed, swimming in[16]
  (non: suspended)
lit, il nage dans son
Bett, schwimmt im
  bell., stram.

  resting in, is not
  reposant pas dans son, ne
  liegt nicht im
    lach., stict.

closing eyes, on[11]
fermant les yeux, flotte en
Augenschließen, beim
  pen.

maze, in a wavy[11]
labyrinthe agité, dans un
Irrgarten, in einem wogenden
  keroso.

walking, while
marchant, en
Gehen, beim
  asar.

flowers, of gigantic[11]
fleurs géantes, de
Blumen, von gigantischen
  cann-i.

fluid, surrounded by ethereal,
  resisting passage
fluide éthéré impénétrable, entouré
  par un
Äther, umgeben von undurchdringlichem
  cann-i.

flying, sensation of
voler, sensation de
Fliegens, Gefühl des
  asar., bell.[6], camph., **cann-i.,**
  euon.[6], lach., oena., op.

  d.–air–hovering/i.–airs–plane/
    W.–Luft–schwebt
  d.–body–lighter/i.–corps–léger/
    W.–Körper–leichter
  d.–floating/flottant/schwebt

abyss, from a rock into dark (on
  going to bed)
abîme sombre, du haut d'un rocher
  dans un (en allant au lit)
Abgrund, von einem Felsen in
  einen dunklen (beim Zubettgehen)
  cann-i.

foolish[4]
insensées
närrische
  bell., hyos., merc., nux-v.

footsteps, hears
bruit de pas, entend le
Fußtritte, hört
  canth., carb-v., crot-c., nat-p.

  behind him
  derrière lui
  hinter sich
    crot-c.

  next room, in
  pièce voisine, dans la
  Nebenzimmer, im
    nat-p.

forehead, she must look out under[16]
front, elle doit regarder par dessous son
Stirn, sie muß hervorschauen unter der
ph-ac.

fortune, he was going to lose his
fortune, il allait perdre sa
Vermögen, er verlor sein
psor., staph.

foul, everything appears
infect, tout paraît
verfault, alles erscheint
cur.

fowls, sees
volaille, voit de la
Geflügel, sieht
stram.

friend, she is about to lose a
ami, elle va perdre un
Freund, sie verliert einen
hura

accident, met with an
accident, a subi un
Unfall gehabt, hat einen
ars.

affection of, has lost the
affection d', a perdu l'
Zuneigung des Freundes verloren, hat die
aur., hyos.[1'], hura

friends, he had never seen them (after waking)[2]
amis, il ne les avait jamais vu (au réveil)
Freunde, er hatte sie nie gesehen (nach dem Erwachen)
stram.

offended
offensé son, a
beleidigt, hat seinen
ars.

surrounded by friends, shaking hands and calling them by name[2]
entouré par amis, leur donnant la main et les appelant par leur nom
umgeben von Freunden, gibt ihnen die Hand und ruft sie mit Namen
hydr-ac.

friendless, he is
amis, est sans
Freunde, er ist ohne
mag-m., sars.

*d.–deserted/i.–abandonné/
W.–verlassen
forsaken/abandon/Verlassenheit*

fright, after[4]
frayeur, après
Schreck, nach
bell., plat.

furniture, imagines it to be persons (night on waking)
meubles, imagine que ce sont des personnes (la nuit en se réveillant)
Möbel hält er für Personen (beim Erwachen in der Nacht)
nat-p.

gallows with fear of, vision of
potences, voit des p. et en a peur
Galgen und fürchtet sich davor, sieht
bell.

gathering objects from pictures and walls, making efforts at[11]
recueillir des objets des tableaux et des tapisseries, fait des efforts pour
sammeln, strengt sich an, Gegenstände von Bildern und Tapeten zu
bell.

geese, threw themselves into water, thinking themselves to be
oies, se jetèrent à l'eau, s'imaginant être des
Gänse, warfen sich ins Wasser, hielten sich für
con.

sees
voit des
sieht
    hyos.

general, he is a
général, il est un
General, er ist ein
    cupr.

    d.–officer/i.–officier/W.–Offizier

giants, sees
géants, voit des
Riesen, sieht
    bell.

giraffe, he is a
girafe, il est une
Giraffe, er ist eine
    cann-i.

glass, she is made of
verre, elle est en
Glas, sie ist aus
    thuj.

    wood, glass, etc. being made of[8]
    bois, en verre, etc., s'imagine
        être en
    Holz, Glas etc. zu sein, aus
        eupi., rhus-t., **thuj.**

glow-worms, of[11]
vers-luisants, de
Leuchtkäfern, von
    cann-i.

gnome, being oneself a[11]
gnome, d'être lui-même un
Gnom zu sein, ein
    cann-i.

God, he is, then he is devil[2]
Dieu, il est, et ensuite le diable
Gott, er ist einmal G., einmal der
    Teufel
    STRAM.

    communication with, he is in
    communication avec, il est en
    Verbindung mit, er ist in
        stram., verat.

sees[11]
voit
sieht
    aether

vengeance, is the object of God's
vengeance de D., il est l'objet de la
Rache auszuführen; er ist bestimmt,
    Gottes
    KALI-BR.[1]

goitre, he has a
goître, il a un
Kropf, er hat einen
    indg.

    has one which he cannot see over
        when sitting down
    a un, qui l'empêche de regarder par
        dessus étant assis
    hat einen, über den er im Sitzen
        nicht heruntersehen kann
    zinc.

goose, he is a
oie, il est une
Gans, er ist eine
    con.

    d.–geese/i.–oies/W.–Gänse

grave, he is in his
tombe, il est dans sa
Grab, er ist in seinem
    anac.[14], **gels.**[2], lepi., stram.

great person, is a
grand personnage, il est un
hochgestellte Persönlichkeit, ist eine
    aeth., **agar.,** alum.[7], bell., **cann-i.,**
    cupr., lyss., phos., **plat.,** sulph.,
    verat.

    d.–noble/i.–noble/W.–Adliger
    d.–prince/i.–prince/W.–Prinz
    d.–rank/i.–rang/W.–Rang

grief and anger, from
chagrin et colère, par
Kummer und Zorn, durch
    bell.[4], **zinc.**[2]

grimaces, sees
grimaces, voit des
Fratzen, sieht
 ambr.[1', 4, 5], caust.[4], cocc.[6], **op.**[4, 6], stram.[6], sulph.[4, 6]

falling asleep, on[4]
s'endormant, en
Einschlafen, beim
 sulph.

groans, with[4]
gémissements, avec
Stöhnen, mit
 bell., cham.

he hears
il entend
er hört
 crot-c.

grotesque[11]
grotesques
groteske
 cann-i., plb., sulph.[3]

people appear[11]
gens lui apparaissent, les
Menschen erscheinen grotesk
 hyos.

growling as of a bear, hears
grognement comme d'un ours, entend
Brummen wie von einem Bären, hört
 mag-m.

gun, uses a stick for a[2, 4]
fusil, se sert d'une canne comme
Gewehr, benutzt einen Stock wie ein
 bell.

 d.–shoot/i.–mettre/W.–schießen

hall, illusions of a gigantic
salle gigantesque, illusion d'une
Halle, Illusion einer riesigen
 cann-i.

halves, left half does not belong to her
moitié gauche ne lui appartient pas, sa
Hälfte gehört ihr nicht, ihre linke
 sil.

hand, midnight vision of something taking her
main, à minuit quelque chose lui prend la
Hand, um Mitternacht nimmt etwas ihre
 canth.

felt a delicate h. smoothing her head
sentait une m. délicate lui caressant sa tête
fühlte eine zarte H. über ihren Kopf streichen
 med.

passes over body[16]
passe sur le corps, une m. lui streicht über den Körper, eine
 carb-v.

separated from body, is[16]
séparée du corps, la m. est getrennt, ist vom Körper
 stram.

visions of white, outspread h. coming toward face in the darkness
vision de m. blanche, écartée s'approchant de son visage dans l'obscurité
Vision einer weißen gespreizten Hand, die sich in der Dunkelheit dem Gesicht nähert
 ben.

hang himself, want to[6]
pendre lui-même, veut se
aufhängen, will sich
 ars.

hanging, sees persons
pendus, voit des
hängen, sieht Menschen
 ars.

three feet from the ground
   (on falling asleep)
un mètre au dessus du sol
   (en s'endormant)
einen Meter vom Boden
   (beim Einschlafen)
   hura

or standing high, seems as if h.
ou d'être élevé, sensation de
   pendre
oder hoch zu stehen, hat das
   Gefühl, zu h.
   phos.

happen, something terrible is going to
arriver, quelque chose de terrible va
ereignen, es wird sich etwas
   Schreckliches
   lyss.

fear–happen/peur–produire/
Furcht–ereignen

happened anything, of having[5]
arrivée quelque chose, d'être
ereignet, es hat sich etwas
   calc., nux., **staph.,** sulph.

happy in his own house, he will
   never be
heureux dans sa maison, il ne sera
   jamais
glücklich sein, er wird nie in seinem
   Hause
   ars.

harlequin, he is a
arlequin, il est un
Harlekin, er ist ein
   hyos.

hat is a pair of trousers which he
   tries to put on
chapeau est une paire de culottes,
   qu'il essaie d'enfiler
Hut ist eine Hose, die er versucht
   anzuziehen
   stram.

head belongs to another
tête appartient à un autre
Kopf gehört einem anderen
   alum.[3, 7], cann-i.[7], cann-s.[3],
   nat-m.[3, 7], ther., thuj.[3]

cold breeze blows on
vent froid souffle à la
kalter Wind bläst auf den
   petr.

deceased acquaintances without
   bodies, h. of (at night)
décédées sans corps, t. de
   connaissances (la nuit)
verstorbenen Bekannten ohne
   Körper, K. von (nachts)
   nux-v.

disease will break out of h.
maladie va éclater dans la t., une
   Krankheit wird im K. ausbrechen
   stram.

friend's h. stick out of a bottle, sees
ami sortir d'une bouteille, voit la t.
   de son
Freundes aus einer Flasche ragen,
   sieht den K. seines
   bell.

heavy, his own h. seemed too
lourde, sa propre t. lui paraît trop
schwer, sein K. erscheint ihm zu
   bry.

large, seems too
grande, paraît trop
groß, scheint zu
   acon., meph.[6], sil.[16]

d.–enlarged–head/i.–agrandi–
tête/W.–vergrößert–Kopf

heads make grimaces (evening
   on closing eyes)
grandes têtes font des grimaces
   (le soir en fermant les yeux)
große Köpfe schneiden
   Grimassen (abends beim
   Augenschließen)
   euphr.

lift it off, can
enlever, peut l'
abheben, kann ihn
ther.

monstrous h. on distand wall of
room
monstrueuse sur la paroi éloignée
de la pièce
riesengroßer K. an der gegenüber-
liegenden Wand
aur.¹⁶, cann-i.

pendulum, h. seems an inverted,
oscillating
balancier oscillant retourné, t.
paraît comme un
Pendel, K. ist wie ein umgedrehtes,
schwingendes
cann-i.

separated from body, is⁶
séparée du corps, la t. est
getrennt vom Körper, ist
psor., ther.

shaking the
secoue la
schüttelt den
bell., cham.

transparent and speckled brown
transparente et tachée de brun
durchsichtig und braungefleckt
bell.

two heads, having
deux têtes, avoir
zwei Köpfe zu haben
nux-m., sulfon.⁵

health, he has ruined his
santé, il a ruiné sa
Gesundheit ruiniert, er hat seine
chel.

haemorrhage, after
hémorrhagie, après
Hämorrhagie, nach
chin-ar.

hear, he cannot
entendre, il est incapable d'
hören, er kann nicht
hyos.⁴, mosch., verat.

hearing, illusions of¹
ouïe, illusions d'
Gehörstäuschungen
absin., acon.³, agar.⁸, am-c.,
anac.³,⁸, anh.¹⁴, **antip.**⁸, ars.⁸, atro.,
bell.³,⁴,⁶,⁸, bold.¹⁰, calc.³,⁴, **cann-i.**,
cann-s.³, canth.³,⁴, carb-v.,
carbn-o., carbn-s., **cham.**³⁻⁵,⁸,
cocain.⁸, coff.³, colch.⁴, con.,
conin.¹², crot-c.³, dros.³, elaps³,⁸,
eup-pur., hyos., kali-ar., kali-br.³,
mag-m.³,⁴, manc.³, med., merc.⁸,
naja⁸, nat-p.⁸, nux-m.¹², ph-ac.³,⁴,
phos.³, puls.⁸, rhodi-o-n.¹², stram.,
thea

d.–footsteps, music, noise, rain,
sounds, voices
i.–bruit de pas, musique, bruits,
pleuvoir, sons, voix
W.–Fußtritte, Musik, Geräusche,
Regnen, Töne, Stimmen

talk seems distant¹⁴
le parler est perçu comme lointain
Reden klingt wie entfernt
aran.

hears objects moving¹⁶
entend bouger les objets
hört Gegenstände sich bewegen
ph-ac.

heart disease, having an
cœur, il a une maladie de
Herzkrankheit, hat eine
calc.¹⁶, graph.³, **nat-c.**², podo.¹'

fear–heard/peur–maladie de cœur/
Furcht–Herzkrankheit

is going to have, and die
va avoir une, et va mourir
wird herzkrank und stirbt
arn.¹',⁷, lac-c., lach.⁷, podo.¹'

large, too
gros, trop
groß, Herz ist zu
   bov.⁶, lach.

stops beating when sitting²
s'arrête de battre étant assis
steht still im Sitzen, Herz
   arg-n.

turning around, is
pivote
dreht sich herum, Herz
   aur.

heat, has a furious, radiating from epigastrium
chaleur violente, se propageant de l'épigastre, ressent une
Hitze, hat eine vom Epigastrium ausstrahlende, fürchterliche
   cann-i.

heaven, is in
ciel, il est au
Himmel, ist im
   cann-i., op., **verat.**²

talking with God²
parlant avec Dieu
spricht mit Gott
   verat.

heavy, is
lourd, est
schwer, ist
   nat-c., thuj.

hell, is in
enfer, est en
Hölle, ist in der
   camph., cann-i., lyss.², merc.,
   orig-v.²

chains of, in²
chaînes de l', dans les
Ketten der, in
   orig-v.

gate of, obliged to confess his sins at
porte de l', obligé de confesser ses péchés à la
Pforte der H. bekennen, muß seine Sünden an der
   agar.

shadows of, in (midnight, on waking)
ombres de l', dans les (à minuit en s'éveillant)
Schatten der, im (um Mitternacht beim Erwachen)
   cann-i.

suffers the torments of, without being able to explain
souffre les tourments de l', sans pouvoir les expliquer
erleidet die Qualen der, ohne sie beschreiben zu können
   lyss.², merc.¹, ⁵

help, calling for
secours, appelant au
Hilfe, ruft um
   plat.

hens bound with chains²
poules enchaînées, des
Hennen sind mit Ketten angebunden
   hyos.

herbs, gathering
herbes, cueille des
Kräuter, sammelt
   bell., cupr.

hippopotamus, being oneself a¹¹
hippopotame, d'être lui-même un
Nilpferd, ist ein
   cann-i.

hole appears like a frightful chasm, a small
trou paraît comme un horrible gouffre, un petit
Loch erscheint wie ein schrecklicher Abgrund, ein kleines
   agar.

hollow in organs, being[8]
creux, avoir des organes
ausgehöhlt, Organe sind
   cocc., oxyt.

whole body is (Kent 1897)
corps est, tout son
ganze Körper ist, der
   aur.[3, 7], **kali-c.**[1, 7], pall.[11]

home, thinks is at, when not
chez-lui, quand il n'y est pas, d'être
zu Hause zu sein, wenn nicht
   cann-i., hyos.

away from, is
loin de chez-soi, d'être
fort, ist von
   acon., **aster.**[2, 7], bell., **BRY.**, calc.,
   calc-p.[8], cic., cimic.[8], **coff., hyos.,**
   lach., meli., **nux-v.**[5], **op.**, par.[4],
   plb.[3, 7], puls.[7], **rhus-t.**, valer.,
   verat., vip.

away from, must get there[8]
loin de chez-soi et doit y retourner,
   d'être
fort von, muß dorthin zurückkehren
   bry., calc-p., cimic., hyos., **op.**

delirium–home/délire–chez lui/
   Delirium–Hause
home–desires/maison–désire/
   Hause–will

changed, everything at h. has
changé, tout a
verändert, alles hat sich
   arg-n.

honest, he ist not[2]
honnête, il n'est pas
ehrlich, er ist nicht
   stram.

horrible, everything seems
horrible, tout paraît
entsetzlich, alles erscheint
   plat.

horses, sees
chevaux, voit des
Pferde, sieht
   bell., mag-m., zinc.

horseback, is on
cheval, est à
reitet
   cann-i.

house is full of people
maison est pleine de monde, sa
Haus ist voller Menschen, sein
   ars., cann-i., con., lach., lyc., merc.,
   nat-m., nux-v., sil., stram.

movable, seems
mobile, paraît
beweglich, scheint
   cann-i.

place, not in right (while walking
   in the street after headache)
place habituelle, ne se trouve pas
   à sa (en se promenant dans la
   rue après des maux de tête)
Stelle, steht nicht an richtiger
   (beim Gehen auf der Straße nach
   Kopfschmerzen)
   glon.

surrounded, ist
entourée, est
umzingelt, ist
   stram.

houses on each side would approach
   and crush him
maisons des deux côtés de la rue
   allaient se rapprocher et l'écraser,
   les
Häuser kommen von jeder Seite auf
   ihn zu und erdrücken ihn
   arg-n.

humility and lowness of others,
  while he is great
humilité et modestie chez les autrés,
  tandis que lui est grand
niedrig und gering, andere sind;
  während er groß ist
  plat., staph.

haughty/hautain/hochmütig

hunter, he is a
chasseur, is est un
Jäger, er ist ein
  cann-i., verat.

husband, he is not her
mari, il n'est pas son
Ehemann, er ist nicht ihr
  anac.

hydrothorax, he has a[7, 11]
épanchement thoracique, il a un
Hydrothorax, er hat einen
  alco., phos.

ichthyosaurus, seeing an[11]
ichtyosaure, voit un
Ichthyosaurier, sieht einen
  cann-i.

ideas floating outside of brain[11]
pensées flottant en dehors du
  cerveau
Gedanken schweben außerhalb des
  Gehirns
  dat-a.

  d.–thoughts/i.–pensées/
    W.–Gedanken

identity, errors of personal
identité, erreurs sur sa propre
Identität, Irrtümer in der eigenen
  alum., ant-c., bapt., cann-i.[7],
  cann-s., cic.[1'], lac-c., lach., mosch.[7],
  nat-m.[3], petr., phos., plb., pyrog.[1'],
  pyrus, stram., thuj., valer.

  confusion–identity/confusion–
    identité/Verwirrung–Identität
  d.–person–other/i.–individu–autre/
    W.–Mensch–anderer

someone else, she is
quelqu'un d'autre, elle est
jemand anders, sie ist
  cann-i.[7], cann-s., gels., lach.[1, 7],
  mosch.[3], phos., plb., pyrog.[1'],
  valer.[1]

images, phantoms, sees
images, fantômes, voit des
Bilder, Phantome, sieht
  acon., alum.[4], ambr., apis, arg-n.,
  ars., bar-c., BELL., berb., brom.,
  calc., calc-ar.[1'], calc-s., camph.,
  cann-s.[3], canth., carb-an., carb-v.,
  caust., cham., chin., chin-ar., cic.,
  cimic.[3], coca, crot-h., cupr., dros.,
  dulc., graph., hell., hep., hyos., ign.,
  kali-ar., kali-br., kali-c., kali-p.,
  lac-c.[1'], LACH., lachn.[2], led., lyc.,
  mag-m.[3], merc., nat-c., nat-m.,
  nat-p., nit-ac., nux-m.[4], nux-v., op.,
  ph-ac., phos., plat., puls., rhod.[4],
  rhus-t., ruta[3], samb., sep., sil.,
  spong., stram., sulph., tab., tarent.,
  thuj., valer.[1'], verat., zinc.

  d.–faces, fancy, figures, spectres,
    visions
  i.–visages, imagination,
    personnages, spectres, visions
  W.–Gesichter, Phantasien, Gestal-
    ten, Gespenster, Visionen

afternoon
après-midi
nachmittags
  lyc.

evening
soir
abends
  calc., carb-an.[11], lyc., nit-ac.

  in bed
  au lit
  im Bett
    nit-ac.

night
nuit
nachts
  acon., ambr., arg-n., arn., bell., berb., calc., calc-sil.[1'], **camph.**, canth., carb-an., carb-v., cham., chin., crot-h., cupr., cur., graph., ign., **kali-br.**, kali-c., kali-sil.[1'], led., lyc., **merc.**, nat-m., nit-ac., nux-v., op., phos., puls., **sep.**, sil., spong., tab., **thuj.**, valer., zinc., zinc-p.[1']

all over, sees
partout, voit
überall, sieht
  merc., **sil.**

alone, when
seul, étant
Alleinsein, beim
  fl-ac., lach.

black
noires
schwarze
  arn., ars., **bell.**, caust., op., plat., puls., **STRAM.**

closing eyes, on
fermant les yeux, en
Augenschließen, beim
  anh.[10], **arg-n.**, bell., **CALC.**, caust., graph., nat-m.[16], puls., samb., sep., **sil.**[1], sulph., **tarent.**, **thuj.**

in bed
au lit
im Bett
  cupr., samb., sulph.

dark, in the
obscurité, dans l'
Dunkeln, im
  bell., carb-v., hell., petr., puls., stram.

disappearing and reappearing, sees[16]
disparaître et réapparaître, voit des
verschwinden und wieder erscheinen, sieht
  nit-ac.

dozing during day, sees i. while[2]
sommeillant pendant le jour, voit des
Schlummern, sieht tagsüber B. beim
  lachn.

dwells upon
rumine sur
verweilt bei, kommt zurück auf
  arn., nux-m., sil.

everchanging
changeant continuellement
wechseln dauernd
  carbn-o.

  past to present
  passé au présent, du
  Vergangenheit in die Gegenwart, aus der
    mur-ac.

frightful
effroyables
schreckliche
  ambr., anac., arg-n., arn., ars., atro., bar-c., **bell., CALC.**, calc-s., camph., **carb-an., carb-v., caust.**, chin., chin-ar., cina.[1'], coca, con., croc., gels., graph., **hep.**, hyos., ign., kali-ar., **kali-br.**, kali-c., kali-p.[1], kali-sil.[1'], **lac-c., lach.**, laur., lyc., mang., **merc.**, mur-ac., nat-c., nat-p., nit-ac., nux-v., **op.**, petr., ph-ac., **phos.**, puls., rhod., rhus-t., samb., sars., sec., sil., spong., **stram.**, sulph., tab., tarent.

d.–visions–horrible/i.–visions–horribles/W.–Visionen–schreckliche

night, while trying to sleep
la nuit, en essayant de
s'endormir
nachts beim Versuch einzuschlafen
   calc-s.

increasing and decreasing, sees[16]
augmenter puis décroître, voit des
wachsen und abnehmen, sieht
   nit-ac.

moving up and down, sees[16]
monter et descendre, voit des
herauf- und herabsteigen, sieht
   zinc.

pleasant
agréables
angenehme
   bell.[2], cann-i., cycl., **lach.**

rising out of the earth
surgissant de la terre
wachsen aus der Erde
   stram.

running, sees[16]
se déplacer rapidement, voit des
sich schnell bewegen, sieht
   nit-ac.

side, at his
côté, à son
Seite, an seiner
   stram.

sleep, before
sommeil, avant le
Schlaf, vor dem
   carb-an., merc., nit-ac., sep.

   going to, on
   s'endormant, en
   Einschlafen, beim
      carb-an.[11], chin., nat-m.[16]

   during
   pendant le
   im
      lyc.

hateful (afternoon)[11]
odieuses (aprè-midi)
verhaßte (nachmittags)
   lyc.

preventing
l'empêchant de s'endormir
verhindern den
   alum., arg-n., lyc., op., tab.

wall, on the
mur, au
Wand, an der
   lyc., samb.

immortality, of[9]
d'immortalité
Unsterblichkeit, von
   anh.

inanimate objects are persons
inanimés sont des personnes, les
   objets
leblose Gegenstände sind Personen
   bell., calc., nat-p., stram.

incubus, being weighed down by[11]
incube, d'être chargé d'un
Incubus, Buhlteufel, wird niedergedrückt von einem
   cere-b.

inferior, people seem mentally and
   physically (on entering house
   after a walk)
inférieurs, les gens paraissent menta-
   lement et physiquement (en entrant
   dans la maison après une promenade)
minderwertig, die Menschen erscheinen geistig und körperlich (beim
   Betreten des Hauses nach einem
   Spaziergang)
   plat.

haughty/hautain/hochmütig

influence, is under a powerful
influence puissante, est sous une
Einfluß, steht unter einem mächtigen
   cere-b., **lach., stram.**[2]

confusion–identity */confusion–
identité/Verwirrung–Identität*

injury, is about to receive
blessé, il va être
verletzt werden, wird
  ars., bell.[1'], cann-i., carbn-s., con.,
  hyos.[7], lach., lyc., merc., nux-v.,
  op.[2], sil., stram., sulph.

  fingers and toes are being cut
    off, his
  doigts et orteils sont coupés, ses
  Finger und Zehen sind ihm abge-
    schnitten
      mosch.

  injured, is being
  blessé, il est
  verletzt, ist
    bry., cact., canth., elaps, kali-br.,
    lach., lyss., phos., rhus-t., stram.,
    sulph.

    head[2]
    tête, à la
    Kopf, sein
      naja

    sleep, during[11]
    sommeil, pendant le
    Schlaf, im
      plat.

    surroundings, by his
    l'entoure, par ce qui
    Umgebung, durch seine
      HYOS.[1, 7], **lach., naja**[1, 7]

inkstand, he saw one on bed
encrier, il voyait sur son lit un
Tintenfaß, er sah auf dem Bett ein
  lact.

  one, he was
  un, il était
  ein, er war
    cann-i.

insane, she will become
folle, elle va devenir
geisteskrank werden, sie wird
  acon., alum.[1', 3, 5, 6], ambr.[1', 3, 5, 6],
  ars.[3], **calc.**[1, 5], cann-i., cann-s.[3, 7],
  chel., chlor.[3, 6], **CIMIC.,** colch.[3],
  ham.[3], kali-br.[3, 6], lac-c.[3], lam.[11],
  lil-t., **manc.,** med., merc., nat-m.,
  nux-v.[3, 6], phys.[3, 7], plat.[1', 3, 6], **syph.**[7],
  tanac., tarent.[3]

*fear–insanity/peur–folie/Furcht–
  Geisteskrankheit*

  people think her
  gens pensent qu'elle est, les
  Leute glauben, sie ist
    CALC.

insects, sees
insectes, voit des
Insekten, sieht
  ARS., BELL., caust., dig., hyos.,
  lac-c., merc., phos., plb., puls.,
  stram., tarent.

  shining
  luisants
  leuchtende
    bell.

  *glow-worms/vers-luisants/
    Leuchtkäfern*

insulted, he is
insulté, il est
beschimpft worden, er ist
  alco.[11], bell., cham., ign., kali-br.,
  lac-c., lyss., nux-v., **pall.,** puls.,
  tarent.

  boarders in hotel, by[11]
  clients, à l'hôtel par des
  Hotelgäste, durch
    kali-br.

insulting, with[4]
insultant, en
Schimpfen, mit
  lyc.

iodine, illusions of fumes of
iode, illusions de vapeurs d'
Joddämpfen, Einbildung von
  iod.

island, is on a distant
île lointaine, est sur une
Insel, ist auf einer entfernten
  phos.

jealousy, with
jalousie, avec
Eifersucht, mit
  lach.², ⁴, stram.²

  lovers concealed behind stove,
    wife has²
  amants cachés derrière le four-
    neau, épouse a des
  Liebhaber hinter dem Ofen verbor-
    gen, Ehefrau hat
    stram.

jelly, the body is made of⁷
gelée, le corps est fait de
Gallerte, der Körper ist aus
  eupi.

journey, he is on a
voyage, il est en
Reise, befindet sich auf einer
  bell., brom., cann-i., cann-s.³,
  crot-h., hyos., lach., mag-m., nat-c.,
  op., sang., sil.

juggler, he is a
jongleur, il est un
Jongleur, er ist ein
  bell.

jumped upon the ground before
  her, all sorts of things
sautent sur le sol devant elle, toutes
  sortes de choses
springen vor ihr vom Boden auf,
  alle möglichen Dinge
    brom.

knees, he walks on
genoux, il marche sur les
Knien, er geht auf den
  bar-c., bar-m.¹'

knowledge, he possesses infinite
connaissance illimitée, il possède
  une
Wissen, er besitzt ein unendliches
  cann-i.

  d.–creative/i.–créatrices/W.–
    schöpferische

labor, pretends to be in, or thinks
  she has pains
accoucher, prétend ou s'imagine
Wehen zu haben, täuscht vor oder
  glaubt
  verat.

large, himself seems too
grand, lui-même paraît trop
groß, erscheint sich selbst zu
  op.³, pyrog., staph.¹⁶, stram.

  d.–enlarged/i.–agrandi/W.–ver-
    größert

  entering the house after walking,
    on
  entrant dans la maison après une
    promenade, en
  Betreten des Hauses nach einem
    Spaziergang, beim
    plat.

  parts of body seem too
  parties du corps paraissent trop
    grandes, certaines
  Körperteile erscheinen zu
    acon.⁶, alum., aran.⁶, bov.⁶, **hyos.,**
    mim-p.¹⁴, nux-m.⁶, op., pic-ac.,
    stram.

  as if growing¹⁵
  lui semblent grandir
  zu g. zu wachsen
    kali-br.

  people seem to (during vertigo)
  gens paraissent trop grands (pen-
    dant son vertige)
  Menschen erscheinen zu (bei einem
    Schwindelanfall)
    caust., cham.⁷, tub.⁷

surroundings seem too
environs lui paraissent trop
　grandes, les
Umgebung erscheint ihm zu
　ferr.

lascivious[4]
lascives
wollüstige
　ambr., bell., calc., sil., **stram.**,
　verb.[2]

laughed at, mocked, being
moqué, d'être
ausgelacht, verspottet zu werden
　bar-c., ign.[5], nux-v.[5], ph-ac.[5], sep.[5]

　　suspicious/soupçonneux/arg-
　　　wöhnisch

laugther, with[4]
rire, avec éclat de
Lachen, mit
　op., sep., **stram., verat.**

lawsuit, being engaged in a[2, 11]
procès, d'être engagé dans un
Prozeß verwickelt zu sein, in einen
　nit-ac.

leg is tin case filled with stair rods
jambe est une boîte en fer blanc
　rempli de tringles d'escalier
Bein ist eine Blechbüchse, gefüllt mit
　Treppenstangen
　cann-i.

legs don't belong to her
jambes ne lui appartiennent pas
Beine gehören ihr nicht
　agar.[1, 7], **bapt.**[7], op.[7], sumb.[7]

　　conversing, are
　　s'entretiennent
　　unterhalten sich
　　　bapt.

　　　　toe is c. with thumb[2]
　　　　orteil s'entretient avec le pouce,
　　　　　un
　　　　Zehe unterhält sich mit Daumen
　　　　　bapt.

cut off, are
coupées, sont
abgeschnitten, sind
　bapt.[7], bar-c., halo.[14], stram.,
　tarent.

four, has[5]
quatre, a
vier, hat
　sulfon.

long, too
longues, sont trop
lang, sind zu
　cann-i.

three, has
trois, a
drei, hat
　petr., stram.[6]

lie, all she said is a
mensonge, tout ce qu'elle dit est un
Lüge, alles, was sie sagt, ist eine
　lac-c.

life, symbols of, all past events
　revolve rapidly in wheels
vie, symboles de la, tous les événe-
　ments tournent rapidement sur des
　roues
Lebens, Symbole des, alle vergan-
　genen Begebenheiten drehen sich
　rasch auf Rädern
　cann-i.

careering from life to[11]
aller d'une vie à l'autre d'
rast von Leben zu Leben
　cann-i.

threatened, is
danger, sa v. est en
Gefahr, sein Leben ist in
　kali-br.

light, there is too much in room (on
　falling to sleep)
lumière dans la chambre, il y a trop
　de (en s'endormant)
Licht im Zimmer, es ist zu viel (beim
　Einschlafen)
　ambr.

light, incorporeal, he is[6]
léger, incorporel, il est
leicht, körperlos, er ist
  agar., **asar.,** cann-i., **coff., croc.,**
  dig., lac-c., lact., mez., op., phos.,
  stict., stram., thuj., valer., zinc.

limbs are separated
membres sont séparés
Glieder sind getrennt von ihm
  bapt.[7], stram.[6]

  crooked[1']
  déformés
  verdreht
    sabad.

lip is swollen, lower
lèvre inférieure est enflée
Unterlippe ist geschwollen
  glon.

living under ordinary relations,
  is not
vit pas dans les conditions normales,
  il ne
lebt nicht in normalen Verhältnissen
  cic.

locomotive, he is a
locomotive, il est une
Lokomotive, er ist eine
  cann-i.

long, chin seems too
long, menton paraît trop
lang, Kinn erscheint zu
  glon.

  leg is too, one
  jambes est trop longue, une de ses
  Bein ist zu, ein
    cann-i.

longer, things seems
longs, objets paraissent plus
länger, Gegenstände erscheinen
  berb., camph., dros., kreos., nit-ac.,
  sulph., zinc.[6]

  d.–enlarged/i.–agrandi/W.–ver-
    größert

looked down upon, she is
méprisée, elle est
herabgesehen, es wird auf sie
  lac-c.

  d.–despised/i.–méprisé/
    W.–verachtet

looking at her, everyone is
regarde, tout le monde la
sieht sie an, jeder
  meli., rhus-t.

  d.–watched/i.–observée/W.–beob-
    achtet

lost, she is (salvation)
perdue, elle est (salut)
verloren, sie ist (Seligkeit)
  ars.[1'], **aur.,** hell.[1'], hura, plb.

  anxiety–salvation/anxiété–salut/
    Angst–Seligkeit
  d.–doomed/i.–condamné/
    W.–verdammt

  predestination, from[5]
  prédestination, par
  Prädestination, durch
    lach.

  waking, on
  réveil, au
  Erwachen, bei
    aesc.

loquacity, with[4]
loquacité, avec
Geschwätzigkeit, mit
  bell., hyos., lach., op., rhus-t.,
  stram., verat.

low down, everything beneath him
  seems too[16]
profond, tout ce qui est en dessous
  de lui paraît trop
tief zu sein, alles unter ihm scheint zu
  staph.

ludicrous
ridicules
lächerliche
calc.⁴, cann-i., hyos.⁴, **nux-m.**, sulph.⁴

antics⁴
pitreries
Possen
   bell., cic.

lying crosswise
couché en travers
liegt quer
   stram.

near him, someone is
à côté de lui, quelqu'un est
neben ihm, jemand
   petr.

machine, he is working a
machine, il manœuvre une
Maschine, er bedient eine
   plb.

maelstrom, carried down a psychical
tourbillon psychique, d'être emporté dans la profondeur d'un
Strudel, hinabgezogen in einen seelischen
   cann-i.

magician, is a
magicien, il est un
Magier, er ist ein
   bell.

man does all the things he does
homme repète tout ce qu'il fait
Mann macht dasselbe wie er, ein
   ars.

hung himself, saw, who
pendait, voyait quelqu'un qui se
erhängte, sah einen, der sich
   ars.

men are on the bed at night
hommes sur le lit la nuit, il y a des
Männer sind nachts auf dem Bett
   merc.

muffled m. starts from the wall (when walking in the streets)
emmitouflé sort du mur (quand il se promène dans la rue)
verhüllter M. springt aus der Mauer (wenn er auf der Straße geht)
   cann-i.

naked m. in bed
nu dans son lit
nackter M. im Bett
   puls.

old men with long beards and distorted faces, sees
vieillards avec des longues barbes et des visages difformes, voit des
alte Männer mit langen Bärten und verzerrten Gesichtern, sieht
   laur.

perforate his throat with a gimlet, m. in the room intending to
perforer la gorge avec un perçoir, un h. dans la chambre ayant l'intention de lui durchbohren, M. im Zimmer will ihm den Hals mit einem Bohrer
   merc-i-f.

the same m. is walking before and after him
le même h. marche devant et derrière lui
derselbe M. geht vor und hinter ihm
   euph.

mandarin, mistook friend for a
mandarin, confondait son ami avec un
Mandarin, hielt den Freund für einen
   cann-i.

marble statue, felt he is
statue de marbre, s'imaginait être une
Marmorstatue, hielt sich für eine
   cann-i.

marriage, must dissolve
mariage, il doit rompre son
Ehe lösen, muß seine
    fl-ac.

married, he is
marié, il est
verheiratet, er ist
    ign.

    is going to be
    il va se marier
    er wird sich verheiraten
        hyos.

masks, sees
masques, voit des
Masken, sieht
    bell., kali-c., **op.**

    laughing, sees (at night in bed)[2]
    rient, voit des m. qui (la nuit au lit)
    lachende, sieht (nachts im Bett)
        bell.

melancholy
mélancoliques
melancholische
    alum., **aur.**[6], **KALI-BR.**[2], murx.[4], nux-v.[4], plat.[4]

    night, while half awake at
    la nuit, à moitié réveillé
    nachts halbwach
        nux-v.

melting away, sensation of, agg. from change, am. in recumbent position
fondre, sensation de, agg. en changeant de position, am. étant étendu
Wegschmelzens, Gefühl des; agg. durch Lagewechsel, am. im Liegen
    sumb.

mesmerized by her absent pastor, she is
hypnotisée par son pasteur absent, elle est
hypnotisiert, sie ist von ihrem abwesenden Pfarrer
    meli.

mice, sees
souris, voit des
Mäuse, sieht
    aeth.[3, 6, 8], bell., **calc., cimic.,** colch., cortico.[9, 14], hyos.[1'], lac-c., lach.[3, 6], mag-s., op., stram.[2, 3, 6]

    mouse running from under a chair[8]
    souris courant de sous une chaise
    Maus läuft unter dem Stuhl weg
        aeth., cimic.[2, 8], lac-c.

mind and body are separated
esprit et corps sont séparés
Geist und Körper sind getrennt
    anac., thuj.

    confusion–identity*/*confusion–identité*/*Verwirrung–Identität*

misfortune, inconsolable over fancied
malheur imaginé, désolé d'un
Unglück, untröstlich über eingebildetes
    verat.

money, he is counting
argent, il compte de l'
Geld, er zählt
    alum., bell., cycl., mag-c., zinc.

    sewed up in clothing, is
    cousu dans ses habits, est
    eingenäht, ist in Kleidern
        kali-br.

    talks of
    parle d'
    spricht von
        calc., carbn-s.

mortification, after[4]
mortifié, après avoir été
Kränkung, nach
    aur.[6], bell., nux-v., **puls.**

motion, all parts being in (during rest)[11]
mouvement, toutes les parties étant en (pendant le repos)
Bewegung, alle Körperteile sind in (in der Ruhe)
    kreos.

bed and ground, m. of (on
  waking)[11]
lit et le sol en m., le (en se réveillant)
Bett und Boden, B. von (beim
  Aufwachen)
  clem.

chair and table in different directions, m. of (while sitting)[11]
chaise et de la table dans des
  directions differentes, m. de la
  (étant assis)
Stuhl und Tisch in verschiedenen
  Richtungen, B. von (beim Sitzen)
  chlf.

up and down, m. of[7]
de montée et de descente, d'un m.
Auf- und Abwärtsbewegung, B.
  einer
  lach., plb., **spong.**

mountain, he is on the ridge of a
montagne, il se trouve sur la crête
  d'une
Berggrat, er ist auf einem
  cann-i.

mouth, living things are creeping
  into (at night)
bouche, des choses vivantes rampent
  dans sa (la nuit)
Mund, Lebendiges kriecht in seinen
  (nachts)
  merc.

cannot open, lower jaw stiff and
  painful[2]
ne peut ouvrir sa b., sa mâchoire
  inférieure est raide et douloureuse
kann den M. nicht öffnen, Unter-
  kiefer ist steif und schmerzhaft
  lyss.

move, hears things that are high up
  near him out of sight
se mouvoir des choses qui se trou-
  au dessus de lui au delà de sa
  vue, entend
sich bewegen, hört Dinge nah über
  sich, aber unsichtbar
  canth.[3], carb-v.[3], ph-ac., phos.[4]

murder her family with a hatchet,
  she will
assassiner sa famille avec une hache,
  elle va
ermorden, sie wird ihre Familie mit
  einem Beil
  jab.

her husband and child, she is
  about to
son mari et son enfant, elle va
Mann und Kind, sie wird
  kali-br.

him, persons are bribed to
l'a., personnes sont soudoyées pour
ihn zu, Personen sind bestochen
  cann-i.

him, others conspire to
l'a., les autres conspirent pour
ihn zu, andere verschwören sich
  ars., plb.

someone, he has to
quelqu'un, il doit
jemanden, er muß
  ars., hyos.[1, 4], lach.[1']

murdered, roasted and eaten, he was
assassiné, rôti et mangé, il a été
ermordet, gebraten und gegessen, er
  war
  stram.

he will be
il sera
er wird
  absin.[8], am-m., **bell., calc.,** hep.[5],
  hyos., ign., kali-br.[8], kali-c.,
  lact., lyc., mag-c., merc., **op.,**
  phos., plb.[8], **rhus-t.,** staph.[6],
  stram., verat., zinc.

fear–murdered/peur–assassiné/
Furcht–ermordet

her mother had been
sa mère avait été assassinée
ihre Mutter war e. worden
   nux-v.

sees someone
voit quelqu'un
sieht einen Ermordeten
   calc.

someone, he had (all night)
quelqu'un, il avait (toute la nuit)
jemanden, er hat (die ganze Nacht)
   ars.[1'], phos.[11, 16]

d.–stabbed/i.–poignardé/W.–
   erstochen

murderer, everyone around him is a
assassin, chacun autour de lui est
un
Mörder, jeder um ihn ist ein
   plb.

mushroom, he is commanded to fall
   on his knees and confess his sins
   and rip up his bowels by a
champignon, il doit confesser ses
   péchés à genoux et éventrer ses
   entrailles avec un
Pilz aufschlitzen, er muß auf die Knie
   fallen, seine Sünden bekennen und
   sich den Bauch mit einem
   agar.

music, he hears
musique, il entend de la
Musik, er hört
   anh.[10], **CANN-I.,** croc., **lach.,** lyc.,
   merc.[7], nat-c.[7], plb., puls., sal-ac.,
   stram., thuj.

   evening, hears the m. heard in
      the day
   le soir, entend la musique qu'il a
      entendu la journée
   abends hört er die am Tage
      gehörte
      lyc.

delightful
délicieuse
liebliche
   lach., plb., puls.

sweetest and sublimest melody
la plus douce et sublime mélodie
süßeste und erhabendste Melodie
   cann-i., **lach.**

unearthly
surnaturelle
unirdische
   aether, cann-s.[7]

mutilated bodies, sees
mutilés, voit des corps
verstümmelte Körper, sieht
   ant-c., arn., con., mag-m., merc.,
   nux-v., sep.

mystery, everything around seems
   a terrifying
mystère terrifiant, tout autour de
   lui paraît un
Geheimnis, alles um ihn erscheint
   ein schreckliches
   cann-i.

mystic hallucinations[11]
mystiques, hallucinations
mystische Halluzinationen
   aether

naked, he is
nu, il est
nackt, er ist
   stram.

narrow, everything seems too
étroit, tout paraît trop
eng, alles erscheint zu
   guaj., plat.

neck is too large
cou est trop grand, son
Hals ist zu groß, sein
   kali-c.

needles, sees
aiguilles, voit des
Nadeln, sieht
   merc., **sil.**

d.–pins/i.–épingles/W.–Stecknadeln

neglected his duty, he has
négligé son devoir, il a
versäumt, er hat seine Pflicht
   AUR., cycl., hell.¹', hyos., ign., **lyc.,**
   naja¹¹, nat-ar., ptel.¹¹, puls.

*anxiety-conscience/anxiété-conscience/Gewissensangst
reproaches himself/reproches-se fait/Tadelt sich selbst*

he is
il est
er wird vernachlässigt
   arg-n., naja, **PALL.,** puls.¹'

new, everything is
nouveau, tout est
neu, alles ist
   hell.¹, stram.

newspapers, he sees
journeaux, voit des
Zeitungen, er sieht
   atro.

noble, being
noble, de haute naissance, d'être
adlig zu sein
   plat.¹', phos.

*d.–distinguished/i.–distingué/
W.–adlig*

noise, hears
bruits, entend des
Geräusche, hört
   anh.¹⁰, bell., calc., carb-v., cham.,
   coff.¹', colch., con., hyos., mag-m.,
   ph-ac.³, sulph.¹⁶, verat.⁴

bed, under¹⁶
lit, sous le
Bett, unter dem
   bell.

clattering above the bed (when falling asleep)
fracas au-dessus de son lit, un (en s'endormant)
Klappern über dem Bett (beim Einschlafen)
   calc.

knocking under bed
coups sous le lit, un bruit de
Klopfen unter dem Bett
   calc., canth.

at the door¹⁶
à la porte
an der Tür
   ant-c.

making a, d. with⁴
bruit, fait du
Lärm, macht
   verat.

shout of vehicles, hears
vacarme de voitures, entend de
Lärm von Wagen, hört
   cann-i.¹, ⁷

nose, has a transparent
nez transparent, il a un
Nase, hat eine durchsichtige
   bell.

longer, seems²
plus long, paraît
länger, erscheint
   glon., verat.

someone else's, has
d'un autre, il a le
anderen, hat eines
   lac-c.

takes people by
saisit les gens par le
faßt Personen an die
   merc.

two noses, has⁷, ⁸
deux nez, il a
zwei Nasen, hat
   merl.

numeral, appeared nine inches long
(night on waking, am. lying on
other side)
nombre paraissait long de 23 cm
(la nuit en se réveillant, am. en
se tournant de l'autre côté)
Ziffer erschien 23 cm lang (nachts
beim Erwachen, am. beim Liegen
auf der anderen Seite)
sulph.

d.–ciphers/i.–chiffres/W.–Ziffern

nursing her child, she is
allaite son enfant, elle
stillt ihr Kind, sie
atro.

nuts, cracking[11]
noix, craque des
Nüsse, knackt
hyos.

objects appear on closing eyes[11]
objets apparaissent quand il ferme
les yeux, des
Gegenstände erscheinen beim
Augenschließen
scroph-n.

    bright, d. from
    lumineux, i. par des
    helle, W. durch
      anh.[10], **STRAM.**

      shining–agg./brillants–agg./
      glänzende–agg.

    brilliantly colored
    brillante, de couleur
    leuchtend gefärbte
      anh.[10], bell., camph.[16]

    crooked
    crochus
    gekrümmte
      glon.

    different[16]
    différents
    verschiedene
      nat-m.

flight from o.[11]
fuit les o.
Flucht vor G.
STRAM.

glittering
étincelants
glitzernde
  bell.

immaterial o. in room[2]
immatériels dans la chambre, o.
unkörperliche G. im Zimmer
  cupr-a., lyss.,

motion, in
mouvement, en
Bewegung, in
  anh.[9, 10], phos.[3]

numerous o. in room, too
nombreux o. dans la chambre, trop
zahlreiche G. im Zimmer, zu
  phys.

open air, in
plein air, en
Freien, im
  atro.

seize o., tries to[11]
saisir des o., essaye de
packen, versucht, G. zu
  ars., atro., bell., hyos., oena.

sometimes thick, sometimes thin
  (on closing eyes in slumber)
parfois épais, parfois minces (en
  fermant les yeux, en sommeillant)
manchmal dick, manchmal dünn
  (beim Augenschließen im
  Schlummer)
  camph.

obscene
obscènes
unzüchtige
  stram.

action of which she had not been
guilty, accuses herself o.
d'actes o., dont elle n'avait pas
été responsable, s'accuse
Handlungen, deren sie nicht schuldig ist, beschuldigt sich unzüchtiger
phos.

obstructed, being[5]
entravé, d'être
gehindert, gehemmt zu werden
chin.

offended, people, he has
offensé des gens, il a
beleidigt, er hat Menschen
ARS.[1, 5], **HYOS.**[5], nit-ac.[5]

officer, he is an
officier, il est un
Offizier, er ist
agar., bell., cann-i., **cupr.,** cupr-a.[11]

old men, sees
vieillards, voit des
alte Männer, sieht
laur.

old rags are as fine as silk
vieux chiffons sont beaux comme de la soie, de
alte Lumpen sind so schön wie Seide
SULPH.

opposed by everyone[3]
hostile, tout le monde lui est
feindlich gesinnt, jeder ist ihm
mosch.

outside his body, someone else saw or spoke[11]
en dehors de son corps, quelqu'un d'autre voyait ou parlait
außerhalb seines Körpers, sah oder sprach noch jemand
alum.

pains during sleep, he has[16]
douleurs pendant le sommeil, il a
Schmerzen im Schlaf, er hat
alum.

paradise, he saw
paradis, il voyait le
Paradies, er sah das
coff.

past, of events long
passés, d'événements depuis longtemps
vergangenen Begebenheiten, von längst
atro., hyos.[1'], op.[4]

past anxious thoughts and things are present[16]
choses et pensées anxieuses d'autrefois sont présentes, les
vergangene ängstliche Gedanken und Dinge sind gegenwärtig
staph.

peacocks, chasing
paons, il chasse des
Pfauen, er jagt
hyos.

frightening away[11]
effarouchant, les
verscheucht sie
hyos.

people, sees
gens, voit des
Personen, sieht
anac.[3], **ars.,** atro., **bell.,** brom.[3], bry., chin., con., **hyos.,** kali-c., lyc., lyss., mag-c.[3, 4], mag-s., med., merc.[3], nat-m., op., petr.[1'], plb., **puls,** rheum, sep., **stram.,** sulph., thuj., valer., verat.

d.–figures/i.–personnages/
W.–Gestalten

morning on waking[16]
matin au réveil
morgens beim Erwachen
sulph.

day and evening (on entering the
    room)[11]
le jour et le soir (en entrant dans
    la chambre)
tagsüber und abends (beim Betre-
    ten des Zimmers)
  lyc.

behind him, someone is
derrière lui, quelqu'un est
hinter ihm, jemand ist
    anac., bell.[3], brom., calc., casc.,
    cench., crot-c., lach., mag-m.[14],
    med., ruta, sacch-l.[3], sil., staph.

walking, when[5]
marchant, en
Gehen, beim
    staph.

dark, in the
obscurité, dans l'
Dunkeln, im
    ferr., sanic.

beside him, are
à côté de lui, des g. sont
neben ihm, sind
    anac., apis, **ars.**, atro.[11], bell.,
    calc., camph., carb-v., cench.,
    nux-v., petr., thuj., valer.

doing as he does
faisant les mêmes choses que
    lui-même
tun dasselbe wie er
    ars.

closing eyes, sees p. on
fermant les yeux, voit des g. en
Augenschließen, sieht P. beim
    ars., **bell.**, bry., **CHIN.**, nat-m.

converses with absent
s'entretient avec des g. absentes
unterhält sich mit abwesenden
    agar., aur., bell., calc.[1'], cham.[16],
    crot-c., dig., hyos., lach., op.,
    stram., thuj., **verat.**[2]

disagreeable, sees[1']
désagréables, voit des g.
unangenehme, sieht
    calc-ar., calc-sil.

entering the house at night
entrant dans la maison la nuit
kommen nachts ins Haus
    con.

front of him, in [3, 7]
devant lui
gegenüber, ihm
    con.

looking at him
regardent, qui le
sehen ihn an
    bar-c.[2], rhus-t.

. d.–watched/i.–observée/W.–
    beobachtet

noise, making[7]
bruit, faisant du
Lärm, machen
    puls.

prank with him, carry on all sorts
    of[2]
plaisanteries avec lui, font toutes
    sortes de
Streiche mit ihm, treiben allerlei
    NUX-V.

questions and he must answer,
    ply him with[2]
questions, harcelé de, qu'il doit
    répondre
Fragen, die er beantworten muß,
    P. setzen ihm zu mit
    NUX-V.

say „come"[2]
disent „viens"
sagen „komm!"
    med.

seize them, sees a number of
    strangers and tries to²
saisir, voit un nombre d'étrangers
    et essaye de les
packen, sieht eine Menge Fremder
    und versucht, sie zu
    stram.

threatening her, screams horrible²
la menacent, crie horriblement
drohen ihr, sie schreit entsetzlich
    ars-m.

persecuted, he is
persécuté, il est
angefeindet, gehindert und gequält,
    er ist
    anac.⁵, ars.⁵, bell.⁵, calc.⁵, **CHIN.**,
    con.³, cycl., **DROS.**, hyos., **ign.**⁵,
    kali-br., **lach.**⁵, merc.⁵, nat-m.⁵,
    nux-v.⁵, rhus-t.⁵, spong.², staph.⁵,
    stram., sulph.⁵, thyr.³, verat.⁵,
    zinc.²

   *d.–pursued/i.–poursuivi/W.–nach-
       gestellt*

person is in the room, another
individu est dans la chambre, un
    autre
Mensch ist im Zimmer, ein anderer
    anac.⁷, brom.⁷, cann-i., con.⁷, lyc.⁷

other, she is some
autre, elle est quelqu'un d'
anderer M., sie ist ein
    cann-s., **lach.**, phos., plb., valer.

   *confusion–identity/confusion–
       identité/Verwirrung–Identität
   d.–identity/i.–identité/W.–Iden-
       tität*

something hanging over chair is a
    p., sitting there
quelque chose pendant au-dessus
    de la chaise est un i., assise là
etwas über dem Stuhl Hängendes
    ist ein M., der da sitzt
    calc.

two personalities opposing to each
    other in himself, who are discus-
    sing their disease, there are¹⁴
deux personnes en lui qui se con-
    tredisent et discutent sur leur
    maladie, il y a
zwei Personen in ihm wider-
    sprechen sich und diskutieren
    über ihre Krankheit
    paro-i.

pigeons flying in room which he tries
    to catch²
pigeons volant dans la pièce, qu'il
    essaye de saisir
Tauben fliegen im Zimmer, die er zu
    fangen versucht
    kali-c.

pins, about
épingles, à propos d'
Stecknadeln, von
    sil., spig.

   d.–needles/i.–aiguilles/W.–Nadeln

pitied on account of his misfortune
    and he wept, he is², ⁵
pitié de lui à cause de son malheur
    et cela le fait pleurer, on a
bemitleidet und weint darüber, er
    wird wegen seines Unglückes
    nat-m.

place, he cannot pass a certain
endroit, il ne peut pas passer un
    certain
Ort vorbeigehen, er kann nicht an
    einem bestimmten
    arg-n., kali-br.

places at a time, of being in
    different¹, ¹⁵
endroits différents en même temps,
    il se trouve dans les
Orten, er ist zu gleicher Zeit an
    verschiedenen
    cann-i., **lyc.,** plb., raph.

none in the world, she has²
aucune place dans le monde,
  pense n'avoir
keinen Platz in der Welt, sie hat
  plat.

strange and solitary, finding himself in (at night on waking)
étrangers solitaires, il se trouve
  dans des (la nuit en s'éveillant)
unbekannten und einsamen, er
  befindet sich an (nachts beim
  Aufwachen)
  par.

two at the same time, of being in
deux, en même temps, il est à
zwei, er ist zu gleicher Zeit an
  cench., lyc., sil.

*confusion–identity/confusion–
  identité/Verwirrung–Identität*

wrong, in
ne pas être à la place juste
falschem Ort, an
  hyos.

pleasing
agréables
angenehme
  atro., cann-i., op., stram.

morning after sleep
le matin au réveil
morgens nach dem Schlaf
  bell.

poisoned, he has been
empoisonné, il a été
vergiftet worden, er ist
  caj.¹¹, cimic., culx.¹', **hyos., lach.**⁶,
  plat-m.

he is about to be
il va être
er soll v. werden
  hyos.⁴, ⁵, ⁸, kali-br., lach.⁶, ⁸, plb.,
  rhus-t., verat-v⁶, ⁸

*fear–poisoned/peur–empoisonné/
  Furcht–vergiftet*

medicine being
médecine est empoisonnée
Medizin ist
  lach.

policeman come into house, he sees
agent de police entrer dans la
  maison, il voit un
Schutzmann ins Haus kommen, er
  sieht einen
  hyos., kali-br.

physician is a p.
médecin est un a. de p.
Arzt ist ein Sch.
  bell.

poor, he is
pauvre, il est
arm, er ist
  bell., calc-f., hep., mez., nux-v.,
  psor.¹', **sep.,** stram., valer.

*d.–starve/i.–mourir de faim/
  W.–verhungern
d.–want/i.–misère/W.–Not
fear–poverty/peur–pauvreté/
  Furcht–Armut*

position, she is not fitted for her²
situation, elle ne répond pas aux
  exigences de sa
Stellung, sie ist nicht geeignet
  für ihre
  stram.

*d.–unfit–work/i.–inapte–travail/
  W.–ungeeignet–Arbeit*

possessed, being
possédé, est
besessen, ist
  anac.¹, ⁵, bell., canth.¹', **hyos.**¹, ⁵,
  mand.⁹, op.³, ⁶, plat.³, ⁵, ⁶, sil.³, ⁶,
  stram.⁵, **sulph.**³, ⁶, verat.³, ⁶

d.–devils/i.–diables/W.–Teufel

power over all disease, has²
maîtrise toutes les maladies, il
Macht über alle Krankheit, hat
  stram.

pregnant, she is
enceinte, elle est
schwanger, sie ist
apis[11], caul.[12], **croc.**[6, 8, 12], cycl.[8],
ign., nux-v.[12], **op.**[8], puls.[1'], **sabad.,**
sulph.[8], thuj., **verat.**

    d.–labor–parturition/i.–accoucher–
    accouchement/W.–Wehen–
    Geburtsschmerzen

present, someone is
présent, quelqu'un est
anwesend, jemand ist
hyos., lyc., thuj.

    d.–people/i.–gens/W.–Personen

presumptuous[4]
présomptueux
anmaßende
    lyc.

prince, is a
prince, il est un
Prinz, ist ein
    verat.

    d.–noble/i.–noble/W.–adlig

prostration, cannot endure such
    utter[2]
prostration, ne peut supporter une
    telle
Entkräftung nicht ertragen, kann
    solch völlige
    chin-ar.

proud
fières
stolze
    lach.[4], plat., stram., verat.

pump-log, he was a[11]
corps-de-pompe, il était un
Pumpenschwengel, er war ein
    cann-i.

pure, she is[7]
vierge, elle est
keusch, sie ist
    stram.

pursued by enemies
poursuivi par des ennemis
verfolgt von Feinden
absin., anac., ars., aur., **bell., chin.,**
cic., **cocain.**[8], con., crot-h., cupr.,
dros., hell., **hyos.,** kali-br., **lach.,**
lepi., lyc., meli., merc., nat-c.,
nux-v.[8], plb., **puls.,** rhus-t., sil.,
stram., stry., zinc.

    anxiety–pursued/anxiété–
    poursuivi/Angst–verfolgt
    d.–enemy–surrounded/i.–ennemi–
    entouré/W.–Feind–umgeben
    insanity–persecution/folie–
    persécution/Geisteskrankheit–
    Verfolgungswahn

fiends, by
démons, par des
Teufeln, von
    plb.

ghosts, by
esprits, par des
Geistern, von
    lepi., plat., stram.

he was
il était
er wurde
    absin., **anac.**[1], ars., aur.[3, 6], bell.,
    bry., con.[3, 6], **hyos.**[1', 3, 6, 8],
    kali-br., lach.[1', 3, 6], med.[7], plb.,
    rhus-t., sil.[3], staph., stram.,
    thuj.[1'], verat-v.[3, 6]

horrid thing, by some
affreuse, par une chose
Schrecklichem, von etwas
    anac.

murderers, robbers, by
meutriers, voleurs, par des
Mördern, Räubern, von
    alco.

police, by
police, par la
Polizei, von der
    alco.[11], ars.[1'], bell., **cupr., hyos.,**
    kali-br., meli., phos., plb., zinc.

robbing a friend, for[11]
volé un ami, parce qu'il a
beraubt hat, weil er einen Freund
    kali-br.

soldiers, by
soldats, par des
Soldaten, von
    absin., bell., bry., nat-c.[5], plb.

tormented by a frightful scene of
    some mournful event of the past,
    and[2]
tourmenté par un effroyable spec-
    tacle d'un triste événement
    passé, et
gequält durch die schreckliche
    Szene eines traurigen Ereig-
    nisses der Vergangenheit, und
    spong.

queen, she is a
reine, elle est une
Königin, sie ist eine
    cann-i.

rabbits, sees
lapins, voit des
Kaninchen, sieht
    stram.

railway train, she is in a car, begs
    others to hold her[2]
chemin-de-fer, elle est dans une
    voiture, prie les autres de la tenir
Eisenbahnwagen, sie ist in einem;
    bittet andere, sie festzuhalten
    sang.

go off by, he was obliged to
partir avec le, il devait
abfahren, er muß mit der Eisen-
    bahn
    atro.

rain, he hears (at night)[5]
pleuvoir, il entend (la nuit)
regnen, er hört es (nachts)
    calc., chin., ph-ac., staph., sulph.,
    verat.

from having wet cloth on head,
    thought he had been out in
portant un linge mouillé sur la
    tête, s'imagine avoir été sous
    la pluie
durch ein nasses Kopftuch glaubt
    er, im Regen gewesen zu sein
    atro.

rank, he is a person of
rang, il est un personnage de
Rang, er ist eine Person von
    cupr., phos., verat.

    *d.–great person/i.–grand
    personnage/W.–hochgestellte
    Persönlichkeit*

rats, sees
rats, voit des
Ratten, sieht
    aeth., ars., bell., calc., **cimic.**[1],
    colch.[6], hyos.[1'], med., op.[4-6], stram.

colors, of all
couleurs, de toutes les
Farben, in allen
    absin.

running across the room
courants à travers la chambre
laufen im Zimmer umher
    aeth., ail., ars., cimic., med.

up the leg, a rat[1]
grimpant le long de la jambe, un
    rat lui
herauf, eine Ratte läuft das Bein
    ail., **calc.**

reading after her, which makes her
    read the faster, someone is
suit sa lecture, ce qui l'incite à lire
    toujours plus vite, quelqu'un
liest ihr nach, weshalb sie immer
    schneller liest, jemand
    mag-m.

religious[6]
religieuses
religiöse
   anac.[2], **ars.**, aur., bell., croc.,
   hyos., kali-br.[2, 6], lach.[4, 6], lyc.,
   med.[2], merc., nux-v., plat., **puls.**[4, 6],
   stram.[4, 6], sulph., verat.[4, 6]

   religious affections/religieuses-
   affections/religiöse Gemüts-
   bewegungen

reproach, has neglected duty and
   deverses
reproche, a négligé son devoir et
   mérite un
Vorwurf, hat seine Pflicht versäumt
   und verdient
   aur.

   d.–neglected/i.–négligé/
   W.–versäumt
   reproaches himself/reproches, se
   fait/tadelt sich selbst

repudiated by relatives, he is
abandonné de sa famille, il est
verstoßen, er ist von Verwandten
   arg-n., hura

   d.–deserted/i.–abandonné/
   W.–verlassen

repulsive fantastic
repoussantes fantastiques
abstoßende, phantastische
   fl-ac.

resin, exuding from every pore[11]
résine de tous les pores de sa peau,
   d'exsuder de la
Harz zu schwitzen, aus jeder Pore
   cann-s.

riding on a horse
monter à cheval
reitet
   cann-i.

   ox, on a
   bœuf, à dos de
   Ochsen, einen
      bell.

right, does nothing
correctement, ne fait rien
richtig, macht nichts
   anac., arg-n., **aur.**, nat-c.

   d.–wrong/i.–mal/W.–unrecht
   reproaches himself/reproches, se
   fait/tadelt sich selbst

roaming in the fields
rôde dans les champs
streift in den Feldern umher
   rhus-t.

robbed, is going to be[5]
volé, va être
beraubt, bestohlen zu werden
   bar-c., bor., caust., sep.

rocks in air[3]
balance en l'air
schaukelt in der Luft
   mag-m.

room is a house (non[16]: garden)
chambre est un maison
Zimmer ist ein Haus
   calc.

   sea, r. is like the foam of a
      troubled
   mer mouvementée, ch. est comme
      l'écume d'une
   See, Z. ist wie der Schaum der
      bewegten
      sec.

   sees people at bedside in
   voit des personnes au chevet de
      son lit dans la
   sieht Personen am Bett im
      atro., con.

   entering, on
   entrant, en
   Eintreten, beim
      lyc.

   walls will crush him
   parois veulent l'écraser, les
   Wände wollen ihn erdrücken
      arg-n.

gliding together, seem
glisser ensemble, semblent
zusammenzugleiten, scheinen
    cann-i.

horrible things on the, sees
horribles choses sur les, voit des
fürchterliche Erscheinungen an
den, sieht
    bell., cann-i., hyos., samb.

ruined, he is[5]
ruiné, il est
ruiniert, er ist
    calc., **IGN.**, verat.

d.–poor/i.–pauvre/W.–arm

satyrs, vision of dancing[11]
satyres dansants, vision de
Satyren, Vision von tanzenden
    cann-i.

saw, he was a huge, darting up and
    down
scie élançant de haut en bas, il était
    une immense
Säge, er war eine riesige, auf- und
    abschnellende
    cann-i.

says something, it seems to him as
    though somebody else has said it,
    when he[1]
dit qu'en disant quelque chose, il lui
    semble que quelqu'un d'autre
    l'a déja
sagt, scheint ein anderer schon gesagt
    zu haben, was er
    alum.

scorpions, sees
scorpions, voit des
Skorpione, sieht
    op.

scratching on linen or similar
    substance, someone was
grattait de la toile ou quelque
    chose de pareil, quelqu'un
kratzte an Leinen oder ähnlichem
    Stoff, jemand
    asar.

scream, obliging to[4]
crier, obligeant à
Schreien, zwingen zum
    ars.[2], kali-c., plat., puls., stram.

with[4]
avec
mit
    canth., hyos., **stram.**[2, 4], verat.

scrotum is swollen, his
scrotum est enflé, son
Skrotum ist geschwolen, sein
    sabad.

seasick, he is
mal de mer, il a le
seekrank, er ist
    der.

see, cannot[4]
voir, il ne peut pas
sehen, er kann nicht
    hyos., stram.

sees something, when he, it seems as
    though as if he saw through
    somebody else's eyes[1]
voit quelque chose, quand il, il lui
    semble de voir à travers les yeux
    de quelqu'un d'autre
Gesehenes erscheint ihm wie durch
    die Augen eines anderen gesehen
    alum.

seized, as if
saisi, comme
gepackt, wie
    canth., **hyos.**[2], phos.[3]

sensations, misrepresents his
sensations, représente mal ses
Empfindungen falsch dar, stellt seine
    bell.

separated from the world, he is
séparé du monde, il est
abgetrennt von der Welt, er ist
    anac., anh.[9, 10, 14], thiop.[14], ven-m.[14]

d.–division/i.–séparé/W.–Kluft

thoughts are[7]
pensées sont, des
Gedanken sind
   sabad.

serpent fastening on his neck, a
   crimson
serpent cramoisi s'enroulant autour
   de son cou
Schlange legt sich um seinen Hals,
   eine rote
   bell.

   d.–snakes/i.–serpents/
   W.–Schlangen

servants, he must get rid of
domestiques, il doit se débarasser
   de ses
Hausangestellte loswerden, er muß
   fl-ac.

sewing, she is
coud, elle
näht, sie
   atro.

sheep, driving[11]
moutons, conduit des
Schafe, treibt
   acon.

      sees
      voit des
      sieht
         cimic.

shining objects, of[3]
brillants, des objets
glänzenden Gegenständen, von
   canth.

ship in a storm, they are on board of
bateau dans une tempête, ils sont à
   bord d'un
Schiffes, sie sind im Sturm an Bord
   eines
   alco.

shoot with a cane, tries to
mettre en joue avec une canne,
   essaie de
schießen; versucht, mit einem
   Stock zu
   bell.[2, 4], merc.

shopping with her sister
achats avec sa sœur, fait des
Einkäufe mit ihrer Schwester, macht
   atro.

shoulder, people are looking over his
épaule, gens lui regardent
   par-dessus son
Schulter, Personen sehen ihm über die
   brom.

shouting, to be
crier, de
schreien, zu
   cann-i.

sick and dying, a beloved friend is
malade et mourant, un ami bien aimé
   est
krank und sterbend, ein lieber
   Freund ist
   bar-c.

   being
   d'être
   zu sein
      arg-n., **ars.,** bar-c., bell.,
      CALC.[1, 5], caust.[5], graph., **iod.,**
      kali-c., lac-c.[1'], **lyc.,** mosch.[1'],
      murx., nat-c., nat-m., nit-ac.,
      petr., phos., podo., psor., **sabad.,**
      sep., stram., **tarent.**[1', 7]

anxiety–hypochondriacal/
anxiété–hypocondriaque/
Angst–hypochondrische
   d.–disease/i.–maladies/
   W.–Krankheit

   work, and for this reason
      will not[5]
   travailler, et pour cette raison
      ne veut pas
   arbeiten, will deshalb nicht
      calc., caust., nux-v., sep.

he is going to be
il va tomber
er wird
   nat-p., podo.

members of the family are
membres de la famille sont
   malades
Familienmitglieder sind
   hep.

someone else is[3, 7]
quelqu'un d'autre est
ein anderer ist
   gels.

two sick people were in bed, one
   of whom got well and the other
   did not
deux personnes malades étaient
   au lit, l'un guérissait et pas
   l'autre
zwei Kranke lagen zu Bett, einer
   wurde gesund, der andere nicht
   sec.

side, he is alive on one and buried
   on the other
côté, il est vivant d'un et enterré
   de l'autre
Seite, er ist auf der einen lebendig
   und auf der anderen begraben
   stram.

left, she does not own her
gauche ne lui appartient pas, son c.
linke S. gehört ihr nicht
   sil.

right, she can feel every muscle
   and fibre of her[7]
droit, elle peut sentir chaque
   muscle et fibre de son
rechten S. fühlen, sie kann jeden
   Muskel und jede Sehne auf der
   sep.

sight and hearing, of
vue et de l'ouie, de la
Sehens und Hörens, des
   anac.[14], bell.[6], eup-pur.

singing, to be
chanter, de
singen, zu
   cann-i.

sinking, to be[6]
s'enfoncer, de
versinken, zu
   bapt., benzol., kali-c., lyc.[16]

skeletons, sees
squelettes, voit des
Skelette, sieht
   crot-c., op.

sleeping, while awake, insists that
   he was
dort, bien qu'éveillé, prétend qu'il
schlafe, obgleich wach, beharrt
   darauf, daß er
   acon., alco.[11]

small, things appear
petits, objets paraissent
klein, Gegenstände erscheinen
   aur., hyos.[6], nat-c.[7], **plat.**, puls.[6],
   staph.[5], stram., thuj.[6]

   *d.–diminished/i.–diminué/
      W.–verkleinert*

objects appear in motion, small[9]
objets paraissent en mouvement,
   petits
Gegenstände erscheinen in
   Bewegung, kleine
   anh.

smaller, of being
plus petit, d'être
kleiner zu sein
   acon., agar., alum-sil.[1'], calc.,
   carb-v., sabad., tarent.

epileptic fit, before
épileptique, avant une crise
epileptischem Anfall, vor
   carb-v.

things grow smaller
objets deviennent plus
Gegenstände werden kleiner
    agar.³, cact.³, camph., carb-v.,
    nit-ac., plat.⁴, stram.⁴, tab.³

smell, of⁸
odorat, d'
Geruchsinnes, des
    agn., anac.¹', ⁸, aran-ix.⁹, ars., cic.¹',
    cina¹', euph-a., lach.⁵, **op.**, par.,
    puls.,⁵, ⁸, sulph.¹', zinc-m.

snakes in and around her
serpents en elle et autour d'elle
Schlangen in ihr und um sie herum
    anh.⁹, arg-n., bell., calc., cund.⁷,
    gels.³, ⁷, **hyos.**, ign.³, ⁷, **lac-c.**, lach.,
    lachn.⁷, op., phys.³, phyt.⁷, stram.²,
    tub.³, viol-o.³, ⁷

    crawling up leg, feels a snake⁷
    grimper le long de sa jambe, sent
        un serpent
    heraufkriechen, fühlt eine Schlange
        das Bein
        ail.

soda water, being a bottle of
eau gazeuse, d'être une bouteille d'
Sprudel zu sein, eine Flasche
    arg-n., cann-i.¹¹

sold, being
vendu, d'être
verkauft zu werden
    hyos.

    bed, someone has s. his
    lit, quelqu'un a v. son
    Bett, jemand hat sein
        nux-v.

soldier, being a (at night)¹¹
soldat, d'être un (le soir)
Soldat zu sein (nachts)
    chel.

soldiers, sees
soldats, voit des
Soldaten, sieht
    bar-c., **bell.**, bry., nat-c.⁴, ⁷, op.

    bed, on his
    lit, sur son
    Bett, auf seinem
        lact.

    cutting him down (am. on getting
        cool)
    l'abattent (am. au frais)
    stechen ihn nieder (am. bei
        Abkühlung)
        bry.

    in half asleep¹⁶
    à moitié endormi
    im Halbschlaf
        nat-c.

    march silently past
    défilant en silence
    marschieren still vorbei
        cann-i.

        air, in the (evening, while half
            asleep)⁴, ¹¹
        air, dans l' (le soir à moitié
            endormi)
        Luft, in der (abends, im
            Halbschlaf)
            nat-c.

    surrounded by⁵
    entouré de
    umzingelt von
        nat-c.

something else, objects appear as if
autre chose, objets paraissent être
etwas anderes, Dinge erscheinen als
    staph.

    s. comes from above which
        pressing chest¹⁶
    qc. vient d'en haut qui lui appuie
        sur la poitrine
    etwas kommt von oben und drückt
        ihm auf die Brust
        sep.

soot, shower of, fell on him
suie, avers de, tombait sur lui
Rußwolke fiel auf ihn
    cann-i.

sorrow, everyone he meets has a secret
chagrin secret, chacun qu'il rencontre a un
Kummer, jeder, den er trifft, hat einen heimlichen
  cann-i.

soul, body was too small for s. or separated from
âme, son corps était trop petit pour son â. ou séparé d'elle
Seele, der Körper war zu klein für die S. oder von ihr getrennt
  anac., cann-i., nit-ac.[8], sabad.[3], thuj.

confusion–identity/*confusion–identité*/*Verwirrung–Identität*
thoughts–persistent–separated/
pensées–persistantes–séparé/
Gedanken–hartnäckige–getrennt

sounds, listens to imaginary
sons imaginairs, écoute des
Töne, horcht auf eingebildete
  hyos.

space between brain and skull, there is empty
espace vide entre le cerveau et la boîte cranienne, il y a un
Raum, zwischen Gehirn und Schädel ist ein leerer
  caust.

  carried into, he was (while lying)
  emporté dans l', il était (en étant couché)
  getragen, er wurde in den Raum (beim Liegen)
    cann-i.[1'], coca, **lach.**

    orbit, and compelled to describe a vaste[11]
    orbite, et obligé décrire une vaste
    Planetenbahn zu beschreiben, und gezwungen, eine unermeßliche
      cann-i.

  expansion of
  expansion d'
  Ausdehnung des Raumes
    cann-i., nux-m.[7]

  distances–exaggerated/
  distances–exagérées/
  Entfernungen–überschätzt

spectres, ghosts, spirits, sees
spectres, des fantômes, des esprits, voit des
Gespenster, Geister, sieht
  acon.[6], agar., alum., am-c., ambr., ant-t., **ars.**[1], ars-met.[2], atro., aur., **BELL.,** bov., brom.[6], **camph.,** carb-v., cocc., **cupr., cupr-a.**[2], dulc., hell., hep., hura, **hyos.,** hyper., ign., **kali-br.**[6], kali-c., kali-sil.[1'], lach., lepi., lyc., merc., **nat-c., nat-m.,** nit-ac., **op.**[1], phos.[6], phys., plat., psor.[2], puls., ran-b.[6], sars., sep., sil., spig., **stram., sulph.,** tarent., thuj., verb.[2], visc.[11], zinc.

  day and night
  jour et nuit
  Tag und Nacht
    ars.

  morning on waking, a spectre continues to enlarge until it disappears
  matin au réveil, un spectre continue à s'amplifier jusqu'à ce qu'il disparaisse
  morgens beim Erwachen vergrößert sich ein Gespenst, bis es verschwindet
    dulc.

  evening, a spectre will appear
  le soir, un spectre va apparaître
  abends wird ein Gespenst erscheinen
    brom.

  night, sees at[11]
  nuit, voit des sp. la
  nachts, sieht
    atro., merc.

bed, in[11]
lit, dans son
Bett, in seinem
   atro.

black forms when dreaming
noires en rêvant, formes
schwarze Gestalten im Traum
   arn., ars., puls.

chill, during
frissons, pendant les
Fieberfrost, bei
   nit-ac.

closing eyes, on
fermant les yeux, en
Augenschließen, beim
   apis, arg-n., bell., **bry., calc.,**
   chin., ign., **lach.,** led., nat-m.,
   samb., sep., spong., stram.,
   sulph., thuj.

clutches at
saisit les
packt nach den Gespenstern
   hyos.

conversing with, he is[5]
converser avec, de
unterhält sich mit Gespenstern
   nat-m., plat.

death appears as a gigantic black
   skeleton
mort apparaît comme un squelette
   gigantesque, noir, la
Tod erscheint als riesiges
   schwarzes Skelett, der
   crot-c.

fire, in
feux, dans le
Feuer, im
   bell.

hovering in the air
planant dans l'air
schweben in der Luft
   aur., lach.[1', 7]

pursued by, is
poursuivi par des, est
verfolgt von Gespenstern, ist
   lepi., plat.[1], stram.

throng upon him[2]
l'encombrent
bedrängen ihn
   psor., verb.

twilight, in
crépuscule, au
Zwielicht, im
   berb.

waking, on
réveil, au
Erwachen, beim
   dulc., zinc.

sphere, being a
sphère, d'être une
Himmelskörper, Kugel zu sein
   cann-i.

spiders, sees
araignées, voit des
Spinnen, sieht
   lac-c.

spied, being[5]
espionné, d'être
spioniert zu werden
   lach.

spinal column is a barometer
colonne vertébrale est un
   baromètre
Wirbelsäule ist ein Barometer
   cann-i.

spinning, is
file, elle
spinnt, sie
   hyos., stram.

spirit, he is a
esprit, il est un
Geist, er ist ein
   cann-i.

DELUSIONS, spirit / IMAGINATIONS / WAHNIDEEN

*spotted brown see body–
  spotted brown*

sqanders money[2]
gaspille l'argent
verschwendet Geld
  verat.

square surrounded by houses a
  hundred stories high, sees a
  colossal
place immense entourée de maisons
  hautes de cent étages, voit une
Platz umgeben von Häusern bis
  hundert Stockwerke hoch, sieht
  einen ungeheuren
    cann-i.

stabbed a person who passed on the
  street, he had
poignardé une personne passant près
  de lui dans la rue, il avait
erstochen, er hatte auf der Straße
  einen Vorübergehenden
    bell.

  *d.–murdered–someone/
    i.–assassiné–qq./W.–ermordet–
    jemanden*

standing by oneself[9]
se tient debout à côté de lui-même
steht neben sich selbst
    anh.

  d.–double/i.–double/W.–doppelt

stars, saw in his plate
étoiles, voyait dans son assiette des
Sterne, sah in seinem Teller
    cann-i.

starve, family will
mourir de faim, sa famille va
verhungern, seine Familie wird
    ars., calc-sil.[1'], **sep.,** staph.

  *d.–poor/i.–pauvre/W.–arm
  d.–want/i.–misère/W.–Not
  fear–poverty/peur–pauvreté/
    Furcht–Armut
  fear–starving/peur–privé de
    nourriture/Furcht–verhungern*

he must
il doit
er muß
    kali-chl.

starved, being[11]
mort de faim, d'être
verhungert zu sein
    naja

stolen something, she has [1']
volé quelque chose, elle a
gestohlen, sie hat etwas
    lach.

  or somebody thinks it[1']
  ou qq. croit qu'elle a
  oder jemand glaubt von ihr, sie hat
    lach.

stomach, has corrosion of, an ulcer
estomac, il souffre de corrosion d',
  d'un ulcère
Magen ist angefressen, hat ein Ulcus
    acet-ac.[2], ign., sabad.

stove, heats in heat of summer the[4]
fourneau, chauffe le, pendant la
  chaleur d'été
Ofen, heizt bei Sommerhitze den
    merc.

  mistakes st. for a tree
  confond le f. avec un arbre
  verwechselt den O. mit einem Baum
    hyos.

  climb it, wants to[2, 4]
  grimper sur le, veut
  erklettern, will ihn
    hyos.

strange, everything is
étrange, tout est
sonderbar, alles ist
    anac.[3, 6], **anh.**[10], bar-m., cann-i.[6],
    cann-s.[1', 3], carb-an., cic., **graph.,**
    nux-m., petr.[3, 6], **plat.,** plb.[3, 6],
    staph., stram.

d.–changed/i.–changé/
W.–verändert
strange–everything/étranges–tout/
Sonderbares–alles

familiar things seem
familières paraissent étranges, les choses
gewohnte Dinge erscheinen
arg-n., atro., bar-m., bell., bov.[6], calc., **cann-i., cann-s.**[2, 7], carb-an., cic., **cocc.**[7], croc. glon., **graph.**, hyos., kali-p.[7], lyss., mag-m., med., merc.[7], mosch., **nux-m.**[6, 7], op., petr.[6, 7], phos.[7], **plat.**, puls.[7], ran-b.[7], rhus-t., staph., stram., sulph.[7], thuj.[7], tub.[7], valer., verat.

horrible, are
horribles, sont
schrecklich, sind
plat.

ludicrous, are
ridicules, sont
lächerlich, sind
cann-i., hyos., nux-m.

streets, loses his way in, the houses seem strange[2]
rues, se perd dans les, les maisons paraissent étranges
Straßen, verläuft sich in bekannten, die Häuser erscheinen sonderbar
glon.

land, as if in a
pays, comme dans un
Land, wie in einem sonderbaren
bry., par., plat., verat.

notions seem
idées paraissent étranges, des Begriffe erscheinen
lyss.

objects seem[11]
objets paraissent étranges, des Gegenstände erscheinen
carbn-s.

places seemed
localités paraissaient étranges, des Orte erschienen
cic., hyos.[8], plat.[8], rhus-r., tub.[8]

headache, after
mal de tête, après un
Kopfschmerzen, nach
glon.

voice seemed, her own
voix paraissait, sa propre
Stimme erschien ihr, die eigene
cann-i.

strangers, he sees
étrangers, il voit des
Fremde, er sieht
anac.[1'], cann-i., mag-s., nit-ac.[5], nux-v., **puls.**[5], stram., **thuj.**

control of, under
contrôle d', sous le
Kontrolle von Fremden, unter
aster., bry.

*confusion–identity */confusion–identité/Verwirrung–Identität*

friends appears as
amis apparaissent comme des
Freunde erscheinen als
bry., stram.

knitting, she sees st. while
tricotant, elle voit des é. en
Stricken, sie sieht F. beim
mag-s.

looking over shoulder
regardant par-dessus son épaule
sehen ihm über die Schulter
brom.

room, seem to be in the
chambre, paraissent être dans la
Zimmer zu sein, scheinen im
bry.[4], **tarent., thuj.**

full of strange men, who snatch
    at her²
plein d'hommes é., qui tâchent
    de la saisir
voller fremder Männer, die nach
    ihr greifen
   bell.

surrounded by⁵
entouré d'
Umgeben von Fremden
   nit-ac., **puls.**

strangled see choked

study, after⁴
étude, après
Studium, nach
   hyos., nux-v.

succeed, he cannot; does everything
    wrong
succès, il n'a pas de; fait tout de
    travers
Erfolg, er hat keinen; macht alles
    falsch
   anac., **arg-n., aur.**¹, **bapt.**¹', nat-c.

*d.–business–unfit/i.–affaires–
    incapable/W.–Geschäfte–unfähig
d.–fail/i.–rater/W.–fehlschlagen
succeeds/réussit/gelingt
undertakes–nothing/entreprendre–
    rien/unternimmt–nichts*

suicide, driving to⁴
suicide, poussant au
Selbstmord, treiben zum
   ars., hyos., verat.

sun is reeling¹¹
soleil tournoie
Sonne wirbelt herum
   cann-i.

superhuman, is
surhumain, il est
übermenschlich, er ist
   cann-i.

control, is under
cotrôle, est sous
Kontrolle, ist unter
   übermenschlicher
   agar., anac., **lach., naja,** op.⁸,
   plat.⁸, **thuj.**

*confusion–identity */confusion–
   identité/Verwirrung–Identität*

superiority, of
supériorité, de
Überlegenheit, von
   plat.

surrounded by friends, is
entouré d'amis, est
umgeben, ist von Freunden
   bell., cann-i.

surroundings are capacious
environnement est vaste
Umgebung ist weit, ausgedehnt
   ferr.

swallow, cannot²
avaler, ne peut
schlucken, kann nicht
   lyss.

swimming, is
nage, il
schwimmt, er
   cann-i., rhus-t.

air, in the¹', ⁷
air, dans l'
Luft, in der
   lac-c.

swine, men are
porcs, les hommes sont des
Schweine, Männer sind
   hyos.

swollen, is
enflé, il est
geschwollen, er ist
   acon.⁸, **aran.**⁸, **arg-n.**⁸, asaf.⁸, bapt.⁸,
   bov.⁸, **cann-i.,** carbn-s., glon.⁸, op.⁸,
   plat.⁸

d.–enlarged/i.–agrandi/
W.–vergrößert

sword hanging over head
épée est suspendue au-dessus de sa tête, une
Schwert hängt über seinem Kopf, ein
   am-m.

tactile hallucinations[8]
tactiles, hallucinations
Tast-Sinnestäuschungen
   anac., canth., **op.**, stram.

talking, she is
parle, elle
spricht, sie
   raph.

   dead people, with
   morts, avec des
   Toten, mit
      bell., **CALC-SIL.**[1], canth., hell., **hyos.**, nat-m., stram.

     sister, with his
     sœur morte, avec sa
     toten Schwester, mit seiner
       bell.[2, 5], **hyos.**[2]

       churchyard, in[4, 5]
       cimetière, au
       Kirchhof, auf dem
          bell.

hears, he[11]
entend parler, il
hört sprechen
   elaps

   imaginary persons, loudly and incoherently to[11]
   imaginaires, à haute voix et avec paroles incohérentes aux personnes
   eingebildeten Personen, laut und unzusammenhängend zu
      atro., bell.

   inanimate objects with names, t. to; but observes no one standing by him[2, 4]
   inanimés par des noms, p. à des objets; mais ne s'aperçoit de personne auprès de lui
   leblose Gegenstände mit Namen an; bemerkt jedoch Umstehende nicht
      stram.

insane[16]
insensée, de façon
wahnsinnig
   nit-ac.

   persons as though near, t. of (about midnight)
   personnes parlent comme s'ils étaient proches (vers minuit)
   Personen sprechen, als wären sie nah (um Mitternacht)
      sep.

   rapidly, all around her are t.[2]
   rapidement, tout le monde autour d'elle p.
   schnell, alle um sie herum sprechen
      sang.

   irrationnally[11]
   anormale, irrationelle, d'une façon
   unvernünftig
      nit-ac.

   someone else is t., when he speaks
   quelqu'un d'autre p., quand c'est lui qui p.
   ein anderer sp., wenn er sp.
      alum.[1'], cann-s.[1', 7]

   spirits, with
   esprits, avec des
   Geistern, mit
      bell.[4], nat-m.[5], **plat.**[5], stram.

   to another part of body, one part is[1']
   avec une autre partie du corps, une partie
   zum anderen Körperteil, ein Teil
      bapt.

d.–legs–conversing/i.–jambes–
s'entretiennent/W.–Beine–
unterhalten sich

tall, he is
grand, il est
groß, er ist
   cop., stram.

  she is very
  elle est très grande
  sie ist sehr
    eos.[7], op.[3, 7], plat.[3, 4, 7], stram.

  things grow taller
  objets deviennent plus grands
  Gegenstände werden größer
    berb.[4], camph., dros., kreos.,
    nit-ac., sulph.

    puls is throbbing, as the[4]
    pouls, avec le
    Pulsschlag, mit dem
      camph.

      and diminish[4]
      et diminuent
      und kleiner
        berb.

  walking, had grown while
  marchant, il avait grandi en
  Gehen gewachsen, er war beim
    pall.

tankard and chased with figures of
  dragons, looked an huge[11]
pot à bière et le ciselait avec des
  figures de dragons, il voyait un
  immense
Bierkrug und ziselierte ihn mit
  Drachenbildern, er sah einen
  riesigen
    cann-i.

tartars, of a band[11]
tartares, d'une bande de
Tartaren, einer Gruppe von
    cann-i.

taste, of
goût, du
Geschmacks, des
    cina[1'], staph.[5]

tetanus, must die of, with pain in
  right leg[2]
tétanos, doit mourir de, avec des
  douleurs dans la jambe droite
Tetanus, muß sterben an, mit Schmerzen im rechten Bein
  mag-p.

thieves, sees
voleurs, voit des
Diebe, sieht
    alum., arn.[3], ars., aur., bell., cupr.,
    cupr-a.[2], kali-c., kali-sil.[1'], lach.[3],
    mag-c., mag-m., merc., nat-c.,
    nat-m., petr., phos., sil., sol-t-ae.[11],
    verat., zinc.

  night
  nuit
  nachts
    ars.

  accused of robbing, he has been
  accusé de vol, il a été
  angeklagt worden, er ist des
    Raubes
    kali-br.

    d.–accused/i.–accusée/W.–angeklagt

  dreams of robbers is frightened on
    waking, and thinks dream is true
  rêve de voleurs, est effrayé en
    s'éveillant et pense que son rêve
    est réel
  träumt von Räubern, erwacht
    erschreckt und hält den Traum
    für wahr
    verat.

and will not believe the contrary
until search is made (after a
dream)
et ne croit pas le contraire
jusqu'à ce qu'on a fait des
recherches (après un rêve)
und glaubt nicht das Gegenteil,
bis nachgeforscht worden ist
(nach einem Traum)
nat-m.

house, in
maison, dans la
Hause, im
ars., cann-i., con.[5], **cupr-a.**[2], **lach.**,
merc., **nat-m.**, sil., sol-t-ae.

and space under bed are full
to th.
et sous son lit, il y a des v.
dans la m.
und unter dem Bett sind, im H.
ars.

jump out of window, therefore
wants to[2]
jeter par la fenêtre, pour cela
veut se
springen, will deshalb aus dem
Fenster
lach.

thin, is getting
mince, fluet, il devient
dünn, schmächtig, wird
sulph.

body is
corps est
Körper ist
thuj.

think, she cannot[2]
penser, elle est incapable de
denken, sie kann nicht
chel.

thoughts being outside of body[7]
pensées sont en dehors de son corps
Gedanken sind außerhalb seines
Körpers
sabad.

d.–ideas/i.–pensées/W.–Gedanken

three persons, he is
trois personnes à la fois, il est
drei Personen auf einmal, er ist
anac.[6], bapt.[7], cann-i.[11], nux-m.,
petr.[6]

confusion–identity */confusion–
identité/Verwirrung–Identität*

throat, someone with icy-cold hands
took her by the
gorge, quelqu'un avec des mains
glacées la prenait à la
Kehle, jemand packte sie mit eiskalten Händen an der
canth.

thumbs, fingers are[1]
pouces, les doigts sont des
Daumen, Finger sind
PHOS.

time, exaggeration of, passes too
slowly
temps paraît long, passe trop lentement
Zeit erscheint länger, vergeht zu
langsam
alum.[8], ambr.[8], anh.[8], **arg-n.**[8],
CANN-I., cann-s., con.[6], med.[8],
nux-m., nux-v.[8], onos.

*time–slowly/temps–lentement/
Zeit–langsam*

seems earlier, passes too quickly
paraît avancé, passe beaucoup
trop vite
scheint vorgerückt, vergeht zu
schnell
cocc.[6, 8], sulph., ther.[8]

*time–quickly/temps–vite/Zeit–
schnell*

toes cut off
orteils coupés, il a les
Zehen sind abgeschnitten
mosch.

tongue made of wood
langue est en bois, sa
Zunge ist aus Holz, seine
    apis

    long, too
    longue, est trop
    lang, ist zu
        aeth.

    pulling out his, someone is
    tire la, on lui
    zieht sie ihm heraus, jemand
        bell.

    seems to reach the clouds (when
        going to sleep)
    semble atteindre le nuages (en
        s'endormant)
    scheint die Wolken zu erreichen
        (beim Einschlafen)
        pic-ac.

tormented, he is
torturé, il est
gefoltert, er wird
    chin., lyss.

touching everything
touche à tout, il
berührt alles, er
    bell.

town, he is in deserted[4]
ville déserte, il se trouve dans une
Stadt, er ist in verlassener
    carb-an.

toys, objects seemed as attractive as
jouets, les objets paraissaient aussi
    attrayants que des
Spielzeug, Gegenstände erschienen
    so anziehend wie
        cic.

    playing with
    s'amuse avec des, il
    spielt mit
        atro.

transferred to another room
transporté dans une autre chambre,
    il est
versetzt, er ist in ein anderes Zimmer
    coloc.

    world, to another
    monde, dans un autre
    Welt, in eine andere
        cann-i.

transparent, everything is[9, 10, 14]
transparent, tout est
durchsichtig, alles ist
    anh.

    he is
    il est
    er ist
        anh.[10, 14], cann-i.

    head and nose are
    tête et nez sont
    Kopf und Nase sind
        bell.

traveling, of
voyages, de
Reisen, von
    bell.[5], cann-i.

    d.–journey/i.–voyage/W.–Reise

    worlds, through
    mondes, à travers des
    Welten, durch
        aether

trees seem to be people in fantastic
    costume (afternoon, while riding)
arbres paraissent des gens en costu-
    mes fantastiques, les (l'après-midi
    en allant à cheval)
Bäume erscheinen als Menschen in
    phantastischen Kostümen (nach-
    mittags beim Reiten)
        bell.

trembling of everything on him (at night, when only half awake)
tremble de tout son être (la nuit à moitié endormi)
zittert, alles an ihm (nachts, wenn nur halb wach)
sulph.

troubles, broods over imaginary
difficultés imaginaires, rumine à propos de
Sorgen, grübelt über eingebildete
ign.², naja¹, ⁷

brooding/broye du noir/brütet

turtles in room, sees large
tortues dans la chambre, voit des grandes
Schildkröten, sieht im Zimmer große
bell.

typhoid fever, he will have
typhoïde, il va contracter la fièvre
Typhus bekommen, er wird
nat-p.

unearthly, of something¹¹
surnaturel, de quelque chose de
Überirdischem, von etwas
cann-i.

unfit for the world, he is ¹', ²
inapte pour ce monde, il est
ungeeignet, er ist für diese Welt
aur.

d.–succeed/i.–succès/W.–Erfolg

work, for²
travail, pour le
Arbeit, für die
meph.

d.–position/i.–situation/W.– Stellung

unfortunate, he is
malheureux, il est
unglücklich, er ist
bry., caust.¹¹, **chin.**, cub., graph.⁵, hura, ip., lyc., sep., staph.⁵, verat.

unfortunate/malheureux/ unglücklich

unpleasant
désagréables
unangenehme
alum.¹¹, bell., carbn-s.¹¹, hep.⁵

distinct from surrounding objects
distinctes des objets environnants
unterschieden von den umgebenden Gegenständen
bell., op.¹¹

unreal, everything seems
irréel, tout paraît
unwirklich, alles erscheint
ail., **alum.**, aml-ns.², **anac.**¹', ², ⁷, anh.⁹, aran¹⁴, cann-i., cann-s., cic.⁶, cocc.⁷, gink-b.¹⁴, lac-c., lil-t., **med.**, rauw.⁹, staph.

unseen things, of
invisibles, d'objets
unsichtbaren Dingen, von
tarent.

vagina, living things creep into (at night)
vagin, des objets vivants rampent dans son (la nuit)
Vagina, lebende Wesen kriechen in die (nachts)
merc.

vanish, everything will
disparaître, tout va
vergehen, sich auflösen, alles wird
lyc.

vegetable existence, leading a
existence végétale, de mener une
Pflanzendasein zu führen, ein
cann-i.

green vegetables, he is selling
légumes verts, il vend des
Gemüse, er verkauft
cupr., cupr-a.¹¹

vengeance see God–vengeance

vermin, sees crawl about
vermine ramper ça et là, voit de la
Ungeziefer herumkriechen, sieht
  alum., am-c., **ars.**, bov., calc.⁵,
  kali-c., lac-c.¹, ⁷, mur-ac., **nux-v.**,
  phos., ran-s., sil., sulph.⁵

his bed is covered with
son lit est couvert de
sein Bett ist bedeckt mit
  ars.

vexation, after⁴
vexation, après
Ärger, nach
  bell., **plat.**

vexations and offences, of
vexations et d'offenses, de
Ärger und Beleidigungen, von
  cham., chin., dros.

violence, about
violence, de
Gewalttätigkeit, von
  kali-br.

violent⁴
violentes
gewalttätige
  bell., hyos., sec., stram.

Virgin Mary, being
Sainte Vierge, d'être la
Jungfrau Maria zu sein, die
  cann-i.

visions, has
visions, a des
Visionen, hat
  absin., alum., alum-sil.¹', ambr.,
  anac.¹⁴, anh.⁶, ⁹, ¹⁰, arg-n., arn.², ars.⁴,
  bell., calc., calc-ar.², **calc-s.**,
  camph.⁴, **CANN-I.**, cann-s.³, canth.,
  carb-an.⁴, carb-v.⁴, **carbn-s.**, caust.⁴,
  cench., cham., chlol., chlorpr.¹⁴, cic.,
  cimic., **cina²**, coff.¹', con., convo-s.⁹,
  cortico.⁹, **crot-c.**, dros.⁴, graph.,
  hell.⁴, **hep., hyos.**, kali-c.⁴, **lach.**,
  lyc., mag-s.⁴, merc.⁴, methys.¹⁴,
  naja², **nat-m.**, nit-ac., nux-m.,
  nux-v.²⁻⁴, ⁶, **op., ph-ac.²**, phos.⁶, plat.,

psil.¹⁴, **puls.**, rhod., rhus-t., sec.⁶,
sep., **sil.**, spong., **stram., sulph.**,
tarent.¹', valer.

d.–fancy/i.–imagination/W.–Phantasien

d.–images/i.–images/W.–Bilder

daytime
journée, pendant la
tagsüber
  bell., lac-c., lyc., nat-m., stram.

evening
soir
abends
  brom., carb-an., carb-v., chin.,
  cina², cupr., ign., phos., puls.

night
nuit
nachts
  camph.², canth., cham., spong.,
  stram.², thuj.²

beautiful
très belles
schöne
  bell., **cann-i.**, coca, lac-c., lach.,
  olnd., **OP.**

closing the eyes, on
fermant les yeux, en
Augenschließen, beim
  anh.¹⁰, apis, **arg-n.**, ars., **bell.**,
  bry., **CALC.**¹, ⁷, camph., caust.,
  chin., cocc., cupr., graph., hell.,
  ign., lach., led., lyc., nat-m., plb.,
  puls., samb., sec., sep., spong.,
  stram., **sulph.**, tarent., thuj.

clouds of colors
nuages de couleurs
Farbwolken
  lach.

colorful⁹, ¹⁴
couleurs, riches en
farbenreiche
  anh.

fantastic
fantastiques
phantastische
   arn.², ars., **chlol.²**, hyos., lach.,
   nit-ac., op.

grandeur, of magnificent
splendeur magnifique, d'une
Erhabenheit, von großartiger
   cann-i.², carbn-s., coff.

horrible
horribles
schreckliche
   absin., atro.¹¹, **BELL.**, <u>**CALC.**</u>¹, ⁷,
   calc-sil.¹', camph., carb-an.,
   carb-v., **caust.**, hep.⁶, ign.²
   kali-br., lac-c., lyc., merc.,
   nicot.¹¹, **nux-v.**², ⁶, op., phos.,
   puls., rhod.¹¹, samb., sil., **stram.**,
   sulph., tarent.

   *d.–images–frightful/i.–images–
   effroyables/W.–Bilder–schreckliche*

evening¹¹
soir
abends
   calc., carb-v.

night¹¹
nuit
nachts
   camph., nit-ac., phos., tab.

behind him²
derrière lui
hinter ihm
   lach.

beside him⁴
près de lui
neben ihm
   stram.

dark, in the
obscurité, dans l'
Dunkelheit, in der
   bell., carb-v., hell., petr., puls.,
   stram.

events, of past¹¹
événements passées, d'
Ereignissen, von vergangenen
   spong.

waking, on
réveil, au
Erwachen, beim
   zinc.

monsters, of
monstres, de
Ungeheuern, von
   bell., camph., cann-i., cic., lac-c.,
   op.⁴, samb., **stram.**, tarent.

on falling asleep and on waking
en s'endormant et au réveil
beim Einschlafen und Erwachen
   ign.

rats and strange objects
rats et d'objets étranges, de
Ratten und sonderbaren Dingen,
   von
   cimic.

   d.–rats/i.–rats/W.–Ratten

power, of imaginary
pouvoir imaginaire, d'un
Macht, von eingebildeter
   cann-i.

strikes at them and holds up the
   cross²
combat et lève la croix sur eux, les
schlägt nach ihnen und hält das
   Kreuz hoch
   puls.

wondersul
merveilleuses
wundervolle
   calc., camph., cann-i., lach.

vivid
vives
lebhafte
   aether¹¹, bell., **calc.**, cham., gast.¹¹,
   hyos., **lach.**¹, lyc., op., phos.¹¹, plb.,
   puls., spong., **stram.**

vindictive[4]
rancunières
rachsüchtige
  agar.

vitality, vivid consciousness of
  usually unnoticed operations of[11]
fonctions vitales en général inaperçues, conscience très nette de
Lebenstätigkeiten, deutliches
  Bewußtsein von gewöhnlich
  unbemerkten
  cann-i.

voices, hears
voix, entend des
Stimmen, hört
  abrot., acon.[3, 7], agar., anac., anh.[9], aster., bell., benz-ac., calc-sil.[1'], cann-i., **cann-s.**[2], carbn-s., cench., **CHAM.**[1, 7], chlol., coca, coff.[1], **crot-c.,** crot-h., **cupr-a.**[2], **elaps,** hyos., ign.[3], **kali-br.,** lac-c., lach., lyc., manc., med., nat-m., nit-ac.[3], petr., **phos.,** plb., sol-n., stram., verat.[3]

  night
  nuit
  nachts
    cham.

  abdomen, are in his
  ventre, dans son
  Abdomen, sind in seinem
    thuj.

  abusive and filthy language, v.
    from within him speaking in[2]
  injurieux et obscène, v. parlant
    en lui un language
  schimpfende und unflätige St.
    sprechen aus seinem Innern
    zinc.

  answers, and[1']
  répond, et
  antwortet, und
    calc-sil.

  calling his name
  l'appellant par son nom
  rufen ihn bei Namen
    anac.

  him (at night)[5]
  l'appellant (la nuit)
  ihn (nachts)
    sulph.

  cease when listening intently
    in bed
  cessent lorsqu'il écoute attentivement au lit
  hören auf bei gespanntem Hinhören im Bett
    abrot.

  confused (swallowing or walking
    in open air agg.)
  confuses (agg. en avalant ou en
    se promenant en plein air)
  wirre (beim Schlucken oder Gehen
    im Freien agg.)
    benz-ac., petr., phos.

  dead people, of
  mortes, de personnes
  Toten, von
    bell., calc-sil.[1'], hyper.[7], nat-m., stram.

  distant
  éloignées
  entfernte
    bell., cham., nat-m., stram.

  hears, that he must follow
  entend, qu'il doit suivre des
  hört St., denen er folgen muß
    anac.[1'], crot-c., lach.[1']

    *d.–devils–speaking/i.–diables–
    lui parlent/W.–Teufel–spricht*

  abdomen, are in his[16]
  ventre, sont dans son
  abdomen, sind in seinem
    thuj.

DELUSIONS, voices / IMAGINATIONS / WAHNIDEEN

confess things she never did[1']
confesse ce qu'elle n'a jamais
  fait
bekennt nie Getanes
  lach.

steal and kill, that she must[1']
voler et tuer, qu'elle doit
stehlen und töten muß, daß sie
  lach.

his own voice sounds strange and
  seems to reverberate like
  thunder
sa propre v. paraît étrange et
  semble retentir comme un
  tonnerre
seine eigene Stimme klingt sonderbar und hallt wie Donner
  cann-i.

strangers, of[5]
étrangers, d'
Fremden, von
  bell., **cham.**

vow, she is breaking her
vœu, elle rompt son
Gelübde, sie bricht ihr
  ign.

keep it, must[4]
obéir à son, doit
erfüllen, muß es
  verat.

waking, on[4]
réveil, au
Erwachen, beim
  aur., carb-v., colch., dulc., merc.,
  nat-c., par., ph-ac.[2]

walks behind, him someone
marche derrière lui, quelqu'un
geht hinter ihm, jemand
  anac.[14], crot-c., mag-m.[14], med.[7],
  staph.[5, 16]

  d.–people–behind him/i.–gens–
    derrière lui/W.–Personen–
    hinter ihm
  fear–behind him/peur–derrière lui/
    Furcht–hinter ihm

beside him
à côté de lui
neben ihm
  calc., petr.[1'], sil.[1'], thuj.[1']

cannot walk, he
incapable de marcher, il est
kann nicht gehen, er
  ign.[1, 5], pneu.[14], stram.[6]

run or hop, must
courir ou sauter, doit
laufen oder hüpfen, muß
  apis, hell.

knees, he w. on his
genoux, il m. sur ses
Knien, er g. auf seinen
  bar-c., bar-m.

the same one is walking after
  him that is walking before him
la même personne marche derrière
  lui et devant lui à la fois
derselbe geht gleichzeitig hinter
  und vor ihm
  euph.

walls, is surrounded by high
murailles, est entouré de hautes
Mauern umgeben, ist von hohen
  cann-i.

falling
s'écroulent
stürzen ein
  arg-n., cann-i., lyss.[7]

want, he will come to
misère, il va tomber dans la
Not geraten, er wird in
  calc-f., sulph.

  d.–poor/i.–pauvre/W.–arm
  d.–starve/i.–mourir de faim/
    W.–verhungern
  fear–poverty/peur–pauvreté/
    Furcht–Armut

they had come to
ils sont tombés dans la
sie sind in
  cann-i.

war, being at[3]
guerre, d'être en
Krieg zu sein, im
    bell.[4], ferr., hyos., plat., ran-b., thuj., verb.

warts, he has
verrues, il a des
Warzen, er hat
    mez.

washing, of
lessive, de faire la
Wäsche zu waschen
    bell., syph.[3]

watched, she is being
observée, elle est
beobachtet, sie wird
    aq-mar.[14], **ARS., bar-c., calc.**[7], **hyos.,** rhus-t.

d.–looking/i.–regarde/W.–sieht looked at/regardé/angesehen

water, of[3]
eau, d'
Wasser, vom
    alum., am-m., ant-t., ars., bov., dig., ferr., graph., ign., iod., kali-c., kali-n., mag-c., mag-m., meph., nat-c., ran-b., sep., sil.

  blue, of
  bleue, d'
  blauem, von
    cann-i.

  disasters by
  sinistre par inondation
  Unglück durch
    cann-i.

  flowing, sees
  couler, voit l'
  fließen, sieht
    merc.

  nectar, w. is delicious (when drinking)
  nectar délicieux, l'e. est un (en buvant)
  Nektar, W. ist wundervoller (beim Trinken)
    cann-i.

  spoonful w. seems like a lake, a
  cuillerée d'e. paraît être un lac, une
  Löffel voll W. erscheint wie ein See, ein
    agar.

  talking of, with[4]
  conversation à propos d'e., avec
  Reden vom, mit
    sep.

  wades in, he[4]
  patauge dans, il
  watet im, er
    ant-t.

wealth, of
richesses, de
Reichtum, von
    agn., alco., bell., calc, cann-i., kali-br., nit-ac.[3], phos.[7,8], **plat.**[8], **pyrog., sulph.,** verat.

insanity–purchases/folie–achats/ Geisteskrankheit–Einkäufe

wedding, of a[3]
mariage, d'un
Hochzeit, von einer
    alum., hyos.[3,4], mag-m., nat-c.

weeping, with[4]
pleurs, avec
Weinen, mit
    acon., dulc., lyc., merc., stram.

weight, has no
pèse rien, il ne
Gewicht, er hat kein
    cann-i., op.

well, he is
parfaite santé, il est en
gesund, er ist
  apis, **ARN.,** ars., bell.⁴, cinnb., hyos., iod.³,⁷, kreos., merc., op.³, puls.

  delirium–well/délire–bien portant/ Delirium–gesund
  irritability–sends/irritabilité– renvoie/Reizbarkeit–schickt
  well–says/très bien–dit/gesund zu sein–behauptet

whimsical¹¹
fantasques
grillenhafte
  cann-i.

whispering him anything, someone¹',⁷
chuchote quelque chose, quelqu'un lui
flüstert ihm etwas zu, jemand med.

  d.–voices/i.–voix/W.–Stimmen
  d.–devils/i.–diables/W.–Teufel

  blasphem¹⁵
  blasphèmes, murmure des
  Gotteslästerungen, murmelt
    anac.

whistling, with⁴
sifflement, avec
Pfeifen, mit
  bell., stram.

wife is faithless
épouse est infidèle, son
Frau ist treulos, seine
  hyos., stram.

  run away from him, will quitter, veut le verlassen, will ihn
    staph.

will power, loss of⁴
volonté, perte de
Willenskraft, Verlust der
  chin-s.

  will-loss–weak/volonté-perte– faiblesse/Willensverlust– Schwäche

wills, possessed of two
volontés, possédé par deux
Willen, besessen von zwei
  anac.⁵,⁶,⁸, lach.⁸

  antagonism/opposition/Widerstreit
  thoughts–two/pensées–deux/ Gedanken–zwei
  will–contradiction/volonté– contradiction/Wille–wider– sprüchiger
  wills–two/volontés–deux/Willen– zwei

wind sighing in chimney sounded like the hum of a vaste wheel, and reverberated like a peal of thunder on a grand organ
vent qui souffle dans la cheminée semblait comme le vrombissement d'une roue immense et retentissait comme un coup de tonnerre sur une grande orgue, le
Windes, das Heulen des, klang im Schornstein wie das Sausen eines gewaltigen Rades und wie der Widerhall eines Donnerschlages auf einer großen Orgel
  cann-i.

wires, is caught in
fils de fer, est pris dans des
Drähten, ist gefangen in
  cact.⁷, cimic.

withering, body is¹'
se fane, son corps
verwelkt, sein Körper
  sabad.

wolves, of
loups, de
Wölfen, von
  bell., stram.

women are evil and will injure his
  soul
femmes sont diaboliques et veulent
  nuire à son âme, les
Frauen sind böse und wollen seiner
  Seele schaden
    puls.

  lewd, his mother's house is in-
    vaded by
  indécentes, la maison de sa mère
    est envahie par des
  liederlichen, das Haus seiner
    Mutter ist überfallen von
    kali-br.

  old and wrinkled, of
  vieilles et toutes ridées, de
  alten und verhutzelten, von
    calc-sil., cann-i.

wood, is made of
bois, est en
Holz, ist aus
    kali-n.

work, she cannot accomplish the[11]
travail, elle ne peut pas accomplir
  son
Arbeit nicht ausführen, sie kann ihre
    bry.

  hard at w., is
  travaille d'arrache-pied, il
  fleißig an der, ist
    bell.[3], bry.[3], canth.[3], phos.[3],
    rhus-t., verat.

  harm, will do him
  tort, son t. va lui faire du
  schaden, wird ihm
    arg-n.

  hindered at w., is
  gêné dans son, est
  gehindert, er ist an seiner
    chin.

world, he is lost to, beyond hope[2]
monde, il est perdu pour le m. et
  cela sans espoir
Welt verloren und ohne jede Hoffnung, er ist für die
    arg-n.

worms are in bed[11]
vers sont au lit
Würmer sind im Bett
    ars.

  covered with, he is
  recouvert de, il est
  bedeckt von Würmern, er ist
    cocain.

  creeping of[3]
  rampants, de
  kriechenden Würmern, von
    alum., am-c., ars., bov., kali-c.,
    mur-ac,- **nux-v.,** phos., ran-s.,
    sil.

  vomitus is a bunch of
  matières vomies sont un tas de, les
  Erbrochenes ist ein Haufen von
    Würmern
    cann-i.

wretched, she looks (when looking in
  a mirror)
l'air misérable, elle a (en regardant
  dans son miroir)
schlecht auszusehen (beim Blick in
  ihren Spiegel)
    nat-m.

wrong, he has done
mal agi, il a
Unrecht getan, er hat
    ars., **aur.,** aur-ar.[1'], cycl., dig.,
    digin.[11], **hell.,** hyos.[7], **ign.,** lyc.,
    merc., nat-ar., puls., sil.[6], sulph.[16],
    thuj.

anxiety-conscience/anxiété-conscience/Gewissensangst
   d.-neglected/i.-négligé/W.-versäumt
   d.-reproach/i.-reproche/W.-Vorwurf
   reproches himself/reproches-se fait tadelt sich selbst

suffered, has
subir le m., il a dû
erduldet, hat
   HYOS., lach., **lyss.**, naja

DEMENTIA[8]
DÉMENCE
DEMENZ
   agar., alco.[11], **anac.**[3, 5, 8], ant-c.[11], apisin., ars.[5], **bell.**[3, 8], calc., calc-p., cann-i., carbn-s.[11], coca[11], con., croc.[11], crot-h.[12], hell., **hyos.**, ign., kali-i.[11], lach.[5], **lil-t.**[8, 12], merc., **nat-sal.**, **nux-v.**[3], op.[5, 8], **ph-ac.**, **phos.**[3, 8], **pic-ac.**, sulph., tarent.[11], **verat.**

epileptics, of[8]
épileptiques, des
Epileptiker, der
   acon., **bell.**, cimic., cupr., **cupr-a.**, **ferr-i.**[2], laur., **oena.**, **sil.**, sol-c., stram., verat-v.

sadness, with[1]
tristesse, avec
Traurigkeit, mit
   tarent.

senilis
sénile
senilis, Dementia
   agn.[6], anac.[3, 8], ant-c.[3, 6], arg-m.[14], aur.[3], **aur-i.**[8], aza.[14], bapt.[3], bar-a.[8], **bar-c.**[3, 6, 8], bell.[5], bry.[5], calc-p.[8], con.[3, 6, 8], **crot-h.**[2, 12], ign.[5], lach.[3], lil-t.[12], nat-i.[8], nat-m.[5], nux-v.[5], phos.[3, 6, 8], sec.[3, 6, 8], sep.[5], sulph.[5]

work-mental-impossible-old age/travail intellectuel-impossible-vieillards/geistige Arbeit-unmöglich-alter

talking, with foolish[5]
radotage, avec
Faseln, mit
   bar-c., con., op., plb.,

night[5]
nuit
nachts
   puls.

syphilitics, of[8]
syphilitiques, des
Syphilitiker, der
   aur-i., **kali-i.**, merc., nit-ac., sulph.

DEPRAVITY[2, 5]
DÉPRAVATION
VERDERBTHEIT
   anac.

moral-want/moral-manque/moralischem-Mangel

DESIRES, full of[4]
DÉSIRS, plein de
VERLANGEN, voller
   agav-t.[14], bry.[3, 4], cina, dulc.[3, 4], ign., ip., **puls.**[3, 4], rheum, rhus-t.[3], **spig.**[5]

capriciousness-longing/capricieux-désir/Launenhaftigkeit-Verlangen

anxious, full of[2]
anxieux, plein de
ängstlichen Verlangens, voll
   cast.

cavern, to be in[11]
caverne, désire être dans une
Höhle zu sein, in einer
   elaps

everything, for[11]
toutes choses, désir pour
allem, nach
   santin.

exercises, for[11]
exercices, d'
Übungen, nach
   BELL., cann-i., coca, crot-c., erech., eucal., orig., phos., ziz.

  air, in open[11]
  air, en plein
  Freien, im
     teucr.

  physical[11]
  physiques
  Gymnastik
     coca

grandeur, for[11]
grandeur, de
Größe, Vornehmheit, nach
   cur.

impatiently many things, dislikes its favorite playthings, child[2]
impatiemment beaucoup de choses, n'aime plus ses jouets favoris, l'enfant désire
ungeduldig verlangt das Kind mancherlei, mag nur sein Lieblingsspielzeug nicht
   RHEUM

indefinite[11]
indistincts
unbestimmtes
   chin., ip., lach., **puls.**, sang., sil., ther.

inexpressible, full of[2]
inexprimables, plein de
unaussprechlichem, voll von
   ip.

more than she needs
davantage qu'elle n'en a besoin, désire
mehr als sie benötigt, verlangt
   ars.[1, 16], ars-s-f.[1'], bar-s.[1'], bry.[4], zinc-p.[1']

numerous, various things[11]
nombreuses, variées, de choses
zahlreichen, verschiedenen Dingen, nach
   cina, phos.

present, things not[3]
présents, désire des objets non
vorhanden ist, verlangt, was nicht
   bry., calc-sil.[1'], puls., rheum

this and that[11]
ceci et cela, de
diesem und jenem, nach
   coff., puls.

capriciousness/capricieux/ Launenhaftigkeit

unattainable things[11]
impossible à atteindre, de choses
Unerreichbarem, nach
   bry., op.

uncontrollable[11]
incontrôlables
unbeherrschtes
   alco.

vexatious things, to say[11]
vexatoires, de dire des choses
ärgern, andere mit Worten zu
   mez.

watched, to be[11]
surveillé, désir d'être
bewacht zu werden
   gal-ac.

woman, ideal[11]
femme idéale, désir d'une
Frau, nach idealer
   ant-c.

DESOLATE, room appeares[11]
DÉSOLÉE, la chambre paraît
TROSTLOS, Zimmer erscheint
   valer.

DESPAIR
DÉSESPOIR
VERZWEIFLUNG

acon., aesc.[3, 6], agar., agn., all-c., aloe, **alum.**[1, 5], alum-sil.[1'], am-c., am-m.[3], **ambr., anac.**[3, 5, 6], ant-t., **arg-n.,** arn., **ARS.,** ars-h.[11], **ars-i.,** ars-s-f.[1'], aster., **AUR.,** bad., bar-c.[3], bell., ben.[11], bov., brom., bry., bufo[1'], **CALC.,** calc-i.[1'], calc-s., **calc-sil.**[1', 8], camph.[3], **cann-i.,** canth., carb-an., **carb-v.**[1, 5], carbn-s., **caust.,** cham., chel., chin., chin-ar., chin-s.[4], clem., cocc., **COFF.,** colch., **con.,** crat.[6], **crot-t.,** cupr., **cupr-a.**[2], cur., der., dig., eup-per., **gad.**[7], gamb., gels.[8], **graph., HELL.,** helon., hep., hura, hydr-ac., hyos., **IGN.,** iod., kali-ar., kali-br., kali-i.[3], kali-n., **kali-p.,** kreos.[4], **lach.,** laur.[3, 8], **lept.**[3, 6, 8], **lil-t.,** lith-c., **LYC.**[1, 5], med.[1', 3, 6], **merc., mez.,** morph., naja, **nat-ar.,** nat-c., nat-m., nat-s., nat-sil.[1'], **nit-ac.,** nitro-o.[11], nux-v., **op.**[3, 4, 8], orig., petr., ph-ac.[3, 8], phos.[3, 4, 8], pic-ac.[8], plat., plb., podo., **PSOR., puls., rhus-t.,** ruta[3, 8], sec., sel.[8], sep., sil., spig.[3], **staph.**[5], stann., **stram.,** sul-ac.[3], sul-i.[1'], **SULPH.**[1, 5], sumb., syph.[3, 7, 8], tab.[3, 5], ther., thuj., thymol.[8], tub., valer., **VERAT.**[1, 5], verb., vip.[3, 4, 6]

suicidal–despair/suicide–désespoir/
  Selbstmord–Verzweiflung
weeping–despair/pleurer–désespoir/
  Weinen–Verzweiflung

all night[2]
toute la nuit
die ganze Nacht
  lith-c.

alternating with hope
alternant avec espoir
abwechselnd mit Hoffnung
  acon.[4, 5], bov.[4]

chill, during
frissons, pendant les
Fieberfrost, bei
  acon., ant-t., **ARS., aur.,** aur-ar.[1'], bell., bry., **calc., cham.,** chin-ar., cupr., graph., hep., **IGN.,** merc., nux-v., rhus-t., **sep., tarent.**[2], **verat.**

critique, after a light[7]
critique, par une petite
Kritik, durch leichte
  med.

death, with fear of[2]
mort, avec peur de la
Todesfurcht, mit
  CALC.

existence, about miserable[7]
existence misérable, de son
Existenz, über seine armselige
  sep.

future, about[2]
avenir, au sujet de l'
Zukunft, um die
  nat-m.

health, of
santé, pour sa
Gesundheit, über seine
  calc., staph.

delusions–disease–incurable/
imaginations–maladies–
  incurable/Wahnideen–
  Krankheit–unheilbare
delusions–recovery/imaginations–
  guérir/Wahnideen–Genesung

heat, during
chaleur, fébrile, pendant la
Fieberhitze, während der
  acon., ant-t.[2], **ars.,** bell., calc-s., **carb-v.,** cham., chel., chin-ar., con., graph., ign., petr.[16], puls., rhus-t., sep., **spong.,** stann., stram., sulph., verat.

hypochondriasis, in[2]
hypocondrie, dans la
Hypochondrie, bei
  arg-n.

anxiety–hypochondriacal/
anxiété–hypochondriaque/
Angst–hypochondrische

itching of the skin, from
prurit cutané, par
Hautjucken, infolge von
   PSOR.

life, of
vie, de la
Leben, am
   ars.¹⁶, calc.¹¹, cimic.¹⁴

lost, thinks everything is⁴
perdu, croit que tout est
verloren, hält alles für
   aur., ign.

love, from disappointed
chagrin d'amour, par
Liebeskummer, durch
   caust.⁵, **hyos.**²

masturbation, in²
masturbation, par la
Masturbation, bei
   op.

menorrhagia, in²
ménorrhagie, pendant une
Menorrhagie, bei
   cocc.

menses, before
menstruation, avant la
Menses, vor den
   verat.

others, about
autrui, pour
andere, um
   aur.

   oneself, and²
   soi-même, et
   sich selbst, und
      aur., **arg-n.**

pains, with the
douleurs, pendant les
Schmerzen, bei
   acon., **ars., AUR.,** aur-ar.¹', calc.⁷,
   carb-v., **cham.,** chin.¹, chin-ar., **coff.,**
   colch., hyper., lach., lil-t., mag-c.,
   nux-v., stram.⁷, **verat.,** vip.³, ⁶

   sensitive–pain/sensible–douleurs/
      empfindlich–Schmerzen
   shrieking–pain/criant–douleurs/
      Schreien–Schmerzen
   suicidal–pains/suicide–douleurs/
      Selbstmord–Schmerzen
   weeping–pains/pleurant–douleurs/
      Weinen–Schmerzen

   stomach, in the
   gastriques, dans les d.
   Magenschmerzen, bei
      ant-c., **coch.**², **coff.**

parturition, during²
accouchement, pendant l'
Entbindung, während der
   coff.

periodical
périodique
periodische
   ars., aur., aur-ar.¹'

perspiration, during
transpirant, en
Schweiß, bei
   ARS., calc., **carb-v., cham.,** graph.,
   lyc., **sep.,** stann., verat.

pregnancy, during³
grossesse, pendant la
Schwangerschaft, in der
   nat-m.

rage, bordering on²
rage, frisant la
Raserei, grenzt an
   agar.

   cursing and imprecations, with⁵
   jurons et imprécations, avec
   Fluchen und Verwünschungen, mit
      NIT-AC.

recovery, of
guérir, de ne
Genesung, an der
   acon., ALUM.³⁻⁵, ⁷, ARS., aur-ar.¹',
   aur-i.¹', **aur-s.**¹', bapt., bar-c., **bry.,**
   CALC., calc-ar.¹', calc-s., cann-i.,
   caust.⁵, cham., chlol., cimic.¹⁴, **hell.,**
   hura, **ign.**¹, ⁵, kali-ar., kali-br.,

kali-c., kreos., lac-c.⁶, lach.⁴, **lyc.**⁶,¹⁶,
mag-c.¹⁰, med.⁷, **merc.**⁵, nat-s.,
nit-ac.¹', nux-v., **psor., sep.,** sil.,
SYPH.¹',⁷, ther., verat.¹', zinc.

delusions–disease–incurable/
imaginations–maladies–
incurable/Wahnideen–Krank-
heit–unheilbare
d.–health/d.–santé/V.–Gesundheit
doubtful–revovery/sceptique–réta-
blir/zweifelnd–Genesung

convalescence, during
convalescence, au cours de la
Rekonvaleszenz, in der
  psor.

religious d. of salvation
religieux de son salut
religiöse V. an der ewigen Seligkeit
  arg-n., **ARS., AUR** aur-ar.¹', aur-i.¹',
  aur-s.¹', calc., calc-ar.¹' camph.,
  chel., cycl.⁶, hell., hura, ign.,
  kali-p., **LACH., LIL-T.,** lyc., med.,
  mez., nat-m., plat., plb., podo.,
  psor., **PULS.**¹,⁵, **stram., sulph., thuj.,**
  VERAT.

anxiety–salvation/anxiété–salut/
Angst–Seligkeit
doubtful–soul/doutes–salut/
zweifelt–Seelenheil
religious affections/religieuses,
affections/religiöse Gemüts-
bewegungen
remorse/remords/Reue
suicidal–despair–religious/suicide–
désespoir–religieux/Selbstmord–
Verzweiflung–religiöse

alternating with sexual excitement
alternant avec excitation sexuelle
abwechselnd mit sexueller
  Erregung
  lil-t.

suppressed menses, during
suppression de la menstruation,
  pendant
unterdrückter Menstruation, bei
  VERAT.

rising, am. on¹⁴
levant, am. en se
Aufstehen, am. beim
  chloram.

sexual craving, from²
sexuel marqué, par désir
sexuelles Verlangen, durch heftiges
  aster.

shrieks of d., paroxysmal²
crie dans ses crises de d.
Schreien aus V., anfallsweises
  lyss.

social position, of
sociale, pour sa situation
gesellschaftliche Stellung, über seine
  calc.⁵, ign.⁵, puls.⁵, rhus-t.⁵, sep.⁵,
  staph.⁵, sulph.⁵, **VERAT.**

trifles, over
futilités, pour des
Kleinigkeiten, wegen
  graph.

typhus, after; nosebleed am.²,⁷
typhus, après; épistaxis am.
Typhus, nach; Nasenbluten am.
  PSOR.

vomiting, during¹¹
vomissant, en
Erbrechen, bei
  ars-h.

waking, in intermittend²
réveils intermittents, au cours de
Erwachen, bei wiederholtem
  ant-t.

work, over his¹'
travail, au sujet de son
Arbeit, über seine
  anac.

DESTRUCTIVENESS
DÉTRUIR, penchant à
ZERSTÖRUNGSSUCHT
   agar., anan., apis, **bell.,** bufo, calc.,
   camph., canth., carbn-s., **cimx.**²,
   con.², **cupr.,** cur., hep.¹', hura, **hyos.,**
   iod.², lach., laur., lil-t.⁸, merc-i-f.,
   mosch., **nux-v.**³⁺ ⁵, oena.², op., phos.,
   plat., plb., sec.⁸, sol-t-ae., staph.,
   STRAM.¹⁺ ⁷, stront., sulph., **tarent.,**
   tub., verat.

   break/briser/zerbrechen
   tears/déchire/zerreißt

   clothes, of
   habits, des
   Kleidern, an
      bell., camph., hyos.², **ign.,** nux-v.⁵,
      plb.⁷, **stram., sulph., TARENT.,**
      verat.

      rage–tears/rage–déchire/
      Raserei–zereißt

      cuts them up
      coupe en morceaux, les
      zerschneidet sie
         verat.

   cunning
   rusé, roublard
   listig, verschlagen
      tarent.

      mischievous/espiègle/mutwillig

   drunkenness, during⁵
   ivresse, pendant l'
   Trunkenheit, bei
      bell., verat.

DETERMINATION, gloomy¹¹
DÉTERMINATION sombre
ENTSCHLOSSENHEIT, düstere
   pyrus

DEVELOPMENT of children arrested⁶
DÉVELOPPEMENT des enfants,
   arrêt de
ENTWICKLUNG der Kinder gehemmt
   agar., **bar-c.**¹', ⁶, calc., **calc-p.,**
   des-ac.¹⁴, cupr.¹¹, **phos.,** vip.¹¹

DICTATORIAL, domineering,
   dogmatical, despotic
DICTATEUR, autocrate, dogmatique,
   despote
DIKTATORISCH, herrisch, dogmatisch,
   despotisch
   allox.⁹, arn.³⁻⁵⁺ ⁷, apis⁷ (non¹: aur.),
   camph., caust., cham., chin.⁵, con.,
   cupr.³⁻⁵, ferr., lach., **lyc., merc.,** phos.²,
   plat.³⁺ ⁵, verat.³⁺ ⁵

   answers–dictatorial/répond–
   dictatoriale/antwortet–diktatorisch

   command, talking with air of⁴
   commandement, parle avec un ton de
   Befehlston
      arn., cupr., **lyc.**²⁺ ⁴, **phos.**²

   power, love of
   puissance, désir de
   machtliebend
      lyc.

DIPSOMANIA, alcoholism *
DIPSOMANIE, ivrognerie, alcoolisme
TRUNKSUCHT, Alkoholismus
   absin.², acon.³⁺ ⁸, adon.⁶, **AGAR.**²⁺³⁺⁷⁺⁸⁺¹²,
   agav-t.¹⁴, alum.³, am-m.³, anac.³⁺ ¹²,
   ange.⁸, anis.²⁺¹², **ant-c.**²⁺³, **ant-t.**²⁺³⁺⁶⁺⁸⁺¹²,
   apoc.⁸, apom.⁸⁺ ¹², arg-m.³, arg-n.⁶,
   arn.³⁺ ⁵, ars., ars-s-f.¹', **asaf.**³,
   asar.²⁺ ³⁺ ⁸⁺ ¹², **aur.**³⁺ ⁶⁺ ⁸, **aven.**⁸⁺ ¹²,
   bar-c.², **bell.**²⁺ ³⁺ ⁵⁺ ⁸, bism.⁸, bor.³, bov.³,
   bry.³⁺ ¹², bufo, cadm-s.²⁺ ⁷⁺ ¹², **calc.,**
   calc-ar.⁸⁺ ¹², camph.³, cann-i.²⁺ ⁸,
   caps.³⁺ ⁸, carb-ac.⁶, carb-an.³,
   carb-v.²⁻⁴, **carbn-s.**¹', ⁷, card-m.², caust.,
   cham.³, **chel.**³, chim.²⁺ ⁸, **CHIN.**²⁺ ³⁺ ⁸⁺ ¹²,
   chin-m.¹², cic.³, **cimic.**²⁺ ⁶⁺ ⁸, coc-c.²⁺ ⁶,
   cocc.³⁺ ⁸, **coff.**²⁺ ³⁺ ⁶, con., croc.³,

CROT-H.², ⁸, cupr.-ar.⁸, dig.², ³,
eup-per.², ⁶, ferr.², ³, fl-ac.¹′, ⁶, ¹²,
gels.², ⁸, glon.⁶, graph.³, ⁶, hell.³, hep.,
hydr.⁸, ¹², hyos.²⁻⁶, ⁸, ichth.⁸, ign.³, ⁴, ip.³,
kali-bi.³, ⁶, kali-br.², ⁶, kali-c.³, kali-i.⁸,
kola⁸, lac-ac.⁶, lac-c.², lach., laur.³,
led.²⁻⁴, ⁶, ⁸, ¹², lob.⁸, ¹², lup.⁸, lyc.³, ⁵, ⁶,
mag-c., meph.², ⁶, ¹², merc., mez.³,
mosch.³, nat-c.², ³, nat-m.², ³, nat-n.³, ⁶,
nat-s.², nux-m.², ³, nux-v., op.,
passi.⁵, ⁶, petr., ph-ac.³, ⁵, phos.², ⁸,
plat.⁵, plb.³, psor.⁸, puls., quas.⁶,
querc.⁸, ¹², RAN-B.², ³, ⁶⁻⁸, ¹², raph.¹²,
rhod.³, rhus-t.³, ⁵, rumx.⁶, ruta³,
sabad.³, samb.³, sang.¹², sars.³, sec.³,
SEL.¹′, ², ³, ⁶, ¹², ¹⁴, sep.², ³, ⁶, ⁸, ¹², sil.³,
spig.³, spong.³, staph., stram.², ³, ⁸,
stront-c.³, stroph.⁸, ¹², stry-n.⁸,
sul-ac.², ³, ⁶, ⁸, sulph., syph.⁸, ¹²,
tarax.³, thuj.³, tub.⁸, valer.³,
VERAT.³, zinc.², ³, ⁸, ¹²

ailments–dipsomania/troubles–
 dipsomanie/Beschwerden–
 Trunkenheit
delirium tremens
drunkenness/ivresse/Trunkenheit

drinking on the **sly**
en cachette, buveur
heimlicher Trinker
 sulph.¹, ⁷

excitement from⁶
excitation par
Erregung durch
 stram., zinc.

hereditary⁵
héréditaire
erbliche
 lach.

hypochondriasis, with²
hypocondrie, avec
Hypochondrie, mit
 NUX-V.

idleness, from⁵
oisiveté, par
Müßiggang, aus
 lach., nux-v., sulph.

irritability, with², ⁶
irritabilité, avec
Reizbarkeit, mit
 nux-v.

menses, before
menstruation, avant la
Menses, vor den
 SEL.

pregnancy, during or after⁵
grossesse, pendant ou après la
Schwangerschaft, während oder nach
 der
 nux-v.

weak of **character,** from⁵
faiblesse de **caractère,** par
Charakterschwäche, aus
 ars., petr., puls.

DIRTINESS⁵
MALPROPRETÉ
UNREINLICHKEIT, Unsauberkeit
 AM-C.⁵, ⁸, **caps.**⁸, ¹², crot-h., merc.⁸,
 nux-v., petr., **psor.**⁸, sil.⁸, staph.,
 sulph.⁵, ⁸, verat.⁸

indifference–external–things/
 indifférence–externes–choses/
 Gleichgültigkeit–äußere–Dinge

dirting everything⁵
salir, veut tout
beschmutzt alles
 am-c., bry., **nat-m.**

urinating and defecating everywhere,
 children⁵
urinant et déféquant partout, enfants
urinieren und defäkieren überall,
 Kinder
 sep., sil., sulph.

disappointment see ailments–
 disappointment

DISCOMFORT[11]
MALAISE, incommodité
UNBEHAGEN, Unpäßlichkeit
   agar., ammc., ars., aur., bol-s., bry., calad., calc-p., **camph.,** cina, clem., colch., digin., ferr., form., glon., gran., **grat.,** hell., hipp., hydr-ac., kali-bi., kali-c., kali-chl., lach., lyc., mag-c., morph., mosch., nat-c., nicc., op., par., petr., plect., quas., rheum, sabad., sec., spira., **sulph.,** thuj., valer., zinc.

  morning[11]
  matin
  morgens
     ang., hipp., mag-c.

    walking, on[11]
    marchant, en
    Gehen, beim
       ant-t., plect.,

  forenoon[11]
  matinée
  vormittags
     agar., lyc., mag-c.

  noon[11]
  midi
  mittags
     mez.

  afternoon[11]
  après-midi
  nachmittags
     mang., sil.

  evening[11]
  soir
  abends
     calc., coloc., sabad., sulph.

  night[11]
  nuit
  nachts
     nicc., petr., puls-n.

  bathing, after[11]
  baigné, après s'être
  Baden, nach dem
     phys.

  chill, during[11]
  frissons, pendant les
  Fieberfrost, bei
     ars.

  eating, after[11]
  mangé, après avoir
  Essen, nach dem
     bar-a., bry., clem., olnd., ph-ac., zinc.

  dinner, after[11]
  déjeuner, après le
  Mittagessen, nach dem
     crot-t., iod., ol-an., zinc.

  supper, after[11]
  dîner, après le
  Abendessen, nach dem
     petr., seneg.

  heat, during[11]
  chaleur fébrile, pendant la
  Fieberhitze, bei
     ran-b.

  pickled fish, after[11]
  poisson salé, après du
  Salzfisch, nach
     calad.

  walking, after[11]
  marche, après la
  Gehen, nach dem
     arg-m., caust.

DISCONCERTED
DÉCONCERTÉ
FASSUNGSLOS
   brom., ign.

DISCONTENTED, displeased, dissatisfied
MÉCONTENT, contrarié
UNZUFRIEDEN, mißvergnügt, unbefriedigt
   acon., aeth., agar., agn., alet., all-c., aloe, alum., alum-p.[1'], alum-sil.[1'],

DISCONTENTED / MÉCONTENT / UNZUFRIEDEN

am-c., **am-m.**, ammc.[4], **ANAC.**, ang., **ant-c.**[6, 8], ant-t.[2, 6], apis, arn., **ars.**, ars-i., ars-s-f.[1'], asaf.[4, 6], asar., **aur.**, aur-ar.[1'], aur-m., aur-s.[1'], bar-c., bell., berb., **bism., bor.**, bov., brom., **bry.**, calc., calc-ar.[1'], calc-i.[1'], **CALC-P.**, calc-s., calc-sil.[1'], cann-s., canth., caps., carb-ac.[6], carb-an., carbn-s., carc.[7], caust., **cham., chel., chin.**, chin-ar., cic., **cina**, cinnb., cinnm.[11], clem., cob.[11], cocc., coff., **colch.**, coloc., **con.**[1, 5], crot-t., **cupr.**, dulc., eug.[4], ferr., ferr-ar., ferr-p., fl-ac., goss.[7], graph., grat., ham., hell., **hep.**, hipp., hura, ign., indg., indol.[8], iod., ip., jug-r.[11], kali-ar., **kali-c.**, kali-m.[1'], kali-n., kali-p., kali-s., kali-sil.[1'], kreos., lach., laur., led., lepi., lil-t., **lyc.**, lyss.[2], m-aust.[4], mag-c., mag-m., mag-p.[8], mag-s., manc., mand.[10], mang., meny., **MERC.**, merc-c.[4], mez., moly-met.[14], mur-ac., nat-ar., **nat-c.**[1, 5], **NAT-M.**, nat-p., **nit-ac., nux-v.**, ol-an., olnd.[5], op., orig., **pall.**, pana.[11], par., petr., ph-ac., phos., **plat.**, plb., prun., psor.[8], **puls.**, ran-b., rheum[3, 6], rhod., **rhus-t.**, rob., ruta, samb., sars., sel.[6], **sep., sil.**, sin-n., spong., **stann., staph.**, stram., stront-c.[6], sul-i.[1'], **SULPH.**, syph.[7], tab.[8], tarent., teucr.[6], ther., **thuj.**, til., tub.[3], viol-t., zinc.[6]

disgust/dégoût/Widerwillen
morose/morose/mürrisch
sulking/bouderie/schmollen

daytime
journée, pendant la
tagsüber
    ars., led.

morning
matin
morgens
    hipp., **lyc.**[6], **nux-v.**[6], plb., puls.

afternoon
après-midi
nachmittags
    grat., mur-ac., nat-m., op., zinc.

stool, before
défécation, avant la
Stuhlgang, vor
    bor.

evening
soir
abends
    calc., fl-ac., hipp., ign., jug-r.[11], **puls.**, ran-b., **rhus-t.**

am.
    aloe, puls.[6]

air, in open
air, en plein
Freien, im
    mur-ac.

always[5]
toujours
immer
    HEP., lach., **MERC.**, nit-ac.

coition, after
coït, après le
Koitus, nach
    calc., sel.[6]

eating, after
mangé, après avoir
Essen, nach dem
    bov., fl-ac.

everything, with
tout, de
allem, mit
    alum., alum-sil.[1'], am-c., ammc.[4], anac., apis, arn., ars., bell.[4], bism., calc-s.[1'], calc-sil.[1'], cann-s., canth.[4], carb-an.[4], cham., chin-ar., cina[7], cocc., coff., colch., **coloc.**[4], cupr.[4], eug., graph., grat., ham.[4], **HEP.**[1, 5], hipp., hura, ign., iod., ip., kali-c., kali-s.[1'], kreos.[1'], lach.[5], lil-t.[1'], mag-c., meny., **MERC.**[5], merc-c.[4], mez., mur-ac., nat-c., **NAT-M.**, nit-ac., nux-v.[1'], **pall.**, petr., **plat.**[5], **puls.**, rheum[7], samb., sars., **sep.**[1], sieg.[10], spong., stann., staph., sul-ac.[1'], **sulph.**, thea

headache, during[5]
maux de tête, pendant les
Kopfschmerzen, bei
  ign.

health, about[16]
santé, de sa
Gesundheit, mit seiner
  phos.

himself, with
soi, de
sich selbst, mit
  agn., aloe, **ars.**[1, 5], aur., bell., bry., calc-p., caust., cham., cinnb., cinnm.[11], cob., cocc., **hep.,** kali-c., lyc., m-aust.[4], mang., meny., merc., mez., mur-ac., **nit-ac.,** nux-v.[5], pana.[11], ph-ac.[1], **puls.**[1, 5], ruta, staph.[1', 5], **sulph.,** tarent., ther., viol-t., ziz.[2]

  reproaches himself/reproches-se fait/tadelt sich selbst

inanimate objects
inanimés, d'objets
leblosen Gegenständen, mit
  caps.

menses, during
menstruation, pendant la
Menses, während der
  cast., tarent.

rainy weather, during
temps pluvieux, par
Regenwetter, bei
  aloe

stool, before
défécation, avant la
Stuhlgang, vor
  bor.

surroundings, with[11]
milieu, de l'entourage, du
Umgebung, mit der
  ang., **cham.,** chel., meny., merc., mez., par., plat.

weeping am.
pleurer am.
Weinen am.
  nit-ac., ziz.

wrong, everything another does is[2]
mal fait, tout ce que les autres font est
falsch, andere machen alles
  cham.

discords see ailments-discords

DISCOURAGED
DÉCOURAGÉ
ENTMUTIGT
acon., agar., agn., aloe, alum., alum-p.[1'], alum-sil.[1'], am-br.[6], ambr., **anac.,** ang., ange-s.[14], ant-c., ant-t., **apis,** arg-m., arn., **ars.,** ars-h.[2], ars-i., aur., bar-c., bell., brom.[1'], bry., bufo-s., calad., **calc.**[1, 5], calc-i.[1'], camph., canth., carb-an., **carb-v.**[1, 5], carbn-s., **carl.,** caust., cench.[1'], cham., **chin.,** chin-ar., **chin-s., cocc.,** coff., colch., coloc., con., convo-d., cupr., der., des-ac.[14], dig., **dros.,** gran., graph., hell., hep., hipp., hydr.[1'], hydr-ac., hyos., hypoth.[14], iber.[11], ign., iod., ip., iris, kali-bi., kali-c., kali-i.[6], kali-m.[1'], kali-n., kali-p., kali-s., kali-sil.[1'], lac-ac., **lach.,** laur., lith-c.[6], **lyc., m-arct.**[4], mag-m., mand.[14], mang., merc., merc-c., moly-met.[14], mur-ac., myrt-c.[3], nat-ar., nat-c., nat-m., nat-p., nat-s., nat-sil.[1'], nit-ac., nux-v., olnd., op., pen.[11], **petr.,** ph-ac., phos., plat., plb., podo., **psor., puls.,** pyrus, ran-b., **rhus-t.,** sabin., sarcol-ac.[14], sec., **sep., sil.**[1, 5], spig., **stann.,** stram., sul-ac., sul-i.[1'], **sulph.,** tab., tarent.[1], ther., thuj., tub-r.[13, 14], valer., **VERAT.**[1, 5], verb., viol-t., vip.[4], visc.[14], zinc.

confidence–self/confiance–soi/
 Selbstvertrauen
eyes, downcast/regard abattu/
 Augen niedergeschlagen
helplessness/impuissance/
 Hilflosigkeit
resignation/résignation/Resignation

daytime and night[4]
journée et nuit, pendant la
tagsüber und nachts
 carb-an.

morning
matin
morgens
 hipp., plat., sep., sulph.

 bed, in[4]
 lit, au
 Bett, im
 puls.

afternoon
après-midi
nachmittags
 con.

evening
soir
abends
 ant-t.[4], calc., ferr-p., **puls.**, ran-s.
 rhus-t.

 eating am.
 manger am.
 essen am.
 tarent.

night [4]
nuit
nachts
 graph.

air, in open
air, en plein
Freien, im
 ph-ac.

 am.[4]
 coff.

alternating with anger[4]
alternant avec colère
abwechselnd mit Zorn
 ran-b., zinc.

confidence[4]
confiance
Zuversicht
 alum.

courage[5]
courage
Mut
 merc., op., staph.

exaltation[4]
exaltation
Überspanntheit
 petr., sul-ac.

exuberance[4]
exubérance
Ausgelassenheit
 petr.

haughtiness
arrogance
Hochmut
 agn.

hope[5]
espoir
Hoffnung
 alum.[4]., kali-c.[4], **merc., op.,**
 staph.

irritability[4]
irritabilité
Reizbarkeit
 zinc.

quarrelsomeness[4]
combativité
Streitsucht
 ran-b.

anxiety, with[4]
anxiété, avec
Angst, mit
 acon., bar-c., canth., **cham., graph.,**
 m-arct., puls.

business, aversion to[4]
affaires, aversion pour les
Geschäfte, Abneigung gegen
   puls.

children, in[4]
enfants, chez les
Kindern, bei
   lyc.

coition, after
coït, après le
Koitus, nach
   sep.

cursing, with[4]
jure, et
Fluchen, mit
   nit-ac.

disgust, with[4]
dégoût, avec
Widerwillen, Unlust, mit
   caust.

future, about
avenir, de l'
Zukunft, für die
   dros.[2], merc.[4]

impatience, with[4]
impatience, avec
Ungeduld, mit
   calc.

irresolution, with[4]
irrésolution, avec
Unentschlossenheit, mit
   puls.

irritability, with[4]
irritabilité, avec
Reizbarkeit, mit
   carb-v., dig.

menses, before
menstruation, avant la
Menses, vor den
   carl.

moaning, with[4]
gémissements, avec
Stöhnen, mit
   cham., nux-v., verat.

morose, and[4]
morose, et
mürrisch, und
   op.

pain, from[4]
douleurs, par les
Schmerzen, durch
   colch., hep.[4, 5], lach., nux-v.

praying, with[4]
prières, avec
Beten, mit
   puls.

quiet, and[4]
calme, et
still, und
   lyc.

rage, with[4]
rage, avec
Wut, mit
   colch., nit-ac.

reproaches himself[4]
reproches, se fait des
Selbstvorwürfen, mit
   m-arct.

waking, on
réveil, au
Erwachen, beim
   graph., puls.

walking, while
marchant, en
Gehen, beim
   am-c., ph-ac.

weeping, with[4]
pleurs, avec
Weinen, mit
   bar-c., **carb-v.,** chin-s., laur., **lyc.,**
   nux-v.

   am.
      nit-ac.

DISCRIMINATION, lack of[5]
DISCERNEMENT, manque de
UNTERSCHEIDUNGSVERMÖGEN,
Urteilskraft, Mangel an
alum., con., hep., nitro-o.[11]

DISCUSS, desire to[14]
DISCUTER, désir de
DISKUTIEREN, Verlangen zu
trios.

DISCUSSES her symptoms with
everyone[7]
DISCUTE ses symptômes avec tout
le monde
REDET mit jedem über ihre Symptome
pop-c.

*loquacity–health/loquacité–santé/
Geschwätzigkeit–Gesundheitszustand*

DISGUST
DÉGOÛT
WIDERWILLEN, Unlust
aloe[3], arn.[4], ars., aur.[4] camph.[4], caps.[4],
caust.[4], cimx., coloc., con.[4], **croc.**[4],
hep.[4], ip.[4], **kali-c.**[4], kali-i.[4], lac-c.[2],
laur.[4], led.[4]., mag-c.[4], mag-m.[4], **merc.**,
mez., nux-v.[4], petr.[4], phos., plb.[4],
PULS., samb.[4], sars.[4], sil.[4], spong.[4],
SULPH., syph.[7], tarent.[2], thea[4],
thuj.[4]

*aversion/aversion/Abneigung
discontented/mécontent/unzufrieden
discouraged–disgust/découragé–
dégoût/entmutigt–Widerwillen*

consciousness of his unnatural state
mind[2]
conscience de son état d'esprit
anormal
Bewußtsein seines unnatürlichen
Gemütszustandes, im
tarent.

everything, with[4]
tout, de
alles, gegen
arn., aur., caust., con., ip., kali-i.,
laur., led., mag-c., mag-m., **merc.**,
nux-v., petr., phos., **puls.**[2, 4], samb.,
sars., spong., thea, **thuj.**

exhilaration, of others, at[4]
gaieté des autres, de
Heiterkeit anderer, gegen
m-aust.

himself, with; has not courage to
live[2]
lui-même, de; n'a pas le courage de
vivre
sich selbst, gegen; hat keinen Lebensmut
merc.

laughing of others, at[4]
rire des autres, de
Lachen anderer, gegen
ambr.

medicine bottle, on sight of the[9]
flacon de médicament, à la vue du
Arzneiflasche, beim Anblick der
visc.

refuses/refuse/verweigert

nausea from her own effluvia, to[2]
nausée par les exhalaisons de son
propre corps, jusqu'à
Übelkeit von den eigenen Ausdünstungen, bis zur
SULPH.

DISHONEST[5]
MALHONNÊTE, déloyal
UNEHRLICH, unredlich
ars., bry., calc., lach., puls., sil.,
sulph.

deceitful/trompeur/trügerisch

DISOBEDIENCE
DÉSOBÉISSANCE
UNGEHORSAM
acon., agn., **am-c.**, am-m., arn., calc.[5], canth., caps., caust., **chin., dig.**, elae.[11], guaj., **lyc., MERC.**[5], nit-ac., nux-v., petr.[5, 16], phos., spig., staph.[5], sulfonam.[14], sulph., **TARENT., viol-o.**[2], **viol-t.**

*contrary/récalcitrant/widerspenstig
obstinate/opiniâtre/eigensinnig*

children, in[2]
enfants, des
Kindern, bei
    chin.

DISTANCES, inaccurate judge of
DISTANCES, appréciation inexacte des
ENTFERNUNGEN, schlechte Beurteilung von
    agar.[3], anac.[3], arg-n.[3], **cann-i.**, cann-s.[3], glon.[3], hyos.[16], **nux-m.**[3, 7], op.[3], stann.[3], **stram.**

*delusions–enlarged–distances/
    imaginations–agrandi–distances/
    Wahnideen–vergrößert–Entfernungen
size–incorrect/dimensions–fausse/
    Größe–schlechter*

exaggerated, are
exagérées
überschätzt, werden
    anac.[1', 14], **cann-i.**, glon., nux-m.[6, 7], ox-ac.[6], stram.[2], sulph.[6], ther.[6]

    runs against things which appear
        to him distant[2]
    court contre des choses qui lui
        paraissent éloignées
    rennt gegen noch entfert erscheinende Gegenstände
        stram.

    time during sleepiness, and[4]
    temps pendant somnolence, et le
    Zeit während Schläfrigkeit, und die
        nux-v.

DISTURBED, averse to being
DÉRANGÉ, n'aime pas être
GESTÖRT sein, will nicht
    bry., chin-ar.[2], **cocc.**[2], gels.

DOUBTFUL[5]
SCEPTIQUE
ZWEIFELND, skeptisch
anh.[9, 10], bar-c., **CARB-V.**, cic.[3], **graph., lach.**, petr., sep., staph.

recovery, of
rétablir, doute de se
Genesung, an der
    acon., agn., **alum.**[4-6], arn.[6], **ars.**[1', 4, 6, 7], ars-h.[2], aur.[7], bry., calc., **calc-sil.**[1'], cecr.[14], **ign.**[1, 5], kali-c., kreos.[4], lac-c.[6], lach., **lept.**[6], lil-t.[6], **lyc.**[6], **merc.**[5], nat-s.[4], nit-ac.[6], nux-v., ph-ac.[1], phos., psor., puls., sep., **stann.**[6], sulph., syph.[7]

    climacteric period, during[2]
    ménopause, pendant la
    Klimakterium, im
        sars.

    medicine is useless[4]
    médecide est inutile
    Medizin ist nutzlos
        alumn.[2], ars.

soul's welfare, of
salut de son âme, doute du
Seelenheil, am
    ARS., AUR., bell., calc., chel., croc., cycl.[3], dig., hyos., **LACH.,** lil-t., lyc., nux-v., **PULS.,** sel., stram., sulph.[3, 4, 6], **verat.**

*despair–religious/désespoir–
    religieux/Verzweiflung–religiöse*

DREAM, as if in a
RÊVE, comme dans un
TRAUM, wie im
  absin., acon., agar.³, ail., alum.,
  ambr., amyl-ns., **anac.**, ang., **ant-c.**³,
  apis, arg-n.³, arn., ars., atro., **bell.**,
  bry.³, buth-a.⁹, ¹⁴, **calc., cann-i.**,
  cann-s., carb-ac., carb-an., **carb-v.**,
  cench.¹', cham., chin.³, coca³, coff.³,
  con., cupr., glon.¹, **hell.**, hep., **hyos.**,
  lach., lil-t., **med.**¹, ⁷, merc., **nat-m.**,
  NUX-M., nux-v.³, oena., ol-an.,
  olnd.³, ⁴, **OP.**, ph-ac., phos., phys.,
  puls.³, rheum⁷, sabad.³, sep.³, sil.,
  squil., **STRAM., sulph.**, thuj., valer.,
  verat., visc., zinc.³, ⁷, ziz.³, ⁷, ¹¹

  absent–minded–dreamy/distrait–
  rêveur/zerstreut–verträumt

  daytime
  journée, pendant la
  tagsüber
    ars., elaps

  night
  nuit
  nachts
    nat-c.

  beautiful²
  beau, dans un
  schönen, in einem
    absin.

  escape in a world of dreams¹⁴
  fuite dans le monde du rêve
  Flucht in die Traumwelt
    anh.

  future, about the²
  avenir, de l'
  Zukunft, von der
    staph.

    poetical f.
    poétique, a.
    poetischer Z.
      olnd.

DRESS, averse to (in melancholia)²
S'HABILLER, aversion de (dans la
  mélancolie)
ANZIEHEN, will sich nicht (bei
  Schwermut)
  con.

  indecently, dresses
  inconvenant, s'habille
  unanständig, unschicklich an, zieht
    sich
      hell,³, ⁵, ¹¹, hyos.³, ¹¹, stram.³

  unable to¹¹
  incapable de
  unfähig, sich anzuziehen
      merc.

DRINKING, mental symptoms after
BOIRE, symptômes psychiques après
TRINKEN, Gemütssymptome nach
  bell., cocc.³, con., **lyss., stram.**

DRINKS more as she should¹⁶
BOIT plus qu'elle ne le devrait
TRINKT mehr, als sie sollte
  ars.

DRIVING am. mental symptoms¹', ³
ALLER en voiture am. symptômes
  psychiques
FAHREN im Wagen am. Gemütssymptome
  nit-ac.

DULLNESS, sluggishness, difficulty of
  thinking and comprehending, torpor
ESPRIT GOURD, lenteur d'esprit,
  difficulté de penser et de
  comprendre
STUMPFHEIT, Geistesträgheit, Denk-
  und Verständnisschwierigkeit
  abies-n., abrot., absin.², acet-ac.,
  acon., aconin.¹¹, aesc., aesc-g.⁸, aeth.,
  aether¹¹, **agar.**, agn., ail.³, ⁶, ⁸, ¹¹, ¹²,

DULLNESS / ESPRIT GOURD / STUMPFHEIT

aloe⁶, alco.¹¹, **alum.**, alum-p.¹′, alum-sil.¹′, am-c., am-m.³, ¹², **ambr.**, **ammc.**², ⁴, amor-r.¹⁴, amyg.¹¹, **anac.**, anan.², ang.³, anh.⁹, ¹⁰, ant-c., **ant-t.**², ³, **apis**, apom.¹¹, **arg-m.**, **ARG-N.**, arn., ars., ars-i., ars-met.², arund.², ¹¹, asaf.³, ⁴, asar., asc-c.², asc-t.², ¹¹, aster., atro.¹¹, aur., aur-s.¹′, bad.², **BAPT.**, **BAR-C.**, bar-i.¹′, **BAR-M.**, **BELL.**, bell-p.⁹, berb., bism., bol-la.¹¹ **bor.**³, ⁴, ⁸, **bov.**, **BRY.**, **bufo**, **cact.**, **caj.**¹¹, calad.³, **CALC.**, calc-ar., calc-caust.¹¹, calc-i.¹′, **CALC-P.**, **CALC-S.**, calc-sil.¹′, camph., cann-i., **cann-s.**, canth., caps., carb-ac., carb-an.³, ⁴, ¹¹, **CARB-V.**, carbn-o., **carbn-s.**, carc.⁷, ⁹, carl., **caust.**, cedr.¹¹, cench.¹′, cent.¹¹, **cham.**, **chel.**, chim.¹¹, **chin.**, chin-ar., **chin-s.**, **chlf.**², ¹¹, chr-ac.², ¹¹, **cic.**, cimic., cimx., **clem.**, coc-c., coca¹¹, **cocc.**, coch.², ¹¹, cod.¹¹, coff.³, ¹¹, ¹², **colch.**, coloc.¹, **con.**, conin.¹¹, **cop.**, corn., cortico.⁹, ¹⁰ cortiso.⁹, ¹⁰, cot.¹¹, croc., **crot-h.**, crot-t., cupr., cupr-ar., cycl., des-ac.¹⁴, **dig.**, dios.¹¹, dros., dulc., echi., epil.¹¹, ery-a.², eucal.², ¹¹, eup-pur.¹¹, euphr.³, ⁴, fago.¹¹, **ferr**³, ¹¹, ferr-i.¹′, ², ferr-ma.⁴, ferr-p.³, form.¹¹, gad.¹¹, **GELS.**, gent-l.¹¹, get.¹¹, gins., **glon.**, gran.¹¹, **GRAPH.**, **GUAJ.**, gymno.², ¹¹, haem.⁶, ¹¹, halo.¹⁴, ham.¹′, ¹¹, **HELL.**, helon.¹¹, **hep.**, hipp., hir.¹⁴, hist.¹⁴, **hydr.**⁴, ¹¹, **hydr-ac.**, hydroph-c.¹⁴, **HYOS.**, iber.², ¹¹, ign., ind., indg., indol.⁸, iod., ip., iris, jug-c.¹¹, juni.¹¹, kali-bi.¹¹, ¹², **KALI-BR.**, **KALI-C.**, kali-i., kali-m.¹′, kali-n., kali-p., **kali-s.**, **kreos.**, lac-c., **LACH.**, lact., **LAUR.**, led., lepi., lil-t.¹¹, lim.¹¹, lina.¹¹, linu-c.¹¹, lob.¹¹, lol.¹¹, **LYC.**, lycps.¹¹, **lyss.**, m-arct.⁴, m-aust.⁴, macro.¹¹, ¹², **mag-m.**, mag-p.³, maland.⁷, manc.¹¹, mang.³, ⁷, med., **meli.**, meny.³, ⁴, ¹¹, ¹⁶, **merc.**, **merc-c.**, **merc-i-r.**², merl., **mez.**, mit.¹¹, morph.¹¹, mosch., mur-ac., myric., naja, nat-a.¹¹, **NAT-AR.**, **NAT-C.**, **NAT-M.**, nat-p., nat-s., nicc., **nit-ac.**, nitro-o.¹¹, **NUX-M.**, **nux-v.**, ol-an.⁴, **olnd.**, **OP.**, ox-ac.¹¹, par., ped.¹¹, pen.¹¹, penic.¹⁴, **petr.**, **PH-AC.**, **PHOS.**, phys., **PIC-AC.**, pin-s.¹¹, pip-m., plan.¹¹, plat., plect.¹¹, **PLB.**, podo.³, psil.¹⁴, **psor.**, ptel., **PULS.**, puls-n.¹¹, raja-s.¹⁴, ran-b., ran-s., raph.¹¹, rheum, **rhod.**, rhus-g.¹¹, **rhus-t.**, rhus-v., ruta, sabad., sabin.³, sacch.¹¹, sal-ac., sal-n.¹¹, sal-p.¹¹, samb.³, sang., santin.¹¹, sapin.¹¹, saroth.⁹, sarr.², ¹¹, **sars.**, **sec.**, **sel.**, **SENEG.**, **SEP.**, serp.¹¹, **SIL.**, sin-n.¹¹, **spig.**, **spong.**, squil.³, ⁴, **stann.**, **STAPH.**, still., **stram.**, stront-c.³, stry.¹¹, sul-ac., sul-i.¹′, sulfa.⁹, **SULPH.**, sumb., **syph.**³, ⁷, **tab.**, tarax., **tarent.**, Ter.¹¹, teucr., thala.¹⁴, ther., **thuj.**, til., trif-p.¹¹, **TUB.**, upa.¹¹, uran-n.², ust.¹¹, valer., **verat.**, verb., viol-o., viol-t.², ³, ¹¹, **vip.**⁴, ¹¹, xero.⁸, **ZINC.**, **ZINC-P.**¹′

ideas–deficiency/idées–déficience/
Ideen–Mangel
slowness/lenteur/Langsamkeit

daytime¹¹
journée, pendant la
tagsüber
    abies-n., cinnb., merc., nat-ar.

morning
matin
morgens
    aesc., agar., am-c.⁴, **ambr.**, **ANAC.**, arn., bar-c., berb., bor., canth., caps., carb-an., carbn-s., cere-b.¹¹, **CHIN.**, coloc.¹¹, cycl.⁶, form.¹¹, graph., guaj., hyper.¹¹, ign., kali-c., kali-n., kali-p., lact.⁴, laur., manc.¹¹, merc., mez., nat-ar., nat-c., nat-s.¹¹, nux-v.⁴, ox-ac., **ph-ac.**, phos., phys., plat., puls., puls-n.¹¹, rhod., sarr.¹¹, sep.¹¹, sil., squil.⁴, staph., sul-ac., sulph., **sumb.**, tell.¹¹, **thuj.**

bed, in⁴
lit, au
Bett, im
    chel., cocc.

rising, on
levant, en se
Aufstehen, beim
    ham.⁷, ¹¹, mag-m., phos., scut.¹¹, stram.

waking, on
réveil, au
Erwachen, beim
    aesc., anac., arn., bar-c.[11], berb., caps., carb-an., carb-v., **CHIN.**, ham.[7], ign., kali-c., kali-n., kali-sil.[1'], merc., plat., puls., ruta[16], sil., stann., staph., thuj.

forenoon
matinée
vormittags
    anac., ars., bism., carb-an.[11], lach., mag-c., mur-ac., myric.[11], nat-ar.[11], nat-m., phys.[11], psor., sars., sep., sil., sulph.

    (non[1]: after 10 h: anac.)

noon
midi
mittags
    ars., con., esp-g.[13], zinc.

afternoon
après-midi
nachmittags
    all-c., anac., ang., arg-n., ars.[16], atro., cadm-s.[11], caj., cann-s., cimic.[11], cod.[11], con., dios., ferr.[11], graph., ham., **hell.**, hyos., laur., lil-t., nat-m., pip-m., plan., puls., rhus-r., **sep., sil.**, sulph.[16], zinc.[16]

    am.[4]
        anac.

evening
soir
abends
    anac.[7, 11], calc-s., cann-s., carb-v.[4], coca, cod.[11], dig., dios.[11], dulc., hipp., ign., kali-c., lach., lyc., mag-m.[4], mez.[16], mill., mur-ac.[4], myric.[11], naja[11], nat-m., pip-m., puls.[4], ran-s.[4], rhus-t., ruta[16], sep., stann.[16], **sulph.**

    am.
        agar.[1', 7], bufo, cic., puls., sil., sulph.[4]

going to bed, after[11]
couché, après s'être
Zubettgehen, nach dem
    caj.

night am.[1']
nuit am.
nachts am.
    agar.

night on waking
nuit au réveil
nachts beim Erwachen
    aesc., bapt.[1'], ery-a.[11], com.[11], lyc.[16], lyss.[11], phos., plat., verat.

air, in open
air, en plein
Freien, im
    hyos., nat-ar.[1'], plat.

    am.
        cinnb., graph.[4], **LYC.**, mag-m., meny.

after being in open air[16]
après avoir été en plein air
nach Aufenthalt im Freien
    lyc.

alone, when
seul, étant
allein, wenn
    ph-ac.

alternating with hilarity and mirth
alternant avec hilarité et gaieté
abwechselnd mit Heiterkeit und Lustigkeit
    jab., spong.[4]

clearness of mind[14]
clarté d'esprit
Geistesklarheit
    colch.

dim vision[16]
vision floue
Trübsehen
    bell.

singing[4]
chants, avec des
Singen
   spong.

vivacity[4]
entrain, plein d'
Munterkeit
   crot-h.

work, desire for[4]
travailler, envie de
Arbeitslust
   cycl.

bad news, from
mauvaises nouvelles, par des
schlechte Nachrichten, durch
   calc-p.

beer, after
bière, après avoir bu de la
Biergenuß, nach
   coloc.

breakfast, after[11]
petit déjeuner, après le
Frühstück, nach dem
   bapt.

cares for his business, from[1']
soucis à propos de ses affaires, par des
Geschäftssorgen, durch
   ph-ac.

chagrin, vexation, from
contrariété, après
Ärger, Verdruß, nach
   ign., lach.

children, in
enfants, chez les
Kindern, bei
   abrot.[6], agar.[1', 7], **ARG-N., BAR-C.,**
   bar-m.[1], calc., **CALC-P.,** carbn-s.,
   iod., lach.[4], **lyc.,** med.[1], merc., **sil.,**
   SULPH., syph.[7], **tub.**[7], zinc.

chill, during
frissons, pendant les
Fieberfrost, bei
   agar.[2], bell., bry., **caps., cham.,**
   cic., cimx., dros.[16], **hell., lach.,** led.,
   nux-m., phos., plb., rhus-t., stann.

closing eyes, on
fermant les yeux, en
Augenschließen, beim
   zinc.

   am.
      kali-c.

coition, after
coït, après
Koitus, nach
   sep.

company, in
société, en
Gesellschaft, in
   plat.[1]

condition, could not think of her
état, est incapable de réaliser son
Zustand zu erkennen, unfähig, ihren
   chel.

conversation, from
conversation, par la
Unterhaltung, durch
   sil., staph.

copious flow see urine

coryza, during[16]
coryza, pendant le
Schnupfen, beim
   ars.

cough, during[16]
toux, pendant la
Husten, beim
   hep.

damp air, from
humide, par temps
feuchte Luft, durch
   calc., carb-v., merc.[1'], puls.,
   rhus-t., sil., verat.

diabetes, in²
diabète, au cours du
Diabetes, bei
   helon., **op.,** sul-ac.

dinner, during¹⁶
déjeuner, pendant le
Mittagessen, beim
   sulph.

   after
   après le
   nach dem
      carb-an., mag-c.¹⁶, zinc.¹¹

dreams, after
rêvé, après avoir
Träumen, nach
   arn., bell., caps., chin., cocc., sil.

drunken, as if²
bu, comme s'il avait
betrunken, als ob
   bell., op.

drunkenness, during⁵
ivresse, pendant l'
Trunkenheit, beim
   op., stram.

eating, after
mangé, après avoir
Essen, nach dem
   calc-s., chel.⁴, graph., led.⁷, meny.¹⁶, **rhus-t.,** tab.

      am.
         fago.¹¹, **iod., mez., nat-c., phos.,** sep., sil.

   emissions see pollutions

emotions, from
émotions, par
Gemütsbewegungen, durch
   acon., op., ph-ac., staph.

epilepsy, before
crises d'épilepsie, avant
epileptischen Anfällen, vor
   caust.

fog, as enveloped in a⁷
brouillard, est comme dans le
Nebel eingehüllt, wie in
   petr.

gassing, by
gaz, après intoxication par les
Gasvergiftung, durch
   caust., **GLON.**

head as if enlarged, with ill humor and nausea²
tête était agrandie avec mauvaise humeur et nausée, comme si la
Kopf wie vergrößert, mit schlechter Laune und Übelkeit
   meph.

headache, with¹⁶
maux de tête, avec
Kopfschmerzen, mit
   zinc.

heat, during
chaleur fébrile, pendant la
Fieberhitze, bei
   arg-n., bapt.², bry.⁶, caps., carb-v., cham., chin-s., **hyos.²,** ign., merc.², nat-c.¹⁶, **puls.,** sil., sulph.²

   after¹¹
   après la
   nach
      sep.

impotency, with¹'
impuissance, avec
Impotenz, mit
   ph.-ac.

injuries of head, after
traumatisme cranien, après
Kopfverletzung, nach
   arn., cic., hyper., merc., rhus-t.

interrupted, when¹¹
interrompt, si on l'
unterbricht, wenn man ihn
   colch.

looking out the window lasting for hours⁵
regarde par la fenêtre pendant des heures
sieht für Stunden aus dem Fenster
  mez.

loss of fluids, after
perte de fluids vitaux, après
Verlust von Körpersäften, nach
  chin., **nux-v.**, sulph.

lying, while
étendu, étant
Liegen, beim
  bry.

  am.
    zinc.

masturbation, after
masturbation, après
Masturbation, nach
  gels.², ph-ac.¹′, **STAPH.**¹′²

menses, during
menstruation, pendant la
Menses, während der
  calc., lyc., lycps.

mental exertion, from
intellectuel, par effort
geistige Anstrengung, durch
  agar.⁴, **anac.**, aur., calc., **calc-p.**, cocc., **glon.**¹¹, graph., hep., hura, ign., lach., lyc., mag-c., **NAT-C.**, nat-m., **nat-sil.**¹′, nux-v., olnd., ph-ac.¹′, pic-ac., puls., ran-b., sel.⁴, **sil.**, **sulph.**

mortification, after
mortification, après une
Kränkung, nach einer
  staph.

motion agg.¹′
mouvement agg.
Bewegung agg.
  bry.

  am.
    rhus-t.

news see bad news

old people, of
âgées, chez les personnes
alten Menschen, bei
  AMBR., BAR-C., con.⁶, lyc.⁶

painful¹⁶
douloureux
schmerzhafte
  dig., meny., nat-c., phos.

palpitation, with¹⁶
palpitation, avec
Herzklopfen, mit
  kali-c.

paroxysmal¹⁶
accès, par
anfallsweise
  sep., zinc.

periodical
périodique
periodische
  chin.

perspiration, during
transpiration, au cours de la
Schweiß, bei
  ars., caps., chin., graph., hyos., sabad., sulph., thuj.

pollutions, after
pollutions, après
Pollutionen, nach
  caust., ind.¹¹, nat-c.³, ph-ac.⁸, ran-b.³, sabad.³, sep.³

  with²
  avec
  mit
    KALI-BR.

pressing in hypogastrium, from¹⁶
pression sur l'hypogastre, par
Druck im Hypogastrium, durch
  kali-a.

reading, while
lisant, en
Lesen, beim
 acon., agn., alum., ambr., bism., **carb-v.,** coff., **CON.,** dros., ferr-i., **glon.,** hipp., ind., iod.[11], kali-sil.[1'], lac-c., **lach.,** lyc., mez., **nat-c.,** nat-p., nat-sil.[1'], nux-m., **nux-v.,** olnd., **OP.,** ph-ac., sil., **sulph.**

rising from bed
levant du lit, en se
Aufstehen aus dem Bett, beim
 ox-ac.

room, in a
chambre, dans la
Zimmer, im
 meny.

says nothing[4]
dit pas un mot, ne
sagt nichts
 arn., **hell.**[2], **lach.,** rheum, spong.

sexual excesses, after[6]
sexuels, à la suite d'excès
sexuellen Exzessen, nach
 sel.

siesta, after
sieste, après la
Mittagsruhe, nach der
 bar-c.[2], **graph.,** lyc.[16]

sleep, after sound
sommeil, après un profond
Schlaf, nach tiefem
 berb.[2], mez.

sleepiness, with[4]
somnolence, avec
Schläfrigkeit, mit
 arn., **cact.**[2], calad., cann-s., carb-an., **carb-v.,** caust., chin., clem., coff., colch., croc., crot-h., **cupr.**[2], dig., ferr., **gels., hyos.,** kreos., lact.[2], lyc., mag-s., **merc.**[2], nat-m., nux-m., **phos.**[2], plb.[11], sep., staph., zinc.

sleeplessness, with[4]
insomnie, avec
Schlaflosigkeit, mit
 dulc., lact., ran-s.

smoking, from
fumer, par le fait de
Rauchen, durch
 acon.

speaking, while
parlant, en
Sprechen, beim
 am-c., kali-c., **lyc.,** mez.

spoken to, when
parle, quand on lui
angesprochen, wenn
 bry.[1'], lob[11]

standing agg.
rester debout agg.
Stehen agg.
 bov., bry., guaj.

stool, after
défécation, après la
Stuhlgang, nach
 cycl.

stooping, on[16]
baissant, en se
Sichbücken, beim
 sulph.

think long, unable to
penser longtemps, incapable de
denken, unfähig, lange zu
 anac., cham., cinnb., con., ery-a., **gels., ph-ac., PHOS., pic-ac.,** stram.

 concentration–studying/concentration–étudiant/Konzentration–Lernen
 work–impossible/travail–impossible/Arbeit–unmöglich

toothache, from[16]
maux des dents, par
Zahnschmerzen, durch
 clem.

understands questions only after repetition
ne comprend qu'après répétition de la question
versteht Fragen erst nach Wiederholung
  ambr., **caust.**, cocc., hell.², kali-br., med.⁷, **phos.**, **sulph.**, **zinc.**

answers–repeats/répond–répète/ antwortet–wiederholt

urine am., copious flow of
miction am., une abondante
Urinabgang am., reichlicher
  gels., ter.²

vomiting am.¹¹
vomissement am.
Erbrechen am.
  asar.

waking, on
réveil, au
Erwachen, beim
  alum., alum-sil.¹′, am-m.⁴, anac., arn., bar-c., bell., berb., bov⁴, calc.⁴, **cann-s.**⁴, caps., chel., chin., clem., cocc., con., cur., dig.⁴, grat.⁴, ham.⁷, **LACH.**, **med.**², nat-c., nat-sil.¹′, nux-m.⁴, op., **PHOS.**, pic-ac., plat., psor., **puls.**⁴, rheum⁴, sil., sol-m.⁴, stann., staph.⁴, stram., thuj.⁴, verat.

walking, while
marchant, en
Gehen, beim
  ham.¹¹, ph-ac., phys., rhus-t.

  after w. rapidly¹⁶
  après la marche vite
  nach schnellem Gehen
    nat-m., sulph.

  air am., in open
  air am., en plein
  Freien am., im
    bor., graph.⁴, **LYC.**, nat-ar., plan.

warm room, on entering a
chaude, en entrant dans une pièce
warmen Zimmers, beim Betreten eines
  acon., **puls.**

washing, am. from cold²
lavage froid, am. après un
Kaltwaschen am.
  calc-p.

wine, after
vin, après avoir bu du
Wein, nach
  acon., all-c., mill., petr.¹¹, zinc.

words, with unability to find right²
mots justes, avec incapacité de trouver les
Worte finden, kann nicht die richtigen
  lil-t.

working am.⁶
travailler am.
Arbeiten am.
  cycl.

writing, while
écrivant, en
Schreiben, beim
  acon., arg-n., cann-s., chin-s., glon., kali-sil.¹′, mag-c., nux-m., rhus-t., **sil.**

DUTY, aversion to domestic¹′
DEVOIRS domestiques, avec aversion de ses
PFLICHTEN, Abneigung gegen häusliche
  cench., cit-l.², sul-i.

indifference–duties–domestic/ indifférence–devoirs–domestiques/ Gleichgültigkeit–Pflichten–Haushalt

no sense of duty⁵
aucun sens du devoir
kein Pflichtgefühl
  alum., ambr., anac., ars., **CALC.**, coloc., hep., lach., merc., nat-m., sil., sulph.

DWELLS on past disagreeable occurences
RUMINE sur des événements passés désagréables
VERWEILT bei vergangenen unangenehmen Ereignissen
    am-c., **ambr.**, arg-n., asar.[14], **benz-ac.**, calc.[3, 5-7], **cham.**, chin., cob-n.[10], **cocc.**, con., cop., form., glon., goss.[7], hep., hyos.[3, 7], kali-p.[7], kiss.[11], kreos., **lyc.**[1, 7], meny., mez., **NAT-M.**, nit-ac., op.[5], phos.[3, 7], **plat.**, psor.[6], rhus-t., sep., spong.[16], staph.[5], **sulph.**, syph.[7], thuj.[3, 6], verat.[6], visc.[9, 14]

brooding/broye du noir/brütet
complaining–offenses/se plaint–offenses/beklagt sich–Beleidigungen
delusions–troubles/imaginations–difficultés/Wahnideen–Sorgen
thoughts–persistent–unpleasant/pensées–persistantes–désagréables/Gedanken–hartnäckige–unerfreulichen
thoughts–tormenting–past/pensées–tourmentantes–passés/Gedanken–quälende–vergangene

night
nuit
nachts
    ambr.[1'] ben-n.[11], caust., chin., graph., kali-c., kali-p.[7], lyc., nat-m.[6], **plat.**, rhus-t., sulph.

midnight, after
minuit, après
Mitternacht, nach
    RHUS-T.

disappointments, on[2]
déceptions, sur des
Enttäuschungen, bei
    ph-ac.

grief from past offences[5]
chagrin à la suite d'offenses anciennes
Kummer infolge früherer Beleidigungen
    calc., staph.

grieve therefore, to[5]
affliger, pour s'en
grämen, um sich darüber zu
    nat.-m.

offences come back to him, long forgotten[2]
offenses depuis longtemps oubliées, réminiscences d'
Beleidigungen kommen ins Gedächtnis, lang vergessene
    glon.

recalls old grievances
resouvenance d'anciens griefs
rührt alten Verdruß auf
    glon., sars.[2], sulph.[2]

disagreeable memories[7]
désagréables, des mémoires
unangenehme Erinnerungen auf
    calc., hep., hyos., **lyc.**, nat-m., nit-ac., phos., sep., sulph.

thinking of everything that others have done to displease her; lying awake thinking of it, in the morning she has forgotten about it[1]
pense à tout ce que les autres ont fait pour lui déplaire ; reste étendue dans son lit et en rumine et le matin au réveil a tout oublié
denkt an alles, was andere zu ihrer Kränkung getan haben; liegt damit wach, morgens hat sie es vergessen
    am-c.

EAT, refuses to
MANGER, refuse de
ESSEN, weigert sich zu
    ars., bell., **bor.**[2], caul.[7], caust., cocc., croc., grat., **HYOS., ign., KALI-CHL.,** kali-p., lach.[1'], op., **PH-AC., phyt.,** plat., puls., sep., **TARENT., VERAT., VIOL-O.**

anorexia mentalis

spoon, cannot eat with a[11]
cuiller, ne peut m. avec une
Löffel, kann nicht mit einem
   bell.

EATING, am. of mental symptoms
   while[3]
MANGEANT, son état mental am. en
ESSEN, geistige Symptome am. beim
   aur., kali-bi.

   after, am.[3]
   après avoir mangé, am.
   nach dem, am.
      calc-f.[10], caust., dicha.[10], goss.[7],
      iod., mez., petr., phos., tarent.[1']

   evening am.[1']
   soir, am
   abends, am.
      tarent.

EATS more as she should[16]
MANGE plus qu'elle ne le devrait
ISST mehr, als sie sollte
   ars.

ECCENTRICITY
EXCENTRICITÉ
EXZENTRIZITÄT, Überspanntheit
   aesc.[11], agn.[11], alco[11], am-c.[4, 5, 11],
   ambr.[5], ang.[4], arg-n.[2], ars-h.[2], **asar.**[2, 4],
   asc-t.[2], **bell.**[2, 5, 11], **cann-i.**[1', 2, 11], coff.[2],
   coff-t.[11], cub.[2], cupr.[4], cupr-a.[2],
   cupr-ar.[11], cycl.[2], form.[11], glon.[3, 6],
   hoit.[14], hyos.[11], iodof.[2], kali-c.[14],
   lac-ac.[11], **LACH.**[2, 5], lact.[4], lyss.[11],
   muru.[11], nitro-o.[11], nux-v.[5], **op.**[2, 5, 11],
   pall.[3, 6], petr.[4, 11], plat.[3, 6], raja-s.[14],
   sang.[11], sep.[2], spig.[4], stram.[2, 4],
   sul-ac.[4, 11], sulph.[11], sumb.[2, 11], **tarent.**[2],
   teucr.[2, 11], thea[11], valer.[1', 2, 4], verat.,
   verat-v.[2], verb.[4]

   evening
   soir
   abends
      asc-t.[2], teucr.[2, 11]

   all night[11]
   toute la nuit
   ganze Nacht, die
      op.

alternating with sadness
alternant avec tristesse
abwechselnd mit Traurigkeit
   petr.[11], **stram.**[2]

   timidity[4]
   pusillanimité
   Zaghaftigkeit
      sul-ac.

chorea with[2]
chorée avec
Chorea mit
   cupr., cupr-a., sumb.

epilepsy, before fit in[2]
épilepsie, avant les crises d'
epileptischen Anfall, vor einem
   cann-i.

fancies, in
fantaisies, dans ses
Phantasien, in
   agar.[11], apoc.[11], arg-n.[2], glon.[3, 6],
   lact.[11], pall.[3, 6], plat.[3, 6], **verat-v.**[2]

metrorrhagia, after[2]
métrorrhagie, après
Metrorrhagie, nach
   sep.

political[5]
politique
politische
   ars., caust., lach.

religious[5]
religieuse
religiöse
   puls., stram., verat.

ECSTASY
EXTASE, transport de joie
EKSTASE
ACON., aether[11], **agar.**, agn., am-c., ang., **anh.**[9, 10], ant-c., apis[3], arn., astra-e.[14], bell., berb.[6], bry., camph., cann-i., **cann-s.**[3], canth.[3], carbn-h., cast.[6], cham., **cic.**, coca[11], **cocc.**, **coff.**, croc.[3, 6], crot-h., cupr., cupr-am-s[11], cur., cypr., ery-a.[11], fl-ac.[11], hyos., ign.[3], iod.[11], jatr., keroso.[12], kres.[10, 13, 14], **lach.**, lyss.[2], nitro-o.[11], nux-m., olnd., **op.**, ph-ac., **PHOS.**, plat., plb., sel.[3], sil.[3], stann.[3], staph.[3], stram., sulph.[3], sumb.[11], thea, valer., verat.[3]

loquacity–ecstasy/loquacité–extase/ Geschwätzigkeit–Ekstase sentimental/sentimental/sentimental

morning on waking[11]
matin au réveil
morgens beim Erwachen
  crot-h.

night
nuit
nachts
  cur.

  waking, on
  réveil, au
  Erwachen, beim
    cypr.

  walking in moonlight
  marchant au clair de lune, en
  Gehen im Mondschein, beim
    ANT-C.

alternating with sadness
alternant avec tristesse
abwechselnd mit Traurigkeit
  senec.

amorous
amoureuse
verliebte
  op., pic-ac., thea[11]

sleep, during
sommeil, au cours du
Schlaf, im
  phos.

heat, during
chaleur fébrile, pendant la
Fieberhitze, bei
  chin., coff., laur., puls., sabad.

joy, as after excessive[11]
joie excessive, comme après une
Freude, wie nach übermäßiger
  lach.

periodical[2]
périodique
periodische
  cic.

  twice a day, seems to be dying[2]
  deux fois par jour, semble mourir
  zweimal täglich zu sterben, scheint
    cic.

perspiration, during
transpiration, pendant la
Schweiß, bei
  carb-v., iod., nit-ac., sulph.

sublime[11]
sublime
erhabene
  crot-h.

walking in open air, on[11]
marchant en plein air, en
Gehen im Freien, beim
  cinnb.

EFFEMINATE[5]
EFFÉMINÉ
WEIBISCH
calc., lyc., **plat.**, sil.

EGOTISM, self-esteem
ÉGOTISME, haute opinion de lui-même
SELBSTÜBERHEBUNG, Selbstüberschätzung, Eigenkult
act-sp.[2], anac.[6], anan.[2], arn.[5], aur.[6], **calc., lach., lyc.**[5, 6], med., merc., nux-v.[5], **pall.,** par[4], **PLAT., sil.,** staph.[5], stram.[6], **sulph., verat.**[5, 6]

*ailments–egotism/troubles–égotisme/ Beschwerden–Selbstüberhebung
loquacity–self-satisfied/loquacité– fate/Geschwätzigkeit– selbstgefällige
selfishness/égoisme/Selbstsucht*

reciting their exploits[11]
racontent leurs exploits
tragen ihre Großtaten vor
agar.

speaking always about themselves in company[5]
parlant toujours d'eux seuls en société
spricht in Gesellschaft immer von sich selbst
lach., par.[4], staph.

ELATED[7]
ANIMÉ, fort
GEHOBENER Stimmung, in
coca, iod.

alternating with sadness[7]
alternant avec tristesse
abwechselnd mit Traurigkeit
senec.

ELEGANCE, want of[5]
ÉLÉGANCE, manque d'
ELEGANZ, Mangel an
am-c., am-m., caps., nat-c., nat-m., nux-v., sil., sulph.

ELEVATION, mental[7]
EXALTATION mentale
ENTRÜCKT
op.

morning on waking in the open air[7]
matin au réveil en plein air
morgens beim Erwachen im Freien
cinnb.

ELOQUENT[11]
ÉLOQUENT
REDEGEWANDT
op.

embarrassment see ailments embarrassment

EMBITTERED, exasperated
EXASPÉRÉ, aigri
VERBITTERT, erbittert
ambr.[3, 4], ang.[4], ign.[5], mang.[2, 3, 11], nit-ac.[3], phenob.[13], puls.[5], **sulph.**[3, 4, 6, 11], valer.[1']

offences, from slight[11]
offense, par la moindre
Beleidigung, durch leichte
ang.

EMBRACES anything, in morning, agg. in open air
EMBRASSE tout le matin, agg. en plein air
UMARMT alles morgens, agg. im Freien
plat.

compagnons, his
compagnons, ses
Gefährten, seine
agar., plat.

inanimate objects, even²
inanimés, même des objets
leblose Gegenstände, sogar
    verat.

EMOTIONS predominated by the
    intellect⁷
ÉMOTIONS, prédominance de
    l'intellect sur les
GEFÜHLE beherrscht durch den
    Intellekt
    viol-o., valer.

ENEMY, considers everybody²
ENNEMI, considère chacun comme son
FEIND, hält jeden für seinen
    merc.

ENNUI, tedium
ENNUI
LANGWEILE
    alum., alumn., amph.¹¹, aur., bar-c.,
    bor., cain., calc.¹', camph., cere-s.¹¹,
    chin., **con.**¹ˑ ⁵, cupr., cur., elaps, ferr.,
    hura, hydr., hydrc., ign., kali-bi.,
    kali-n., kiss.¹¹, lach., laur., led.³,
    LYC.¹ˑ ⁵, mag-m., manc., **MERC.**⁵, mez.,
    nat-c., nux-v., paull.¹¹, petr., pip-m.,
    plat., **plb.**¹ˑ ⁵, rhus-t., **spig.**⁵, spira⁷,
    spirae.¹¹, tarent., ven-m.¹⁴, zinc.

loathing of life/dégoût de la vie/
    Abscheu vor dem Leben
time–fritters/temps–gaspille/
    Zeit–vertrödelt

forenoon
matinée
vormittags
    alum.

afternoon
après-midi
nachmittags
    plb.

evening¹⁶
soir
abends
    mag-m.

entertainment am.
divertissement, am. par
Unterhaltung am.
    aur., lil-t., **pip-m.**

homesickness, with⁷
nostalgie, avec
Heimweh, mit
    caps., clem.

menses, during²
menstruation, pendant la
Menses, während der
    berb.

silent⁵
silencieux
schweigsame
    plb.

ENVIRONMENTAL orientation
    increased⁹ˑ ¹⁰
SENS d'orientation augmenté
UMGEBUNG, gesteigerter Orientie-
    rungssinn für die
    anh.

ENVY
ENVIE
NEID
    am-c.⁵, **ARS.**¹ˑ ⁵, bry., calc., cench.¹',
    cub., cur., hell., **lach.**¹ˑ ⁵, lil-t., lyc.,
    nat-c., nux-v.⁵, **plat.**⁵, **puls.**, sarr.,
    sep., spig.⁵, **staph.**, sulph.⁵, zinc.¹¹

sadness–happy/tristesse–heureux/
    Traurigkeit–glücklich

avidity, and⁵
convoitise, et
Habgier, und
    ars.⁵ˑ ⁶, chin., lyc.⁶, nit-ac., nux-v.,
    ph-ac., **puls.**⁴⁻⁶, rhus-t., sep.⁶, stann.,
    staph., sulph.

greed/cupidité/Gier

ENVY / ENVIE / NEID

hate, and[5]
haine, avec
Haß, und
am-c., am-m., calc., nat-c., nat-m., nit-ac., puls.

qualities of others, at[7]
qualités possédées par les autres, des
Eigenschaften anderer, auf
ars., calc., lach., lyc., puls., sulph.

ESCAPE, attempts to
FUIR, tentatives de
ENTFLIEHEN, versucht zu
acon., **aesc., agar.,** agar-st.[11], alco.[11], all-s., **ars.,** ars-met., arum-t., bapt., bar-c., <u>**BELL.**</u>[1, 7], **bry.,** camph., caust., cham., chel.[3, 7], chin., chlor., cic, **cocc.,** coloc., **crot-h., cupr., dig., glon.,** hell., **HYOS.,** ign., iod.[3], kali-br.[3], lach., lil-t., lyc.[3], meli., merc., merc-c., mez.[3, 7], **nux-v., oena., op.,** oper[8], phos., plb., puls., ran-b., rhus-t., rib-ac.[14], samb., sol-n., **stram.,** sul-ac., sulph., tub., valer.[3], **verat.,** zinc., zinc-p.[1']

delirium–escape/délire–fuit/
 Delirium–entflieht
fear–escape/peur–fuir/Furcht–ent-
 fliehen
home–leave/maison–quitter/Hause–
 verlassen

night[2, 11]
nuit
nachts
merc.

anxiety at night, with[2]
anxiété la nuit, avec
Angst, bei nächtlicher
merc.

crime, for a fear of having committed a[2]
crime, par peur d'avoir commis un
Verbrechen begangen zu haben, aus Furcht, ein
merc.

family, children, from her
famille, ses enfants, sa
Familie, den Kindern, der
am-c.[5], lyc., nux-v.[5], phos.[5], **sep.**[5], staph.[5]

fever, during[2]
fièvre, pendant la
Fieber, im
chlor., coloc.[2, 4], **hell., op.**

mania puerperalis, in[2]
manie puerpérale, dans la
Puerperalmanie, bei
stram.

meningitis cerebrospinalis, in[2]
méningite cérébro-spinale, dans la
Meningitis cerebrospinalis, bei
verat.

pregnancy, during[2]
grossesse, pendant la
Schwangerschaft, in der
bar-c.

restrained with difficulty, is
retenu avec difficulté
zurückgehalten, wird nur schwer
stram.[2], zinc.

run away, to
s'enfuir en courant, de
wegzulaufen, um
bar-c[2], **bell.,** bry., chel[7], **cupr.,** dig., glon., hyos., **merc.**[2], mez.[7], nux-v., op., rhus-t., **verat.**

shrieking, with[2]
cris, avec
Schreien, mit
stram.

springs up suddenly from bed
saute brusquement de son lit
springt plötzlich aus dem Bett
ars.[3], bell., chin., **crot-h.**[2], glon., nux-v., oper.[8], rhus-t.[3], **verat.**[2]

*bed–jumps out/lit–saute hors/
   Bett–springt
delirium–bed/délire–lit/
   Delirium–Bett
jumping–bed/sauter–lit/
   springen–Bett*

change beds, to
changer de lit, de
wechseln, das Bett zu
   ARS., hyos.

street, into²
rue, dans la
Straße, auf die
   hyos.

   gesticulating and dancing in their
      shirts²
   gesticulant et en dansant dans leur
      chemises, en
   gestikulierend und tanzend im
      Hemd
      bell.

surrounded and captured from men,
   as if²
entouré et capturé par des hommes,
   comme s'il était
umzingelt und gefangen, als ob von
   Männern
      hyos.

visit his daughter, wants to
visiter sa fille, désire
besuchen, will die Tochter
      ars.

waking, on²
réveil, au
Erwachen, beim
      cupr-a.

   children²
   enfants fuient au r., des
   Kinder
      staph.

window, from
fenêtre, par la
Fenster, aus dem
      aesc., bell., bry., calc-sil.⁷, glon.,
      valer.

ESTRANGED from her family
SÉPARÉ de sa famille, sensation d'être
ENTFREMDET ihrer Familie
   am-c.⁵, anac., ars., con., hep., **nat-c.,
   nat-m.,** nat-s., **nit-ac.,** nux-v.⁵, phos.,
   plat., psor.¹, **sep.,** staph.⁵

*avarice–generosity/avarice–géné-
   rosité/Geiz–Freigebigkeit*

*aversion–children–husband–
   members–parents–wife
aversion–enfants–mari–members–
   parents–épouse
Abneigung–Kinder–Ehemann–
   Familienmitglieder–Eltern–Ehefrau*

*children–flies/enfants–fuit/Kinder–
   entzieht
delusions–belong/imaginations–
   appartient/Wahnideen–gehört
escape–family/fuir–famille/ent-
   fliehen–Familie
forsakes/abandonne/verläßt*

*indifference–children–familiy–
   loved ones–relations
indifference–enfants–famille–aime–
   parents
Gleichgültigkeit–Kinder–Familie–
   geliebte Personen–Verwandte*

*mocking–relatives/se moque–parents/
   spottet–Verwandten
sadness–aversion/tristesse–aversion/
   Traurigkeit–Abneigung*

being kind with strangers, but not
   with his family and entourage⁵
aimable avec les étrangers et pas
   avec sa famille, son entourage
freundlich zu Fremden, aber nicht
   zur Familie und Umgebung
   lyc., nux-v., puls., verat.

flies from her own children
fuit ses propres enfants
meidet ihre eigenen Kinder
   lyc.

*neglects–children/néglige–enfants/
   vernachlässigt–Kinder*

forgetful of relatives and friends[2]
oublie ses proches et ses amis
vergißt Verwandte und Freunde
lyss.

friends, from[1']
amis, des
Freunden, den
nat-c.

ignores his relatives[3]
ignore sa parenté
wissen, will nichts von seinen
Verwandten
bell., hyos., merc., verat.

society, from
société, de la
Gesellschaft, der
anac.

wife, from his
femme, de sa
Frau, seiner
ars., nat-s., plat., staph.

EUPHORIA[14]
EUPHORIE
EUPHORIE
anh.[9], aran-ix.[9, 14], asar., chloram.,
cob-n.[9], cortiso., kres.[10, 13, 14], palo.,
thyr.

alternating with quarrel[14]
alternant avec humeur querelleuse
abwechselnd mit Streitsucht
thyr.

quiet, desire for[14]
silence, besoin de
Stille, Ruhe, Verlangen nach
asar.

sadness[14]
tristesse
Traurigkeit
asar., cortiso., mand.

excitement–alternating–sadness/
excitation–alternant–tristesse/
Erregung–abwechselnd–
Traurigkeit
mania–alternating–depression/
manie–alternant–dépression
mentale/Manie–abwechselnd–
Depression

feeling of lightness as after an
anesthesia by chlorethylene, with[14]
sensation de légèreté comme après
une anesthésie au chloréthylène,
avec
Gefühl von Leichtigkeit wie nach
einer Anästhesie mit Chloräthyl,
mit dem
asar.

EXCITEMENT, excitable
EXCITATION
ERREGUNG, Aufregung
abrot., absin.[11], acet-ac., **ACON.**,
aeth., aether[11], agar., agar-st.[11],
agav-t.[14], agn., alum., alum-p.[1'],
alum-sil.[1'], alumn., am-c., ambr.,
aml-ns.[3], **anac.**, anag.[2], anan.[2], ang.,
anh.[9, 10], ant-c., ant-t., anthraci.[2],
apis, arg-m.[3, 6], **ARG-N., arn., ars.,
ars-h., ars-i.**, ars-s-f.[1'], art-v.,
arum-t.[1', 6], **asaf., asar.**, aster.,
atro.[11], **AUR.**, aur-ar.[1'], **aur-i.**[1'],
aur-m., AUR-S.[1'], bad.[6], bapt.[3],
BELL., bell-p[14], ben-n.[11], benz-ac.,
bor.[1'], brom.[1'], **bruc.**[4], **bry.**, bufo[1'],
calad., **calc.**, calc-ar., **calc-p., calc-s.**,
calc-sil.[1'], **camph.**, camph-br.[12],
cann-i., cann-s.[3], canth., carb-ac.[11],
carb-v., **carbn-s., carl.**, cast[6], caul.[1'],
caust., cedr.[12], ceph.[11], **CHAM., chel.,
chin.**, chin-ar., chin-s., chlor.[11], **cic.,
cimic.**[1', 3, 6], cina[3], cist.[1'], cit-v.[11], clem.,
cob., cob-n[9, 14], cocc., **coch.**[2], **COFF.**,
coff-t.[11], colch.[4], **COLL.**, coloc., con.,
convo-s.[9, 14], cori-r.[11], croc., crot-h.,
cryp.[11], cub., **cupr.**, cupr.-ar.[6], cycl.,
cyt-l.[9, 10], **daph., dig.**, digin.[11],
dubi-m.[11], elaps, eucal., eup-per.,
ferr., ferr-ar., ferr-i., **ferr-p.**, fl-ac.,
form., **gels., glon.**, gran., **GRAPH.,**

guar.², guare.¹¹, ham.¹′ hell., hep.³, ⁵, hipp., hoit.¹⁴, hura, hydr.-ac.⁴, **HYOS.**, hyosin.¹², hyper., iber.¹¹, **ign.**, ilx-p.¹¹, **iod.**, jug-r., **kali-ar.**, kali-bi., **KALI-BR.**, kali-c., **KALI-I.**, kali-m¹′, **kali-p.**, **kali-s.**, kali-sil.¹′, kreos., kres.¹⁰, **LAC-C.**, **LACH.**, lachn., lapa.¹¹, laur., **lec.**, lil-t., **lith-c.**, lob.¹¹, **lol.**⁶, **lyc.**, **lycps.**, lyss., **mag-m.**, mag-s., mand.¹¹, mang.¹′, meph., **merc.**, merc-c., merc-d.¹¹, merl., meth-ae-ae.¹¹, **mez.**³, mill., morph.⁷, **MOSCH.**, mur-ac., mygal.⁶, myric.², **naja**, nat-ar., **nat-c.**, **NAT-M.**, nat-p., nat-s.¹′, nat-sil.¹′, nep.¹⁰, **NIT-AC.**, **NUX-V.**, oena.¹¹, ol-j., **OP.**, ox-ac., paeon., palo.¹⁴, pall., par., **petr.**, **PH-AC.**, **PHOS.**, pin-s.¹¹, pip-m.⁶, ¹¹, plan., **plat.**, plect.¹¹, **podo.**, prun.⁴, **psor.**, **PULS.**, pyre-p.¹¹, pyrog.³, raph., rauw.⁹, reser.¹⁴, rheum, rhus-t., rumx.¹′, sabad., sal-ac., samb., sang., santin.¹¹, saroth.⁹, ¹¹, scut.¹², sec., sel., senec.², seneg., **sep.**, **sil.**, **spig.**², ⁶, **spong.**, **stann.**, **STAPH.**¹′, ³, ⁵, ⁶, ⁷, **stram.**, **STRY.**, **sul-ac.**, sul-i.¹′, **sulph.**, sumb., tab., **tarent.**, tell., **ter.**², ¹¹, tere-ch.¹⁴, **teucr.**, thal.¹⁴, **thea**, ther.⁶, **thuj.**, thyreotr.¹⁴, tril., tub., v-a-b.¹³, ¹⁴, **valer.**, **verat.**, verat-v.⁶, verb., **viol-o.**¹, vip., voes.¹¹, zinc.¹, **ZINC-P.**¹′, zinc-val.³, ziz.

ailments–excitement/troubles–excitation/Beschwerden–Gefühlserregung
dipsomania–excitement/dipsomania–excitation/Trunksucht–Erregung
restlessness/agitation/Ruhelosigkeit

morning
matin
morgens
    aeth., ars., calc., canth., chin., chin-s., con., cop., kalm., lach., **lyc.**, mang., nat-c., nat-m., nat-s., **nux-v.**, sep., spong.

forenoon¹¹
matineé
vormittags
    aeth., chin-s., elaps

noon¹¹
midi
mittags
    bry., hura, sulph.

afternoon
après-midi
nachmittags
    aloe, ang., aspar.¹¹, cann-i., iod., lyc., phos.¹¹, thiop.¹⁴

evening
soir
abends
    agar., am-c., anac., atha.¹¹, **bruc.**⁴, **calc.**, carb-v., chel., chin., daph., elaps¹¹, ferr., ferr-p., fl-ac., graph.¹′, hyper., kali-s.¹′, **lach.**, lyc., lycps., mez., **nux-v.**, ox-ac., phel., phos., **puls.**, sumb., teucr., ther., thiop.¹⁴, valer., zinc.

bed, in
lit, au
Bett, im
    ang.⁴, ant-c., arn., **aur.**, bor., **calc.**, carb-an.¹, carb-v., jug-r.⁷, lach., laur., lyc.⁴, m-aust.⁴, **merc.**, mez., **nat-m.**, **nit-ac.**, **NUX-V.**, **phos.**, **prun.**⁴, **puls.**, ran-b., ran-s., rhus-t., **sep.**, sil., spig., staph., sul-ac., **sulph.**, zinc.

thinking of the things others have done to displease her
pensant aux choses faites par les autres pour lui déplaire, en Denken an die ihr von anderen zugefügten Kränkungen, beim
    am-c.

dwells/rumine/verweilt

night
nuit
nachts
    am-c., ambr., ammc.¹¹, ant-s-aur.¹¹, **apis**, arg-n., ars-s-f.², **aster.**, berb., calc., carb-an.⁴, carbn-h.¹¹, carbn-s., chel.², chlol.², **coff.**, cop.², cupr-ar.⁶, dig., **ferr.**, **graph.**, hura, kali-br.², **lach.**, laur.⁴, lyc., mez.⁴, mosch.⁴,

nat-m., nit-ac., **nux-v.**, plect.[11], **puls.**, saroth.[10], sep., **sulph., tarent.**[2], thuj., zinc.

sleep, during
dormant, en
Schlaf, im
   lyc.

waking, on
réveil, au
Erwachen, beim
   berb.[2], coc-c., thea[11], thuj.

absent persons, about
absentes, au sujet de personnes
abwesende Personen, über
   aur.

agg.[8]
   acon.[3, 8], ambr.[3, 8], arg-n.[3, 8], aur., bor.[4], calc.[1'], **caust.**[3], **CHAM.**[3], chin., cist.[1'], cob., **cocc.**[3], coff.[3, 8], **colch.**, coll., coloc., con., cupr-a., ferr.[6], **gels.**[3, 6], **hyos., IGN.**[3, 8], kali-p., lyss.[8, 10], nit-s-d., **nux-v.**, petr., ph-ac., **PHOS.**[3, 6, 8], sel.[3], sep.[3, 6], sil.[8], spong.[2], stann.[6], **staph.**[3, 8]

agreeable[11]
agréable
angenehme
   pip-m.

alternating with convulsions
alternant avec convulsions
abwechselnd mit Konvulsionen
   STRAM.[1]

   delirium
   délire
   Delirium
      agar.

   dullness
   esprit gourd
   Stumpfheit
      alum-p.[1'], anac.

   indecision[14]
   aboulie
   Willenlosigkeit
      cortiso.

prostation of mind[7]
prostation de l'esprit
Erschöpfung, geistiger
   kali-c.

sadness
tristesse
Traurigkeit
   aster.[2, 11], colch.[14], **con.**, cortiso.[14], ferr-p.[1'], foll.[14], ox-ac.[1'], phenob.[14], **plb.**[2], rauw.[14], sul-ac.[4], thyreotr.[14]

   euphoria–alternating–sadness/
   euphorie–alternant–tristesse/
   Euphorie–abwechselnd–
      Traurigkeit
   mania–alternating–depression/
   manie–alternant–dépression
      mentale/Manie–abwechselnd–
      Depression

sleepiness[2]
somnolence
Schläfrigkeit
   kali-br.

taciturn, afternoon[14]
taciturne, après-midi
wortkarg, nachmittags
   thiop.

am.
   aur., lil-t., merc-i-f., **pip-m.**

amnesia, followed by transient[14]
amnésie transitoire, suivie par
Amnesie, gefolgt von vorübergehender
   agav-t.

anticipating events, when
anticipant les événements
Erwartung von Ereignissen, in
   arg-n., gels., med.

   ailments/troubles/Beschwerden
   anticipation/anticipation/Erwar-
      tungsspannung

bad news, after
mauvaises nouvelles, après
schlechten Nachrichten, nach
  apis, calc., calc-p., chin., cinnb., cupr., form., **GELS., ign.,** kali-c., kali-p., lach., nat-c., nat-m., phos., puls., stram., **sulph.**

ailments/troubles/Beschwerden

bath, during[11]
bain, pendant son
Bad, im
  gast.

beer, after
bière, après avoir bu de la
Bier, nach
  coc-c.

champagne, after[11]
champagne, après avoir bu du
Sekt, nach
  chlor.

  as after, followed by sudden unconsciousness[2]
  comme après avoir bu du, suivi d'un état d'inconscience soudaine
  wie nach, gefolgt von plötzlicher Bewußtlosigkeit
    amyg.

children, in[12]
enfants, chez les
Kindern, bei
  ambr.[7, 12], hyosin., lyc.

chill, before
frissons, avant les
Fieberfrost, vor
  cedr.

  during
  pendant les
  bei
    ACON., ars., aur., aur-ar.[1'], calc., canth., caps., carb-v., caust., cean.[2], **CHAM., COFF.,** hep., lach., lyc., **nat-m., nux-v.,** phos., puls., spig., sulph., verat.

climacteric period, during[6]
ménopause, pendant la
Klimakterium, im
  arg-n., cimic., coff., glon., ign., lach., phys.[2], ther., valer., zinc.

coffee, as after[4]
café, comme après avoir bu du
Kaffee, wie nach
  chin., chin-s., sulph., valer.

coition, after
coït, après le
Koitus, nach
  calc.

company, in
société, en
Gesellschaft, in
  lec., pall., sep.

confusion, as from
confusion, comme par
Verwirrung, wie durch
  nux-m.

contradiction, from slightest[2]
contradiction, à la moindre
Widerspruch, durch geringsten
  ferr.

conversation, from hearing
conversation, en entendant une
Unterhaltung, beim Zuhören einer
  lyss.

convulsions, with[2]
convulsions, avec
Konvulsionen, mit
  cic.

  after[11]
  après
  nach
    agar-st.

convulsive
spasmodique
krampfartige
  canth., **lyss.**

dancing, singing and weeping, with[1']
dansant, chantant et pleurant, en
Tanzen, Singen und Weinen, mit
  tarent.

debate, during
discussion, au cours d'une
Debatte, in einer
  caust., nit-ac.

desire for[11]
désir d'
Verlangen nach
  cot.

eating am.[1']
manger am.
Essen am.
  bell.

emotional see ailments from excitement

epilepsy, before
épilepsie, avant des crises d'
epileptischen Anfällen, vor
  art-v., indg.[2]

exertion, after[16]
exercice, après
Anstrengung, nach
  sulph.

face, with cold perspiration of[2]
visage, avec transpiration froide du
Gesichtsschweiß, mit kaltem
  iber.

  heat of, with[2]
  chaleur au, avec
  Gesichtshitze, mit
    aloe

feverish
fébrile
fiebrige
  ant-t., aspar.[11], chlor., colch., cub., merc., merc-c., phos., sec., seneg., sul-i.

evening
soir
abends
  merc-c.

night
nuit
nachts
  sulph.

dinner, after
déjeuner, après le
Mittagessen, nach dem
  sep.

menses, during
menstruation, pendant la
Menses, während der
  rhod.

haemorrhage, after[2]
haemorrhagie, après
Blutung, nach
  chin.

head, with heat of
tête, avec chaleur à la
Kopfhitze, mit
  meph.

hearing horrible things, after
entendu des choses horribles, après avoir
Hören schrecklicher Dinge, nach dem
  calc., CHIN.[1], cic.[1], cocc., gels., ign., **lach.,** nat-c., nux-v., **teucr.,** zinc.

  horrible/choses horribles/ schreckliche

heat, during
chaleur fébrile, pendant la
Fieberhitze, bei
  alum, anthraco.[2], **apis,** ars-h.[2], cham.[2], chin-s., coff.[2], coff-t.[2], **ferr.,** kali-c., lach.[2], mag-c., mosch., op., **petr., rhus-t., sars.,** stram., sulph., tarent., valer., verat.

puerperal, during²
couches, pendant les
Wochenbett, im
    cham., coff., **lach.**

from e.²
par e.
durch E.
    CAPS.

hope, as in joyous²
attente joyeuse, comme dans une
Erwartung, wie in freudiger
    aur.

hungry, when
faim, par la
hungrig, wenn
    kali-c.

hurried, as if
pressé, comme
Eile, wie in
    carb-v., coff.

hydrocephalus, in²
hydrocéphale, par
Hydrozephalus, bei
    apis, carb-ac.

joy, from⁵
joie, par
Freude, aus
    caust., **COFF.**$^{1', 2, 5}$, puls.

lascivious, with painful nocturnal erections²
lasciveté et douloureuses érections nocturnes, avec
wollüstige, mit schmerzhaften nächtlichen Erektionen
    merc.

lascivions–erections/lascif–
erections/lasziv–Erektionen

leucorrhoea, after suppressed⁶
leucorrhée, après une suppression de
Fluor, nach unterdrücktem
    asaf.

menses, before
menstruation, avant la
Menses, vor den
    alum-sil., croc., **kreos., lach.**²,
    lyc.¹, mag-c., mag-m., nat-m.⁶,
    nux-v., rob., thuj.

during
pendant la
während der
    caul.⁶, cimic., cop., ferr., hyos.⁶,
    kreos.⁶, **mag-m., nat-c.**², nat-m.⁶,
    puls., rhod., senec., **tarent.,**
    verat.⁶

after
après la
nach den
    ferr.

return of, e. brings²
retour de la, e. provoque le
Wiedereinsetzen der, E. führt zum
    CALC.

mental work, from
intellectuel, par travail
geistige Arbeit, durch
    ind., kali-p., med.

motions, quick, brusque, performed with uncontrollable zeal²
mouvements brusques faits avec un zèle uncontrôlable, avec
Bewegungen, mit schnellen, brüsken, unbeherrschten
    cit-v.

music, from
musique, par
Musik, durch
    kreos., pall.², sumb., **tarent.**

music/musique/Musik

nervous
nerveuse
nervöse
    ACON., ambr.⁴, arg-n., asar.⁴,
    bond.¹¹, cinnb., coffin.¹¹, goss.⁷,
    iod.⁴, **kali-p.**², nitro-o.¹¹, phos.,
    staph.⁶, stry., sul-ac., tarent.,
    teucr.⁴, thea, valer.

pain, during
douleurs, pendant les
Schmerzen, bei
 aur.

palpitation, with violent
palpitations, avec violentes
Herzklopfen, mit heftigem
 alum.², ambr.³, ars.³, asaf., cact.², ³,
 calc.³, calc-ar.⁷, cocc.², coff.³, ⁶,
 lil-t.², lith-c.⁷, nit-ac.², ³, ⁶, ox-ac ³,
 plat.², stann.³, staph.³, stront-c.³

perspiration, during
transpiration, pendant la
Schweiß, bei
 acon., bell., CHAM., cocc., COFF.,
 con., lyc., nux-v., ph-ac., sep.,
 TEUCR.

pregnancy, during²
grossesse, pendant la
Schwangerschaft, in der
 acon.², ⁸, ambr., asar.⁸, cimic.⁸,
 croc.⁶, gels., nux-m.

reading, while
lisant, en
Lesen, beim
 coff., med., ph-ac.

 foreign language, in¹³
 étrangère, en langue
 fremder Sprache, in
  v-a-b.

religious
religieuse
religiöse
 aur., verat.²

 religious affections/religieuses,
 affections/religiöse Gemütsbewe-
 gungen

sadness, after
tristesse, après
Traurigkeit, nach
 cann-i.⁶, spig.

sexual see ailments-excitement-
 sexual

sleep, before
s'endormir, avant de
Schlaf, vor dem
 nat-m., psor.

stammers when talking to strangers
bégaie en parlant à des étrangers
stottert beim Sprechen mit Fremden
 dig.

suppression of excretions, from⁶
suppression des excrétions, par une
Unterdrückung von Ausscheidungen,
 durch
 acon.⁵, asaf., merc.

swallows continually while talking
avale constamment en parlant
schluckt andauernd beim Reden
 staph.¹, ⁷

talking, while
parlant, en
Reden, beim
 am-c., am-m.¹, ⁷, ambr., ammc.¹¹,
 caust.², graph., merc.

tea, after
thé, après avoir bu du
Tee, nach
 sulph.

trembling, with
tremblement, avec
Zittern, mit
 aur.¹¹, bruc.⁴, COCC.², nitro-o.¹¹,
 NUX-V.², petr.⁴, psor.⁷, spig.²,
 teucr.⁴, valer.⁴

 inward²
 intérieur
 innerlichem
  petr.

trifles, over
futilités, pour des
Kleinigkeiten, über
 carl., chin-ar., cinnb., ferr.², lachn.,
 med., morph.⁷, nit-ac., phos.,
 sul-ac.¹', sumb.⁷, zinc.

urination, during
urinant, en
Urinieren, beim
   aloe

waking, on
réveil, au
Erwachen, beim
   coc-c., nat-m., sep., thuj.

   frightened, as if[2]
   effrayé, comme
   erschreckt, als ob
      merc.

walking, after
marche, après la
Gehen, nach dem
   caust., fl-ac., nat-m.

   air, on w. in open[1, 16]
   air, en marchant en plein
   Freien, beim G. im
      alum.[4], ant-c., sulph.

      after[16]
      après la marche
      nach dem
         caust.

water poured out, from hearing
l'eau, en entendant verser de
Wasser ausgießen hört, wenn er
   LYSS., STRAM.

weakness, with[5]
asthénie, avec
Schwäche, mit
   caust., coff., **con.**[2], **phos.**[2], puls.

weeping, till[5]
pleurs, jusqu'aux
Weinen, bis zum
   con., lach.

wine, after[11]
vin, après avoir bu du
Wein, nach
   ambr., iod.

   as from
   comme après avoir bu du
   wie nach
      camph.[2], chin-s.[4], jug-r.[11], kali-i., lyc., mosch., naja, valer.[4]

women, in[12]
femmes, chez les
Frauen, bei
   cedr., con., ign.

working, when
travail, par le
Arbeiten, beim
   mur-ac., olnd.

writing, while
écrivant, en
Schreiben, beim
   med.

EXCLUSIVE, too[5]
EXCLUSIF, trop
EXKLUSIV, zu
   calc., nat-m., plat.

EXECUTION lost as the result of owerpowering visual sensations[9]
RÉALISATIONS perdues à cause de sensations visuelles trop violentes
TATKRAFT geht unter dem Einfluß der visuellen Halluzinationen verloren
   anh.

EXERCISE, mental symptoms am. by physical
EXERCICE physique, son état mental am. par l'
BEWEGUNG, geistige Symptome am. durch körperliche
   calc.

   exertion–physical/travail–exercice physique/Anstrengung–körperliche

EXERTION, agg. from mental *
TRAVAIL intellectuel, agg. par
ANSTRENGUNG, agg. durch geistige
abrot., achy.[14], **agar.**, agn.[3], **aloe,**
am-c., ambr., aml-ns.[8], **anac.**, ang.,
aran-ix.[10], **ARG-M., ARG-N.**, arn.,
ars., ars-i., asaf.[4], asar., **AUR.,**
aur-ar.[1'], **aur-i.**[1'], aur-m.[7], aur-s.[1'],
aven.[6], bar-a[6], bell., berb.[4], bor.,
cadm-met.[9, 10, 14], calad., **CALC.,**
calc-ar.[1], calc-f.[14], calc-i.[1'], **CALC-P.,**
calc-sil.[1'], **carb-ac., carb-v., caust.,**
cham., **chin.**, cimic.[3, 6, 8], cina, cist.,
cocc., coff., **colch., con.**, cortiso[9, 10, 14],
crot-h.[3], **cupr., cupr-a.**[12], dig., echi.[3],
epig.[6], ferr-pic.[6], fl-ac.[3], **gels., glon.**[1'],
graph.[2-4], halo.[14], hell., **hep.**[3],
HYOS.[3, 7], **IGN.**, iod., iris[3, 6], kali-ar.,
kali-br., kali-c., **KALI-P.**, kali-s.,
kali-sil.[1'], **LACH.**, laur., **LEC.**, led.[8],
lil-t.[1'], **LYC.**, mag-c., mag-m., mang.,
med., meny., meph.[3], **naja**[1', 3], **nat-ar.,**
NAT-C., NAT-M., nat-s., nat-sil.[1'],
nit-ac., nux-m., NUX-V., olnd., op.,
par., **petr., ph-ac., phos., PIC-AC.,**
pip-m.[6], plan., plat., plb.[1', 3], **psor.,**
puls., ran-b., rauw.[9], rhus-t.[3, 6], **sabad.,**
sars.[4], **SEL., SEP., SIL.**, spig.[3], spong.[3],
stann., **STAPH., stram.**[3], sul-i.[1'],
sulfonam.[14], **sulph.**, tarax., thymol.[8],
TUB.[7], verat.[3], verb.[3], vinc.[12], vip.,
zinc., zinc-p.[1']

am.
  calc., calc-p.[3], **camph.**[3], cic.[3], croc.,
  ferr., hell.[3], **helon.**, kali-br.[8], **nat-c.,**
  nat-m.[6], rauw.[9], **verat.**[5], zinc[6]

physical e. am.
exercice physique, am. par l'
körperliche A. am.
  calc., iod.

  exercise/exercice/Bewegung

puberty, agg. from mental e. in[7]
puberté, agg. par t. intellectuel dans
  la
Pubertät, agg. durch geistige A. in
  der
  calc-p., kali-p.

EXHILARATION
SÉRÉNITÉ, gaieté
HEITERKEIT
acon., aether[11], **agar.**, agr-s.[11], agn.,
alco.[11], allox.[9], alum., am-c., anag.,
ang.[11], ant-c., arg-m., ars-h., asar.,
bell., calc-f.[9], camph., **CANN-I.,**
canth.[6], carb-ac., **carbn-s.**, chel.,
chin-ar., chin-s., **cinnb.**, clem., cob.,
coca, cocc., cod.[2, 11], **COFF.**, colch.,
coll.[11], cortico.[9] cortiso.[9], **croc.**[6],
cupr., erio.[11], eucal.[2], eug.[4], **fl-ac.,**
form., gels., **graph.**, hydr.[11], ign.[5],
iod., **kali-br.**[2], kali-n.[11] **LACH.**, laur.[6],
lyss., mand.[9], med., mez.[5], myric.,
OP., ox-ac., phel., phos., **pip-m.,**
sabad.[6], sec., senec., **stram.**, sul-ac.,
sulfa.[9], sumb., tanac.[11], **TARENT.,**
teucr., thea, thuj., valer., visc.[9],
zinc.[6], ziz.[11]

cheerful/gai/froh
jesting/plaisante/Spaßen
vivacious/vif/lebhaft

daytime[11]
journée, pendant la
tagsüber
  lyss.

morning
matin
morgens
  bov., cinnb., phys.[11]

afternoon
après-midi
nachmittags
  arg-n.

evening
soir
abends
  anac., chin., cycl., graph.[7], med.[1'],
  phos., teucr.

night
nuit
nachts
  med.

air, in open
air, en plein
Freien, im
   phel.

alternating with grief[5]
alternant avec chagrin
abwechselnd mit Kummer
   op.

   sadness
   tristesse
   Traurigkeit
      agn., croc.[5], ox-ac.[1']

blissful[4]
bienheureuse
glückselige
   op.

coition, after
coït, après le
Koitus, nach
   bor.

diarrhoea, during
diarrhée, pendant la
Diarrhoe, bei
   ox-ac.

perspiration, during
transpiration, pendant la
Schweiß, bei
   op.

recall things long forgotten, can
remémorer des souvenirs depuis
   longtemps oubliés, peut se
erinnern, kann sich an lang
   Vergessenes
   gels.

sadness, after[11]
tristesse, après
Traurigkeit, nach
   ziz.

walking in open air, while
marchant en plein air, en
Gehen im Freien, beim
   cinnb.

EXPRESS oneself, desires to[9]
S'EXPRIMER soi-même, désir de
SICH ERKLÄREN, möchte
   anh.

EXTRAVAGANCE
EXTRAVAGANCE
EXTRAVAGANZ
am-c., **bell.,** carb-v.[7], caust., chin., con., croc., guar.[2, 11], iod., nat-m.[7], petr., phel., ph-ac., plat., stram., verat.

gestures–extravagant/gesticule-
   extravagants/Gebärden-
   extravagante
speech–extravagant/langage–extra-
   vagant/Sprechen–extravagantes

EXUBERANCE[4]
EXUBÉRANCE
AUSGELASSENHEIT
alum-p.[1'], am-c., **bell.**[2, 4], carbn-s.[1'], cast., caust., chin-s.[4, 6], croc., iod., lyc.[16], petr., phel., ph-ac., plat., **STANN.**[5], stram., sumb.[6], verat.

loquacity–cheerful/loquacité–gaie/
   Geschwätzigkeit–lustige
wildness/férocité/Wildheit

alternating with moroseness[4]
alternant avec morosité
abwechselnd mit mürrischem Wesen
   ant-t.

   sadness[4]
   tristesse
   Traurigkeit
      petr.

EXULTANT[11]
JUBILANT, exultant
FROHLOCKEND, jauchzend
   cann-i.

cheerful/gai/froh

EYES, walks with downcast[2]
REGARD abattu, découragé, marche avec un
AUGEN, geht mit niedergeschlagenen cham.

discouraged/découragé/entmutigt

evades look of other persons[2]
évite le regard d'autres personnes
weicht dem Blick anderer aus
stram.

FACES, made ill-mannered[11]
ATTITUDE grossière, de mal élevé
VERHÄLT SICH flegelhaft
hyos.

rudeness–naughty/grossièreté–desobéissants/Grobheit–unartiger

strange[11]
étrange
seltsam
ars., merc., pall.

gestures–strange/gesticule–étranges/Gebärden–seltsame
strange/étranges/Sonderbares

FAMILIARITY[11]
FAMILIARITÉ
VERTRAULICHKEIT
chlf.

FANATICISM
FANATISME
FANATISMUS
caust., puls.[1'], rob., sel., sulph., **thuj.**

religious–fanaticism/religieuses–fanatisme/religiöse–Fanatismus

FANCIES, absorbed in
FANTAISIES, absorbé dans ses
PHANTASIEN, versunken in seine
arn., cupr., sil., stram.

absorbed/absorbé/Gedanken versunken
delusions-fancy/imaginations-imagination/Wahnideenphantasie

absurd[11]
absurdes
absurde
alco., carbn-s.

anxious[11]
anxieuses
ängstliche
fl-ac.

night, during fever[11]
nuit, pendant la fièvre
nachts im Fieber
sep.

confused
confuses
verwirrte
ail.[2], **BAPT.**[2], camph.[2], con.[2, 11], **glon.**[2], ham.[2], **HYOS., lil-t.**[2], phos., **STRAM.**[1]

exaltation of
exaltation des
verstärkte Phantasietätigkeit
absin., acon., agar., agn., alum., alum-sil.[1'], **am-c., ambr., anac., ang.,** ant-c., apoc., arg-n., arn., **ars., asaf.,** aur., aur-ar.[1'], aur-s.[1'], bar-c.[3], **BELL., bry.,** bufo, bufo-s.[11], calc., calc-sil.[1'], camph.[3], **CANN-I.,** cann-s.[3, 4,, 6], **canth.,** carb-an.[3], carb-v., **carbn-s.,** caust., cham., chel., **chin.,** chin-ar.[1'], **cic.**[3], coca, cocc.[3], **coff.,** coff-t.[11], con., convo-d., croc., **crot-c.,** cupr.[3], cycl., dig., elaps, euphr.[3], fl-ac., **graph.,** hell., hep.[3], **HYOS.,** ign., iod.[3], kali-ar., kali-c., kali-p., **lac-c.**[7], **LACH.,** lact., led.[3], lil-t.[1'], **lyc.,** mag-m., meph., **merc.,** merc-c.[3], mosch.[3], mur-ac., naja, nit-ac., **nux-m.,** nux-v., olnd.,

op., ox-ac., **petr.**, ph-ac., **phos.**,
pic-ac.⁶, pip-m., plan., **plat.**¹ʹ, ³, ⁵,
plb., psor., puls., rhus-t.³, sabad.,
samb.³, **sec.**³, seneg.³, sep., **sil.**,
spong., stann.³, staph., **STRAM.**,
sulph., thuj., valer., verat.³, verb.,
viol-o., **zinc.**, zinc-p.¹ʹ, ziz.

daytime¹¹
journée, pendant la
tagsüber
    elaps

day and night⁴
journée et nuit
Tag und Nacht
    ambr., caust.

morning
matin
morgens
    canth.⁴, con., **nux-v.**⁴

   bed, in⁴
   lit, au
   Bett, im
       chin.

afternoon
après-midi
nachmittags
    anac.⁴, ang.⁴, lyc.

evening
soir
abends
    am-c., anac., **caust.**, chel., chin.⁴,
    cycl., naja, **phos.**, sulph.

   twilight, in
   crépuscule, au
   Dämmerung, in der
       caust.

   bed, in⁴
   lit, au
   Bett, im
       agar., alum., ambr., **bry.**, **calc.**,
       camph., carb-an., **carb-v.**,
       caust., **chin.**, cocc., graph.,
       hell., ign., **kali-c.**, lyc., merc.,
       nat-c., **nux-v.**, ph-ac., phos.,

puls., rhus-t., sabad., **sil.**,
staph., **sulph.**, viol-t.

night
nuit
nachts
    agar.⁴, ars., aur., **bar-c.**, bor.⁴,
    bry.⁴, **CALC.**, canth., carb-an.,
    carb-v., caust., **cham.**, **chin.**¹ʹ, ⁴,
    coff., con.⁴, **graph.**⁴, ¹⁶, hep.⁴,
    hipp., hydr., **hyos.**⁴, ign., **kali-c.**⁴,
    kali-n.⁴, **lach.**⁴, **m-arct.**⁴, **nit-ac.**,
    nux-v.⁴, op.⁴, petr., ph-ac.⁴,
    phos., plat.⁴, plb., puls., sep.,
    sil., spong.⁴, **sulph.**⁴, **zinc.**⁴

alone, when⁴
seul, étant
allein, wenn
    ars.

business, of¹¹
affaires, des
Geschäfte, über
    bell.

capricious³
capricieuses
launische
    acon., viol-o.

closing the eyes in bed
fermant les yeux au lit, en
Augenschließen im Bett, beim
    bell.⁴, **calc.**, camph.⁴, **graph.**⁴,
    led., lyc., sep., **sulph.**⁴

frightful
effrayantes
schreckliche
    CALC., **caust.**, hydr., hydr-ac.
    lac-c., merc., **op.**, **sil.**, **STRAM.**

delusions–images–frightful/
  imaginations–effroyables
  images-/Wahnideen–Bilder–
  schreckliche
delusions–visions–horrible/
  imaginations–visions–hor-
  ribles/Wahnideen–Visionen–
  schreckliche

going to bed, after
couché, après s'être
Zubettgehen, nach dem
    chin., hell., ign., **phos.**

happened, thinks they had[5]
arrivé, croit que c'est
ereignet, glaubt, sie haben sich
    staph.

heat, during
chaleur fébrile, pendant la
Fieberhitze, bei
    chin., coff., laur., puls., sabad.

sleeplessness, with
insomnie, avec
Schlaflosigkeit, mit
    agar.[4], alum., ambr.[1'], anh.[10],
    ant-t.[3], arg-n., **bell.**, bor.[4], bry.[4],
    calc.[4], caust.[4], **cham.**[3], **chin.**[3, 4],
    cocc.[4], coff.[3], coloc.[4], **graph.**[4],
    hep.[4], ign.[3], kali-c.[4], kali-n.[4],
    led.[3, 4], **lyc.**[4], merc., nat-c., **nux-v.**[4],
    op.[2, 4], petr.[4], ph-ac., phos., plat.[4],
    puls.[4], rhus-t.[3], sabad.[4], **sep.**[4],
    sil.[4], spong.[11], staph.[4], sulph.[4],
    thuj., viol-t.[4]

walking in open air[4]
marchant en plein air, en
Gehen im Freien, beim
    ant-c., sulph.

working, while[4]
travaillant, en
Arbeit, bei der
    ang., mur-ac., olnd.

lascivious
lascives
laszive
    am-c., **ambr.**, anac., arund., aur.,
    bell., **calad.**[2], **calc.**, camph.[2], **canth.**[4],
    carb-v., **chin.**, cod.[2], **con.**[2, 4, 5],
    cop.[2], dig., **graph.**, hipp., ign.
    kali-br.[2], **lach.**[4], lil-t., **lyc.**, lyss.[2],
    nat-c.[2], **nat-m.**[2, 4], **nuph.**[2], nux-v.[5],
    op., orig.[2], plat.[5], psor.[5], sang.,
    sep.[4], **sel.**[2, 4], **sil.**[2], sin-n.[2], staph.[5],
    stram.[4], tarent.[1'], thuj., **ust.**[2], verb.,
    yuc.[11], **zinc.**[2]

lascivious/lascif/lasziv
thoughts–intrude–sexual/pensées–
    s'intriguent–sexuelles/Gedan-
    ken–drängen–sexuelle
thoughts–tormenting–sexual/
    pensées–tourmentantes–
    sexuelles/Gedanken–quälende–
    sexuelle

forenoon[11]
matinée
vormittags
    hipp.

evening[11]
soir
abends
    am-c., anac.

night[11]
nuit
nachts
    aur.

dreaming, even when[1]
rêvant, même en
Traum, selbst im
    ambr.

impotency, with[2]
impuissance, avec
Impotenz, mit
    calad.[1'], **chin., op., sel.**

lying down, while[11]
couchant, en se
Hinlegen, beim
    thuj.

laughable, before falling asleep[11]
risibles avant de s'endormir, des
    choses
lächerliche, vor dem Einschlafen
    sulph.

lively see vivid

periodically returning
périodiquement, revenant
periodisch wiederkehrende
    ars.

perspiration, during
transpiration, pendant la
Schweiß, bei
  carb-v., iod., nit-ac., sulph.

pleasant
plaisantes
angenehme
  CANN-I., coca, cod.¹¹, cycl., lach.,
  OP., stram.

reading, on
lisant, en
Lesen, beim
  coff.⁴., **mag-m.**, ph-ac.⁴

repulsive, when alone
répulsives, étant seul
widerliche, beim Alleinsein
  fl-ac., sel., tarent.

sleep, preventing
s'endormir, empêchant de
Schlaf, verhindert den
  arg-n., op.², phos., **staph.²**, viol-t.²

  falling asleep, on
  s'endormant, en
  Einschlafen, beim
    arg-n., bell.⁴, **calc.**, camph.⁴,
    chin.⁴, ign.⁴, **spong.**⁴, sulph.

strange¹¹
étranges
seltsame
  STRAM.

  pregnancy, during¹¹
  grossesse, pendant la
  Schwangerschaft, in der
    lyss.

unpleasant¹¹
désagréables
unangenehme
  op., rumx.

  bed, after going to¹¹
  lit, après aller au
  Zubettgehen, nach dem
    phos.

vivid, lively
vivantes, très animées
lebhafte
  acon., alco.¹¹, bell³, **cann-i.²**,
  cann-s.³,⁴, carb-an., cham., coff.,
  croc., cycl., dig., hell., hyos., ign.¹′,
  kali-br., **LACH.**, lact., **lyc.**, meph.,
  morph.¹¹, naja, nat-m., nux-v.³,
  op., phos., pic-ac.³, puls., **STRAM.**,
  valer.³, zinc.²

ideas–abundant/idées–abondantes/
  Ideen–Reichtum

evening¹¹
soir
abends
  cycl., hell.

midnight, after
minuit, après
Mitternacht, nach
  puls.

falling asleep, when
s'endormant, en
Einschlafen, beim
  nat-m.

heat, followed by
chaleur, suivie de
Hitze, gefolgt von
  phos.

waking, on
réveil, au
Erwachen, beim
  calc., ign.⁴, kali-n.⁴, **lach.**, plat.⁴,
  puls., sep., sil.⁴, sulph.

wild¹¹
sauvages
wilde
  con.

FASTIDIOUS
EXIGEANT, difficile
WÄHLERISCH, anspruchsvoll
  alum.⁷, **anac.⁷**, ars., **CARC.**⁷,⁹, con.⁷,
  graph.³,⁷, lac-ac.², **nux-v.**, **PULS.**⁵

FEAR, apprehension, dread
PEUR, appréhension
FURCHT
abrot.², absin., acet-ac., **ACON.**, act-sp.², aeth., aether¹¹, agar, agn., **all-c.**², aloe, **alum.**, alum-sil.¹′, alumn.¹¹, am-br.³,⁶, am-c., am-m.³,⁵,⁶, ambr.³, aml-ns.¹¹, anac., ang., ant-c., ant-s-aur.², ant-t., apis³, aral.¹¹, arg-m.³, **ARG-N.**, arist-cl.⁹, **arn.**¹′,³,⁴,⁶, **ars.**, ars-h.², ars-i., ars-s-f.²,¹¹, art-v.², arum-m.², asaf., aspar.², astac.², atro.¹¹, **AUR.**, aur.-ar.¹′, bapt., **bar-c.**, bar-m., **BELL.**, berb.²,⁴, bism.³, **BOR.**, brom.³,⁶, **bry.**, bufo, but-ac.⁹,¹⁴, **cact.**, calad., **CALC.**, calc-f.⁶,⁹, **CALC-P.**, **calc-s.**, calc-sil.¹′,³, camph., cann-i., cann-s., canth.¹′,³, **caps.**, carb-an, **carb-v.**, **CARBN-S.**, carc.⁹,¹⁰, cast., caul.¹′, **caust.**, cham., chel.³, chin., chin-ar., chlol.², chlor., **CIC.**, cimic.², cina³, cist.³, clem.³, cob-n.⁹, coc-c., **coca**, **cocc.**, coff., **coff-t.**², colch.³, coloc., **con.**, cortico.⁹, croc., **crot-h.**, **cupr.**, cupr-a.¹¹, cupr-ar.³, cycl.¹′,³, cyt-l.⁹, daph., **DIG.**, dros., dulc., echi., elaps, euph., euphr.¹¹, ferr., ferr-ar., ferr-p., fl-ac.³, **form.**, **gels.**, gent-c., gins.⁴, glon., **GRAPH.**, grat.³, hed.⁹, hell., **hep.**, hoit.¹⁴, hydr-ac., **hyos.**, hyper., iber.²,¹¹, **IGN.**, iod., ip., jatr.¹¹, **KALI-AR.**, **kali-br.**, **kali-c.**, kali-i., kali-n., kali-p., kali-s., kreos.², kres.¹⁰, lach., lact.⁴, lat-m.⁹, laur.³, led.³, **lil-t.**, lipp.¹¹, lob., lol.¹¹, **LYC.**, **LYSS.**, m-arct.⁴, macro.¹¹, mag-c., **mag-m.**, mag-s.⁹, manc., mang.¹′,³,⁴, med.³, **meli.**, meny.³,⁴, **merc.**, merc-c.³, merc-i-r., mez., **mosch.**, mur-ac., murx., **nat-ar.**, **NAT-C.**, **nat-m.**, **nat-p.**, nat-s., nicc., nit-ac., **nux-v.**, **onos.**, **op.**, orig.¹¹, ox-ac.⁶,¹¹, **petr.**, ph-ac.³, **PHOS.**, **phyt.**, pip-m., **PLAT.**, plb.³,⁶,¹¹, podo.⁶, **PSOR.**, **puls.**, pyrog.³, ran-b., ran-s.³, raph., rauw.⁹,¹⁴, rheum, rhod., **rhus-t.**, rhus-v., ruta, sabad.³, sabin.³,⁴, samb.³,¹¹, sang.³,¹¹, sars.³, sec., seneg.³, **SEP.**, sil., spig.¹,⁵, **spong.**, squil., **stann.**, staph., **STRAM.**, **stront-c.**, stroph-s.⁹,¹⁴, stry., succ.¹², **sul-ac.**, **sulph.**, **tab.**, tarent., tell.¹⁴, tere-ch.¹⁴, **ther.³**, thuj., til., tub.³, valer., **verat.**, viol-t.³, visc.⁹, wye.¹¹, xan.¹¹, zinc.¹, zinc-m.¹¹, **ZINC-P.**¹′

ailments–fear/troubles–peur/
Beschwerden–Furcht

daytime, only
journée, seulement pendant la
tagsüber, nur
  lac-c., **lyc.**¹¹, mur-ac., pip-m.¹¹, sul-ac.

day and night⁴
jour et nuit
Tag und Nacht
  ars.

morning
matin
morgens
  alum.³, anac.³, arg-n., ars.³, carb-an.³, carb-v.³, carbn-s., caust., chin.³, graph., ign.³, ip.³, **lyc.**, mag-c.³, mag-m.³, mag-s., mur-ac., nicc., nit-ac.³, **nux-v.**, phos.³, puls., rhus-t.³, sep.³, sul-ac., **verat.**³

bed, in⁴
lit, au
Bett, im
  lyc., nux-v.

rising, on
levant, en se
Aufstehen, beim
  arg-n.

until evening
du matin au soir
bis abends
  sul-ac.

waking, on
réveil, au
Erwachen, beim
  puls.

forenoon
matinée
vormittags
  am-c., nicc.¹¹, paeon.¹¹

noon²
midi
mittags
    zinc.

  12–15 h
    aster.

afternoon
après-midi
nachmittags
    aeth., am-c., ant-t., berb., carb-an., carb-v., cast., dig., mag-c., nat-c., nicc., **nux-v.**, stront-c., **sulph., tab.**

  16 h
    tab.

  17 h
    nux-v.

evening
soir
abends
    alum., alum-p.¹′, **am-c.**, anac., ant-t., **ars.**, aur-ar.¹′, bar-c., bar-s.¹′, berb.¹¹, brom., calad., **CALC.**, calc-ar.¹, carb-an., **carb-v., CAUST.**, coc-c., **cupr.**, dig., **dros.**, form., hep., hipp., **kali-ar., kali-c.**, kali-i., kali-p., lach., **lyc., mag-c.**, mag-m., merc., nat-ar., nat-c., nat-m., nit-ac., nux-v., paeon., petr., **phos.**, plat., **PULS.**, ran-b., **rhus-t.**, stront-c., tab., valer., verat., **zinc.**, zinc.-p.¹′

  am.
    mag-c., zinc.²

  twilight
  crépuscule, au
  Zwielicht, im
    am-m.⁶, berb., **calc., caust.,** kali-i., **phos., PULS.,** rhus-t.

  bed, in
  lit, au
  Bett, im
    agar.¹⁶, **ars.**, calc., **graph., kali-c.,** mag-c., merc., nat-ar.

  am.
    mag-c.

  walking, while
  marchant, en
  Gehen, beim
    nux-v.

night
nuit
nachts
    acon.³, am-c., arn., **ars., ars-s-f.**¹′, aur-ar.¹′, **bell., calc.**, calc-ar.¹, **calc-s.**, calc-sil.¹′, **CAMPH.**, carb-an., **carb-v., carbn-s.**, caust.¹, cham., **chin.**, chin-ar., cocc., colch., con., **crot-c.**, dros., dulc., eup-per, graph., hep., ign., ip., **kali-ar.**, kali-c., kali-s.¹, **lach.**, lyc., mag-c., manc., **merc.**, nat-c., **nat-m., nat-p.**, nit-ac., op.², ph-ac., phos., **puls.**, rat.⁴, rob., **RHUS-T.**, sil., spong., stann., stram., **sulph.**, tab., thea, zinc., zinc.-p.¹′

  anxiety–night–children/anxiété–nuit–enfants/Angst–nachts–pavor nocturnus

  waking, after
  réveil, après le
  Erwachen, nach dem
    aesc.¹′, carb-v.¹′, con., lach.¹′, lyc.¹′, phos.¹′, samb.¹′, spong.¹′

midnight
minuit
Mitternacht
    con., manc.

  after
  après
  nach
    ign., mang.¹¹, rat.⁴

  3 h
    ARS.², kali-c.

abdomen, arising from
abdomen, partant de l'
Abdomen aufsteigend, vom
   asaf.

abortion from f., threatening[2]
avortement imminent à la suite de p.
Abort infolge von F., drohender
   cimic., op., sabin.

accidents, of
accidents, d'
Unfällen, vor
   acon., **carb-v.,** cupr., gins., iod.[2], mag-c.[2], mag-s.[2], perh.[14]

   f.–injured/p.–blessé/F.–verletzt

age, of own[9]
âge, de son
Alter, vor dem
   cortico.

air, of fresh
air frais, d'
Luft, vor frischer
   caps.[12], **coff.**[2]

   in open
   en plein
   im Freien
      anac., **hep.,** nux-v.

         am.
         bry.[1'], plat., **valer.**

alone, of being
seul, d'être
Alleinsein, vor dem
   act-sp., all-s., ant-t., **apis, ARG-N., arist-cl.**[9], **ARS., ars-s-f.**[1'], asaf., aur-ar.[1'], bell., bism., brom., bry., bufo, cadm-s., calc., calc-ar.[1'], **camph., clem., con., CROT-C.,** dros., **elaps, gels.,** hep., **HYOS.,** kali-ar., kali-br., **KALI-C., kali-p., lac-c., LYC., lyss.,** merc., mez., nat-c.[6], nit-ac.[6], nux-v., **PHOS.,** plb., **puls.,** ran-b., rat., **sep.,** stram., tab., tarent., verat., zinc.[7]

*company–aversion–fear/société–
   aversion–peur/Gesellschaft–
   Abneigung–Furcht
company–desire–alone/société–
   désir–seul/Gesellschaft–
   Verlangen–Alleinsein*

evening
soir
abends
   brom., dros., kali-c., puls.,
   ran-b., tab.

night
nuit
nachts
   camph., caust., hell.[7], **STRAM.**[1, 7]

desire of being alone, but[2, 6]
désire être seul, mais
will jedoch allein sein
   con.

headache, with[7]
maux de tête, avec
Kopfschmerzen, mit
   meny.

lest he die
de peur de mourir
fürchtet zu sterben
   arg-n., ARS.[1], **ars-h.**[1], **bell.**[1], **kali-c., phos.**

   *f.–death–alone/p.–mort–seul/
      F.–Tod–allein*

   injure himself
   de se blesser
   sich selbst zu verletzen, sich ein
      Leid anzutun
      ars.

      *injure/se fasse du mal/
         Leid anzutun
      suicidal disposition/suicide/
         Selbstmord*

alternating with exhilaration[5]
alternant avec sérénité
abwechselnd mit Heiterkeit
   coff.

FEAR, alternating / PEUR / FURCHT

mania
manie
Manie
  bell.

rage⁴
rage
Raserei
  bell.

sadness³
tristesse
Traurigkeit
  zinc.

amenorrhoea from f.²
aménorrhée par p.
Amenorrhoe durch F.
  op.

animals, of
animaux, d'
Tieren, vor
  abel.¹⁴, **BELL.**⁷, bufo, calc.⁵, caust.,
  CHIN., hyos., **stram., tub.**³, ⁷

  f.–bitten, cats, creeping, devoured,
    dogs, flies, insects, mice,
    scorpions, snakes, spiders
  p.–mordu, chats, rampe, dévoré,
    chiens, mouches, insects, souris,
    scorpions, serpents, araignées
  F.–gebissen, Katzen, kriecht,
    aufgefressen, Hunden, Fliegen,
    Insekten, Mäusen, Skorpionen,
    Schlangen, Spinnen

  night of venomous¹⁴
  nuit d'a. venimeux
  nachts vor giftigen
    abel.

anorexia from f.²
anorexie par p.
Anorexie durch F.
  ign.

apoplexy, of
apoplexie, d'
Apoplexie, vor
  abel.¹⁴, **alum.**⁵, ¹¹, apis, **arg-m.,**
  arg-n., arn., **aster.**, bell., brom.³, ⁶,
  carb-v., cench., **coff.**, elaps, **ferr.,**
  ferr-p., ferr-t.¹¹, fl-ac., glon.³, ⁶,
  kali-br.³, ⁶, lach., nat-c., phos.,
  puls.⁵, ¹¹, sel.⁶, **sep.**⁵, ¹⁶, staph.⁵, ter.,
  thuj., verat., **zinc.**², ³, ⁷

f. paralysis/p.–paralysie/
F.–Lähmung

evening⁵
soir
abends
  puls.

night with feeling as if head would
  burst, at
nuit, comme si la tête allait sauter,
  la
nachts, als ob der Kopf platze
  aster.

palpitation, with
palpitations, avec
Herzklopfen, mit
  arg-m.

stool, during
défécation, pendant la
Stuhlgang, bei
  verat.

waking, on
réveil, au
Erwachen, beim
  arn.⁴, carb-v.⁴, ¹⁶, glon.

appearing in public, of
apparaître en public, d'
Auftreten in der Öffentlichkeit, vor
  GELS.², lyc.¹', sil.¹'

approaching him, of others
approché, d'être
Annäherung anderer, vor
  acet-ac., **ambr.**, anac., <u>**ARN.**</u>¹, ⁷,
  bar-c.³, **bell.**, cadm-s., cann-i.,
  caust.³, con., **cupr., cupr-a.**², **ign.**,
  iod., **lyc.**, nux-v.², op., petr.³, phos.³,
  sep.³, **stram.**, stry.³, tarent.³, **thuj.**

children cannot bear to have
  anyone come near them
enfants ne supportant pas que
  quiconque les approche
Kinder können keine A. ertragen
  cina, cupr.

delirium, in
délire, pendant le
Delirium, im
  cupr., stram., **thuj.**

touched, lest he be
touche, qu'on le
berührt werden, er könnte
  ARN.[1, 7], rhod.[7]

f.–touch/p.–touché/F.–Berührung

vehicles, of
véhicules, des
Fahrzeugen, von
  anth., hydr-ac., lyss.[7], phos.

ascending, of[6, 7]
monter, de
Steigen, vor dem
  nit-ac.

bad news, of hearing
mauvaises nouvelles, d'apprendre de
schlechte Nachrichten zu erfahren
  aster.[2, 7], calc.[16], **calc-p.**, dirc.[11],
  dros., **lyss.**[1, 7], nat-p.

bed, of the
lit, de son
Bett, vor seinem
  acon., ars., bapt., calc.[7], **camph.**,
  cann-s., canth., **caust.**, cedr., cench.,
  cupr.[2], kali-ar., kali-c., **lach.**, lyc.,
  merc., nat-c., nat-m.[4], squil.

raised himself in, when he[11]
soulevé dans son, quand il est
aufrichtete, wenn er sich im
  ox-ac.

behind him, someone is
derrière lui, il y a quelqu'un
hinter ihm, jemand ist
  anac., brom., crot-c., lach., med.

delusions–people–behind/
imaginations–gens–derrière/
Wahnideen/Personen–hinter
delusions–walks/imaginations–
marche/Wahnideen–geht

betrayed, of being
trahi, d'être
verraten zu werden
  hyos.

bitten, of being
mordu, d'être
gebissen zu werden
  hyos., lyss.

black, of everything
noir, de tout ce qui est
schwarz ist, vor allem, was
  rob., **STRAM.**[7]

black–aversion/noir–aversion/
schwarze–Abneigung

blind, of going[2]
aveugle, de devenir
blind zu werden
  agre.[14], **nux-v.**, sulph.

brain, of softening of
ramollissement cérébral, de
Gehirnerweichung, vor
  abrot., asaf., calc-sil.[1']

delusions–brain/imaginations–
cérébral/Wahnideen–Gehirn-
erweichung

breath away, takes[2]
respiration, qui coupe la
Atem, nimmt den
  rhus-t., verat.

brilliant objects, looking-glass or
  cannot endure, of
brilliants, les loupes ou verres
  grossissants, ne supporte pas les
  objets
glitzernden Gegenständen, Spiegeln
  oder kann sie nicht ertragen, vor
  cann-i.[11], lach.[3], stram.

f.–mirrors/p.–miroirs/F.–Spiegeln

burden, of becoming a
charge, d'être à
Last zu fallen, zur
    raph.

business, of[2]
affaires, des
Geschäften, vor
    graph., lil-t.

    business–averse/affaires–aversion/
    Geschäften–abgeneigt

cats, of[3, 7]
chats, des
Katzen, vor
    tub.

causeless
raison, sans
grundlose
    calc-f.[6], sabad.[6], tarent.[1]

censured of being
censuré, d'être
getadelt zu werden
    caps.

children, in[7]
enfants, chez les
Kindern, bei
    BAR-C., calc., caust.[4], **lyc.**

    night[7]
    nuit
    nachts
        bor., caste.[14], kali-p.

    anxiety–night/anxiété–nuit/
    Angst–nachts

chill, during
frissons, pendant les
Fieberfrost, bei
    calc., carb-an.

cholera, of
choléra, de
Cholera, vor der
    ars.[5], jatr.[2], **LACH.**[1, 5], **NIT-AC.,**
    ph-ac.[2], verat.[5]

church or opera, when ready to go
église ou à l'opéra, au moment de
    partir à l'
Kirche oder Oper, wenn fertig zur
    ARG-N., gels.

closing eyes, on
fermant les yeux, en
Augenschließen, beim
    aeth., **carb-an., caust.**

coal-scuttle, of
seau à charbon, du
Kohleneimer, vor
    cann-i.

coition, at thought of (in a woman)
rapports sexuels, à l'idée de (chez
    une femme)
Koitus, beim Gedanken an (bei einer
    Frau)
    kreos.

    impotence from fear during c.[2]
    impuissance par peur pendant le
        coït
    Impotenz durch Furcht beim K.
        sin-n.

    f.–impotency/p.–impuissance/
    F.–Impotenz

cold, of taking
froid, de prendre
erkälten, sich zu
    nat-c., sulph.

    heat, during[16]
    chaleur fébrile, pendant la
    Fieberhitze, bei
        sulph.

company, of[2]
société, de
Gesellschaft, vor
    cic.

confusion, that people would observe her
confusion, que les gens pourraient observer sa
Verwirrung könnte bemerkt werden, ihre
 calc.

confidence-self/confiance-soi/ Selbstvertrauen delusions–confusion/imaginations– confusion/Wahnideen–Verwirrung f.–observed/p.–observé/F.–bemerkt

consumption, of
tuberculose, de
Tuberkulose, vor
 calc., kali-c.[14], lac-c., paull., sep., tarent.

conversation, of[1']
conversation, de
Unterhaltung, vor
 bar-s.

corners, to walk past certain
coins de rue, de passer certains
Hausecken vorbeizugehen, an manchen
 arg-n., kali-br.

creeping out of every corner, of something
rampe de tous les coins, de quelque chose qui
kriecht aus jeder Ecke, etwas
 med., **phos.**

crossing a bridge or place, of[5]
traverser un pont ou une place, de
Überqueren einer Brücke oder eines Platzes, vor dem
 arg-n.[1'], bar-c., ferr., puls.

f.–walking–across/p.–marcher– traverser/F.–Gehen–Überqueren

crowd, in a
foule, dans la
Menschenmenge, in einer
 ACON., aloe, am-m., **arg-n.,** arn.[2, 7], ars., ars-s-f.[1'], asaf.[3, 7], **aur.,** aur-ar.[1'], aur-i.[1'], aur-s.[1], bar-c., bar-s.[1'], bell.[3], bufo, calc., carb-an., caust., cic., con., dios., ferr., ferr-ar., ferr-p., graph., hep., hydr-ac., **kali-ar.,** kali-bi., kali-c., kali-p., led., levo.[14], **lyc.,** nat-ar., nat-c., **nat-m.,** nat-s.[1'], **nux-v.,** petr.[3], phos., plat.[8], plb., **puls.,** rhus-t., sel., stann., sulph., tab., til.

anxiety–crowd/anxiété–foule/ Angst–Menschenmenge

public places, of; agoraphobia
publique, sur une place; agoraphobie
öffentlichen Plätzen, auf; Platzangst
 acon., **arg-n., arn.,** bar-c[5], calc.[3, 6, 8], crot-h.[5], ferr.[5], **GELS.,** glon.[3], hydr.[5], hydr-ac.[8], kali-p.[3, 6, 7], levo.[14], nux-v.[3, 6, 8], puls.[5], visc.[3, 6]

climacteric period, during[7]
ménopause, pendant la
Klimakterium, im
 glon.

cruelties, from report of
cruautés, par le récit de
Grausamkeiten, durch Bericht von
 calc.

excitement–hearing/excitation– entendu/Erregung–Hören horrible things/horribles, choses/ schreckliche Dinge

cutting himself when shaving
couper en se rasant, de se
schneiden, beim Rasieren sich zu
 CALAD.[1, 5]

danger, of impending
danger imminent, d'un
Gefahr, vor drohender
 aether, camph.[2], caust.[2], cic.[2], cimic., **cocc.**[2], macro.[11]

FEAR, danger / PEUR / FURCHT

*delusions–danger/imaginations–
danger/Wahnideen–Gefahr
f.–happen/p.–produire/F.–ereignen
f.–misfortune/p.–malheur/F.–
Unglück*

night[11]
nuit
nachts
   aether

going to sleep, on
coucher, en allant se
Schlafengehen, beim
   coff.

dark, of
obscurité, de l'
Dunkelheit, vor
   acon., aeth.[7], am-m., ars.[1'], bapt.,
   bell.[7], brom., calad.[7], **calc.**, calc-a.[11],
   calc-p., calc-s., **camph., CANN-I.,
   cann-s.**[3], **carb-an., carb-v., caust.,
   cupr.**, gels.[7], grin.[7], kali-bi.[7], **lyc.,
   med.**, nat-m.[7], nux-m.[7], **phos., puls.,**
   rhus-t., sanic., sil.[7], <u>**STRAM.**</u>[1, 7],
   stront-c., valer., zinc.[6]

*anxiety–dark/anxiété–obscurité/
Angst–Dunkeln
darkness–agg./obscurité–agg./
Dunkelheit–agg.
f.–walking–dark/p.–marcher–
obscurité/F.–Gehen–Dunkeln*

dawn, of the return of
aube, du retour de l'
Tagesanbruch, Morgengrauen, vor
dem
   kali-i.

death, of
mort, de la
Tod, vor dem
   <u>**ACON.**</u>[1, 7], act-sp., **agn.**, all-s., aloe,
   alum., alum-p.[1'], am-c., anac.,
   anan., anh.[9, 10], ant-c., ant-t., **apis,**
   aran.[14], **arg-n., arn.**[1'], <u>**ARS.**</u>[1, 7],
   ars-s-f.[1'], asaf., aur., aur-ar.[1'],
   aur-s.[1'], bapt., bar-c., bar-s.[1'], **bell.,
   bry.**, bufo, **cact.**, calad., **CALC.,**
   calc-ar.[1], calc-s., camph., **cann-i.**,
   cann-s.[3], canth., caps., carb-an.[4],
   carb-v.[1'], carbn-s., **caust.**, chel.,
   chin.[4], **CIMIC., cocc., coff.**, con.,
   cop., croc., **crot-c.**, culx.[1'], **cupr.**,
   cur., **cycl., dig.**, dros.[11], fago.[11], ferr.,
   ferr-ar., **ferr-p., fl-ac., GELS.**, glon.,
   graph.[1, 5], **hell., hep.**, hydr.[8], hyos.,
   ign., iod.[3, 4, 6], ip., iris, kali-ar.,
   kali-c., kali-fcy.[11], **kali-i., kali-n.,**
   kali-p., kali-s., **LAC-C., lach.,**
   lat-m.[7, 14], led., **lil-t.**[8], lob., **lyc.,**
   mag-s., med., **merc.**[4, 5], **mosch.**,
   mygal., naja[8], nat-c.[4, 11], **nat-m.**[1, 5],
   NIT-AC., nux-m., **nux-v., op.,**
   ox-ac., petr., phase.[8], **ph-ac., PHOS.,**
   phyt., **PLAT.**, pneu.[14], podo., psor.,
   puls., raph., rheum, **rhus-t.**, rob.,
   sabad.[8], **sec.**, sep., sium[11], **spong.,**
   stann.[8], staph.[5, 8], still.[8], stram.,
   squil., sulph., syph.[8], tab., tarax.,
   tarent., trach.[11], tril., **verat.,**
   verat-v., vinc., visc.[9], zinc.,
   zinc-p.[1']

morning
matin
morgens
   alum.[8], con., lyc.

17.30 h[11]
   nux-m.

evening
soir
abends
   calc., phos.

in bed[16]
au lit
im Bett
   nat-m.

night
nuit
nachts
   act-sp., am-c.[16], **arn.**[1', 7], calc-ar.[1'],
   chel., kali-s.[1'], **phos.**

1–3 h[7]
   ars.

alone, when
seul, étant
allein, wenn
    arg-n., arn.⁷, ARS., ars-h., bell., kali-c.¹, phos.

evening in bed
soir au lit, le
abends im Bett
    ars., caust.², kali-c., phos.

alternate laughing and weeping, with (after anger)²
alternance de rires et pleurs, avec (après colère)
abwechselndem Lachen und Weinen, mit (nach Zorn)
    plat.

amenorrhoea, in²
aménorrhée, pendant l'
Amenorrhoe, bei
    plat.

anger, from²
colère, à la suite de
Zorn, infolge von
    plat.

die, fear he will, if he goes to sleep (after night-mare)
mourir s'il se rendort, peur de (après un cauchmar)
sterben, falls er wieder einschläft, fürchtet zu (nach einem Alptraum)
    lach.², led.

dream, from
rêve, d'un
Traum, nach einem
    alum.⁴, cench.¹'

heart symptoms, during
manifestations cardiaques, pendant des
Herzsymptomen, bei
    ACON.¹', ², ang.², arn.², asaf., cact.¹', cench.¹', DIG.², naja², plat.², psor.², ⁷

heat, during
chaleur fébrile, pendant la
Fieberhitze, bei
    calc., cocc., ip., mosch., nit-ac., RUTA

hunger, from⁷
faim, par la
Hunger, durch
    calc.

impending d., of⁵
menacé de m. prochaine, se croyant
drohendem T., vor
    acon., ars., BELL., bry., cupr., lach., MERC., nux-v., op.⁷, sep., staph., v-a-b.¹³

labor, during
accouchement, pendant l'
Entbindung, während der
    ACON., coff., plat.

lying down, on¹'
couché, en s'étant
Niederlegen, beim
    mosch.

menses, before
menstruation, avant la
Menses, vor den
    acon., kali-bi., plat., sec., sulph., xan.

    during
    pendant la
    während der
        acon., plat., verat.

pain, from
douleurs, par des
Schmerzen, durch
    COFF.

perspiration, during
transpiration, pendant la
Schweiß, bei
    kali-n.

predicts the time
prédit le moment de sa mort
sagt die Todesstunde voraus
ACON., arg-n.

> *death–presentiment–predicts/
> mort–pressentiment–prédit/
> Tod–Todesahnung–sagt
> prophesying–predicts/pro-
> phétise–prédit/prophezeit-
> sagt*

pregnancy, during
grossesse, pendant la
Schwangerschaft, in der
ACON.

pressure in hypogastrium, with[16]
pression sur l'hypogastre, avec
Druck im Hypogastrium, mit
ph-ac.

sadness, with[2]
tristesse, avec
Traurigkeit, mit
plat., vinc.

soon, that she will die
prochainement, qu'elle va mourir
bald sterben, sie wird
agn., sep.[5]

sleep, followed by deep[2]
sommeil, suivie du profond
Tiefschlaf, gefolgt von
vario.

sudden d., of
soudaine, de la m.
plötzlichem T., vor
arn., ars., cench.[1]', thea

vexation, after
contrariété, après
Ärger, nach
ars.

vomiting
vomissements, au cours de
Erbrechen, beim
ars., mag-c.[16]

waking, on
réveil, au
Erwachen, beim
alum., **ars.**[2], con.[4]

walking, while
marchant, en
Gehen, beim
dig.

desire for death, f. with[2]
désir de mourir, p. avec
Verlangen nach dem Tod, F. mit
aur.

delusions, f. from[7]
imaginations, p. par
Wahnideen, F. durch
STRAM.

dentist, of going to[7]
dentiste, d'aller chez le
Zahnarzt, vor dem Gang zum
calc.

> *anticipation–dentist/anticipation–
> dentiste/Erwartungsspannung–
> Zahnarzt*

destination, of being unable to reach
his
but, parce qu'il se sent incapable
d'atteindre son
Ziel nicht zu erreichen, das
lyc.

destruction to all near her, of
impending[2]
destruction menaçante de tout ce qui
est prè de lui, de
Zerstörung ihrer Umgebung, vor
drohender
kali-br.

devil, of being taken by the
diable, d'être pris par le
Teufel, geholt zu werden vom
anac.[6], manc.

> *delusions–devils–taken/imagi-
> nations–diables–pris/Wahn-
> ideen–Teufel–geholt*

devoured by animals, of being
dévoré par des animaux, d'être
aufgefressen zu werden, von Tieren
   stram.

diarrhoea from[2]
diarrhée par
Diarrhoe durch
   arg-n., **GELS**, ign., **kali-p.**, **OP.**, verat.

   with f.[1]
   avec p.
   mit F.
      acon., aeth.[6], **crot-t.**[2], **puls.**[2]

dinner, after
déjeuner, après le
Mittagessen, nach dem
   mag-m., phel.

disaster, of
désastre, d'un
Mißgeschick, vor
   elat., lil-t., psor., **puls.**, tab.[1]

disease, of impending
maladie imminente, d'une
Krankheit, vor drohender
   acon., aether, agar., **alum.**[1, 5], am-c., ant-t.[2, 3], **arg-n.**, arn.[3, 6], ars., bor., bov.[7], bry., bufo, calad., **calc.**, **calc-ar.**[1], carb-ac., carb-an., chlor.[6], cic., cimic.[14], elaps, eup-pur.[1], hep., hydr., ign., iris, **KALI-C.**, kali-p., kali-tel.[11], kreos., **lac-c.**, lach., **lec.**, **lil-t.**, lyc.[5], m-arct.[4], merc., nat-ar., nat-c., nat-m., nat-p., **nit-ac.**, nux-v., paull., **ph-ac.**, **PHOS.**, **plat.**[3, 6], pneu.[14], podo., psor.[3], **puls.**[3, 6], sabad.[3, 6], **sel.**[3, 6], **sep.**, **spong.**[2], stann.[3, 6], staph.[5], sulph., tab.[3], tarent., thuj., tril.

anxiety–health/anxiété–santé/ Angst–Gesundheit

   f.–apoplexy, blind, brain, cholera, cold, consumption, epilepsy, fainting, fever, fit, heart, imbecile, infection, insanity, operation, paralysis, pneumonia, putrefy, smallpox, stomach-ulcer, suffocation, syphilis, unconsciousness, vertigo
   p.–apoplexie, aveugle, ramollissement cérébral, choléra, tuberculose, épilepsie, évanouir, fièvre, accès, maladie de cœur, imbécile, infections, folie, opération, paralysie, pneumonie, putréfie, variole, creux épigastrique-ulcère, suffocation, syphilis, inconscience, vertiges
   F.–Apoplexie, blind, Gehirnerweichung, Cholera, erkälten, Tuberkulose, Epilepsie, ohnmächtig, Fieber, Anfall, Herzkrankheit, Imbezillität, Infektionen, Geisteskrankheit, Operation, Lähmung, Pneumonie, verfaulen, Pocken, Magen–Magengeschwür, Ersticken, Syphilis, Bewußtlosigkeit, Schwindel

night in bed
nuit au lit, la
nachts im Bett
   carb-ac.

cancer, of[7]
cancer, de
Carzinom
   psor.

contagious, epidemic diseases, of[5]
contagieuses, épidémiques, des maladies
ansteckenden, epidemischen Krankheiten, vor
   CALC., lach.

incurable, of being[3]
incurable, d'être
unheilbar zu sein
   acon., alum., arg-n.[6], arn., cact.[1'], calc., calc-sil.[1'], cecr.[14], cimic.[14], ign., lac-c., lach., lil-t.[3, 6], stann.

   delusions–disease–incurable/ imaginations–maladies–incurable/Wahnideen–Krankheit–unheilbare
   f.–recover/p.–rétablir/F.–genesen

FEAR, disease / PEUR / FURCHT

walking in open air agg.
marchant en plein air agg.
Gehen im Freien agg.
   hep.

disfigured, of being[5]
défiguré, d'être
verunstaltet, entstellt zu werden
   hep.

disturbed, of being[16]
dérange, qu'on ne le
gestört zu werden
   agar.

dogs, of
chiens, des
Hunden, vor
   BELL.[1, 7], calc.[5], caust., **CHIN.**, hyos., lyss.[7], stram., tub.

door, in opening[3]
porte, en ouvrant la
Tür, beim Öffnen der
   cic., con., lyc.

   closed, lest the d. should be[7]
   fermées, que les portes ne sont pas
   abgeschlossen sein, die T. könnte nicht
      lac-d.

downward motion, of
mouvement de descente, de
Abwärtsbewegung, vor
   BOR.[1, 7], coca[7], cupr.[7], gels., hyper.[8], lac-c.[7], lil-t.[7], sanic.[7, 8]

drawn upward see upward

dreams, of terrible[2]
rêves horribles, de
Träumen, vor entsetzlichen
   NUX-V., sulph.

driving him from place to place
poussant à aller deçà et delà, le
treibt ihn von einer Stelle zur anderen
   meny.

drowned, of being
noyé, d'être
Ertrinken, vor dem
   cann-i.

drunkards, in[2]
bu, des gens qui ont trop
Trinkern, bei
   kali-p.

duties, she will become unable to perform her[2]
devoirs, qu'elle sera incapable de remplir ses
Pflichten nicht mehr nachkommen zu können, ihren
   lac-c.

duty, to neglect his[5]
devoir, de manquer son
Pflicht zu versäumen, seine
   aur.

delusions–neglected/imaginations–négligé/Wahnideen–versäumt

eating, of
manger, de
essen, zu
   caust., grat., hera.[11], op., puls., tarent.

   after e., food
   après avoir mangé
   nach dem Essen
      asaf.[3], canth., carb-v.[3], caust.[1], hyos.[3], kali-c.[3], lach., mag-m., nit-ac.[3], nux-v.[3], phel., tab., thuj.[3], viol-t.[3]

when hungry see hungry

emissions see pollutions

enemies, of[6]
ennemis, des
Feinden, vor
   anac.[14], hyos.

epilepsy, of
épilepsie, d'
Epilepsie, vor
   alum., arg-n., merc.[4]

FEAR, epilepsy / PEUR / FURCHT

morning
matin
morgens
    alum.

escape, with desire to[4]
fuir, avec le désir de
entfliehen, mit dem Verlangen zu
    bell., bry., coloc., cupr., dig.,
    merc.[2], puls., stram., verat.

escape/fuir/entfliehen

events, of sudden[16]
évènements soudains, d'
Ereignissen, vor plötzlichen
    cocc.

everything, constant of[2]
tout, constante de
allem, beständig vor
    acet-ac.[2, 11], bell.[11], **calc., hyos.,**
    lyc., nat-c., **puls.**

    ringing of door bell, even at[2]
    sonnette de la porte, même en
        entendant la
    Läuten der Türglocke, selbst beim
        lyc.

evil, of
mal, du
Unheil, vor
    acon., agar., alum., am-c., ambr.[3],
    anac., ant-c., **arg-n.,** arn., **ars.,**
    ars-i., ars-s-f.[1'], asaf.[3], aster., aur.,
    aur-ar.[1'], aur-i.[1'], **aur-m.**[2], aur-s.[1'],
    bar-c., bar-i.[1'], bar-m., bar-s.[1'],
    bell.[3], bry., calad., **CALC.,** calc-p.[3],
    calc-s., camph.[3], caps.[3], carb-an.,
    carb-v., cast., **caust.,** cham.[3, 11],
    chin., chin-ar., **CHIN-S.,** cina, **cocc.,**
    coff., colch., croc.[3], crot-h.[3], cupr.[3],
    cycl., dig., dros., dulc., euph., ferr.,
    ferr-ar., ferr-p., graph., hell., hep.[3],
    hyos., iod., **kali-ar.,** kali-c.,
    KALI-I.[1, 7], kali-m.[1'], kali-p., kalm.,
    lach., laur., lil-t., lyc.[5], **lyss.,**
    m-arct.[4], mag-c., **mag-s.**[4], meny.,
    merc., mosch., mur-ac., nat-ar.,
    nat-c., nat-m., nat-s.[1'], nicc.[2],
    nit-ac., nux-v., **onos., pall.,** petr.,

    phos., **PSOR.,** puls., rauw.[9], rhus-t.,
    ruta, sabad.[3], sabin., sec., **sep.,**
    sil.[3], spig., spong., squil., **stann.**[5],
    staph.[1, 5], stram.[2], stront., sul-ac.,
    sulph., tarent., thuj., verat.

    f.–danger/p.–danger/F.–Gefahr
    f.–happen/p.–produire/F.–ereignen
    f.–misfortune/p.–malheur/F.–
        Unglück

morning, on waking
matin, au réveil
morgens beim Erwachen
    mag-s.

afternoon
après-midi
nachmittags
    chin-s.

evening
soir
abends
    ALUM., graph., sulph.

    walking in open air, while
    marchant en plein air, en
    Gehen im Freien, beim
        cina

night[1']
nuit
nachts
    chin-ar.

examination, before[7]
examen, avant
Prüfung, vor
    aeth., anac.[12], **gels.,** sil.[1']

exertion, of
travail, du
Anstrengung, vor
    calad., calc-sil.[1'], guaj., mez.,
    ph-ac., phos., phyt., sul-i., tab.,
    thea

    f.–work/p.–travail/F.–Arbeit

exposure night in bed, of
montrer la nuit au lit, de se
Entblößen nachts im Bett, vor dem
   mag-c.

extravagance, of
extravagance, d'
Extravaganz, vor
   op.

extreme[9]
affreuse
entsetzliche
   hed.

failure, of[3, 6]
échec, d'
Mißerfolg, vor
   arg-n., arn., cob-n.[10], gels., iod.[6],
   lac-c.[2], naja[14], nat-m., phos., sil.[1'],
   sulph.

   confidence-self/confiance-soi/
      Selbstvertrauen
   succeeds–never/réussit–en rien/
      gelingt–nichts
   undertakes–nothing/entreprendre–
      rien/unternehmen–nichts

   business, in
   affaires, dans les
   geschäftlichem
      psor.

fainting, of
évanouir, de s'
ohnmächtig zu werden
   arg-n., ars-s-f.[2, 7], aster., carb-an.,
   LAC-C., plat.[11]

fall upon him, high walls and building
tomber sur lui, des hautes murailles
   et des bâtiments vont
fallen auf ihn, hohe Mauern und
   Gebäude
   arg-n., arn.

falling, of
tomber, de
fallen, zu
   acon., alum., alumn., arg-n.[1', 3],
   ars.[3], bor., calc.[5], chin.[3], coff.[3],

cupr., cur., **gels.**, hyper.[3], kali-c.[3, 5],
kali-s., **lac-c., lil-t.**, lyss.[3], nux-v.,
onos.[3], sanic.[3], sil.[3], **stram.**[1, 5], tab.[3],
zinc.[2, 3]

afternoon
après-midi
nachmittags
   nux-v.

evening
soir
abends
   lyss.

child holds on to mother[2]
l'enfant s'agrippe à sa mère
Kind hält sich an der Mutter fest
   cupr-a., GELS.

   clinging/s'agrippe/anklammern

everything is f. on her[2]
tout va t. sur elle, que
alles fällt auf sie
   stram.

downstairs[2]
escaliers, de descendre les
Treppe hinabzufallen, die
   lac-c.

letting things fall, of
laisser t. les objets
lassen, Gegenstände f. zu
   coca

room, agg. in
chambre, agg. dans la
Zimmer, agg. im
   lil-t.

sleep, on going to
endormir, avant de s'
Schlafengehen, beim
   coff.

turning head, on
tournant la tête, en
Kopfdrehen, beim
   der.

walking, when
marchant, en
Gehen, beim
  coca., hura[11], lyss.[11], nat-m.

fasting, of
jeûner, de
fasten, zu
  kreos.

fever, of (while chilly)
fièvre, de (pendant le frissonnement)
Fieber, vor (beim Frösteln)
  calc.[7], sulph.

  going to bed, on
  allant au lit, en
  Zubettgehen, beim
    hura

  typhus, of
  fièvre typhoïde, de
  Typhus, vor
    tarent.

fire, things will catch
incendie, d'
Feuer fangen, Gegenstände werden
  cupr., **cupr-a.**[2, 7], stram.[1']

fit, of having a
accès, d'avoir un
Anfall zu bekommen, einen
  agar., alum., **arg-n.**, cann-i., carb-an., grat.[2], lach.[4], lyss.[2], merc.[4], nux-m., phos., puls.

flies, of[14]
mouches, de
Fliegen, vor
  abel.

food, after see eating after

friend has met with accident, that a
amis avait eu un accident, qu'un de ses
Freund hat einen Unfall gehabt
  ars.

  anxiety–friends/anxiété–amis/
  Angst–Freunde

friends, of
amis, des
Freunden, vor
  cedr.

future see anxiety–future

gallows, of the
potences, des
Galgen, vor
  bell.

get talked about, to[5]
"qu'en dira-t-on", du
Gerede der Leute zu kommen, ins
  nux-v., puls.

ghosts, of
esprits, des
Geistern, Gespenstern, vor
  acon., ars., ars-s-f.[1'], bell., brom., calc.[5], cann-i., **carb-v., caust.,** chin., chin-ar., cocc., dros., **hyos.**[5, 6, 8], **kali-br.**[6], kali-c., **lyc., manc.,** med.[8], op.[6, 8], **phos., plat., puls.,** rad.[8], ran-b., rhus-t., sep., spong., stram., **sulph.,** zinc., zinc-p.[1']

  evening
  soir
  abends
    brom., lyc., **puls.,** ran-b.

  night
  nuit
  nachts
    acon., ars., **carb-v.,** chin., chin-ar.[1'], **lyc., puls.,** ran-b., **sulph.**

  waking, on
  réveil, au
  Erwachen, beim
    cocc.[3, 4], sulph.[4]

going out, of[14]
sortir de chez lui, de
auszugehen
  sep., pneu.

grief, as from
chagrin, comme par
Kummer, wie durch
    am-m.^{2}, phos.

hanged, to be$^{5,\,7}$
pendu, d'être
gehängt zu werden
    PLAT.

happen, something will
produire, comme si quelque chose allait se
ereignen, es könnte sich etwas
    acet-ac.$^{1'}$, alum., alum-p.$^{1'}$, aml-ns.^{11}, anth.^{11}, arn.$^{1'}$, **ars.**, bar-c.$^{1'}$, bufo, cact., **calc.**, calen.^{7}, carb-v., **CAUST.**, chel.$^{1'}$, cocc.$^{1'}$, crot-t., elaps, fl-ac., gels., graph., **iod.**, **kali-ar., kali-br.,** kali-p., **lac-c.**^{2}, **lil-t.,** lyc., **lyss.**$^{1,\,7}$, mag-c., mang., mosch.^{11}, nat-ar., **nat-m., nat-p.,** nicc., **NUX-V.**^{5}, **onos., pall.**^{2}, ph-ac., **PHOS., plat.**$^{1',\,2}$, plb.$^{1'}$, pyrus, spong.$^{1'}$, stry., sul-i.$^{1'}$, tab., tarent.^{1}, thea, **TUB.**$^{1,\,7}$, xan.

*ailments–anticipation/troubles–
    anticipation/Beschwerden–
    Erwartungsspannung
f.–danger/p.–danger/F.–Gefahr
f.–evil/p.–mal/F.–Unheil
f.–misfortune/p.–malheur/
    F.–Unglück*

night^7
nuit
nachts
    arn., nat-p.

alone, when; am. by conversation
seul, étant; am. par la conversation
Alleinsein, beim; am. durch
    Unterhaltung
    rat.

still, cannot sit^2
tranquillement, ne peut s'assoir
stillsitzen, kann nicht
    aml-ns.

warmth of bed am.
chaleur du lit am.
Bettwärme am.
    caust., mag-c.

health of loved persons, about^5
santé de ceux qu'on aime, à propos de la
Gesundheit geliebter Menschen, um die
    hep., merc.

ruined, that she has
ruiné sa s., d'avoir
ruiniert zu haben, sich ihre G.
    chel.

heart, of disease of
maladie de cœur, d'avoir une
Herzkrankheit, vor
    aur., bapt., cact., **calc.**$^{1,\,7}$, daph.$^{2,\,11}$, hed.^{9}, lac-c., lach., **lil-t.,** nux-m.^{2}, sin-n.^{2}, **spong.**

*delusions–heart disease/imagi-
    nations–cœur/Wahnideen–Herz-
    krankheit*

arising from
partant du cœur
aufsteigend vom Herzen
    aur., lyc., meny., merc-c., mez.

cease to beat unless constantly on
    the move, h. will
va s'arrêter à moins de bouger
    constamment, que la cœur
hört auf zu schlagen, wenn nicht
    dauernd in Bewegung, Herz
    gels.

organic, of
organique du cœur, d'avoir une m.
organischer, vor
    apis^7, **aur.**^{2}

pain about h., from^{11}
douleurs dans la région du cœur, par
Schmerzen in der Herzgegend, durch
    daph.

heat, during
chaleur fébrile, pendant la
Fieberhitze, bei
  acon., **ars.,** cham.², nux-m., spong.

  from²
  par
  durch
    chen-a.

high places, of
endroits élevés, d'
hochgelegenen Orten, vor
  arg-n., cob-n.⁹, puls., staph., sulph.

humiliated, of being⁵
humilié, d'être
gedemütigt zu werden
  puls., **sep.**

hungry, when
faim, quand il a
hungrig, wenn
  grat.

hurry followed by fear
hâter, peur après avoir obligé de se
Hast, Furcht nach dem Zwang zur
  benz-ac.

hurt, of being³
fasse mal, qu'on ne lui
verletzt zu werden
  arn., chin., hep., kali-c., ruta, spig.

husband, that he would never return, that something would happen to him
mari ne rentrera plus parce que quelque chose lui arrivera, que son
Ehemann wird nicht zurückkommen, es wird ihm etwas zustoßen
  plat.

hydrocephalus, in²
hydrocéphalie, dans la
Hydrocephalus, bei
  zinc.

imaginary things, of
imaginaires, de choses
Einbildungen, vor
  acon.³, ars., **BELL.,** brom.³, calc-sil.⁷, **hell.**³, iod., laur., lyc., merc., **phos., STRAM.**³, verat.³, zinc.³

  animals, of
  animaux i., d'
  Tieren, vor eingebildeten
    BELL.

imbecile, to become
imbécile, de devenir
Imbezillität, vor
  stram.

impotency, of¹⁴
impuissance, d'
Impotenz, vor
  pitu.

  *f.–coition/p.–rapports sex./
  F.–Koitus*

impulses, of his own⁷
impulsions, de ses propres
Impulsen, Trieben, vor seinen eigenen
  alum.

infection, of
infections, d'
Infektionen, vor
  bor., bufo, calad., **CALC.**¹, ⁵, lach.

injured, of being
blessé, accidenté, d'être
verletzt zu werden
  calad., cann-i., cupr-a.², hyos., **STRAM.,** stry.

insanity, losing his reason, of¹
folie, de perdre sa raison, de
Geisteskrankheit, seinen Verstand zu verlieren, vor
  acon., agar., **alum.,** alum-p.¹', alum-sil.¹', **alumn.**¹¹, ambr., aq-mar.¹⁴, arg-n., ars., ars-i., bov., bry., **CALC.**¹, ⁷, **calc-ar.,** calc-i.¹', calc-s., **CANN-I.,** carb-an.,

carbn-s., **chel.**, chlor., **cimic.**,
colch.³, cupr., **dig., eup-per.²**,
gels., **graph.**, ham.³, ign., iod.,
kali-bi., **kali-br.**, kali-s.⁷, **lac-c.**,
lach., lat-m.⁹, ¹⁴, laur., levo.¹⁴, **lil-t.**,
lil-s.², ³, ¹¹, **lyss.**², ⁷, ⁸, mag-c.,
MANC.¹, ⁷, med.³, ⁸, **merc.**, merl.,
mosch., **nat-m., nux-v.**, ol-j.²,
phos., phys., plat., **PULS.**, rhod.,
sep., spong.², **staph.⁵, stram.**, sul-i.¹',
sulph., sumb.², syph., tarent., thuj.,
verat.⁸

delusions–insane/imaginations–
   folle/Wahnideen-geisteskrank

evening in bed¹⁶
soir au lit
abends im Bett
   nat-m.

night
nuit
nachts
   calc.¹¹, **merc.**, phys.

climacteric period, during⁷
ménopause, pendant la
Klimakterium, im
   cimic.

if he wants to repose, must always
   move¹', ⁷
quand il veut se reposer doit
   bouger constamment
wenn er sich ausruhen will, muß
   sich immer bewegen
   ars., iod.

insects, of¹⁴
insectes, d'
Insekten, vor
   abel.

joints are weak, that
articulations soient faibles, que ses
Gelenke zu schwach sind, daß seine
   sep.

jumps out of bed from f.
saute hors du lit par p.
springt vor F. aus dem Bett
   ars., **BELL.²**, stann.²

touch, on
touche, quand on le
Berührung, bei
   bell.

window, out of the
fenêtre, par la
Fenster, aus dem
   ars.

killing, of
tuer, de
töten, er könnte
   absin., alumn., am-m., **ars., chin.⁵**,
   der., **nux-v.¹, ⁵, rhus-t.**, sulph., thea

kill–knife/tuer–couteau/töten-
   Messer

knife, with a
couteau, avec un
Messer, mit einem
   ars., der., **nux-v.**

knaves, of³
coquins, des
Schurken, vor
   alum., ars., chin., hyos., lyss.

knifes, of⁷
couteaux, des
Messern, vor
   ars., chin., hyos., lyss.

labor, during
accouchement, pendant l'
Entbindung, während der
   acon., ars., coff., **op.²**, plat.

after
après l'a.
nach der
   iod.

lifelong⁵
vie, peureux durant toute leur
lebenslange
   am-c., am-m., calc., lyc., petr.,
   puls., sil., stann., sulph., zinc.

lightning, of[3]
éclairs, des
Blitzen, vor
  bell., cycl., dig., lach., phos., phys., sil.

  f.–thunderstorm/p.–orage/F.– Gewitter

looking before her, when
regardant devant elle, en
sieht, wenn sie vor sich hin
  sulph.

  losing his reason[1] (non: senses) see f.–insanity

lying in bed, while
couché au lit, étant
Liegen im Bett, beim
  kali-c., sil.[3]

manual labor, after
travail manuel, après un
Handarbeit, nach
  iod.

medicine, of not being able to bear any kind of[2]
médicament, de n'être pas capable de supporter aucun
Medizin zu vertragen, keinerlei
  all-s.

  selecting remedies, when[11]
  choisissant des remèdes, en
  Auswählen der, beim
    crot-h.

  taking too much, fear of
  absorber trop de médicaments, peur d'
  einzunehmen, Furcht zu viel
    all-s., iber.

  refuses–medicine/refuse–médicaments/verweigert–Medizin

men, dread, f. of
hommes, des
Männern, vor
  acon.[3], aloe, ambr.[3], anac.[3], **aur.,**
  bar-c., bar-m., bell.[3], **CIC.**[1], con.,
  dios., **hyos.**[3], ign., kali-bi.[3], lach.,
  led., **LYC.,** merc.[3], **NAT-C., nat-m.,**
  phos., **plat., puls.,** raph., rhus-t.[3],
  sel.[3], sep., stann., sulph.

  *aversion–men/aversion–hommes/
    Abneigung–Männer
  hatred–men/haine–hommes/
    Haß–Männer
  sensitive–noise–voices–male/
    sensible–bruits–voix–
    masculines/empfindlich–
    Geräusche–Stimmen–männliche*

  confidence in, loss of[11]
  confience dans les, perte de
  Vertrauens zu, Verlust des
    cic.

  contempt for[11]
  mépris pour les
  Verachtung für Männer
    cic.

  shuns the foolishness of
  fuit la sottise des
  meidet die Torheit der Männer
    cic.

menses, before
menstruation, avant la
Menses, vor den (zeitlich)
  acon., bor., calc., con.[2], hep.,
  kali-bi.[2], kali-br., mang., plat., sec.,
  sulph., xan.

  during
  pendant la
  während der
    acon., **coff.**[2], con., mag-c., **nat-m.,**
    oena.[2], phos., plat., sec.

    menstrual colic, during
    coliques menstruelles, pendant ses
    Dysmenorrhoe, während der
      ant-t.

after²
après la
nach den
   pall., phos.

suppressed m. from fear²
m. supprimée par peur
unterdrückte M. durch Furcht
   acon.⁷, act-sp., **calc., lyc., nux-m.**

mental exertion, after¹´
intellectuel, après travail
geistiger Anstrengung, nach
   calc-sil.

mice on waking, of⁴
souris au réveil, des
Mäusen beim Erwachen, vor
   colch.

mirrors in room, of
miroirs dans la chambre, des
Spiegeln im Zimmer, vor
   bufo, camph., cann-i., **canth., lyss., stram.**

mischief, he might do (night on waking)
dommage qu'il puisse commettre, d'un (la nuit en se réveillant)
Schaden anrichten, er könnte (nachts beim Erwachen)
   phys.

misfortune, of
malheur, d'un
Unglück, vor
   acon., agar., alco.¹¹, alum., alum-p.¹´, alumn.¹¹, am-c., aml-ns.², **anac.,** ant-c., arn., ars.⁶, ars-i¹´, aster., atro., bar-c.⁴, ⁶, bry.⁷, bufo, calad., cact., **calc.,** calc-f., calc-i.¹´, calc-s., carbn-s., cast.⁴, **caust.**⁴, ⁵, **CHIN-S.,** cic., **clem.,** colch., crot-t., cupr., cycl., dig., digin.¹¹, dros., ferr., ferr-ar.¹´, ferr-p., fl-ac., gins., glon., **graph., hell.**⁴, ¹¹, ¹⁶, hura, hydr-ac., **iod.,** ip.⁴, kali-i., lach., laur.⁴, lil-t., lipp.¹¹, lyss., mag-c., mag-s., mang.⁴, <u>**MED.**</u>⁷, meny., **merc.**⁴, ¹¹, merc-c., mez., mur-ac.⁴, ¹⁶, naja¹¹, **nat-c.**⁷, nat-m., nat-p., nat-s.,

nicc., **NUX-V.**¹, ⁵, phel., phos., **PSOR., puls.,** rhus-t., rumx., sabin.⁴, spong.², ⁴, stram., sul-i.¹´, sulph., tab., tarent., valer., verat.⁴, ⁵, vichy¹¹, vinc., zinc.²

f.–danger/p.–danger/F.–Gefahr
f.–evil/p.–mal/F.–Unheil
f.–happen/p.–produire/F.–ereignen

daytime
journée, pendant la
tagsüber
   phel.

morning
matin
morgens
   am-c., mag-s.

forenoon
matinée
vormittags
   am-c.

afternoon
après-midi
nachmittags
   cast., hura, tab.¹¹

14 h
   hura

evening
soir
abends
   ferr., nat-m.

in bed am.
au lit am.
im Bett am.
   mag-c.

chilliness, during
frilosité, pendant la
Frösteln, beim
   cycl.

heat, during
chaleur fébrile, pendant la
Fieberhitze, bei
   atro., cycl.⁴

moral obliquity alternating with sexual excitement
manquer de franchise, alternant avec excitation sexuelle, de
moralischer Verirrung, F. vor; abwechselnd mit sexueller Erregung
  lil-t.

motion, of[8]
bouger, de
Bewegung, vor
  bry., calad., gels, mag-p.

murdered, of being
assassiné, d'être
ermordet zu werden
  absin., **cimic.,** op., phos., **plat.**[5], plb., rhus-t.[3], staph.[3], stram.

  delusions–murdered/imaginations– assassiné/Wahnideen–ermordet

music, from
musique, par la
Musik, durch
  acon.[8], ambr.[8], bufo[8], dig., **nat-c.,** nat-s.[1'], nux-v.[8], **sabin.**[8], tarent.[8], thuj.[8]

narrow place, in; claustrophobia
claustrophobie
engem Raum, in; Klaustrophobie
  acon., aran.[14], **arg-n.,** cocc.[7], lac-d.[1',7], **LYC.**[5], nux-v.[7], plb.[2], **PULS.**[5], staph.[5], stram., succ.[7], sulph.[7], tab.[7], valer.

  trains and closed places, of[8, 12] trains et des chambres fermées, des Zügen und abgeschlossenen Räumen, vor
     succ.

  f.–rail/p.–chemin de fer/F.– Eisenbahn

vaults, churches and cellars, of[6]
voûtes, des églises et des caves, des
Gewölben, Kirchen und Kellern, vor
  ars., calc., carb-an., caust., **puls.,** sep., stram.

nausea, after
nausées, après
Übelkeit, nach
  tab.

near, of those standing
près de lui, de ceux qui stationnent
In-der-Nähe-Stehenden, vor
  bell.

  f.–approaching/p.–aproché/F.– Annäherung
needles see pins

neglected, of being[1']
négligé, d'être
vernachlässigt zu werden
  puls.

new persons, of[1']
nouveaux visages, de
neuen Bekanntschaften, vor
  lyc.

  f.–undertaking–new/ entreprendre–nouvelle/ F.–unternehmen–Neues

noise, from
bruit, par le
Geräusche, durch
  acon.[8], aloe, alum., **ant-c., asar.**[8], aur., bar-c., **bell.**[8], bor., calad.[8], cann-s., **caust., cham.**[8], chel., chin.[5], cic., **cocc.,** coff., ferr.[8], hipp., hura, ign.[8], kali-c.[8], **lyc.**[1], mag-m.[8], med.[8], mosch., nat-c., **nat-s.,** nit-ac.[8], nux-v., **phos.**[5, 8], sabad., sil.[6, 8], sulph.[5], tab., tanac.[8], tarent.[8], **ther.**[8], zinc.[8]

  night
  nuit
  nachts
     bar-c., **caust., nat-s.**

door, at
porte, à la
Tür, an der
aur., cic., **lyc.**

rushing water, of
jaillissante, d'eau
rauschendem Wasser, von
hyos.¹', **LYSS., STRAM.**

street, in
rue, dans la
Straße, auf der
bar-c., **caust.**

sudden, of
soudain, de b.
plötzlichem Geräusch, vor
bor., cocc.

observed, of her condition being
observé, que son état ne soit
bemerke ihren Zustand, man
atro., **CALC.**, chel.

f.–confusion/p.–confusion/F.–Verwirrung

occupation, of
occupé, d'être
Beschäftigung, vor
sel.

operation, of each⁷
opération, de tout
Operation, vor jeder
calc.

opinion of others, of⁵
opinion des autres, de l'
Meinung anderer, vor der
nux-v., puls.

ordeals, of³
épreuves, d'aventures d'
Schicksalsprüfung, vor
arg-n., arn., **gels.**, kali-br., lyss., **stroph-h.**

out of doors, to go
sortir en plein air, de
Haus zu verlassen, das
anth.

overpowering³
implacabel
überwältigende
acon., ars., aur., bell., carb-v.,
caust., cham., chin., cocc., coff.,
dig., nux-v., phos., plat., puls.,
rhus-t., sulph., verat.

pains, during¹¹
douleurs, pendant les
Schmerzen, bei
merc-br.

of¹¹
des
vor
calc.⁷, cori-r., der., pip-m.

palpitation, with²
palpitation, avec
Herzklopfen, mit
acon.³,⁶, alum.³, aur-m., ferr.⁷,
merc., nat-m.³,⁶, nit-ac.⁶, **op., puls.**,
spong.

paralysis, of
paralysie, de
Lähmung, vor
anac., arn., asaf., bell., syph.

people, of; anthropophobia
anthropophobie
Menschen, vor; Anthropophobie
acet-ac., **acon.**, aloe, alum.,
alum-p.¹', am-m., ambr., **anac.**,
anh.¹⁰, **arist-cl.**¹⁰, ars., ars-i.,
ars-s-f.¹', **aur.**, aur-ar.¹', aur-i.¹',
aur-s.¹', bar-a.¹¹, **bar-c.**, bar-i.¹',
bar-s.¹', bell., bufo-s., calc.,
calc-i.¹', camph.¹', carb-an., **carb-v.**,
carbn-s., **caust.**⁵, chin., **cic.**¹,⁵, cocc.³,
con., crot-h., crot-t., cupr., dig.⁶,
dios., ferr., ferr-ar., ferr-p., fl-ac.³,
gels.⁸, graph., hep., hydrc.¹¹, **HYOS.**,
ign., **iod., kali-ar.,** kali-bi., kali-br.,
kali-c., kali-p., kali-s., lach., **led.**,
LYC., meli.⁸, merc., **nat-ar.**,
NAT-C., nat-m., nat-s.¹', phos.,
plat., puls., rhus-g.¹¹, **RHUS-T.**, sel.,
sep., sil.³, stann., staph.³,⁵,⁶,⁸,
sul-i.¹', sulph., tab., til.

children, in
enfants, chez les
Kindern, bei
    BAR-C., lyc.

    fever, in[7]
    fièvre, pendant la
    Fieber, im
        cupr.

perspiration, with[2]
transpiration, avec
Schweiß, mit
    spong.

physician, will not see her; he seems to terrify her
médecin, ne veut pas voir son; il semble la terrifier
Arzt nicht sehen, will den; er scheint sie zu erschrecken
    iod., nux-v.[2], **stram.**[2], thuj., verat-v.

piano, when at
piano, quand il est au
Klavier, wenn am
    kali-br.[2], **phos.**

pins, pointed things, of
épingles, d'objets pointus, d'
Stecknadeln, spitzen Gegenständen, vor
    alum.[3], apis[3, 7], ars.[3], bov.[3], lac-f.[3, 7], merc.[3], nat-m.[7], plat.[3], **sil., spig.**

pitied, of being[5]
pitié, d'être un objet de
bedauert, bemitleidet zu werden
    chin.

pneumonia, of
pneumonie, de
Pneumonie, vor
    chel.

poisoned, of being
empoisonné, d'être
vergiftet zu werden
    agre.[14], all-s., anac.[3, 6, 14], apis, ars-met., bapt.[3, 7], **bell.,** bry., cimic., glon., **hyos.,** ign.[5], **kali-bi.**[2], **kali-br., lach.,** nat-m.[3, 7], ph-ac.[5], phos., plb., **rhus-t., verat**[2, 5], verat-v.

    night
    nuit
    nachts
        ars-met.

    has been
    d'avoir été
    worden zu sein
        euph.[16], glon.

    delusions–poisoned/
        imaginations–empoisonné/
        Wahnideen–vergiftet

pollutions, after
pollutions, après
Pollutionen, nach
    aloe, carb-an.

position, to lose his lucrative[5]
place lucrative, de perdre sa
Stellung zu verlieren, seine gewinnbringende
    calc., ign., puls., rhus-t., sep., staph., sulph., verat.

poverty, of
pauvreté, de
Armut, vor
    ambr., **BRY., calc., calc-f.,** calc-sil.[1'], chlor., kali-c.[7], meli., nux-v., **psor.,** puls., **sep.,** sulph.

    delusions–poor/imaginations–
        pauvre/Wahnideen–arm

    spending in order to not being short of money in future, f. of[5]
    dépenser, par peur de manquer dans l'avenir, p. de
    Ausgaben, um nicht später Mangel zu leiden, F. vor
        nux-v., stann.

pregnancy, during
grossesse, pendant la
Schwangerschaft, während der
    acon.[2], caul.[7], **cimic.,** con.[3], lyc.[2], lyss., **nux-m.**[2], stann.

process, of a⁵
procès, d'un
Prozeß, vor einem
   nit-ac.

pursuit, of³
poursuivi, d'être
Verfolgung, vor
   hyos.

   delusions–pursed/imaginations–
   poursuivi/Wahnideen–verfolgt
   insanity–persecution/folie-
   persécussion/Geisteskrankheit-
   Verfolgungswahn

putrefy, body will
putréfie, que son corps se
verfaulen, der Körper wird
   bell.

   delusions–body–putrefy/
   imaginations–corps–pourrir/
   Wahnideen–Körper–verfaulen

rage, to fly into a⁵
rage, d'être poussé à un accès de
Wut zu geraten, in
   calc., chin., **nux-v.,** staph.

rail, of going by⁵
chemin de fer, de voyager en
Eisenbahn zu fahren, mit der
   bar-c., ferr., puls.

   f.–narrow place–trains/
   p.–claustrophobie–trains/
   F.–engem Raum–Zügen

rain, of
pluie, de la
Regen, vor
   elaps, naja⁸

recover, he will not
rétablir, de ne pouvoir se
genesen, nicht zu
   all-s.⁷, ¹¹, ant-t.¹¹, hep.⁵

delusions–disease–incurable/
   imaginations–maladies-
   incurable/Wahnideen-
   Krankheit–unheilbare
   f.–disease–incurable/p.–maladie
   incurable/F.–Krankheit-
   unheilbar

climacteric period, during⁷
ménopause, pendant la
Klimakterium, im
   sars.

reproache, of
critique, de la
Tadel, vor
   caps.⁷, dig.¹¹

respiration, of¹¹
respirer, de
Atmen, vor dem
   osm.

recurrent³
reproduit, qui se
wiederkehrende
   arn., ars., cham., cocc., nat-c.,
   nat-m., phos., plat., sep., spong.,
   sulph.

restlessness from fear³
agitation par peur
Ruhelosigkeit durch Furcht
   acon., am-br.⁶, aml-ns.², ars., aur.,
   ign.², **iod.,** merc.

riding in a carrige, when
en auto
Fahren, beim
   bor., bry.⁸, gins.⁷, **lach., psor.,**
   sanic.⁸, **sep.**

robbers, of
voleurs, des
Räubern, vor
   alum., anac.¹', **arg-n.,** <u>ARS.</u>¹, ⁷,
   aur., aur-s.¹', bell., **con.,** elaps,
   ign., kali-p.⁷, **lach.,** mag-c., mag-m.,
   merc., nat-c., **nat-m., phos.,** sanic.,
   sil., sol-t-ae., sulph., verat., **zinc.,**
   zinc-p.¹'

night⁵
nuit
nachts
   lach.

midnight on waking
minuit au réveil
Mitternacht beim Erwachen, um
   ign., sulph.

waking, on⁴
réveil, au
Erwachen, beim
   merc., nat-m., sil.

room, on entering
chambre, en entrant dans sa
Zimmers, beim Betreten des
   alum., lyc., plat., til., **valer.**

run over, of being (on going out)
écrasé, d'être (en sortant)
überfahren zu werden (beim
   Ausgehen)
   anth., hydr-ac., lyss., phos.

   f.–walking–across/
   p.–marcher–traverser/
   F.–Gehen–überqueren

sadness, with²
tristesse, avec
Traurigkeit, mit
   crot-h., kali-br., **KALI-I.**, nat-m.,
   plat., **plb.**, rhus-t., vinc.

say something wrong, lest he should
dire quelque chose de faux, de
sagen, etwas Falsches zu
   lil-t.

   confidence–self/confiance–soi/
   Selbstvertrauen

scorpions, of¹⁴
scorpions, de
Skorpionen, vor
   abel.

see wounds, to⁵
voir des blessures, de
sehen, Wunden zu
   calc.

self-control, of losing
sang-froid, de perdre son
Selbstbeherrschung zu verlieren, die
   arg-n., gels., staph.

senses, with exalted state of, smell,
   taste, touch²
sens, avec exaltation des, odorat,
   goût, touche
Sinne, mit Erregungszustand der,
   bes. des Geruchs-, Geschmacks-,
   Tastsinnes
   lyss.

sensation, of making¹'
sensation, de faire
Aufsehen zu erregen
   med.

serious thoughts, of
sérieuses, de pensées
ernsten Gedanken, vor
   crot-h., plat.

shadow, of his own
ombre, de sa propre
Schatten, vor seinem eigenen
   calad.⁷, **calc.**²,⁷

shivering from fear²
frissonner avec grelottement par
   peur
Schaudern durch Furcht
   GELS.

sighing, with
soupirs, avec
Seufzen, mit
   ip.¹¹, **rhus-t.²**

sitting am.
s'asseoir am.
Sitzen am.
   iod.

sleep, before
sommeil, avant le
Schlaf, vor dem (zeitlich)
   acon., arg-n., calad., calc., carb-v.,
   cob-n.⁹, gels., nat-c., **rhus-t.¹**, sars.

close the eyes lest he should never
   wake, fear to
fermer les yeux, de peur de ne
   jamais pouvoir se réveiller, de
Augen zu schließen, Furcht die;
   er würde sonst nie wieder
   aufwachen
      aeth., ang.², hypoth.¹⁴

go to s., fear to
s'endormir, peur de
einzuschlafen, Furcht
   bapt.², calad.²,⁷, calc.⁷, camph.,
   hydr-ac.², lach., led.¹,⁷, merc.,
   nat-m., **nux-m.,** nux-v., **rhus-t.**

lest he die¹⁵
de mourir s'il endort
er würde sonst sterben
   nux-m.

never s. again, he will
ne plus pouvoir dormir, de
nie wieder schlafen können,
   er wird
      ign.

smallpox, of
variole, de la
Pocken, vor
   vac.², vario.⁷

snakes, of
serpents, des
Schlangen, vor
   abel.¹⁴, **lach.**⁷

society, of his position in
société, de sa situation dans la
Gesellschaft, um seine Stellung in der
   sep.⁵, staph.⁵, verat.

sold, of being
vendu, d'être
verkauft zu werden
   hyos.

solitude, of¹¹
solitude, de
Einsamkeit, vor
   ars., ars-s-f.¹', asaf., bell., bism.,
   cadm-s., clem., elaps, gal-ac.,
   kali-c., lyc., plb., ran-b., sep., tab.

speak, to
parler, de
sprechen, zu
   arg-m¹', sep.

spiders, of¹⁴
araignés, d'
Spinnen, vor
   abel.

spoken to, when
adresse la parole, quand on lui
angesprochen, wenn
   kali-br., sep.

starting, with²
tressaillements, avec
Auffahren, mit
   bar-c., bell., calc-p., **hyos.,** kali-br.,
   nit-ac., **op.,** phos., **verat.**

starving, of
privé de nourriture, d'être
verhungern, zu
   bry.², calc., **sep.²,** sulph.

   *delusions–starve/imaginations–
      mourir de faim/Wahnideen–
      verhungern*

stool, of involuntary¹⁶
selle involontaire, d'avoir une
Stuhlabgang, vor unwillkürlichem
   sep.

stomach, arising from
creux épigastrique, partant du
Magen aufsteigend, vom
   adon.⁶, asaf., **aur.,** bry., **calc.,**
   cann-s., canth., **dig.,** euph.⁶, **kali-c.,**
   lyc., mez.¹, phos., thuj.

   ulcer in, of
   ulcère d'estomac, d'un
   Magengeschwür, vor
      ign., sabad.⁴

stoppage of circulation, with
   sensation of (at night)²
arrêt de la circulation, avec
   sensation d' (la nuit)
Kreislaufstillstandes, mit Gefühl des
   (nachts)
      lyc.

strangers, of
étrangers, des
Fremden, vor
  ambr., **bar-c., carb-v.,** caust.[1],
  cupr., lach., lyc.[1'], stram., **thuj.**

strangled, to be[5, 7]
étranglé, d'être
erwürgt zu werden
  PLAT.

struck by those coming towards him, of being[2]
frappé par ceux qui l'approchent, d'être
geschlagen zu werden, von ihm Entgegenkommenden
  ARN.

  walking behind him, by those[7]
  suivent, par ceux qui le
  Gehenden, von hinter ihm
    alum.

suffering, of
souffrir, de
Leiden, vor
  achy.[14], bry., calc., cor-r., cori-r.[11], der., eup-per., lil-t., merc-br.[11], pip-m., spig.[1']

suffocation, of
suffocation, de
Ersticken, vor dem
  ACON.[1, 7], amyg.[7], apis[3], **ars.**[2, 3, 6], **bry.**[5], carb-an., carb-v.[3, 7], **dig.**[3, 6, 7], **grin.**[3, 6], **kali-i.**[6], lach.[3, 6], **lob.**[2, 7], merc., nux-v.[5], **phos.**, rob., samb.[7], **spig.**[2, 7], **spong.**[1, 7], **staph.**[5], **stram.**, sulph.[3, 7]

  evening[11]
  soir
  abends
    aether

  night
  nuit
  nachts
    agar., **ant-t.**[7], arn., ars., aur-m.[7], cact., **chin.**[7], **dig.**[2], lyc.[7, 16], med.[7], **puls.**[7], **spong.**[2, 7], sil.[16], **sulph.**[7]

closing eyes, on
fermant les yeux, en
Augenschließen, beim
  carb-an.

eating am.[7]
manger am.
Essen am.
  graph.

goitre, in[7]
goître, ayant un
Kropf, bei
  merc-i-f.

heart disease, in[7]
maladie de cœur, par une
Herzkrankheit, bei
  dig., spong.

lying, while
couché, étant
Liegen, beim
  carb-an., mosch.

mucous in throat, from[16]
mucosités dans la gorge, par
Schleimansammlung im Hals, durch
  carb-an.

sleep, during[7]
dormant, en
Schlaf, im
  bapt.

suicide, of
suicide, du
Selbstmord, vor
  alum., arg-n., **ars., merc., nat-s., nux-v.**[2], plat.[2], **rhus-t.**[1, 7], sep.

*suicidal disposition/suicide/
  Selbstmord*

superstitious
supersticieuse
abergläubische
  rhus-t.

*superstitious/superstitieux/
  abergläubisch*

supper, after
dîner, après le
Abendessen, nach dem
   caust.

surprises, from pleasant
surprise agréable, par une
Überraschungen, durch angenehme
   coff.

syphilis, of
syphilis, de la
Syphilis, vor
   hyos., merc.⁵

talking loud, as if would kill her
parler à haute voix, ce qui pourrait la tuer, de
lautes Reden wird sie töten
   meli.

telephone, of⁹
téléphone, du
Telephon, vor dem
   visc.

things, of real and unreal¹¹
choses réelles et irréelles, des
Dingen, vor wirklichen und unwirklichen
   cann-i.

thinking of disagreeable things, when
pensant à des choses désagréables, en
Denken an Unangenehmes, beim
   phos.

  sad things, of
  choses tristes, à des
  Trauriges, an
     rhus-t.

thoughts, of his own
pensées, de ses propres
Gedanken, vor seinen eigenen
   camph.

throat, fear from sensation of swelling of
cou, peur par la sensation de gonflement du
Halses, Furcht durch das Gefühl einer Anschwellung des
   glon., nat-m.¹⁶

thunderstorm, of
orage, d'
Gewitter, vor
   bor.²,³, **bry.**¹, calc.⁵, **gels.**¹, hep., lach., lyc.³, merc.⁵, **nat-c., nat-m., nit-ac., PHOS.**¹,⁷, psor.⁸, **rhod., sep.,** sil.⁸, sulph.

   anxiety–thunderstorm/anxiété–
     orage/Angst–Gewitter
   thunderstorm/orage/Gewitter
   f.–lightning/p.–éclairs/F.–Blitzen

torturing, of⁷
torture, de
Folterung, vor
   ars-s-f.

touch, of
touché, d'être
Berührung, vor
   acon.⁸, ang.⁸, **ant-c.**⁶,⁸, ant-t.⁸, apis⁸, arn., asar.¹⁴, **bell.**⁸, calc-sil.¹', **cham.**⁸, **chin.**⁸, cina⁶,⁸, coff., **colch.**⁸, **hep.**⁶,⁸, iod.⁸, **kali-c.**¹,⁷, lach., mag-p.⁸, nit-ac.⁸, nux-m.⁸, **nux-v.**²,⁸, ph-ac.², phos.⁸, **plb.**⁸, sanic.⁸, sep.⁸, sieg.¹⁰, **spig.**⁸, stram.⁸, sulph.⁸, **tarent.**⁸, **tell.**¹,⁷, thuj.⁸

   f.–approaching–touched/
     p.–approché–touche/
   F.–Annäherung–berührt
   touched–aversion/touché–aversion/
     angefaßt–nicht

  chest wall, on⁹
  thorax, au
  Brustkorb, am
     stroph-s.

tread lightly or will injure himself, must
marcher avec précaution de peur de se faire du mal, doit
auftreten oder wird sich verletzen, muß leicht
cupr.

tremulous[3]
tremblements, avec
Zittern, mit
abrot., acon., ambr., ant-c., ars., aur.[3, 11], bell., calc., carb-v.[3, 4], caust.[3, 4], **cham.**, cina, coff., croc., cupr., graph., iber.[2], lach., mag-c.[3, 4, 7, 11], mosch., **nat-c.**, nicc.[4], **OP.**[2], phos., **plat.**[2, 4], puls.[3, 4], ran-b.[2], rat.[11], rhus-t., sars., sep., ther., verat.

trifles, of
futilités, des
Kleinigkeiten, vor
ars., bor., calc.[7], ign., **kali-c.**, **lyc.**, nat-c., nat-m.

troubles, of imaginary
troubles imaginaires, de
Sorgen, vor eingebildeten
hydr-ac.

tunnel, of[7]
tunnels, des
Tunneln, vor
  STRAM.

unaccountable, vague
inexplicable, vague
unerklärbare, unbestimmte
alco., **ars.**, samb.[11]

unconsciousness, of[11]
inconscience, d'
Bewußtlosigkeit, vor
alumn.

undertaking anything
entreprendre quoi que ce soit, d'
unternehmen, etwas zu
arg-n., ars., lyc., sil.[1'-3, 7]

confidence-self/confiance-soi/ Selbstvertrauen
f.–failure/p.–échec/F.–Mißerfolg
undertakes–nothing/entreprendre– rien/unternehmen–nichts

new enterprise, a[2]
nouvelle entreprise, une
Neues, etwas
  sil.

f.–new persons/p.–nouveaux visages/F.–neue Bekanntschaften

upward, of being drawn
en l'air, d'être tiré
aufwärts gezogen zu werden
camph.

urinating, after[7]
miction, après la
Urinieren, nach dem
sulph.

urine from f., retention of[2]
rétention d'urine par p.
Harnverhaltung durch F.
op.

involuntary loss of urine, f. of[14]
perdre les urines, p. de
unwillkürlichem Urinabgang, F. vor
  pitu.

vertigo, of
vertiges, de
Schwindel, vor
sumb.

vexation, after
contrariété, après
Ärger, nach
ars.[2], cham.

voice, of using
voix, d'utiliser sa
Stimme zu gebrauchen, seine
cann-i.

f.–speak/p.–parler/F.–sprechen

531 FEAR / PEUR / FURCHT

waking, on
réveil, au
Erwachen, beim
  agn., alum., alum-p.¹', alum-sil.¹',
  am-c., ant-t.³, aster., **bell.**, bism.,
  bor., bry.³, bufo, **cact., calc.**², ³,
  caps.², ⁷, carb-an., **cham.**³,
  cina²,³, cocc., con., cupr.⁶, hep.,
  hyos.³, ign., iris, kali-br.³, kali-c.³,
  lac-c.², lach., lept., **lyc.**, lyss.²,
  mag-s., **med.**², nat-c., **nat-m.**, nat-p.,
  nat-sil.¹', nit-ac., **nux-v.**, ph-ac.,
  psor.³, **puls.**, rat., **sil., spong.,
  stram., sulph.**, ter.¹¹, **TUB.**³,⁷, zinc.,
  zinc-p.¹'

*frightened–waking/effrayé–réveil/
erschreckt–Erwachen*

aggravation on w., of¹'
aggravation au r., d'
Verschlechterung beim E., vor der
  syph.

dream, from a
rêve, en sortant d'un
Traum, nach einem
  abrot.¹¹, alum., bov., chin.¹¹,
  cina, frax.¹¹, graph.¹¹, **lyc.**,
  mag-m.¹¹, ph-ac., phos., sil.,
  tarent.¹¹

under the bed, of something
sous son lit, de quelque chose
unter dem Bett, vor etwas
  bell.

*delusions–bed–under/
imaginations–lit–sous/
Wahnideen–Bett–unter*

walking, of
marcher, de
Gehen, vor dem
  nat-m.

across busy street
traverser des rues fréquentées, de
Überqueren einer belebten Straße,
    vor dem
  acon.

f.–run over/p.–écrasé/
F.–überfahren

dark, in the
obscurité, dans l'
Dunklen, im
  carbn-s.

*anxiety–dark/anxiété–obscurité/
Angst–Dunklen
darkness agg./obscurité agg./
Dunkelheit agg.
f.–dark/p.–obscurité/
F.–Dunkelheit*

walks till perspiration am., from f.²
marche jusqu'à ce que la
  transpiration am., par p.
geht aus F., bis Schweiß am.
  camph.

while w.
en marchant
beim G.
  alum., anac., bar-c., cina, hep.,
  lyc., nux-v., staph.

rapidly⁴
rapidement
schnellem G., bei
  staph.

air, in open
air, en plein
Freien, im
  anac., cina¹¹, lyc.

warm room, of
chambre chaude, d'une
Zimmerwärme, vor
  valer.

in⁶
par une
bei
  iod.

water, of
eau, de l'
Wasser, vor
  acet-ac., **bell.**, cann-i., canth., cupr.,
  fagu.¹¹, gels., **HYOS.**, iod., jatr.¹¹,

lach., **LYSS.**, nux-v., perh.¹⁴, phel.¹¹,
phos., plb., ruta, sabad., **STRAM.**,
sulph.¹', tarent.

hydrophobia/hydrophobie/Tollwut

weary of life, with²
las de la vie, avec
Lebensüberdruß, mit
  kali-p., **lyc., nit-ac., plat.**, rhus-t.

weeping am.
pleurer am.
Weinen am.
  aster.², dig., **GRAPH.**¹,⁷, phos.¹¹,
  tab.

wet his bed, he will; incontinence
  in bed
mouiller son lit, de
Bettnässen, vor
  alum.

wind, of
vent, du
Wind, vor
  cham., thuj⁷

women, of
femmes, des
Frauen, vor
  puls., raph.¹¹

work, dread of
travail, a grand peur du
Arbeit, Grauen vor der
  arg-n., aur-i¹', cadm-s., calc.,
  calc-sil.¹', cham., chin.¹', coloc.¹⁶,
  con.², graph.¹⁶, hyos., ind., **kali-c.**,
  kali-p., kali-s., kali-sil.¹', nat-m.,
  nat-p.¹', **nux-v.**⁵, petr., phos.¹⁶, plb.⁵,
  puls., ran-b., sanic., sel., **sil., sulph.**,
  tab., tarax., tong., zinc.¹⁶

f.–exertion/p.–travail/
  F.–Anstrengung
indolence/paresse/Faulheit
loathing–work/dégoût–travail/
  Abscheu–Arbeit

afternoon¹¹
après-midi
nachmittags
  arg-n.

daily, of
journalier
täglichen, vor der
  calc-f.⁹, nux-v.¹'

headache, during
maux de tête, pendant les
Kopfschmerzen, bei
  gran.

literary, of
littéraire, du
literarischer, vor
  nux-v.¹,⁵, **sil.**, sulph.

mental, of¹'
intellectuel, du
geistiger, vor
  calc-p., con.⁶, graph., nat-p.

  work–aversion/travail–aversion/
    Arbeit–Abneigung

persuaded to, cannot be²
persuadé de travailler, ne peut être
überredet werden zur, kann nicht
  con.

wrong, of something²
mal, de quelque chose de
Unrecht, vor einem
  kali-br.

FECES passed on the floor
DÉFÈQUE sur le plancher
STUHL auf den Boden, macht
  cupr., sulph.⁷

  licks up cow-dung, mud, saliva
  lèche les bouses de vaches, la boue,
    la salive
  leckt Kuhmist, Schlamm und Speichel
    auf
    merc.

swallows his own
avale ses fèces
schluckt seinen
   camph.², merc.³, verat., visc.³

urinating and going to stool everywhere, children⁵
urinant et déféquant n'importe où, des enfants
urinieren und defäkieren überall, Kinder
   sep., sil., sulph.

FEIGNING sick
SIMULE la maladie
SIMULIERT Krankheit
   arg-n., bell., ign.³, plb.¹', sabad.³, sil.⁵, **tarent.**, verat.

blindness/cécité/Blindheit
deafness/surdité/Taubheit

paroxysms, faintness¹
crises, de faiblesse, des
Anfälle, Schwäche
   tarent.

pregnancy
grossesse
Schwangerschaft
   verat.

FIGHT, wants to
BATTRE, désir de se
KÄMPFEN, sich mit jemandem schlagen, möchte
   bell., bov., hipp., hyos., merc., sec.

quarrelsome/querelleur/streitsüchtig

FILLS pockets with anything¹¹
REMPLIT ses poches avec n'importe quoi
FÜLLT Taschen mit irgend etwas
   stram.

FINANCE, aptitude for⁵
FINANCE, aptitude pour la
FINANZWESEN, geeignet für das
   ars., lyc., puls.

inaptitude for⁵
inaptitude pour la
ungeeignet für das
   ars., lyc., puls., **SIL.**⁵, ⁷

FIRE, wants to set things on
INCENDIER quelque chose, impulsion à; pyromanie
FEUER anlegen, Dinge anzünden, will
   alco.¹¹, ant-t.¹⁶, **BELL.**⁵, ⁷, **HEP.**¹, ⁷, hyos.⁵, phos.⁷, staph.⁷, stram.⁵

delusions–fire–flame/
imaginations–feu–flamme/
Wahnideen–Feuerflammen

desire to be near to¹¹
désir d'être près du feu
Verlangen, in der Nähe eines Feuers zu sein
   naja

thinks and talks of²
pense et parle de feu
denkt an und spricht vom
   calc.

throws things into
jette les choses au feu
wirft Gegenstände ins
   staph.

FIRMNESS¹¹
CONSTANCE
FESTIGKEIT, Entschlossenheit
   lach., squil.

morning¹¹
matin
morgens
   ferr-p.

FISTS doubling **as if** in furious anger²
POING comme dans une colère furieuse, serrer le
FÄUSTE wie im rasenden Zorn, Ballen der
   calc.

   makes (after fright)²
   montre le (après une frayeur)
   macht (nach Schreck)
      ign.

FLATTERER⁵
FLATTEUR
SCHMEICHLER
   arn., carb-v., **LYC.**, nux-v., petr., plat., puls., sil., staph., sulph.

FLATTERY, desires
FLATTÉ, désire être
SCHMEICHELEIEN, verlangt
   pall.

   gives everything, when flattered⁵
   donne tout ce qu'on veut s'il est
   gibt alles, wenn man ihm schmeichelt
      lyc., puls., sulph.

FOOLISH behavior
RIDICULE, comportement
ALBERNES Benehmen
   absin., acon., aether¹¹, agar., all-c., alum.³, **anac.**¹, ⁵, anan., ant-c., **apis,** arg-n., arn.⁵, **ars., bar-c.**¹', ³, ⁵, **bar-m., bell.,** bufo³, calc., **camph.**³, ⁵, cann-i., cann-s.³, canth., carb-an., carb-v., **carl.**¹¹, **chin.,** cic., cocc.³, cod.¹¹, con., cortico.¹⁰, cot.¹¹, croc., cupr., der., dulc.³, ferr.³, hell.³, **HYOS.,** ign., kali-c., lach., lact., **lyc., merc.,** mosch.³, **nat-c.**³, nat-h.¹¹, nux-m., nux-v., op., par., ph-ac., **phos.,** phys., **plb.,** pyrus¹¹, **sec.,** sep.³, seneg., **STRAM.,** tanac., **tarent.**³, ⁷, ⁸, **verat.,** verb.³

answers–foolish/répond–ridiculement/antwortet–albern
antics–plays/pitreries–fait/Possen–spielt
cheerful–foolish/gai–ridicule/froh–albern
childish/puéril/kindisches
gestures–ridiculous/gesticule–ridicules/Gebärden–lächerliche
giggling/ricane/Kichern
grimaces/grimaces/Grimassenschneiden
jesting–ridiculous/plaisanteries–ridicules/Spaßen–lächerliches
laughing–ludricous/rire–ridicule/Lachen–lächerlich
laughing–silly/rire–bête/Lachen–albernes
loquacity–foolish/loquacité–ridicule/Geschwätzigkeit–alberne
ludicrous/ridicules/lächerlich
smiling–foolish/rire–stupide/Lächeln–albernes
speech–foolish/langage–ridicule/Sprache–alberne
thoughts–foolish–ridiculous/pensées–ridicules/Gedanken–alberne–lächerliche

morning on waking
matin au réveil
morgens beim Erwachen
   aur.

night
nuit
nachts
   cic.

air, in open
air, en plein
Freien, im
   nux-m.

epilepsy, before
épilepsie, avant les crises d'
epileptischen Anfällen, vor
   caust.

fever, during⁴
fièvre, pendant la
Fieber, bei
   acon.

FOOLISH / RIDICULE / ALBERNES

grotesque behavior[11]
grotesque, comportement
groteskes Benehmen
  cact., cori-r.

happiness and pride
exubérant heureux et fier
glücklich und stolz, benimmt sich
  SULPH.

spasms, during
convulsions, pendant les
Krämpfen, bei
  sec.

talking foolishly during drunkenness[5]
déraisonnant pendant l'ivresse
redet unvernünftig in der Trunkenheit
  petr.

FOPPISH[5]
GALANTIN, fat
GECKENHAFT
  chin., lach., nux-v., phos., **plat.**, verat.

FORGETFUL
OUBLIEUX
VERGESSLICH
  abrot., acet-ac., **acon.**, aeth., agar.,
  agn., ail.[1'], alum., alum-p.[1'],
  alum-sil.[1'], am-c., **AMBR., anac.,**
  anh.[10], apis, arg-m.[6], **arg-n., arn.,** ars.,
  ars-s-f.[1'], arum-t., **aur.,** aur-ar.[1'],
  aur-s[1'], aza.[14], **BAR-C.,** bar-i.[1'], **bell.,**
  bor.[4], bov., brom., bry., cain., calad.,
  calc., calc-p., calc-s., camph., cann-i.,
  cann-s., **canth.,** caps., carb-ac.,
  carb-an., carb-v., CARBN-S., card-m.,
  caust., cench.[7], cham., **chel.,** chin.,
  chin-ar., **cic.,** cimic., cinnb., **cinnm.**[2],
  clem., **COCC.,** coff., **COLCH.,** coloc.,
  con., corn., cortico.[14], cortiso.[10],
  croc., crot-h., cupr., cycl., **dig.,** elaps,
  ferr., ferr-ar., **ferr-p., fl-ac.,** form.,
  gels., glon., graph., guaj., gymno.,
  ham., hell., hep., hipp., hydr.,
  hydr-ac., hydroph-c.[10, 14], hyos., ign.,
  iod.[1'], ip., kali-bi., **kali-br.,** kali-c.,
  kali-i., kali-n., **kali-p.,** kali-s.,
  kali-sil.[1'], kalm., kreos., **lac-c., lach.,**
  laur., lec., led., lil-t., **LYC.,** lyss.,
  mag-c., manc., meli., **MERC.,** mez.,
  mill., morph., mosch., naja, nat-ar.,
  nat-c., **nat-m., nat-p.,** nat-s.[1'],
  nat-sil.[1'], nit-ac., nux-m., nux-v.,
  olnd., op., **PETR., PH-AC., PHOS.,**
  pic-ac., plan., **PLAT.,** plb., psor.,
  ptel., puls., ran-b., raph., rheum,
  rhod., **rhus-t.,** rhus-v., ruta, sabin.,
  sal-ac., sanic., sarr.[2], sars., sec., sel.,
  sep., sil., spig., stann., staph., stram.,
  stront-c., **sulph.,** syph.[1', 7], tab., tarax.,
  tell., **thuj.,** trom., **tub.,** verat.,
  verat-v., verb., viol-o., visc.[9], **zinc.,**
  ZINC-P.[1'], zing.

memory-weakness/mémoire-
faiblesse/Gedächtnisschwäche

morning
matin
morgens
  ANAC., berb.[2], bufo-s., ph-ac.,
  phos., sil.[4], stann.[4], stram., **thuj.**

  am.
    fl-ac.

  waking, on
  réveil, au
  Erwachen, beim
    kali-br., stann., **thuj.**

  afternoon
  après-midi
  nachmittags
    anac.[4], graph., laur.[11], sep.

    am.
      anac.

  evening
  soir
  abends
    bufo-s.[11], fl-ac., **form.,** laur., lyc.,
    naja, nat-m., rhus-t., sep.

  night
  nuit
  nachts
    chin., sil., sulph.

chill, during
frissons, pendant les
Fieberfrost, bei
  bell., con., hyos., podo.[2, 6], rhus-t.

climacteric period, during[2, 7]
ménopause, pendant la
Klimakterium, im
  lach., phys.

coition, after
coït, après le
Koitus, nach
  sec.

connection of consecutive thoughts,
  of (after apoplexy)[2]
suite des idées, de la (après une
  attaque d'apoplexie)
Zusammenhang aufeinanderfolgen-
  der Gedanken, für den (nach
  Apoplexie)
  op.

drunkards, forgetfulness in[3]
buveurs, oubli chez les
Trinkern, Vergeßlichkeit bei
  calc., lach., merc., **NUX-V.**, op.,
  puls., rhus.

eating, after
mangé, après avoir
Essen, nach dem
  calc-s., ferr., mag-c., nat-m., rhus-t.

  am.
  sil.

emotions, from[3]
émotions, par
Gemütsbewegungen, durch
  acon., op., ph-ac., **staph.**

epilepsy, before
épilepsie, avant les crises d'
epileptischen Anfällen, vor
  caust.

  happened before, of what[7]
  passé avant, de tout ce qui s'est
  Ereignisse vor, für alle
    absin.

epistaxis, after[2]
épistaxis, après l'
Nasenbluten, nach
  kreos.

everything except dreams, of[2]
tout sauf ses rêves, de
alles außer Träumen, für
  ign.

  occurred for six years, that had
  passé depuis 6 ans, ce qui s'est
  ereignete, was sich seit 6 Jahren
    lach.

friends and relatives, of[2]
amis et de ses parents, de ses
Freunden und Verwandten
  gegenüber
  lyss.

  indifference–family/indifférence–
    famille/Gleichgültigkeit–Familie
  indifference–loved/indifférence–
    aime/Gleichgültigkeit–geliebte
  indifference–relations/indiffé-
    rence–parents/Gleichgültigkeit–
    Verwandten

fright, after[2]
frayeur, aprè une
Schreck, nach
  cupr.

going, forgets where she is
va, oublie où elle
geht, vergißt, wohin sie
  cench.[7]., merc.[5]

headache, during
maux de tête, pendant les
Kopfschmerzen, bei
  apis, bell.[16], calc., caps.[16], glon.,
  zinc.[2]

heat, during[2]
fièvre, pendant la
Fieber, bei
  alum., arn., cocc., **guare.**, rhus-t.[6]

after
après la
nach
    mag-p.^{2}, podo.$^{2,\,6}$

house was, on which side of the street his
maison, de quel côté de la rue se trouvait sa
Haus steht, auf welcher Straßenseite sein
    GLON., nux-m., nux-v.^{5}, petr.

f.–streets/ou.–rues/v.–Straßen

immediately, of everything^2
immédiatement, de tout
sofort für alles
    dig.

loss of fluids, from^3
perte de fluides vitaux, par
Säfteverlust, durch
    chin., **NUX-V.,** sulph.

masturbations, after
masturbations, après
Masturbation, nach
    dig.^{2}, kali-br.^{6}

menses, during
menstruation, pendant la
Menses, während der
    raph.

mental exertion, from
intellectuel, par travail
geistige Anstrengung, durch
    anac., **aur.**^{3}, calc.^{3}, lach.^{3}, nat-c.^{3}, nat-m., **nux-v.**^{3}, puls.^{3}, sil.^{3}, sulph.^{3}

motion, on
mouvement, étant en
Bewegung, bei
    laur.

name, his own
nom, de son propre
Namen, vergißt seinen eigenen
    alum., kali-br., **med.,** sulph., valer.

confusion–identity/confusion–identité/Verwirrung–Identität

old people, of
agées, oubli chez les personnes
alter Menschen, Vergeßlichkeit
    am-c.^{1}, **ambr.,** anac.^{6}, **bar-c.,** coff.^{5}, con.^{6}, **crot-h.**^{2}, lach.^{5}, **lyc., ph-ac.,** rhus-t.^{6}, sulph.^{5}

periodical
périodiquement
periodisch
    carb-v., chin.^{3}, nat-m.^{3}

pollutions, after^3
pollutions, après
Pollutionen, nach
    staph.

profession, forgets her^1
profession, oublie sa
Beruf, vergißt ihren
    tarent.

purchases, of; goes off and leaves them
achats dans les magasins, perd la tête et oublie ses
Einkäufe, für; geht fort und läßt sie liegen
    agn., anac.^{7}, bell., caust.^{7}, iod., **lac-c.,** nat-m.^{7}

memory-weakness–do/mémoire-faiblesse–faire/Gedächtnis-schwäche–tuen

sexual excesses, after
excès sexuels, après des
sexuellen Ausschweifungen, nach
    calad., kali-br.^{6}, **nat-p., ph-ac.,** sec.^{2}, staph.^{2}

shaving or dressing, of
raser ou de s'habiller, oublie de se
rasieren oder anzuziehen, vergißt, sich zu
    chel.

sleep he remembers all he had forgotten, during
sommeil se rappelle tout ce qu'il avait oublié, pendant le
Schlaf erinnert er sich an alles Vergessene, im
  calad., sel.

streets, of well-known
rues connues, des
Straßen, für wohlbekannte
  cann-i.⁸, **crot-h.²**, **GLON.**, lach.⁸, nux-m., petr.

confusion–loses/confusion–se perd/
  Verwirrung–verläuft
mistakes–localities/erreurs–
  localités/Fehler–örtlichen
recognize–streets/reconnait–rues/
  erkennt–Straßen

thinking of something agg. forgetfulness, diversion am.¹′
penser à quelque chose agg. oubli, diversion am.
Denken an etwas agg. Vergeßlichkeit, Ablenkung bessert
  lil-t.

tobacco poisoning, from¹′
nicotinisme, par
Tabakvergiftung, durch
  calad.

waking, on
réveil, au
Erwachen, beim
  chin., cob-n.⁹, ¹⁴, kali-br., kali-n.⁶, ptel., sil., stann., thuj.

walking after eating, while
marchant après avoir mangé, en
Gehen nach dem Essen, beim
  rhus-t.

wind his watch, to
remonter sa montre, de
aufzuziehen, seine Uhr
  fl-ac.

words while speaking, of; word hunting
mots en parlant, des; cherche à se les rappeler
Worte beim Sprechen, für; sucht nach Worten
  agar., alum.³, am-br.⁶, anh.⁹, **arg-n.**, **ARN.**, bar-c.¹, bar-s.¹′, benz-ac., **BOTH.**¹, cact., calc.³, ⁵, **CANN-I.**, cann-s.³, carb-an., carb-v., carbn-s., cham.³, chen-a.¹ (non¹: chin-ar.), coca³, cocc.⁶, colch., con.³, crot-h.³, ⁶, dulc., glon.³, ham., helo.⁷, hydr., **kali-br.**, kali-c.³, kali-p., **lach.**, lil-t., **lyc.**, med., nat-m., nux-v., onos., **PH-AC.**, plb.³, ⁶. podo., puls.³, rhod., sil.³, ⁶, staph.³, ⁵, ⁶, sulph., syph.⁷, **thuj.**³, v-a-b.¹³, verat.

memory–weakness–words/
  mémoire--faiblesse–mots/
  Gedächtnisschwäche–Worte
mistakes–speaking/erreurs–parler/
  Fehler–Sprechen

FORGOTTEN something, feels constantly as if he had
OUBLIÉ quelque chose, impression constante d'avoir
VERGESSEN zu haben, hat ständig das Gefühl, etwas
  calc.⁷, caust., **iod.**, mill.⁷

things, come to mind in sleep
choses oubliées lui reviennent à l'esprit pendant son sommeil, des
Dinge fallen ihm im Schlaf wieder ein, vergessene
  calad., sel.

FORSAKEN feeling
ABANDON, sentiment d'
VERLASSENHEIT, Gefühl der
  allox.⁹, alum., **arg-n.**, **AUR.**, bar-c., calc., camph., cann-i., carb-an., carb-v., chin., chin-b.², coff.³, cortico.⁹, ¹⁴, **cycl.**, dros.³, hell.³, hura,

ip.³, kali-br., kali-c., keroso.¹¹, lac-d.,
lach., lact., lam., laur.³, lil-t., lith-c.,
lyss., m-aust., **mag-c.**⁷, mag-m.,
meny.³, ⁷, **merc.**⁵, nat-c.¹, ⁵, pall., **plat.**,
PSOR., PULS., rhus-t., sabin.³, sars.³,
sec.³, ⁷, sep.³, ⁶, spig.³ **stram.**, valer.,
verat.

delusions–alone/imaginations–seule/
Wahnideen–allein
delusions–deserted/imaginations–
abandonné/Wahnideen–verlassen

morning
matin
morgens
   carb-an., carb-v., **lach.**

evening
soir
abends
   bar-c., **puls.**

air, am. in open
air, am. en plein
Freien, am. im
   rhus-t.

beloved by his parents, wife, friends,
   feels of not being⁵
aimé de ses parents, epoux, amis,
   ne se croit pas
geliebt von seinen Eltern, Gatten,
   Freunden, glaubt sich nicht
   ars., calc., lyc., **mag-c.**⁷, sep., sil.,
   sulph.

friendless, feels¹¹
amis, se sent sans
Freunde zu haben, glaubt, keine
   alum.

delusions–friendless/imaginations–
amis/Wahnideen–Freunde

headache, during⁷
maux de tête, pendant les
Kopfschmerzen, bei
   meny.

isolation, sensation of
isolement, sensation d'
Vereinsamung, Gefühl der
   anac., anh.⁹, ¹⁰, **arg-n.**, arist-cl.¹⁴,
   camph., cann-i., cann-s.¹¹, coca,
   cortico.¹⁰, hura, plat., stram.

waking, on
réveil, au
Erwachen, beim
   arg-n., lach.

FORSAKES his own children
ABANDONNE ses propres enfants
VERLÄSST seine eigenen Kinder
   lyc.

estranged/séparé/entfremdet

relations
parents, ses
Verwandten, seine
   sec.

FRAIL, sensation of being⁷
FRAGILE, sensation d'être
ZERBRECHLICH zu sein, Gefühl
   thuj.

FRATERNIZED with the whole world¹¹
FRATERNISÉ avec le monde entier
VERBRÜDERT mit der ganzen Welt
   aloe.

friendship–deceived see ailments–
friendship

FRIENDSHIP, sweet outpourings of¹¹
AMITIÉ, douces effusions d'
FREUNDSCHAFTSBETEUERUNGEN,
   ergießt sich in
   alco.

fright see ailments-fright

FRIGHTENED easily
EFFRAYÉ facilement
ERSCHRECKT, leicht
abrot.[11], **acon.**, aether[11], ail.[11], alum., alum-sil.[1'], alumn., am-c., am-caust.[4], am-m., **anac.**[7], ang., ant-c., ant-t., **ARG-N., arn., ARS., ars-s-f.**[1'], aur., aur-ar.[1'], aur-s.[1'], **BAR-C.**, bar-s.[1'], **BELL.**[1, 7], benz-ac., berb., bism.[6], **BOR., bry.**, bufo, cact.[2], calad., **calc.**, calc-p.[11], **calc-sil.**[1'], calen.[2, 4], cann-i., cann-s.[4], canth., **caps., carb-an., carb-v.**, carbn-s.[1']. **caust.**, cham., chlor.[11], cic., **cit-ac.**[4], clem., cob.[11] cocc., coff., con., cupr., cupr-a.[11], daph.[11], **dig.**, glon.[11], **GRAPH.**, guaj., **hyos.**, hyper., iber.[11], **ign.**, iod.[11], iris[11], juni.[11], kali-ar., kali-br.[6], **kali-c.**, kali-i., **kali-p.**, kali-s., kali-sil.[1'], **lach.**, led., **LYC.**, m-aust.[4], **mag-c.**[10], mag-m.[2], **merc.**, mez., morph.[11], mosch., mur-ac.[4], **NAT-AR., NAT-C., nat-m.**, nat-p., nat-s.[1'], **nat-sil.**[1'], **nit-ac., NUX-V.**[1, 5], **op.**, orig.[11], **petr.**, ph-ac., **phos.**, plat., plb.[11], **puls.**, rhus-t., **sabad., samb.**, sarr., **SEP., sil.**, spong., **staph.**[7], **STRAM.**, stront-c.[11], stry.[11], sul-ac., **sulph.**, sumb., thea[11], ther.[1], verat., xan.[11], zinc.[4, 6]

starting/tressaille/auffahren

noon[1', 5]
midi
mittags
   zinc.

  nap, after
  sieste, après la
  Mittagsschlaf, nach dem
    bar-s.[1'], **calc-sil.**[1'], nat-c.[11], nit-ac.[11]

evening[11]
soir
abends
  sulph.[6]
  carb-an., iber., merc.[1', 5], ol-an.,

night
nuit
nachts
  cast.[11], cimic.[2], crot-c.[11], **ign.**[2], **lyc.**[7, 11], **nat-m.**, samb.[2] sang.[11], sep.[11], spong., thea[11]

waking, on[11]
réveil, au
Erwachen, beim
  euphr., sep.

3 h
  ARS., cham.[2], con.[11]

blood, at sight of[5]
sang, à la vue de
Blut, beim Anblick von
  alum.

chill, during
frissons, pendant les
Fieberfrost, bei
  verat.

delusions, from[7]
imaginations, par
Wahnideen, durch
  STRAM.

eyes, on closing[4]
yeux, en fermant les
Augenschließen, beim
  op.

falling asleep, on
endormant, en s'
Einschlafen, beim
  aur., **nit-ac.**, nux-v., phos.

fever, during[4]
fièvre, pendant la
Fieber, bei
  sabad., verat.

menses, before
menstruation, avant la
Menses, vor den
  calc.

pains, from[16]
douleurs, à cause de
Schmerzen, durch
  sulph.

pollutions, after
pollutions, après
Pollutionen, nach
  aloe

roused, when
réveille, quand on le
geweckt, wenn
  calc., nat-ar.[2]

shadow, his own[1']
ombre, de son
Schatten, vor seinem eigenen
  calad.

sneezing, at
éternuant, en
Niesen, beim
  bor.

touch, from
toucher, par le
Berührung, durch
  kali-c., ruta[11]

trifles, at
futilités, pour des
Kleinigkeiten, über
  am-c., am-m., ang., ant-t., arn.,
  bar-c., bor., bufo, calc., calen.[11],
  caust., hyper., kali-ar., **KALI-C.,**
  kali-i., kali-s., kiss.[11], **lach., lyc.,**
  merc., mez., **nit-ac.,** nux-v., **phos.,**
  rhus-t., sep., sumb.

  day before menses
  jour avant la menstruation, le
  Tage vor den Menses, am
    calc.

urinating, before[11]
uriner, avant d'
Urinieren, vor dem
  alum.

wakens in a fright from least noise
se réveille tout épeuré par le
  moindre bruit
erwacht e. vom geringsten Geräusch
  nux-v.

  terrified, knows no one, screams,
    clings to those near
  terrifié, ne reconnait personne,
    crie, s'accroche à ceux qui sont
    près de lui
  fürchtet sich, erkennt niemanden,
    schreit, klammert sich an die
    Umstehenden
      stram.

  *clinging–child/s'agrippe–
    enfant/klammert sich–Kind*

waking, on
réveil, au
Erwachen, beim
  am-m., ambr.[2], ant-c.[2], **ars., bell.,**
  bism.[2, 6], bor.[6], **cact., calc**[2, 6], **caps.,**
  cham.[6], chlol.[2], **cina, cocc.**[2], dig.[6],
  euphr.[2], eupi., **graph.**[4], hep., **hyos.**[6],
  ign.[6], kali-br., **kali-c.**[6], **lach.,** led.,
  lyc., **med.**[1', 2], mit.[11], **nat-m.**[2], nit-ac.,
  nux-v., op.[6], sil.[6], sol-n.[11], spong.,
  stram.[6], sul-i., sulph.[16], verat., zinc.

  *fear–waking/peur–réveil/Furcht–
    Erwachen*

  dream, from a[11]
  rêve, d'un
  Traum, aus einem
    abrot., casc.[2], chin., con., dicha.[10],
    erig.[10], graph., **ign.**[2], **LYC.**[2],
    mag-m., **meph.**[2, 11], **sulph.**[2], tarent.

weeping am.
pleurer am.
Weinen am.
  phos.

**FRIVOLOUS
FRIVOLE
LEICHTSINNIG,** frivol
agar.⁵, apis¹², **arn.**¹,⁵, bar-c., bell.⁵, calad.³, con.⁵, lach.⁵, **MERC.**¹,⁵, par., **puls.**³,⁵, sil.⁵, spong., sulph.⁵

FROWN, diposed to
FRONCER les sourcils, enclin à
STIRNRUNZELN, finsteren Blick, Neigung zum
equis.¹¹, hell., lyc., mang., **NUX-V.**¹,⁵, rheum¹², stram.

FUR, wraps up in summer
FOURRURES, en été, s'habille de
PELZE, hüllt sich im Sommer in
hep.³, hyos., merc.³, **psor.**³,⁷

GENEROUS, too much⁵
GÉNÉREUX, trop
FREIGEBIG, zu
nux-v., op.⁵,¹¹, staph.

strangers, for⁵
étrangers, envers les
Fremden, gegenüber
carb-v., hyos., nat-m., nux-v.

GESTURES, makes
GESTICULE
GEBÄRDEN, macht
ars., asc-t.¹¹, **bell.,** bufo¹¹, camph., cann-i., chin-s.¹¹, cic., **cocc., hyos.,** kres.¹⁰,¹³,¹⁴, mosch., nux-m., nux-v., plat., plb., puls., sep., **stram., tarent.,** verat.

*affection–gestures/affection–gestes/
  Geziertheit–Gebärden
fits/poing/Fäuste
Vol. II: catalepsy/catalepsie/
  Katalepsie*

actor, like an¹¹
acteur, comme un
Schauspieler, wie ein
hyos.

angry, in night walking²
furieusement la nuit en marchant
zornige, nachts beim Gehen
meph.

automatic³
automatique, d'une manière
automatische
anac.⁶, calc., cann-i.¹¹, hell.⁶, hyos., nux-m.³,⁶, phos., tab.¹¹, zinc.

unconsciousness–conduct/inconscience–conduite/Bewußtlosigkeit–Bewegungen

sleep, during¹¹
dormant, en
Schlaf, im
phos.

awkward in⁵
maladroit dans les gestes
ungeschickt in
caps., nat,c., nat,m., nux-v., sil., sulph.

breaks pins
casse des épingles
zerbricht Nadeln
BELL., calc.¹'

sticks¹'
bâtons, des
Stöcke
bell., calc.

brushing the face or something away, as if
frôlait son visage ou comme s'il brossait quelque chose pour l'enlever, comme s'il
wischt oder etwas wegwischt, als ob er das Gesicht
hyos.

cautious[11]
prudemment
vorsichtige
　pip-m.

childish[11]
puérile, d'une manière
kindische
　anac.

clapping of the hands
applaudissements, mouvements d'
klatscht mit den Händen
　bell., cic., **stram.**, verat.

　overhead[7]
　au dessus de sa tête
　über dem Kopf
　　sec.

confused[11]
confusément
wirre
　acon., sil.

convulsive
convulsifs, mouvements
krampfhafte
　acon.[11], aether[11], alco.[11], ant-t.[11], apis, ars.[11], bell., camph.[11], cann-s., canth.[11], cori-m.[11], hydr-ac.[11], ign.[11], iod.[11], kali-bi.[11], merc.[11], morph.[11], nux-v.[11], op.[11], petr.[11], plb., pyrus[11], sec.[11], sol-n.[11]

　drink, at sight of
　boissons, à la vue de
　Getränken, beim Anblick von
　　bell.

　sleep, during[11]
　dormant, en
　Schlaf, im
　　aeth.

　thinking of motion, when[11]
　pensant au mouvement, en
　Denken an Bewegung, beim
　　aur.

covers mouth with hands[7]
couvre la bouche avec les mains, se
bedeckt Mund mit Händen
　ip., kali-bi., lach., **rumx**.

crossing the hands
croise les mains, se
kreuzt die Hände
　mosch.

decided[11]
décidément
entschiedene
　fl-ac.

drinking, as if[2, 4]
buvait, come s'il
trinkt, als ob er
　bell.

enthusiastic[11]
enthousiastes, mouvements
begeisterte
　nitro-o.

extravagant[11]
extravagants, mouvements
extravagante
　stram.

　extravagance/Extravaganz

frightful
effroyables, mouvements
schreckliche
　hep.[2], hyos.[4]

furious
furieux, mouvements
wütende
　cann-i., **hep.**, sep.

grasping or reaching at something, at flocks; carphologia
saisir ou atteindre quelque chose ou flocons, comme pour; carphologie
Greifen oder Langen nach etwas, nach Flocken
　agar.[8], arn., ars., atro.[2, 8, 11], arum-t.[2, 6], **bell., bor.**, calc-p., **cham.**, chin.[3, 6], cina, cocc., colch.[11], con.[11], dat-m.[11], dubo-m.[11], dulc.[11], hell.[3], **HYOS.**[1, 7], hyosin.[11], **iod.**[2, 3, 6, 11], lyc., mosch., mur-ac.[3, 6], oena., op., paeon.[11], **ph-ac., phos., plat., psor.,** raja-s.[14], rhus-t., **sol-n., STRAM.,** sulph., tarent.[3], verat.[3], **zinc.**[1], zinc-m.[8, 11], zinc-p.[1']

evening on falling asleep[16]
soir en s'endormant
abends beim Einschlafen
   sil.

night[11]
nuit
nachts
   atro., sol-n.

bystanders, at
spectateurs, aux
Umstehenden, nach
   bell.[6], phos.

chewing and swallowing, on
mâchonnant et avalant, en
Kauen und Schlucken, beim
   sol-n.

fingers in the mouth, children put[1]
doigts dans la bouche, les enfants mettent leurs
Finger in den Mund, Kinder stecken
   calc., cham., IP., lyc.[5], sil.[7], tarent.[7]

everything in the mouth[2]
tout à leur bouche
alles in ihren Mund
   calc., merc.[3], sulph.

genitals during spasms, at
génitales pendant les spasmes, ses parties
Genitalien während Krämpfen, nach den
   sec., stram.

tears–genitals/déchire–parties génitales/zerreißt–Genitalien

mother, in sleep, at[11]
mère, en dormant, à la
Mutter, im Schlaf nach der
   BOR.

nose, lips, at[2]
nez, ses lèvres, à son
Nase, Lippen, an die
   arum-t., cina

picks at bedclothes
accroche ses couvertures
zupft an der Bettdecke
   acon., ant-c., **arn., ars.,** ars-s-f.[1'], art-v.[2], atro., arum-t.[1'], **bell.,** cham., chin., cina, cocc., **colch.,** con., dulc., **hell.,** hep., **HYOS., iod., kali-br.,** lyc., **mur-ac., nat-m., op., ph-ac., phos., psor., rhus-t.,** sol-n., **STRAM.,** sulph., verat-v., **zinc.,** zinc-m., zinc-p.[1']

quickly
rapidement
schnelles
   stram.

rest, during[11]
repos, au
Ruhe, in der
   alco.

sides of the bed, at
côté du lit, au
Bettseite, nach der
   nux-v.

wrong things, at[2]
mauvaises, à des choses
falschen Dingen, nach
   lyss.

impatient[11]
impatiemment
ungeduldige
   coca

indicates his desires by
indique ses désirs par des mouvements
bezeichnet seine Wünsche durch
   stram.

intoxicated, as if
ivre, comme s'il était
betrunken, wie
   HYOS.

involuntary motions, of the
involontaires, g. avec mouvements
unfreiwillige Handbewegungen
   alumn.[11], ars., bell., cann-i., caust., cic., coca, fl-ac.[11], **hyos.,** kali-br.,

merc., mosch., nat-m., **phos.**[11], puls., sang.[11], sil., stram., sulph., tab.[11], verat.

face, to the
visage, au
Gesicht, zum
   stry.

folding hands
croise les mains
faltet die Hände
   puls.

   unfolding coverings, and
   déplie les couvertures, et
   breitet die Decken aus, und
      plb.

hasty
hâte, à la
hastige
   bell.

head, to the
tête, à la
Kopf, zum
   plb., **stram.**, verat.

   sleep, during[2]
   dormant, en
   Schlaf, im
      ars.

knitting, as if
tricotait, comme si elle
stricke, als ob sie
   tarent.

lifting up hands
lève les bras
hebt die Hände hoch
   ars.

rubbing together
frotte les mains l'un contre
   l'autre, se
reibt sich die Hände
   cann-i.

sleep, during
dormant, en
Schlaf, im
   op.[8], phos.[11]

spinning and weaving
file et tisse
spinnt und webt
   sars.[3], **stram.**

throwing about
jette les mains çà et là
wirft die Hände umher
   atro., bell., bry., canth., carb-an., mosch., nat-c., phos., sil., stram.

   overhead
   au dessus de sa tête
   über den Kopf
      ars., bell., hydr-ac., mosch., stram.

waving in the air
agiter en l'air
fährt in der Luft umher
   bry., op., stram.

wild
sauvages
wilde
   acon., camph.[2]

winding a ball, as if
bobinait une pelote, comme si elle
wickelt, als ob sie einen
   Wollknäuel
   agar., stram.

labored[11]
efforts, comme s'il faisait des
angestrengte
   conin.

light[11]
légers, mouvements
leichte
   chin., clem., coff., phel., wies.

live[11]
très vivants, mouvements
lebhafte
   alco., ped.

nervous[11]
nerveux, mouvements
nervöse
  phys., tarent.

nuts, as if opening[16]
noix, comme s'il ouvrait des
Nüsse knackt, als ob er
  hyos.

perseverance, with great[11]
persévérance, avec grande
Ausdauer, mit großer
  anac.

plays with his fingers
s'amuse avec ses doigts
spielt mit den Fingern
  bell., calc., con.[3], crot-c., **hyos.**,
  kali-br., lach.[3], rhus-t.[3, 7], tarent.[7],
  ther.[3]

  buttons of his clothes, with the[1]
  boutons de ses habits, avec les
  Knöpfen an der Kleidung, mit den
    mosch.

  counting money, as if[5]
  comptait de l'argent, comme s'il
  zählt, als ob er Geld
    calc., nux-v., staph.

pouring from hand to hand, as if
se verse d'une main dans l'autre
gieße, als ob er aus einer Hand in
  die andere
  bell.

pulls hair of bystanders
tire les cheveux des personnes
  présentes
zieht Umstehende an den Haaren
  bell.

  pull–hair/arracher–cheveux/
  ziehen–Haaren

put everything in mouth (children)[16]
fourrent n'importe quoi dans la
  bouche, enfants qui se
stecken alles in den Mund (Kinder)
  sulph.

ridiculous or foolish
ridicules, mouvements
lächerliche
  arg-n.[11], **bell.,** cic., croc., **cupr.,**
  HYOS., ign., kali-p., **lach.,** merc.,
  mosch., **nux-m.,** nux-v.[2, 4], op., **sep.,**
  stram., tarent.[1, 7], verat.

  foolish/ridicule/albernes

  air, in open
  air, en plein
  Freien, im
    nux-m.

  standing on the street, while
  étant debout dans la rue
  Stehen auf der Straße, beim
    nux-m.

scratching thighs[16]
se gratte les cuisses
kratzt sich an den Oberschenkeln
  sars.

shy[11]
timides, mouvements
scheue
  arg-n.

slow[11]
lents, mouvements
langsame
  chin-s., conin., **PHOS.,** plb., verat.

  slowness–motion/lenteur–
  mouvements/Langsamkeit–
  Bewegungen

spinning, imitates
filer, imite le geste de
Spinnen nach, ahmt das
  hyos.

  around on the foot
  tourne autour de son pied
  dreht sich auf dem Fuß herum
    cann-s.

stamps the feet
frappe du pied
stampft mit den Füßen
  ant-c., ant-t.[3], dulc.[4, 6, 16], hyos.[16],
  stram., **VERAT.**[1, 5]

children during sleep[2, 16]
enfants en dormant, des
Kinder im Schlaf
    ign.

strange attitudes and positions
étranges, avec attitudes et positions
seltsame Stellungen und Lagen
    agar.[5], agar-ph.[11], camph.[2], caust.[7],
    cina[3], cocc.[3], **coloc.**[3], gamb.[3], hyos.[5],
    lyc.[3], merc.[3], **nux-m.**[2], nux-v.[3, 5],
    op.[11], **plb.**[2], rheum[16], sep.[15],
    stram.[2, 5, 11], sulph.[5], zinc.[3]

strange/étranges/Sonderbares

arms, of[5]
bras, des
Arme, der
    hyos., sep., stram.

gait, in[5]
démarche, dans la
Gangart, in der
    nux-v., sep.

head, of[5]
tête, de la
Kopfes, des
    agar., sulph.

sublime[11]
majestueux, mouvements
erhabene
    hyos., nitro-o.

talking, gesticulates while[5]
parlant, g. en
Reden, gestikuliert beim
    nux-v., sep.

head, with[5]
tête, de la
Kopf, mit dem
    lyc., puls., sulph.

uncertain[11]
incertains, mouvements
unsichere
    acon., **phos.**, sil., verat.

usual vocation, of his
habituel, de son métier
gewohnten Beschäftigung, seiner
    ars., bell., plb., stram.

violent
violents, mouvements
heftige
    agar., **bell., camph.,** cic-m.[11], hep.,
    hyos., kali-br.[11], plb.[11], **stram.**

wild[11]
sauvages, mouvements
wilde
    camph.

wringing the hands
tord les mains, se
ringt die Hände
    ars.[3], aur., kali-br., **kali-p., phos.,**
    plat., psor., puls., **stram.,** sulph.,
    tarent.

GIFTS to his wife or son, husband
    making no[5]
CADEAUX à sa femme et à son fils,
    mari ne faisant pas de
GESCHENKE an Frau oder Sohn,
    Ehemann macht keine
LACH.

GIGGLING
RICANE
KICHERN
    bufo[1'], cann-i.

GLUTTONY[5]
GLOUTONNERIE
GEFRÄSSIGKEIT
    all-s.[3], ant-c.[3], **calc.,** caust., **chin.,**
    cina, **merc.,** op.[11]

GODLESS, want of religious feeling
ATHÉE, absence de sentiment religieux
GOTTLOS, Mangel an religiösem Gefühl
  anac.[1, 5], calc.[5], coloc., croc., **LACH.**[5], **lyc.**[5], merc.[5], plat.[5], sil.[5], **sulph.**[5]

*indifference–religion/indifférence–religion/Gleichgültigkeit–Religion
moral feeling/moral, sens/moralischem Empfinden
religious–feeling/religieuses–sens/religiöse–Gefühl*

GOING OUT, aversion to
SORTIR DE CHEZ LUI, aversion de
AUSZUGEHEN, Abneigung
  am-c., anth., clem., **cycl.**, hydr.

fear–going out/peur–sortir/Furcht–auszugehen

GOSSIPING
CANCANNE, papote
KLATSCHSÜCHTIG
  ars.[5], calc.[5], caust.[5], **hyos.**, lach.[5], par.[6], stram., verat.

GOURMAND[5]
GOURMAND
FEINSCHMECKER
  calc., chin., ip., mag-c., merc., nat-c., **VERAT.**

GREED, cupidity[5]
CUPIDITÉ, avidité
GIER, Habsucht
  ars.[5, 6], calc.[5, 7], **chin.**[5, 7], **hyos.**[2], ip.[7], lyc.[2, 5, 6], mag-c.[7], merc.[7], nat-c.[7], nit-ac., nux-v., ph-ac., **puls.**[5, 6, 11], rhus-t., **sep.**[2, 6], stann., staph., sulph., verat.[7]

*avarice/Geiz
envy–avidity/envie–convoitise/Neid–Habgier*

grasping greedily with both hands anything offered him[2]
empoigne avidemment avec les deux mains tout ce qu'on lui offre
packt habgierig mit beiden Händen alles ihm Angebotene
  hyos.

GRIEF
CHAGRIN
KUMMER
  acet-ac., acon., agar., ail.[8], alum., am-c., am-m., **ambr.**[3], anac.[14], ant-c., arn.[7], **ars.**[1, 5], **AUR.**, aur-ar.[1'], bar-c., benz-ac.[3], bov.[3], cael.[14], calc., calc-p.[6, 8], caps.[3], carb-an., card-m.[3], **CAUST.**, chin.[5], **cic.**[4], **cimic.**[8], cocc.[3], coff.[4, 5], **coloc.**, con.[5], croc.[3], cycl., dig.[8], dros.[5], **graph.**, **hell.**[1', 3], hyos., **iber.**[8], **IGN.**, kali-bi.[3], kali-br.[3], **lach.**, lact., laur.[3], **lyc.**, mag-m.[3], meny.[3], **merc.**, mez.[3], mur-ac.[3, 8], nat-c.[3], **NAT-M.**, nit-ac.[5], **nux-v.**, **op.**[1, 5], **ph-ac.**, phos.[5], **PULS.**, ran-s.[3], **sep.**[1, 5], sil.[5], **STAPH.**[1, 5], stram.[3], stront-c.[3], sul-ac., **sulph.**[5], **tarent.**, verat.

cares/soucis/Sorgen

daytime
journée, pendant la
tagsüber
  staph.

day and night[5]
journée et nuit
Tag und Nacht
  caust.

morning
matin
morgens
  alum.[4], nux-v.[5], phos., puls.

afternoon
après-midi
nachmittags
  tarent.

evening[4, 5]
soir
abends
  graph.

  am.[5]
    nux-v., staph.

night in bed[16]
nuit au lit
nachts im Bett
  graph., ph-ac.

ailments see ailments-grief

business in morning, when thinking of his[2]
travail, en pensant le matin à son
Geschäft, morgens beim Gedanken an sein
  puls.

complaining, with[5]
plaintes, avec des
Klagen, mit
  caust.

condition, about his
état, à propos de son
Zustand, über seinen
  staph.

constant and chronic[5]
constant et chronique
beständiger und chronischer
  graph.

cry, cannot
pleurer, ne peut
weinen, kann nicht
  am-m.[15], gels., **NAT-M.**, nux-v.[3]

  *sadness–weep/tristesse–pleurer/
    Traurigkeit–weinen
  weeping–sad thoughts/
    pleurer–pensées tristes/
    Weinen–traurigen Gedanken*

delusions from[2]
imaginations par
Wahnideen durch
  zinc.

fear at night, with[2]
peur la nuit, avec
Furcht in der Nacht, mit
  merc.

fits of g.[2]
accès de ch.
Anfälle von K.
  asaf.

future, for the
avenir, pour l'
Zukunft, um die
  mang.[16], nat-c., **nat-m.**, stann.[16]

  *anxiety–future/anxiété–avenir/
    Angst–Zukunft
  lamenting–future/se lamente–
    avenir/Jammern–Zukunft*

headache from g.
maux de tête par ch.
Kopfschmerzen durch K.
  aur.[2], **calc.**[2], **IGN.**, nat-m., op.,
  ph-ac., phos.[2], **puls., STAPH.**

hunting for something to grieve oneself
cherche ce qui pourait l'affliger
sucht, worüber er sich grämen kann
  lil-t.

losing objects, g. after[2]
perte d'objets, ch. après la
Verlust von Dingen, K. nach
  IGN.

offenses, g. from long past[2]
outrages subis jadis, ch. pour des
Beleidigungen, K. durch frühere
  calc.[5, 16], cham., ign.[2, 7], op., staph.[5]

  dwells/rumine/verweilt

past events, about[2]
événements passés, à propos d'
Vergangenes, über
  plat.

silent
silencieux
stiller
  coff.², gels.², IGN., ip.⁷, lyc.¹´, NAT-M., puls., sal-ac.²

sadness–quiet/tristesse–muette/Traurigkeit–stille

indignation, with²
indignation, avec
Entrüstung, mit
  coloc.

submissiveness, with²
soumission, avec
Ergebenheit, mit
  PULS.

trifles, over
futilités, pour des
Kleinigkeiten, über
  ars.¹⁶, bar-c.

undemonstrative
non démonstratif
zurückgehaltener
  cycl., ign.

undermining the constitution²
mine la constitution
untergräbt die Konstitution
  phos.

waking, on
réveil, au
Erwachen, beim
  alum.⁴, lac-c.², lach.², ph-ac.⁴

GRIMACES
GRIMACES
GRIMASSENSCHNEIDEN
  agar.⁶, bell., cina, **cupr.**, gels.⁶, hell., hyos., ign.⁶, olnd., nux-m., pall., plat., **stram.**, verat-v.

antics/pitreries/Possen
foolish/ridicule/albernes

strange faces, makes¹¹
étranges, fait des visages
seltsame Gesichter, schneidet
  ars., merc., pall.

GROPING as if in the dark
MARCHE A TATONS, comme dans obscurité
TAPPEN wie im Dunkeln
  croc., hyos., op., plb.

growling see barking

GRUNTING
GROGNE
GRUNZEN
  bell., cina³, hell., ign., puls.

  sleep, during
  dormant, en
  Schlaf, im
    ign.

HARD for inferiors and kind for superiors⁵
DUR pour ses inférieurs et aimable pour ses supérieurs
HART gegen Untergebene und liebenswürdig zu Vorgesetzten
  lach., lyc., plat., verat.

HATRED
HAINE
HASS
  acon., **agar.**, aloe, am-c., am-m.⁴⁻⁶, **ANAC., aur., calc., CIC.¹, ⁷,** cupr., kali-c.⁷, kali-i., **lac-c., lach., led.,** lyc.³, mang., NAT-M.¹, ⁷, **nit-ac.¹, nux-v.⁶,** ph-ac.⁵, phos., puls.⁵, rhus-t., stann., sulph., tarent.³

HATRED / HAINE / HASS

envy–hate/envie–haine/Neid–Haß
malicious/méchant/boshaft
misanthropy/misanthropie/
Misanthropie

absent person, of; better on seeing
them
absents, pour les, qui disparaît en
les voyant
Abwesende, auf; besser in ihrer
Anwesenheit
fl-ac.

bitter feelings for slight offenses, has
ressentiments amers pour la moindre
offense
bitteres Gefühl wegen geringer
Kränkungen
ang.

*offended, easily/susceptible/
beleidigt, leicht*

men, of
hommes, des
Männer, auf
bar-c., ign., led., lyc., phos., stann.

*aversion–men/aversion–hommes/
Abneigung–Männer*

persons who had offended him, of
pour ceux qui l'avaient offensé
Personen, die ihn beleidigt haben,
auf
aur., calc.⁵, mang., merc.⁵, **nat-m.,**
nit-ac., nux-v.⁵, sep.⁷, staph.⁵, sulph.

agree with him, who do not
d'accord avec lui, vis-à-vis des
personnes qui ne sont pas
übereinstimmen, die nicht mit ihm
calc-s.

unmoved by apologies
impassible aux excuses
ungerührt durch Entschuldigungen
NIT-AC.

revenge, h. and³
revanche, h. avec idées de
Rache, H. und
agar., aloe, am-c.⁵, am-m., anac.,
aur., calc.³, ⁵, cic., fl-ac., hep., hydr.,
lach.¹', ³, ⁵, led., mang., mygal.,
NAT-M.³, ⁵, **nit-ac.**³, ⁵, op., **ph-ac.**⁵,
phos., stann., **sulph.**

women, of
femmes, des
Frauen, auf
puls.

*aversion–women/aversion–
femmes/Abneigung–Frauen
delusions–women/imaginations–
femmes/Wahnideen–Frauen
fear–women/peur–femmes/
Furcht–Frauen
religious–horror/religieuses–
horreur/Religiöse–Abscheu*

HAUGHTY
HAUTAIN, arrogant
HOCHMUTIG, arrogant
acon.³, agar., alum., anac., arn., aur.,
calc.⁵, cann-i., cann-s.³, **caust.,** chin.,
cic., cina⁴, con., cupr., dulc., ferr.,
ferr-ma., gran.⁴, ⁷, guaj., ham., hell.³, ⁴,
hyos., ign., **ip.,** kali-i.³, **lach.,** lil-t.³, ⁷,
LYC.¹, ⁷, merc., nat-m.⁵, nitro-o.¹¹,
nux-v., **pall.,** par., phos., **PLAT.**¹, ⁷,
puls.³, ⁴, rob., sabad., sec., sil.⁵, squil.,
staph., stram., stront-c., **SULPH.,**
thuj., **VERAT.**

*contemptuous/méprisant/verächtlich
delusions–humility/imaginations–
humilité/Wahnideen–niedrig
delusions–inferior/imaginations–
inférieurs/Wahnideen–
minderwertig
delusions–proud/imaginations–
frières/Wahnideen–stolze
presumptuous/présomptueux/
anmaßend*

clothes, likes to wear his best[2]
habits, aime porter ses plus beaux
Kleider tragen, möchte seine besten
   con.

look, self-contented
se sent content de lui
Miene, selbstzufriedene
   ferr.[2], ferr-ma.[4]

pregnancy, during[2]
grossesse, pendant la
Schwangerschaft, in der
   verat.

religious haughtiness[2]
religieuse, hauteur
religiöser Hochmut
   plat.

stiff and pretentious[2]
raide et prétentieux
steif und anmaßend
   lyc.

stupid and h.[5]
stupide et h.
dumm und h.
   bell., calc., lyc., plat., stram., verat.

wounded, wishes to be flattered[2]
amour propre blessé, désire être
   flatté
gekränkt, wünscht geschmeichelt zu
   werden
   PALL.

HEEDLESS
ÉTOURDI, insouciant
UNBESONNEN, sorglos
   abies-c., agar., agn., ail., alco.[11],
   alum.[1,5], alum-p.[1'], am-c., am-m.,
   ambr., anac., apis [5], arn.[5], asaf.,
   aur-m., bar-c., bell., bov., bufo-s.[11],
   calad.[3,4], camph.[5], cann-s., canth.,
   carl., caust., cham., cic., clem., coff.,
   con., cortico.[14], croc., cupr., daph.,
   euon., gels., guaj., ham.[3,6], hell., hep.,
   hyos.[1,5], ign., ind.[11], kali-c., kali-sil.[1'],
   kreos., lach., laur.[3,6], lyc. m-arct.[4],

merc., mez., nat-c., nat-m., nat-p.,
nit-ac., nux-m., nux-v.[1,5], op., olnd.,
ped.[11], ph-ac., phos., plat., puls.[11],
rhod., rhus-t., rib-ac.[14], ruta, sep., sil.,
spig., staph.[5], stram.[5], sulph.[5],
tarax.[3,6], thuj., tub.[3], valer., verat.,
zinc., zinc-p.[1']

improvident/imprévoyant/
   unvorsichtig
loquacity–heedless/loquacité–
   étourdi/Geschwätzigkeit–
   unbesonnene

morning, on waking[11]
matin, au réveil
morgens beim Erwachen
   cot.

business, about[11]
affaires, à propos de ses
Geschäften, in seinen
   myrist.

talking and writing, in[11]
parlant et en écrivant, en
Reden und Schreiben, beim
   carl.

HELPLESSNESS, feeling of
IMPUISSANCE, sensation d'
HILFLOSIGKEIT, Gefühl der
   aether[11], anac.[3], calad.[7], hell., jasm.[11],
   kali-br., LYC.[3,7], petr., phos., tax.,
   stram.

confidence-self/confiance-soi/
   Selbstvertrauen
discouraged/découragé/entmutigt

afternoon
après-midi
nachmittags
   kali-br.

night[2]
nuit
nachts
   lith-c.

HIDE, desire to
SE CACHER, envie de
SICH ZU VERSTECKEN, Verlangen
  ars., **bell.**, camph., chlol., **chlor.**², cupr., eug.⁴, **hell.**, hyos., **ign.**², lach., **puls.**, staph.⁵, **stram.**, tarent.

  child thinks all visitors laugh at it and hides behind furniture
  l'enfant pense que chaque visite se moque de lui et il se cache derrière les meubles
  Kind glaubt, alle Besucher lachen es aus und versteckt sich hinter Möbel
    bar-c.

  children⁷
  enfants se cachent, des
  Kinder verstecken sich
    aur.

    strangers, from⁷
    étrangers, des
    Fremden, vor
      bar-c.

    fear, on account of
    peur, à cause de
    Furcht, aus
      ars., bell., cupr.

      assaulted, of being¹', ⁷
      assailli, peur d'être angegriffen zu werden
        tarent.

HIDES things
CACHE les choses
VERSTECKT Dinge
  bell.

HIGH PLACES agg.
ENDROITS ÉLEVÉS agg., les
HÖHE agg. Gemütssymptome
  arg-n., aur., gels., puls., staph., **sulph.**

HIGH-SPIRITED
FOUGUEUX
KÜHN
  hydr., hyos., op., spig., spong., verat., verb.

audacity/audace/Verwegenheit

HOME, desires to go
MAISON, désire rentrer à la
HAUSE gehen, will nach
  bell., **BRY., calc.**, calc-p., cic., chlol., cupr., **cupr-a.**², hyos., **lach., op.**, plan., rhus-t., verat., vip.

  go out, and when there to²
  sortir, et une fois chez lui, désire
  fortgehen, und dann wieder
    CALC-P., cupr-a.

  leave home, desire to
  quitter sa maison, désire
  verlassen, möchte das Haus
    arag.⁸, **bry.**⁸, elat., fl-ac.¹', lach.⁸, merc.⁸, verat.⁸

escape/fuir/entfliehen

  talks of h.
  parle de son chez lui
  redet von zu Hause
    bell., **bry.**

HOMESICKNESS
NOSTALGIE
HEIMWEH
  acon.³, ⁷, **aur., bell.**¹, ⁷, bry.³, calc-p., **CAPS.**¹, ⁷, **CARB-AN.**, carl., **caust.**, cent., cimic.³, ⁷, chlor.¹¹, **clem.**, cocc.⁷, **coff.**³, ⁷, dros., elaps, elat.⁷, eup-per.¹¹, eup-pur., **hell.**¹, ⁷, hipp., hyos., **IGN.**¹, iris-t.¹², **kali-p.**, lach., lipp.¹¹, mag-c., **MAG-M.**¹, ⁷, manc., meli.³, ⁷, **MERC.**¹, ⁷, **nat-m.**, nit-ac., op.³, petr., **PH-AC., phos.**⁷, plan., plb.³, puls., puls-n.¹², sacch.¹¹, sacch-l., senec., sep., **sil., staph.**, verat., valer.³, ⁷

HOMESICKNESS / NOSTALGIE / HEIMWEH

ailments see ailments-homesickness
ennui–homesickness/ennui–
  nostalgie/Langweile–Heimweh
suicidal–homesickness/suicide-mal
  du pays/Selbstmord–Heimweh

morning
matin
morgens
  carb-an.

evening
soir
abends
  hipp.

heat in throat, with[2, 7]
chaleur dans la gorge, avec
Hitze im Rachen, mit
  CAPS.

red cheeks, with
rouges, avec joues
roten Wangen, mit
  caps.

silent ill humor, with
silencieuse, avec mauvaise humeur
stiller schlechter Laune, mit
  nit-ac., **ph-ac.**

HONOR, wounded:
AMOUR PROPRE blessé:
EHRGEFÜHL, verletztes:

ailments see ailments–honor
sighing–honor/soupire–amour
  propre/Seufzen–Ehrgefühl

sense of h., no[5]
sentiment d'honneur, aucun
Ehrgefühl, kein
  anac., ars., hyos., lach., verat.

HOPEFUL
PLEIN D'ESPOIR, d'assurance
HOFFNUNGSVOLL
  acon., aur.[4], calc.[3], ferr-ma., hydr., nat-m.[16], sang.[2], seneg., sulph.[3], **tub.,** verat.[3]

alternating with despair
alternant avec désespoir
abwechselnd mit Verzweiflung
  acon.[4, 7], kali-c.[7]

  sadness
  tristesse
  Traurigkeit
    acon., kali-c.[4, 15], raph.

recovery, of[2]
rétablir, de se
Genesung, Hoffnung auf
  sang.

HORRIBLE things, sad stories, affect her profoundly *
CHOSES HORRIBLES et histoires tristes l'affectent profondément
SCHRECKLICHE Dinge, traurige Geschichten ergreifen sie tief
  ars.[15], **aur.**[15], aur-m.[15], <u>CALC.</u>[1, 7], caust.[15], CIC., cocc., con.[15], ferr.[15], gels., hep.[15], ign., IOD.[15], lach., lyc.[15], nat-c., nit-ac.[3, 15], nux-v., phos.[15], puls.[15], sep.[15], sil.[15], STAPH.[15], sulph.[15], teucr., zinc.

excitement–hearing/excitation–
  entendu/Erregung–Hören
talking–unpleasant/parler–
  déplaisantes/Reden–
  unangenehmen

HOUSE, aversion to being kept in[11]
MAISON, aversion d'être retenu à la
HAUSE gehalten zu werden,
  Abneigung, im
  lyc.

HOUSE-KEEPING, women unable to[5]
SOINS DU MÉNAGE, femmes inaptes aux
HAUSWIRTSCHAFT, Frauen unfähig zur
 lyc., nux-v., sil., sulph.

HOWLING[3]
HURLEMENT
HEULEN
 ACON., alum.[4], arn., ars., **aur., bell.,** brom., calad., camph., caps., **cham., cic.,** cina[4], coff., cupr., ign., ip., lyc.[4], merc.[4], nat-m.[4], nux-v., op., **phos.**[4], stann., **stram.,** verat., **verat-v.**[2], verb.[2], viol-t.

lamenting/se lamente/Jammern

all night[2]
toute la nuit
die ganze Nacht
 verat.

HURRY, haste
HÂTE, précipitation
HAST, große Eile
 acon., aloe, alum., alum-p.[1'], am-c.[5], ambr., anan., apis, **aran-ix.**[10, 14], arg-m.[14], **arg-n., ars., ars-i.,** ars-s-f.[1'], aur., aur-ar.[1'], aur-i.[1'], aur-s.[1'], **bar-c.,** bar-i.[1'], bar-s.[1'], **bell.,** benz-ac., bov., **bry.,** cact., calad., calc., **calc-f.**[10, 14], calc-s., calc-sil.[1'], **camph.,** cann-i., cann-s.[3, 4], canth., caps., carb-an., carb-v., **carbn-s.,** caust.[5], cham.[3], cimic.[3, 7], cocc., **coff.,** con., **crot-c.,** cur.[3], dig., **DULC.**[1, 5], esp-g.[13], graph., grat., **hep.,** hyos., **ign., iod.,** ip.[3], kali-ar., **kali-c.,** kali-p., kali-s., **lach.,** laur., **LIL-T.,** lob-p.[12], lyc., lycps.[3], **m-arct.**[4], m-aust.[4], **MED.,** merl., meny., **MERC.,** mez.[3, 7, 11], morph., mosch., nat-ar., nat-c., **NAT-M.,** nat-p., **nit-ac.**[5], **nux-v.,** op., ox-ac., **ph-ac.,** phos., plat.[3], plb.[3, 11], ptel., **puls.,** rhus-t.[4], sep., **SIL.**[5], staph.[5], **stram., SUL-AC.,** sul-i.[1'], **SULPH.,** sumb., **TARENT., thuj.,** verat., viol-t., zinc-val.[8]

ailments see ailments–hurry
answers–hastily/répond–précipitée/
 antwortet–überstürzt
anxiety–hurry/anxiété–hâte/
 Angst–Hast
impatience/impatience/Ungeduld
impetous/impétueux/ungestüm
quick–act/prompt–agir/
 schnell–Handeln
speech–hasty/langage–hâtif/
 Sprechen–hastiges
time–quickly/temps–vite/Zeit–
 schnell

afternoon[11]
après-midi
nachmittags
 ferr-p.

night
nuit
nachts
 lach.

agg.
 benz-ac.[3], coff.[2]

always in[5]
toujours en
immer in
 ars-s-f.[1'], dulc., nux-v., sil., staph.

awkward from[5]
maladroit par
ungeschickt aus
 alum., ambr., apis[6], **mosch.**[1', 2], nat-m., sulph.

breath, with short[2]
dyspnée, avec
Kurzatmigkeit, mit
 caust.

chill, during
frissons, pendant les
Fieberfrost, bei
 cann-s.

**drinking, on
buvant, en
Trinken,** beim
    ars.[2], **bell.**[2], bry.[2], cina[2], **coff.**,
    hell.[2], **hep.**, lyc.[2], **stram.**[2], zinc.[2]

duties, as by imperative[11]
travail impératif, comme par un
Pflicht stehend, wie unter dem Druck
    gebietender
    LIL-T.

eating, while
mangeant, en
Essen, beim
    arg-n.[7], aur.[11, 16], bell.[2], berb.[2],
    calad., **CAUST.**, clem.[11], **coff.**[1, 7],
    cupr.[2, 7, 16], **HEP.**, kali-c.[7], **lach.**,
    lyc.[2, 3, 7, 8, 11, 16], olnd.[2, 7], pip-m.,
    plat.[2, 7], plect.[11], **SUL-AC.**,
    sulph.[2, 7, 16], zinc.[1', 2, 8, 16]

everybody moves too slowly[1']
tout le monde va trop lentement
jeder bewegt sich zu langsam
    med.

everybody must hurry
chacun doit se dépêcher
jeder soll sich beeilen
    arg-n[8], cann-i.[8], lach.[1'], nat-p.[1'],
    nux-m.[8], **TARENT.**

mental work, in
intellectuel, dans son travail
geistiger Arbeit, bei
    ambr., aur., ign., **kali-c.**, laur., op.,
    sul-ac., thuj.

movements, in
mouvements, dans les
Bewegungen, in seinen
    acon., ars., atro.[11], **bell.**, camph.,
    cann-i., coca, coff., con., gins.,
    hyos., kali-c., meny., merc., merl.,
    **STRAM., SUL-AC., sulph.,
    TARENT., thuj.**, viol-t.

fast enough, cannot do things
vite, ne peut accomplir les choses
    assez
schnell genug machen, kann alles
    nicht
    aur., **SUL-AC.**

involuntary h. in m.[11]
involontaire dans les m., h.
unwillkürliche H. in B.
    SULPH.

occupation, in
profession, dans sa
Beruf, im
    acon., aur., camph., carb-v.,
    cimic.[2, 7], hep.[2, 7], **kali-c.**, kali-p.[1'],
    LIL-T., op., puls., sep., **SUL-AC.**,
    thuj., viol-t.

desires to do several things at once
désire faire plusieurs choses
    immédiatement
möchte verschiedene Dinge auf
    einmal tun
    aur., **LIL-T.**, plan.

speech see speech-hasty

time, h. to arrive for the appointed
temps au rendez-vous, h. d'arriver à
Zeit einzuhalten, H., um die
    verabredete
    ARG-N.

walking, while
marchant, en
Gehen, beim
    acon., **ARG-N.**, canth., carb-an.[16],
    fl-ac.[3], iod., mosch., prun., sep.[3],
    stram., **SUL-AC.**, sul-i.[1'], **sulph.,
    TARENT.**, thuj.

walks to and fro, cannot be amused
    by thinking or reading[2]
va deçà et delà, ne peut être diverti
    en pensant ou en lisant
geht auf und ab, kann sich nicht
    durch Denken oder Lesen ablenken
    lil-t.

work, in[11]
travail, dans son
Arbeit, bei seiner
  calc-f.[10, 14], cimic., op., sep.[5], sul-ac.[1'], sul-i.[1']

  afternoon[11]
  après-midi
  nachmittags
    aloe

writing, in
écrivant, en
Schreiben, beim
  coca[11], ign.[5], ped.[11], ptel., **SUL-AC.**

husband, aversion see aversion

HYDROPHOBIA
HYDROPHOBIE
TOLLWUT, Hydrophobie
  acet-ac., aconin.[12], agar.[13], agav-a.[8, 12], anag.[8], anan.[12], ant-c.[3, 6, 8], arg-n., ars., **aspar.**[2], **bell.**, calc., cann-i., **canth.**, cedr.[12], chlol., chlor.[2], cocc-s.[8, 12], crot-h., cupr., **cur.**, fagu[8, 12], gua.[12], **hydr-ac.**[3, 6], **hyos.**, hyper.[12], iod., **lach.**, laur.[3, 6, 8], **LYSS.**[1, 7], merc., phel.[1], phos., ran-s., sabad., scut.[12], spirae.[6, 8, 12], **STRAM.**, strych-g.[12], sulph.[3, 6, 8], tanac.[8], tann-ac.[12], ter., trach.[11], verat., xan.[8]

fear–water/peur–eau/Furcht–Wasser
rage–water/rage–eau/Raserei–Wasser

contact renewes paroxysm[2]
contact renouvelle de paroxysme
Berührung erneuert Krampfanfall
  bell.

hear the word of "water" without shudder of fear, cannot[2]
entendre le mot « eau » sans trembler de peur, ne peut
hören, kann nicht das Wort „Wasser" ohne Furchtschauder
  lyss.

idea of water causes paroxysm[2]
idée de l'eau cause paroxysme
Denken an Wasser verursacht Krampfanfall
  lyss.

screams or howls in a high voice[2]
crie et hurle à haute voix
schreit und heult mit hoher Stimme
  stram.

HYPOCHONDRIASIS
HYPOCONDRIE
HYPOCHONDRIE
  abies-n.[12], acon.[3], agn.[3], alf.[8], aloe[3, 6, 8, 12], alum.[3, 8], **ambr.**[3, 6], **anac.**[2, 3, 6, 8, 12], anag.[2, 12], anan.[2], **ant-t.**[2], arg-m.[14], **arg-n.**[3, 6, 8], **arn.**[3], **ars.**[3, 8, 12], arum-m.[2], **asaf.**[2, 3, 4, 6], **AUR.**[2-4, 6, 8], aur-m.[8], aven.[8], aza.[14], bell.[2, 3], **BENZ-AC.**[2], bism.[3, 6], brom.[3, 6], bry.[3], **CACT.**[2, 8], **calc.**[3, 4, 6, 8, 12], canth.[3, 4], **caps.**[2, 3, 6, 7], caust.[3, 4, 6], **cham.**[3, 4], chin.[3, 4, 6], **cimic.**[8, 12], **cocc.**[2-4, 12], coff.[3, 4], **CON.**[1'-4, 6, 8, 12], croc.[3, 4], cupr.[3], **cycl.**[3, 6], dig.[3, 4, 6], esp-g.[14], euphr.[3, 4], ferr.[3, 6, 8], ferr-p.[1'], gels.[3], gran.[4], **graph.**[3, 4, 6], **grat.**[1', 2, 12], hell.[3, 4], helon.[8], **hep.**[2-5], hera.[4], hydr-ac.[8], **hyos.**[2, 8, 12], **IGN.**[3, 4, 6, 8], **iod.**[3, 4], **ip.**[2], kali-br.[8], kali-c.[3], kali-chl.[4, 6], **kali-p.**[1'-3, 6, 8, 12], lach.[3], **lyc.**[3, 4, 6, 8, 12], lycps.[12], mag-c.[10], **MAG-M.**[3, 6, 14], merc.[3, 8], merc-d.[3, 6], **MEZ.**[2-4], **mill.**[2, 12], mosch.[3, 4, 12], **NAT-C.**[2-4, 6, 8, 12], **NAT-M.**[2-4, 6, 8, 12], nep.[10, 14], nit-ac.[3, 4], nux-m.[3, 4], **NUX-V.**[1', 3, 4, 6, 12], **ol-an.**[3, 4, 6], op.[3], petr.[3, 4], **ph-ac.**[3, 4, 8], **phos.**[1'-4], plat.[3], plb.[3, 8, 12], podo.[3, 8], **puls.**[2-4, 8], rhus-t.[3], sabad.[3, 6], sabin.[3, 4], **sel.**[3, 6], seneg.[3, 4], **sep.**[2, 3, 6], sin-n.[2], **spong.**[3], **stann.**[3, 4, 8, 12], **staph.**[2-6, 8, 12], stram.[3], sul-ac.[3], **sulph.**[2-6, 8, 12], sumb.[8], tab.[3, 6], tarent.[8], **ter.**[2, 12], thuj.[8], v-a-b.[14], **valer.**[1'-4, 8, 12], **verat.**[3, 8], vib-t.[12], viol-o.[2-4], **zinc.**[3, 4, 8, 12], zinc-o.[8, 12], zinc-val.[12], **zing.**[2], ziz.[8, 12]

*anxiety–hypochondrical/ anxiété–
hypocondriaque/Angst–
hypochondrische
dipsomania–hypochondriasis/
dipsomanie–hypocondrie/
Trunksucht–Hypochondrie*

daytime and merry in evening²
toute la journée et gai le soir
tagsüber und vergnügt abends
sulph.

morning⁴
matin
morgens
   alum., anac.², lyc.

forenoon⁴
matinée
vormittags
   nux-m.

afternoon⁴
après-midi
nachmittags
   cocc., graph., zinc.

evening⁴
soir
abends
   kreos., lyss.², nux-v., phos., puls.

night⁴
nuit
nachts
   alum., calc., lach., m-arct., nat-m.

air, in open⁴
air, en plein
Freien, im
   con., petr.

alone, when⁴
seul, étant
Alleinsein, beim
   ars.

drunkards, in²
ivrognes, chez les
Trinkern, bei
   nux-v.

eating, after²
mangé, après avoir
Essen, nach dem
   anac., chin., **nat-c., nux-v.**²ʼ ⁴ʼ ⁶,
   zinc.⁴

fever, during⁴
fièvre, pendant la
Fieber, bei
   nux-m.

imaginary illness³
imaginaire, maladie
eingebildete Krankheit
   calc., kali-c., sabad., sep.

*delusions–disease/imaginations–
maladies/Wahnideen–Krankheit
delusions–sick–being/
imaginations–malade–d'être/
Wahnideen–krank sein*

interest in his surroundings, takes no²
s'intéresse nullement à son
   entourage, ne
Anteil an seiner Umgebung, nimmt
   keinen
   euphr.

masturbation, after²
masturbation, après
Masturbation, nach
   tarent.

menses, during²
menstruation, pendant la
Menses, während der
   cur.

   supression of
   supprimée, pendant la
   Unterdrückung der, bei
   con.

morose⁴
morose
mürrische
   con., graph., grat., m-arct., petr.,
   phos., **PULS.**²ʼ ⁴, sabin., sulph.

*morose–hypochondriasis/
morose–hypocondrie/
mürrisch–Hypochondrie*

nosebleed am.[6]
épistaxis am.
Nasenbluten am.
 kali-chl.

pollutions, after[3]
pollutions, après
Pollutionen, nach
 anac., **ph-ac.,** sil., staph.

sexual abstinence, from[2]
continence, par
sexuelle Enthaltsamkeit, durch
 CON., mosch.

 excesses, from[2]
 excès sexuels, par
 Ausschweifung, durch
  CON., ph-ac., STAPH.

suicide, driving to[5]
suicide, poussant au
Selbstmord, treibt zum
 alum., aur., calc., caust., chin., con., graph., hep.[4], nat-m., sep., STAPH., sulph.

suppression of eruption, after[2]
suppression d'éruption, après
Unterdrückung des Hautausschlages, nach
 SULPH.

waking, on[4]
réveil, au
Erwachen, beim
 alum., lyc.

weeping, with[4]
pleurs, avec
Weinen, mit
 am-c., calc., kali-c., mez.[2], plat., **puls.**[2,4], stram., viol-o.

HYPOCRISY
HYPOCRISIE
HEUCHELEI
 bar-c.[5], caust.[5], lyc.[5], merc.[5], nux-v.[5], phos., **puls.**[5], sep.[5], **sil.**[5], **sulph.**[5]

HYSTERIA
HYSTÉRIE
HYSTERIE
 abrot., absin., **acet-ac., acon.,** aether[11], **agar.,** agn., aloe[1], **alum.**[8], alum-sil.[1'], am-c., am-val.[8], ambr.[1], aml-ns.[12], **anac.,** anag.[12], anh.[14], apis, aqui.[8,12], **arg-n.,** arn.[3], **ars.,** ars-s-f.[1'], **art-v.**[2,12], arund., **ASAF.,** asar., asc-s.[2], asc-t.[2], aster., **AUR.,** aur-ar.[1'], aur-i.[1'], aur-s.[1'], bapt.[12], **bar-c.,** bar-i.[1'], bell., benz-ac., bor.[1'], brom., bry., bufo[3], **cact., caj.**[2,8,12], calad.[1'], **calc., calc-s.,** calc-sil.[1'], **camph.,** camph-br.[8,12], cann-i.[8], cann-s., **canth., carbn-s., cast.**[2,8,12], **caul., CAUST.,** cedr., **cham., chen-a.,** chim.[2], chin.[2], chin-s., **chlf.**[2], chlol., chlor.[2], cic., **cimic., cinnm.**[2,12], cob.[8], coca[2], **COCC., coff., coff-t.**[2], **CON.,** convo-s.[9], cop., cor-r., cot.[12], **croc.,** crot-h.[2], crot-t., cupr.[12], cypr., **elaps, eup-a.**[8], eup-pur., **ferr.,** ferr-ar., ferr-i., ferr-p., **GELS., graph., grat.,** hell.[1'], hura[12], **hydr-ac.**[2], **hyos.,** ictod.[2,8,12], **IGN., indg.**[4,12], iod., ip., kali-ar., **kali-c., KALI-P.,** kali-s., kali-sil.[1'], **lac-ac.**[2], **LACH.,** lact., **lil-t.,** lob.[12], **lyc.,** mag-c.[1], **MAG-M.,** mand.[9,11], mang.[8], **merc.,** mez.[3], **mill.,** morph., **mosch.,** mygal., nat-ar., **nat-c.,** nat-hchls.[12], **NAT-M.,** nat-p., nat-s.[1'] nat-sil.[1'], **NIT-AC.,** nitro-o.[12], **NUX-M., NUX-V.,** ol-an.[3,4], op., orig.[2,8,12], **pall.,** par.[12], **ph-ac., phos.,** phys.[12], **PLAT., plb.,** polyg-h.[2,12], **PULS.,** pyrus[12], **raph., rhus-t.,** sabin., sacch-l.[12], sang., scut.[8,12], **sec.,** senec., **SEP., SIL.,** spira.[12], stann., staph., **stict.,** stram., stry-p.[8], succ.[12], sul-ac.[3], sul-i.[1'], **sulph.,** sumb., **TARENT.,** thal.[14], **ther.,** thuj.[3], thyr.[12,14], **tub.**[7], ust., **VALER., VERAT.,** vib.[2,12] **viol-o.,** visc.[9], xan.[12], zinc., zinc-cy.[12], **zinc-val.**[8], **ziz.**[8,12]

*anxiety–hysterical/anciété–
    hystérique/Angst–hysterische
cheerful–hysterical/gai–hystérique/
    froh–hysterisch
delirium–hysterical/délire–
    hystérique/Delirium–hysterisches
laughing–hysterical/rire–hystérique/
    Lachen–hysterisches*

evening
soir
abends
    aether[11], kali-s.[1']

night[2]
nuit
nachts
    senec.

amenorrhoea, in[2]
aménorrhée, au cours d'
Amenorrhoe, bei
    xan.

attacks, in[11]
accès, en
Anfällen, in
    absin., carbn-s.

changing symptoms[2]
variables, symtômes
wechselnde Symptome
    PULS.

climacteric period, at[8]
ménopause, pendant la
Klimakterium, im
    cimic.[6], ign., lach.[2], ph-ac.[2, 7],
    ther.[2, 7], valer., zinc-val.

coition am.[6]
coït am.
Koitus am.
    con.

    agg.[3]: lac-c.

fainting, hysterical
évanouissement hystérique
Ohnmacht, hysterische
    acon.[8], am-c.[7], arn.[2, 7], ars., asaf.[8],
    cham., cimic., COCC., cupr.[8],
    dig.[2, 7], IGN., lac-d., lach.[8], mosch.,
    nat-m., nux-m., nux-v., puls., samb.,
    stict.[2], sumb.[2], ter.

hysterical complaints in deep scrofulous constitution, psora, syphilis[1]
troubles hystériques dans une constitution fortement scrofuleuse, psore, syphilis
hysterische Beschwerden bei tiefsitzender skrophulöser, psorischer, syphilitischer Konstitution
    asaf.

grief, from[2]
chagrin, par
Kummer, durch
    bar-s.[1'], gels., ign.

injure herself, desire to[2]
blesser, elle désire se
verletzen, sie möchte sich selbst
    hydr-ac.

lascivious
lascive
laszive
    agn.[2], mosch., plat., tarent.

lie down, must[2]
s'étendre, doit
hinlegen, muß sich
    stict., ther.

light and noise agg.[2]
lumière et bruit agg.
Licht und Geräusche agg.
    stict.

loss of blood, after[2]
hémorrhagie, après
Blutverlust, nach
    stict.

    fluids, after l. of[2]
    perte de fluides vitaux, après
    Säfteverlusten, nach
        chin., cinnm.

ludicrous[1]
ridicule
lächerliche
    tarent.

man, in a
homme, chez un
Mann, bei einem
  croc.¹², mosch.¹¹, ¹²

menses, before
menstruation, avant la
Menses, vor den
  cimic.², cocc., con., cupr.³, elaps, **hyos.,** kali-c.³, **mosch.,** nat-m.³, nux-m., ph-ac.³, phos.³, **plat.,** puls.³, sep.³, sulph.³

  during
  pendant la
  während der
    acon.³, bry.³, calc.³, caul.⁶, caust.², cham.³, chin.³, **cimic.,** cocc.³, ⁶, coff.³, cupr.³, form.³, hyos.³, ign.³, ⁶, mag-m.⁶, merc.³, mosch.⁶, nat-m.³, **NUX-M.**², ⁶, nux-v.³, puls.³, stram.², sulph.³, verat.²

      am.
        zinc.

    first day of
    premier jour, le
    ersten Tag, am
      raph.

    after³: chin., cupr., puls.

  copious⁸
  ménorrhagie, par
  Menorrhagie, durch
    caul., cimic., **mag-m.**², ⁸, **nux-v.**²

  scanty²
  insuffisante, par
  spärlicher, bei
    NUX-M.

moaning agg.¹, sighing am.
gémir agg., soupirer am.
Stöhnen agg., Seufzen am.
  tarent.

moon agg., increasing²
lune croissante agg.
Mond agg., zunehmender
  sulph.

move any part of body, cannot²
bouger d'aucune partie du corps, impossibilité de
bewegen, kann keinen Körperteil ter.

music am.
musique am.
Musik am.
  TARENT.

  music–am./musique–am./ Musik–am.

plethoric subjects, in²
pléthoriques, chez des sujets
plethorischen Personen, bei
  acon., gels.

pollutions, after³
pollutions, après
Pollutionen, nach
  anac., sil., staph.

pregnancy and labor, during⁷
grossesse et l'accouchement, pendant la
Schwangerschaft und Geburt, während der
  chlol., **GELS.**

puberty, at²
puberté, à la
Pubertät, in der
  ant-c.¹', **lach., ther.**

sexual excesses, after
sexuels, après excès
sexuellen Ausschweifungen, nach
  agar., anac., con., lach., **ph-ac.,** sep.

  suppression of s. excitement, from²
  suppression de l'excitation sexuelle, par
  Unterdrückung der s. Erregung, durch
    CON.

sleeplessness, with[2]
insomnie, avec
Schlaflosigkeit, mit
croc.[6], **kali-br.,** mosch., **senec.,**
stict.

suppression of discharges, after
suppression d'écoulements, après
Unterdrückung der Absonderungen,
nach
ASAF., lach.

touch and pressure, intolerance of[2]
toucher et à la pression, intolérance
au
Berührung und Druck unerträglich
tarent.

IDEAS abundant, clearness of mind
IDÉES abondantes, clarté d'esprit
IDEEN, Einfällen, Reichtum an;
Geistesklarheit
acon., aesc., aether[11], agar., alum.,
alum-p.[1'], am-c., ambr., aml-ns.[2], anac.,
anag.[2], ang., anh.[9, 10], ant-c.[2], arg-m.[2],
arg-n., **ars.,** ars-s-f.[2], ars-s-r.[2], asaf.[4],
asar., aur., aur-ar.[1'], aur-s.[1'], **bell.,**
bor., **bry.,** caj., **calc.,** calc-f.[14], calc-p.,
camph.[3, 5], cann-i., cann-s., canth.,
carb-ac.[2, 11], carb-v.[11], carbn-s., caust.,
cham., **CHIN.,** chin-ar., **chin-s.,** chlor.[2],
cimic., **cinnb.**[2], cob., coca., coc-c.,
COFF., coff-t.[2, 7], colch., coloc., der.,
eupi., ferr-p., flor-p.[14], gels., glon.,
graph., hell., hep., hyos., hyper.[2],
ign., kali-br.[11], kali-c., kali-n., kali-p.[2],
kali-s., kreos.[11], lac-ac.[11], **LACH.,**
laur., **lyc.,** lyss., menth.[11], meph.[6],
merc., mez., morph., mur-ac., nat-ar.,
nat-c., nat-p., nit-ac., **nux-m.**[2],
nux-v., olnd., **OP.**[1, 7], opun-v.[11], ph-ac.,
PHOS., phys.[2], pic-ac., **pip-m.**[6, 11],
plat., **puls.,** rhus-t., sabad., sep., sil.,
spig., spong., staph., stram., **stry.,**
sulph., sumb., tab., ter., thea, thuj.,
tub., valer., verat., verb., viol-o.,
viol-t., zinc., zing.[2]

activity–mental/activité
intellectuelle/Aktivität–geistige
agility/agilité/Beweglichkeit
fancies–vived/fantaisies–vivantes/
Phantasien–lebhafte
plans/projets/Pläne
strength/capacités/Geisteskraft
thoughts–profound–thoughtful/
pensées–profondes–plein/
Gedankentiefe–gedankenvoll

morning, after restless sleep[11]
matin, après sommeil agité
morgens nach unruhigem Schlaf
ham.

forenoon
matinée
vormittags
ox-ac.

evening
soir
abends
anac., arg-n., **CHIN., coff.,**
LACH., lyc., lycps.[2], nat-p.,
nux-v., phos., **puls.,** sabad., sil.,
staph., sumb., valer., viol-t.

bed, in
lit, au
Bett, im
agar., bry., **calc.,** caust., chin.,
cocc., graph., kali-c., **lyc.,**
NUX-V., puls., rhus-t., sil.,
sulph.

night
nuit
nachts
aloe, bor., **calc.,** calc-sil.[1'],
cham.[2], **chin.,** chin-ar., **chin-s.,**
coca, **coff.,** colch., graph., hep.,
kali-c., **lyc., nux-v., op.,** pic-ac.,
puls., sabad., sep., sil., **staph.,**
sulph., tab., viol-t.

alternating with deficiency of[1']
alternant avec déficience d'
abwechselnd mit Mangel an
alum-p.

chill, during
frissons, pendant les
Fieberfrost, bei
   phys., spig.

closing the eyes, on
fermant les yeux, en
Augenschließen, beim
   led., spong.

headache, after[2]
maux de tête, après
Kopfschmerzen, nach
   aster.

heat, during
chaleur fébrile, pendant la
Fieberhitze, bei
   op.[11], stram., thuj.[16]

(non[1]: persitant)

perspiration, during
transpiration, pendant la
Schweiß, bei
   valer., viol-o.

urination, after
urination, après
Urinieren, nach
   cann-i.

deficiency of
déficience d'
Mangel an
   acet-ac., **acon.**, agn., all-s.[2], alum.,
   alum-p.[1'], alum-sil.[1'], **am-c.**, ambr.[3],
   anac., ang.[3], anh.[10], arg-m.[6], arg-n.,
   arn.[3, 5], arund.[2], asaf., asar., aster.[14],
   atro., aur., bar-c., bell., bov., bry.[3],
   caj., calc., **calc-p.**, camph., cann-s.,
   canth., **carb-v.**, **caust.**, cham., **chin.**,
   cic., clem., cocc., coff., coloc.[3],
   con.[3, 5, 6], corn., croc., cupr., cycl.,
   dig., glon., graph.[5], guaj., **HELL.**,
   hep.[3], **hyos.**, ign., iod., ip., **kali-br.**,
   kreos., **lach.**, laur., lepi., lil-t.,
   LYC., m-arct.[4], meny., **merc.**,
   merc-c., **mez.**, nat-c., **nat-m.**, nat-p.,
   nit-ac., **nux-m.**, nux-v.[5], olnd., **OP.**,
   petr., **PH-AC.**, **PHOS.**, plat.[3], **plb.**,
   ran-s.[3], rheum[7], rhod.[3], rhus-t.[1],
   ruta[3], **sel.**[3], sep., sil., spig.[3], stann.[3],

STAPH., stram.[3, 5], sulph., **tarent.**,
thuj., trom.[2], valer., verat., **zinc.**

dullness/esprit gourd/Stumpfheit

daytime[1', 7]
journée, pendant la
tagsüber
   calc-sil.

brain fag, in[2]
épuisement nerveux, dans l'
geistiger, Überanstrengung, bei
   ph-ac.

interruption, from any
interruption, par toute
Unterbrechung, durch jede
   colch.

*thoughts–vanishing–interrupted/
pensées–disparaissent–inter-
rompu/ Gedanken–Schwinden–
unterbrochen*

overexertion, from
surmenage, par
Überanstrengung, durch
   mez.[2], olnd.

menses, during[2]
menstruation, pendant la
Menses, während der
   lycps.

vomiting am.
vomissement am.
Erbrechen am.
   asar.

insane, ridiculous see thoughts

IDIOCY
IDIOTIE
IDIOTIE
   absin., **aeth.**, agar., alum.[3, 6], anac.,
   anan., ant-c., apis[5], ars.[3, 6], bac.[12],
   bar-c., bar-m., bell., bell-p.[7], bufo,
   calc-p., caps., carbn-o.[11], **carbn-s.**,
   cent., cham., chlol., cic.[3, 6], **hell.**, hyos.,

lach.[3, 6], lyc.[3, 6], merc., mosch.[3, 6], nux-m., olnd.[3, 6], op.[5], ph-ac.[6], phos., plb., sars., sec.[3, 6], stram.[3, 6], sulph.[3, 6], tab., thuj.[3, 6], thyr.[6, 12], tub., verat.[3, 6]

laughing–idiotic/rire–idiot/Lachen–idiotisches

bite, desire to[7]
mordre, envie de
beißen, Verlangen zu
   BELL., STRAM.

giggling[11]
ricane
Kichern
   stry.

idiotic actions
actions idiotes
idiotische Handlungen
   ant-c.

   epilepsy, before
   épileptique, avant accès
   epileptischem Anfall, vor
      caust.

masturbation, with[7]
masturbation, avec
Masturbation, mit
   bufo, med., orig.

pulling feathers out of bed[11]
tire les plumes de son matelas
zupft Federn aus dem Bett
   ant-c.

shrill shrieking, with[7]
cris stridants, avec des
schrillen Schreien, mit
   bor., lac-c., tub.

IDLENESS[5]
OISIVETÉ, désœuvrement
MÜSSIGGANG
   calc., glon.[11], lach., nat-m., nux-v., stann., sulph.

IMBECILITY
IMBÉCILLITÉ
IMBEZILLITÄT
absin.[8], acon., **aeth.**[8], agar., agn.[3], alco.[11], **ALOE, alum.,** alum-p.[1'], alum-sil.[1'], **am-c., AMBR., ANAC.,** anac-oc.[12], anil.[12], ant-c., ant-t., apis, arg-m.[1', 12], **arg-n., ars.,** art-v., asar., **aur.,** aur-ar.[1'], aur-s.[1'], bac.[8], **bapt.**[3, 6], **BAR-C., BAR-M.,** bar-s.[1'], **BELL.,** bov., brom.[6], **BUFO, BUFO-S., calc.,** calc-p., calc-s., calc-sil.[1', 7], camph., **cann-s., caps.,** carb-an., carb-v., carbn-o.[11], **CARBN-S., caust.,** cham., **chel.,** chin., chlol., chlor.[11], cic.[3], **cocc., CON.,** croc., **crot-h.,** cupr., cycl., dig., **dios.,** dulc., **fl-ac., hell., HYOS., ign.,** iod.[8], kali-bi.[11], **kali-br.,** kali-c., kali-m.[1'], **kali-p.,** kali-sil.[1'], **LACH., laur.,** lol.[8], **LYC.,** mang.[4], **med.,** meli., **merc., merc-c.,** mez., mosch., mur-ac., nat-ar., **nat-c.,** nat-i.[6], **nat-m., nat-p.,** nat-sil.[1'], nit-ac., **NUX-M., NUX-V.,** olnd., **OP.,** oxyt., par., petr., **PH-AC., phos., PIC-AC.,** plat., plb., **puls.,** ran-b., rheum, **rhus-t.,** ruta, **sabad., sabin.,** sec., sel., seneg., **sep., SIL.,** sol-n.[4], **spig.,** spong., stann., **staph., STRAM.,** stry.[11], sul-ac., **SULPH.,** syph.[1'], tax.[11], **ther.,** thuj., **thyr.**[8], **VERAT.,** verb.[1], viol-o., zinc., zinc-p.[1']

*laughing–imbecility/rire–imbécillité/
   Lachen–Imbezillität
memory–loss–imbecility/
   mémoire-pate–imbécillité/
   Gedächtnisverlust–Imbezillität
mischievous–imbecility/malicieux–
   imbécillité/mutwillig–boshaft–
   Imbezillität*

aphasia, with[2]
aphasie, avec
Aphasie, mit
   anac-oc.

epilepsy, before
épileptique, avant accès
epileptischem Anfall, vor
   caust.

laughing for nothing⁵
rire pour des rien
Lachen um nichts
   hyos., stram.

negativism⁷ ✶
négativisme
Negativismus, triebhaftes Neinsagen, verweigert Befehle
   hell., ign.

*answers–monosyllable–no/
répond–monosyllables–non/
antwortet–einsilbig–nein*

old rags are as fine as silk
vieux chiffons sont beaux comme de la soie, de
alte Lumpen erscheinen so schön wie Seide
   SULPH.

rage, stamps the feet⁷
rage, frappe du pied
Raserei, stampft mit den Füßen
   anac., lyc., nux-v., op., verat.

sexual excitement, with⁷
sexuelle, avec excitation
sexueller Erregung, mit
   bell., hep., hyos., phos., staph., stram.

shrieks when occupying with him⁷
criant quand on s'occupe de lui
schreit, wenn man sich mit ihm beschäftigt
   hell., ign.

IMITATION, mimicry³
IMITATION, parodie
NACHAHMUNG, Mimikry
   bell., cupr., hyos., sars., stram.²,³, verat.

voices and motions of animals, of²
cris, chants et mouvements des animaux, des
Stimmen und Bewegungen von Tieren, der
   stram.

IMPATIENCE
IMPATIENCE
UNGEDULD
   acon., act-sp., aeth.⁴, agar-ph.¹¹, alco.¹¹, all-s., allox.⁹, ambr., anac., ant-c.⁸, **apis**, aral.³, ⁶, **arg-n.**⁷, ⁸, **ars.**, ars-h., ars-i., ars-s-f.¹′, aster., aur., aur-ar.¹′, aur-i.¹′, aur-m-n., bar-c., bar-i.¹′, bar-s.¹′, bell., **bry.**, bufo, **calc.**, calc-f.⁹,′ ¹⁰, ¹⁴, calc-i.¹′, calc-s., calc-sil.¹′, **carb-ac.**², carb-v., **CHAM.**, chin., chin-ar., cimic., **cina**³, ⁶, colch., **coloc.**, cub., culx.¹′, digin.¹¹, dros., **dulc.**, ferul.¹¹, gels., gins.⁴, ⁶, goss.⁷, graph.¹′, hell., **hep.**, hist.⁹, ¹⁴, hura, **hyos., IGN., iod., IP.**¹, ⁷, kali-ar., kali-bi., kali-c., kali-p., kali-s., kali-sil.¹′, **kreos.**³, ⁶, **lach.**, lil-t., **lyc.**, lyss., manc., **med.**, merc., mosch.², murx.², nat-ar., nat-c., **nat-m.**, nat-p., nep.¹⁰, ¹³, ¹⁴, nicc., nid.¹⁴, **nit-ac.**¹, ⁵, nuph.², nux-m.³, **NUX-V.**, onos., op., osm., pall., ph-ac., **plan., plat., psor., puls.**, rheum, **rhus-t.**, sang., sars., **SEP., SIL.**¹, ⁵, spig., spong., stann., staph., **sul-ac.**, sul-i.¹′, **SULPH.**, tarax.⁹, ¹⁴, tarent., tax., thal.¹⁴, thiop.¹⁴, thuj., vac., viol-t., vip-a.¹⁴, wies.¹¹, zinc., zinc-p.¹′

*discouraged–impatience/découragé–impatience/entmutigt–Ungeduld
hurry/hâte/Hast
impetous/impétueux/ungestüm
restlessness–waiting/agitation–attendant/ Ruhelosigkeit–Warten
weeping–impatience/pleurer–impatience/Weinen–Ungeduld*

daytime¹¹
journée, pendant la
tagsüber
   lyss.

morning
matin
morgens
   dulc., sulph.

forenoon, 11 h
matinée, 11 h
vormittags 11 h
  sulph.

noon[11]
midi
mittags
  hura

afternoon
après-midi
nachmittags
  nit-ac., sang.

always[5]
toujours
immer
  merc., sil.

children, about his[16]
enfants, par ses
Kindern, mit seinen
  kali-c.

contradiction, at slightest
contradiction, à la moindre
Widerspruch, beim geringsten
  alco.[11], nuph.[2]

convulsions before attack, in[2]
convulsif, avant accès
Krampfanfall, vor einem
  mosch.

coryza, with[2]
coryza, pendant un
Schnupfen, bei
  NUX-V.

dinner, during
déjeuner, pendant le
Mittagessen, beim
  sulph.

headache, during
maux de tête, pendant les
Kopfschmerzen, bei
  lyss., manc., pall., **sulph.**, zinc.[16]

heat, with
chaleur fébrile, pendant la
Fieberhitze, bei
  ars., bell., **cham.**[2], **ip.**, lyc., **nat-m.**, nux-v., puls., viol-t[1]

house, in
maison, à la
Hause, im
  aster.

intermittend fever, in
fièvre intermittante, pendant une
Wechselfieber, bei
  chin-ar.

itching, from
prurit, par
Jucken, durch
  osm., sars.[2]

pain, from
douleurs, par les
Schmerzen, durch
  cham., hura, murx.[2]

perspiration, during
transpiration, pendant la
Schweiß, bei
  aur., mez., sul-ac., zinc.

playing of children, by
jeu des enfants, par le
Spielen der Kinder, durch das
  anac.

reading, while
lisant, en
Lesen, beim
  nat-c.

room, in a warm crowded[2]
local chaud et plein de monde, dans un
Raum, in einem warmen überfüllten
  plat.

runs about, never sits or sleeps at
night²
court çà et là, ne s'asseye jamais ni
ne dort la nuit
rennt umher, kann weder sitzen noch
nachts schlafen
 iod.

sitting, while
assis, en étant
Sitzen, beim
 sep.

slowly, everything goes too²
lentement, tout va trop
langsam, alles geht zu
 cham.

spoken to, when²
parle, quand on lui
angesprochen, wenn
 nux-v.

supper, after
dîner, après le
Abendessen, nach dem
 nit-ac.

talk of others, during
conversation des autres, pendant la
Reden anderer, beim
 zinc.

tossing about²
tourne et retourne, se
wirft sich herum
 acon.

trifles, about
futilités, pour des
Kleinigkeiten, um
 kali-p., med., merc., nat-m., sol-a.¹¹,
 sul-ac., sulph.

urinating, before
urination, avant
Urinieren, vor dem
 sulph.

waking, on²
réveil, au
Erwachen, beim
 lyc.

walking, while
marchant, en
Gehen, beim
 lyc.

working, in
travaillant, en
Arbeiten, beim
 nux-v.⁶, sep.⁵

IMPERTINENCE
IMPERTINENCE, effronterie
FRECHHEIT, Impertinenz
 canth., graph., hyos.⁵, lach.⁵, **nat-m.**⁵,
 nit-ac., nux-v.⁵, pall., phos., spong.¹¹,
 staph.⁵, **stram.**⁷, verat.

*insolent/insolent/unverschämt
rudeness/ grossièreté/Grobheit*

acts, in his⁵
acts, dans ses
Handlungen, in seinen
 stram., verat.

IMPETUOUS
IMPÉTUEUX
UNGESTÜM
 acon., **anac., bry., carb-v.,** caust.,
 cham., croc., ferr-p., **HEP.,** ictod.²,
 kali-c., kali-i., kali-p., kali-s.¹ʹ, lach.¹ʹ,
 laur., led., nat-c., **nat-m., NIT-AC.,**
 NUX-V., olnd., phos., rheum, **SEP.,**
 staph., stront-c., **sulph., zinc.,** zinc-p.¹ʹ

*hurry/hâte/Hast
impatience/impatience/Ungeduld*

daytime
journée, pendant la
tagsüber
 nit-ac.

morning
matin
morgens
   staph.

afternoon
après-midi
nachmittags
   caust.

evening
soir
abends
   ferr-p.

heat, with
chaleur fébrile, pendant la
Fieberhitze, bei
   sep.

perspiration, with
transpiration, avec
Schweiß, mit
   acon., ars., bry., carb-v., ferr.,
   hep., hyos., nat-m., phos., stram.,
   sulph., thuj.

urination, before
urination, avant
Urinieren, vor dem
   sulph.

IMPOLITE[5]
IMPOLI
UNHÖFLICH
   hep., lyc., **merc.**, plat.

answers–civil/répond–poli/
antwortet–höflich

children[5]
enfants impolis
Kinder, unhöfliche
   lyc.

IMPRESSIONABLE
IMPRESSIONABLE
BEEINDRUCKBAR, bestimmbar, leicht
   ant-c.[2], croc.[3], phos.[2], tarent.[3], viol-o.[12]

unpleasantly by everything[2]
mal impressionné par tout
unangenehm von allem beeindruckt
   con.

IMPROVIDENT[5]
IMPRÉVOYANT
UNVORSICHTIG
   alum., caust., nat-m.[5, 11]

heedless/étourdi/unbesonnen

IMPULSE, morbid[3]
IMPULSION maladive
TRIEB, krankhafter
   alum., anac., ars., caust., hep., iod.,
   lach., lyc., merc.

destroy himself see suicidal
jumping see jumping
kill see kill

rash[5]
coup de tête
unüberlegter Handlung, zu
   bell., **hyos.**, nux-v.[7], staph.[7], **stram.**,
   verat.

run, to; dromomania
courir, à; dromomanie
laufen, zu; krankhafter Lauftrieb
   all-s.[11], bell.[11], cann-i.[11], glon.[11],
   iod., mez.[11], orig.[11], phys.[11],
   tarent.[11], **TUB.**[7]

stab his flesh with the knife he holds,
   to
poignarder avec le couteau qu'il
   tient, de se
stechen, sich mit dem Messer, das er
   hält, zu
   lyss.

injure himself/se fasse du mal/
Leid anzutun

IMPULSIVE
IMPULSIF
IMPULSIV
ARG-N., ars., aur., camph., cere-b.[11], cic., croc.[3], cupr.[3, 7], gins., hep.[1'], ign.[3], merc., nux-v., PULS.[3, 4], rhus-t., staph., thea

INACTIVITY[12]
INACTIVITÉ
INAKTIVITÄT
conin-br.

INCITING others
AIGUILLONNANT les autres
ANREIZEN, anstacheln, andere
hyos.

defiant/provoquant/herausfordernd

INCONSOLABLE
INCONSOLABLE
UNTRÖSTLICH
acon., ambr., **ars.**, asar.[14], brom.[2], **caust.**[5], **cham., chin.,** coff., dig.[3, 4], kali-br.[2], **lyc.**[1, 5], **m-arct.**[4], nat-c., **nat-m.,** nux-v., petr., phos., **plat.**[3-6], **puls.,** rhus-t.[3], sep.[3], sil.[3], **spong., stann.**[5], stram., sulph., **verat.**

consolation/Trost

air, am. in open[5]
air, am. en plein
Freien, am. im
 coff.

alone and darkness agg.
être seul et l'obscurité agg.
Alleinsein und Dunkelheit agg.
 stram.

anxiety about his family while a short journey, from[2]
anxieux de sa famille alors qu'il fait un petit voyage
Angst um seine Familie während einer kurzen Reise, aus
 petr.

dreams, in his[4]
rêves, dans ses
Träumen, in seinen
 tab.

fancied misfortune, over
malheur imaginaire, à propos d'un
eingebildetes Unglück, über
 VERAT.

suicide, even to[2]
suicide, même jusqu'au
Selbstmord, sogar bis zum
 CHIN.

weeping from consolation, continuous[5]
pleure sans arrêt quand on le console
weint anhaltend durch Trost
 nat-c.

weeping–consolation/pleurer–consolation/Weinen–Trost

INCONSTANCY
INCONSTANCE
UNBESTÄNDIGKEIT
acon.[4, 6], acon-l.[11], act-sp., agar., alum.[3, 4, 5], am-c.[4], **ambr.**[5], anh.[10], apis[1', 2], arn.[5], ars., asaf., bism., bor.[1'], cann-s.[4], canth., cimic., coff., dros., **graph.**[4, 5], **IGN., KALI-BR.**[2], lac-c., lach., led., lyc.[5], m-aust.[4], nat-c., nux-v.[3, 11], op., petr.[5], plan., plat.[5], sil., spig., stann.[5], stram.[11], sulph.[3], syph.[7], thuj., v-a-b.[12], valer.[1'], verat.[5], voes.[11], zinc.

INCONSTANCY / INCONSTANCE / UNBESTÄNDIGKEIT

mood–changeable/humeur–capricieuse/Stimmung–veränderliche
persists/versatile/Ausdauer
undertakes–many things/entreprendre–plusieurs choses/unternehmen–vieles

thoughts, of[4]
pensées, des
Gedanken, der
    alum., am-c., hell., merc.[4, 5], mez., thuj.

INDIFFERENCE, apathy
INDIFFÉRENCE, apathie
GLEICHGÜLTIGKEIT, Apathie
    absin., acet-ac.[11], **acon., agar., agn.**, ail., allox.[9, 14], aloe[2, 3, 12], **ALUM.**[1, 5], alum-p.[1'], alum-sil.[1'], alumn.[11], am-c.[4, 5, 7], am-m., ambr., amor-r.[14], **ANAC.**[1, 7], **anac-oc.**[2], anh.[9, 10, 14], ant-t., **APIS**, aq-mar.[14], **arg-n., arn., ars.,** ars-h.[2], ars-i., ars-s-f.[1'], arum-t.[2], asaf., asar., aster., atro.[11], bapt., **bar-c.,** bar-i.[1'], bar-m., bar-s.[1'], **bell.,** berb., bism., bor.[16], **bov.,** brom., bry.[8], bufo, but-ac.[9], buth-a.[9, 10], cadm-met.[9, 10, 14], calad.[2, 12], **calc.,** calc-ar.[1], calc-f.[14], calc-i.[1'], **calc-p.,** calc-s., camph., cann-i., cann-s., caps., **carb-an., CARB-V.,** carbn-o.[11], **carbn-s.,** carc.[7, 10], caust., **cham., chel., CHIN., chin-ar., chin-s.,** chlf.[2], chloram.[14], chlorpr.[14], cic., **cimic.,** cina, clem., coca[11], **cocc.,** cod.[11], coloc.[4, 5], **CON.**[1, 5], conin-br.[12], corn., croc., **CROT-C., crot-h.,** cupr., cupr-s.[2, 11], **cycl.,** cypr., cyt-l.[8, 9], dig., dros.[16], **dulc.**[2, 12], elaps, esp-g.[13], euphr., ferr., ferr-ar., ferr-i., ferr-p., fl-ac., **gels.,** glon., glyc.[8], **graph.,** guaj., guare.[2], gymno., ham.[3, 7], harp.[14], **HELL.,** helo., hep., hura, hydr-ac.[4, 8], hydrc.[11], **hyos., ign.,** ind.[14], indol.[8], iod., ip., jatr., jug-r.[7], **kali-ar.,** kali-bi., kali-br., **kali-c.,** kali-chl.[3, 4], kali-n.[4], **kali-p.,** kali-s., kali-sil.[1], kres.[10, 13, 14], lac-c., lac-d.[1', 2, 7], **lach.,** laur., lepi., levo.[14], lil-s.[11], **LIL-T.,** linu-c.[11], luf-op.[10], **lyc.,** lyss.[2, 11], mag-c.[11], mag-m., manc., mand.[9], **meli.,** meny., meph.[14], **merc.,** merc-i-f.[11], **MEZ.,** moly-met.[14], morph.[11], mur-ac., naja, narz.[11], nat-ar.[2], **NAT-C., NAT-M., NAT-P.,** nep.[10, 13, 14], nid.[14], **nit-ac.,** nit-s-d.[6], **nux-m.,** nux-v., olnd., **ONOS., OP.,** petr., **PH-AC., PHOS., phyt., pic-ac., PLAT.,** plb., prun., psil.[14], **psor.,** ptel.[3], **PULS.,** ran-b.[4], raph., rauw.[9], rheum, rhod., rhus-g.[11], rhus-t., ruta, rumx., sabad., sabin., sacch.[11], sang.[3], saroth.[9], sarr.[12], sars., **sec.,** sel., seneg., **SEP.,** sieg.[10], **sil.,** spong., squil., stann., **STAPH.,** stram., sul-ac.[2], sul-i.[1'], sulfa.[14], **sulph.,** syph.[7], **tab**[3, 6], tarax.[14], tarent., tell.[3, 7], thal.[14], ther., thiop.[14], **thuj., thuj-l.**[14], tub.[3, 7], **verat.,** ven-m.[14], verb., **viol-t.,** vip.[3, 4], visc.[9, 14], xan., zinc., zinc-p.[1'], ziz.

daytime
journée, pendant la
tagsüber
    anac., dig., merc., verat., xan.[2]

morning[11]
matin
morgens
    all-c., corn., mag-c., manc., **PH-AC.**

    on waking
    au réveil
    beim Erwachen
        all-c.[2], hep., mag-m., manc., petr., **ph-ac.,** phyt., staph.[6]

    till 15 h[11]
    jusqu'à 15 h
    bis 15 h
        tarent.

forenoon
matinée
vormittags
    alum., sars., sep.[11]

afternoon
après-midi
nachmittags
    con., ham.[7], mag-c.[11]

evening
soir
abends
    aloe, dig., kali-chl., phos., tarent.

agreeable things, to
agréables, aux choses
angenehme Dinge, gegen
    ambr., anac., cina, corn., merc.[5], op., rhod., staph., stram.

air, in open
air, en plein
Freien, im
    con., mur-ac., plat.

    am.[11]
    nat-ar.

alternating with activity[11]
alternant avec de l'activité
abwechselnd mit Tätigkeitsdrang
    sarr.

    anger[11]
    colère
    Zorn
        carbn-s., nid.[14]

anxiety and restlessness
anxiété et agitation
Angst und Ruhelosigkeit
    ant-t.[2], nat-m.

cheerfulness
gaieté
Fröhlichkeit
    agn., meny.[2, 4], tarent.

excitement
excitation
Erregung
    alum-p.[1'], phenob.[13], sabad.[4]

jesting[4]
plaisanterie
Spaßen
    meny.

sensitiveness[4]
sensibilité
Empfindsamkeit
    bell.

timidity[4]
timidité
Schüchternheit
    stram.

vexation
contrariété
Ärger
    cham., chin.

weeping
pleurer
Weinen
    phos.

anosognosia[14]
anosognosie
Krankheit, gegenüber eigner
    thala.

anxiety, after[2]
anxiété, après
Angst, nach
    acon.

business affairs, to
affaires, à ses
geschäftlichen Angelegenheiten, gegen seine
    agar., arn[4], **arg-n., fl-ac.,** ham.[7], **kali-bi.,** kali-p.[1'], myric., nat-ar., **ph-ac.,** phyt.[1], **puls., sep., stram., sulph.**

caresses, to
caresses, au
Liebkosungen, gegen
    CINA

children, to her
enfants, à ses
Kinder, gegen ihre
    aur-ar.[1'], kali-i., **lyc.,** nat-c., **PHOS.**[1, 7], **SEP.**[1, 7]

escape–family/fuir–famille/
    entfliehen–Familie
estranged–flies/séparé–fuit/
    entfremdet–meidet

chill, during
frissons, pendant les
Fieberfrost, bei
   arn., con., ign., kali-m.², **OP.,**
   PH-AC., PHOS., puls., sil., verat.

climacteric period, in²
ménopause, pendant la
Klimakterium, im
   cycl.

coition, during¹¹
coït, pendant le
Koitus, beim
   lyss.

company, society, while in
société, companie, étant en
Gesellschaft, in
   ARG-N., bov., kali-c.¹, lyc.², nat-c.,
   nat-m., **plat.,** rhus-t.

   am.
      bov.

   to⁴
      pour la
      gegen
         rhod.

complain, does not
plaint pas, ne se
klagt nicht
   hyos., OP.¹, ⁷, STRAM.

   unless questioned, then says
      nothing of his condition
   seulement s'il est questionné ; ne
      dévoile pas un mot de son état
   nur wenn gefragt; sagt dann aber
      nichts über seinen Zustand
         colch.

concussion of brain, after²
commotion cérébrale, après
Gehirnerschütterung, nach
   ARN., cic.

conscience, to the dictates of
conscience, à la voix de sa
Gewissen, gegen sein
   cann-i., caust.⁵, con.⁵, graph.⁵, petr.⁵

dead, everything to him seems²
mort, tout pour lui paraît
tot, alles erscheint ihm
   MEZ.

desire, has no, no action of the will
désir, n'éprouve aucun, aucun acte
   de sa volonté
Wunsch und Willen, hat keinen
   hell., **verat.²**

dearest friends, even towards
   (in chronic alcoholism)²
chers amis, même pour ses plus
   (dans l'alcoolisme chronique)
liebste Freunde, selbst gegen
   (bei Alkoholismus)
   phos.

   i.–loved/i.–aime/G.–geliebte

done for her, about anything being²
fait pour elle, pour tout ce qu'on
getan ist, gegenüber allem, was
   für sie
   LIL-T.

   ungrateful/ingrat/undankbar

duties, to⁵
devoirs, pour ses
Pflichten, gegen seine
   ars., **CALC.²,** ⁵, carb-v.⁷, cench.¹',
   lach., merc., nat-m., **ptel.²,** sil.,
   sul-i.¹', sulph.

   duty/devoirs/Pflichten
   moral–conscience–duty/moral–
      conscience–devoir/moralischem–
      Gewissen–Pflichtgefühl

domestic, to²
domestiques, pour ses
Haushaltes, des
   aur-ar.¹', brom.¹', **cimic.,** cit-l.,
   sul-i.¹'

eating, to⁵
manger, pour
Essen, gegen
   chin., merc., nat-c., nat-m., **staph.**

   anorexia mentalis

after
après avoir mangé
nach dem
    aloe

ennui, with[4]
ennui, avec
Langweile, mit
    alum., con., **kali-n.**, lach., lyc.,
    nat-c., **nux-v.**, petr., **plb.**, zinc.

ennui/ennui/Langweile

epilepsy, in[2]
épileptique, chez un
Epilepsie, bei
    crot-h., kali-br., **op.**

everything, to
tout, pour
alles, gegen
    acet-ac., **acon.**, agar., ail., ambr.[1'],
    anac., **arn.**, **ars.**[4], asaf.[4], bapt.[7], bell.,
    bism.[4], bov., buth-a.[10], cann-s.,
    canth., caps., **CARB-V.**, cham.[4],
    chin.[4], cic.[4], cimic.[14], **cina**, con.[1'],
    croc., cypr., dig., **hell.**, hydr., hyos.[4],
    ign., kali-ar., lepi., **lyc.**[4], **merc.**,
    merl., mez., nat-c.[4], **nat-m.**[4], nat-p.[1'],
    nit-ac.[1'], **nit-s-d.**[2], nux-m., **nux-v.**[2],
    op.[4], **PH-AC.**, phos., **plat.**[2], psil.[14],
    puls.[4], **rheum**[4], rib-ac.[14], sec., **sep.**,
    stann.[4], **STAPH.**[1, 5], sulph., syph.[1'],
    verat.[4], ziz.

unattractive/sans intérêt/reizlos

excitement, after[1']
excitation, après
Erregung, nach
    ambr.

exciting events, to[1']
excitants, pour événements
aufregende Ereignisse, gegen
    ferr-p.

exertion, after[16]
exercice, après
Anstrengung, nach
    nat-m.

exposure of her person, to
pudeur, sans
Entblößung ihres Körpers, gegen
    hyos., **phos.**, **phyt.**, **sec.**, stram.,
    verat.

shameless/impudique/schamlos

external impressions, to[11]
externes, aux impressions
äußere Eindrücke, gegen
    con., **hell.**[2], lyc.

things, to
choses de l'extérieur, aux
Dinge, gegen
    agn., am-c.[5], am-m.[5], berb.[4], bov.[4],
    buth-a.[9], cann-i., cham., cic.,
    coca[3], euphr.[4], **hell.**[1, 2], kali-bi.[3],
    lyc., merl., op., plat.[4], rumx., sil.[3],
    stann., staph., **SULPH.**, tarent.,
    thuj.[4], verat., vip.[4]

*washing–aversion/se lave–
aversion/wäscht–Abneigung*

family, to his[6]
famille, pour sa
Familie, gegen seine
    carb-v.[1'], hell.[11], nit-ac., **sep.**

*estranged–family/séparé–famille/
entfremdet–Familie*

fever, during
fièvre, pendant la
Fieber, bei
    ail.[1'], **apis**[2], aran.[2], **arn.**, chin.,
    chin-s.[2], **CON.**, **nit-s-d.**[2], **OP.**,
    PH-AC., phos., **puls.**, **sep.**, stram.,
    verat., viol-t.

fine feeling, to[4]
délicats, aux sentiments
feinere Empfindungen, gegen
    op.

future, to[2]
avenir, pour l'
Zukunft, gegen die
    syph.

happiness, to[1']
fortune, à la
Glück, gegenüber dem
　　ars-i.

himself, to[14]
soi, envers
sich selbst, gegen
　　thuj-l.

important things, to
importantes, aux choses
wichtige Dinge, gegen
　　calc., fl-ac.

　　news, to[2]
　　nouvelles, aux
　　Nachrichten, gegen
　　　　ars-h.

interrogatories, to[11]
interrogatoires, à des
Fragen, Ausfragen, gegen
　　tanac.

irritability, with[2]
irritabilité, avec
Reizbarkeit, mit
　　ziz.

irritating, disagreeable things, to
irritantes et désagréables, aux choses
ärgerliche, unangenehme Dinge,
　　gegen
　　ambr., anac., bor., cina, coc-c.,
　　coff., op., rhod.

jesting, to[11]
plaisanteries, aux
Spaßen, gegen
　　sabad.

joy, to[1']
joies, aux
Freude, gegen
　　ambr.[11], kali-p., nat-ar., **op.**[2]

　　and suffering, to[4]
　　et aux peines, aux
　　Freud und Leid, gegen
　　　　ambr.[1', 4, 11], anac., carb-v.[1'], cina,
　　　　hell., **op.**[2, 4], puls.

joyless[4]
triste
freudlose
　　apis[1'], aur.[1'], bell., cann-s., ip.,
　　meny., **nat-m.**, nit-ac., **op., puls.,**
　　sabin.

lies with eyes closed
étendu avec les yeux fermés, reste
liegt mit geschlossenen Augen
　　arg.-n., cocc., **sep.**

life, to[6]
vie, blasé à la
Leben, gegen sein
　　absin.[11], **ars.**[5, 6, 11], bov.[11], cham.,
　　lyc.[2], **merc.**[5], phos., **phyt.**[2, 11], **sep.**[2],
　　sulph., **tab., xan.**[2]

loved ones, to
aime, à ceux qu'il
geliebte Personen, gegen
　　acon., allox.[9], ars., ars-i.[1'], **fl-ac.,**
　　HELL., kali-sil.[1'], merc., nat-p.,
　　nat-sil.[1'], **PHOS.,** plat., **SEP.,**
　　syph.[1', 7]

　　strangers, and animated to[2]
　　étrangers, mais pas pour les
　　Fremde, aber nicht gegen
　　　　fl-ac.

　　　avarice–generosity/avarice–
　　　　générosité/Geiz–Freigebigkeit
　　　hard/dur/hart

masturbation, after
masturbation, après
Masturbation, nach
　　STAPH.

mental exertion, after
intellectuel, après travail
geistiger Anstrengung, nach
　　nat-m.

money-making, to[5]
argent, à gagner de l'
Geld zu verdienen
　　chin., kali-c., merc., nat-c., sep.

morose⁴
morose
mürrische
  am-c., bov., **con.**², lach.

music, which he loves, to
musique qu'il aime, pour la
Musik, die er liebt, gegen
  carb-v., caust.⁴, ign.³, ¹¹

notices nothing²
fait attention à rien, ne
beachtet nichts
  verat.

naked, to remain⁷
nu, à rester
nackt zu bleiben
  HYOS.

    i.–exposure/i.–pudeur/
    G.–Entblößung

opposite sex, to
opposé, pour le sex
andere Geschlecht, gegen das
  thuj.

ordinary matters, to¹¹
ordinaires, aux choses
alltägliche Angelegenheiten, gegen
  com.

others, toward
autres, vis à vis des
andere, gegen
  plat.³, sabad.³, sulph.

    i.–welfare/i.–bien-être/G.–Wohl-
    ergehen

pain, to³
douleurs, aux
Schmerzen, gegen
  arn., arund.², ¹¹, iod., jatr.², op.³, ¹¹

periodical⁷
périodique
periodische
  ars., chin.

perspiration, during
transpiration, pendant la
Schweiß, bei
  ars., bell., **calc.**, **lach.**

personal appearance, to
apparence personnelle, à son
Äußeres, gegen sein
  SULPH.

pleasure, to
amusement, pour tout
Vergnügen, gegen jedes
  alum., anac., **arg-n., ars.**, calc-ar.¹',
  cham., chin-ar.¹', **chin-s.**, cocc.,
  croc., ferr-p., graph., **HELL.**, hep.,
  hura, ip., kali-ar., kali-c., kali-m¹',
  kali-sil.¹', mag-c.¹⁰, mag-m., meph.¹⁴,
  mez., mur-ac., nat-ar., nat-c.,
  NAT-M., nit-ac.¹, ⁵, **OP.**, petr.,
  prun., **puls.**, sars., **sep.**, spig., stann.,
  staph., stram., **SULPH.**, tab., ther.

puberty, in⁷
puberté, dans la
Pubertät, in der
  bar-c., lach., ph-ac.⁶

    loathing–general–puberty/dégoût–
    général–puberté/Abscheu–
    allgemeinen–Pubertät

recovery, about his
guérison, pour sa
Genesung, gegenüber seiner
  ars.¹⁶, **calc.**

relations, to
parents, à ses
Verwandten, gegen seine
  acon.¹', fl-ac., **HELL.**, hep., kali-p.¹',
  nat-c., nat-p.¹', <u>**PHOS.**¹, ⁷</u>, plat.,
  <u>**SEP.**¹, ⁷</u>, syph.⁷

reading, while¹¹
lisant, en
Lesen, beim
  mez.

religion, to his
religion, pour sa
Religion, gegen seine
  anac., coloc.

godless/athée/gottlos
religious–feeling/religieuses–sens/
religiöse–Gefühl

reprimands, to all[5]
admonestation, à toute
Verweis, gegenüber jedem
  merc.

sexual passion diminished[2]
libido, avec diminution de sa
Sexualtrieb, mit vermindertem
  kali-m.

sleepiness, with[4]
somnolence, avec
Schläfrigkeit, mit
  acon., am-m., ammc., ant-t., ars., carb-an., carb-v., chel., cinnb., com.[2], croc., dig., dulc., grat., ip., laur., lyc., mag-c., mag-m., nat-c., rat., sars., tong., verb., **zinc.**

sleeplessness, with[2]
insomnie, avec
Schlaflosigkeit, mit
  nit-s-d.

society see company

stoical to what happens[2]
stoïque pour ce qui arrive
stoisch gegen Ereignisse
  ail.

suffering, to
peines, aux
Leiden, gegen
  hell., **OP., STRAM.**

surroundings, to the
milieu, à son
Umgebung, gegen die
  abel.[14], allox.[14], ars-i.[1'], levo.[14], merc.[16], nat-sil.[1'], phos.[1'], phyt.[2], raja-s.[14], rumx.[2], sel.[2], sul-i.[1'], thuj-l.[14]

tacitun[4]
taciturne
wortkarge
  calc.[4, 5], **hell.**[2], **nit-s-d.**[2], plat., staph.

typhoid, in
typhoïde, au cours de la
Typhus, bei
  ail.[1'], **apis**[2], arn., chin., **chin-s.**[2], colch.[2], nit-s-d.[2], ph-ac., verat.[2]

vexation with distress in stomach, after least[2]
vexation avec troubles gastriques, après la moindre
Ärger mit Magenschmerzen, nach geringstem
  kali-bi.[2]

walking in open air, while
marchant en plein air, en
Gehen im Freien, beim
  con.

weeping, with[4]
pleurs, avec
Weinen, mit
  caust., ign., **plat.**[2]

welfare of others, to
bien-être des autres, au
Wohlergehen anderer, gegen das
  ars.[5], caust.[5], lach.[5], nat-m.[5], nux-v.[5], plat.[5], sep.[5], **SULPH.**

i.–others/i.–autres/G.–andere

window, looks hours at[5]
fenêtre, regarde pendant des heures par la
Fenster, sieht stundenlang aus dem
  mez.

women, to[11]
femmes, aux
Frauen, gegen
  nat-m.

work, with aversion to[4]
travail, avec aversion du
Arbeitsscheu, mit
  agar., allox.[9], camph.[2], ign., lach., rhod.[2], squil., staph.

INDIGNATION
INDIGNATION
ENTRÜSTUNG

acon.⁵, ambr., **ars.**, aur., bry.⁵, **calc-p.**, caps., cham.⁵, chin, cocc., **coloc.**, croc., ign., ip.⁷, nat-c., nux-v.⁵, spig.⁵, **STAPH.**, verat.⁵

ailments see ailments–anger with indignation
ailments–reproaches/troubles–reproches/Beschwerden–Tadel

morning
matin
morgens
  ars.

discomfort, from general
malaise général, du fait d'un
Unbehagen, durch allgemeines
  op.

dreams, at unpleasant
rêves désagréables, à propos des
Träume, über unangenehme
  calc-p.

pregnant, while
grossesse, pendant la
Schwangerschaft, in der
  nat-m.

INDISCRETION
TACT, manque de
INDISKRETION, Taktlosigkeit

acon., alum.⁵, arn.⁵, **bar-c.**⁵, bov.⁵, bry., calad., calc.⁵, camph., caps., caust.⁵, con.⁵, croc.⁴, graph.⁵, hyos., ign., kali-c.¹⁴, laur., meny., **merc.**⁵, nat-m., **nux-v.**, op.⁵, plat.⁵, puls., spong.⁵, staph.⁵, stram., verat.⁵

inquisitive/curieux/neugierig
reveals–secrets/révèle–secrets/verrät–Geheimnisse

INDOLENCE, aversion to work
PARESSE, aversion de travailler
FAULHEIT, Indolenz, Abneigung gegen Arbeit

abrot., acon., acon-l.¹¹, aesc., **agar.**, agar-cit.¹¹, ail., alco.¹¹, aloe, **alum.**, alum-p.¹', alum-sil.¹', am-c., am-m., ambr.⁷, ammc.¹¹, **anac.**, ant-c., ant-t., anth.¹¹, **apis**, apoc., arg-m.², ³, **arg-n.**, **arn.**, **ars.**, ars-h., ars-i., ars-met.², ars-s-f.¹', asaf., asar., asc-t.², ¹¹, **aster.**², atro.², **aur.**, aur-ar.¹', aur-i.¹', **aur-m.**, aur-s.¹', bapt., bar-a.¹¹, bar-c., bar-i.¹', bar-s¹', bell., berb.⁴, blatta-a.¹¹, bor., bov.¹¹, brom., bry., bufo, bufo-s.¹¹, cadm-met.¹⁰, cadm.-s.¹', ², ¹¹, caj.¹¹, **calc., calc.-ar.**¹, **calc-f.**¹⁰, calc-i.¹', **calc-p.**, calc-sil.¹', camph., **cann-s.**³, ⁴, ¹¹, canth.¹¹, **caps.**, carb-ac., carb-an.¹¹, ¹⁶, **carb-v.**, **CARBN-S.**, carl.¹¹, **caust.**, cere-b.¹¹, cham., **CHEL., CHIN.,** chin-ar., chin-s., cic., cinnb., clem.⁴, ¹¹, ¹⁶, cob., **cob-n.**¹⁰, coc-c., **coca**, cocc., coff.⁴, colch., con., **corn.**², ¹¹, croc., crot-h., crot-t., culx.¹', cupr.³, ⁴, ¹¹, ¹⁶, **cycl.**, cyn-d.¹⁴, dicha.¹⁰, ¹⁴, dig., dios., dirc., dros.⁴, ¹¹, ¹⁶, dulc., elaps¹¹, erig., eug.¹¹, euon.¹¹, euphr., ferr.¹¹, ferr-p., ferul.¹¹, **form.**³, ⁶, gamb., **gels.**³, gins.¹¹, gran.⁶, **GRAPH.**, grat., guaj., **ham.**², ⁷, hell.¹¹, helo.⁷, helon., **hep.**, hera.¹¹, hura, hydr.¹¹, hydr-ac.¹¹, hyos., hyper.¹¹, ign., ilx-p.¹¹, ind.², indg., **iod.**, ip., jug-r., kali-ar., **kali-bi.**³, ⁶, ⁷, ¹¹, kali-br., **kali-c.**, kali-cy.¹¹, kali-n.¹¹, kali-p., kali-s., **kali-sil.**¹', kiss.¹¹, lac-ac., **lac-c.**, lac-d., **LACH.**, lact.⁴, ¹¹, laur., lil-t.¹¹, linu-c.¹¹, **lyc.**, m-aust.⁴, mag-c., mag-f.¹⁰, **mag-m.**, mag-s., manc., meli., meny.⁴, ¹⁶, **meph., merc.**¹, ⁷, merl.¹¹, **mez.**, mill., mur-ac.³, ⁴, ¹¹, nat-ar., nat-c., nat-h.¹¹, **NAT-M.**, nat-n.⁶, nat-p., nat-s.¹', nat-sil.¹', nid.¹⁴, **NIT-AC.**, nitro-o.¹¹, **NUX-V.**, ol-an.², ⁴, ¹¹, olnd., op., osm., ox-ac.¹¹, pall.², par.⁴, paull.¹¹, petr., **ph-ac., PHOS.**¹, ⁷, **PIC-AC.**¹, ⁷, pip-m.¹¹, plan.¹¹, plat., plect.¹¹, plb., **psor., puls.**, ran-b.³, ⁴, ran-s., rheum, rhod.¹, rhus-g.¹¹, rhus-t., rob., rumx.¹', ², ruta, sabad., **sabin.**, sang., saroth.[14], sarr.[11], sars., sec., seneg.[1], **SEP.**, sieg.[10], **sil.**[4, 5, 7, 11, 16], spig., spirae.[11], spong., squil., stann., **staph.**[4, 5, 11], stram., stront-c., sul-i.[1′], sulfa.[14], **SULPH.,** sumb.[11], syph.[7], tab., tarax.[4, 11, 14], tarent., **teucr.**, thea[4], **ther., thuj.,** tong.[4, 11], **TUB.**[7], uran-n.[6], valer.[11], verat.[5], verb., viol-t.[4, 11], visc.[9], wildb.[11], **zinc., ZINC-P.**[1′], zing., ziz.[11]

fear–work/peur–travail/Furcht–
Arbeit
indifference–work/indifférence-
travail/Gleichgültigkeit–
Arbeitsscheu
irresolution–indolence/irrésolution–
paresse/Unentschlossenheit–
Faulheit
loathing–work/dégoût–travail/
Abscheu–Arbeit
work–mental–aversion/travail–
intellectuel–aversion/Arbeit–
geistige–Abneigung

daytime[11]
journée, pendant la
tagsüber
   digin., phos., plan., ran-b.

morning
matin
morgens
   all-c., aloe, alum., am-c., am-m.,
   ammc.[2], anac., ang.[4, 11, 16], ant-t.,
   canth., carb-an., **carb-v.**, carbn-s.,
   chel., clem., **cocc.**, hep., hipp., indg.,
   kali-n., lach.[4], lact.[4, 11], mag-c.,
   nat-m., nat-s., nux-v., ox-ac., pall.,
   phyt., plat., ran-b., ran-s., rheum[16],
   rhus-t., rumx., sabin., squil., sulph.,
   tarax., ther.[4], verb.

rising, on
levant, en se
Aufstehen, beim
   dig., nat-c., op., verb.

waking, on
réveil, au
Erwachen, beim
   chin-s.

forenoon
matinée
vormittags
   alum., alumn.[11], anac., hipp.[11],
   indg.[11], lach.[11], mag-c., nat-m.

noon
midi
mittags
   aloe, chin-s.[11]

afternoon
après-midi
nachmittags
   aloe, anac.[11], **bor.**, bufo, bufo-s.[11],
   chel., erig., gels., hyos., lyc.,
   mag-c., mag-s., nat-m., op.[11], petr.,
   sep., sil., viol-t.

14 h
   chel.

evening
soir
abends
   agar., calc-p., cann-s., carb-v.,
   coca, dios., erig., ferr-i., form.[11],
   mag-c., mag-m., nat-m.[11], pall., plb.,
   puls., ran-s., spig., sulfonam.[14],
   SULPH., viol-t.

am.
   aloe, bism., clem., sulph.

air, in open
air, en plein
Freien, im
   arn.

am.
   calc., graph.

amenorrhoe, in[2]
aménorrhée, pendant l'
Amenorrhoe, bei
   cycl.

amused, when not[11]
diverti, quand il n'est pas
Spaß hat, wenn er an der Arbeit
keinen
   carbn-s.

anger, after[2]
colère, après
Zorn, nach
  nux-v.

aversion see housework

breakfast, after
déjeuner, après le petit
Frühstück, nach dem
  nat-s.

burning in the right lumbar-region, with[16]
brûlure dans la région lombaire droite, avec
Brennen in der rechten Lumbalgegend, mit
  nit-ac.

changing to mania for work[1']
se transforme en manie pour le travail
umschlagend in Arbeitswut
  aur-s.

business, when transacting[11]
transactions d'affaires, dans les
Geschäftemachen, beim
  opun-v., nux-v.

children, in
enfants, chez les
Kindern, bei
  bar-c., lach.

  dullness–children/esprit gourd–enfants/Stumpfheit–Kindern

chill, during
frissons, pendant les
Fieberfrost, bei
  camph.

coition, after[4]
coït, après le
Koitus, nach dem
  nat-c.

content, with[2]
satisfaction, avec
Zufriedenheit, mit
  ziz.

damp weather, in
temps humide, par le
feuchtem Wetter, bei
  sang.

difficulties, in face of[2]
difficultés, au devant de
Schwierigkeiten gegenüber
  cocc.

dinner, after
déjeuner, après le
Mittagessen, nach dem
  agar., ant-c., bar-c., **chel.**[2], **chin.**, mag-c., tong.[11], zinc.

eating, after
mangé, après avoir
Essen, nach dem
  agar.[6, 11], anac.[6, 11], ant-c., asar., bar-c., bov., cann-i., chel., **chin.**, dig.[6, 11, 16], ign.[6], **kali-c.**[6], lach., **lyc.**[6], mag-c., **nat-m.**[6], nux-m.[6], nux-v., ol-an.[7], **ph-ac.**[6], **phos.**, plat.[6], plb., thuj., zinc.

emissions see pollutions

housework, aversion to her usual
travail de ménage, aversion pour son
Hausarbeit, Abneigung gegen ihre gewöhnliche
  cit-ac.

intelligent, although very[5]
intelligent, quoique très
intelligent, obgleich sehr
  alum., am-c., con., **graph.**, **petr.**

masturbation, after[2]
masturbation, après
Masturbation, nach
  dig., gels.

nervous exhaustion, in[2]
nerveux, dans l'épuisement
nervöser Erschöpfung, bei
  coca

INDOLENCE / PARESSE / FAULHEIT

physical[11]
physique
körperliche
   alco., bar-c.[2], calc.[5], carb-ac.[2], cham., chel., chin., cob.[2], cycl., franz., iod., **kali-bi.[2]**, **lil-t.[2]**, lyc.[5], menis., nat-c.[6, 12], nat-m.[5, 6], nux-v.[5], puls.[5], sec., sep., **sulph.**[5, 11]

pollutions, after
pollutions, après
Pollutionen, nach
   dios.[2], nat-c.[16], sep.

postpones the work[5]
prolonge le travail
schiebt die Arbeit auf
   nat-m.

postponing/remettant/verschiebt

sadness, from[4]
tristesse, par
Traurigkeit, aus
   berb., bov., crot-t., dors., laur., mez., prun., zinc.

siesta, after
sieste, après la
Schlummer, nach
   anac., bor.

sitting, while
assis, étant
Sitzen, beim
   nat-c., nit-ac., ruta

sleep, after
sommeil, après le
Schlaf, nach dem
   bor., chin-s., mez., pip-m.

sleepiness, with[4]
somnolence, avec
Schläfrigkeit, mit
   acon., am-m., ammc., ant-t., ars., carb-an., carb-v., chel.[4, 11], chin.[11], cinnb., clem., colch., coloc., croc., dig., dulc., grat., ip., laur., lyc., mag-c., mag-m., nat-c., rat., sars., ther.[3], tong., verb., **zinc.**

stool, before
défécation, avant la
Stuhlgang, vor
   bor.

   after
   après la
   nach
      colch.

waking, on
réveil, au
Erwachen, beim
   aloe[2], pip-m.[11]

walking, while
marchant, en
Gehen, beim
   arn., caust.[11], chin-s., coff.[11], nit-ac., sabin.

   after[16]
   après la marche
   nach dem
      caust.

work will do him harm, he thinks the (hypochondriasis)[2]
travail lui fera du tort, il pense que le (hypocondrie)
Arbeit wird ihm schaden, meint, die (Hypochondrie)
   arg-n.

works well after beginning, but[2]
travaille bien une fois qu'il a commencé, mais
arbeitet gut, sobald einmal angefangen, aber
   tarax.

INDUSTRIOUS, mania for work
LABORIEUX, travailleur
FLEISSIG, Arbeitswut
   acon.[3, 4], aeth.[8], agar., allox.[9], aloe[3, 11], ang.[3], apis[3], arist-cl.[9], arn., ars., **AUR.**, aur-ar.[1'], **bar-c.**, bell., brom.[3], bry., calc., calc-a.[11], calc-f.[14], calc-p., cann-s.[3], caps., caust.[5], cere-b., chin., cimic.[3], cit-v.[11], clem.,

cob-n.⁹, **cocain.**⁸, cocc., **COFF.**³, ⁸,
cycl.³, ⁸, dicha.¹¹, ¹⁴, dig., **eucal.**⁸,
euph.¹¹, euphr.³, fl-ac.³, ⁶⁻⁸, gamb.¹¹,
guare.¹¹, helo.³, helon.⁸, **hyos.**,
hyper.¹¹, **ign.**, indg., **iod.**³, ip., kali-br.³,
kreos., **lacer.**⁸, **lach.**, laur.³, ⁴, led.,
lil-t.³, **lyc.**³, m-arct.⁴, mag-c., manc.¹¹,
mand.⁹, menth.¹¹, mez., mosch.,
mur-ac., murx.¹¹, nat-c., nat-m.¹¹,
nat-s., nux-v.³, ¹², **op.**, ped.⁸, ¹¹, phos.,
pic-ac.³, pip-m., pisc.⁸, plan.¹¹, plb.,
rhus-t., sars.⁴, seneg.⁴, **sep., spig.**⁵,
stann., staph.³, stram.³, sul-ac.,
sulph.³, ⁶, **TARENT.**, ther.⁴, **TUB.**⁷,
valer.³, verat., verb.², ¹¹, viol-o.³,
zinc.³

activity/activité/Aktivität
busy/occupé/geschäftig
work–mental–desire/travail–intel-
lectuel–désir/Arbeit–geistige–Ver-
langen

7–9 h¹¹
    coca

afternoon¹¹
après-midi
nachmittags
    sars.

evening
soir
abends
    lach.

night¹¹
nuit
nachts
    coca

coition, after
coït, après le
Koitus, nach
    calc-p.

heat, during
chaleur fébrile, pendant la
Fieberhitze, bei
    op., sars.,**thuj.**, verb.

menses, before⁷
menstruation, avant la
Menses, vor den
    bar-c., bell., bry., calc., **calc-p.**,
    chin., cocc., **hyos., ign.**, ip., kreos.,
    LACH., mag-c., mez., mosch.,
    mur-ac., nat-c., **phos.**, rhus-t.,
    SEP., stann., sul-ac., **VERAT.**

weariness, although¹⁴
fatigue, malgré
Müdigkeit, trotz
    dicha.

INFANTILE behavior⁷
INFANTILE, comportement
KINDLICHES Verhalten
    BAR-C., sulfa.¹⁴

INITIATIVE, lack of⁵
INITIATIVE, manque d'
INITIATIVE, Unternehmungsgeist,
    Mangel an
    anh.⁹, aur., iod., lach., rhus-t., saroth.⁹,
    sulph.

irresolution/hésitation/Unent-
    schlossenheit

INJURE himself, fears to be left alone,
    lest he should
SE FASSE DU MAL, peur d'être laissé
    seul de crainte qu'il ne
LEID ANZUTUN, fürchtet, wenn allein
    gelassen, sich ein
    alum., arg-n., ars., **cimic.**², **merc.**,
    nat-s., sep.

impulse–stab/impulsion–poignarder/
    Trieb–stechen
kill–herself/tuer–se suicider/töten–
    sich selbst
suicidal disposition/suicide/Selbst-
    mord

feels as if she could easily i. herself
sentiment qu'elle pourrait facilement
  se faire du mal
fühlt, sie könnte sich leicht ein L.
  antun
  sep.

frenzy causing him to i. himself
rage le pousse à se faire du mal
Raserei treibt ihn, sich ein
  agar., lyss.¹¹

shooting himself from satiety, must
  use self control to prevent
se fusiller lui-même par dégoût de
  la vie, doit se contrôler pour
  éviter de
erschießen, muß sich beherrschen, um
  sich nicht aus Lebensüberdruß zu
  nat-s.

injuries see ailments–injuries

INJUSTICE, cannot support⁵
INJUSTICE, ne peut pas supporter l'
UNGERECHTIGKEIT nicht ertragen,
  kann
  ign., nux-v., **staph.**

INQUISITIVE
CURIEUX, questionneur
NEUGIERIG
  agar., aur.³, hyos.⁵, lach., laur.³, lyc.⁵,
  puls.⁵, sep.⁵, sulph.⁵, verat.⁵

*indiscretion/tact/Indiskretion
spying/espionnant/spioniert*

INSANITY, madness
FOLIE, aliénation mentale
GEISTESKRANKHEIT, Wahnsinn
  absin., acon., aeth., aether¹¹, **agar.**,
  ail., alco.¹¹, all-c., **alum.**, alum-p.¹',
  alum-sil.¹', **am-c.**, ambr.³, **anac.**, anag.²,
  anan.², ant-c., ant-t., **apis, arg-m.**,
  arg-n., **arn., ARS.**, ars-i., ars-s-f.¹',
  arum-t., atro.⁶, **aur.**, aur-ar.¹', aur-i.¹',
  aur-s.¹', bac.¹², bar-c., **bar-m., BELL.**,
  berb.³, bor.¹', bov., brom., bufo, cact.,
  calad., **calc.**, calc-ar.¹, calc-i.¹', calc-s.,
  calc-sil.¹', **camph.**, cann-i., cann-s.,
  canth., carb-an., carbn-s., **caust.**,
  cench.¹', cere-b.¹², **chel.²**, chin-s.,
  chlol., **cic., cimic., cocc.**, coff., colch.,
  coloc., **con.**, cortiso.⁹, **croc., crot-c.**,
  crot-h., **cupr.**, cur., **cycl.**, dig., **dulc.**,
  euph., fl-ac., gels.⁶, **glon., hell., hep.**,
  HYOS., ign., indg., iod., kali-ar.,
  kali-bi.¹¹, **kali-br.**, kali-c., **kali-chl.**,
  kali-i., **kali-m.**¹', ², kali-ox., **kali-p.**,
  lach., led., lil-t., lob.¹¹, **lol.⁶, LYC.**,
  manc., mand.⁹, med.¹', meli.¹², **MERC.**,
  merc-c., mez., mosch.⁶, murx.⁶, naja,
  nat-m., **nat-m.**, nat-s., **nux-m., NUX-V.**,
  oena., olnd., **op.**, opun-v.¹¹, **ox-ac.**,
  par., passi.⁶, penic.¹³, ph-ac., **phos.**,
  phys., **plat.**, plb., **psor., puls.**, raph.,
  rhod., **rhus-t.**, sabad., sec., seneg.,
  sep., sil., sol-n.⁶, squil., stann.¹¹,
  STRAM., sulph., syph.³, **TARENT.**,
  ter., thuj., **tub.**¹', ⁷, **VERAT.**, verat-v.,
  zinc., zinc-p.¹'

*delusions/imaginations/Wahnideen
mania/manie/Manie*

  alternating mental with physical
    symptoms
  alternant symptômes mentaux avec
    symptômes physiques
  abwechselnd geistige Symptome mit
    körperlichen
    cere-b.¹¹, **croc.**, hyos., **lil-t., plat.**,
    sabad.³, tub.¹'

*mental–symptoms/mentaux–
symptômes/geistige–Symptome*

  alternating with metrorrhagia
  alternant avec métrorrhagie
  abwechselnd mit Metrorrhagie
    crot-c.

  other mental symptoms
  d'autres symptômes mentaux
  anderen Geistessymptomen
    con., sabad.

stupor
stupeur
Stupor
stupor
  op.

amenorrhoea, from[2]
aménorrhée, par
Amenorrhoe, durch
  cocc.

anger, from
colère, par
Zorn, durch
  bell.[4, 5], **ign.**, **lach.**[5], lyc.[4], op.[4], **plat.**[1, 5], staph.[5]

anxiety, with[4]
anxiété, avec
Angst, mit
  ars., bell.[4, 11], cupr., kali-c., nat-c., **stram**[2, 4, 5], verat.

behaves like a crazy person
se conduit comme un aliéné
benimmt sich wie ein Geisteskranker
  cann-s.[3], croc.[3], hyos.[3], kali-ar., lach.[3], nux-m.[3], sec.[3], stram.[3], verat.[3]

black i. with despair and weary of life from fear of mortification or of loss of position[5]
f. noire avec désespoir et dégoût de la vie par peur de mortification ou de perdre sa situation
düstere G. mit Verzweiflung und Lebensüberdruß infolge Furcht vor Kränkung oder Verlust der Stellung
  calc., ign., puls., rhus-t., staph., sulph., verat.

break pins, she will sit and
casser des épingles, elle va s'asseoir et
zerbricht Nadeln, sie will sitzen und
  bell., calc.

burrows in ground with his mouth, like a pig[2]
creuse le sol, fouille avec sa bouche, comme un porc
wühlt in der Erde mit dem Mund wie ein Schwein
  stram.

business, from failure in
affaires, par échec dans ses
geschäftlichen Mißerfolg, durch
  cimic.[2, 7], **lil-t.**[2]

busy
occupée, affairée
geschäftige
  APIS, bell.[4], iod.[2], kali-br.

capricious[2]
capricieuse
launische
  raph.

chilliness, with
frissonnement, avec
Frösteln, mit
  calc., phyt.[2]

  and coldness of skin
  et peau froide
  und Kälte der Haut
    crot-h.

cheerful, gay[4]
gaie, joyeuse
fröhliche, lustige
  bell., cann-s., croc.[3, 4], cupr., ign.[3], mez., stram.[3], verat.

climacteric period, during
ménopause, pendant la
Klimakterium, im
  aster., cimic.[14], cycl.[2, 7], hipp.[2, 7], lach., **lil-t.**[2, 7], **puls.**, sep., **sulph.**[2, 7], ther., **verat.**[2, 7]

company, with desire for light and[2]
société, avec désir de lumière et de
Gesellschaft, mit Verlangen nach Licht und
  STRAM.

convulsions, with[2]
convulsions, avec
Konvulsionen, mit
  cupr., **hyos., stram., verat-v., zinc.**

crawls on the floor
rampe sur le plancher
kriecht auf dem Fußboden
  lach.

dancing, with[4]
danse, avec
Tanzen, mit
  bell., cic.[4, 14], hyos., ph-ac.

  and stripping himself[11]
  et se déshabille
  und Sichausziehen
    bell.

dictatorial[4, 5]
dictatorial
diktatorische
  LYC.

domestic calamity, after[2]
famille, après un grand malheur de
häuslichem Unglück, nach
  lach.

dresses in his best clothes
s'habille dans ses plus beaux habits
zieht seine besten Kleider an
  con.

drunk, as if[2]
ivresse, comme dans l'
betrunken, wie
  oena.

drunkards, in
ivrognes, chez les
Trinkern, bei
  ARS.[1, 5], ars-s-f.[1'], aur-ar.[1'], bell.[1, 5],
  calc., cann-i., carb-v., chin., **coff.,**
  crot-h., dig., hell., hep., **hyos., lach.,**
  merc., nat-c., **NUX-V., op.,** puls.,
  stram., sulph.

  delirium tremens

eat, refuses to[5]
manger, refuse de
essen, weigert sich zu
  bell., verat.

eats dung[7]
mange du fumier
ißt Mist
  merc.

  filth[4]
  crotte, de la
  Kot
    sulph.

   feces–licks–swallows/défèque-
   lèche–avale/Stuhl–leckt-
   schluckt

  refuse, only
  déchets, seulement des
  Abfall, nur
    meli.

envy, with[5]
envie, avec
Neid, mit
  LYC.

erotic
érotique
erotische
  ambr.[8], **APIS, BAR-M.,** bell.[4, 11],
  bufo[3], **calc-p.**[8, 12], camph.[12], **cann-i.**[8],
  canth.[1'-3, 12], ferul.[8], gins.[8], grat.[8],
  hyos., kali-br., lil-t.[8], lyss., manc.[8],
  murx.[8], nux-v.[12], orig., **phos.,**
  pic-ac.[8, 12], **PLAT., puls.,** rob.[8],
  sal-n.[8], **stram.**[1', 3, 4, 8, 12], **sulph.,**
  tarent., **VERAT.,** zinc.

  menses, after[2]
  menstruation, après la
  Menses, nach den
    kali-br.

escape, desire to[4]
fuir, désir de
entfliehen, Verlangen zu
  ars.[4, 5], bell.[4, 5], cupr., dig., nux-v.,
  op.[5], stram[5], verat.

  escape/fuir/entfliehen

face, with pale
visage, avec pâleur du
Gesichtsblässe, mit
   camph.², croc.², ⁴, merc.⁴, STRAM.²,
   verat.⁴

red, with⁴
rouge, avec
rotem Gesicht, mit
   aur-i.¹', calc., op., verat.

fanatics, of ¹'
fanatiques, des
Fanatiker, der
   aur-ar.

feet see stamps

foolish, ridiculous⁴
ridicule
alberne, lächerliche
   bell., cic., HYOS.², ⁴, merc., nux-m.,
   nux-v.

fortune, after gaining⁵
fortune, après avoir gagné une
Vermögens, nach dem Gewinn eines
   bell., caust., puls., stram., verat.

losing, after⁵
perdu sa, après avoir
Verlust seines, nach dem
   calc., ign., rhus-t., verat.

fright, from
frayeur, par
Schreck, durch
   ARS.⁵, BELL.⁵, ign., plat.

gluttony, with⁵
gloutonnerie, avec
Gefräßigkeit, mit
   chin., VERAT.

alternating with refusal to eat⁵
alternant avec refus de nourriture
abwechselnd mit Essensverweige-
   rung
      hyos., ip., stram., verat.

grief, from
chagrin, par
Kummer, durch
   ARS.⁵, BELL.⁵, cocc.², plat.²

haemorrhage, after
hémorrhagies, après
Blutungen, nach
   carb-v., chin., cupr., kreos., ph-ac.,
   sep., staph., verat.

haughty
hautaine
hochmütige
   hyos.³, lach.⁴, LYC.⁵, stram.³⁻⁵,
   VERAT.³

heat, with
chaleur fébrile, avec
Fieberhitze, mit
   ars.², bell., cact.³, ¹¹, chin.², hyos.⁴,
   kali-p.², stram., verat.

immobile as a statue
immobile comme une statue
unbeweglich wie eine Statue
   cham.⁴, fl-ac¹', hyos.⁴, ⁵

injuries to the head, from
blessures à la tête, par
Kopfverletzung, durch
   alco.¹¹, nat-s.

*confusion–injury/confusion–
   traumatisme/Verwirrung–
   Kopfverletzung*

insensibility, painlessness, with
   general⁵
insensibilité générale, indolence,
   avec
Unempfindlichkeit, Schmerzlosigkeit,
   mit allgemeiner
      HYDR-AC., hyos., stram.

insists see prayer

lamenting, moaning, only⁵
se lamente, gémit seulement
Jammern, Stöhnen, nur
   bell.⁴, hyos., stram.

laughing, with[4]
rire, avec
Lachen, mit
   op., sec., **stram.**, **tarent.**[2], **verat.**,
   verat-v.[2]

loquacious
loquace
Geschwätzigkeit, mit
   bell.[4], bry.[5], buth-a.[14], hyos.[4, 5],
   LACH.[4, 5], par.[3], **stram.**[3, 4, 11]

love, from disappointed[11]
amour, par chagrin d'
Liebe, durch enttäuschte
   tarent.

makes see purchases

malicious, malignant
méchante
boshafte
   agar.[4], cann-s.[4], **cupr.**, lyc.[4]

masturbation, from
masturbation, par
Masturbation, durch
   anan.[2], bufo, **cocc.**, **hyos.**, plb.[2]

megalomania[3, 6]
mégalomanie
Größenwahn
   cupr.[2, 3, 6], glon., **graph.**[2], **hyos.**,
   lach.[2, 3, 6], lyc., **phos.**[2], **plat.**[2, 3, 6],
   stram[2, 3, 6], sulph., **syph.**[7], **verat.**[2, 3, 6],
   verat-v.[2]

melancholy[5]
mélancolie
Melancholie
   ars.[8], **aur.**[8], bell., calc., caust.[8], cic.[8],
   hyos., **ign.**[4, 5], **kali-br.**[2], nux-v.[8],
   petr., ph-ac., **puls.**[5, 8], rhus-t.,
   staph., sulph., verat.

menses, during[3]
menstruation, pendant la
Menses, während der
   acon., **bell.**[2, 3], lach., plat., puls.,
   stram., verat.

copious, with
ménorrhagies, avec
reichlichen, mit
   sep.

suppressed, with
supprimée, avec
unterdrückten, mit
   ign., **puls.**

mental labor, from
intellectuel, par travail
geistige Anstrengung, durch
   hyos., **kali-p.**, **lach.**, **NUX-V.**[1, 5],
   phos.

mild[3]
douce
sanfte
   croc., verat.

mortification, from
mortification, par
Demütigung, durch
   bell.[4], **lach.**[5], **NUX-V.**[4, 5], plat.[5],
   puls.[4], **staph.**[5]

neuralgia, with disappearance of
névralgie, après la disparition de
Neuralgie, nach Verschwinden der
   cimic., **nat-m.**

noisy
bruyante
lärmende
   chlor.[2], verat.[3]

obstinate in[2]
opiniâtre dans la
eigensinnig bei
   dig., nux-v.

pain, from intolerable[2]
douleurs intolérables, par des
Schmerzen, durch unerträgliche
   ACON., colch., hyper., VERAT.[2, 16]

paralysis, with[7]
paralysie, avec
Lähmung, mit
   ars., kali-br.[12], **lach.**, phos.[12]

paroxysmal
paroxysmale
anfallsweise
   bell., cic.², **dig.**, gels., kali-i.,
   nat-m.², nat-s., phos., stram.¹',
   tarent.

passes see feces

periodical
périodique
periodisch auftretende
   con., nat-s., **plat., tarent.**¹, ⁷

persecution mania⁵
persécution, manie de la
Verfolgungswahn
   ARS., calc., caust., lach.,
   sulfonam.¹⁴, verat.

delusions–pursued/imaginations–
  poursuivi/Wahnideen–verfolgt
  fear–pursuit/peur–poursuivi/
  Furcht–Verfolgung

perspiration, fits of i. with following
transpiration, accès de f. suivi de
Schweißausbruch, Anfälle von G. mit
   nachfolgendem
   cupr.

position, from fear to lose the⁵
position, par peur de perdre sa
Stellung zu verlieren, aus Furcht,
   seine
   calc., ign., puls., rhus-t., staph.,
   sulph., verat.

prayer at the tail of his horse,
   insists upon saying his
prière sur la queue de son cheval,
   insiste pour faire sa
Gebet am Schwanz seines Pferdes zu
   sagen, besteht darauf, sein
   euph.

   raising hands and kneeling as in
      p.¹¹
   élève ses mains et s'agenouille
      comme pour prier
   hebt Hände empor und kniet wie
      im G.
      ars.

pregnancy, in¹
grossesse, pendant la
Schwangerschaft, in der
   bell.², ⁴, cimic., hyos.⁸, **stram.**²

puerperal
puerpérale
Kindbett, im
   agn.³, ⁶, ⁸, **aur.,** bar-c., **bell.,** bry.⁵,
   camph., cann-i.⁶, ⁸, cann-s.³,
   canth.³, ⁶, **chlol.**², cic.³, ⁶, **cimic.,**
   crot-h., cupr., cupr-a.², ferr-p.¹',
   hyos., kali-bi.², kali-br., kali-c.,
   kali-p.¹², **lyc.,** nat-m.³, **nux-v.**², ³, ⁶,
   petr.², phos.³,⁶, **plat., puls., sec.**³,⁶,⁸,
   senec.³, ⁶, ⁸, ¹², **stram., sulph.**²,
   thyr.¹⁴, verat., verat-v., zinc.

   escape–mania/fuir–manie/
      entfliehen–Puerperalmanie

pulse, with frequent⁴
pouls fréquent, avec
Puls, mit schnellem
   ars., crot-h., cupr., **cupr-a.**²

purchases, makes useless
achats inutiles, fait des
Einkäufe, macht nutzlose
   con., **nux-v.**²

putting his tongue out, clicking,
   distortion of face, with⁴, ⁵
tirant la langue, la faisant claquer,
   distorsion de la face, en
Herausstrecken der Zunge, Schnalzen,
   Verzerren des Gesichtes, mit
   bell.

rage¹'
Raserei
   ars-s-f.¹'

roving–senseless/erre–insensé/
   streift–sinnlos

religious⁶
religieuse
religiöse
   anac.¹', **ars.**¹, ⁶, aur.², ⁶, aur-ar.¹',
   bell., croc., **hyos., kali-br.**², ⁶,
   lach.¹'⁻⁴, ⁶, lil-t.¹', lyc.¹', ⁶, merc.,
   nat-c.¹', nux-v., **plat.**², ⁶, **puls.**¹', ², ⁶,
   STRAM.², ⁴⁻⁶, **sulph.**², ⁶, **verat.**¹', ², ⁴⁻⁶

*religious–fanaticism–melancholia/
religieuses–fanatisme–mélan-
colie/religiöse–Fanatismus–
Melancholie*

reproaches others[5]
reproches, fait des
tadelt andere
LYC.

restlessness, with[5]
agitation, avec
Ruhelosigkeit, mit
ars.[4, 5, 11], bell., bry., canth.[4], chin.,
hyos.[4, 5], merc.[4], nux-v.[4, 5], puls.,
stram.[4, 5], verat.

legs, of[1]
jambes, des
Beine, der
TARENT.

secretive[11, 16]
réservée
Verschlossenheit, mit
dig.

sexual excesses, from[2]
sexuels, par excès
sexuelle Exzesse, durch
anan., **lach.**[5], lil-t., **phos.**, staph.[5]

shy[3, 4]
timide
scheue
agar.

signs, writes unintelligible[11]
signes incompréhensibles, écrit des
Zeichen, schreibt unverständliche
ars.

silent
silencieuse
stille
verat.[4], **verat-v.**[2]

sleeplessness, with
insomnie, avec
Schlaflosigkeit, mit
bell.[5, 7], cocc.[2], hyos.[5, 7], nux-m.[4],
op.[4], tarent.[2], stram.[2]

split his head in two, will[11]
couper sa tête en deux, veut
spalten, möchte sich den Kopf
naja

staring of eyes[4]
fixe, avec un regard
starren Augen, mit
bell.[2, 4], camph.[2], crot-t., stram.

strength increased, with
force découplée, avec
Körperkraft, mit vermehrter
agar., bell., canth., cori-r., hyos.,
stram., TARENT.

stamps the feet
frappe du pied
stampft mit den Füßen
ant-c., stram.[5], verat.

suicidal disposition, with[4]
suicide, impulsion au
Selbstmord, Neigung zum
ars., hyos., verat.

suppressed eruptions, after
supprimées, après éruptions
unterdrückten Hautausschlägen, nach
bell., **caust., hep.**[2], stram., **sulph.,**
zinc.

syphilis, in[2]
syphilis, dans la
Syphilis, bei
anag.

threatens destruction and death
menace de destruction et de mort
droht mit Tod und Zerstörung
TARENT.[1]

threatening/menaçant/droht

touched, will not be
touché, ne veut être
berührt werden, will nicht
   thuj.

travel, with desire to⁵
voyager, avec désir de
reisen, mit Verlangen zu
   bell., bry., chin., hyos., nux-v.,
   puls., stram., tub.¹ʹ, verat.

travel/voyager/reisen

wantonness, with
gaieté exuberante, avec
Mutwillen, Ausgelassenheit, mit
   bell.⁴, cupr., **hyos.**, merc.⁴, mez.⁴,
   stram., verat.

weeping, with⁴
pleurs, avec
Weinen, mit
   cann-s.³, merc., stram.

INSECURITY mental
INSÉCURITÉ mentale
UNSICHERHEIT, geistige
   aml-n.², anh.⁹, **bry.**¹¹, cann-s.³, cham.³,
   sumb.¹¹

INSOLENCE
INSOLENCE
UNVERSCHÄMTHEIT
   anac.⁵, bell., calc.⁵, **canth., graph.,**
   hyos., lac-c., lach.⁵, **LYC.,** lyss.,
   nat-m.⁵, nit-ac., **nux-v.,** pall., **petr.,**
   phos., **PLAT.,** psor., spong.¹¹, staph.⁵,
   stram., **VERAT.**¹, ⁷

impertinence/impertinence/Frechheit
rudeness/grossièreté/Grobheit

   afternoon
   après-midi
   nachmittags
      canth.

children, in¹²
enfants, chez les
Kindern, bei
   sacch.

servants to chiefs, of⁵
domestiques envers leurs maîtres, des
Angestellten gegen Vorgesetzte, von
   lyc., nat-m.

INTERRUPTION agg. mental
   symptoms³ ✷
INTERRUPTION agg. symptômes
   mentaux
UNTERBRECHUNG agg. geistige
   Symptome
   colch., culx.¹ʹ, staph., verat.

INTOLERANCE⁵
INTOLÉRANCE
UNDULDSAMKEIT
   ars., bar-c., caust., con., merc.¹¹, psor.⁷

   afternoon¹¹
   après-midi
   nachmittags
      ferr-p.

ailments, of¹¹
douleurs, de
Beschwerden gegenüber
   nux-v.

hindrance, of¹¹
obstacles, d'
Hindernissen, gegenüber
   ferr-p.

interruption, of¹¹
interruption, d'
Unterbrechung, Störung gegenüber
   cham., cocc.

noise, of¹¹
bruits, de
Geräuschen gegenüber
   am-c., bell., chin., ign., ptel.

sensitive–noise/sensible–bruits/
empfindlich–Geräuschen

spoken to, of being[11]
parle, qu'on lui
angesprochen zu werden
cham.

spoken to/parle/angesprochen

vexation of[11]
contrarieté, de
Ärger gegenüber
ferr-p.

INTRIGUER[5]
INTRIGANT, finassier
INTRIGANT
ars., bell., hyos., lach., verat.

INTROSPECTION
INTROSPECTION
SELBSTBETRACHTUNG
acon.[3], alum., am-m.[3], **anh.**[9, 10], arn.[3],
aur., bell., bism.[3], bov., cann-i.[11],
canth.[3], caps.[3], carb-an., carl.[11], caust.,
cham., **chin.**[1, 5], cic.[11], clem., **COCC.**,
cycl., dig., dros.[3], euph., euphr.[3],
hell., hyos.[3], **IGN., indg.**[2], **ip.**, lil-t.[1'],
lyc.[3], mag-m., meny.[3], mez., mur-ac.,
nux-v., ol-an.[3, 11], olnd.[3], op.[3], phel.[11],
plb.[3], **PULS.**, rheum.[3, 11], sabad.[3],
sars., **sep.**[2], stann., staph.[3, 5], stram.[3],
sulph., verat.[3, 5], viol-o.[11], viol-t.[3]

absorbed/absorbé/Gedanken ver-
  sunken
brooding/broye du noir/brütet
dwells/rumine/verweilt
sits–wrapped/s'asseye–plongé/sitzt–
  versunken

morning[11]
matin
morgens
  nat-c.

forenoon
matinée
vormittags
  phos.

afternoon
après-midi
nachmittags
  hell.

night[11]
nuit
nachts
  camph.

eating, after[11]
mangé, après avoir
Essen, nach dem
  aloe, ferr-ma.

IRONY[9, 10]
IRONIE
IRONIE
  anh.

satire, desire for[5, 11, 12]
satires, désir de
Satire, Lust an
  lach.

IRRESOLUTION, indecision
IRRÉSOLUTION, indécision
UNENTSCHLOSSENHEIT
act-sp., **agar., alum.**, alum-p.[1'],
alum-sil.[1'], alumn., am-c., **anac.**, ang.,
anh.[9, 10], apis, **aran-ix.**[10], **arg-n.**, arn.,
ars., ars-i., asaf., aur., aur-ar.[1'],
aur-i.[1'], aur-s.[1'], **bar-a.**[11], **BAR-C.**[1, 7],
bar-i.[1'], **bar-m.**, bism., bry., bufo[5],
bufo-s., buth-a.[9, 14], cact., **calc.**,
calc-ar.[1'], calc-f., calc-i.[1'], calc-p.,
calc-s., **calc-sil.**[1', 8], camph.,
cann-i., cann-s., canth., **carbn-s.**,
caust., cench.[1'], cham., chel., chin.,
chin-s., **chlol.**, cimic.[14], cina, clem.,
coca, **cocc.**, coch.[2, 11], coff., coll.,
con., cortico.[9, 14], crot-h.[2], cupr., **cur.**,
daph., dig., dros., dulc., ferr., ferr-ar.,

ferr-i., ferr-m.⁴, ¹¹, ferr-ma., **graph.,**
grat., guare., guat.⁹, ¹⁴, **HELL.,** hyos.,
IGN., iod., **ip.,** kali-ar., kali-br.,
kali-c., kali-m.¹', kali-p., kali-s.,
kali-sil.¹', kiss.¹¹, lac-c.¹', ⁷, lac-d.,
LACH., laur., led., **lyc.,** lyss., **m-arct.⁴,**
m-aust.⁴, mag-m., mand.¹⁰, mang.,
merc., mez., mur-ac., **naja,** nat-c.,
nat-m., nat-sil.¹', nit-ac., **nux-m.,**
nux-v., ONOS., OP., pall., **PETR.**¹, ⁵,
phos., pic-ac., plat., plb., **psor., puls.,**
rauw.⁹, rheum, rhus-r., ruta, sanic.,
santin.¹¹, seneg., **sep., sil.,** spig.,
stann.⁵, staph.⁵, sul-ac.¹', **sulph.,** tab.,
tarax., tarent., thuj., zinc., zinc-p.¹'

confidence–self/confiance–soi/
  Selbstvertauen
discouraged–irresolution/
  découragé–irrésolution/
  entmutigt–Unentschlossenheit
fear–undertaking/peur–entreprendre/
  Furcht–unternehmen
postponing/remettant/verschiebt
timidity/pusillanimité/Zaghaftigkeit

morning
matin
morgens
  des-ac.¹⁴, nat-c.¹⁶, pall.

afternoon
après-midi
nachmittags
  hyos.

evening
soir
abends
  calc., ferr-p.¹¹, m-arct.⁴, **puls.**

acts, in
actes, dans les
Handlungen, in seinen
  BAR-C., chin., lyc., nat-c., nux-m.,
  ONOS., tarent.

air, am. in open⁴
air, am. en plein
Freien, am. im
  asaf.

anxious⁵
anxieuse
ängstliche
  graph.

changeable⁴
changeable
wankelmütige
  asaf., bism., cann-s., ign., led.,
  m-aust., nux-v., op., plat., sil.,
  thuj.

debility, in nervous², ⁷
débilité nerveuse, dans la
Schwäche, bei nervöser
  cur.

ideas, in
pensées, dans ses
Gedanken, in seinen
  m-aust.⁴, nat-m., sulph., tarent.

indolence, with⁴
paresse, avec
Faulheit, mit
  puls., tarax.

marry, to⁵
marier, à se
Heirat, zur
  carb-v., ign., lach., nat-m., nux-v.,
  phos., plat., sil., staph., verat.

projects, in
projets, dans les
Planen, im
  ars.⁴, asaf.⁴, **BAR-C.,** bufo-s., cact.,
  cham., **nux-m.⁴,** rhus-r.

sleepiness, with⁴
somnolence, avec
Schläfrigkeit, mit
  hyos.

trifles, about
futilités, pour des
Kleinigkeiten, in
  ars.², ⁷, **BAR-C.,** lyc., lyss.

waking, on¹¹
réveil, au
Erwachen, beim
  lyc.

IRRITABILITY
IRRITABILITÉ
REIZBARKEIT

abies-c., abrot., absin.⁸, ¹¹, **acet-ac.,
ACON.,** act-sp., adlu.¹⁴, **aesc., aeth.,
agar., ail.,** alco.¹¹, allox.⁹, **aloe,
ALUM.,** alum-p.¹ˊ, am-c., am-caust.¹¹,
am-m.¹, ambr., amn-l.⁹, **anac.,** anan.,
ang., anh.⁹, ¹⁰, **ANT-C.,** ant-o.¹¹, **ant-t.,**
ap-g.⁸, **APIS,** aran.¹⁴, aran-ix.⁹, ¹⁰, ¹⁴,
arg-m., arg-n., arn., ARS.¹, ⁵, ars-s-f.¹ˊ,
ars-i., art-v., arum-t., **asaf., asar.,**
asc-t.², aspar., aster., atro.¹¹, **AUR.,**
aur-ar.¹ˊ, aur-i.¹ˊ, aur-m., **aur-s.**¹ˊ,
bar-a.¹¹, **bar-c.,** bar-i.¹ˊ, bar-m., bar-s.¹ˊ,
BELL., bell-p.¹⁰, ¹⁴, ben-n.¹¹, berb.,
bism., bol-la.², ¹¹, bond.¹¹, **bor., BOV.,**
brach.², ¹¹, brom., **BRY.,** bufo, but-ac.⁸,
buth-a.¹⁰, cact., cadm-met.⁹, ¹⁰, ¹⁴,
cadm-s., calad., **CALC.,** calc-ar.¹,
calc-br.⁸, ¹², calc-f.⁹, ¹⁴, calc-i.¹ˊ,
calc-p., CALC-S., calc-sil.¹ˊ,
calen.², ⁴, ¹¹, camph., **camph-br.**⁸,
cann-i.¹¹, cann-s., **canth., caps.,
carb-ac.,** carb-an., **CARB-V.,
CARBN-S.,** carc.⁹, card-m., **carl.,**
cast., caste.¹⁴, **caul., CAUST.,** cedr.³, ⁶,
cench.¹ˊ, cere-b.¹¹, cere-s.¹¹, **CHAM.,**
chel., **chin., chin-ar.,** chin-s., chion¹¹,
chlol., chlor., chlorpr.¹⁴, cic., cimic.,
cimx., **cina,** cinnb., **clem.,** cob-n.¹⁰,
coc-c., coca, **cocc., coff., colch.,
coloc., con.,** cop., cor-r., cori-r.¹¹,
corn., cortico.⁹, ¹⁴, cortiso.⁹, ¹⁰, ¹⁴,
crat.⁶, **croc., crot-h.,** crot-t., cub.¹²,
cupr., cupr-a.², cupr-ar.¹¹, cupr-s.,
cycl., cyn-d.¹⁴, cyna.¹⁴, cyt-l.⁹, ¹⁰, daph.,
der., des-ac.¹⁴, **dig.,** dign.¹¹, dios.,
dor.¹¹, dros., **dulc.,** elaps, equis.¹¹,
euon., eup-per.³, ⁶, euphr., eupi., fago.,
fel.¹¹, **ferr.,** ferr-ar., ferr-i., ferr-p.,
fl-ac., form.¹¹, gal-ac.¹¹, **gamb., gels.,**
gran., **GRAPH.,** grat., guaj., guat.⁹,
ham., hell., **helon., HEP.,** hipp.,
hip-ac.⁹, ¹⁴, hir.¹⁰, hist.⁹, ¹⁴, hura¹¹,
hydr., hydr-ac., hydroph-c.¹⁴,
hyos.¹ˊ, ², ⁷, ⁸, ¹¹, ¹², **hyosin.**⁸, hyper.,
iber.², ⁷, ⁸, ¹¹, ¹⁴, ign., **indg.,** indol.⁸,
IOD.¹, ⁵, **ip.,** iris, jatr., kali-ar.,
kali-bi., kali-br.², **KALI-C.,** kali-chl.³,
kali-f.¹¹, **KALI-I.,** kali-n., **kali-p.,
KALI-S.,** kali-sil.¹ˊ, kalm., kiss.¹¹,
kreos., kres.¹⁰, ¹⁴, **lac-c.,** lac-d., **lach.,**
lachn., lact., laur., **lec., led.,** lept.¹¹,
LIL-T., linu-c.¹¹, lipp.¹¹, ¹², lon-p.¹²,
luf-op.¹⁰, **LYC.,** lycpr.⁴, **lycps.** ², ¹²,
lyss., m-arct.⁴, m-aust.⁴, macro.¹²,
MAG-C., mag-f.¹⁰, ¹⁴, mag-m.,
mag-s.², ⁴, ⁹, ¹⁰, ¹⁴, manc., mand.⁹, ¹⁰, ¹⁴,
mang., med., meli., menis.¹¹, meph.,
merc., merc-c., merc-i-r., merl., **mez.,**
mill.¹¹, mim-p.¹⁴, morph.⁸, mosch.,
mur-ac., murx., myric., nabal.¹¹, naja,
nat-ar., **NAT-C., NAT-M.,** nat-p.,
nat-s., nep.¹⁰, ¹³, ¹⁴, nicc., nid.¹⁴,
NIT-AC., nit-s-d.⁴, nitro-o.¹¹, nux-m.,
NUX-V., oci.¹¹, oena.¹¹, ol-an., **olnd.,**
onop.¹⁴, **op.,** orig.¹¹, osm., ox-ac.¹¹,
paeon.¹¹, palo.¹⁴, **pall.,** par., ped.¹¹,
pers.¹⁴, **PETR.,** phel., **PH-AC., PHOS.,**
phys.¹¹, **phyt.,** pic-ac., plan., **PLAT.,**
plect., plb.¹¹, ¹², podo.¹², prot.¹⁴,
prun., **psor.,** ptel., **PULS.,** puls-n.¹¹,
pyrog.¹ˊ, ³, ⁶, rad.⁸, **RAN-B.,** ran-s., rat.,
rauw.⁹, ¹⁴, rheum, rhod., **RHUS-T.,**
rhus-v., rumx., **ruta, sabad.,** sabin.,
sacch.¹¹, sal-p.¹¹, **samb.,** sang., sanic.,
santin.¹¹, sapin.¹¹, sarcol-ac.¹⁴,
saroth.⁹, ¹⁰, ¹⁴, **sars.,** sec.⁸, ¹¹, ¹², sel.,
senec.³, seneg., **SEP., SIL.,** sin-n.,
sol-m.¹², sol-t-ae.¹¹, ¹², **spig.,** spong.¹,
squil., **stann., STAPH., stram.,**
stront-c., **STRY., SUL-AC.,** sul-i.¹ˊ,
sulfa.⁹, sulfon.⁸, sulfonam.¹⁴, **SULPH.,
sumb.**², ³, ⁸, syph.⁷, ⁸, tab., tarax.,
tarent., tell., tep., teucr., thea, thal.¹⁴,
THUJ., thymol.⁸, thyr.³, til., tril.,
trios.¹⁴, **tub.,** upa.¹¹, uran., ust., vac.,
valer., **verat., VERAT-V.,** verb.¹, vib.,
vinc., viol-o., **viol-t.,** vip.¹¹, vip-a.¹⁴,
visc.⁹, ¹⁴, voes.¹¹, x-ray⁹, ¹⁴, yuc.⁶, ¹¹,
ZINC., zinc-m.¹¹, zinc-p.⁸, zinc-val.⁸,
ziz.⁹, ¹¹

*anger/colère/Zorn
contrary/récalcitrant/widerspenstig
discouraged–irritability/découragé–
    irritabilité/entmutigt–Reizbarkeit*

daytime
journée, pendant la
tagsüber
    am-c., anac., ant-c., bism., calc.,
    carb-v., caust., cycl., dulc., ip.,

iris, kreos., lyc., mag-c., merc.,
merc-c., nat-c., nat-m., petr., phel.,
phos., plat., puls., sars., sep.,
stann., staph., sul-ac., sulph., verb.,
viol-t., zinc.

morning
matin
morgens
am-c., am-m., ant-c., ant-t., bov.,
calad., **calc.**, calc-sil., canth.,
carb-an., carb-v., **carbn-s.**, cast.,
cham., chin., chlol., cob-n.^{10}, cocc.,
con., cycl., erig.^{10}, graph., grat.,
hipp., **iber.**$^{2, 7}$, kali-ar., kali-c.,
kali-p., kali-s., kali-sil.$^{1'}$, kalm.,
kreos., **lach.**, mag-c., mag-m., **mang.**,
merc-i-r., myric.^{11}, nat-c.^{4}, **nat-m.**,
nat-p., **nat-s.**, nicc., nit-ac., nux-v.,
petr., phos., plat., psor., sabad.,
sang., sars., seneg., sep., sil.,
spong.^{4}, **STAPH.**, stram., sul-ac.,
sulph., tarax., thuj., **til.**, verat.,
zinc., zinc-p.$^{1'}$

7 h
calad., sep.

rising, after
levé, après s'être
Aufstehen, nach dem
arg-n.^{11}, calc., canth., **carl.**^{11},
cham.^{16}, coff., hep., mag-m.,
nat-s., phos., sulph.

stool, before^{11}
défécation, avant la
Stuhlgang, vor dem
calc.

waking on
réveil, au
Erwachen, beim
agar., ant-t., arg-n., ars.,
ars-s-f.$^{1'}$, **bell.**, bov., bry.,
bufo, camph., carb-an., cham.,
coca, cycl.^{7}, con., cupr., gamb.,
iris, jatr., kali-ar., **kali-c.**,
kali-p., kali-s., lil-t., **LYC.**,
mag-m.^{1}, **merc-i-r.**, mez., nat-m.,
nat-s., nit-ac., nux-v., petr.,

ph-ac., phos.^{16}, plat., plb., **puls.**,
rhus-t., sul-ac., **sulph.**, thuj.,
TUB.^{7}

children, in^{7}
enfants, chez les
Kindern, bei
chin.

forenoon
matinée
vormittags
aeth., am-c., am-m., ant-c.^{16}, ant-t.,
arg-m., carb-an., carb-v., caust.,
cinnb., grat., hipp., lil-t.^{11}, mag-c.,
mag-m., **mang.**, nat-m., nat-p., nicc.,
phos., plect.^{11}, ran-b., seneg., sil.,
verat.

noon
midi
mittags
am-m., aster.^{11}, cinnb.^{11}, kali-c.,
nat-c.^{4}, nat-m., rumx., teucr., zinc.

am.
aeth.

afternoon
après-midi
nachmittags
aeth., aloe, alum., anac., ant-t.,
bor., bov., calc-s.^{11}, cann-i.^{11},
cann-s., cast., chel., colch., **con.**,
cycl., elaps, graph., hydr-ac., ign.,
iod., lil-t., mag-c., mang., merc-c.,
mur-ac., nat-m., nit-ac., op., ox-ac.,
plb., ruta, sang., sars., sumb.,
thuj., zinc.

14 h^{11}
mez.

16 h
bor.

17 h^{11}
paeon.

17–18 h
con.

evening
soir
abends
   aesc., aloe, am-c., am-m., ant-c.,
   ant-t., bar-c., bar-m., bar-s.¹', bov.,
   cain., **calc., calc-s.,** calc-sil.¹',
   canth., carbn-s., cast.¹, **con.,** cycl.,
   dios., fago., ign., indg., jug-r.,
   kali-c., kali-m.¹', kali-p., **kali-s.,**
   kali-sil.¹', kalm., lach.⁴, lil-t., **lyc.,**
   lyss., mag-c., mag-m., mill.¹¹,
   mur-ac., nabal.¹¹, **nat-c.,** nat-m.,
   nat-sil.¹', nicc., ox-ac., pall., phos.,
   plan., psor.¹¹, **puls.,** ran-b., sil.,
   spig., **SULPH.,** sumb., trios.¹⁴,
   ZINC., ZINC-P.¹', zing.², ⁷

am.
   aloe, am-c., bism., calc., mag-c.,
   nat-m., nicc., verb., viol-t., zinc.

bed, in¹¹
lit, au
Bett, im
   upa.

night
nuit
nachts
   anac., anthraci., bor., camph.,
   cham., chin., coloc.⁶, lyc., phos.,
   pic-ac.¹¹, **RHUS-T.,** sabad.

22–2 h¹¹
   thea

babies, in sick²
bébés malades, chez des
Säuglingen, bei kranken
   psor.

retiring, after
couché, après s'être
Hinlegen, nach dem
   bufo, cinnb.

visions, with frightful²
visions effroyables, avec des
Visionen, mit furchtvollen
   camph.

waking, on
réveil, au
Erwachen, beim
   lyc., **psor.**

abortion, in²
avortement, dans l'
Abort, bei
   caul.

   threatened, in²
   menaçant, dans
   drohendem, bei
      cham.

absent persons, with.
personnes absentes, avec des
Abwesende, über
   aur., fl-ac., kali-cy., lyc.

after-pains, in²
douleurs post partum, au cours des
Nachwehen, bei
   nux-v.

   i.–parturition/i.–accouchement/
   R.–Entbindung

air, in open
air, en plein
Freien, im
   aeth., am-c., arn., bor., calc., **con.,**
   kali-c., mur-ac., nux-v., plat., puls.,
   rhus-t.

am.
   anac., calc., coff., ign., mag-c.,
   rhus-t., stann.

alone, when
seul, étant
allein, wenn
   cortico.¹⁰, phos.

   wishes to be²
   désire être
   wünscht, zu sein
      bry.

alternating with cheerfulness
alternant avec gaieté
abwechselnd mit Fröhlichkeit
   ant-t., ars., **aur.,** aur-ar.¹', bor.,
   caust., chin., cocc., croc., cycl., lyc.,
   merc., merc-c., nat-c., nat-m., plat.,
   sanic., spig., spong., **stram.**⁴,
   sul-i.¹', tell.¹⁴, zinc.

cares³, ⁴, ⁷
soucis
Sorgen
   ran-b.

cowardice³, ⁷
lâcheté
Feigheit
   ran-b.

hypochondriac mood during day,
   merry in evening
humeur hypocondriaque le jour
   et gai le soir
hypochondrisch am Tage,
   abends vergnügt
   sulph., viol-t.

indifference
indifférence
Gleichgültigkeit
   asaf., bell., carb-an., colch.¹⁴,
   sep., ziz.²

jesting⁴
plaisanterie
Spaßen
   cocc.

remorse⁴
remords
Reue
   mez.

sadness
tristesse
Traurigkeit
   ambr., asar.¹⁴, zinc.

tenderness
tendresse
Zärtlichkeit
   plat.

timidity⁴
timidité
Schüchternheit
   ran-b., zinc.

tolerance¹⁴
tolérance
Toleranz
   nid.

weeping
pleurs
Weinen
   aur.⁶, bell.

anxiety, with²
anxiété, avec
Angst, mit
   NUX-V.

aroused, when
réveille, quand on le
weckt, wenn man ihn
   nux-m., op., sil.¹'

breakfast, before
petit déjeuner, avant le
Frühstück, vor dem
   nat-p.

   after
   après le
   nach dem
      con.

burning in right lumbar-region,
   from¹⁶
brûlure dans la région lombaire
   droite, par
Brennen in der rechten Lumbalgegend, durch
   nit-ac.

business, about
affaire, dans une
geschäftlichen Angelegenheiten, bei
   bor.⁴, ip., nat-m.

   important, in an
   importante, dans une
   wichtigen, bei
      bor.¹

**children, in
enfants, chez les
Kindern, bei**
abrot., ant-c., ant-t., ars., benz-ac., bor., calc-br.¹², **calc-p., CHAM.,** chin.⁷, **CINA,** cupr.⁷, dulc.⁶, graph., **iod.,** ip.⁷, lyc., **MAG-C.,** puls., rheum⁶, sanic., sep., **sil.,** staph.⁶,⁷, **tub.**⁷, zinc.

cross all day, good all night⁷
contrariants le jour, mais charmants la nuit
verdrießlich tagsüber, nachts brav
   lyc.

good all day, cross all night⁷
charmants le jour, contrariants la nuit
brav tagsüber, nachts verdrießlich
   jal.

pushes nurse away³,⁶
repousse l'infirmière
stößt die Pflegerin weg
   lyc.

sick, when⁷
malade, étant
krank, wenn
   lyc.

sleepless day and night⁷
ne peuvent dormir ni jour ni nuit
schlaflos Tag und Nacht
   psor.

shriek by touch²
crient dès qu'on les touche
schreien bei Berührung
   ANT-T.

**children, towards¹¹
enfants, envers les
Kindern, gegenüber**
   kali-i.

**chill, during
frissons, pendant les
Fieberfrost bei**
acon., alum., anac., arn., **ars.,** ars-s-f.¹′, aur., aur-ar.¹′, bell., bor., bry., **CALC.,** calen., camph., **CAPS.,** carb-v., cast., **caust.,** cham., chin., chin-ar., cimx., cocc., coff., **CON.,** cycl., gels., hep., hyos., **ign.,** kali-ar., kreos., **LYC.,** m-aust., mag-c., merc., mez., nat-c., **nat-m., nit-ac., nux-v., petr.,** plan., phos., **PLAT.,** puls., **RHEUM, rhus-t.,** sabad.¹, sep., sil., **spig.,** staph., **sulph.,** teucr., thuj., verat.

climacteric period, during
ménopause, pendant la
Klimakterium, im
   psor.⁷, sel.⁸

coffee, after
café, après
Kaffee, nach
   calc-p.

coition, after
coït, après le
Koitus, nach
agar., bov., calad., **CALC.,** calc-s., calc-sil.¹′, **chin.,** dig., graph., **kali-c.,** kali-p., **kali-sil.**¹′, mag-m., **nat-c.,** nat-m., nat-sil.¹′, nit-ac., nux-v., **petr.,** ph-ac., **phos.,** sel.¹,⁷, **SEP., SIL.,** staph., thuj.⁷

am.³,⁷
   tarent.

cold, after taking¹⁶
refroidissement, après avoir pris un
Erkältung, nach einer
   calc.

consolation agg.
consolation agg.
Trost agg.
   bell., cact., calc., **calc-p.,** calc-sil.¹′, chin., hell., **IGN.,** kali-c., kali-sil.¹′, lil-t., lyc., merc., **NAT-M., nit-ac.,** nux-v., **plat.,** sabal.⁷, **SEP., SIL.,** staph.

consolation/consolation/Trost

contradiction, at slightest[2, 7]
contradiction, par la moindre
Widerspruch, beim geringsten
   IGN.

*anger–condradiction/colère–
contradiction/Zorn–Widerspruch*

conversation, from
conversation, par la
Unterhaltung, durch
   ambr., plect.[11]

convulsion, before
convulsions, avant
Konvulsionen, vor
   art-v., aster., lach.

cough, from[2]
toux, par la
Husten, durch
   cina

   whooping cough, in[2]
   coqueluche, au cours de la
   Keuchhusten, bei
      bry., **cupr-a.**

dentition, during
dentition, pendant la
Zahnung, während der
   calc., calc-p., **CHAM.**[1, 7], cina,
   kreos., **RHEUM**[2, 7]

diabetes, in[2, 7]
diabète, dans le
Diabetes, bei
   helon., lycps.

dinner, before
déjeuner, avant le
Mittagessen, vor dem
   phos.

   during
   pendant le
   beim
      teucr.

after
après le
nach dem
   am-c., cham.[16], coc-c., **hydr.**,
   mill., **nat-c.**, teucr., til.

disturbed, when
dérange, quand on le
stört, wenn man ihn
   graph.[4, 11,] op.[11]

disturbed/dérangé/gestört

drinking wine and coffee, while[11]
buvant du vin et du café, en
Trinken von Wein und Kaffee, beim
   chlor.

easily[7]
facilement
leicht gereizt
   psor.

eating, during
mangeant, en
Essen, beim
   chlor.[2], teucr.[4]

   after
   après avoir mangé
   nach dem
      aeth., am-c., am-m.[4], ambr., arn.,
      ars., **bor., bry.,** carb-v., cham.,
      chlor., con., graph., **hydr.**[2], iod.,
      kali-c., kali-i., merc., merc-sul.,
      nat-c., nat-m., nux-v., plat., **puls.,**
      teucr., thuj.

   am.
      am-c., am-m., kali-bi., nat-s.,
      phos.

   to satiety[16]
   à satiété
   bis zur Sättigung
      merc.

emission see pollutions

epilepsy, before[2]
épileptique, avant accès
epileptischem Anfall, vor
   art-v., lach.

IRRITABILITY / IRRITABILITÉ / REIZBARKEIT

excited, when
excité, quand il est
erregt, wenn
   arg-n., chin.

exertion, from
exercice, par l'
Anstrengung, durch
   sep., sulph.

   mental, from
   intellectuel, par l'
   geistige, durch
      pic-ac.$^{1'}$, sapin.^{11}

expression, from unintelligible^{11}
expression incompréhensible, par
Ausdrucksweise anderer, wegen
   unverständlicher
   sol-t-ae.

family, to her$^{1'}$
famille, envers sa
Familie gegenüber, seiner
   thuj.

forgetful, because^{9}
oublieux, parsqu'
vergeßlich, weil
   carc.

grief, from
chagrin, par
Kummer, durch
   kali-br.^{2}, mag-c.^{6}

haemorrhoids, with^{2}
hémorroïdes, avec
Haemorrhoiden, mit
   apis, **NUX-V.**

headache, during
maux de tête, pendant les
Kopfschmerzen, bei
   acet-ac.$^{1, 7}$, acon., aeth., **am-c.**,
   am-m., ant-c., **anac., ars.,** bell.,
   bov., bry., calc., calc-i.$^{1'}$, calc-p.,
   calc-sil.$^{1'}$, **chin.**^{7}, **chin-ar.**^{2}, chin-s.,
   coca, con., cycl., dulc., graph.,
   helon., hipp., ind., iod., kali-ar.,
   kali-c., kali-p., **kreos., lac-c.**, lach.,
   lachn., laur., lyss., mag-m., **mag-p.**,
   mang., meph., merc., **mez.,** nat-m.,
   nux-v., nicc., op., pall., **phos.,** plat.,
   sang.$^{2, 7}$, sil., spong., stann., **SYPH.**,
   teucr.^{4}, thuj., vip., zinc., zinc-p.$^{1'}$

heat, during
chaleur fébrile, pendant la
Fieberhitze, bei
   acon., anac., aran.$^{2, 7}$, **ars.,** atha.^{4},
   bry., carb-v., caust., **cham.,**
   chim-m.$^{2, 7}$, **ferr.,** hep.^{4}, ip.^{2}, lach.,
   m-arct.^{4}, mosch., **NAT-C., nat-m.,**
   nux-v., petr., ph-ac., phos., plan.,
   psor., puls., rheum, staph., **sulph.**^{2},
   ust.$^{2, 7}$

   after
   après la
   nach
      am-c., **cina**^{2}, hipp.

idle, while
désœuvré, étant
Nichtstun, beim
   calc.

impotency, with^{2}
impotence, avec
Impotenz, mit
   pic-ac.

insults, from^{11}
insultes, par des
Beleidigungen, durch
   canth.

leucorrhoea ceases, i. as soon as^{2}
leucorrhées cessent, i. dès que les
Fluor aufhört, R., sobald
   hydr.

liver trouble, in^{2}
troubles hépatiques, dans les
Leberstörungen, bei
   bry., cham., **NUX-V.,** podo.

lying, am. on^{14}
couché, am. étant
Liegen, am. beim
   sulfonam.

masturbation, after²
masturbation, après
Masturbation, nach
   hyos.

medicine, at thought to take the¹⁴
médicament, à la pensée de prendre un
Medizin einzunehmen, bei dem Gedanken
   mim-p.

menses, before
menstruation, avant la
Menses, vor den
   berb., calc., **caust., cham.,** kali-c., kreos., **lyc.,** mag-m., **nat-m., nux-v., sep.,** thyr.¹⁴

  during
  pendant la
  während der
     aeth., am-c., aran., asaf., bell., berb., bry., calc., cast., caust., **cham.,** cimic., cina, con:., eupi., ferr., ind., kali-c., kali-p., kali-s., kreos., lyc., mag-c., mag-m., mag-s., nat-c., nat-m., nat-p., **nux-v.,** petr., ph-ac., plat., puls., sars., sep., stram., **sulph.,** tarent., zinc., zinc-p.¹', zing.

  after
  après la
  nach den
     berb., bufo, ferr., nat-m.

  intermission of, during an
  arrêt de la, pendant l'
  Aussetzen der, bei
     eupi.

music, during
musique, pendant la
Musik, bei
   anac.⁶, **calc.**⁶, caust., **mang.,** nat-c.⁶, nat-m.¹', nux-v.⁶, sep.⁶, viol-o.⁶, zinc.⁶

music/musique/Musik

  harsh, from¹¹
  aiguë, par la
  grelle, durch
     sumb.

  piano, of⁶
  piano, du
  Klaviermusik, durch
     anac., **sep.,** zinc.

  violin, of⁶
  violon, du
  Geigenmusik, durch
     viol-o.

noise, from
bruits, par des
Geräusche, durch
   allox.⁹, ant-t., ars., bell., caust., cinnb., cocc., **ferr.,** iod., ip., kali-c., nat-m.¹', phos., pip-m., plect., ptel., puls-n., trios.¹⁴, ven-m.¹⁴

sensitive–noise/sensible–bruits/ empfindlich–Geräusche

  crackling of newspapers, even from
  crépitation d'un journal, même par la
  Rascheln einer Zeitung, selbst durch das
     asar.⁶, ferr., lyc.¹', nat-c.¹',

pain, during
douleurs, pendant les
Schmerzen, bei
   aloe¹', ars.⁶, canth.⁴, **cham.**¹', ², ⁷, colch.¹⁵, coloc.¹', hep., ign., **op.**⁵

sensitive–pain/sensible–douleurs/ empfindlich–Schmerzen

parturition, during²
accouchement, pendant l'
Entbindung, bei der
   CHAM., hyos.

  i.–after-pains/i.–douleurs post partum/R.–Nachwehen

perspiration, during
transpiration, pendant la
Schweiß, bei
  ang., bry., **calc.**, calc-p., **cham.**,
  clem., hep., mag-c., merc., nat-m.,
  RHEUM, sep., **sulph.**, thuj.

pollutions, after
pollutions, après
Pollutionen, nach
  coff., dig., **lil-t.**, nat-c., **nux-v.**,
  sang.[7], sel., **STAPH.**, ust.

pregnancy, during[2]
grossesse, pendant la
Schwangerschaft, während der
  cham.

prolapsus uteri, in [2, 7]
prolapsus utérin, dans le
Uterusprolaps, bei
  lil-t.

puberty, in[6]
puberté, dans la
Pubertät, in der
  phos.

questioned, when
questionne, si on le
fragt, wenn man ihn
  apis, **arn.**, **cham.**, coloc., nat-m.,
  NUX-V., **ph-ac.**, puls., ust.

  *answers–aversion/répond–aver-
  sion/antwortet–Abneigung*

reading, while
lisant, en
Lesen, beim
  med., nat-c.,

remorse, with easy and quick[2]
remords rapides et fréquents, avec
Reue, mit schneller
  sulph.

  *anger–alternating–repentance/
  colère–alternant–repentirs/Zorn–
  abwechselnd–Reue*

rocking fast am.
bercer vite am.
Schaukeln am., schnelles
  cina

sadness, with[2]
tristesse, avec
Traurigkeit, mit
  ant-c.[4], asar., aur.[4], bov.[4], dig.[4],
  kali-br., **kali-c.**, **KALI-I.**, lyc.[4],
  nat-m., nit-ac.[4], plat.[4], polyg-h.,
  ptel.[3, 7], puls.[3], sal-ac., sep.[4],
  sul-ac.[4], **sulph.**, ziz.

sends the doctor home, says he is
  not sick
renvoie le docteur chez lui disant
  qu'il n'est pas malade
schickt den Arzt nach Hause, sagt, er
  ist nicht krank
  apis[1, 7], **ARN.**, **CHAM.**

  *delusions–well/imaginations–par-
  faite santé/Wahnideen–gesund
  well/très bien/gesund*

  nurse home
  nurse chez elle, la
  Krankenschwester nach Hause, die
    fl-ac.

  out of the room
  de la chambre
  aus dem Zimmer
    CHAM.

sexual excesses, from[6]
sexuels, à la suite d'excès
sexuelle Exzesse, durch
  ol-an.

  excitement, from (in a woman)[2]
  excitation sexuelle, par (chez une
    femme)
  Erregung, durch (bei einer Frau)
    nux-v.

  weakness, with[2]
  faiblesse sexuelle, avec
  Schwäche, mit sexueller
    pic-ac.

sitting, while
assis, étant
Sitzen, im
  aeth., calc., mang., nat-m.

sleep, when roused by noise during
sommeil, s'il est reveillé en entendant du bruit pendant le
Schlafes aufgeweckt, wenn durch Geräusche während des
  calad., **thuj.**²

sleepiness, with²
somnolence, avec
Schläfrigkeit, mit
  ind.

sleeplessness, with²
insomnie, avec
Schlaflosigkeit, mit
  bell.², ⁷, calc.⁴, **coff.**⁶, **HYOS.,**
  kali-br.², ⁷, mosch., **nat-m.**², ⁷, plat.,
  psor.⁷

  children, in⁷
  enfants, chez les
  Kindern, bei
    psor.

spoken to, when
parle, quand on lui
anspricht, wenn man ihn
  ars., aur., aur-ar.¹′, carbn-s.,
  CHAM., elaps, gels, **graph.**, hyos.,
  kali-p., lil-t.¹′, ², nat-m., nat-s.,
  nit-ac., nux-v., rhus-t., **sep.**, sil.,
  staph., stram., **sulph.**, tep., ust.,
  verat.

  spoken to/parle, qu'on lui/
  angesprochen

stool, before
défécation, avant la
Stuhlgang, vor
  aloe, **bor., calc.,** merc.⁶, **nux-v.**⁶

  after
  après la
  nach
    graph.⁶, nat-c., **nit-ac.,** rheum⁶

supper, after
souper, après le
Abendessen, nach dem
  arn., nat-c.

suspicious⁴
soupçonneuse
argwöhnische, mißtrauische
  cham., lyc., merc.

taciturn⁴
taciturne
wortkarge
  am-c., ars., coloc., puls., sulph.

takes everything in bad part
prend tout en mauvaise part
nimmt alles übel
  bov., caust., croc., nat-m., **pall.,**
  puls.

  offended/susceptible/beleidigt

talking, while
parlant, en
Reden, beim
  alum., ambr., cham., mang., nicc.,
  psor., staph., sul-ac., teucr., zinc.

touch, by
attouchement, par
Berührung, durch
  ant-c.², lach.⁴

thunderstorm, before⁶
orage, avant un
Gewitter, vor
  nat-c.

travel is too slow, when the⁹
voyageant parce que ça ne va pas
  assez vite, en
Reise zu langsam geht, wenn die
  cortiso.

trifles, from⁴
futilités, par des
Kleinigkeiten, durch
  ang.¹¹, ant-c., arg-m., aspar.²,
  bell.⁴, ¹¹, **calc.,** calc-sil.¹′, carb-v.,
  caust.⁴, ¹¹, **cimic.**², cocc., graph.¹′,
  hep.², hist.⁹, ¹⁰, ign., **med.**², nat-p.¹′,
  petr., **plat.**¹′, ⁴, ¹¹, **ptel.**², saroth.¹⁴,
  sil., sulph., verat.⁵

waking, on
réveil, au
Erwachen, beim
  agar., anac., ant-t., arg-n., **ars.,**
  bell., berb., bov., brom., bry.,
  bufo, calad.², camph., carb-an.,
  cast., caust., cham., chel., chin.,
  chin-ar., chin-s., **cina²,** clem., coca,
  cupr., **cycl.,** gamb., iris, jatr., **kali-c.,**
  kali-p., **lach.,** lil-t., **LYC.,** m-aust.,
  mag-m., **merc-i-r.,** mez., nat-m.,
  nat-s., nat-sil.¹ˈ, nit-ac., nux-v.,
  pall., petr., **ph-ac.,** plat., plb., **psor.,**
  puls., rhus-t., sep., sul-ac., sulph.,
  thuj., **TUB.**⁷

  am.
    caps.

walking, when
marchant, en
Gehen, beim
  am-c.¹⁶, berb., **bor.,** clem., con.,
  sumb.¹¹, thuj.

  am. in open air
  am. en plein air
  am. im Freien
    mag-c., **RHUS-T.**

warm room, in
chaude, dans une chambre
warmen Zimmer, im
  anac., calc., ign., **puls.**

water, on hearing or seeing of
eau, en entendant ou voyant de l'
Wasser, beim Hören oder Sehen von
  LYSS.

weakness, with²
faiblesse, avec
Schwäche, mit
  CHIN., kali-p.

  from⁶
  par
  aus
    mur-ac.

weather, in rainy or cloudy
temps pluvieux ou nuageux
Wetter, bei regnerischem oder
  bedecktem
    aloe, am-c.

working, when¹¹
travaillant, en
Arbeiten, beim
  plan.

worm affections, in²
vermineuses, au cours d'affections
Wurmbefall, bei
  cina, fil.

JEALOUSY
JALOUSIE
EIFERSUCHT
  anac.³, anan., **apis,** ars.⁵, calc-p.,
  calc-s., camph., **cench.,** coff., coloc.¹ˈ,
  gal-ac., **HYOS.**¹ˈ ⁷, ign., ip.²,
  kali-ar.²ˈ ⁷ˈ ¹², kali-c.⁷, **LACH.**¹ˈ ⁷,
  lil-t.³, lyc.²ˈ ⁵ˈ ⁷ˈ ¹⁵, **med.**⁷, **NUX-V.**¹ˈ ⁷,
  op., ph-ac., **puls.,** raph., **staph.**¹ˈ ⁷,
  stram., thuj.¹ˈ, verat.⁵

  ailments see ailments–jealousy
  delirium–jealousy/délire–jalousie/
    Delirium–Eifersucht
  delusions–jealousy/imaginations–
    jalousie/Wahnideen–Eifersucht

accuses wife of being faithless²
accuse la femme d'être infidèle
beschuldigt die Frau, treulos zu sein
  stram.

animal or an inanimate object, for⁵
animal ou un objet inanimé, envers
  un
Tier oder lebloses Objekt, auf ein
  caust., hyos., lach., nux-v.

appreciate anything, desires that
  others shall not²
apprécient quoi que ce soit, ne
  désire pas que les autres
schätzen, verlangt, andere sollen
  sonst nichts
    ip.

brutal from, gentle husband
becoming[5]
brutal par, un gentille mari devient
brutal aus, sanfter Mann wird
  calc., lach., nux-v., sulph.

children, between[5]
enfants, entre
Kindern, unter
  ars., nat-m., nux-v., sep.

crime, to a[5]
crime, jusqu'au
Verbrechen, bis zum
  hyos., lach.

drunkenness, during[5]
ivresse, pendant l'
Trunkenheit, bei
  hyos., lach., nux-v., puls., staph.

images, with frightful[2]
suppositions, avec d'affreuses
Vorstellungen, mit schrecklichen
  lach.

impotence, with[5]
impuissance virile, avec
Impotenz, mit
  calad., nux-v.

insult, driving to[2, 5]
insulter, poussant à
Schimpfen, treibt zum
  nux-v.

irresistible, as foolish as it is
irrésistible, à tel point qu'elle est
unwiderstehlich, ebenso töricht wie
  lach.

kill, driving to[2]
tuer, le poussant à
Töten, treibt zum
  HYOS.

loquacity, with[5]
loquacité, avec
Geschwätzigkeit, mit
  lach., mag-c., petr.

men, between[5]
hommes, entre
Männern, zwischen
  ars., lach., puls., verat.

neglect, accuses husband of[2]
négligence, accuse son mari de
Vernachlässigung, beschuldigt ihren
  Mann der
  stram.

people around, of[11]
gens autour de lui, de
Umgebende, auf
  op.

quarrels, reproaches, scolds, with
reproches, maronne et querelle,
  fait des
Streiten, Vorwürfen und Schelten,
  mit
  lach.[2], nux-v.[1', 2, 5]

quarrelsome–jealousy/querelleur–
  jalousie/streitsüchtig–Eifersucht

rage, with[2]
rage, avec
Raserei, mit
  HYOS.

sadness, with[2]
tristesse, avec
Traurigkeit, mit
  kali-ar.

saying and making what he
  wouldn't say and make[5]
dit et fait ce qu'il ne voulait ni dire,
  ni faire
sagt und tut, was er nicht sagen und
  tun wollte
  bell., lach., sulph.

sexual excitement, with[5]
sexuelle, avec excitation
sexueller Erregung, mit
  calc., caust., chin., con., nux-v.,
  phos.

strike his wife, driving to[5]
frapper sa femme, le poussant à
schlagen, treibt ihn, seine Frau zu
 lach., nux-v.

tearing the hair[5]
s'arrache les cheveux
reißt sich die Haare aus
 lach.

vindictive[5]
rancunière
rachsüchtige
 hyos.

weeping, with[5]
pleurs, avec
Weinen, mit
 caust., nux-v., petr.

women, between[5]
femmes, entre
Frauen, zwischen
 ars., nat-m., nux-v., sep.

  in[2]
  chez les
  bei
   apis

JESTING
PLAISANT
SPASSEN, Scherzen
 aeth., aether[11], agav-t.[14], aloe, arg-m.,
 ars., bar-c., bell., bry., calc., cann-i.,
 caps., carb-v., **cic., cocc.**, croc., cupr.,
 glon., hyos., **ign.**, ip., kali-cy.[11],
 kali-i., lach.[1, 5], lyc., meny.[3, 4], merc.,
 merl., nat-m., **nux-m.**, op., peti.[11],
 plat., psor.[11], rhus-r., sars., sec.,
 spong., **stann.**[5], staph.[5], **stram.**,
 sul-ac., tab., **tarent.**

cheerful/gai/froh
exhilaration/sérénité/Heiterkeit
loquacity–jesting/loquacité–
  plaisanterie/Geschwätzigkeit–
  Spaßen
pleasure/plaisir/Vergnügen
vivacious/vif/munter

alternating with anger[4]
alternant avec colère
abwechselnd mit Zorn
 caps., ign.

 indifference[4]
 indifférence
 Gleichgültigkeit
  meny.

 seriousness[4]
 sérieux
 Ernst
  plat.

 taciturnity[4]
 taciturnité
 Schweigsamkeit
  plat.

 vexation[4]
 contrariété
 Ärger
  cocc.

 weeping[4]
 pleurs
 Weinen
  ign.

aversion to
répugnance pour la plaisanterie
Abneigung gegen
 acon., am-c., ang., apis, ars., bor.,
 bov., caps., carb-an., **cina**, cocc.,
 cycl., **merc.**[1, 5], nat-m., nux-v., puls.,
 sabin., sil., spig., staph.[5], sulph.,
 thuj.

erotic[5]
érotique, plaisanterie
erotisches
 bell., **calc.**, hyos., nux-v.

facetious, desire to do something[11]
drôle, désire faire quelque chose de
Witziges zu tun, Verlangen
 cact.

fun of somebody, making[5]
plaisanter autrui
aufziehen, jemanden
 lach.

gravity, j. after
sérieux, p. après avoir été
Ernst, Sp. nach
  plat.

indifference, j. after
indifférence, p. après
Gleichgültigkeit, Sp. nach
  meny.

joke, cannot take a[5]
plaisanterie, ne supporte pas la
Spaß, verträgt keinen
  acon.[2, 5], ang.[2], caps., **IOD.**, lyc.,
  merc., nat-m.[16], nux-v., puls., sulph.

licentious[11]
licencieuse, plaisanterie
zügelloses
  alco.

malicious
méchante, plaisanterie
boshaftes
  ars.

puns, makes
calembours, fait des
Wortspiele, macht
  cann-i.

ridiculous or foolish
ridicule, plaisanterie
lächerliches oder albernes
  bell., **cic.**, croc., hyos., stram.,
  tanac., **verat.**

roguish[4]
espiègle, plaisanterie
schalkhaftes
  puls.

trifles with everything
se joue de tout
treibt mit allem sein Spiel
  agar., alum.[5], con.[5]

waking, on[11]
réveil, au
Erwachen, beim
  tarent.

JOY alternating with irritability[2] ✱
JOIE alternant avec irritabilité
FREUDE abwechselnd mit Reizbarkeit
  cycl.

ailments see ailments–joy
death–thoughts–joy/mort–pensées-
  plaisir/Tod–Todesgedanken–
  Freude
weeping–joy/pleurer–joie/
  Weinen–Freude

fits of j. with bursts of laughter[1]
accès de j. avec éclats de rire
Freudenausbrüche mit Bersten vor
  Lachen
  asaf., verb.[2]

headache from excessive j.[1]
maux de tête par j. excessive
Kopfschmerzen durch übermäßige F.
  coff., cycl., op., puls., scut.

misfortune of others, at the
malheur des autres, au
Unglück anderer, über das
  ars.

malicious–laughing/méchant–rire/
  boshaft–Lachen

sleeplessness from excessive[1]
insomnie par j. excessive
Schlaflosigkeit durch übermäßige
  COFF.

JUMPING
SAUTE
SPRINGEN
  agar., **arg-m.**[2], asar.[3], **aur.**[3], bell., cic.,
  croc., grat., hyos., lact., nux-v.[2],
  pip-m.[11], stict.[3], stram., tarent.[1', 3, 11]

bed, out of
lit, saute hors du
Bett, springt aus dem
  acon., alco.[11], ambr.[16], ant-t.[11],
  arg-n., ars., atro.[11], **BELL.,** bry.,
  calc.[16], camph., **CHIN.,** chin-ar.,
  chin-s., chlol., cic., **cupr.,**

JUMPING / SAUTE / SPRINGEN

cupr-a.², dubo-m.¹¹, gal-ac., **glon.**,
HYOS., lach., lyss., **merc.**,
merc-c.¹¹, merc-meth.¹¹, **OP.**,
past.¹¹, phos., plb.¹¹, puls., rumx.,
sabad., sol-m.¹¹, **STRAM.**, sul-ac.¹¹,
syph.², **VERAT-V.**²

bed–jumps out/lit–saute hors/
Bett–springt
escape–springs/fuir–saute/
entfliehen–springt
restlessness–bed/agitation–lit/
Ruhelosigkeit–Bett

fever, during
fièvre, pendant la
Fieber, bei
  chin-ar., **hyos.**², morph.¹¹

frightful dream, from a¹⁶
effrayant, par un rêve
schrecklichen Traum, durch
  dulc.

mania, in²
manie, dans la
Manie, in der
  cupr-a., puls.

returning to b. continually, and¹¹
retournant continuellement à son
ständig ins Bett zurück, und
  bell.

children in evening²
enfants sautant le soir
Kinder am Abend
  CINA

on chairs, tables and stove²
sur des chaises, tables et
  fourneaux
auf Stühle, Tische und Ofen
  bell.

suicidal–drowning/suicide–noyant/
Selbstmord–Ertränken
suicidal–throwing–hight/suicide–
précipitant–hauteur/Selbstmord–
Herunterspringen–Tiefe
suicidal–throwing–windows/suicide–
précipitant–fenêtre/Selbstmord–
Herunterspringen–Fenster

wild leaps in mania puerpural²
bonds sauvages dans la manie
  puerpérale
wilde Sprünge in Puerperal-Manie
  nux-v.

KICKS
COUPS DE PIED, donne des
STÖSST mit Füßen, gibt Fußtritte
bell., carb-v., cham.³, **lyc.**, prot.¹⁴,
stram., stry., tarent., verat-v.

striking/frapper/schlagen

  with legs (in convulsions)¹⁵
  avec les jambes (pendant les
    convulsions)
  mit den Beinen (bei Konvulsionen)
    ign.

child is cross, k. and scolds on
  waking
enfant est en colère, donne des
  c. d. p. et crie au réveil
Kind ist mißgelaunt, st. und schimpft
  beim Erwachen
    lyc.

sleep, in
dormant, en
Schlaf, im
  BELL., cina, nat-c.¹⁶, phos.¹⁶ **sulph.**

stiff and k. when carried, becomes
raide et donne des c.d.p. quand il
  est transporté, devient
steif und st. beim Getragenwerden,
  macht sich
    cham., cina⁷

worm-affections, in²
vermineuses, au cours d'affections
Wurmbefall, bei
  carb-v.

KILL, desire to
TUER, désire
TÖTEN, Verlangen zu
  agar., alco.¹¹, alum.⁶, anac., **ars., ars-i.,**
  bell., calc., camph., chin., cupr., cur.,

HEP.[1, 5], **HYOS.**, iod., kali-ar.[1'], lach.,
lyc.[5], lyss., merc., **nux-v.**, op., petr.,
phos., **plat.**, sec., sil.[3, 7], **staph.**[2],
stram., syph.[3, 7], thea, x-ray[9, 14]

*anger–stabbed/colère–poignarder/
 Zorn–erstechen
 fear–killing/peur–tuer/Furcht–töten
 impulse–poison–stab/impulsion–
 empoisonner–poignarder/
 Trieb–vergiften–stechen
 jealusy–kill/jalousie–tuer/
 Eifersucht–Töten
 rage–kill/rage–tuer/Raserei–töten
 thoughts-persistent–homocide/
 pensées–persistantes–homocide/
 Gedanken–hartnäckige–Mord
 threatening–kill/menaçant–tuer/
 droht–töten*

barber wants to k. his customer
coiffeur son client
Barbier will seinen Kunden
   ars., hep.

beloved ones[8]
intimes, ses
geliebte Personen
   ars., chin., hep.[1'], merc., **nux-v.**,
   plat.

child, the own
enfant, son propre
Kind, das eigene
   merc.[5], **plat.**[5, 10, 12]

contradicts her, desire to k. the
   person that
contredisent, ceux qui la
widersprechen, die ihr
   merc.

*contradiction–intolerant/
 contradiction–insupportable/
 Widerspruch–verträgt keinen*

drunkards, in[2]
ivrognes, chez les
Trinkern, bei
   ars.

drunkenness, during[5]
ivresse, pendant l'
Trunkenheit, bei
   bell., hep., **hyos.**

everyone he sees[5]
tous ceux qu'il rencontre
alle, denen er begegnet
   hyos.

herself, sudden impulse to
se suicider, impulsion soudaine de
sich selbst zu, plötzlicher Impuls
   nat-s., nux-v.[2], rauw.[9], thea[11],
   thuj.

*suicidal disposition/suicide/
 Selbstmord*

husband, impulse to k. her beloved
mari aimé, impulsion de t. son
Mann zu t., Impuls, ihren geliebten
   merc., nux-v., plat.

menses, agg. during[2]
menstruation, agg. pendant la
menses, agg. während der
   merc.

razor, therefore implores him to
   hide his[2]
rasoir, à cause de cela elle le
   supplie de cacher son
Rasiermesser zu verstecken, fleht
   ihn deshalb an, sein
   merc.

injure with a knife, impulse to[3]
blesser avec un couteau, impulsion
   de
verletzen, Impuls, jemanden mit
   einem Messer zu
   alum., ars., chin., hyos., lyss.

knife, with a
couteau, avec un
Messer, mit einem
   alum., ars.[11, 16], chin.[2, 5], **hep.**[1', 2],
   hyos.[5], **LYC.**[5], merc.[2, 5], **nux-v.**[2, 5],
   plat., **stram.**[2]

at sight of a
à la vue d'un
beim Anblick eines Messers
 alum., **merc.**[5], nux-v.[5], plat.

*thoughts–frightful–seeing/
pensées affreuses–voyant/
Gedanken–schreckliche–Sehen*

of a knife or a gun
d'un couteau ou d'un fusil
eines Messers oder Gewehres
 alum.

menses, before[9, 14]
menstruation, avant la
Menses, vor den
 x-ray

during
pendant la
während der
 merc.[2], x-ray[9, 14]

offense, sudden impulse to k. for a
 slight
offense, impulsion soudaine de t.
 pour la moindre
Beleidigung zu t., plötzlicher Impuls,
 wegen einer kleinen
 hep., merc., nux-v.

poison, impulse to[5]
empoisonner, impulsion d'
vergiften, Impuls, jemanden zu
 ars., lach., nux-v.

rest desire to k., during
repos désire t., pendant son
Ruhe Verlangen zu t., in der
 iod.

*fear–insanity–repose/peur–folie–
reposer/Furcht–Geisteskrankheit–ausruhen*

somebody, thought he ought to k.
quelqu'un, pensais qu'il devait t.
jemanden t., er sollte
 camph., **hyos.**[2]

*delusions–murder/imaginations–
assassiner/Wahnideen–
ermorden*

sudden impulse to k.
soudaine de t., impulsion
plötzlicher Impuls zu t.
 ars., ars-i., hep., iod., kali-ar.,
 nux-v., plat., thea

threatens to k.
menace de t.
droht zu t.
 hep., tarent.

wife and children[2]
femme et ses enfants, sa
Frau und Kinder
 hep.

throw child into fire, sudden
 impulse to
jeter son enfant au feu, impulsion
 soudaine de
werfen, plötzlicher Impuls, sein
 Kind ins Feuer zu
 hep.[1'], lyss., **nux-v.,** thea

out of the window[2, 7, 10]
par la fenêtre
aus dem Fenster
 lyss.

walking in open air and street, while
marchant en plein air et dans la rue,
 en
Gehen im Freien und auf der Straße,
 beim
 Straße, beim
 camph., hyos.[5]

woman, irresistible, impulse to k. a[2]
femme, impulsion irrésistible de t.
 une
Frau zu t., unwiderstehlicher
 Impuls, eine
 iod.

KILLED, desires to be
TUÉ, désire être
GETÖTET zu werden, Verlangen
    ars., bell., coff-t., **phyt.²,** stram.

    labor, in²
    accouchement, pendant l'
    Entbindung, bei der
        coff-t.

    stabbing heart, by (after midnight)¹¹
    coup de couteau dans le cœur, par
    un (après minuit)
    Stich ins Herz, durch (nach Mitternacht)
        ars.

KISSES everyone
EMBRASSE tout le monde
KÜSST jeden
    caps., **croc.,** hyos.³, ⁶, kres.¹⁰,
    mand.¹⁰, ¹⁴, phos., plat.², stram.,
    verat.

    caresse children, kiss and²
    caresse les enfants, embrasse et
    liebkost Kinder, küßt und
        puls.

    hands, his campanions'
    mains de ses compagnons, les
    Hände seiner Gefährten, die
        agar., anac.

    menses, before
    menstruation, avant la
    Menses, vor den
        verat., zinc.

KLEPTOMANIA
CLEPTOMANIE
KLEPTOMANIE
    absin., ars., **art-v., BELL.⁵,** bry., calc.⁵,
    carb-v.⁵, caust., **cur.,** kali-c., lyc.,
    nat-m.⁵, **nux-v.,** puls.¹, ⁵, sep., sil.⁵,
    staph., stram., **sulph.**¹, ⁷, tarent.

    dainties, steals
    pâtisseries, vole des
    Naschwerk, stiehlt
        mag-c., nat-c.

    money, steals
    argent, vole de l'
    Geld, stiehlt
        calc.

kneeling see praying

LAMENTING. bemoaning, wailing
SE LAMENTE, gémit
JAMMERN, Lamentieren Klagen
    acet-ac., acon., act-sp., **alum.**¹, ⁵,
    am-c., ambr., anac., arg-n., arn., **ars.,**
    asaf., **AUR.,** aur-ar.¹', aur-s.¹', bar-s¹',
    bell., bism., brom., **bry.,** bufo, calad.,
    calc., calc-ar.¹', calc-sil.¹', camph.,
    canth., caps., caust.⁵, **cham., chin.,**
    cic., cina, cocc., **coff., coloc., cor-r.,**
    cupr., cupr-a.¹¹, cycl., dig., dulc., hell.,
    hyos., ign., ip., kali-ar., kali-br.,
    kali-i., kali-p., **lach., LYC.,** lyss.²,
    mag-p.², merc., morph.¹¹, **mosch.,**
    nat-ar., nat-c.¹, nat-m., nit-ac.,
    nux-m., **nux-v., op.,** petr., ph-ac.,
    phos., plat., plb., **puls.,** ran-b., rheum.,
    rhus-t., rob., sec., sep., sil., stann.,
    staph.⁵, stram., stry., **sulph.,** syph.¹',
    tarent., thal.¹⁴, til.¹¹, **VERAT.,**
    VERAT-V., viol-t., zinc.

complaining/se plaint/beklagt sich
howling/hurlement/Heulen
moaning/gémissements/Stöhnen
sighing/soupire/Seufzen
weeping/pleurer/Weinen

    morning on waking²
    matin au réveil
    morgens beim Erwachen
        cina

    evening
    soir
    abends
        VERAT.

night
nuit
nachts
    stram.[11], verat.

on waking[16]
au réveil
Erwachen, beim
    sil.

alternating with crying
alternant avec cris
abwechselnd mit Schreien
    bufo

anger[3]
colère
Zorn
    arn.

delirium
délire
Delirium
    bell.

laughing[1']
rire
Lachen
    ars-s-f.

anxiety in epigastrium, about[16]
anxiété en épigastre, à propos de son
Angst in der Magengegend, über
    ars.
anxious
anxieuse, d'un manière
ängstliches
    plb.[2], puls.[11]

appreciated, because he is not
apprécié, parce qu'il n'est pas
geschätzt wird, weil er nicht
    calc-s.

confidence–self/confiance–soi/
    Selbstvertrauen
delusions–appreciated/imagina-
    tions–appréciée/Wahnideen–
    geschätzt
longing–opinion/recherche–
    opinion/Verlangen–Meinung

asleep, while,
dormant, en
Schlaf, im
    alum., arn., bry.[4], cham., cina,
    m-arct.[4], op.[4], ph-ac.[4, 16], phos.,
    stann.[16], stram., sulph.

convulsions, during
convulsions, pendant les
Konvulsionen, bei
    ars.

fever, during
fièvre, pendant la
Fieber, bei
    puls.[4], til.[11]

future, about
avenir, au sujet de l'
Zukunft, über die
    lyc.

    anxiety–future/anxiété–avenir/
        Angst–Zukunft
    grief–future/chagrin–avenir/
        Kummer–Zukunft

heat of whole body except hands,
    with[2, 11]
chaleur de tout son corps excepté
    à ses mains, avec
Körperhitze außer an den Händen,
    mit
    PULS.

hoarse[2]
voix rauque, avec une
heiseres
    brom.

imaginary misfortune, over his[1']
imaginaire, à propos de son malheur
eingebildetes Unglück, über
    alum-p.

involuntary[5]
involontaire, d'une manière
unwillkürliches
    alum.

loud, piercing[11]
haute et aiguë, avec une voix
lautes, durchdringendes
    ars.

menses, during
menstruation, pendant la
Menses, während der
   ars.[16], **cocc.**[2]

others, about
autres, à propos des
andere, um
   merc.

pain, about
douleurs, à propos de ses
Schmerzen, über seine
   cham.[5], **COLOC.**[2], **LACH.**[5], **mag-p.**[2], nux-v.[5]

*sensitive–pain/sensible–douleurs/
   empfindlich–Schmerzen*

perspiration, during
transpiration, pendant la
Schweiß, bei
   ign.

sadness, in[2]
tristesse, dans la
Traurigkeit, bei
   puls.

sickness, about his
maladie, à propos de sa
Krankheit, über seine
   arg-n., **LACH.**[5], nux-v.[5], ph-ac.

stool, if children urging before[7]
selle, quand les enfants ont besoin d'aller à la
Stuhldrang haben, wenn Kinder
   RHEUM

trifles, over
futilités, pour des
Kleinigkeiten, über
   coff.

waking, on
réveil, au
Erwachen, beim
   ant-t.[4], cina, merc.[4], sil.[4], **stram**[4]

LANGUAGES, unable for[5]
LANGUES, inapte pour les
SPRACHEN, Unfähigkeit zum Erlernen fremder
   lyc., olnd., rhus-t., sulph.

LASCIVIOUS, lustful
LASCIF
LASZIV
   acon.[2], agar., aloe, **ambr.**, anac.[8], **apis,** arund., aster.[2, 14], aur., bell.[5], bor., bov.[11], **bufo**[6], **calad., calc.,** calc-p.[6], calc-s., calc-sil[1'], **cann-i.**[6], cann-s.[6], **canth., carb-v.,** carl.[11], **caust.**[5], cedr.[12], cere-s.[11], **chin.,** coc-c., cod.[11], **con.,** cop., croc.[6], des-ac.[14], **dig., fl-ac., graph.,** HYOS., hyper., ign., kali-br.[7], **LACH.,** lyc., **LIL-T.,** lyss., merc., mosch., **murx.**[6, 8], nat-m., nit-ac., nuph.[11], op., **ORIG.,** ph-ac.[5], **PHOS., PIC-AC., PLAT.,** plb.[6], **puls.,** raja-s.[14], raph., **sabin.**[6], **sel., sep., sil.,** spig., **STAPH., stram.,** sulph.[5], **tarent.,** tere-ch.[14], ust.[6], **verat.,** zinc.

*amativeness/passion génitale/
   Sinnlichkeit
delirium–erotic/délire–érotique/
   Delirium–erotisches
delirium–naked/délire–nu/
   Delirium–nackt
fancies–lascivious/fantaisies–
   lascives/Phantasien–lascive
hysteria–lascivious/hystérie–
   lascive/Hysterie–lascive
insanity–erotic/folie–érotique/
   Geisteskrankheit–erotische
libertinism/libertinage/
   Ausschweifung
naked/nu/nackt
nymphomania/nymphomanie/
   Nymphomanie
pleasure–lascivious/plaisir–lascives/
   Vergnügen–lasziven
restlessness–lascivious/agitation–
   lascives/Ruhelosigkeit–lasziven
shameless/impudique/schamlos
singing–obscene/chantant–obscènes/
   Singen–schlüpfrige
thoughts–intrude–sexual/pensées–
   s'intriguent–sexuelles/Gedanken–
   drängen–sexuelle*

*thoughts–tormenting–sexual/
pensées–tourmentantes–sexuelles/
Gedanken–quälende–sexuelle*

daytime[11]
journée, pendant la
tagsüber
  lach.

morning[11]
matin
morgens
  coc-c.

bed, in[11]
lit, au
Bett, im
  sil.

afternoon[11]
après-midi
nachmittags
  lyss.

evening[11]
soir
abends
  calc.

bed, in[11]
lit, au
Bett, im
  nat-m.

dreaming, after[4]
rêve, d'un
Traum, nach einem
  sil.

eating with feeling of weakness in parts, after[2]
manger avec sensation de faiblesse des parties sexuelles, après
Essen mit dem Gefühl der Genitalschwäche, nach dem
  lyss.

emotions, with violent[2]
émotions violentes, par des
Erregung, mit heftiger
  cop.

epilepsy, followed by[2]
épileptique, suivi par un accès
epileptischen Anfall, gefolgt von einem
  lach.

erections, with[2]
érections, avec
Erektionen, mit
  lyss., op., sin-n.[2, 3]

painful, with[2]
douloureuses, avec
schmerzhaften, mit
  lyss.

*excitement–lascivious/
excitations–lasciveté/
Erregung–wollüstige*

impotence, with[2]
impuissance, avec
Impotenz, mit
  calad.[1], **chin., op., sel.**

uncovers sexual parts[2]
exhibitionisme, avec
Exhibitionismus, mit
  HYOS.

women at every touch[6]
femmes au moindre attouchement, chez les
Frauen, bei jeder Berührung
  murx.

LATE, always too[5]
RETARD, toujours en
SPÄT, immer zu
  calc., plat., puls., sil.

**LAUGHING
RIRE
LACHEN**
  acon., acon-l.[7, 11], aether[11], agar., alco.[11], aloe, alum., am-c., ambr., anac., anan., apis, arg-m., arn., ars., arund., asaf., **aur.,** aur-ar.[1'], bar-c.[5, 6], **bell., bor., bufo, calc., CANN-I.,**

cann-s., caps., carb-v., cast-eq.,
caust., cic., coff., con., cor-r.[11],
cori-r., **croc.**, crot-h., **cupr.**, cypr.[6],
elae.[11], **ferr.**, ferr-ar., graph., hell.,
hura, **hyos., IGN.**, kali-bi., kali-p.,
keroso.[11, 12], kreos., **lach.**, lepi., lil-t.,
lyc., merl., nat-ar., nat-c., **nat-m.,
nux-m.**, nux-v., op., peti.[11], **phos.,
plat.**, plb., puls., ran-s., rob., sabad.,
santin.[11], sarr., sec., **sep.**, sil., spong.,
STRAM., stry., sulph., sumb., tab.,
tarax., **tarent.**, valer., verat., verb.,
zinc., zinc-s.

*ailments see ailments–laughing
anger–laughing/colère–rire/
    Zorn–Lachen
delirium–laughing/délire–riant/
    Delirium–Gelächter
smiling/sourit/Lächeln*

daytime[11]
journée, pendant la
tagsüber
    peti.

morning
matin
morgens
    graph., hura, lach., phos., plat.,
    psor.

    7–8 h[11]
        hura

forenoon
matinée
vormittags
    graph.[11], nux-m.

evening
soir
abends
    aether[11], cupr., nat-m., sulph.[4],
    valer., zinc.

night
nuit
nachts
    alum., ambr., caust., cic., kreos.,
    lyc., op., sep., sil., sulph., verat.

midnight[11]
minuit
Mitternacht
    kreos., sil.

actions, at his own
actions, à ses propres
Handlungen, über seine eigenen
    iris, stram.

agg.[3]
    acon., ang., **arg-m.**[3, 8], arg-n.,
    ars., aur., bell., BOR.[3, 6], cann-s.,
    carb-v., chin., con., cupr., **dros.**[8],
    hyos., kali-c., laur., **mang.**[3, 8],
    mez., mur-ac., nat-m., nux-v.,
    PHOS.[3, 8], plb., **STANN.**[3, 8],
    sulph., tell.[3, 8]

air, in open
air, en plein
Freien, im
    nux-m., plat.

alternating with anguish, fear of
    death[2]
alternant avec angoisee, peur de la
    mort
abwechselnd mit qualvoller Angst,
    Todesfurcht
    plat.

    groaning
    grognements
    Ächzen
        ars-s-f.[1'], bell., crot-c., stram.,
        verat.

    loathing of life
    dégoût de la vie
    Abscheu vor dem Leben
        aur.

    metrorrhagia
    métrorrhagie
    Metrorrhagie
        crot-c.

    quarrelsomeness[4]
    humeur querelleuse
    Streitsucht
        croc.

quietness[4]
quiétude
Ruhe
   hyos.

rage, frenzy
rage
Raserei
   acon.[4], stram.

sadness
tristesse
Traurigkeit
   canth., caust., nat-c., nid.[14], **phos.**, stram., zinc.

serinousness
état sérieux
Ernst
   nux-m., plat.

shrieking[3]
cris
Schreien
   asaf., croc., ign., kali-p.[1'], mosch.[3, 7], **nux-m.**

spasms[3]
spasmes
Krämpfen
   alum.

taciturnity[4]
tacitunité
Wortkargheit
   plat.

tenderness[4]
tendresse
Zärtlichkeit
   croc.

vexation, ill-humor
contrariété, mauvaise humeur
Ärger, schlechter Laune
   croc., sanic., stram.

violence
violence
Heftigkeit
   croc., stram.

whining, moaning
geignement, gémissement
Wimmern, Stöhnen
   hyos., verat.

annoying
ennuyant
verdrießliches
   bell.

anxiety, after[1, 16]
anxiété, après l'
Angst, nach der
   cupr.[2], lyc.

aversion to
aversion pour
Abneigung gegen
   ambr.[1, 5], bar-c.[3]

   l.–never/r.–ne rit jamais/ L.–niemals

barking dog, as a[11]
aboie comme un chien
bellender Hund, wie ein
   aether

bed, in[11]
lit, au
Bett, im
   agar.

beside herself, claps hands over head (after abortion)[2, 6]
hors d'elle et se frappe les mains au dessus de sa tête, est (après avortement)
außer sich und schlägt die Hände über dem Kopf zusammen, ist (nach Abort)
   sec.

causeless
sans raison
grundloses
   arn.[5], bar-c.[3, 6], bufo[3, 6], syph.[1']
   tab.[11]

childish[3, 6]
puéril
kindisches
   bar-c., bufo[1'], croc.

children, in
enfants, chez les
Kindern, bei
   aloe², cypr.⁶

  insane²
  fou
  wahnsinniges
    camph.

chill, during
frissons, pendant les
Fieberfrost, bei
   agar.², calc.

chilliness, followed by
frilosité, suivi de
Frösteln, gefolgt von
   hura

company, in
société, en
Gesellschaft, in
   tarent.

constant
sans arrêt
andauerndes
   CANN-I., hyos.², verat., **verat-v.²**,
   zinc.³, ⁶

contemptuous
méprisant
verächtliches
   alum.

   contemptuous/méprisant/
    verächtlich

convulsions, before, during or after
convulsions, avant, pendant ou après
Konvulsionen, vor, bei oder nach
   alum.², ⁴, bell.², ⁴, calc.⁴, camph.²,
   caust., con.⁴, cypr.³, ign.², ⁴, plat.²,
   stram., zinc.

cyanosis, with
cyanose, avec
Zyanose, mit
   cann-i.⁶, cann-s.³

delirious
délirant
Delirium, wie im
   stram.

   delirium–laughing/délire–riant/
    Delirium–Lachen

desire to laugh¹¹
désir de rire
Verlangen zu lachen
   nitro-o., **tarent.**

dream, during⁸
rêve, dans un
Traum, im
   alum., caust., hyos., lyc.

  laughing during comic d.,
   continues after waking²
  rire pendant un r. comique, le
   continue après réveil
  Lachen im heiteren T., lacht weiter
   nach Erwachen
    sulph.

easily²
facilement, rit
leicht zum, kommt
   ars.¹¹, arund., **puls.²**, ¹²

everything see ludicroos

exhausted condition, during¹¹
épuisement, dans l'
Erschöpfung, bei
   con.

forced
forcé
gezwungenes
   hyos.

grinning⁷
ricaner
Grinsen, Hohnlächeln
   bell.

hysterical¹¹
hystérique
hysterisches
   alum-sil.¹', nux-m.⁶, santin., sumb.

**idiotic
idiot
idiotisches**
   atro.², merc-meth.¹¹

ill humor, with²
mauvaise humeur, dans
schlechter Laune, bei
   stram.

imbecility, in⁵
imbécillité, dans l'
Imbezillität, bei
   hyos., stram.

**immoderately
excessif
unmäßiges**
   am-c.¹,⁵, anac.⁸, bar-c.⁵, bell.¹',⁷,
   CANN-I., carb-v., coff.⁵, **croc.**⁸,
   cupr., ferr., graph., **hyos.**⁸, ign.⁸,
   mosch.⁸, nat-m., nitro-o.¹¹, **nux-m.,
   nux-v., plat.**⁸, ran-s.⁶, stram., **stry.,
   stry-p.**⁸, tarent., verb.², zinc.,
   zinc-o.⁸

**involuntarily
involontaire
unfreiwilliges**
   agar., aur.¹⁶, bell., **bor., cann-i.,**
   carbn-s., con., croc., hyos.⁸, **IGN.,**
   lyc., **nat-m., nit-ac.**¹,⁵, op., phos.,
   plb., puls.⁸, sep., **tarent.,** zinc-o.¹²,
   zinc-s.¹²
   eating, after
   mangé, après avoir
   Essen, nach dem
      puls.

   irritation in stomach and
      hypochondria, from¹⁶
   irritation dans l'estomac et les
      hypochondres, par
   Reizzustand im Oberbauch, durch
      con.

joy, with excessive²
joie excessive, avec
Freude, aus übermäßiger
   asaf., verb.

joyless¹⁶
triste, sans joie
freudloses
   lyc.

looked at, when
regarde, quand on le
angesehen wird, wenn er
   lyc.

love, from disappointed²
amour, par chagrin d'
Liebe, durch enttäuschte
   hyos.

**loudly
bruyamment,** rit
lautes
   agar.³,⁶, **BELL.,** cann-s., croc.,
   hydr-ac., **hyos.**¹, op., **stram.**

ludicrous, everything seems
grotesque, tout semble
lächerlich, alles erscheint
   coca³, hyos., lyc., **nux-m.,** sabad.

menses, before
menstruation, avant la
Menses, vor den
   hyos., nux-m.

misfortune, at
malheur, d'un
Unglück, über ein
   apis

mocking¹¹
**moqueur
spöttisches**
   tarent.

never⁵
**ne rit jamais
niemals,** lacht
   am-c., am-m., **ARS.**⁷, hep.²,⁵

   *cheerful–never/gai–jamais/
      froh–niemals
   l.–aversion/r.–aversion/
      L.–Abneigung*

overwork, after[2]
surmenage, après
Überarbeitung, nach
    cupr.

paroxysm of pain, from every
accès douloureux, par chaque
Schmerzanfall, durch jeden
    hura

paroxysmal
accès, par
anfallsweises
    bell.[7], stram.

perspiration, ending in profuse[2]
transpirations profuses, se terminant par des
Schweiß, endend mit profusem
    cupr.

rage, with[2, 4]
rage, avec
Raserei, mit
    stram.

reprimands, at
réprimande, à chaque
Verweis, bei jedem
    graph.

reproach, at[7, 8]
reproche, à
Tadel, über
    graph.

sad, when
triste, quand il est
traurig, wenn
    phos.

sadness see sadness–laughing

sardonic
sardonique
sardonisches
    BELL., camph.[3, 6], cann-i.[11], **caust.,**
    colch., con., croc.[11], hydr-ac.[3, 6],
    hyos., ign., nux-m., **oena.,** phyt.[3, 6],
    plb., ran-b.[6], ran-s., **sec.,** sol-n.,
    stram., stry., tarent., verat., zinc.,
    zinc-o. zinc-p.[1']

serious matters, over
sérieuses, pour des choses
ernste Dinge, über
    anac., apis, arg-n., bufo[1'], cann-i., cast-eq., ign., lil-t., lyc., **nat-m.,** nux-m., phos.[16], **plat.,** sulph.

    air, in open
    air, en plein
    Freien, im
        plat.

shrieking[3, 6]
criant
schreiendes
    croc., cypr.

silly
bête
dummes
    aether, apis[6], bell., cic., croc.[7], crot-c., **HYOS., lach.,** lyc., merc., nux-m.[3], par.[3], stram., stry., zinc-p.[1']

    children on all occasion, in[7]
    enfants à tout propos, chez les
    Kindern bei jeder Gelegenheit, bei
        croc.

sleep, during
dormant, en
Schlaf, im
    alum., bell.[5], caust., croc., cypr.[2], **hyos.,** junc-e.[11], kreos., **LYC.,** nat-hchls.[11], ph-ac., sep., **sil., stram., SULPH.**[1, 7]

    on going to[4]
    s'endormir, avant de
    Einschlafen, vor dem
        sulph.

spasmodic
spasmodique
krampfhaftes
    acon., aether, **alum.,** alum-p.[1'], alumn., am-c., anac., ant-t.[3], apis[3], arn.[3], ars.[3, 7], asaf., **AUR., bell., calc.,** cann-i.[1', 6], cann-s.[3], carb-an.[3], **caust.,** cic., cocc.[3], colch., **con.,** croc., cupr., hyos., **IGN.,** lyc.,

nat-c.³, nat-m., nux-m., oena.¹¹,
op., **phos.**, plat., sec., sel.³, sil.,
stram., sulph.³, sumb., thala.¹⁴,
thuj., valer., verat., zinc., zinc-o.⁴,
zinc-p.¹'

epilepsy, before, during or after
épileptique, avant, pendant ou
    après accès
epileptischen Anfall, vor, während
    oder nach einem
    bufo², caust.

speaking, when
parlant, en
Reden, beim
    aur., bell.

speechlessness, with²
mutisme, avec
Sprachlosigkeit, mit
    stram.

stupid expression, with
stupide, avec une expression
stupidem Ausdruck, mit
    apis⁶, atro.¹¹, **nux-m.²**, **tarent.²**

trifles, at
futilités, pour des
Kleinigkeiten, über
    am-c., ars., bufo¹', **cann-i.,** graph.,
    hyos.⁵, **lyc.¹', ²**, stram.⁵, zinc.

unbecoming⁶, ¹¹
inconvenant, déplacé
unpassendes
    croc.

vexation, at⁶
contrariété, à
Ärger, bei
    lyc.

violent
violent
heftiges
    ran-s.³, ⁶, stram.¹'

waking, on⁴
réveil, au
Erwachen, beim
    sep.

weakness, during¹⁶
faiblesse, pendant la
Schwäche, aus
    con.

weeping and l. at same time
pleure et rit à la fois
Weinen und L. zur gleichen Zeit
    cann-i.¹', lyc.⁵

or l. on all occasions⁵
ou rit à tous propos
oder L. bei jeder Gelegenheit
    calc-sil.¹', **caust., PULS.,** sep.,
    staph.

wild
sauvage
wildes
    atro.¹¹, calc.

word said, at every²
mot prononcé, à chaque
Wort, bei jedem gesagten
    CANN-I.

lewd see obscene

LIAR
MENTEUR
LÜGNER
    alco., arg-n.⁷, calc.⁵, carb-v.⁵,
    caust.⁵, coca¹¹, con.⁵, lyc.⁵, merc.⁵,
    MORPH.⁷, ⁸, nat-m.⁵, nux-v.⁵, ¹²,
    OP.¹, ⁷, puls.⁵, sil.⁵, staph.⁵, sulph.⁵,
    syph.⁷, verat.

deceitful/trompeur/trügerisch

charlatan and⁵
charlatan et
Scharlatan und
    calc., nat-m., puls.

charlatan/Scharlatan

lie, believes all she says is a
mensonge, croit que tout ce
    qu'elle dit est un
Lüge, glaubt, alles was sie sagt, ist
    eine
    lac-c.

lies, never speaks the truth, does not know what she is saying
ne dit jamais la vérité, ne sait pas ce qu'elle dit
lügt, spricht nie die Wahrheit, weiß nicht, was sie sagt
alco.[7], arg-n.[7], **morph.**[7], **OP.**[1, 7], **syph.**[7], **verat.**[1, 7]

LIBERTINISM
LIBERTINAGE
AUSSCHWEIFUNG, sexuelle
act-sp.[2], alum.[5], bell.[5], calc.[5], **canth.**[5], carb-v.[5], **caust.**[5], chin.[5], con.[5], fl-ac.[7], hyos.[5], lyc.[5], merc.[5], nat-m.[5], **nux-v.**, orig.[5], ph-ac.[5], phos.[5], pic-ac., **plat.**, puls.[5], sep.[7], **staph.**, stram.[5], sulph.[5], verat.[5]

lascivious/lascif/ lasziv

LIE on bare floor, wants to[2]
S'ÉTENDRE directement sur le plancher, désire
LIEGEN, möchte auf bloßem Boden
camph.

LIGHT, aversion to
LUMIÈRE, aversion pour la
LICHT, Abneigung gegen
achy.[14], stram.[1'], tarent.[3]

> **desire** for
> **désir** de
> **Verlangen** nach
> **acon., am-m.,** asar.[14], **BELL., calc.,** cann-s.[3, 7], carb-an.[3, 7], **GELS.,** grin.[3, 7], lac-c., nat-m., phos.[3, 7], plb.[3, 7], ruta, sanic.[3, 7], **STRAM.,** valer.

*anxiety-dark/anxiété–obscurité/
  Angst–Dunklen
darkness agg./obscurité/
  Dunkelheit
fear-dark/peur–obscurité/
  Furcht–Dunkelheit*

full of, sees[9]
plein de, voit tout
Fülle von, sieht eine anh.

shuns
fuit la
flieht das
ambr., **CON.**, hyos., tarent.[3, 7], zinc.

LITIGIOUS[5]
PROCESSIF, procédurier, chicaneur
PROZESS-SÜCHTIG
ars., caust., lach., nux-v.

LOATHING, general
DÉGOÛT en général
ABSCHEU im allgemeinen
acon., alum., ang., ant-t., arg-m.[14], **arg-n.,** arn., asar., bell., benz-ac., bufo, **calc.,** canth., carbn-o.[11], cham., chel., hep.[5], hyos., ip.[5], jatr., kali-bi., kali-c., laur., mag-m., merc., mez.[5], myric., paull.[11], phel., phyt., plat., **plb.**[5], **puls.,** raph., rat., sapin.[11], sec., seneg., stram., sumb., tarent., thea

disgust/dégoût/Widerwille

> morning
> matin
> morgens
>   mag-m., phyt.

>   waking, on
>   réveil, au
>   Erwachen, beim
>   phyt.

> forenoon[11]
> matinée
> vormittags
>   tong.

> noon[11]
> midi
> mittags
>   pic-ac.

evening
soir
abends
  alum., alumn.[11], **hep.**, raph., sulph.[5]

eruption, before
éruption, avant l'
Hautausschlag, vor einem (zeitlich)
  cop.

fear of death, during[11]
peur de la mort, pendant
Todesfurcht, bei
  cop.

old age, in[1']
vieillesse, dans la
Alter, im
  aur., calc.

pain, during[11]
douleurs, pendant des
Schmerzen, bei
  aloe

  from
  par des
  durch
    ars.[3], phyt.[3, 6]

puberty, in[7]
puberté, dans la
Pubertät, in der
  ant-c.

  indifference–puberty/indifférence–
    puberté/Gleichgültigkeit–
    Pubertät

rising, when[11]
levant, en se
Aufstehen, beim
  plect.

smoking, when[11]
fumant, en
Rauchen, beim
  sep.

waking, on
réveil, au
Erwachen, beim
  lach., lyc., nat-c.

LOATHING at his **business**
DÉGOÛT de ses **affaires**
ABSCHEU vor seiner **Beschäftigung**
  ars-h.

business–averse/affaires–aversion/
  Geschäften–abgeneigt

life, at
vie, de la
Leben, vor dem
  agn., act-sp., alum., alum-p.[1'],
  alum-sil.[1'], am-c., **ambr., ANT-C.,**
  ant-t., **ARS.,** ars-s-f.[1'], **AUR.,**
  aur-ar.[1'], **aur-m.,** aur-s.[1], bell.[1],
  berb., bov., **calc.,** calc-ar.[1], calc-s.,
  calc-sil.[1'], carb-an., **carb-v.,** caust.,
  CHIN., chin-ar., cic.[14], cop., dros.,
  grat., hep., hydr.[8], hydroph-c.[14],
  hyos., kali-bi., kali-br., kali-m.[1'],
  kali-p., kreos., lac-c.[8], lac-d.[7, 8], **lach.,**
  laur., led., **lyc., MERC.,** mez., naja[8],
  nat-ar., nat-c., **NAT-M.,** nat-s.,
  nat-sil.[1'], **nit-ac.,** nux-v., op.,
  ph-ac.[5], **PHOS., plat., plb.**[1, 5],
  pneu.[14], podo., **puls., rhus-t.,**
  rhus-v., ruta, sec., **sep., sil.,** spig.,
  spong., staph., stram., sul-ac.,
  sulph., tab.[8], **ter., THUJ., valer.**[1],
  verat.[8], zinc., **zinc-p.**[1'], ziz.

death–desires/mort–désire/
  Tod–wünscht
ennnui/ennui/Langweile
suicidal disposition/suicide/
  Selbstmord
weary–life/las–vie/Lebensüberdruß

  morning
  matin
  morgens
    lach., **LYC.,** nat-c.

  evening
  soir
  abends
    AUR., dros., hep., kali-chl.,
    rhus-t., spig.

  anxiety, with[2]
  anxiété, avec
  Angst, mit
    lach.

eating, am. on[14]
mangeant, am. en
Essen, am. beim
  cic.

injury, must restrain herself to
    prevent doing herself
faire du mal, doit se retenir de se
    Leid anzutun, muß sich beherr-
    schen, um sich nicht selber ein
    NAT-S.

*fear–alone–injure/peur–seul–
    blesser/Furcht–Alleinsein–
    verletzen
injure/se fasse du mal/Leid
    anzutun*

menses, before
menstruation, avant la
Menses, vor den
  cere-b.

oneself, at
soi-même, de
sich selbst, vor
  lac-c.[7], spirae.[11]

speaking, at
parler, de
Sprechen, vor dem
  anac., dios.

*talk–indisposed/parler–non
    disposé/Reden–wortkarg*

work, at
travail, de
Arbeit, vor der
  arg-n., arn., calc., chin.[5], con.[5],
  croc.[5], hyos., kali-c., lach.[5], merc.[5],
  nat-m., petr., **puls.,** ran-b., **sil.,**
  sulph., tab.[1], tarax.

*fear–work/peur–travail/Furcht–
    Arbeit
indolence/paresse/Faulheit
work–mental–aversion/travail–
    intellectuel–aversion/Arbeit–
    geistige–Abneigung*

evening[14]
soir
abends
  reser.

LONGING for good opinion of others
RECHERCHE une bonne opinion de
    la part des autres
VERLANGEN nach der guten Meinung
    anderer
pall.

*confidence-self/confiance-soi/
    Selbstvertrauen
delusions–appreciated/imaginations–
    appréciée/Wahnideen–geschätzt
lamenting–appreciated/se lamente–
    apprécié/Jammern–geschätzt*

repose and tranquillity, for
repos et le calme, le
Ruhe und Frieden, nach
  nux-v., sulph.[16]

sunshine, light and society, for
lumière, le soleil et la société, la
Sonnenschein, Licht und Gesellschaft,
    nach
  grin., stram.

LOOKED AT, cannot bear to be
REGARDÉ, ne supporte pas d'être
ANGESEHEN zu werden, verträgt nicht
  ambr.[3], ant-c., ant-t., **ARS.,** calc.[3],
  cham., chin., cina, hell.[11], iod., kali-br.[2],
  mag-c., **nat-m.**[1], nux-v., rhus-t., sil.[3, 6],
  stram., sulph., tarent.[3], **tub.**[7]

*delusions–looking at/imaginations–
    regarde/Wahnideen–sieht
delusions–people–looking at/
    imaginations-regardent/Wahn-
    ideen–Personen–sehen
delusions–watched/imaginations–
    observée/Wahnideen–beobachtet
fear–observed/peur–observé/Furcht–
    bemerke*

laughing–looked at/rire–regarde/
Lachen–angesehen
weeping–looked at/pleurer–regarde/
Weinen–ansieht

agg. mental symptoms³
agg. symptômes mentaux
agg. Gemütssymptome
ant-c., lyc., merc.⁶, puls.³

LOOKING backwards, as if followed⁵
SE RETOURNE comme s'il est suivi
SCHAUT um sich, wie verfolgt
staph.

LOQUACITY
LOQUACITÉ
GESCHWÄTZIGKEIT
abrot., acon., aeth., aether¹¹, agar., agn., alco.¹¹, aloe, ambr., anac., anh.⁶, ⁹, ¹⁰, ant-t., apis, aran-ix.¹⁰, **arg-m.**, arn., ars., ars-h., ars-i., ars-s-f.¹', **aur.**, aur-ar¹', aur-s.¹', bapt., bar-c., bar-i.¹', bar-s.¹', **bell.**, ben-n.¹¹, bor., bov., bufo⁶, buth-a.⁹, calad., calc., calc-a.¹¹, **camph.**, **cann-i.**¹, cann-s.³, canth., **carl.**, carbn-s., caust., chel., **cimic.**, coc-c., cocain.⁸, **cocc.**, coff., con.⁶, **croc.**, **crot-c.**, crot-h., **cupr.**, dulc., eug., eup-pur., ferr-m., ferr-p., gamb., gast.¹¹, **gels.**, gink-b.¹⁴, glon., grat., guare., hep.³, hydrc., **HYOS.**, iod.¹, ⁵, iodof.³, ip., **kali-i.**, kres.¹⁰, ¹³, ¹⁴, **LACH.**¹, ⁷, **lachn.**, lil-t., lyss., mag-c., meph., merc-cy.⁸, ¹¹, merc-i-f., **mosch.**³, ⁶, **mur-ac.**, nat-ar., **nat-c.**, nat-m., nicc., nux-m., nux-v., oena., onos., **op.**, **par.**¹, ¹⁶, parth.¹², past.⁸, ¹⁰, ¹², petr., **phos.**, phys.³, physal.⁸, **plb.**, **podo.**, psor., pyre-p.¹¹, ¹², **pyrog.**, rhus-t., sal-ac.¹¹, sec., **sel.**, stann., staph., stict., **STRAM.**, sulph., tab., tarax., tarent., teucr., thea, ther., thuj., thymol.⁹, ¹⁴, trom., valer.⁸, **verat.**, viol-o., viol-t.³, zinc., zinc-p.¹'

delirium–loquacions/délire–loquace/
Delirium–geschwätziges

indiscretion/tact-manque/
Indiskretion
jealousy–loquacity/jalousie–
loquacité/Eifersucht–
Geschwätzigkeit
reveals–secrets/révèle–secrets/
verrät–Geheimnisse
speech–prattling/langage–bavard/
Sprechen–Schwatzen

daytime
journée, pendant la
tagsüber
arg-m.

forenoon
matinée
vormittags
caust.

afternoon²
après-midi
nachmittags
nux-v.

evening
soir
abends
calc., calc-a.¹¹, **LACH.**, nux-v., sel., sol-t-ae., sulph., teucr.², verat-v., viol-t.¹¹

night
nuit
nachts
aur., lyss., plb., puls.⁵

1–2 h
lachn.

alternating with laughing
alternant avec rire
abwechselnd mit Lachen
bell., carbn-s.

maliciousness¹'
méchanceté
Boshaftigkeit
ars-s-f.¹'

rage⁴
rage
Raserei
stram.

sadness¹⁴
tristesse
Traurigkeit
   arg-m.

silence
silence
Schweigen
   bell.⁴, buth-a.¹⁰, ¹⁴, cimic.⁷, ign.¹′

answers no questions, but
répond à aucune question, mais ne
beantwortet keine Fragen, aber
   agar.

busy⁴
occupée
geschäftige
   lach., ther.

changing quickly from one subject to another
passe rapidement d'un sujet à un autre
springt schnell von einem Thema zum anderen
   agar., ambr.¹′, arg-m.¹′ arg-n.³, cimic., LACH., lyc., par., tub.³

*speech–wandering/langage–passe/
   Sprechen–springt*

cheerful, exuberant⁴
gaie, exubérante
lustige, ausgelassene
   croc., grat., iod., kali-i., lach., nat-c., **par.**, tab., verat.

*exuberance/exubérance/
   Ausgelassenheit*

chill, during
frissons, pendant les
Fieberfrost, bei
   podo., teucr.

climacteric period, during², ⁷
ménopause, pendant la
Klimakterium, im
   phys.

drunk, as if
ivre, comme s'il était
trunkene
   meph.², ⁵, ⁶, **mosch.**⁶

drunkenness, during⁵
ivresse, pendant l'
Trunkenheit, bei
   caust., hep., lach., mag-c., petr., sulph.

ecstasy, with⁴
extase, avec
Ekstase, mit
   lach.

excited
excitée
erregte
   cupr.⁶, lach.⁵, sel.², ¹¹, **ther.**⁶

exhausted, until³
épuisement, jusqu'à l'
Erschöpfung, bis zur
   nat-c.

foolish⁴
ridicule
alberne
   par.

hasty
hâtive
hastige
   acon.², hyos.⁴

health, about his⁷
santé, sur son état de
Gesundheitszustand, über seinen
   NUX-V.

*discusses–symptoms/discute–symp-
   tômes/redet–Symptome*

heat, during
chaleur fébrile, pendant la
Fieberhitze, bei
   coff., **gels.**², lach.⁵, m-arct.⁴, ph-ac.², podo., stram., TEUCR., tub.

heedless²
étourdie
unbesonnene
   iod.

hoarseness, only kept in check by[2]
raucité de sa voix, n'est retenu que par la
Heiserkeit, nur im Zaum gehalten durch seine
    lach.

insane[2]
folle
wahnsinnige
    apis, bell.[4], hyos.[2,4], lach.[4], par., staph., stram.[4], verat-v.

jesting, with[4]
plaisanterie, avec
Spaßen, mit
    croc., kali-i., lach.

listen, would not[2]
écouter, ne veut rien
zuhören, möchte nicht
    hep.

menses, during
menstruation, pendant la
Menses, während der
    bar-c., lach., stram.

mental exertion, after[4]
intellectuel, après travail
geistiger Anstrengung, nach
    lach.

openhearted
cœur ouvert, à
offenherzige
    anh.[6], bov.[5]

perspiration, during
transpiration, pendant la
Schweiß, bei
    ars., bell., calad., cocc., hyos., sel., tarax.

pregnancy, during[2]
grossesse, pendant la
Schwangerschaft, während der
    bar-c.

religious subjects, about[2,11]
religieux, sur des sujets
religiöse Themen, über
    verat.

selected expressions, in[4]
choisies, avec expressions
gewählten Ausdrücken, in
    lach.

self-satisfied[4]
fate, prétentieuse
selbstgefällige
    par.

sleep, during
dormant, en
Schlaf, im
    ambr., cupr., ign., op.

speeches, makes
discours, fait des
Reden, hält
    arn., cham., ign.[3], lach.

sleeplessness with l. especially before midnight[2]
insomnie avec l. particulièrement avant minuit
Schlaflosigkeit mit G. besonders vor Mitternacht
    lach.

stupid and irritable, then[2]
stupide et irritable, puis
stumpfsinnig und reizbar, danach
    lachn.

vivacious[4]
vive et enjouée
muntere, lebhafte
    hyos., nat-c., par.[2]

witty[4]
pleine d'esprit
witzige
    croc.

LOVE with one of the own sex, homosexuality, tribadism ✱
AMOUR pour quelqu'un de son propre sexe, homosexualité, tribadisme
LIEBE zu jemandem des eigenen Geschlechts, Homosexualität, Tribadie
    anh.[10], calc.[5], calc-p., hypoth.[14], lach., nat-m., phos., **PLAT.**[1,5], puls.[7], **sulph.**, thiop.[14]

anal-coition with a woman[5]
coit-anal avec une femme
Anal-Koitus mit èiner Frau
   caust., plat.

love-sick
langueur amoureuse
liebeskrank
   ant-c., til.

married man, with[7]
homme marié, avec un
verheirateten Mann, mit einem
   nat-m.

   adulterous/adultère/ehebrecherisch

perversity[11]
perversité
Perversität
   hura, ind.[12], kali-n., nux-v.[12], plat.[12]

LOVE, DISAPPOINTED see ailments from *
CHAGRIN D'AMOUR voir troubles à la suite de
LIEBE, ENTTÄUSCHTE siehe Beschwerden infolge von

jealousy, anger and incoherent talk, with
jalousie, colère et paroles incohérentes, avec
Eifersucht, Zorn und unzusammenhängenden Reden, mit
   hyos., nat-m.[7]

laugh, with inclination to[2]
rire, avec envie de
lachen, mit Neigung zu
   hyos.

rage after[2]
rage après
Raserei nach
   hyos.

sadness from[2]
tristesse par
Schwermut durch
   aur., bell.[5], hyos., IGN., nat-m.

silent grief, with
silencieux, avec chagrin
stillem Kummer, mit
   IGN., NAT-M., PH-AC., phos.

suicidal disposition from[2]
suicide par, impulsion au
Selbstmord durch, Neigung zum
   aur., hyos.

LUDICROUS, things seem
GROTESQUES, les choses paraissent
LÄCHERLICH, Dinge scheinen
   cann-s., nat-m., **nux-m.,** plat.[16], stram., tarent.

   foolish/ridicule/albernes

MAGNETIZED, desires to be
MAGNÉTISÉ, désire être
MAGNETISIERT werden, will
   CALC., lach., nat-c., PHOS., SIL.

   easy to magnetize[5]
   facile à magnétiser
   leicht zu magnetisieren
      caust., lach., sep.

mesmerism am.[3]
mesmérisme am.
Mesmerismus am.
   acon., bar-c., **bell.,** chin., con., CUPR., graph., ign., iod., nat-c., **nux-v., PHOS.,** sabin., sep., **sil.,** sulph., **teucr.,** viol-o.

MALICIOUS, spiteful, vindictive
MÉCHANT, rancunier, vindicatif
BOSHAFT, tückisch, rachsüchtig
   abrot., **acon.,** agar., alco.[11], aloe, am-c., am-m., ambr., ANAC.[1, 7], arn., ARS.[1, 5], ars-s-f.[1'], **aur.,** aur-ar.[1], bar-c., **bell.,** berb., **bor.,** bry.[12], bufo, calc., calc-s., cann-s., canth., caps., carb-an., caust., cham.[3, 5, 8], chin., cic., cina[3], clem., coca[5], cocc., coloc., com., con., croc., **cupr.,** cycl.[4], cyna.[14],

fl-ac.⁵, glon., guaj., haem.¹¹, **hep.,**
hydr., **hyos.,** ign., ip.⁴, kali-c.⁴, ⁷,
kali-i., **lac-c., lach., led.,** levo.¹⁴,
lyc., mang., merc., mosch., **nat-c.**¹, ⁵,
NAT-M.¹, ⁵, nicc., **nit-ac., NUX-V.,**
op., par., ped.¹¹, petr., **ph-ac.**⁵, phos.,
plat., puls.⁵, ran-b.⁴, sec., sep.¹′,
sol-m.⁴, squil., stann., **staph.**⁵, ⁸,
STRAM., stront-c., sulph., syph.⁷,
tarent.³, ⁸, **TUB.**⁷, tus-fr.¹¹, verat.,
zinc., zinc-p.¹′

brutality/brutalité/Brutalität
cruelty/cruauté/Grausamkeit
hatred/haine/Haß
insanity–malicious/folie–méchante/
   Geisteskrankheit–boshafte
jealousy–vindictive/jalousie–
   rancunière/Eifersucht–rachsüchtige
jesting–malicious/plaisante–
   méchante/Spaßen–boshaftes
joy–misfortune/joie–malheur/
   Freude–Unglück
misanthropy/misanthropie/Misan-
   thropie
mischievous/malicieux/mutwillig-
   boshaft
rage–mischievous/rage–malicieuse/
   Raserei–mutwillig–boshafte
thoughts–persistent–injury/pensées–
   persistantes–faire/Gedanken–
   hartnäckige–Böses

night⁵
nuit
nachts
   calc., sulph.

anger, with⁴
colère, avec
Zorn, mit
   anac., bar-c., canth., **caps.,**
   carb-an., **chin.,** hep., **lyc., nat-m.,**
   nicc., petr.⁵, zinc.

dreams, in ⁴, ⁶
rêves, dans ses
Träumen, in seinen
   lach.

injure someone, desire to
mal à quelqu'un, envie de faire
Leid zuzufügen, Verlangen,
   jemandem ein
   levo.¹⁴, osm.¹¹

insulting⁴
insultant
beleidigend
   hyos., merc.

laughing⁴
rire
Lachen, boshaftes
   cupr.

loved ones, to¹′
aime, à ceux qu'il
geliebte Personen, gegen
   sep.

sadness, in²
tristesse, dans la
Traurigkeit, bei
   KALI-I.

MANIA
MANIE
MANIE
   absin., acon., acon-l.¹¹, ¹², aeth.,
   aether¹¹, agar.³⁻⁵, ⁸, ail., alco.¹¹, **alum.,**
   alum-p.¹′, **anac.,** anag.², ¹², anan.²,
   anh.¹⁰, ant-c., ant-t.³, **apis, arg-m., arn.,**
   ARS., ars-s-f.¹′, **arum-t.,** atro.⁸, ¹², **aur.,**
   aur-ar.¹′, aur-i.¹′, aur-s.¹′, bapt.⁸,
   bar-c., **bar-m., BELL., brom.,** bry.⁸,
   bufo, cact., **calad., calc.,** calc-i.¹′,
   camph., cann-i., cann-s.³, ⁴, **canth.,**
   carbn-s.¹′, caust.³, cham.³, chel., **chin.,**
   chin-s., chlol.¹, cic., **cimic.,** coca,
   cocc.¹, coff., colch., **con.,** cori-r.¹²,
   cortico.⁹, croc.³, ⁴, ⁸, ¹², crot-c., crot-h.,
   cupr., cupr-a.⁸, ¹², **cycl.,** dat-f.¹²,
   dat-m.¹², der.¹², dig., dros.³, dulc.³,
   ferr-p.¹′, gels.³, ¹², glon., grat.¹², **hell.,**
   hep., HYOS., hyosin.¹², **ign.,** indg.,
   iod., iodof.¹², iris-t.¹², kali-bi.³,
   KALI-BR., kali-c.³, **KALI-CHL.,** kali-i.,
   kali-m.¹′, ², **kali-p.,** kres.¹⁰, **lach.,** laur.⁸,
   led., lil-t.³, ⁸, **LYC.,** lyss.¹², **manc.,**

MANIA / MANIE

mand.⁹, med.³, **MERC.**, merc-c., murx.³, nat-m., nit-ac.³, **nux-m., NUX-V.**, oena., **op.**, orig.⁸, ox-ac., par.¹², passi.⁸, petr.³, ph-ac.³, **phos.**, pic-ac.⁸, pisc.⁸, **plat.**¹', ³, ⁸, plb., **psor.**, puls., raph., rhod., rhus-t.³, ⁴, ⁸, ruta³, sabad., sec., senec.¹², seneg.³, **sep.**, sil.¹², sol-n.¹², spig-m.⁸, ²¹, spong.⁸, staph.¹², **STRAM.**, sul-h.⁸, ¹², **sulph.. tarent.**, ter., thea¹², thyr.¹², tub-k.¹², ust.⁸, **VERAT.**, verat-v., vip.³, zinc.

delirium/délire/Delirium
delusions/imaginations/Wahnideen
insanity/folie/Geisteskrankheit
jumping–bed/saute–lit/Springen–Bett
kleptomania/cleptomanie/
  Kleptomanie
rage/rage/Raserei
religious–mania/religieuses–manie/
  religiöse–Manie

evening¹¹
soir
abends
  crot-c.

night
nuit
nachts
  cic.⁵, kali-i.¹¹

  midnight, agg. about²
  minuit, agg. à
  Mitternacht, agg. um
    staph.

  dancing, laughing, striking, with⁵
  danse, rire, frappement, avec
  Tanzen, Lachen, Schlagen, mit
    cic.

abuses everyone²
insulte tout le monde
beschimpft jeden
  camph., tarent.

alternating with depression²
alternant avec dépression mentale
abwechselnd mit Depression
  arg-m.¹⁴, **con.**, cyt-l.¹⁴, kres.¹⁴,
  nat-s., psor.⁷, **staph.**, sulfa.¹⁴

euphoria–alternating–sadness/
euphorie–alternant–tristesse/
Euphorie–abwechselnd–
  Traurigkeit
excitement–alternating–sadness/
excitation–alternant–tristesse/
Erregung–abwechselnd–
  Traurigkeit

metrorrhagia¹
métrorrhagie
Metrorrhagie
  crot-c.

anguish, during¹¹
angoisse, pendant l'
qualvoller Angst, während
  ars.

cold perspiration, with¹'
transpiration froide, avec
kaltem Schweiß, mit
  camph., stram.

demoniac⁶
démoniaque
Besessenheitswahn
  agre.¹⁴, **anac.**, bell., **hell.**², hyos.,
  op., plat., sil., sulph., verat.

destruction, followed by laughter
  and apologies, of²
destruction suivi de rires et
  d'excuses, de
Zerstörung, gefolgt von Gelächter
  und Abbitten, mit
    tarent.

excitement in gesture or speech²
excité en gestes ou en paroles
Erregung in Gebärden und Sprache
  hydr-ac.

fever, during³
fièvre, pendant la
Fieber, im
  cact.

hands, claps²
mains, claque les
Hände, klatscht in die
  stram.

wringing h., runs about day and
   night[2]
se tord les m. et court cà, et là jour
   et nuit
ringt die H., läuft Tag und Nacht
   herum
      hell.

held, wants to be
tenu, désire être
gehalten werden, will
      ARS.

*impulse–run/impulsion–courir/
   Trieb–laufen*

jumps over chairs and tables[11]
saute par-dessus les chaises et les
   tables
springt über Stühle und Tische
      bell.

lochia, from suppressed[6]
lochies supprimées, par
Lochien, durch unterdrückte
      cimic., plat., verat.

menses, before
menstruation, avant la
Menses, vor den
      sep.

   suppressed, after
   supprimée, après
   unterdrückten, nach
      puls.

mental exertion, after
intellectuel, après travail
geistiger Anstrengung, nach
      lach.

monomania/monomanie/Monomanie

paroxysmal
accès, par
anfallsweise
      tarent.

periodical
périodique
periodische
      arg-n., **nat-s., tarent.**

rage, with[3-6]
rage, avec
Raserei, mit
   agar.[3,4], ant-t.[4], apis[3], ars.[3-6, 11],
   bell., camph.[2], cann-i.[6], cann-s.[3, 4],
   canth.[4], croc.[3, 6], cupr.[3, 4, 6],
   HYOS.[2, 3-5, 11], lach.[6], lol.[3, 6], **LYC.,**
   merc.[3, 6], nux-v.[2], **op.**[4, 5], ph-ac.[3],
   phos.[3, 6], plb.[2, 4], **sec.**[3, 4, 6], sol-n.[4],
   stram.[2, 3-6, 11], verat., verat-v.[3],
   zinc.[3]

scratching themselves[11]
se grattent entre-eux
zerkratzen sich selbst
      bell.

sexual m. in men[7]
sexuelle chez les hommes, m.
sexuelle M. bei Männern
      apis, **PHOS., tarent.**

   women, in[7]
   femmes, chez les
   Frauen, bei
      APIS[2, 7], **PHOS., tarent**

shrieking in
cris dans la
Schreien in der
      bell.[6], cic.[14], lach.[3, 6], stram.

singing, with
chanter, avec
Singen, mit
      bell.[4, 11], cic.[14], **cocc.**[2, 3], **nux-m.**[2],
      tarent.[2], verat.[4]

   puerperal m., in[2]
   puerpérale, dans la m.
   Wochenbett, bei der M. im
      plat.

spit and bite at those around him,
   would[2]
cracher et mordre tout ceux qui
   l'entourent, pourrait
anspucken und beißen, will
   Umstehende
      bell.

suppressed eruptions, after
supprimées, après éruptions
unterdrückten Hautausschlägen, nach
   caust.², hep.², zinc.

tears, clothes
déchire ses vêtements
zerreißt die Kleider
   nux-v.⁵, tarent.², verat.², ⁴, ⁵

   hair, own⁵
   cheveux, s'arrache les
   Haare aus, reißt sich die
      bell.⁴, canth., stram., tarent.¹¹,
      verat.

   himself to pieces with nails⁵
   se lacère les chairs avec ses ongles
   zerfleischt sich mit seinen Finger-
      nägeln
      canth., stram., verat.

violence, with deeds of⁴
violence, avec actes de
gewalttätige
   ars., bell., hyos., plat.², sec., stram.

wild
sauvage
wilde
   kali-br.², ph-ac.⁴

   look, with²
   regard, avec
   Blick, mit wildem
      cupr-s.

mania-a-potu see delirium tremens

MANNISH habits of girls⁵
GARCONNIÈRES des jeunes filles,
   habitudes
VERMÄNNLICHTE Mädchen
   carb-v., nat-m., petr., plat.

   women⁷
   femmes, hommasses
   Frauen
      fl-ac.

MANUAL WORK, fine work, mind
   symptoms from
TRAVAIL MANUEL, travail délicat,
   symptômes psychiques par suite de
HANDARBEIT, subtile Arbeit, Gemütssymptome infolge von
   graph., iod.

MARRIAGE seemed unendurable,
   idea of
MARIAGE semble insupportable,
   l'idée du
HEIRAT erscheint unerträglich, der
   Gedanke an
   lach., med.⁷, nux-v.⁵, pic-ac., puls.,
   staph.⁵

*irresolution–marry/hésitation–
   marier/Unentschlossenheit–Heirat
religious–horror/religieuses–horreur/
   religiöse–Abscheu*

   obsessed by idea of m., excited
      sexual girls are⁵
   obsédées par l'idée du m., filles
      excitées sexuellement sont
   besessen vom Verlangen zur H.,
      sexuell erregte Mädchen sind
      bell., caust., plat., verat.

MATHEMATICS, apt for⁵
MATHÉMATIQUES, apte aux
MATHEMATISCH begabt
   cocc., lach., nux-v.

   inapt for⁵
   inapte aux
   unbegabt
      bell., calc., kali-c., lyc., syph.⁷

calculating/calcul/Rechnen

   algebra, for⁵
   algèbre, a l'
   Algebra, für
      alum., caust., graph., staph.

geometry, for[5]
géométrie, à la
Geometrie, für
    alum., ambr., calc., caust., con.

horror of m.[5]
horreur des m.
Abscheu vor Mathematik
    calc., lyc., nat-m., sil., staph.[7], sulph.

MEDDLESOME, importunate
IMPORTUN
ZUDRINGLICH, aufdringlich
    alum.[5], atro., con.[5], hyos., lyc.[5], plb.[11]

MEDICINE, desire to swallow large doses of[11]
MÉDICAMENTS, désire absorber de fortes doses de
MEDIZIN einnehmen, will große Dosen von
    cact.

MEDITATION
MÉDITATION
MEDITATION
    acon.[3], am-m., ant-c., aur., berb.[2], **cann-i.**[8], cann-s., canth., **CARB-AN.,** chin., cic., clem., cocc., coff.[5, 8], con., cycl., eug., euph.[2], ham., hell., **hyos.,** ign., ip., kali-n., **lach.,** led.[6], lyss.[2], manc., mang.[4], meny.[2], mez., mur-ac., naja[3], nat-c., ol-an.[2], phel., phos., plb., ran-b., rhus-t., sabad., sep., spig., staph., **sulph.,** thuj.

absorbed/absorbé/Gedanken
    versunken
sits–meditates/assis–méditation/sitzt–
    denkt nach
thoughts–thoughtful/pensées–plein
    de/Gedanken-gedankenvoll

night[5]
nuit
nachts
    op.

MEMORY, ACTIVE
MÉMOIRE ACTIVE
GEDÄCHTNIS, GUTES
    acon., acon-f.[11], **agar., aloe,** alum., anac., ang., anh.[9, 14], ant-c., arn., ars., ars-s-f.[1'], asaf., **aur.,** aur-ar.[1'], **bad.,** bapt.[11], **BELL.,** bov., brom., calc-p., camph., cann-i., cann-s., caps., carb-v., chin., cimic., cob., coc-c., coca, cocc., **COFF.,** coff-t.[11], croc., cub., cupr., cycl., dig., fl-ac., **gels.,** glon., grat., hipp., **HYOS.,** iber.[11], kali-p., lac-ac.[11], **LACH.,** lyss., manc., meph., nat-m.[3], nat-p., **nux-m., nux-v., OP.,** ox-ac., **phos.,** phys., pip-m., plat., plb., puls., raph., rhus-t., senec.[2], seneg., sil., spig., **stry., sul-ac.,** sulph., ter., thuj., valer., verat., verb., viol-o., zinc., zing.[11], ziz.

morning[2]
matin
morgens
    fl-ac.

afternoon
après-midi
nachmittags
    anac.[2, 4, 5], ang.[11]

evening
soir
abends
    agar., **LACH.**

midnight, until
minuit, jusqu'à
Mitternacht, bis
    COFF.

alternating with dullness
alternant avec esprit gourd
abwechselnd mit Stumpfheit
    rhus-t.

lassitude
lassitude
Abspannung
   aloe

weakness of m.
faiblesse de m.
Gedächtnisschwäche
   acon.[5], ars-s-f.[1'], cycl.

fever, during[11]
fièvre, pendant la
Fieber, bei
   op.

music, for[4, 11]
musique, de la
Musik, für
   croc.

names, for proper[14]
noms propres, pour les
Eigennamen, für
   asar.

past events, for
passés, pour des **événements** déjà
vergangene Ereignisse, für
   anh.[9], bell.[11], **hyos.**[4, 11], seneg.[4]

   haunted by and longing for[2]
   hanté par des é. p. qu'il désire se
      remémorer
   gequält von vergangenen Ereig-
      nissen, an die er sich aber
      erinnern will
      kali-p.

short, but[5]
courte, mais
kurzes, aber
   calc., sil., staph., sulph.

suppressing sexual desire, from
suppression du désir sexuel, par
Unterdrückung des sexuellen Verlangens, durch
   lach.

MEMORY CONFUSED[11]
MÉMOIRE CONFUSE
GEDÄCHTNISVERWIRRUNG
   anac., chin-s., cupr.[6], naja, op.[2],
   petr.[6], sel.[6], **stram.**[2]

MEMORY, LOSS OF:
MÉMOIRE, PERTE DE LA:
GEDÄCHTNISVERLUST:

   aphasia, in
   aphasie, dans l'
   Aphasie, bei
      cann-i.[6], hyper.[3]

   apoplexy, after[2]
   apoplexie, après
   Apoplexie, nach
      ANAC., plb.

   catalepsy, after[2, 11]
   catalepsie, après
   Katalepsie, nach
      camph.

   coma, after[11]
   coma, après
   Koma, nach
      cori-r.

   concussion of the brain, after[6]
   commotion cérébrale, après
   Gehirnerschütterung, nach
      hyper.

   epileptic fits, after[2]
   épileptiques, après accès
   epileptischen Anfällen, nach
      absin., calc., cic.[6], **zinc.**

   fear, from[2]
   peur, par
   Furcht, durch
      anac.

   imbecility, in[2]
   imbécillité, dans l'
   Imbezillität, bei
      anac.

MEMORY, LOSS / MÉMOIRE, PERTE / GEDÄCHTNISVERLUST

injuries, after
blessures, after
Verletzungen, nach
  am-c.³, chin-ar.⁷

  of head, after³
  à la tête, après
  Kopfverletzungen, nach
    am-c., **ARN.**, cic., hyper., merc., rhus-t.

insanity, in²
folie, dans la
Geisteskrankheit, bei
  aur., **merc., stram.**

mental exertion, from², ⁵
intellectuel, par travail
geistige Anstrengung, durch
  nat-c.

sunstroke, after²
coup de soleil, après
Sonnenstich, nach
  anac., glon., **lach.**

MEMORY, WEAKNESS OF
MÉMOIRE, FAIBLESSE DE
GEDÄCHTNISSCHWÄCHE

abrot., absin.⁸, ¹¹, acet-ac.², ¹¹, **acon.,** acon-c.¹¹, act-sp., aesc., aeth., agar., **agn.,** agre.¹⁴, ail., alco.¹¹, all-s.², allox.⁹, **alum.,** alum-sil.¹′, alumn.¹¹, am-c., am-m., **AMBR., ANAC.¹, anac-oc.²,** anan., anh.⁸, ⁹, ant-t.³, **apis, arg-m.**¹′, ³, ⁶, ¹⁴, **ARG-N., arn., ARS.,** ars-h.², arum-t., asaf.³, aster.¹⁴, **atro.², aur.,** aur-ar¹′, aur-m.¹¹, aur-s.¹¹, aza.⁸, bapt.¹¹, bar-a.⁶, **BAR-C.,** bar-i.¹′, bar-s.¹′, **BELL.,** berb., bol-la.², bor., **bov.,** brom., **bry., BUFO, BUFO-S.,** cadm-met.⁹, ¹⁰, ¹⁴, calad., **calc.¹,** calc-ar.¹, **calc-p.¹,** calc-s., calc-sil.¹′, camph., **cann-i.,** cann-s., caps.¹¹, carb-ac., **carb-an., carb-v.,** carbn-o.¹¹, **CARBN-S.,** carc.⁹, card-m., carl.¹¹, **CAUST.,** cench.¹′,⁷, cham., chel., **chin., chin-ar., chlf.²**, **chlol.,** chlor., chlorpr.¹⁴, **cic.,** cimic., **clem.,** cob-n.⁹, coca³, **COCC.,** coff., **COLCH.,** coloc., **CON.,** convo-s.⁹, ¹⁴, cop., cori-r., corn.¹, cortico.⁹, ¹⁴, cortiso.⁹, ¹⁴, cot.¹¹, croc., crot-c., **crot-h.,** crot-t., cub., culx.¹′, **cupr.,** cupr-a.², **cycl.,** der.¹¹, **dig.,** dulc.³, elaps, erio.¹¹, eupi.¹¹, euphr., ferr., **ferr-p.¹, fl-ac., form., gels.,** gins.¹¹, **GLON.,** glyc.⁸, **graph., guaj.,** guare.², ¹¹, guat.⁹, gymno.¹¹, haem.⁶, ham.¹¹, **HELL.,** helo.¹, **helon., HEP.,** hipp., hist.⁹, **hydr., HYOS.,** hyper., **iber.²,** ichth.⁸, **ign.,** iod.⁶, ip., iris, jug-c.¹¹, juni.¹¹, kali-ar., kali-bi., **kali-br.,** kali-c., kali-cy.¹¹, kali-i.¹, kali-n.⁶, **KALI-P.,** kali-s., kali-sil.¹′, kalm., kreos., **lac-ac., lac-c.,** lac-d., **LACH., laur.,** lec.⁸, led., lil-t., linu-c.¹¹, lipp.¹¹, **LYC.,** lyss., m-arct.⁴, macro.¹¹, mag-c., manc., mand.⁹, ¹⁰, mang., **MED.,** meli., **MERC., merc-c.,** methys.¹⁴, **mez.,** mill., mit.¹¹, morph.¹¹, mosch., murx., naja, **nat-ar., nat-c., nat-m., nat-p.,** nat-sal.¹¹, nat-sil.¹′, nid.¹⁴, **NIT-AC.,** nitro-o.¹¹, **NUX-M., nux-v., oena.²**, ¹¹, okou.¹⁴, **olnd., op.,** pall.³, peti.¹¹, **petr., PH-AC., PHOS.,** phenob.¹³, ¹⁴, phys.³, **pic-ac.,** pip-m.⁶, plan., **PLAT., PLB.,** pneu.¹⁴, psil.¹⁴, psor., ptel., **puls.,** ran-s.¹¹, raph.¹¹, rauw.⁹, ¹⁴, rhod., rhus-g.¹¹, **rhus-t.,** ruta, sabad., sabin., sanic., sapin.¹¹, sarr.¹¹, sars., sec., **sel.,** seneg., **SEP.,** serp.¹¹, **sil., spig.,** spong., **stann., staph., stram.,** stront-c., stry., sul-ac., sulfa.⁹, ¹⁴, **sulph., syph.,** tab.³⁻⁵, ¹¹, tarax.⁹, ¹⁴, **tarent.,** tell.⁸, ¹¹, tep.¹¹, **thuj.,** thyr.⁸, **tub.,** upa.¹¹, valer., **VERAT.,** verat-v., verb., **viol-o.,** viol-t., visc.⁹, wildb.¹¹, yuc.¹¹, **zinc., zinc-m.¹¹, zinc-p.¹′,** zinc-pic.⁸, zing.²

forgetful/oublieux/vergeßlich
mistakes/erreurs/Fehler

business, for
affaires, pour les
Geschäfte, für
  agn., chel., fl-ac., hyos., kali-c., kreos., phos., sabin., sel., sulph., tell., tep.

colours, for[5]
couleurs, pour les
Farben, für
   lyc., sil., staph.

dates, for
dates, pour les
Daten, für
   acon., con., crot-h., fl-ac., kali-bi.,
   kali-br., med.[1'], merc., nux-v.[5],
   staph.[5], syph.

details, for[9]
détails, pour des
Einzelheiten, für
   cadm-met.

do, for what was about to
faire, pour ce qu'il est en train de
tun wollte, was er gerade
   agn., allox.[9], bar-c., bell., calc-p.,
   calc-s., cann-s., carb-ac.[1],
   carb-an.[3, 7], carbn-s.[1', 2], card-m.,
   chel., cinnb., cortico.[9, 10], fl-ac.,
   gran., hydr., jug-c., iod.[1'], kali-s.[1'],
   kreos., lac-c.[2], manc., nat-m.[16],
   nux-m., onos., phos.[16], psil.[14],
   sulph.

done, for what has just
vient de faire, pour ce qu'il
getan hat, was er gerade
   absin., acon., agar., allox.[9], aster.,
   bar-c., bor., bov., bufo, calad.,
   calc-p., camph., chel., fl-ac., graph.,
   hyos., lac-c., lach., laur., lyc.,
   nux-m., onos., rauw.[9], rhus-t.,
   sabin., thuj., zinc.[16]

everyday things, for[9]
journalières, pour les choses
tägliche Dinge, für
   carc., halo.[14]

expressing oneself, for
exprimer, pour s'
auszudrücken, sich
   acet-ac.[11], agar., am-c.[11], arg-n.,
   bell., cann-i.[6], cann-s., carb-an.[16],
   carbn-s.[2, 11], cimic.[2], coca[2, 11], cocc.,
   colch.[2, 11], cot.[11], crot-h.[6], dulc.,
   gad.[11], haem.[11], ign.[11], kali-br.[2, 11],
   kali-c., kali-p.[6], kiss.[11], lac-c., lach.,

lact.[2], lil-t.[11], lyc., morph.[11],
murx.[2, 11], nat-m., nux-v.,
ph-ac.[2, 6, 11], phys.[11], PLB., puls.,
sep.[11], stram.[2], tab.[11], thuj.

forgetful–words/oublieux–mots/
   vergeßlich–Worte
memory–weakness–words/
   mémoire–faiblesse–mots/
   Gedächtnisschwäche–Worte

facts, for[5]
faits, pour les
Ereignisse, für
   bell., CALC., med.[1'], verat.

past, for[11]
anciens, pour les
frühere, für
   ail.[1'], bell., calc.[5], camph., hyos.,
   lach., lyc.[5], nux-m.[1'], sulph.

   old people, in[5]
   vieillards, chez les
   alten Menschen, bei
      coff.

recent, for[5]
récents, pour les
neue, für
   allox.[14], aza.[14], bell., cael.[14], calc.,
   carb-ac.[3], carb-v., carbn-s.[11],
   graph.[1', 5], hydr.[3], hyos., nat-m.[1'],
   nux-v., sulph., verat.

   old people, in[5]
   vieillards, chez les
   alten Menschen bei
      lach., sulph.

forms, for[5]
formes, pour les
Formen, für
   ambr., lyc., staph., sulfa.[14], sulph.

happened, for what has
passé, pour ce qui s'est
ereignet hat, für das, was sich
   bufo-s., carb-ac.[3, 7], cocc.[1'], graph.,
   hydr.[3, 7], lach., nat-m., nux-m.,
   rhus-t., sulph., syph.[1']

for what has just⁹
pour ce que vient de se passer
für das, was sich gerade
    allox.

headache, during¹⁶
maux de tête, pendant les
Kopfschmerzen, bei
    bell.

heard, for what has
entendu, pour ce qu'il a
gehört hat, für das, was er
    agar., calc., cann-i., carb-v.,
    HELL., HYOS., lach., med.⁷, mez.,
    nat-m., **nux-m.,** plat., psor., sulph.

for what has just
pour ce qu'il vient d'entendre
für das, was er gerade
    allox.⁹, iber.¹⁴

labor, for **mental**
travail intellectuel, pour le
Arbeit, bei geistiger
    acon., aloe, asar., bar-c.², **con.,**
    cycl., **gels.,** graph., ign.¹', laur.,
    lyc., naja, **NAT-C., NAT-M.,**
    ph-ac., pic-ac., sel., sep., **sil.,** sol-n.,
    spig., spong., staph., ther., thuj.

concentration–difficult–studying/
concentration difficile–étudiant/
Konzentration–schwierige–
    Lernen

child cannot be taught from w. of
    m. for mental²
l'enfant est incapable d'être
    enseigné par f. de m. pour le
Kind kann nicht wegen G. bei
    geistiger A. unterrichtet werden
    bar-c.

fatigue, from
fatigue, par
Müdigkeit, durch
    calc., colch., gels., nat-c., nat-m.,
    nux-v., ph-ac., plat., puls., sep.,
    sil.

letters, for the names of the
lettres, pour le nom des
Buchstaben, für die Bezeichnung der
    lyc.

make several l., how to²
assembler plusieurs le, pour
zusammensetzt, wie er die
    verschiedenen B.
    chr-ac.

music, for⁵
musique, pour la
Musik, für
    ign.¹', lyc., staph., sulfa.¹⁴

names, for proper
noms propres, pour les
Eigennamen, für
    allox.⁹, alum.⁵, **anac.,** aza.¹⁴, bar-a.⁸,
    bell., cann-i., carl.¹¹, caust.⁵, chin-s.,
    chlor., cortico.⁹, ¹⁰, ¹⁴, croc., **crot-h.,**
    euon-a.⁸, fl-ac., glon., **guaj.,** hep.⁸,
    hist.⁹, ¹⁰, ¹⁴, kali-br., lach., lith-c.,
    lyc., med., merc., nat-ar., nat-m.⁵,
    nux-v.⁵, olnd., perh.¹⁴, ph-ac.¹', ptel.,
    puls., **rhus-t.,** sec., spig., staph.⁵,
    stram., **sulph.,** syph., tab.⁵, xero.⁸

forgetful–name–own/oublieux–
    nom–propre/vergeßlich, Namen–
    eigenen

occurrences of the day, for
événements du jour, pour les
Tagesereignisse, für
    acet-ac.¹', calad.¹', nat-m., perh.¹⁴,
    ph-ac., plb., **rhus-t.**

orthography, for⁵
orthographe, pour l'
Orthographie, für
    con., crot-c., hydr., **lach., lyc.,** sil.,
    sulph., tab.

periodical
périodique
periodische
    carb-v., chin.³, ⁷, nat-m.

**persons, for
personnes,** pour les
Personen, für
acet-ac., agar., ail., ambr.⁵, anac.,
bell., cedr., cham., chlor., croc.,
crot-h.², hyos., lyc.⁵, ¹², merc.,
nux-v., op., staph.⁵, stram., sulph.⁵,
syph.¹', thuj., verat.

**places, for
lieux,** pour les
Orte, für
allox.⁹, calc.⁵, **crot-h.², hep.⁶,** merc.,
nux-m., psor., sil.⁵, **STAPH.⁵,**
sulph.⁵, syph.¹'

*mistakes–localities/erreurs–
localités/Fehler–Ort*

read, for what has
lu, pour ce qu'il a
gelesen hat, für das, was er
allox.⁹, ambr., anac., arn., ars-met.,
bell., cann-i., carb-ac., cocc.¹',
coff., colch., chlor., corn., guaj.,
halo.¹⁴, ham., **HELL.,** hipp., hydr.,
hyos., jug-c., lac-c., lac-d., **LACH.,
lyc., med.,** merc., nat-c., **nat-m.,
nux-m.,** olnd., **onos., op.,** perh.¹⁴,
ph-ac., phos., psor., **STAPH.,**
syph.¹', ⁷, tep., viol-o.

for what has just²
pour ce qu'il vient de lire
für das, was er gerade g. hat
ARN., ph-ac.⁵, viol-o.²

said, for what has
dit, pour ce qu'il a
gesagt hat, für das, was er
ail.¹', arg-m.⁶, **arn., bar-c.,** calc.¹¹,
cann-i., carb-an., **carb-v.,** colch.,
croc., **HELL.,** hep., **HYOS.,** kali-n.,
lach., **med.,** merc., mez.¹, **mur-ac.,**
nux-m., **psor.,** rhod., stram., sulph.,
tep., verat.

for what has just¹'
pour ce qu'il vient de dire
für das, was er gerade
calc-sil.

say, for what is about to
dire, pour ce qu'il va
sagen wollte, für das, was er
allox.⁹, am-c., arg-m.¹', **arg-n.,
arn.,** atro., **BAR-C.¹, cann-i.,**
cann-s., carb-an., card-m., carl.¹¹,
colch., cot.¹¹, **HELL.,** hydr., hyper.,
iod.¹', kali-s.¹', lil-t., **med.,** merc.,
mez., nat-m., nux-m., **onos.,**
ph-ac.¹', podo., rhod., rhus-t.³, ⁷,
staph.⁵, stram., **sulph.,** thuj., verat.

*speech–finish/langage–terminer/
Sprechen–vollenden*

seen, for everything what has²
vu, pour tout ce qu'il a
gesehen hat, für alles, was er
anac.

studies, w. of m. of young people
in their⁵
études, f. de m. des jeunes gens au
cours de leurs
Studium, G. junger Menschen beim
nat-c.

sudden and periodical
soudaine et périodique
plötzlich und periodisch auftretende
calc.³, calc-s., **carb-v.,** chin.³, ⁷,
laur.⁷, nux-v.³, ⁷, syph.³, ⁷

thought, for what has just
penser, pour ce qu'il vient de
gedacht hat, für das, was er gerade
acon., agar., alum., anac., bell.,
cann-i., cocc., colch., fl-ac., **hyos.,
med.,** nat-m., ran-s., rob., staph.,
stram., sulph.⁵, verb.

time, for
temps, pour le
Zeit, für die
lach.⁴, merc.

*mistakes–time/erreurs–temps/
Fehler–Zeit*

verses, to learn⁵
vers, pour apprendre des
Verse zu lernen
nux-v., puls., sulph.

words, of
mots, pour les
Worte, für
agar., allox.⁹, alum.³, ⁸, **anac.**,
anh.⁹, ¹⁰, arag.⁸, **arg-n., arn.**,
BAR-C., cact., calc.³, ⁵, ⁸, calc-p.⁸,
cann-i., **cann-s.**³, ⁴, caps.⁴, **carbn-s.**,
cham., chin.⁸, cimic., coca³, **cocc.**,
con., crot-h., cupr., dios.⁸, **dulc.**,
ham., **hell., hep.**⁶, hist.⁹, ¹⁰, ¹⁴,
kali-br., kali-c., kali-p., lac-c.⁸,
lach., lil-t., **lyc.**, lyss., med., murx.⁴,
nat-m., nux-m.⁸, nux-v., op.⁵,
ph-ac., **PLB.**, podo.³, **PULS.**¹, ⁵,
rhus-t.⁴, sil.³, staph.³, ⁵, ⁶, sulfa.¹⁴,
sulph., sumb.⁸, thiop.¹⁴, thuj., xero.⁸

*forgetful–words/oublieux–mots/
vergeßlich–Worte*

write, for what is about to
écrire, pour ce qu'il est en train d'
schreiben wollte, für das, was er
gerade
CANN-I., chr-ac.¹¹, colch., **croc.**,
dirc., med.⁷, **nat-m., nux-m.**, rhod.¹¹,
rhus-t.

written, for what he has
écrit, pour ce qu'il a
geschrieben hat, für das was er
calad., cann-i., nux-m.

*men, dread of see fear–men,
aversion–men*

MENSES, mental symptoms agg.
before³
MENSTRUATION, symptômes
mentaux agg. avant la
MENSES, Gemütssymptome agg. vor
den
am-c., calc., caust., cocc., con., cupr.,
hyos., kali-c., lach., lyc., mag-m.,
mang., **NAT-M.**, nit-ac.¹', ³, phos.,
sep., **stann.**

at beginning of³
au début de la
zu Beginn der
acon., cham., ferr., lyc., **nat-m.**

during³
pendant la
während der
acon., am-c., ars., bell., berb., calc.,
caust., **cham., cimic.**¹', coff., graph.,
hydr-ac., **hyos.**, lyc., mag-c.,
mag-m., merc., mur-ac., **nat-m.**,
ol-an., phos., plat., **sep.**, sil., stann.³,
stram., verat., zinc.

copious flow am.¹'
abondant am., un écoulement
reichliche Blutung am.
cycl.

after³
après la
nach den
alum., aur., nat-m., stram.

after suppressed³
après la m. supprimée
nach unterdrückten
ferr., nux-m.

MENTAL symptoms alternating with
physical
MENTAUX alternant avec symptômes
physiques, symptômes
GEMÜTSSYMPTOME wechseln mit
körperlichen
alum.⁷, arn., astra-e.¹⁴, **cimic.**, croc.¹,
lach.¹², **lil-t., PLAT.**¹, ⁷, sabad.³, tub.¹'

*insanity–alternating/folie–
alternant/Geisteskrankheit–
abwechselnd
mania–alternating–metrorrhagia/
manie–alternant–métrorrhagie/
Manie–abwechselnd–
Metrorrhagie*

leucorrhoea alternating with⁷
leucorrhée alternant avec
Fluor abwechselnd mit Gemüts-
symptomen
murx.

MERGING OF SELF with one's environment[9, 10]
S'AMALGAMER à son environnement
VERSCHMELZEN mit der Umgebung
   anh.

mesmerized see magnetized

MILDNESS
DOUCEUR
MILDE
   acon., alum.[12], alumn.[8], ambr., amph.[11], anac., **ARN., ARS.,** ars-i., asar., aur., bell., **BOR.,** bov., **cact., calad., calc.,** calc-sil.[1'], **cann-i.,** caps., carb-an., cast.[4], caust., cedr., chel., chim-m.[2], cic., **cina,** clem., **COCC., croc., cupr.,** cycl., euph., euphr., hell., hydr.[4], hypoth.[14], **ign., indg.,** iod., kali-c., kali-cy.[11], kali-p., laur.[4], **lil-t., lyc., m-arct.**[4], mag-m.[3], manc.[11], mang., mosch., mur-ac., murx.[8], nat-ar., nat-c., **NAT-M., nit-ac., nux-v.**[3, 5, 11], op., ph-ac., **phos.,** plb., **PULS., RHUS-T.,** sep., **SIL., spong.,** stann., **stram., sulph.,** sumb.[11], **thuj., verat.,** viol-o., zinc.

   evening[11]
   soir
   abends
      croc.

   alternating with anger[5]
   alternant avec colère
   abwechselnd mit Zorn
      kali-c.

         hardness[4, 5]
         dureté
         Härte
            croc.

         obstinacy[2]
         obstination
         Eigensinn
            cupr.

complaining, bears suffering, even outrage without[2]
plaindre, supporte souffrances, même outrages sans se
beklagen, erträgt Leiden, sogar Gewalttaten, ohne sich zu
   ign.

epileptic attack, after[2]
épileptique, après accès
epileptischem Anfall, nach
   indg.

mirth see cheerful

MISANTHROPY
MISANTHROPIE
MENSCHENFEINDLICHKEIT
   acon., all-c., **am-m.,** ambr., **anac.,** ant-c., ars.[8], **aur.,** bar-c., bell., **calc.,** cic., clem.[3], con., cop., crot-h., **cupr.,** grat., guaj., hydrc., **hyos.,** iod., kali-bi., kali-c.[5], lach., **led., lyc.,** mag-m.[14], merc., **NAT-C.**[1, 5], nat-m., nit-ac., pall.[8], **phos.,** plat., **puls.,** rhus-t., sep.[8], **stann.,** staph.[5], stram.[3], sulph., tab.

hatred/haine/Haß

MISCHIEVOUS
MALICIEUX, malfaisant
MUTWILLIG-BOSHAFT
   agar., aloe, **ANAC.,** arn., **ars.,** bar-c., **calc.,** calc-ar[1'], **CANN-I., cupr., hyos.,** lach., merc., **NUX-V.,** puls.[12], spong.[4], **STANN.**[5], **stram., tarent., verat.**

destructiveness–cunning/esprit
   destructeur rusé/Zerstörungssucht–listig
malicious/méchant/boshaft
rage–mischievous/rage–malicieuse/
   Raserei–mutwillig–boshafte

imbecility, in[2]
imbécillité, dans
Imbezillität, bei
   merc.

MISTAKES
ERREURS
FEHLER

adding, in[11]
additionnant, en
Addieren, beim
chin-s.

calculating, in
calculant, en
Rechnen, beim
ail., **am-c.**, chin-s., con., **crot-h.**,
galin.[14], lach.[5], **lyc.**, merc., **nux-v.**,
rhus-t., **sumb.**, syph.

*confusion–calculating/confusion–
calculant/Verwirrung–Rechnen*

cannot calculate after birth[2]
ne peut plus calculer après
l'accouchement
kann nach der Entbindung nicht
mehr rechnen
thuj.

differentiating of objects, in[3]
distinguant les objets, en
Unterscheiden von Gegenständen, im
calc., cann-s., hyos., nux-v., plat.,
sulph.

localities, in
localités, des
Orten, irrt sich in
aesc., anh.[9], arg-n.[3, 7], atro., bell.,
bov., bry., camph-br.[12], cann-i.,
cham., cic., fl-ac.[3, 7], **GLON.**, hura,
kali-br.[2], **kali-p.**[7], lach., merc.,
nat-m., **NUX-M.**, nux-v.[5], par.,
PETR., phos., plat.[6], psor., puls.[5],
sil.[3, 7], stram., sulph., valer., verat.

*confusion–loses/confusion–
se perd/Verwirrung–verläuft
distances/distances/Entfernungen
forgetful–house–streets/oublieux–
maison–rues/vergeßlich–Haus–
Straßen
memory–weakness–places/
mémoire–faiblesse–lieux/
Gedächtnisschwäche–Orte*

*recognice–streets–surroundings/
reconnait–rues–environs/
erkennt–Straßen–Umgebung*

measure and **weight**, in
poids et **mesures**, des
Maßen und **Gewichten**, in
nux-v.

names, in[11]
noms, des
Namen, in
dios., **stram.**

*memory–weakness–names/
mémoire–faiblesse–noms/
Gedächtnisschwäche–
Eigennamen*

persons, in[11]
personnes, de
Personen, irrt sich in
alco., cham.

*memory–weakness–persons/
mémoire–faiblesse–personnes/
Gedächtnisschwäche–Personen*

reading, in
lisant, en
Lesen, beim
cham., **hyos.**, lach.[11], lyc., merc.,
plb.[11], sil., stann.

space and **time**, in[8]
espace et de **temps**, d'
Raum und **Zeit**, in
anh., bor.[3], bov.[6], **cann-i.**[6, 8], caust.[3],
cic., **glon.**, lach., nux-m.[3, 6]

m.–time/e.–temps/F.–Zeit

speaking, in
parlant, en
Sprechen, beim
acet-ac., **agar.**, **alum.**, alum-sil.[1'],
am-br.[6], **am-c.**, am-m., arg-n., **arn.**,
bell.[2], bov., bufo, **calc.**, calc-p.,
calc-s., calc-sil.[1'], cann-s., canth.,
carbn-s., caust., cere-s.[11], **cham.**,
chin., chin-s., coca, **cocc.**, con.,
cortico.[9], croc.[3], crot-h., cupr.,

cycl., dios., dirc., **dulc.**, esp-g.[13],
graph., haem., ham., hep., hyos.,
hyper., ign., iris-foe.[11], kali-br.,
kali-c., kali-p., kali-sil.[1'], kiss.[11],
lac-c., lach., lil-t., **lyc.**, mang.,
merc., murx., **NAT-M.**, nat-c.[3],
nux-m., nux-v., onos., osm., ph-ac.,
puls., rhod.[3], rhus-r., sec., sel., sep.,
sil., staph.[1'], stram., sul-ac., sulph.,
thuj., visc.[9], zinc.

agg. after exertion
agg. après travail
agg. nach Anstrengung
    agar.

hurry, from[5]
hâte, par
Hast, aus
    ign.

intend, what he does not
l'intention de dire, parle de ce
  qu'il n'avait pas
beabsichtigte, sagt, was er nicht
    alum.[2], cham.[16], **nat-m.**

misplacing words
place mal les mots
stellt Worte falsch
    all-c., alum., am-c., **arn.**, bov.,
    bufo, **calc.**, calc-s., calc-sil.[1'],
    cann-s., carbn-s., caust., cham.,
    CHIN., cocc., con., crot-h., cycl.,
    fl-ac., graph., hep., hyos., hyper.,
    kali-br., kali-c., kali-p., kali-s.,
    kali-sil.[1'], **lac-c., lach., lyc.**, merc.,
    nat-c., **nat-m., nux-m., nux-v.**,
    osm., puls., rhod., sep., sil.,
    stram., sulph., thuj.

mispronounces words
prononce mal les mots
spricht Worte falsch aus
    caust.

old age, in[1]
vieillards, chez les
Alter, im
    am-c.

omitting words[11]
oublie des mots
läßt Worte aus
    cham.[11, 16], helo.[7], nux-v.,
    verat-v.[2]

reverses words
renverse les mots
dreht Worte um
    calc., caust., **chin.**, cycl., kali-br.,
    onop.[14], osm., stram., sulph.

sleeplessness, after[7]
insomnie, après
Schlaflosigkeit, nach
    agar.

spelling, in
épelant, en
Buchstabieren, beim
    agar.[1'], all-c., allox.[9], am-c.,
    aza.[14], **cortico.**[9, 14], crot-h., fl-ac.,
    helo., hyper., lac-ac., **lach.**,
    lob-s.[11], **lyc., med.**, nux-m.,
    nux-v., rauw.[9], stram., sulph.

transposes sounds
transpose les sons
stellt Laute um
    caust.

wrong answers, gives
fausses réponses, donne des
falsche Antworten, gibt
    cann-s., nat-m., nux-v., phos.

syllables
syllabes, des
Silben
    caust., **LYC.**, onop.[14], sel.

words, using wrong
mots inappropriés, emploi des
Worte, benutzt falsche
    agar., **alum.**, alum-sil.[1'],
    am-br.[3, 6], **am-c., arg-n.**[11], **arn.**,
    both., bov., bufo, **calc., calc-p.**,
    cann-s., canth., caust.,
    cham.[3, 11], **chen-a., CHIN.,
    cocc.**, con., cortico.[10, 14],
    crot-h., cupr., **dios.**[2], dirc.,
    dulc., esp-g.[13], graph., hep.,

hyos.[11], **kali-br.,** kali-c., lac-c.,
LYC., lyss., mang.[3], med.[1'],
merc.[3], nat-m.[3], **NUX-M.,**
nux-v.[2, 5, 6], osm.[2], ph-ac.[5],
sep., sil.[3, 6], staph.[5], **stram.**[2],
thuj., yuc.[11], zinc.

name of object seen instead
of one desired
utilise le nom de l'objet qu'il
voit pour celui qu'il désire
nennt den Gegenstand, den er
sieht, statt den gewünschten
am-c., calc., **lac-c.,** sep.,
sulph., tub.

names, calls things by wrong
nom faux, apelle les choses
par un
Namen, nennt Gegenstände
beim falschen
am-c., calc., **dios.,** lac-c.,
sep., **stram.,** sulph.

opposite, hot for cold
opposés, chaud pour froid
p. ex.
entgegengesetzte, heiß für kalt
z. B.
kali-br., nux-m.

putting right for left or vice
versa
utilise gauche pour droit ou
vice versa
setzt rechts für links oder
umgekehrt
chin-s., dios., fl-ac., hyper.,
iris-foe.

says plums, when he means
pears
dit pruneau pour poire
sagt Pflaumen, wenn er Birnen
meint
dios., lyc., **stram.**

time, in
temps, de
Zeit, in der
acon., alum., anac., **anh.**[8, 14], atro.,
bad., bor., bov.[3, 6], camph., cann-i.,
cann-s.[3], cere-b., cic., cocc., con.,

croc., dirc., elaps, fl-ac., glon.,
halo.[14], hura, **lach.,** med., nux-m.,
nux-v., op., pall., petr., plb., psor.[7],
sulph., ther.

m.–space–time/e.–espace–temps/
F.–Raum–Zeit

afternoon, always imagines it is
après-midi, imagine constamment
que c'est l'
Nachmittag, glaubt immer, es sei
lach., stann.

confounds future with past[3]
confond l'avenir avec le passé
verwechselt Zukunft mit Vergangenheit
anac., cic., croc., staph.

present with future
le présent avec l'avenir
Gegenwart mit Zukunft
anac.

present with past
le présent avec le passé
Gegenwart mit Vergangenheit
anac.[16], **cic.,** croc., med.,
nux-m., staph.

present merged with eternity[9]
l'état présent se fond avec
l'éternité
Gegenwart geht in der Ewigkeit
auf
anh.

work, in
travail, dans le
Arbeit, in der
acet-ac., all-c., bell., chin-s., meli.,
nat-c., phos., sep.

writing, in
écrivant, en
Schreiben, beim
adlu.[14], agar.[1'], allox.[9, 14], alum.,
alum-sil.[1'], am-br.[6], **am-c.,** aza.[14],
benz-ac., bov., calc.[5, 11], **calc-p.,**
cann-i., **cann-s.,** carb-an., carbn-o.[11],
carbn-s., cench.[1'], cere-s.[11], **cham.,**
chin., chin-s., chr-ac., colch., con.[5],

croc., crot-h., dios., dirc.[11], **dulc.**[6],
fl-ac., galin.[14], graph., hep., hydr.,
hyper., ign., iris-foe., **kali-br.**,
kali-c.[6], **kali-p.**, kali-s., kali-sil.[1'],
lac-ac., **lac-c.**, **LACH.**, lil-t., lob-s.[11],
LYC., m-arct.[4], mag-c., med.[1'],
morph.[11], nat-c., **nat-m.**, **nux-m.**,
nux-v., onos., opun-v.[11], phos.,
ptel., puls., rauw.[9], rhod., rhus-t.,
sacch.[11] (non[1]: samb.), sep., sil.,
staph.[1'], sulph., **sumb.**, stram., tab.[5],
THUJ., visc.[9], yuc.[11]

*concentration–writing/
concentration–écrivant/
Konzentration–Schreiben
confusion–writing/confusion–
écrivant/Verwirrung–Schreiben
writing–inability/écrire–
incapacité/Schreiben–
Unfähigkeit*

adds letters[11]
surajoute des lettres
setzt Buchstaben hinzu
  lyc.

confounding letters
confond des lettres
verwechselt Buchstaben
  lyc.

hurry, from[5]
hâte, par
Hast, durch
  ign.

old age, in[1]
vieillards, chez les
Alter, im
  am-c., **crot-h.**[2]

omitting letters
oublie des lettres
läßt Buchstaben aus
  colch.[1], erig.[10], **hyper.**, kali-br.,
  lac-c., lyc., meli., **nux-m.**, nux-v.,
  onos., op.[11], puls., stram., **thuj.**,
  zinc.

syllables
syllabes, des
Silben
  bov., **cham.**, colch., kali-br.,
  lyc.[2], nux-v., **thuj.**

words
mots, des
Worte
  benz-ac., **cann-s.**, **cham.**,
  erig.[10], hyper., kali-br., lac-ac.,
  lachn., **lyc.**, meli., nux-v.,
  rhod., sacch.[11], **thuj.**

repeating words
répète les mots
wiederholt Worte
  calc-p., **cann-s.**, kali-br., lac-c.,
  sulph.

transposing letters
transpose des lettres
stellt Buchstaben um
  caust., **chin.**, **lyc.**, opun-v.[11],
  stram.

wrong letters, figures[11]
faux, des lettres, des chiffres
falsche Buchstaben, Zahlen
  am-c., galin.[14]

words[11]
mots, des
Worte
  bov.[2], **calc.**[2], calc-p., cann-i.,
  cench.[1'], chin-s., dirc., fl-ac.,
  hyper., **lyc.**, sars., sep.[2, 11],
  thuj.[2], yuc.

headache, during[15]
maux de tête, pendant les
Kopfschmerzen, bei
  nux-m.

MOANING, groaning, whining
GÉMISSEMENTS, geignements
STÖHNEN, Ächzen, Wimmern
  ACON., aether[11], alum., am-c.,
  ambr.[3, 11], ang., ant-t., **apis**, **arn.**[3],
  ars., aur-s.[1'], bar-c., bar-s.[1'], **BELL.**,
  bor.[3, 11], **bry.**, calad., calc., **camph.**,
  CANN-I., canth., caps.[3], **carb-ac.**,

MOANING / GÉMISSEMENTS / STÖHNEN

carb-an.³, ¹¹, carb-v., carbn-o., carbn-s., caust., **cham.**, chin., chin-ar., chlf.², **cic.**, cimic.², **cina**, coca¹¹, **cocc.**, coff., **colch., coloc.²**, **crot-c.**, crot-h., **cupr.**, cupr-a.², dig., dulc., eup-per., **eup-pur.²**, ferr-s.¹¹, gels., graph., hell., hoit.¹⁴, hydr.², hydr-ac., hydrc.¹¹, **hyos., ign., ip.**, juni.¹¹, **kali-br., KALI-C.**, kali-cy.¹¹, **kali-i.²**, kali-m.¹', kali-p., kreos., lac-d.², lach., lachn.², ¹¹, lat-m.⁹, laur., lyc.³, mag-c., mang., merc., merc-c., mez.², mill.⁷, **mur-ac.**, naja, nat-c., nit-ac., **nux-v.**, oena.¹¹, op., ox-ac., petr.¹¹, **phos.**, phys.², phyt., plb., podo., psor., **puls.**, pyrus¹¹, rheum, rhus-t., rumx-a.¹¹, sars., **sec.**, sel.², sep.³, ⁴, squil., **stram.**, stry.¹¹, sul-ac., sulph., tab., tanac., tarent., **TUB.²**, ⁷, verat., **ZINC.**

complaining/se plaint/beklagt sich
delirium–moaning/délire–
 gémissements/Delirium–Stöhnen
discouraged–moaning/découragé–
 gémissements/entmutigt–Stöhnen
lamenting/se lamente/Jammern
sighing/soupire/Seufzen

 daytime
 journée, pendant la
 tagsüber
  zinc.

 morning², ¹¹
 matin
 morgens
  bor.

 afternoon
 après-midi
 nachmittags
  cina

 evening
 soir
 abends
  ars., coca¹¹

  sleep, during
  dormant, en
  Schlaf, im
   ars.

 night
 nuit
 nachts
  ars., cupr., hep., phyt.², plat.², podo.², sec., sol-n.¹¹, tarent., zinc.

 3 h
  KALI-C.

 tossing about, with²
 tournant et retournant, en se
 Herumwerfen, mit
  dulc.

 alternating with dancing⁴
 alternant avec danse
 abwechselnd mit Tanzen
  bell.

  laughing
  rire
  Lachen
   bell.¹¹, stram.⁴, verat.², ¹¹

  songs, gambols¹¹
  chansons et des gambades, des
  Liedern, Freudensprüngen
   bell.

 anxious²
 anxieux
 ängstliches
  ACON., alum.⁶, ¹¹, plb.

 children, in²
 enfants, chez les
 Kindern, bei
  bor., **cham., cina,** phyt., **podo.,** sacch.¹²

  carried, while being¹¹, ¹⁵
  porté, en étant
  Getragenwerden, beim
   puls.

  wanted, piteous because they cannot have what they², ¹¹
  désirent, inspirent la pitié parce qu'ils ne peuvent avoir ce qu'ils
  Gewünschte nicht haben können, mitleiderregendes, weil sie das
   CHAM.

chill, during
frissons, pendant les
Fieberfrost, bei
arn., chin-ar., cupr., **eup-per.,** nat-m., samb.²

constant m. and gasping for air
constants avec un besoin impérieux d'air pour inspirer
anhaltendes St. und Schnappen nach Luft
kreos.², mang.², merc.², phyt.

contradicted, when
contredit, étant
Widerspruch, bei
tarent.

convulsions, in²
convulsions, dans
Konvulsionen, bei
ign., sil., tub.

cough, during
toux, pendant la
Husten, beim
bell., cina, podo.

whooping-cough, during²
coqueluche, pendant la
Keuchhusten, bei
cupr-a.

dentition, in²
dentition, pendant la
Zahnen, beim
CHAM., phyt., **podo.**

dreaming, while⁴
rêvant, en
Träumen, beim
graph.

ear lobes, with hot²
lobes des oreilles très chauds, avec les
Ohrläppchen, mit heißen
alum.

fate, about the²
destinée, à propos de sa
Schicksal, über sein
kali-br.

heat, during
chaleur fébrile, pendant la
Fieberhitze, bei
acon., **arn.,** bell., cham., chin-ar., coff., eup-per., ign.⁴, ip., lach., **mur-ac.²,** nux-v., podo.², **PULS.,** thuj., verat.

hemicrania, with
hémicrânie, avec
Migräne, bei
cop.

honor, from wounded²
amour propre blessé, par
Ehrgefühl, durch verletztes
nux-v.

ill humor, from¹¹
mauvaise humeur, par
schlechter Laune, aus
cham.

involuntary
involontaire
unwillkürliches
alum.³, ⁵, ⁷, **cham.²,** ³, ⁵, ⁷, hell.⁵

lifted, when³, ⁷
lève, quand on le
hochgehoben, wenn
sul-ac.

loud
haute voix, à
lautes
stram.², stry.¹¹

menses, during
menstruation, pendant la
Menses, während der
ars., cocc.², lyc., plat.

after², ¹¹
après la
nach den
stram.

objects, about¹¹
objets, à propos d'
Gegenstände, um
caps.

**old age, in
vieillards,** chez les
Alter, im
   bar-c.

offence happened long ago, for
   trifling[2, 11]
offense déjà fort ancienne, pour
   la moindre
Beleidigung, wegen unbedeutender,
   lang zurückliegender
   cham.

pain, from[2]
douleurs, par des
Schmerzen, durch
   cham.[5], **coff., coloc., eup-per., hydr.,**
   nux-v.[5], phos.[16]

perspiration, during
transpiration, pendant la
Schweiß, bei
   acon., bar-c., bry., camph., chin.,
   cupr., **merc.,** phos., stram., verat.

pollutions, after[11]
pollutions, après
Pollutionen, nach
   hipp.

restlessness, with[2]
agitation, avec
Ruhelosigkeit, mit
   CHAM., stram.

sleep, during
dormant, en
Schlaf, im
   ail., aloe, **alum.,** am-c., anac.[4],
   ant-t.[2, 8], apis[1], arn.[4, 8], **ars.,** ars-h.[2],
   AUR., bapt.[8], **bell.,** bry., bufo,
   cadm-s., calad., calc.[6, 16],
   carb-an.[2, 4, 16], carb-v.[8], caust.[4],
   cham., chin.[2, 4], cic.[8], clem., coc-c.[11],
   cocc., coff., con., **crot-c.,** cupr.[8],
   erio.[11], eup-per.[2], **gels.**[8], graph.,
   hell.[6, 8], hyos., **ign., ip., kali-br.**[2, 8],
   kali-p., lach., led.[2], **lyc.,** merc.[4],
   mur-ac., nat-m., nit-ac.[4, 8], **nux-v.,**
   op., ph-ac., phos.[4], plect.[11], **podo.,**
   puls., rheum[3, 4, 16], rhus-t.[8], **samb.**[2],
   sep., sil., stann., **sulph., thuj.**[2]

eyelids half closed, rolling of
   head, with[2]
yeux mi-clos et roulement de tête
   sur l'oreiller, avec
Augenlidern und Kopfrollen, mit
   halb geschlossenen
   podo., samb.

grinding of teeth, with[2]
grincement de dents, avec
Zähneknirschen, mit
   kali-br.

sleepiness, with[2]
somnolence, avec
Schläfrigkeit, mit
   cham.

sleeplessness, with[2]
insomnie, avec
Schlaflosigkeit, mit
   crot-c.

stool, before[5]
défécation, avant la
Stuhlgang, vor
   puls.

touch, on[11]
touche, quand on le
Berührung, bei
   ant-t.

trifle, about every[11]
futilité, pour chaque
Kleinigkeit, über jede
   caust.

waking, on
réveil, au
Erwachen, beim
   am-c.[4], cina[4, 11]

weakness, from
faiblesse, par
Schwäche, aus
   graph.[1] (non[1]: raph.)

weeping, with[2]
pleurs, avec
Weinen, mit
   hell.

why, does not know[2]
pourquoi, sans savoir
warum, weiß nicht
   hyos.

MOCKING
SE MOQUANT
SPOTTEN
   acon.[3, 5], alum.[3, 11], anh.[9], ars., chin.,
   guaj.[3], hyos.[3], ign.[3], ip., lach., nux-m.[3],
   nux-v.[3], par., ped.[11], plat., stann.[5],
   tarent., verat.[3]

*laughing–mooking/rire–moqueur/
Lachen–spöttisches*

friends, at his[11]
amis, de ses
Freunde, über seine
   alco.

jealousy, with[2]
jalousie, avec
Eifersucht, mit
   lach.

old age, in[2]
vieillards, chez les
Alter, im
   tarent.

others are m. at him, thinks[5]
on se moque de lui, croit qu'
andere sp. über ihn, glaubt
   ign., nux-v., ph-ac., sep.

relatives, at his
parents, de ses
Verwandten, über seine
   sec.

ridicule, passion to
ridicule, passion de tourner en
Lächerliche zu ziehen, Sucht, alles ins
   acon., hyos., lach., nux-v., verat.

sarcasm[5]
sarcastique, d'une façon
Sarkasmus, beißender Spott
   ars.[2, 3, 5, 7], bry., cann-i.[11], carbn-o.[11],
   caust., cinnb.[11], ign., lac-ac.[2],
   lach.[2-5], nux-v., pall.[6], sec.[2], sep.

*speech–sharp/langage–tranchant/
Sprechen–spitz*

satire, desire for[3, 5, 11, 12]
satire, désir de
Satire, Lust an
   ars.[3], lach.

MODESTY, increased[11]
MODESTIE, excès de
BESCHEIDENHEIT, erhöhte
   sacch.

MONOMANIA
MONOMANIE
MONOMANIE
   acon., anac.[11], anan., aur.[3], carb-v.,
   camph., cic.[3, 8], hell., ign., nux-m.,
   puls., sil., stram., sulph., thuj.

grotesque manner, to appear in
   a public place in a
grotesque, apparait sur une place
   publique d'une façon
groteskes Auftreten in der Öffentlichkeit
   anan.

MOOD, aggreeable
HUMEUR agréable
STIMMUNG, angenehme
   abrot., ant-t., croc., ign., lach., meny.,
   plat., sul-ac., zing.

alternating
alternante
abwechselnde
   acon., agn., ALUM., alum-p.[1'],
   anac.[1'], anh.[9, 10, 14], ant-t., arn., ars.,
   ars-i., asaf., asar., aur., aur-i.[1'],
   bar-c., bar-i.[1'], BELL., bism., bor.,
   BOV., buth-a.[9], calc., cann-s., caps.,
   carb-an., caust., cench.[1', 7], chin.,
   cob-n.[9], con., cortico.[9], cortiso.[9, 14],
   croc., cupr., cycl., dros., FERR.,
   ferr-ar., ferr-i., ferr-p., graph.,

hist.⁹, hyos., **IGN., IOD.,** kali-c.,
kali-s., lac-c.¹', **LYC.,** mand.¹⁴, med.,
merc., **naja,** nat-c., **nat-m.**¹, ⁷, nid.¹⁴,
nux-m., op., **phos.**¹, ⁷, **PLAT., puls.,**
SARS., seneg., sep., stann., staph.,
stram.³, ⁷, **SUL-AC., sulph.,** tarent.,
tub.¹, valer., verb., **ZINC.**

changeable, variable ✱
capricieuse
veränderliche, unbeständige,
wankelmütige
acon., acon-l.⁷, agar.¹', ³, agn.,
alco.¹¹, aloe, **alum.,** alum-p.¹',
alum-sil.¹', am-c.³, ambr., anac.,
ang.³, ant-c.³, ant-t., **apis,** arg-m.,
arg-n., arn., **ars.,** ars-h.², ars-i.,
asaf., asar., astra-e.¹⁴, **aur.,** aur-i.¹',
aur-m., aur-s.¹', **bar-a.**⁶, **bar-c.,**
bell., bism., **bor.,** bov., bry., bufo,
buth-a.¹⁴, **calc., calc-p.**³, calc-s.,
calc-sil.¹', cann-s., canth.³, ¹¹, caps.,
carb-an., carb-v.⁵, carbn-o.¹¹,
carbn-s., carl., caust., cham.³, **chin.,**
cimic.¹', ³, ⁶, cina³, coc-c.³, ⁶, coca¹¹,
cocc., coff.³, ⁵, ⁶, con., cortico.¹⁴,
croc., cupr., cycl., **dig.,** dros.,
eup-per.², **ferr.,** ferr-ar., ferr-i.¹',
form.³, ⁶, gels., graph., guare.¹¹,
hell.³, hyos., **IGN.,** iod., **kali-c.,**
kali-p., kali-s., kali-sil.¹', lac-c.,
lac-d.¹', ⁷, lach., lachn., **LYC.,**
m-arct.⁴, m-aust.⁴, **mag-c.,** mag-m.³,
med.¹', ³, meny., **merc.,** merc-c.²,
mez., morph., mosch.³, ⁶, nat-c.,
nat-m., nid.¹⁴, nit-ac., onop.¹⁴,
NUX-M., nux-v.³, ⁵, ⁶, op., **petr.,**
phel., **phos.,** pic-ac.³, plan., **plat.,**
plb.¹', ³, **psor., PULS.,** ran-b., rat.,
rheum¹¹, rhod.³, ruta³, sabad.,
sabin.³, sang.¹¹, sanic., sapin.¹¹,
SARS., seneg., **sep.,** sil., spig.,
spong., **stann.**¹, **staph.**¹, ⁵, **stram.,**
sul-ac., sul-i.¹', sulph., tab.³,
tarax.³, tarent., thuj., **tub., valer.,**
verat., verb., viol-o.³, ⁶, yuc.¹¹,
ZINC., zinc-p.¹'

capriciousness/capricieux/
  Launenhaftigkeit
inconstancy/inconstance/
  Unbeständigkeit

evening
soir
abends
  aur., croc.

night⁵
nuit
nachts
  carb-v.

  agg.¹⁴: cic.

dinner, after
déjeuner, après le
Mittagessen, nach dem
  aloe

epistaxis am.⁷
épistaxis am.
Nasenbluten am.
  bor.

heat, during
chaleur fébrile, pendant la
Fieberhitze, bei
  nux-m.

opinions, in⁵
opinion, dans ses
Meinungen, in seinen
  bell., graph., kali-c., lyc., petr.,
  plat.

perspiration, during
transpiration, pendant la
Schweiß, bei
  aur., croc., stram., **SUL-AC.,** zinc.

supper, after⁵
dîner, après le
Abendessen, nach dem
  am-c., carb-v.

insupportable¹¹
insupportable
unausstehliche
  calc.

repulsive
détestable
abstoßende, widerwärtige
  acon., alum., ambr., ant-c., arn.,

ars., aur., bell., camph., caps., carb-ac.¹¹, caust., con., croc., **hep.**, ign., ip., kali-c., lact., laur., led., lyc., mag-c., mag-m., **merc.**, nit-ac., nux-v., petr., phos., plb., **psor.**⁷, **puls.**, samb., sars., sep.⁵, sil., spong., sulph., thuj.

morose/morose/mürrisch

repels everyone²
repousse tout le monde
abweisend gegen jeden
    aloe

MOONLIGHT, mental symptoms from
CLAIR DE LUNE, symptômes mentaux par le
MONDLICHT, Gemütssymptome durch
    ant-c., bell., meph.¹⁴, thuj.

sentimental–moonlight/sentimental– clair de lune/sentimental–Mondschein

MORAL feeling, want of
MORAL, manque de sens
MORALISCHEM Empfinden, Mangel an
    abrot.⁸, acetan.⁸, achy.¹⁴, am-c.¹¹, **anac.**, ars.⁵, ¹¹, aster.¹¹, **BELL.**³, bism., **bufo.**³, ⁶, cass.¹¹, cere-s.⁸, cham.³, chin.³, ⁶, clem.¹¹, **coca**⁸, **cocain.**⁸, cocc., con., convo-d.¹¹, coloc., croc., cur., hep.⁵, hyos., **kali-br.**, lac-c., **laur., morph.**⁶, ⁸, nat-m.³, ⁶, ¹¹, nit-ac.³, ⁶, nux-v.³, op., ped.¹¹, ph-ac.³, pic-ac.⁸, **plat.**³, ⁴, ⁶, psil.¹⁴, sabad., **sep.**³, ⁶, ⁷, squil.⁴, **stram.**³, stry-p.⁸, **tarent.**³, ⁸, ¹⁰, **verat.**³, ⁶

*godless/athée/gottlos
duty–no sense/devoirs–aucun sens/
    Pflichten–kein Pflichtgefühl
unfeeling/insensible/gefühllos
unsympathetic/sans scrupule/
    unbarmherzig*

criminal, disposition to become a; without remorse⁵
criminelles sans remords, propensions
Verbrecher zu werden, Neigung; ohne Gewissensbisse
    ars., bell., hep., lach., merc.

MOROSE, cross, fretful, ill-humor, peevish
MOROSE, grognon, humeur chagrine
MÜRRISCH, mißmutig
    abies-c.¹¹, abrot.², ⁸, acet-ac.¹', **acon.**²⁻⁴, ⁸, adon.³, **aesc.**², ³, ⁷, ⁸, ¹¹, aeth., **agar., agn.**¹', ³, ¹¹, alco.¹¹, alf.⁸, aloe, alum., alum-sil.¹', **alumn.**¹¹, **am-c.**¹, ⁵, am-m.³⁻⁵, ¹¹, ambr.³, ¹¹, ammc.¹¹, **ANAC.,** ang.², ³, ⁶, ¹¹, **ANT-C.**³, ⁴, ⁶⁻⁸, ¹¹, ¹⁶, **ant-t.**²⁻⁴, ⁸, ¹¹, ¹⁶, anthraco.¹¹, apis³, ⁸, **aran.,** arg-m.³, arg-n.³, **arn., ars.**³, ⁵, ⁸, ¹¹, ¹⁶, ars-s-r.², **art-v.,** arum-t.⁶, **asaf.**³, ¹¹, **asar.**³, asc-t.², ¹¹, aspar.², ⁴, ¹¹, aster.², atro.¹¹, **AUR.,** aur-s.¹', ¹¹, bar-a.¹¹, bar-c.³, ⁴, ¹¹, bell., berb.², ⁴, ¹¹, **bism.,** bol-la.¹¹, bond.¹¹, **bor.**¹', ³, ⁴, ¹¹, **bov.**²⁻⁴, ¹¹, brom.², ¹¹, **BRY.,** bufo⁸, cact.¹¹, **CALC.**¹, ⁵, calc-a.¹¹, calc-br.⁸, **calc-p.**², ³, ¹¹, calc-s., calc-sil.¹', calen.², camph.², ³, ¹¹, cann-s.³, ¹¹, canth., **caps.**²⁻⁴, ⁸, ¹¹, carb-ac., carb-an., carb-v., **carbn-s.,** card-b.¹¹, carl.¹¹, cast.², ⁴, ¹¹, **caul.**¹', ², caust., **CHAM.**²⁻⁶, ⁸, ¹¹, chel., chin.²⁻⁴, ⁸, ¹¹, chin-s., chlol., chlor.¹¹, cic.², ³, ¹¹, cina, cinnb., clem., cob-n.¹⁴, coc-c.², ¹¹, cocc., **coff.**³, ⁴, ¹¹, **colch., coloc., con.,** cop., cor-r.², ⁴, **corn.**², ¹¹, **croc.**², ⁸, ¹¹, **crot-h.**¹', ², **crot-t.,** cupr., cupr-a.¹¹, **cycl.,** daph.², ¹¹, des-ac.¹⁴, dicha.¹⁴, **dig.,** digin.¹¹, dios.², dirc.¹¹, dros.³, ¹¹, dulc.³, ⁴, ¹¹, elae.¹¹, elaps¹¹, euon.¹¹, euph-a.¹¹, euphr.¹¹, fel¹¹, ferr., ferr-ma.¹¹, ferr-p., fl-ac.³, ⁵, form., franz.¹¹, gamb.¹¹, **gels.**³, ⁶, gent-l.⁴, ¹¹, **gran.**¹¹, **graph.**²⁻⁵, ¹¹, **grat.**², ⁴, ¹¹, guaj., ham.¹¹, hell.¹¹, helon.², ³, ⁸, **hep.**²⁻⁴, ⁸, ¹¹, hera.¹¹, hipp.¹¹, hydr.⁵, ¹¹, hydr-ac.², ¹¹, **hyos.**³⁻⁵, ¹¹, iber.⁸, ¹⁴, ictod.², ign., ind.², **indg.**², ⁴, ¹¹, indol.⁸, **iod.**², ³, ⁶, ¹¹,

ip., iris¹¹, jatr.¹¹, jug-r.⁷, ¹¹, kali-ar.,
KALI-BI.²,³,¹¹, **kali-br.**²,³,
kali-c.³,⁴,⁸,¹¹,¹⁴, kali-chl.⁴,¹¹, kali-i.¹¹,
kali-n.²⁻⁴,¹¹,¹⁶, **kali-p.**, kalm.¹¹, kiss.¹¹,
kreos., lac-c.⁸, **lach.**²⁻⁵,¹¹, lachn.¹¹,
laur.³,⁴,¹¹, **led.**, lil-t.⁸,¹¹, linu-c.¹¹,
lipp.¹¹, **lyc.**, lycpr.⁴, lyss., m-arct.⁴,
m-aust.⁴, mag-c.¹, **mag-m.**³,⁴,
mag-s.²,¹⁴, manc., mang., med.³,
menis.¹¹, meny.²⁻⁴,¹¹, meph.⁴,¹¹ **merc.**,
merc-c.²⁻⁴, merc-i-r.¹¹, merl.¹, **mez.**,
morph.¹¹, mosch.¹',³,¹¹, **mur-ac.**,
myric.¹¹, naja³,¹¹, nat-ar.¹¹,
nat-c.³,⁴,¹¹, **nat-m.**²⁻⁶,⁸,¹¹, **nat-s.**⁴,¹¹,
nicc.²,¹¹, **nit-ac.**²⁻⁴,⁸,¹¹, nit-s-d.⁴,
nux-m.¹¹, **NUX-V.**, ol-an.²,⁴,¹¹,
olnd.²⁻⁴,¹¹, **op.**³⁻⁵,¹¹, opun-v.¹¹, orig.²,
osm.¹¹, paeon.¹¹, **pall.**², palo.¹⁴, par.⁴,
petr.³,⁴,¹¹, **ph-ac., phel.**²,⁴,¹¹, **phos.**,
pic-ac.¹¹, **plan., plat., plb.**, plect.¹¹,
prun.⁴,¹¹, **psor.**²,³,⁷,¹¹, **PULS.**, rad.⁸,
ran-b.³,¹¹, ran-s.¹¹, rat.⁴,¹¹, rauw.⁹,
rheum, rhod.³,⁴,⁶,¹¹, **RHUS-T.**²,³,⁷,¹¹,
rhus-v.¹¹, ruta, sabad.³,⁴,¹¹, sabin.³,⁴,
sacch.¹¹, **samb.**²,³,¹¹, sang., sanic.⁸,
sapin.¹¹, sars., sel.³,⁶,¹¹, **sep.**²⁻⁵,⁸,¹¹,
serp.¹¹, **SIL.**, sin-n.²,¹¹, sol-t-ae.¹¹,
spig.⁴,¹¹, spirae.¹¹, **spong.**²,³,¹¹, sqil.¹¹,
stann., **staph.**²⁻⁶,⁸ **stram.**²,³,¹¹,
stront-c.²⁻⁴,¹¹, **stry., sul-ac.**²⁻⁴,¹¹,¹⁶,
sulfon.⁸, **sulph.**, sumb.¹¹, **syph.**⁷,⁸,
tab.³,⁴,¹¹, tarax.⁴,¹⁴, tarent.²,¹¹, tep.¹¹,
teucr.³,¹¹, thea⁴,¹¹, thuj., thymol.⁸,¹⁴,
til.¹¹, tub.¹',⁷,⁸, upa.¹¹, uran-n., ust.³,
uva¹¹, vac.¹¹, valer., verat.³,⁸,¹¹,
verat-v.⁸, verb., viol-o.¹¹, viol-t.³,⁴,
vinc.⁴,¹¹, vip.⁴, visc.¹⁴, voes.¹¹,
wies.¹¹, **zinc., zinc-o.**⁴, zinc-p.¹'

discontented/mécontent/unzufrieden
discouraged–morose/découragé–
  morose/entmutigt–mürrisch
mood–repulsive/humeur–détestable/
  Stimung–abstoßende
sulking/bouderie/Schmollen
wearisome/fastidieux/lästig

daytime
journée, pendant la
tagsüber
  cham.², **cina**, ip.¹¹, iris¹¹, kreos.¹¹,
  lyc.⁸,¹¹, **med.**², merc., **merc-c.**¹¹,
  nat-m.¹¹, phel.¹¹, phos.¹¹, plat.¹¹,
  staph.¹¹, sul-ac.¹¹, sulph.¹¹, viol-t.¹¹

morning
matin
morgens
  am-c.⁴,¹¹, am-m., ant-t.¹¹, **ars.**⁴,¹¹,
  asaf.⁴, bov.⁴,¹¹, bruc.⁴, bry.⁴,
  calad.²,¹¹, calc.⁴,¹¹, calc-a.¹¹,
  canth.¹¹, cast.⁴,¹¹, chin.¹¹ chlor.¹¹,
  coff.¹¹, con., hep., hipp., kalm.²,
  kreos.⁴,¹¹, **lach.**², **lyc.**⁶, mag-c.¹⁶,
  mag-m., mang., merc-i-r.²,¹¹,
  nat-m.²,¹¹, nat-s., nit-ac., **nux-v.**⁴,⁶,
  ph-ac.⁴, phos., plat.²,⁴,¹¹, sars.⁴,¹¹,¹⁶,
  sep.⁴, **STAPH.**¹¹, sul-ac.⁴, sulph.,
  tarax.⁴,¹¹, zinc.

bed, in⁴
lit, au
Bett, im
  ars.⁴,¹⁶, bell., bry., cast.⁴,¹¹,
  kali-c., **lyc.**, mez., nit-ac., nux-v.,
  petr., ph-ac., plat., plb., puls.,
  rhus-t., thuj.

waking, on¹¹
réveil, au
Erwachen, beim
  agar., bell., carb-an., coca,
  kali-ar.¹', merc-i-r.², nat-m.,
  nit-ac., sul-ac., thuj.

forenoon
matinée
vormittags
  am-c., am-m.¹¹, ant-t.¹¹, caust.,
  colch., con.⁴, des-ac.¹⁴, grat.⁴,¹¹,
  hipp.¹¹, **mag-c.**⁴,¹¹, **mang.**¹¹, **nat-m.**¹¹,
  nat-p.¹¹, nicc.¹¹, phos.¹¹, sars.⁴,
  seneg.⁴,¹¹, sil.¹¹, verat.¹¹

10–22 h¹¹
  kreos.

noon[2, 11]
midi
mittags
    zinc.

afternoon
après-midi
nachmittags
    aeth., alum., anac.[11], ant-c.[11], bor., bov.[4, 11], cann-s., canth., chel.[11], cinnb., colch., con.[2, 4], elaps[11], hydr-ac.[11], kali-c., laur., mag-s., mang., merc-c.[11], mur-ac., nat-c., nat-m.[11], nit-ac.[4], op.[11], ox-ac.[11], puls., ruta[11], sang.[11], sars., zinc.

am.[4]
    mag-c.

siesta, after[11]
sieste de midi, après la
Mittagsruhe, nach der
    brom., cycl.

17–18 h[2]
    con.

twilight, in
crépuscule, au
Dämmerung, in der
    am-m.[6], **phos.**[5]

evening
soir
abends
    aloe[11], am-c.[11], ant-c.[4], bar-c.[11], bov.[11], calc.[11], cast.[11], con.[4], cycl.[11], dios.[11], fago.[11], form.[11], hep.[6], ign.[4], indg.[11], kali-c.[16], lyc.[2, 11], lyss.[11], m-aust.[4], mag-c.[11, 16], mag-m.[11, 16], mur-ac.[11], nat-c.[11], nat-m.[11], ox-ac.[11], pall.[11], phos.[5, 11], puls.[4, 5, 11], spig.[11], **SULPH.**[5, 11], zinc.

am.
    euph-a.[11], puls.[6]

and next forenoon[2]
et la matinée du matin qui suit
und am nächsten Vormittag
    kalm.

bed, in[4]
lit, au
Bett, im
    chin., rhus-t., upa.[11]

night[4]
nuit
nachts
    anac., ant-t.[8], bor., camph.[2, 11], cham., chin., **jal.**[8], lyc., lyss.[11], m-arct., nux-v.[8], phos.[4, 11], **psor.**[2], rheum.[8], **RHUS-T.**[4, 11], sabad.

air, in open[4]
air, en plein
Freien, im
    aeth.[2, 4, 11], bor., **con.**, mur-ac., plat.[11], rhus-t.[11]

am.
    asar.[4], calc., coff.[4], stann.

alternating with cheerfulness[4]
alternant avec gaieté
abwechselnd mit Frohsinn
    ant-t., ars.[2, 16], aur.[4, 11], bor., bov., calc-p., **chin.**, chin-b.[2], croc., cycl., eug., kali-c., kali-chl., mag-m., merc-c.[4, 11], nat-m., oena., ol-an.

exuberance[4]
exubérance
Ausgelassenheit
    ant-t.

laughing[4]
rire
Lachen
    bor., croc.

singing[4]
chanter
Singen
    croc.

tenderness[4]
tendresse
Zärtlichkeit
    plat.

weeping[11]
pleurs
Weinen
    bell.

business does not proceed fast,
when[11]
affaires ne vont pas assez vite, quand
ses
Geschäft nicht schnell vorangeht,
wenn sein
ip.

caressing agg.[5]
caresse agg.
Liebkosen agg.
chin.

causeless[11]
raison, sans
grundlos
aloe, chel., cycl., **nat-m.**

children, in
enfants, chez les
Kindern, bei
ant-c.[2, 4], ant-t.[2], ars.[4], bor.[4], calc.[1'],
CHAM.[2], cina, graph.[4], hep.[12],
puls.[2, 4], psor.[12], rheum[7], sacch.[12],
sil.[1', 4]

morning early[2]
tôt le matin
frühmorgens
STAPH.

carried, desire to be[2]
portés, désirent être
getragen zu werden, verlangen
benz-ac., cham.

carried/porté/getragen

cry, when touched[2]
crient quand on les touche
schreien bei Berührung
ANT-C.

spoken to, when[2]
parle, quand on leur
angesprochen, wenn
nat-m.

chill, during
frissons, pendant les
Fieberfrost, bei
anac.[2], ars.[4], calen.[2, 11], caps.[4],
caust., hep.[4], ign.[2], kreos.[4], m-aust.[4],
mez.[4], nat-m.[11], plat.[4], puls.

climacteric period, at[7]
ménopause, pendant la
Klimakterium, im
psor.

cloudy weather, from[7]
nuageux, par temps
bewölktes Wetter, durch
aloe, am-c.

coffee, after[11]
café, après le
Kaffee, nach
calc-p.

coition, after[3]
coït, après le
Koitus, nach
ang.[11], calc., nat-c.[4], **nat-m.**[2, 6, 11],
petr., **sel.**[2, 3, 6], sil.

contradiction, by[11]
contradiction, par
Widerspruch, durch
ign., tarent., **verat.**

conversing am.[2]
conversation am.
Unterhaltung am.
lyss.

convulsions, before[2]
convulsions, avant les
Konvulsionen, vor
zinc.[2, 6], zinc-val.[6]

cough, before fits of[11]
toux, avant quinte de
Hustenanfall, vor
ant-t.[6], asaf., bell.

whooping-cough, in[2]
coqueluche, dans la
Keuchhusten, bei
bry., cupr-a.

dentition, in². ⁷
dentition, pendant la
Zahnen, beim
  CHAM.

dreams, by¹¹
rêves, par des
Träume, durch
  op.

drunkenness, during⁵
ivresse, pendant l'
Trunkenheit, bei
  caust., hydr., lach., nux-v.

ear lobes, with hot²
lobes des oreilles très chauds, avec les
Ohrläppchen, mit heißen
  alum.

eating, after
mangé, après avoir
Essen, nach dem
  am-c.², arn.⁶, ¹¹, bor.², ¹¹, bov.⁴, bry.¹¹, calad², carb-v., cham., ferr-a.⁶, **graph.**⁶, ¹¹, iod.⁴, kali-c., merc.¹¹, **merc-cy.²**, merc-sul., nat-c., nux-v.⁶, ¹¹, ol-an.⁴, phos., puls., thuj.

epistaxis am.⁴
épistaxis am.
Nasenbluten am.
  kali-chl.

fever, during⁴
fièvre, pendant la
Fieber, bei
  acon., aran., asar., bor., cic., **ferr.²**, ip.², lyc., m-aust., mosch., petr., sulph.²

    after¹¹
    après la
    nach
      am-c., card-b., hipp.

fly on wall, by¹¹
mouche sur la paroi, par une
Fliege an der Wand, wegen
  sars.

forgetfulness, from²
oubli, par
Vergeßlichkeit, durch
  anac.

heat in head, with²
chaleur à la tête, avec
Hitze, im Kopf, mit
  aeth.

house, agg. in; am. on walking in open air
chez lui, agg.; am. en marchant à l'air
Hause, agg. im; am. beim Gehen im Freien
  calc.¹⁶, mag-c.¹¹, **RHUS-T.²**, ¹¹

hurry, with²
hâte, avec
Hast, mit
  thuj.

hypochondriasis, in²
hypocondrie, dans l'
Hypochondrie, bei
  grat., **mosch.**, PULS.

  hypochondriasis–morose/
  hypocondrie–morose/
  Hypochondrie–mürrische

interruption, from⁴
interrompu, quand il est
Unterbrechung, durch
  cham.

laughing, followed by loud²
rire bruyant, suivi par
Lachen, gefolgt von lautem
  stram.

menses, before
menstruation, avant la
Menses, vor den
  cham.², lyc., **nux-v.⁷**

    during¹¹
    pendant la
    während der
      am-c.⁴, cast., caust., **cham.²**, ¹¹, ferr., ind., lyc., mag-c., plat., tarent.

after
après la
nach den
   bufo², ferr.

suppressed, in²
supprimée, par
unterdrückte, durch
   cycl.

music, during sad¹¹
musique triste, par une
Musik, durch traurige
   mang.

   am.⁴
   mang.

oneself, with¹¹
lui-même, avec
sich selbst gegenüber
   ars., aur.

pain, after¹¹
douleurs, après des
Schmerzen, nach
   CHAM., crot-t., hep.⁴,¹¹, ign.⁴

perspiration, during
transpiration, pendant la
Schweiß, bei
   mag-c.

pollutions, after²
pollutions, après
Pollutionen, nach
   dig., nat-c.³, thuj.

puberty, in
puberté, dans la
Pubertät, in der
   cina⁷, ph-ac.⁶

questioned, when¹¹
interroge, quand on l'
fragt, wenn man ihn
   nat-m.

rainy weather, from⁷
pluvieux, par temps
regnerisches Wetter, durch
   am-c.

repentance, followed by²
repentir, suivi par
Reue, gefolgt von
   vinc.

sleep, in⁴
dormant, en
Schlaf, im
   anac., nux-v., rhus-t.

   am.⁴
   caps.

sleepiness, with⁴
somnolence, avec
Schläfrigkeit, mit
   calc., calen., carb-an., hyos., kali-c., ol-an., ph-ac., sabad., sep.

stool, before
défécation, avant la
Stuhlgang, vor
   bor.²,¹¹, calc.¹¹

storm, during²
tempête, pendant un
Sturm, bei
   am-c.

talk, indisposed to⁵
parler, non disposé à
reden, Abneigung zu
   chin., stann., viol-t.²

talking of others, on²
conversation des autres, pendant la
Unterhaltung anderer, während der
   zinc.

thinking of his ailments when alone, on²
pensant, étant seul, à ses malaises, en
Denken an seine Beschwerden, wenn er allein ist, beim
   AUR-M.

thunderstorm, from⁷
orageux, par temps
Gewitter, durch
   am-c.

trifles, about[11]
futilités, pour des
Kleinigkeiten, um
　aspar.[2], **bell.**, carb-v., **CHAM.**[2, 11],
　chel., con., **cycl.**, hep., lyc., meph.,
　merc-i-r., **ptel.**[2], sil.[5]

waking, on[4]
réveil, au
Erwachen, beim
　anac., ant-t.[4, 11], **ars.**, bell.[4, 11], bor.,
　bry., calc.[6], cass.[11], caust., cham.,
　chel.[4, 11], **cina**[2], cycl.[4, 11], ign.,
　jatr.[11], kali-c., **LYC.**[2, 4, 6, 12], lyss.[2],
　m-aust., mez.[4, 11], nit-ac., nux-v.[4, 6],
　petr., ph-ac., phos.[4, 6], plat.[4, 6], plb.,
　rhus-t., sabad., sep.[6], tarent.[11],
　thuj.[4, 6]

walking in open air, after[5]
promenade, après une
Gehen im Freien, nach
　puls.

weather, from bad[5]
temps, par le mauvais
Wetter, durch schlechtes
　am-c.

weeping am.[4]
pleurs am.
Weinen am.
　nit-ac., **plat.**

women, in[5]
femmes, chez les
Frauen, bei
　calc., nat-m., nux-v., plat., sil.

work, with inclination to
travailler, avec envie de
arbeiten, mit Lust zu
　sars.

worm affection, in[2]
helminthiase, dans l'
Wurmbefall, bei
　carb-v., **CINA**, fil.

MORPHINISM[6]
MORPHINOMANIE
MORPHINISMUS
　agar., apom.[8, 12], ars., aur., **aven.**[6-8, 12],
　bell.[5, 6], calc.[5], cann-i.[8], **cham.**, cic.,
　cimic.[8], coff., hyos., ip.[6-8, 12],
　kali-perm., **lach.**, lob.[7, 8], **macro.**[8],
　merc.[5], mur-ac., nat-p.[6-8, 12], nux-v.[6, 8],
　op.[11], ox-ac.[7], **passi.**[5, 6, 8], phos., plat.,
　puls., sep., stram.[8], zinc.

MORTIFICATION see ailments from
MORTIFICATION voir troubles à la
　suite de
KRÄNKUNG, Demütigung siehe
　Beschwerden infolge von

　ailments–disappointment/troubles–
　　déception/Enttäuschung–Beschwer-
　　den
　ailments–honor/troubles–amour
　　propre/Beschwerden–Ehrgefühl
　ailments–scorn/troubles–mépris/
　　Beschwerden–Geringschätzung
　dullness–mortification/esprit gourd–
　　mortification/Stumpfheit–Kränkung
　indignation/indignation/Entrüstung
　weeping–mortification/pleurer–
　　mortification/Weinen–Kränkung

　dreams about received m.[2]
　rêves sur la m. subie
　Träume von erlittener K.
　　asar.

MURMURING in sleep[12]
MURMURE en dormant
MURMELN im Schlaf
　raph., sulph.

MUSIC agg.[3, 6, 7] ✶
MUSIQUE agg.
MUSIK agg.
　ACON.[3, 5-8], aloe[2, 3], ambr.[1', 3, 6-8],
　anac., bry.[3], bufo[7], cact.[7], calc.[3, 6],
　carb-an.[3], **carc.**[7], caust.[6, 7], **cham.**,
　coff.[3], croc.[3, 6], dig.[3, 6, 8], **GRAPH.**[3, 6, 8],

ign.³, ⁶, kali-c.³, kreos.³, **lyc.**³, ⁶, med.³, merc.⁷, **NAT-C.**¹′, ³, ⁶⁻⁸, nat-p.⁷, **nat-s.**¹′, ³, ⁷, **NUX-V.**³, ⁶⁻⁸, pall.³, ⁶, ⁸, **ph-ac.**³, ⁸, **phos.**³, ⁶, ⁷, ¹², phys.³, puls.³, sabin.³, ⁶⁻⁸, **SEP.**³, ⁶⁻⁸, stann.³, staph.³, sulph.³, **tarent.**¹′, ³, ⁶, ⁷, thuj.³, ⁶, ⁸, **viol-o.**³, ⁶, zinc.

ailments–music/troubles–musique/
    Beschwerden–Musik
anxiety–church bells/anxiété–sonner
    des cloches/Angst–Glockengeläut
anxiety-music/anxiété–musique/
    Angst–Musik
anxiety–playing piano/anxiété–
    piano/Angst–Klavierspiel
delusions–music/imaginations–
    musique/Wahnideen–Musik
excitement–music/excitation–
    musique/Erregung–Musik
fear–music/peur–musique/Furcht–
    Musik
fear–piano/peur–piano/Furcht–
    Klavier
irritability–music/irritabilité–
    musique/Reizbarkeit–Musik
restlessness–music/agitation–
    musique/Ruhelosigkeit–Musik
sadness–music/tristesse–musique/
    Traurigkeit–Musik
sensitive–music/sensible–musique/
    empfindlich–Musik
suicidal–music/suicide–musique/
    Selbstmord–Musik
thoughts–persitent–music/pensées–
    persistantes–musique/Gedanken–
    hartnäckige–Musik
unconsciousness–music/inconscient–
    musique/Bewußtlosigkeit–Musik
weeping–bells/pleurer–cloches/
    Weinen–Glocken
weeping–music/pleurer–musique/
    Weinen–Musik

organ agg., of
orgue agg., d'
Orgelmusik agg.
    lyc., thuj.

piano playing, from³, ⁶, ⁷
piano, par jouer du
Klavierspiel, durch
    anac., calc.¹′, ³, ⁶, ⁷, cham.⁷, kali-c.,
    nat-c.¹′⁻³, ⁴, ⁶, ⁷, phos.¹′, ⁷,
    sep.³, ⁴, ⁶, ⁷, ¹¹, zinc.

violin playing agg.², ³
violin agg., jeu de
Geigenspiel agg.
    calc., **kali-c., viol-o.**

agreeable, is⁶
agréable, est
angenehm, ist
    cann-i., ign.¹¹, tarent.

am.
    am-m.⁷, anh.⁹, **AUR., aur-m.,**
    cann-s.³, croc.³, mang., nat-m.³, ⁷,
    sul-ac.³, ⁷, sumb.³, ⁷, **TARENT.**¹, ⁷,
    thuj.³, ⁷, tub.³, ⁷

hysteria–music/hystérie–musique/
    Hysterie–Musik
morose–music/morose–musique/
    mürrisch–Musik
sadness–music/tristesse–musique
    Traurigkeit–Musik

music am. restlessness of
    extremities¹
musique am. agitation des
    membres
Musik am. Gliederunruhe
    TARENT.

aversion to⁵
aversion de la
Abneigung gegen
    ACON.², ³, ⁷, ¹¹, alum., bufo², ⁷,
    carc.¹⁰, caust.⁵, ¹¹, cham.², ⁷, ¹¹, hep.,
    merc.⁴, ¹¹, nit-ac., nux-v.³,
    sabin.², ³, ⁷, ¹¹, sep.¹⁰, viol-o.², ⁷, ¹¹

to joyous, but immediately affected
    by saddest²
de la m. gaie mais immédiatement
    affecté par la musique triste
gegen leichte, aber sofort von sehr
    trauriger M. angesprochen
    mang.

violin, of[7]
violon, de jeu de
Geigenspiel, gegen
    viol-o.

carried by, sensation of being[9]
porté par la, sensation d'être
Getragenwerden von, Gefühl des
    anh.

cough, m. agg.
toux, m. agg. la
Husten, M. agg.
    AMBR., calc., cham., kali-c., kreos., ph-ac.

piano, c. when playing
piano, t. en jouant du
Klavierspielen, H. beim
    ambr., **CALC.**, cham., kali-c., kreos., ph-ac.

violin, c. when playing on
violon, t. en jouant du
Geigenspielen, Husten beim
    kali-c.

desire to playing piano
désir de jouer du piano
Verlangen, Klavier zu spielen
    chlor.[11], **plat.**[2]

drums produce euphoria[9]
tambour, euphorie par le
Trommeln bewirken Euphorie
    anh.

ear-ache from
oreilles par, douleurs dans les
Ohrenschmerzen durch
    ambr., cham., kreos., **ph-ac.**, tab.

faintness on hearing
évanouissement en entendant
Ohnmacht beim Hören von
    cann-i., sumb.

headache from
maux de tête provoqués par la
Kopfschmerzen durch
    acon., ambr., cact., **COFF.**, nux-v., **ph-ac., phos.**, podo., viol-o.

music lessons, cannot give her[2]
leçons de musique, ne peut donner ses
Musikstunden nicht geben, kann ihre
    kali-br.

palpitation when listening to
palpitation en entendant la
Herzklopfen durch Hören von
    ambr., carb-v., **Staph.**, sulph.

sleepiness from
somnolence par la
Schläfrigkeit durch
    stann.

trembling from
tremblement par la
Zittern durch
    aloe[2], **AMBR.**, nat-c.[2], thuj.[2]

    feet, of[2]
    pieds, de
    Füße, der
        thuj.

weariness from[7]
fatigué par la
Ermüdung durch
    lyc.

    playing piano, from
    jouant du piano, en
    Klavierspielen, beim
        anac.

MUTILATING his body
MUTILE son corps
VERSTÜMMELT seinen Körper
    agar.[8], ars., bell.[8], hyos.[8], stram.[8]

MUTTERING
MARMONNE
BRUMMEN
    aether.[11], ail., alum., anac.[11], **apis, arn.**, ars., ars-s-f.[1'], atro.[2, 11], arum-t.[3], bapt.[3], **bell.**, bry.[7], calc.[7], calc-sil.[1'], calad., cann-s., caust.[5, 7], cham., chel.,

chlor.¹¹, cic.², **cocc.**, colch., conin.¹¹,
crot-h.¹, dulc., hell.³, **hep., HYOS.**,
iris, **LACH., lyc., merc.**, morph.¹¹,
mur-ac.³, nat-m., nux-v., **op.**, ph-ac.,
phos., plb., **rhus-t.**, sang.³, **sec.**, sil.,
stann., **STRAM.**, sul-ac., tab., tarax.,
verat., vesp.¹¹, vip.

*delirium–murmuring/délire–
   murmurant/Delirium–flüstert
delirium–muttering/délire–marmot-
   tant/Delirium–murmelt
stupor–murmuring/stupeur–
   murmurant/Stupor–flüstert*

evening
soir
abends
   bell., con.¹¹, **phos.**, plb.

   bed, in
   lit, au
   Bett, im
      sil.

   falling asleep, on¹'
   s'endormant, en
   Einschlafen, beim
      calc-sil.

night
nuit
nachts
   arg-n.², atro.¹¹

   waking, on
   réveil, au
   Erwachen, beim
      atro.¹¹, sil.

apoplexy, in²
apoplexie cérébrale, dans l'
Apoplexie, bei
   arn., **cocc., crot-h.**

old age, in²
vieillards, chez les
Alter, im
   bar-c.

sleep, in
dormant, en
Schlaf, im
   alum., **apis²**, ars., bar-a.¹⁶, bar-c.⁴,
   camph., con., conin.¹¹, **hyos.**, indg.,
   kali-br.³, merc., morph.¹¹, **nit-s-d.²**,
   raph.⁴, **rhus-t.**, sul-ac.⁴, **SULPH.²**, ⁴

   *talking–sleep/parler–sommeil/
      Reden–Schlaf*

sleeplessness, with²
insomnie, avec
Schlaflosigkeit, mit
   HYOS.

unintelligible¹¹
incompréhensible, d'une manière
unverständliches
   anac-oc.², ars., cann-s., **hell.²**, hyos.,
   nux-v.²

NAIVE⁵
NAIF
NAIV
   bell., bov.³⁻⁵, cic., stram.

   intelligent, but very⁵
   intelligent, mais très
   intelligent, aber sehr
      chin., hyos., **stram., sulph.**, verat.

NAKED, wants to be
NU, désir d'être
NACKT sein, möchte
   bell., camph., cham., **HYOS.¹, ⁷**, merc.,
   merc-c., **phos.**, phyt., **sec., stram.**,
   verat.⁷

   *indifference–exposure/indifférence–
      pudeur/Gleichgültigkeit–Entblö-
      ßung
   lascivious/lascif/lasziv
   shameless/impudique/schamlos*

   morning in bed⁵
   matin au lit
   morgens im Bett
      hyos., mag-c.¹¹, phos.

bares her breast in puerperal mania²
expose ses seins nus dans la mania puerpérale
entblößt ihre Brust in Puerperalmanie
  camph.

constantly, wants to be⁷
continuellement, désir d'être
ständig n. sein, möchte
  stram.

delirium, in
délire, dans le
Delirium, im
  bell., **HYOS.**, merc., **phos.**, phyt., sec., stram.²

drunkenness, during⁵
ivresse, pendant l'
Trunkenheit, bei
  hyos.

hyperaesthesia of skin, in²
hyperesthésie de la peau, dans l'
Hyperästhesie, bei taktiler
  hyos.

sleep, in⁵
dormant, en
Schlaf, im
  hyos.⁵, ⁷, merc., puls., sulph.

NARRATING her symptoms agg.
EXPOSANT ses symptômes agg., en
ERZÄHLEN ihrer Symptome agg.
  CALC., cic., ign., **puls.**, teucr.

  *thinking–complaints/penser–maux/
   Denken–Beschwerden*
  *weeping–telling/pleurer–parlant/
   Weinen-erzählt*

NARROW-MINDED⁵
ESPRIT ÉTROIT
BESCHRÄNKTHEIT, Borniertheit
  alum., am-c., bar-c., con.

NEGLECTS business¹¹
NÉGLIGE ses affaires
VERNACHLÄSSIGT sein Geschäft
  op. **sulph.**

  children, her¹'
  enfants, ses
  Kinder, ihre
    aur-ar.

  *estranged–flies/séparé–fuit/ent-
   fremded–meidet*
  *indifference–children/indifférence–
   enfants/Gleichgültigkeit–Kinder*

  everything⁵
  tout
  alles
    am-c., bar-c., caust., tell.¹¹

  household, the¹'
  ménage, son
  Haushalt, ihren
    aur-ar., sul-i.

    *house–keeping/soins du ménage/
     Hauswirtschaft*

  important, things⁵
  importantes, choses
  Wichtiges
    alum., con.

    *indifference–important/
     indifférence–importantes/
     Gleichgültigkeit–wichtige*

new see delusions–new

NEWS, feels as if he had received joyful²
NOUVELLES, sensation d'avoir reçu d'heureuses
NACHRICHTEN erhalten hat, Gefühl, als ob er frohe
  lyss.

NIBBLE, desire to¹¹
MORDILLER, désir de
NAGEN, Verlangen zu
  bar-c., mag-m., nat-c.

NOISE, inclined to make a[11]
BRUIT, enclin à faire du
KRACH zu machen, sucht
 BELL.[3, 11], merc., op., verat.

NOOSEBLEED am. mental symptoms[3]
SAIGNEMENT DE NEZ am. symptômes mentaux
NASENBLUTEN am. Gemütssymptome
 bor.

NYMPHOMANIA
NYMPHOMANIE
NYMPHOMANIE
 agar., ambr., anh.[14], **ant-c., apis,**
 asaf.[2], aster.[14], **bar-m., bell.,** calad.,
 calc., **calc-p.,** camph., **cann-i., cann-s.,**
 canth., carb-v., cedr.[1], **chin., chlor.**[3],
 coff., croc.[3, 6], cyna.[14], **dig.,** dulc.,
 ferul.[12], **fl-ac.,** graph., **GRAT., HYOS.,**
 ign.[6], **kali-br.,** kali-p.[12], **LACH., lil-t.,**
 lyc., manc.[6], **merc.,** mosch., **murx.,**
 nat-c., nat-m., **nux-v.,** op., **ORIG.,**
 ph-ac.[12], **phos., PLAT.,** plb., psil.[14],
 puls., raph., rob., **sabad.,** sabin.,
 sal-n.[6, 12], sil., stann.[3], **staph.,**
 STRAM., sulph., sumb.[3], **tarent.,**
 verat., **zinc.,** zinc-pic.[12]

 chorea, with[2]
 chorée, avec
 Chorea, mit
  tarent.

 climacteric period, at[6, 8]
 ménopause, dans la
 Klimakterium, im
  lach.[6], manc., **murx.**

 coition agg.[1', 2]
 coït agg.
 Koitus agg.
  tarent.

 loquacity, with[2]
 loquacité, avec
 Geschwätzigkeit, mit
  verat.

 menses, before
 menstruation, avant la
 Menses, vor den
  calc.[6], calc-p., kali-c.[6], **phos.,**
  stram., **verat.**

 during
 pendant la
 während der
  calc.[6], **hyos.,** kali-br., kali-c.[6],
  plat., sec., verat.

 after[6]
 après la
 nach den
  sul-ac.

 suppressed, after
 supprimée, après la
 unterdrückten, nach
  ant-c., canth., chin., cocc., hyos.,
  murx., phos., **plat.,** stram., sil.,
  sulph., verat., zinc.

 metrorrhagia, during
 métrorrhagie, pendant la
 Metrorrhagie, bei
  mosch., murx., plat., sec.

 pregnancy, during
 grossesse, pendant la
 Schwangerschaft, in der
  phos.[2], zinc.

 puerperal
 puerpérale
 puerperale
  bell.[4], **chin.,** kali-br., **plat.,** verat.,
  zinc.[2]

 young girl, in a[2]
 jeune fille, chez une
 jungen Mädchen, bei einem
  orig.

OBJECTIVE, reasonable[5]
OBJECTIF, raisonnable
SACHLICH, nüchtern
 alum., bell., hep., lach., merc., nat-m.,
 nit-ac., plat., sil.

OBSCENE, lewd
OBSCÈNE
OBSZÖN
 agn., alum.⁵, anac.⁸, apis, bell., bufo.⁶, calc.⁵, **camph., canth.,** carb-v.⁵, **caust.**⁵, chin.⁵, con.⁵ **cub., hyos., lach.,** lil-t.⁸, ¹¹, lyc.⁵, lyss., merc.⁵, nat-m.⁵, nux-v., op., orig.⁵, **phos., pic-ac., plat.**¹, ⁵, puls.⁵, rob., staph.⁵, stram., sulph.⁵, tarent., verat.

fancies–lascivious/fantaisies–
 lascives/Phantasien–laszive
lascivious/lascif/lasziv
naked/nu/nackt
shameless/impudique/schamlos

man searching for little girls⁵
hommes recherchant les petites filles
Mann spürt kleinen Mädchen nach
 caust., phos., plat., verat.

songs
chansons obscènes
Lieder, obszöne
 alco.¹¹, canth.¹', **hyos.,** op., raja-s.¹⁴, stram., verat.¹'

talk
paroles obcènes
Reden, obszöne
 aur., **bell.,** bufo⁶, **calc.**⁵, camph., chlf.¹¹, cub., **hyos., lil-t., nux-v.,** phos., plat., **stram.,** verat.

OBSTINATE, headstrong
OPINIÂTRE, têtu, entêté
EIGENSINNIG, starrköpfig
 abrot.³, ⁶, **acon.,** act-sp., **agar.,** alco.¹¹, aloe, **ALUM.,** alum-p.¹', alum-sil.¹', alumn., am-c., **ANAC., ant-c.**³, ⁶, ⁸, ant-t., apis, ARG-N.¹, ⁷, arn., **ars.,** ars-s-f.¹', arum-t.³, aur., aur-ar.¹', aur-s.¹', bar-a.¹¹, **BELL.,** bry., **CALC., calc-s.**¹, camph., canth., **caps.,** carb-an., carb-v., carbn-s.¹¹, carc⁹, ¹⁰, **caust.**¹, ⁵, **CHAM.,** chel., **chin.,** chin-s., **cina,** coca², coloc.⁶, croc., **crot-h.**², cycl., dig., dros., ferr., ferr-ar., ferr-p., guaj., hell.¹', ⁵, **hep.,** hura, **hyos.**¹, ⁵, **ign.,** ip., **kali-c.,** kali-i., kali-m.¹',

kali-p., kali-s., kali-sil.¹', kalm., kreos., lach., **lyc., mag-m.,** menis.¹¹, merc., mosch.¹', mur-ac., **nit-ac., NUX-V., pall.,** petr.⁶, ¹¹, phel.⁴, **ph-ac.,** phos., plat.⁵, plb., **psor.,** puls.³, sanic., sec., sep.³, ⁵, **sil., spong., staph.**⁸, stram., **sulph.,** syph.⁷, **TARENT., thuj.**¹, **tub.**³, ⁷, ¹⁰, verat.⁵, viol-o., viol-t.³, zinc., zinc-p.¹'

contrary/récalcitrant/widerspenstisch
disobedience/désobéissance/
 Ungehorsam
pertinacity/obstination/Hartnäckig-
 keit
positiveness/positif/Bestimmtheit
shrieking–obstinate/criant–opinâtré-
 ment/Schreien–eigensinniges

forenoon¹¹
matinée
vormittags
 chin-s.

evening
soir
abends
 ign.⁴, ¹¹, mur-ac.¹¹

night¹¹
nuit
nachts
 dig.

amiable, tries to appear²
aimable, essaye de paraître
liebenswürdig zu erscheinen, versucht
 pall.

children⁶
enfants opiniâtres
Kinder, eigensinnige
 abrot., am-c.⁴, **ant-c.,** ars., arum-t., aur., bell.⁴, **cham.**², ⁶, **chin.**², ⁶, **cina**², ⁶, hyos.⁷, kreos., lyc.⁴, ⁶, sec.⁴, sil.⁴, ⁷, syph.⁷, thuj.², **TUB.**⁷

annoy those about them²
contrariant son entourage
ärgern die Umgebung
 psor.

chilly, refractory and clumsy
frileux, récalcitrants et maladroits
fröstelige, widerspenstige und
ungeschickte
caps.

cry when kindly spoken to, yet
pleurent quand on leur parle
gentiment, mais
weinen aber bei freundlicher Zusprache
sil.

fat, inclined to grow
obésité, enclin à l'
Fettwerden, neigen zum
CALC.

masturbation, boys after[6]
masturbation, garçons après la
Masturbation, Jungen nach
aur.

eruption, during[7]
éruption, pendant une
Hautausschlag, bei einem
psor.

execution of plans, in[11]
exécution de plans, pour l'
Ausführung von Plänen, in der
dros.

fever, during[4]
fièvre, pendant la
Fieber, bei
acon.

menorrhagia, in[2]
ménorrhagie, dans la
Menorrhagie, bei
nux-v.

menses, upon appearence of
menstruation, à l'approche de la
Menses, beim Beginn der
cham.

nothing see well

queerest objection, against whatever was proposed, he had the
bizarres à tout ce qui était proposé, il fait les objections **les plus**
unsinnigen Einwand, findet gegen jeden Vorschlag einen
ARG-N.

resists wishes of others
repousse les désirs des autres
widersetzt sich den Wünschen anderer
alum.[11], **NUX-V.**[2, 5]

simpleton, as a[5]
bourrique, comme une
Dummkopf, wie ein
lyc., plat., verat.

stool, during[16]
selle, pendant la
Stuhlgang, beim
sulph.

tossing about impatiently[2]
se tourner et retourner impatiemment
wirft sich ungeduldig herum
acon.

OCCUPATION, diversion am.
OCCUPATION, diversion am.
BESCHÄFTIGUNG, Ablenkung am.
agar., alum., apis[6], ars.[7], aur., bar-c.,
calc., calc-p.[8], calc-sil.[1'], **camph.**[3],
chin., cic.[3], con., croc.[1], cupr., cycl.[3, 6],
ferr., hell., helon., ign., iod., kali-bi.[3],
kali-br., lil-t., lyc., merc-i-f., mez.,
mur-ac.[3, 6], **nat-c., nux-v.,** orig.[3],
ox-ac.[8], pall.[3], **pip-m.,** pip-n.[3], **SEP.,**
sil., spig.[6], stram., tarent.[8], thuj.,
verat.

busy/occupé/geschäftig
ennui–entertainment/ennui–
 divertissement/Langweile–
 Unterhaltung
thinking–complaints/penser–maux/
 Denken–Beschwerden

changing constantly⁷
change continuellement d'
wechselt dauernd die
    sanic.

desire to o.¹¹
désir d'o.
Verlangen nach B.
    naja., rhus-t., sumb., ther.

OCCUPIED with the objects
    immediately around him¹¹
OCCUPÉ par les choses situées tout
    près de lui
BESCHÄFTIGT mit ihn direkt
    umgebenden Dingen
    carbn-s.

OFFENDED, easily; takes everything
    in bad part
SUSCEPTIBLE, prend tout en
    mauvaise part
BELEIDIGT, leicht; nimmt alles übel
    acon.¹,⁷, agar., **alum.**, anac., ang., **apis**,
    arn., **ARS.**¹,⁷, ars-s-f.¹', **aur.**, aur-ar.¹',
    aur-s.¹', **bell.**⁴,⁵, bor., bov., bufo⁷,
    CALC.¹,⁷, calc-ar.¹', cals-s., camph.,
    cann-s., **caps.**, carb-an.³,⁴,¹⁶, **carb-v.**,
    carbn-s., CARC.⁷, **CAUST.**¹,⁷, cench.¹',
    cham., chel.¹, chin., chin-ar., cic.³,
    cina, cinnb., **cocc.**, **coloc.**, croc., **cycl.**,
    dros., **graph.**, hyos.⁷, ign.³, **IOD.**⁴,⁷,
    kali-n.⁴, **lach.**⁵,⁷, **LYC.**¹,⁷, lyss.,
    mag-s.⁴,¹⁴, merc., nat-c.⁴, **nat-m.**,
    nit-ac.¹¹, **NUX-V.**, **pall.**, petr., phos.,
    plat., **puls.**, ran-b., **sars.**, **sep.**, **sil.**⁴,⁷,
    spig., stann.⁴,⁷, **STAPH.**¹,⁷, stram.,
    sul-ac.³, **sulph.**, syph.², thuj.⁴,⁷,
    TUB.⁷, verat., viol-o.⁷, **zinc.**, zinc-p.¹'

delusions–insulted/imaginations–
    insulté/Wahnideen–beschimpft
hatred–bitter feelings/haîne–
    ressentiments amers/Haß–
    bitteres Gefühl
sulking/bouderie/Schmollen

offenses, from past²
offenses subies jadis, à la suite d'
Beleidigungen, durch frühere
    calc.⁵, **cham.**, ign.²,⁷, op., staph.⁵

OPINIONS, expects others to pay
    respect to her¹¹
OPINION, s'attend à ce que les autres
    respectent son
ÜBERZEUGUNG von anderen ernst
    genommen wissen, will ihre
    ham.

OPTIMISTIC⁵
OPTIMISTE
OPTIMIST
    anh.¹⁰, **calc.**, ferr-m.¹¹, fl-ac.⁷, hydrc.¹¹,
    lyc., nep.¹⁰,¹³,¹⁴, nux-v., puls.,
    rib-ac.¹⁴, sil., **sulph.**, visc.⁹,¹⁴

in spite of the weakness¹⁴
malgré faiblesse
trotz der Schwäche
    galin., kali-c.

ORDERLY manner, cannot perform
    anything in¹¹
FAÇON MÉTHODIQUE, ne peut rien
    faire d'une
ORDENTLICH ausführen, kann nichts
    lach.

OVERACTIVE³
HYPERACTIF
ÜBERGESCHÄFTIG
    hyos., op., spig., spong., verat., verb.

activity/activité/Aktivität
busy/occupé/geschäftig

PASSIONATE[3]
PASSIONNÉ
LEIDENSCHAFTLICH
  alco.[11], **anac.**[2, 3], ars.[11], aur., **bar-c.,**
  bell., bry.[2, 3], calc.[5], cann-i.[11], canth.[11],
  carb-v., carbn-s.[11], caust.[5], coff.,
  con.[2], croc., hep.[2, 3], hura[11], hyos.[11],
  ign., **ip.,** kali-c.[2], **KALI-I.**[2, 11], laur.[11],
  led., lyc.[5, 11], **NAT-C.**[5], nat-m.[3, 11],
  nat-s., **NUX-V.,** olnd.[3, 11], petr.[3, 11],
  ph-ac., phos.[11], plat.[5], **psor.**[2], sabad.,
  seneg., **sep.**[2, 3, 11], stann., stram.[11],
  sulph.[2, 3, 11], sumb.[11], tarent.[11], **thuj.**[2]

  morning[11]
  matin
  morgens
    nat-s.

  trifle, at every[11]
  futilité, pour chaque
  Kleinigkeit, bei jeder
    nat-m., ph-ac., phos., sumb.

PARTIAL, prejudiced[5]
PARTIAL, avec parti pris
PARTEIISCH, voreingenommen
  ars., lach.

PATHETIC[2, 11]
PATHÉTIQUE
PATHETISCH
  stram.

PATIENT
PATIENT
GEDULDIG
  mag-m.[3], phos.[11]

PEACE, sense of heavenly[2]
PAIX DIVINE, sensation de
FRIEDENS, Gefühl himmlischen
  arg-m.

PERSEVERANCE[3]
PERSÉVÉRANCE
BEHARRLICHKEIT
  acon., bry., caps., dig., dros., guare.[11],
  lyc., nat-c.[3, 11], nit-ac., nux-v., phos.,
  sulph.

  duties, in performing irksome[11]
  travaux ennuyeux, même dans de
  Pflichten, in Erfüllung beschwerlicher
    linu-c.

PERSISTS in nothing
VERSATILE, ne persiste en rien
AUSDAUER, ohne
  lac-c., lach., plan.

  inconstancy/inconstance/
    Unbeständigkeit
  undertakes–many things/
    entreprendre–plusieurs choses/
    unternehmen–vieles

PERTINACITY
OBSTINATION
HARTNÄCKIGKEIT
  caps., dros., stram.

  obstinate/opiniâtre/eigensinnig

PESSIMIST[5]
PESSIMISTE
PESSIMIST
  agar-t.[14], ars., aur.[1'], bar-c., calc.[5, 16],
  caust., cecr.[14], halo.[14], hyos., lach.,
  nux-v., pers.[14], **psor.**[7], sep., stann.[14],
  vip-a.[14]

  brooding/broye du noir/brütet

PHILOSOPHY, ability for[5]
PHILOSOPHIE, aptitude pour la
PHILOSOPHIE, Begabung für
   anac., hep., lach., nit-ac., **sulph.**[1', 4-6, 12]

   21 h, after[14]/après/nach: halo.[14]

piety see praying–piety

PITIES herself
S'APITOIE sur elle
BEDAUERT sich selbst
   agar., **CALC.**[5], nit-ac., staph.[5]

   sick, desire to show being[11]
   malade, désire montrer qu'il est
   Kranksein zeigen, möchte sein
      tarent.

PLANS, making many
PROJETS, fait beaucoup de
PLÄNE, schmiedet viele
   anac., ang., arg-n., **chin., chin-s.,**
   coff., nux-v., olnd., op., sep., **sulph.,**
   tab.[3], visc.[14]

fancies–exaltation/fantaisies–
   exaltation/Phantasien–hoch-
   fliegende
theorizing/théories/Theorien

   evening
   soir
   abends
      chin., chin-s.

   night[1', 2]
   nuit
   nachts
      CHIN.

   bold[11]
   hardis, fait des
   kühne
      agar.

   carrying out, insists on[2]
   exécution de p., insists pour
   Ausführung, besteht auf der
      dros.

gigantic
gigantesques
gewaltige
   op.

revengeful
vengeance, de
rachsüchtige
   agar.

malicious/méchant/boshaft

PLAY, aversion to p. in children
JOUER, aversion de j. chez des enfants
SPIELEN, Abneigung zu sp. bei Kindern
   bar-c., bar-m., **cina, hep., lyc.,**
   merc.[5], **RHEUM, sulph.**

   sit in corner, and[2]
   se mettent au coin, et
   sitzen in der Ecke, und
      bar-c., bar-m.

   desire to[2]
   désire
   Verlangen zu
      con., tarent.[2, 11]

gestures–plays/gesticule–s'amuse/
   Gebärden–spielt

   night
   nuit
   nachts
      cupr.[7], **med.**[2]

   buttons of his clothes, with the
   boutons de ses habits, avec des
   Knöpfen an der Kleidung, mit den
      mosch.

   dirty trick on others or their
      teachers, schoolboys p.a[5]
   mauvais tours à leurs camarades
      ou à leurs maîtres, écoliers
      jouent
   bösen Streich, Schüler sp. anderen
      oder ihren Lehrern einen
      lach., zinc.

grass, in the
l'herbe, dans
Gras, im
   elaps

hide and seek, at[2]
à cache-cache
verstecken, sich zu
   bell.

toys, with childish[2]
jouets enfantins, avec des
Kinderspielzeug, mit
   CIC.

inability to[5]
inaptitude pour les jeux
Unfähigkeit zu
   merc., sulph.

passion for gambling[5]
passion des jeux
Spielleidenschaft
   ars., bell.[5, 11], calc., caust., chin.,
   lyc., merc., nux-v., sulph., verat.

to making money[5]
pour gagner de l'argent
um Geldgewinn
   bell.[11], calc., lyc., mag-m.,
   merc., nat-c., plat., puls., staph.,
   sulph.

PLAYFUL
ENJOUÉ, badin
SPIELERISCH
   aloe, cimic., cocc., croc.[3], elaps,
   ign.[3], lach., meny., naja, ox-ac.,
   seneg., tarent.

alternating with sadness
alternant avec tristesse
abwechselnd mit Traurigkeit
   psor.

PLEASURE
PLAISIR
VERGNÜGEN
   aether[11], ang., cann-i., carb-ac.[11],
   cod.[11], mate[11], til.

amusement/Vergnügen
cheerful/gai/froh
exhilaration/sérénité/Heiterkeit
jesting/plaisante/Spaßen
vivacious/vif/munter

morning[11]
matin
morgens
   til.

lascivious ideas, only in
lascives, que dans des pensées
lasziven Gedanken, nur an
   bell.

nothing, in: see indifference
pleasure/indifférence–amusement/
Gleichgültigkeit–Vergnügen

sleeplessness, during
insomnie, pendant l'
Schlaflosigkeit, bei
   sec.

talking see talking pleasure/
parler–plaisir/Reden–Vergnügen

voluptuous see lascivious

waking from a dream of murder, on
réveillant du rêve d'un meurtre,
   en se
Erwachen durch einen Traum vom
   Mord, beim
   thea

POMPOUS, important[3]
POMPEUX, important
POMPÖS, wichtigtuerisch
   bell., cupr., **lyc.,** phos., **PLAT.,** verat.

POSITIVENESS
POSITIF, affirmatif
BESTIMMTHEIT, Rechthaberei
   ars.[5], camph., **caust.**[1, 5], ferr., **lach.**[1, 5],
   merc.[1, 5], nux-v.[5], sep.[5]

obstinate/opiniâtre/eigensinnig

POSTPONING everything to next day⁵
REMETTANT tout au lendemain
VERSCHIEBT alles auf den nächsten
Tag
    apis⁷, **med.**²,⁷, nux-v., plat., sil.

*indolence–postpones/paresse–
prolonge/Faulheit–schiebt auf*

power, love of: see dictatorial

PRAYING
PRIANT
BETEN
    alum.⁵, arn., **ars.**, **AUR.**, **bell.**, cere-b.,
    euph., hyos., lyss.², nat-s., op.,
    opun-v.¹¹, plat., **PULS.**, rhus-t.⁵, **SEP.**⁵,
    stram., sul-ac., sulph.¹', **VERAT.**

*delirium tremens–praying/delirium
tremens–priant/Delirium tremens–
Beten
religious afections/religieuses,
affections/religiöse Gemütsbewegungen*

morning¹¹
matin
morgens
    op.

night
nuit
nachts
    cere-s.⁷,¹¹, stram.

fervent⁵
ferveur, avec
inbrünstiges
    alum., **SEP.**

kneeling and
agenouillé
Knien, im
    ars., nat-s., **stram.**, verat.

loud in sadness²
à haute voix dans la tristesse
lautes B. bei Traurigkeit
    plat.

menses, during²
menstruation, pendant la
Menses, während der
    stram.

others to pray for him, begged²
autres de prier pour lui, supplie les
andere, für ihn zu beten, bittet
    lyss.

piety, nocturnal
piété nocturne
Frömmigkeit, nächtliche
    stram.

quietly²
calmement
stilles
    arn., ars.

timidly²
pusillanime
zaghaftes
    stann.

vomiting, constantly during
    paroxysm of²
vomissant, prie sans s'arrêter
    même en
Brechanfälle, andauerndes B., selbst
    während der
    med.

PRECOCITY
PRÉCOCITÉ
FRUHREIFE
    calc.¹', merc.

PREGNANCY, mental affections in³ ✱
GROSSESSE, affections mentales
    dans la
SCHWANGERSCHAFT, Geistes-
    störungen in der
    bell., chin., con., ign., lyss., nat-m.,
    nux-m., **puls.**

PREJUDICES, traditional[5]
PRÉJUGÉS traditionnels
VORURTEILE, traditionelle
calc., carb-v., lach., lyc., plat., verat.

PRESUMPTUOUS
PRÉSOMPTUEUX
ANMASSEND
arn.[5], calc.[5], **lyc.**[1, 5], plat.[5], staph.[5]

contemptuous/méprisant/verächtlich
defiant/provocant/herausfordernd
haughty/hautain/hochmütig

PROPHESYING
PROPHÉTISE
PROPHEZEIT
acon., agar., anh.[9], camph., con., nux-m.[1'], stram.

clairvoyance/clairvoyance/
Hellsehen

disagreeable events, of[7]
désagréables, des événements
unangenehme Ereignisse
med.

predicts the time of death
prédit l'heure de sa mort
sagt die Todesstunde voraus
ACON., arg-n.[1, 7], thea[7]

death–presentiment–predicts/
mort–pressentiment–prédit/
Tod–Todesahnung–sagt

PROSTRATION of mind, mental exhaustion, brain-fag
PROSTRATION de l'esprit; épuisement mentale
ERSCHÖPFUNG, geistige
abrot., acet-ac.[3], **acon.**[3, 11], aeth.[8], agar., agn.[3], ail.[2, 8], alco.[11], alf.[8], **alum.**, alum-p.[1'], alum-sil.[1'], am-c.[3, 6], ambr., **anac.**, ang.[3], anh.[8], ant-c.[3], apis, aran-sc.[11], **ARG-M., arg-n.,** arn.[3, 6], ars., ars-i., ars-s-f.[1'], asaf.[6], asar.[3, 4, 6, 14], asc-t.[11], aster., **AUR.,** aur-ar.[1'], aur-i.[1'], **AUR-S.**[1'], **aven.**[6, 8], **BAPT.**[2, 8, 11], **bar-c.**, bar-i.[1'], bar-m.[1'], **BELL.**[3, 4, 11, 16], berb.[1'], bov.[3], **bry.,** bufo[1'], buni-o.[14], buth-a.[9], calad., **calc.**, calc-ar.[1], calc-f.[9], calc-i.[1'], calc-p., calc-s., calc-sil.[1'], camph.[3], cann-i., **cann-s.**[3], canth.[3], **caps.**[3, 4], <u>**CARB-AC.**[7]</u>, carb-an., **carb-v., carbn-s.,** carl.[11], cast.[6], caust.[3, 6, 11], cham., chin.[1', 3, 6-8, 11], chin-ar.[6], cic., cinnb., clem.[11], cob-n.[9], coca[8, 12], **cocc., coff.**[1', 3, 5, 6, 11], coff-t.[11], colch., coloc.[4], **CON.,** convo-d.[11], convo-s.[9, 14], corn.[11], cortico.[9], croc.[3], cub.[11], **CUPR., cupr-a.**[2], dig., digin.[11], dulc.[3], elaps[11], equis.[11], eucal.[11], ferr.[1'], **FERR-PIC.,** fl-ac.[1', 6], **gels.,** glon.[11], gran.[11], **graph.,** grat.[1', 11], ham.[1'], **hell.**[2, 3], **hep., hipp.**[2, 11], **HYOS.**[1'-3], hyper., **ign.**[2, 3, 6], ind.[2, 11, 14], iod., ip.[11], kali-br.[3, 8, 11], kali-c.[3, 14], kali-i.[1', 11], **KALI-P., kali-sil.**[1'], lac-d.[7], **LACH.,** lat-m.[9], laur., **LEC., led., lob.**[2], lol.[11], **LYC.,** lyss.[2], mag-c.[11], mand.[9], mang.[11], meli., menis.[11], meny.[3], merc., **merc-c.**[2, 3, 11], mez.[3], morph.[11], mosch.[11], mur-ac.[3], naja, nat-ar., **NAT-C., nat-m., NAT-P.,** nat-s.[2], nat-sil.[1'], nid.[14], **NIT-AC., nux-m., NUX-V.,** ol-an.[3], olnd.[3, 11], onos.[3], op., pall.[2], par.[3], petr., **PH-AC., PHOS.,** phys.[11], <u>**PIC-AC.**[1, 7]</u>, pip-m.[6], **plan.,** plat., **plb.**[2, 3], podo., psor.[7, 11], ptel.[11], **puls.,** pyrog.[3], ran-b.[3], raph.[11], rauw.[9], rhus-t., ruta[3], sabad.[3], **sars.,** sec.[3, 11], **sel.,** seneg., **SEP., SIL.,** sium.[11], **spig.,** spong., squil.[3], stann., staph., **STRAM.**[3], stry-p.[6, 8], **sul-ac.,** sul-i.[1'], **SULPH.,** sumb.[2], syph.[1'], tab.[11], tanac.[11], tarax.[3], teucr., thuj., trios.[14], valer., **VERAT.**[3], verat-v.[11], verb.[3], viol-o.[3], visc.[9], **zinc., ZINC-P.**[1', 8], **zinc-pic.**[6, 8]

morning[4]
matin
morgens
berb., canth., carb-v., **LACH.**[2], ph-ac., **phos.**[2, 11, 16], ran-s.[11]

noon
midi
mittags
  carb-v., phos.

afternoon[4]
après-midi
nachmittags
  anac., nat-m., sep., sil.

evening
soir
abends
  am-m.[4], astra-e.[14] bufo[11], cham.,
  ign.[4], merc-c.[11], nat-m.[4, 11], osm.[11]

night[7]
nuit
nachts
  ign., kali-c.[4], nux-v., ran-s.[4]

abortion, after[2]
avortement, après l'
Abort, nach
  caul.

cares, from[1']
soucis, par
Sorgen, durch
  ph-ac., pic-ac.

coition, after
coït, après le
Koitus, nach
  calc.[7], sep.[3, 11]

convulsions, from
convulsions, par
Konvulsionen, durch
  sec.[3], staph.[2]

eating, after
mangé, après avoir
Essen, nach dem
  anac.[11], lach., nat-m.[11]

emissions see pollutions

epilepsy, in[2]
épilepsie, dans l'
Epilepsie, bei
  art-v.

fever, in[2]
fièvre, pendant la
Fieber, bei
  anac., bapt., nit-s-d., rhod.[11]

grief, from long[2]
chagrins prolongés, à la suite de
Kummer, durch langdauernden
  IGN.

injuries, from[7]
lésions, par
Verletzungen, durch
  acet-ac., camph., hyper., sul-ac.,
  verat.

menses, before[2]
menstruation, avant la
Menses, vor den
  cinnb.

  after
  après la
  nach den
    ALUM.

nursing, after[2]
allaitement, après
Stillen, nach dem
  nit-ac., zinc.

old age, in[2]
vieillards, chez les
Alter, im
  BAR-C.

pollutions, after
pollutions, après
Pollutionen, nach
  carb-an., cypr.[2], gels.[2], ph-ac.[8],
  phos.[2], sel., viol-t.[2]

reading, from
lecture, par
Lesen, durch
  aur., sil.

sleep, from loss of[1']
sommeil, par manque de
Schlafmangel, durch
  pic-ac.

sleepiness, with[2]
somnolence, avec
Schläfrigkeit, mit
   corn-f.

sleeplessness, with[6]
insomnie, avec
Schlaflosigkeit, mit
   aven., cast., caust., coff., **CUPR.**[2], lach., ph-ac.

talking, from
paroles, par
Reden, durch
   calc.[16], **calc-p., NAT-M.**[2]

trembling, with[6]
tremblements, avec
Zittern, mit
   arg-n., cann-i.[2], con., stann.

trifles, from
futilités, par des
Kleinigkeiten, durch
   phos.

vexation, from[6]
contrariété, par
Ärger, durch
   staph.

waking, on
réveil, au
Erwachen, beim
   op.[11], **syph.**[2]

writing, after
écrit, après avoir
Schreiben, nach dem
   pic-ac.[11], **sil.**

PUBERTY, mental affections in[3]
PUBERTÉ, affections mentales dans la
PUBERTÄT, Gemütsstörungen in der
   ant-c., hell., manc., nat-m.

PULL one's hair, desires to
ARRACHER les cheveux des autres, désir d'
ZIEHEN, Verlangen, andere an den Haaren zu
   ars.[7], **BELL.,** cupr.[7], lach., **lil-t.,** med.[7], mez.[7], tarent., tub.[7]

nose in the street, one's
nez des gens dans la rue, désire tirer le
Nase, möchte andere auf der Straße an der
   merc.

teeth, one's
dents des gens, désire tirer les
Zähne, möchte anderen die
   bell.

PUNISHMENT agg. mental symptoms[3]
CHÂTIMENTS agg. symptômes mentaux
BESTRAFUNG agg. Gemütssymptome
   ign.

ailments see ailments–punishment

QUARRELSOME, scolding
QUERELLEUR
STREITSÜCHTIG, zanksüchtig
   acon., agar., alco.[11], aloe[3], alum., am-c., ambr., **anac.,** anan., ang.[3], anh.[6], ant-t., **arn., ars.,** ars-s-f.[1'], **asaf.**[3], asar.[14], aster., atro.[11], **AUR.,** aur-ar.[1'], aur-s.[1'], bar-c., **bell.,** bor., **bov., brom., bry.** cael.[14], calc., calc-s., **camph.,** canth., caps., caste.[14], **caust.,** cench., **cham.,** chel., chin., coff.[3], colch.[3], **con.,** cor-r., **croc.,** crot-h., culx.[1'], **cupr.,** cyn-d.[14], dig., **dulc.,** elaps, ferr., ferr-ar., fl-ac., gran.[4], grat.[4], **hep.**[1', 5], hipp., hir.[10], **hist.**[9, 10, 14], **HYOS.**[1, 7], ictod.[4], **IGN.,** ip., kali-ar., kali-bi.[3], **kali-c., kali-chl.**[3, 4, 6], kali-i., kali-p.[1], **lach.,** lepi., **lyc.,** lyss., m-aust.[4], mag-c.[10], mag-s.[9], meph.[14], **merc.,** merl., mez., **mosch.,** nat-ar., **nat-c., nat-m.,** nat-s., nicc.,

nit-ac., nit-s-d.⁴, **NUX-V.**, olnd., op.³, ¹¹, pall., **PETR.**, ph-ac., phos., **plat.**, plb., psor., puls.⁵, **ran-b.**, rat., reser.¹⁴, rheum, **rhus-t.**³, rib-ac.¹⁴, ruta, sacch.¹¹, seneg., **sep.**, **sil.**³, ⁴, ⁶, spong., stann., **staph., stram.**, stront-c., sul-ac., sulfonam.¹⁴, **SULPH.**, **TARENT.**¹, ⁷, thea, **thuj.**, til., tub.⁷, **verat., verat-v.**, viol-o.³, viol-t., zinc.

ailments–quarrels/troubles–querelle/
 Beschwerden–Streit
censorious/censurer/tadelsüchtig
contradict/contradiction/wider-
 sprechen
delirium–scolding/délire–querelleur/
 Delirium–streitsüchtig
fight/battre/kämpfen
litigious/processif/prozeßsüchtig
reproaches–others/reproches–fait des/
 Selbstvorwürfe–andere

morning
matin
morgens
  lyc.⁶, petr., psor., ran-b., staph.⁶

forenoon¹¹
matinée
vormittags
  ran-b.

12–14 h
  aster.

afternoon
après-midi
nachmittags
  alum., dulc.

16 h
  lyss.

evening
soir
abends
  am-c.⁴, ant-c., nat-m., nicc., op.¹¹, psor., sil., til.¹¹

night
nuit
nachts
  verat.

alternating with care and discontentment
alternant avec soucis et mécontentement
abwechselnd mit Sorge und Unzufriedenheit
  ran-b.

gayety and laughter
gaieté et rires
Lustigkeit und Lachen
  croc., **lach.**⁵, spong., **staph.**⁵, ⁶

silent sadness
silencieuse, tristesse
stiller Traurigkeit
  con.

singing
chants, des
Singen
  croc.

anger, without
colère, sans
Zorn, ohne
  bell., caust.¹⁶, **dulc.**, staph.¹⁶

causeless², ⁴
raison, sans
grundlos
  stram.

disputes with absent persons
se dispute avec des absents
streitet sich mit Abwesenden
  lyc.

disturbed, if²
dérange, si on le
gestört, wenn
  NUX-V.

drunkenness see q.–intoxicated

face, with heat of⁴
visage, avec chaleur au
Gesicht, mit Hitze im
  mosch.

  pale, with⁴
  pâle, avec
  blassem, mit
   mosch.

family, with her
famille, avec sa
Familie, mit ihrer
   kali-p.[1'], thyr.[14]

herself with[3, 7]
elle-même, avec
sich selbst, mit
   merc.

*reproaches–himself/reproches-
se fait/tadelt–sich selbst*

intoxicated, when
ivresse, pendant l'
betrunken, wenn
   petr.

jealousy, from
jalousie, par
Eifersucht, durch
   cench., hyos.[4], lach., nux-v.

menses, at beginning of[2]
menstruation, querelleuse au début
   de la
Menses, im Beginn der
   cham.

   during
   pendant la
   während der
      am-c.

pains, before[4]
douleurs, avant
Schmerzen, vor (zeitlich)
   cor-r.

   during[4, 16]
   pendant les
   während
      nux-v.

parturition, during[2]
acchouchement, pendant l'
Entbindung, während der
   CHAM.

recriminations about trifles[11]
récrimine pour des bagatelles
Gegenbeschuldigungen wegen
   Kleinigkeiten
      cop.

pugnatious[4]
batailleur
rauflustig
   bell., nat-c., nicc.

sleep, in
dormant, en
Schlaf, im
   alum.[5], ars., **bell.**, caust.[5], cupr.,
   hep.[5], merc.[5], raph.[4], rheum

staring of eyes, heat of face, bluish
   lips, dry mouth, with[4]
regard fixe, chaleur à la face, lèvres
   bleuâtres et bouche sèche, avec
starren Augen, Hitze im Gesicht,
   blauen Lippen, trockenem Mund,
   mit
      mosch.

waking, on
réveil, au
Erwachen, beim
   lyc.

QUESTIONS, speaks continually in
QUESTIONNANT, parle continuellement en
FRAGEN, spricht nur in
   ambr.[1'], **aur.**

QUICK to act
PROMPT à agir
SCHNELL im Handeln
   coff., lach.

hurry/hâte/Hast

QUIET disposition
CALME, posé, **tempérament**
STILLES Wesen
   abies-c., aloe, **alum.**, am-c.[4], ars.[11],
   asar., aur.[4], **bell.**, bism.[4], bruc.[4], caps.,
   caust.[4, 11], cham.[4, 11], **cic.**, clem., cocc.,
   euph., euphr.[2, 4], **gels.**, **hell.**[4], **hyos.**,
   ign., ip.[4], **lach.**, lyc., mang., mur-ac.,
   nat-m.[16], nux-v., op.[4], petr., **PH-AC.**,
   plat., **plb.**, puls., rheum[4], sabad.[4], sars.,
   sep., sil., stann., thuj.[2], valer.[2], viol-t.,
   zinc.

QUIET, disposition / CALME / STILLES

  *asks for nothing/exige rien/verlangt
    nichts*
  *content–quietly/content–calme/
    zufrieden–still*
  reserved/réservé/zurückhaltend
  tranquillity/ataraxie/Seelenruhe

  alternating with gaiety, trilling,
    singing
  alternant avec gaieté, fredonnement,
    chant
  abwechselnd mit Lustigkeit, Trällern,
    Singen
      aur.[4], bell.[2]

    laughing[4]
    rire
    Lachen
      nux-m.

    rage[16]
    Raserei
      hyos.

  cannot be quieted see quieted

  clasped, with hands[4]
  jointes, avec les mains
  gefalteten Händen, mit
    puls.

  heat, during
  chaleur fébrile, pendant la
  Fieberhitze, bei
    bry., gels.

  hypochondriasis, in
  hypocondrie, dans l'
  Hypochondrie, bei
    puls.[4], valer.[2]

  light is intolerable, bright[4]
  lumière forte est intolérable, la
  Licht ist unerträglich, helles
    con.

  menses, during[4]
  menstruation, pendant la
  Menses, während der
    am-c., mur-ac.

  noise, intolerable to[4]
  bruit est intolérable
  Lärm ist unerträglich
    con.

  parturition, after[2]
  acchouchement, après l'
  Entbindung, nach der
    thuj.

  sleep, after[4]
  sommeil, après le
  Schlaf, nach dem
    anac.

QUIET, wants to be
PAIX, désir être en
RUHE haben, will seine
  ars.[11], bell., **BRY.**[1, 7], cadm-s.[7], cann-i.,
  coca, cupr-s., dios., eryt-j.[11], euph.,
  GELS., sal-ac.

  *rest–desire/repos–désir/Ruhe-
    bedürfnis*
  *spoken to–averse/parle-aversion/
    angesprochen–will nicht*

    afternoon[11]
    après-midi
    nachmittags
      sapin.

  chill, during
  frissons, pendant les
  Fieberfrost, bei
    ars., **BRY.**, kali-c.

  repose and tranquillity, desires
  se reposer et être en paix, désire
  Ruhe und Stille, verlangt nach
    bell.[5], nux-v., sulph.[5]

    walking in open air, on
    marchant en plein air, en
    Gehen im Freien, beim
      arn., bor., calc-p., ph-ac.[4], sabin.

QUIETED, cannot be
CALMÉ, ne peut être
BERUHIGT werden, kann nicht
CINA

carried, only by being
porté, à moins que d'être
Getragenwerden, nur durch
ars.¹⁶, **CHAM.**

carried/porté/getragen
restlessness–children–carried/
agitation–enfants–portés/Ruhe-
losigkeitKinder–getragen

rapidly, only by being⁷
rapidement, à moins que d'être
schnelles, nur durch
ars.

RAGE, fury
RAGE, fureur
RASEREI, Wut
acon., acon-c.¹¹, **aeth., AGAR.,** agn.²,
alco.¹¹, alumn., **anac.,** ant-t.,
arg-m.¹, ⁶, arg-n., **arn., ars.,** ars-s-f.¹,
atro.², ⁶, bar-c., **BELL.,** bry., bufo,
calc., **camph.,** cann-i., cann-s.,
CANTH., carbn-s., cham., chel., chin.,
chin-s., cic., cimic., cina, cocc.⁴,
colch., coloc., cori-r., croc., crot-h.,
cupr., cyn-d.¹⁴, dig., dros., dulc.,
eupi.¹¹, fl-ac., glon., graph., **hell.,**
hep., **HYOS.,** hyper., ign.⁶, jatr.,
kali-c., **LAC-C., lach.,** lob., **lol.⁶, LYC.,**
meli.², ¹¹, **merc., MOSCH., nat-m.,**
nit-ac., nux-m., nux-v.⁶, oena., **OP.,**
par., petr.⁴, ⁵, ¹¹, ph-ac.⁶, **phos.,** plb.,
puls., raja-s.¹⁴, raph.¹¹, ruta, sabad.,
sec., seneg., sep.⁴, **sol-n.,** staph.¹²,
STRAM., stry.¹, sul-ac., sulo-ac.¹¹,
sulph., tab., tarent., **VERAT.,** vip.,
zinc.

ailments see ailments–rage

anger–violent/colère–violente/
Zorn–heftiger
cursing–rage/jurer–rage/Fluchen–
Raserei
delirium–raging/délire–enragé/
Delirium–rasendes
discouraged–rage/découragé–rage/
entmutigt–Raserei
gestures–furious/gesticule–furieux/
Gebärden–wütende
imbecility–rage/imbécillité–rage/
Imbezillität–Raserei
jealousy–rage/jalousie–rage/
Eifersucht–Raserei
laughing–rage/rire–rage/Lachen–
Raserei
love, disappointed–rage/chagrin
d'amour–rage/Liebe, enttäuschte–
Raserei
mania–rage–wild/manie–rage–
sauvage/Manie–Raserei–wild
wildness/férocité/Wildheit

day and night⁴
jour et nuit
Tag und Nacht
hyos.

morning in bed⁴
matin au lit, le
morgens im Bett
kali-c.

evening
soir
abends
acon., anac., ars., **bell.,** croc.⁴, ¹¹,
hyos., lach., merc., nit-ac., op.¹¹,
phos., plat., puls., thyr.¹⁴, trios.¹⁴,
zinc.

night
nuit
nachts
acon., **apis**², ars., **bar-c.**², **bell.,**
con., **hyos.,** lyc., merc., nat-c.,
nat-m., nit-ac., plb., puls., **verat.**

alternating with affectionate disposition
alternant avec un caractère tendre
abwechselnd mit liebevoll-zärtlicher Stimmung
   croc.

anxiety[4]
anxiété
Angst
   bell.

cheerfulness[4]
gaieté
Fröhlichkeit
   acon., bell., cann-s., croc., hyos., seneg.

consciousness
conscience, en pleine
Bewußtsein, klarem
   acon.

convulsions
convulsions
Konvulsionen
   STRAM.[1, 7]

desire for death[4]
désir de la mort
Todeswunsch
   bell.

fear[4]
peur
Furcht
   bell.

laughing[4]
rire
Lachen
   acon.

presentiment of death[2]
pressentiment de la mort
Todesahnung
   stram.

religious excitement
religieuse, excitation
religiöser Erregung
   agar.

repose[4, 5]
repos
Ruhe, Erholung
   hyos.

sleep[2]
sommeil
Schlaf
   ars.

alone, while
seul, en étant
Alleinsein, beim
   bufo

amorous, morning when rising[11]
amoureuse, le matin en se levant
verliebte, morgens beim Aufstehen
   agn.

aroused, when
réveille, quand on le
aufgeweckt, wenn
   phos.

biting, with[4]
mordre, avec désir de
Beißen, mit
   bell.[4, 6], **camph.**[2], canth.[6], croc., cupr.[4, 6], sec., **stram.,** verat.

chained, had to be
enchaîné, doit être
gefesselt werden, muß
   ars.[2, 4], sec.[4]

chill, during
frissons, pendant les
Fieberfrost, bei
   cann-s.[4], **cimx.**[2]

cold applications to head am.
compresses froides sur la tête am., des
kalte Umschläge auf den Kopf am.
   sabad.

consolation, from[2]
consolation, par
Trost, durch
   nat-m.

constant
constante
anhaltende
   agar., verat.²

contradiction, from²
contradiction, par
Widerspruch, durch
   lac-c., olnd.

convulsions, r. with
convulsions, r. avec
Konvulsionen, R. mit
   ars., bell., canth.², hyos.², stram.

cursing, with²⁻⁴, ⁶
jurons, avec des
Fluchen, mit
   anac.⁶, nit-ac., verat.

delusion puts him into r.²
imagination le mets en r.
Wahnidee treibt ihn zur R.
   stram.

drink or touching larynx, when
   trying to
boire ou en se touchant le larynx,
   en essayant de
trinken oder bei Berühren des Kehl-
   kopfes, beim Versuch zu
   canth.

drinking, while
buvant, en
Trinken, beim
   bell.¹⁶, stram.

drunkenness, during¹¹
ivresse, pendant l'
Trunkenheit, bei
   agar.

eating, during and after²
mangeant ou après mangé, en
Essen, beim und nach dem
   chlor.

epilepsy, r. with
épileptiques, r. avec accès
epileptischen Anfällen, R. mit
   bell., cupr., hyos., nux-v., op., plb.

r. after
r. après
R. nach
   arg-m., op.⁸

foaming mouth, with², ⁴, ⁶
écume à la bouche, avec de l'
Schaum vor dem Mund, mit
   camph.

hallucinations, from²
hallucinations, par
Halluzinationen, durch
   stram.

headache, with
maux de tête, avec
Kopfschmerzen, bei
   ars., BELL., cimic.², croc., lyc.,
   nat-m., puls., STRAM., verat.

heat on body, with², ⁴
chaleur du corps, avec
Körperhitze, mit
   verat.

insults, after
offenses, après
Beleidigungen, nach
   sang., stram.

kill people, tries to
tuer les gens, tente de
töten, versucht, Menschen zu
   hep., HYOS., sec., stram.

   kill/tuer/töten

know his relatives, does not
reconnaît plus les siens, ne
kennt die Verwandten nicht mehr
   bell.

   *recognize–relatives/reconnaît–
       parents/erkennt–Verwandten*

laughing, with², ⁴
rire, avec
Lachen, mit
   stram.

love, after disappointed[2]
chagrin d'amour, après
chagrins d'amour, après
Liebe, nach enttäuschter
   hyos.

malicious[4]
méchante
boshafte
   bell., cann-s., cocc., cupr.[2, 4], lyc., mosch., petr.[4, 5], sec.

medicine, from forcible administration of[11]
remèdes par force, quand on essaye de lui donner des
Medikamenten, durch erzwungene Einnahme von
   bell.

menses, at beginning of[6, 11]
menstruation, au début de la
Menses, bei Beginn der
   acon.

   during
   pendant la
   während der
      acon., bell., hyos.

mischievous
malicieuse
mutwillig-boshafte
   agar.

   malicious/méchant/boshaft
   mischievous/malicieux/mutwillig-boshaft

pain, from[6]
douleurs, par
Schmerzen, durch
   acon., arg-m.[1'], cham.

paroxysms, in[2]
paroxysmes, par
anfallsweise
   acon., camph., canth., chin-b., croc.[6], **cupr.**, mosch.[12], oena.[6], **puls.**, stram., verat.

parturition, during[2]
accouchement, pendant l'
Entbindung, während der
   bell.

pulls hair of bystanders
tire les cheveux de ceux qui l'entourent
zieht Umstehende an den Haaren
   bell.

reading and writing, by[2]
lisant et écrivant, en
Lesen und Schreiben, durch
   med.

repentance, followed by
repentirs, suivi par
Reue, gefolgt von
   croc.[6], lyss.[2]

shining objects, from
brillants, vis à vis des objets
leuchtende, helle Gegenstände, durch
   bell., canth., hyos., **stram.**

   shining objects/brillants, objets/leuchtende Gegenstände

shrieking, with[4]
cris, avec des
Schreien, mit
   anac.[2], **bell.**[2, 6], canth., cupr.[6], hyos., lach.[6], plb.[2], sec., sol-n., stram.[4, 6], verat.[2, 4, 6]

sleep, r. followed by continuous deep[2]
sommeil profond et continu, accès de r. suivi d'un
Schlaf, R. gefolgt von anhaltend tiefem
   sec.

   in[4]
   au cours du
   im
      phos.

spitting, with
crachements, avec
Spucken, mit
   bell.[4], **camph.**[2], cann-s.[4]

   spitting-faces/cracher-face/spucken-Gesicht

stand, unable to[2]
rester debout, avec incapacité de
stehen, unfähig zu
  stram.

staring looks, with
regards fixes, avec
starrem Blick, mit
  bell.

strength increased
force décuplée, avec
Kraft, mit vermehrter
  agar., **BELL.**, hyos.[4, 5]

striking, with[6]
frapper, avec désir de
Schlagen, mit
  cupr., lyc.

suffering, from[15]
souffrance, par la
Leiden, durch
  aloe

suicidal disposition, with
suicide, avec impulsion au
Selbstmord, mit Neigung zum
  ant-t.[4, 6], sec.[6], stram.[4]

taken up, child on being[2]
lève l'enfant, quand on
Aufgenommenwerden, Kind beim
  stram.

tears clothes[2]
déchire ses habits
zerreißt die Kleidung
  camph.

  *destructiveness–clothes/esprit
  destructeur–habits/Zerstörungs-
  sucht–Kleidern*

tossing about in bed, making
  unintelligible signs[2]
s'agite dans son lit en faisant des
  gestes incompréhensibles
wirft sich im Bett umher, macht
  unverständliche Zeichen
  stram.

touch, renewed by
touche, renouvelé dès qu'on le
Berührung, erneuert durch
  bell., lach.[6], **op.**, **stram.**

trifles, at
futilités, par les
Kleinigkeiten, über
  bar-c.[6], cann-s.[11]

violent
violente
heftige, gewalttätige
  agar., anac.[6], bar-c.[4], **BELL.**, canth.[4],
  cocc.[4], croc.[4], cupr.[4], **HYOS.**, lyc.[4],
  STRAM., verat.[7]

  *violent–deeds of violence/violent–
  actes de violence/heftig–
  Gewalttaten*

water, at sight of
eau, à la vue de l'
Wasser, beim Anblick von
  bell., canth., cupr., hyos., lach.,
  merc.[4], **stram.**

  hydrophobia/hydrophobie/Tollwut

weeping, with
pleurs, avec
Weinen, mit
  cann-i.[6], cann-s.[4]

worm affections, in[2]
vermineuses, au cours d'affections
Wurmbefall, bei
  carb-v.

RASH
TROP PROMPT, irréfléchi
VOREILIG, unüberlegt
  aur., caps., meny., puls.

READING, mental symptoms agg. from[3] *
LIRE, symptômes mentaux agg. par
LESEN, Gemütssymptome agg. durch
ang., asaf.[2], **calc.,** carb-ac.[2], cocc., colch.[11], fl-ac.[11], mag-m., med., nat-sil.[1'], olnd., ph-ac., stann.[3, 14], tarax.

*absent–minded–reading/distrait–
   lisant/zerstreut–Lesen
anxiety–reading/anxiété–lisant/
   Angst–Lesen
excitement–reading/excitation–
   lisant/Erregung–Lesen
irritability–reading/irritabilité–lisant/
   Reizbarkeit–Lesen
prostration of mind–reading/
   prostration de l'esprit–lecture/
   Erschöpfung, geistige–Lesen
restlessness–reading/agitation–
   lisant/Ruhelosigkeit–Lesen
sensitive–reading/sensible–lire/
   empfindlich–Lesen*

aversion to read
aversion de
Abneigung gegen
   acon., alum.[5], bar-c., brom., carb-ac., **carl.,** clem., coca, con.[5], corn., cycl., hydr., kali-bi., lac-ac., **lach.**[5], lil-t., nat-ar., **nux-v.,** ox-ac., phys., puls.[5], pyrus, **sil.**

   walking in open air am.
   marchant en plein air am.
   Gehen im Freien am.
      ox-ac.

desires to be read to
désire qu'on lui fasse une lecture
wünscht, ihm werde vorgelesen
   anth.[11], chin., clem.

difficult, is[2, 11]
difficile, est
schwierig, ist
   agn., coca[2], hura[11]

unable, to read[11]
incapable de
unfähig zu
   aeth.[2], cann-i., cycl., ham., lyc.[2, 11], merc., narcot., nat-m.[2], sep.[2]

*mistakes–reading/erreurs–lisant/
   Fehler–Lesen*

   children, in
   enfants, chez les
   Kindern, bei
      alum.[5, 7], mag-c.[7]

   written, what he has[2, 11]
   écrit, ce qu'il a
   geschrieben hat, was er
      lyc.

passion to read medical books[5]
passion de l. des livres médicaux
Sucht, medizinische Bücher zu
   calc., nux-v., puls., staph., sulph.

subject, must change the[2]
sujet, doit changer le
Thema wechseln, muß das
   dros.

understand, does not[2]
comprend pas ce qu'il lit, ne
versteht das Gelesene nicht
   ambr., colch., corn-f.

REALITY, flight from[9]
RÉALITÉ, fuit la
WIRKLICHKEIT, Flucht vor der
   anh.

REASON increased, power of[11]
RAISONNER augmentées, possibilités de
VERSTANDESKRAFT gesteigert
   coff-t.

REBELS against poultice[16]
SE RÉVOLTE contre les cataplasmes
REBELLIERT gegen Umschläge
 bor., bry., **calc.**, carb-v., **cham.**, lyc.,
 merc., mur-ac., nit-ac., nux-v., phos.,
 puls., rhus-t., sep., spig., staph., **sulph.**

RECOGNIZE anyone, does not[2]
RECONNAÎT personne, ne
ERKENNT niemanden
 aesc.[1'], **glon., hyos., verat.**

delirium–recognize/délire–
 ne reconnaît/Delirium–erkennt

everything, but cannot move,
 recognizes (catalepsy)
tout, mais incapable de se mouvoir
 (catalepsie)
alles, aber kann sich nicht bewegen
 (Katalepsie)
 cocc., sang.

friends, does not[2]
amis, ne r. pas ses
Freunde nicht, seine
 kali-br.

own house, does not
maison, ne r. pas sa
eigene Haus, nicht das
 meli., merc., psor.

relatives, does not r. his
parents, ne r. pas ses
Verwandten nicht, seine
 acet-ac., agar., **anac., BELL.,** calad.,
 cic., cupr., **glon., HYOS.,** kali-bi.,
 kali-br.[3], **lach.,** lyc.[1'], meli., **merc.,**
 nux-m.[1'], oena., **op.,** phos., plb.,
 sil.[16], **stram.,** sul-ac., tab., valer.,
 verat., zinc.

speaking, does not r. the one to
 whom he is[2]
s'adresse, ne r. pas celui à qui il
Gesprächspartner nicht, seinen
 stram.

streets, does not r. well known
rues bien connues, ne r. pas des
Straßen nicht, bekannte
 arg-n.[6], cann-i., **GLON.,** lach.,
 NUX-M., PETR., plat.[6]

confusion–loses/confusion–se
 perd/Verwirrung–verläuft
forgetful–house–streets/oublieux–
 maison–rues/vergeßlich–Haus–
 Straßen
memory, weakness–places/
 mémoire, faiblesse–lieux/
 Gedächtnisschwäche–Orte
mistakes–localities/erreurs–
 localités/Fehler–Orten

surroundings, does not[1', 2]
environs, ne r. pas ses
Umgebung nicht, seine
 kali-p.

REFLECTING[2]
RÉFLÉCHIT
ÜBERLEGT, denkt nach
 berb., **carb-an.,** eug., euph., lyss.,
 meny., ol-an., **phos.**

answers–reflects/répond–réfléchit/
 antwortet–überlegt

sadness, in[2]
tristesse, dans la
Traurigkeit, bei
 cocc., **plat.**

unable to reflect[3]
incapable de réfléchir
unfähig nachzudenken
 acon.[2, 3], aur.[2], lyc., mez., nat-c.,
 nux-m.

old age, in[2]
vieillards, chez les
Alter, im
 ambr.

studying, from[2]
études, par ses
Studierens, infolge des
 nat-c.

REFUSES to take the **medicine**
REFUSE de prendre les **médicaments**
VERWEIGERT die Medizin
arn.⁷, cimic.¹'⁷, hyos., **kali-p.²**,
LACH.⁷, **stram.²**, **verat-v.²**, visc.⁹

*delirium–refuses/délire–refuse/
   Delirium–verweigert
fear–medicine/peur–médicament/
   Furcht–Medizin
irritability–medicine–sends/
   irritabilité–médicament–renvoie/
   Reizbarkeit–Medizin–schickt
suspicious–medicine/soupçonneux–
   médicaments/argwöhnisch–
   Medizin
well/très bien/gesund*

help³
aide, toute
Hilfe, jede
   cina

treatment, every⁵
traitement, tout
Behandlung, jede
   bell., caust., lach., plat.

   sick, in spite of being very⁵
   malade, quoique étant très
   Krankheit, trotz schwerer
      ars., caust., nux-v.

REJECTS everything offered to him¹¹
REFUSE tout ce qu'on lui offre
WEIST alles Angebotene zurück
   past.

RELIGIOUS affections
RELIGIEUSES, affections
RELIGIÖSE Gemütsstörungen
   alum.¹'⁷, alum-sil.¹', am-c., **arg-n.**,
   ars., ars-s-f.¹', **aur.**, bar-c., **bell.**, **calc.**,
   camph., **carb-v.**, carbn-s., caust.,
   cham., **chel.**, cina, coff., con., croc.,
   cycl., dig., ferr., ferr-ar., **graph.**, hura,
   HYOS., hyper.¹¹, **ign.**, kali-br.,
   kali-p., **LACH.**, **LIL-T.**, lyc., med.,
   meli., merc., **mez.**, nat-m., nux-v.,
   ph-ac.⁵, **plat.**, **psor.**, **puls.**, rob.,
   rhus-t.¹'⁷, ruta, sabad., sel., **SEP.**¹'⁷,
   sil., stann., staph.⁵, <u>**STRAM.**</u>¹'⁷,
   SULPH., tarax.¹¹, thuj., **VERAT.**,
   ZINC.

*anxiety–salvation/anxiété–salut/
   Angst–Seligkeit
delirium–religious/délire–religieux/
   Delirium–religiöses
delusions–religious/imaginations–
   religieuses/Wahnideen–religiöse
despair–religious/désespoir–
   religieux/Verzweiflung–religiöse
doubtfull–soul's welfare/sceptique–
   salut de son âme/zweifelnd–
   Seelenheil
eccentricity–religious/excentricité–
   religieuse/Exzentrizität–religiöse
excitement–religious/excitation–
   religieuse/Erregung–religiöse
haughty–religious/hautain–
   religieuse/hochmütig–religiöser
insanity–religious/folie–religieuse/
   Geisteskrankheit–religiöse
loquacity–religious/loquacité–
   religieux/Geschwätzigkeit–
   religiöse
praying/priant/Beten
remorse/remords/Gewissenqual*

   night tortured by r. ideas
   nuit torturé par des idées r.
   nachts gequält durch r. Gedanken
      camph.², lil-t.¹'

bible, want to read all day the⁷
bible toute la journée, désire lire la
Bibel lesen, möchte den ganzen Tag
   die
      calc., stram.

alternating with sexual excitement
alternant avec excitation sexuelle
abwechselnd mit sexueller Erregung
   lil-t., **plat.**

children, in
enfants, chez les
Kindern, bei
   ars., calc., lach., stram.⁷, sulph.

fanaticism
fanatisme religieux
Fanatismus, religiöser
puls.¹', rob., sel., sulph., thuj.

feeling, want of
sentiment religieux, manque de
Empfinden, Mangel an religiösem
anac.¹, ⁵, coloc., croc.⁷

*godless/athée/gottlos
indifference–religion/indifférence-
religion/Gleichgültigkeit–
Religion*

horror of the opposite sex
horreur religieuse du sexe opposé
Abscheu vor dem anderen Geschlecht,
religiöser
lyc., **puls.,** sulph.

*aversion–sex/aversion–sexe/
Abneigung–Geschlecht*

mania¹²
manie religieuse
Manie
plb., sulph.

melancholia⁴, ⁸
mélancolie religieuse
Schwermut, religiöser
ars.⁴, ⁸, ¹¹, **aur.**⁴, ⁵, ⁸, **aur-m.**⁸, con.⁵,
croc.⁴, ⁵, **kali-br.**², ⁶, ⁸, **kali-p.**²,
lach.¹', ⁴, lil-t.¹', ⁸, **lyc.**¹', ², meli.², ⁸,
mez.¹', **plat.**², ⁸, plb.⁸, psor.⁷, ⁸, ¹²,
puls., sel.⁴, sil.¹', **stram., sulph.**¹', ⁴, ⁸,
verat.

remorse, from⁵
remords, par
Gewissensbisse, durch
aur., con.

narrow-minded in r. questions⁵
borné sur questions r.
Beschränktheit in religiösen Fragen
hyos., puls., **stram.**

penance, desires to do²
pénitence, désire faire
Buße tun, möchte
plat.

preoccupations¹⁴
préoccupations
Inanspruchnahme, Besorgnis
achy.

puberty, in⁷
puberté, dans la
Pubertät, in der
ars., calc., **lach., sulph.**

songs¹⁴
chansons
Lieder
raja-s.

speculations, dwells on²
spéculations r., se préoccupe de
Betrachtung, Grübelei, verharrt in
religiöser
SULPH.

taciturnity, haughtiness,
voluptuousness, cruelty, r. a. with²
taciturne, hautain, cruel, voluptueux,
a. r. avec un état d'esprit
Schweigsamkeit, Hochmut, Wollust,
Grausamkeit, r. G. mit
plat.

talking on r. subjects²
parle de sujets religieux
spricht über religiöse Dinge
hyos.

REMORSE
REMORDS
GEWISSENSQUAL
achy.¹⁴, alum., alum-sil.¹', am-c.,
anac.⁶, **ars.,** ars-s-f.¹', **aur.,** aur-ar.¹',
bell., cact.³, **calc.**⁷, calc-p.³, ⁷,
carb-an.³, carb-v., caust., cham.,
chel., chin-b.², cina, clem.³, **cocc.,**
COFF., con., croc.³, **cupr.,** cycl.,
dig., ferr., ferr-ar., graph., **hyos.,**
ign., kali-br.³, ⁷, kalm.³, lach., **med.,**
merc., nat-c., nat-m., nit-ac., nux-v.,
olnd.³, **ph-ac.**³, ⁶, phos.³, plat., psor.⁷,
puls., rheum³, ruta, sabad., sec.³, sel.,
sil., stram., stront-c., sulph., **verat.,**
zinc.

*anxiety–conscience/anxiété–
conscience/Angst–Gewissensangst
despair–religious/désespoir–
religieux/Verzweiflung–religiöse
religious/religienses/religiöse*

afternoon
après-midi
nachmittags
    am-c., carb-v.

evening
soir
abends
    puls.

night
nuit
nachts
    puls.

indiscretion, over past[11]
indiscrétions passées, sur des
Taktlosigkeit, über frühere
    spirae.

menses, after[2]
menstruation, après la
Menses, nach den
    ign.

quickly, repents
vite, repent
schnell, bereut
    croc., olnd., sulph.[5]

trifles, about
futilités, pour des
Kleinigkeiten, über
    sil.

waking, on
réveil, au
Erwachen, beim
    puls.

*reproaches, ailments see ailments–
reproaches*

REPROACHES himself
REPROCHES, se fait des
TADELT sich selbst, Selbstvorwürfe
    acon., anac.[6], **ars., aur.,** aur-ar.[1'],
    calc-p., cob., con.[6], cycl., **dig.,**
    gink-b.[14], hell., hura, **hyos., ign.,**
    kali-br.[3], lach.[6], lyc., **m-arct.**[4], med.[7],
    merc., nat-ar., **nat-m., op.,** ph-ac.,
    puls., sarr., sil.[6], stram.[3, 6], sulph.[6],
    thuj., verat.[6]

*anger–mistakes/colère–erreurs/
    Zorn–Fehler
delirium–blames/délire–reproches/
    Delirium–tadelt sich
delusions–neglected/imaginations–
    négligé/Wahnideen–versäumt
delusions–right/imaginations–
    correctement/Wahnideen–
    richtig
delusions–wrong/imaginations–
    mal/Wahnideen–Unrecht
discontended–himself/mécontent–
    soi/unzufrieden–sich selbst
discouraged–reproaches/
    découragé–reproches/entmutigt–
    Selbstvorwürfe
quarrelsome–himself/querelleur–
    elle-même/streitsüchtig–
    sich selbst*

others
fait des
andere
    acon., alum., **ARS.,** aur., bor.[16],
    calc.[5], calc-p., caps., cham., **CHIN.,**
    cic., gran., **hyos.,** ign., **lach., lyc.,**
    merc., mez., nat-ar., **nat-m., nux-v.,**
    par., rhus-t., sep., **staph.**[1, 5], sulph.[5],
    verat.[1, 5]

*censorious/censurer/tadelsüchtig
quarrelsome/querelleur/
    streitsüchtig*

morning[5]
matin
morgens
    ph-ac.

16 h
    bor.

imaginary insult, for[1']
imaginaire, à propos d'offense
eingebildeter Beleidigung, wegen
  aur-ar.

pains, during[16]
douleurs, pendant les
Schmerzen, bei
  nux-v.

repulsive mood see mood

RESERVED
RÉSERVÉ, concentré en lui-même
ZURÜCKHALTEND, reserviert
  aeth., alco.[11], alum., alum-p.[1'], arg-n.,
  arn.[5], ars., aur., aur-ar.[1'], bell., bism.,
  cact.[6], **calc.**, caps., carb-an., caust.,
  cham., chin., clem., coloc., cycl.,
  dros., euph., euphr., fl-ac.[1'], grat.,
  hell., hyos., ign., indg., ip., lach.,
  lyc., mag-c., **mang.,** meny.[3, 11],
  mur-ac., nat-m., nit-ac., nux-v., olnd.,
  op., petr., ph-ac., **PHOS.**[1, 5], **plat.,**
  plb., **puls.,** rheum, sabad., sabin.,
  sil.[1'], spong., **stann., staph.**[5, 6], verat.

quiet disposition/calme, tempérament/
  stilles Wesen
talk–indisposed/parler–taciturne/
  Reden–Abneigung

morning
matin
morgens
  cocc., hep., petr.

  bed, in
  lit, au
  Bett, im
    cocc.

afternoon
après-midi
nachmittags
  anac., mang.

evening
soir
abends
  am-m.

air, in open
air, en plein
Freien, im
  plat.[11], stram.

eating, after
mangé, après avoir
Essen, nach dem
  plb.

menses, during
menstruation, pendant la
Menses, während der
  am-c., mur-ac.

sleep, after
sommeil, après le
Schlaf, nach dem
  anac.

walking in open air, while
marchant en plein air, en
Gehen im Freien, beim
  bor., ph-ac., sabin.

  after
  après la marche
  nach dem
    arn., calc.

RESIGNATION[3, 6]
RÉSIGNATION
RESIGNATION
  agar., agn., anh.[9], bry.[5], chin-b.[2],
  lyc.[2], nat-m.[5], nit-ac.[5], **ph-ac.,** pic-ac.,
  sulph., **tab.**

discouraged/découragé/entmutigt

RESPONSIBILITY, aversion to[7]
RESPONSABILITÉ, aversion pour la
VERANTWORTUNG, Abneigung
  gegen
  med.

REST, desire for[6]
REPOS, désir de
RUHEBEDÜRFNIS
  aesc., alum., **anac.**, arn., bell.[2], brom., **bry.**, clem.[11], coca[11], **colch.**[2], haem.[11], kali-bi.[11], lach., lyc., morph.[11], nux-v., op., **ph-ac.**, sabad., **stann.**, vesp.[2]

quiet–wants/paix–désir/Ruhe–will

afternoon[11]
après-midi
nachmittags
  mez.

REST when things are not in proper place, cannot
REPOSER, lorsque les choses ne sont pas à leur place, ne peut
ERTRAGEN, wenn nicht jeder Gegenstand an seiner Stelle ist, kann nicht
  anac., **ars.**

conscientious/consciencieux/
  gewissenhaft
trifles/futilités/Kleinigkeiten

RESTLESSNESS
AGITATION
RUHELOSIGKEIT
  abies-c., abies-n., abrot., absin.[8,12], **ACON.**, acon-c., act-sp., adon.[6], aeth., **agar.**, agar-ph.[11], agar-st.[11], ail., alco.[11], all-c., all-s.[2], aloe, alum., alumn., am-c., ambr., ammc., aml-ns., amn-l.[9], **ANAC.**, anan., ang.[4,11], ange-s.[14], **anh.**[9,10], anthraci., anthraco.[11], ant-ar.[6,7], ant-c., ant-s., **ant-t., apis,** apoc., apom.[11], aq-mar.[14], arag.[8], aran.[14], **aran-ix.**[9,10,14], **arg-m., ARG-N.,** arist-cl.[9], arn., **ARS., ars-h., ARS-I., art-v.,** arum-i.[11], arum-t., **asaf.,** asar., asc-t., aster., atro., **aur.,** aur-ar.[1'], aur-i.[1'], **aur-m.,** aur-s.[1'], bad., **BAPT.,** bar-c., bar-i.[1'], **BELL.,** bell-p.[10,14], bism., **bol-la.**[11], bol-s.[11], bor., both.[11], **bov.,** bry., buth-a.[9], cact., cadm-met.[9], cadm-s., calad., **CALC., calc-ar.**[1], **calc-f.**[10], calc-i.[1'], **CALC-P., calc-s.,** calend.[7,11], calo., calth.[11], **CAMPH.,** cann-i., **cann-s.,** canth., caps., carb-an., **carb-v.,** carbn-o.[11], **carbn-s.,** carl.[12], casc.[11], cast., caul., **caust.,** cedr., **cench.**[7,8], ceph.[11], cere-b.[11], cerv.[11], **cham., chel.,** chim., **chin.,** chin-ar., chin-s., chlf.[11], chlol.[11], chlor., chr-ac.[11], cic.[3,14], **CIMIC., cina,** cinnb., cist., **CIT-V.,** clem., cob., cob-n.[9], coc-c., coca, **cocc.,** cod.[11,12], **coff.,** coff-t., coffin.[11], **colch., COLOC.,** colocin.[11], coll., com., con., convo-s.[9,14], **cop.,** cor-r., corn., croc., **crot-c.,** crot-h.[4], crot-t., cub., culx.[1'], **CUPR.,** cupr-a.[4,11], **CUPR-AR.,** cupr-s., cur., cycl., cyt-l.[9-11,14], cypr.[6], des-ac.[14], **dig.,** dios., dirc., dor., dros., dubo-m.[11], **dulc.,** eaux[11], elaps, erig., eug., eup-per.[3,6], euph-l.[11], euphr., eupi., ery-a., **FERR., FERR-AR., ferr-i.,** ferr-m., ferr-p., fic.[10], fl-ac., form.[6], frax.[7], gast.[11], gels., gent-c., gins., glon.[6,12], goss.[11], **graph.,** guaj., guar.[11], haem., ham., **HELL.**[1], helon., hep.[4], hipp., hist.[9,14], hydr-ac., **HYOS.,** hyosin.[11], hyper., iber.[14], **ign.,** ind., **iod., ip.,** iris, jab., jal.[12], jatr., kali-ar., kali-bi.[11], **kali-br., kali-c.,** kali-chl., kali-cy.[11], kali-i., kali-m.[1'], **kali-n.,** kali-perm.[11], **kali-p., kali-s.,** kali-sulo.[11], kalm., kreos., kres.[10], lac-ac., **lac-c., lac-d.**[1',7], **lach.,** lachn., lact., lam.[11], lat-m.[9], laur., **lec., led.,** lepi., levo.[14], **lil-t.,** lip.[14], lipp.[11], lob., lob-p.[12], **lol.**[6,11], **LYC.,** lyss., m-aust.[3], macro.[11,12], mag-c., mag-m., mag-p.[3], mag-s., manc., mand.[9-11], **mang., med.,** menis.[11], menth-pu.[11], meny., meph., **MERC., merc-c.,** merc-cy.[11], merc-d., merc-i-r., merc-meth.[11], merc-sul.[11], merl., meth-ae-ae.[11], **mez.,** mill., morph., **mosch.,** mur-ac., mygal.[6,8,11], myric., naja, **nat-ar., nat-c.,** nat-f.[9,14], **nat-m.,** nat.-p., nat-s., nep.[14], nicc., nicot.[11], **nit-ac.,** nit-m-ac.[11], nitro-o.[11], nuph.[11], nux-m., **nux-v.,** oena., olnd.,

ol-an.⁶, onop.¹⁴, onos., **op.**, orig.¹¹,
osm., ox-ac., past.¹¹, perh.¹⁴, petr.,
ph-ac., phos., phys., phyt., plan.,
plat., PLB., plb-chr.¹¹, prun., **psor.**,
ptel., **PULS.**, puls-n.¹¹, pyre-p.¹¹,
pyrog.⁶, ⁸, pyrus⁷, rad.⁸, ran-a.¹¹,
ran-b., rat., rauw.⁹, ¹⁴, rheum,
rhod., rhus-g.¹¹, **RHUS-T., rhus-v.,
rumx., ruta,** sabad., sabin., **samb.,**
samb-c.¹¹, sanic., santin.¹¹,
saroth.⁹, ¹⁰, ¹⁴, sarr., scut., **SEC.,**
seneg.³, senn.⁶, **SEP., SIL.,** sol-m.⁴, ¹¹,
sol-n., sol-t.¹¹, spig., spong.³, ⁴,
stann., STAPH., stict.⁶, STRAM.,
stront-c.³, ⁶, **sul-ac.**¹, sulfa.⁹, sul-i.¹′,
SULPH., sumb., syph.⁷, **tab.,** tarax.,
TARENT., tax., **tell.,** teucr.³, thal.¹⁴,
ther.⁶, thiop.¹⁴, **thuj.,** thymol.⁹, ¹⁴,
thyr.¹⁴, tong.¹¹, trom., tub.⁷, upa.¹¹,
uran-n.⁶, urt-u.⁸, ust.⁷, vac.¹¹, **valer.,**
verat., verat-v.⁸, vib.³, ⁶, vinc., viol-o.,
viol-t.³, vip., vip-a.¹⁴, visc.⁹, voes.¹¹,
wies.¹¹, wye.¹¹, yuc.¹¹, **ZINC.,**
zinc-a.¹¹, zinc-o.⁴, zinc-val.⁸, zing.

*activity–restless/activité–agitée/
 Aktivität–ruhelose
delirium–restless/délire–agité/
 Delirium–ruheloses
excitement/excitation/Erregung
fear–restlessness/peur–agitation/
 Furcht–Ruhelosigkeit*

daytime
journée, pendant la
tagsüber
 ambr., kali-br., nat-c., nat-m.,
 pip-m.¹¹, plan., **rhus-t.,** staph.,
 sulph.

day and night
journée et nuit
Tag und Nacht
 canth.⁴, chel.¹′, iod.¹′, sulph.⁴

morning
matin
morgens
 ail., bell.¹⁶, dulc., fago., gamb.,
 gels., hyos., hyper., iod., iris-foe.,
 kali-br., **lyc.,** meph.¹⁴, myric.,
 nat-m., ph-ac., phys., sulph., thuj.,
 upa.¹¹, zinc., zinc-p.¹′

bed, in
lit, au
Bett, im
 guaj.¹⁶, ph-ac.

rising, after¹⁶
levé, après s'être
Aufstehen, nach dem
 puls.

waking, on
réveil, au
Erwachen, beim
 cina, dulc., hyper., lyc.¹⁶, mygal.⁶,
 nit-ac.¹⁶

forenoon
matinée
vormittags
 acon.¹¹, am-m., anac., calad.,
 cimic., fago., lyss., nat-c., phos.,
 sil., thuj.

noon
midi
mittags
 bell., lyss., sulph.¹¹

afternoon
après-midi
nachmittags
 anac., ang.⁴, apis, aur., calc-s.,
 carb-v., caul., **chin-ar.**¹, cimic.,
 coloc., dios., fago., hyos., jug-c.,
 merc., merc-sul.¹¹, naja, nicc.,
 ruta, sapin.¹¹, staph., tab., thuj.,
 upa.¹¹

15 h¹¹
 caul., nicc.

16 h¹¹
 dios.

16–18 h
 carb-v., lyc.

17 h¹¹
 chin-s., thuj.

lying, when[11]
  couché, en étant
  Liegen, beim
    aur.

twilight, on[6]
  crépuscule, au
  Dämmerung, in der
    caust.

evening
soir
abends
  acon., aether[11], agar., **alum.,
  am-c., ars.,** ars-s-f.[1'], bov., **calc.,**
  calc-s., **carb-v.,** caul., **CAUST.,**
  chin-s., clem., dios., equis., fago.,
  ferr., guare.[11], hep., jab., kali-ar.,
  lach., laur., lyc., lycps., mag-c.,
  mag-m., meph., **merc.,** mur-ac.,
  nat-c., nat-p., nicc., nit-ac.[4],
  nux-v., ph-ac., phos., phys., **rumx.,**
  ruta, sabin., scut., sep., sulph.,
  thuj., verat.[4], zinc., zinc-p.[1'], zing.[11]

18–6 h
  KREOS.

19 h[11]
  am-c.

20 h
  calc., **MERC.**

bed, in
lit, au
Bett, im
  am-c.[4], cham.[16], **chloram.**[14], hep.[11],
  lyc., **MAG-M.,** nux-v., phos.,
  sabin., sep., thuj.

night
nuit
nachts
  abies-c., abies-n., abrot., acon.,
  acon-c., adel.[11], alum., alum-sil.[1'],
  am-caust., am-m., ambr.[4],
  ammc.[11], anac., ang., **anh.**[10],
  anil.[11], anth.[11], anthraci., ant-o.[11],
  ant-t., **apis,** apoc., **arg-m., arg-n.,
  ARS., ars-i., ars-s-f.**[1'], asaf., asc-t.,
  aster., atro., aur., aur-ar.[1'],
  aur-s.[1', 11], bad., **bapt., bell.,**
  bism., **bol-la.**[11], **bor.**[11, 16], bov.,
  brach.[11], bry., cact., cain., **calc.,**
  calc-ar.[1], calc-caust., calc-sil.[1'],
  calen.[11], calo.[11], camph., canth.,
  carb-ac., carb-an., **carb-v.,**
  carbn.[11], carbn-s., card-m., cast.,
  cast-v.[1], **caul., CAUST.,** cedr.,
  cham., chin., chin-ar., chr-ac.[11],
  cic., cimic., cina, cinnb., **cist.,
  cit-v.,** clem., coc-c., coca, coff.[11],
  colch.[6], coloc., colocin.[11], com.,
  cop.[11], cor-r., corn., crot-t.,
  cupr.[1], cupr-s., **cycl.,** cypr.[6],
  dig., digin.[11], digox.[11], dios.,
  dirc., dor.[11], dulc., erig.,
  euph-a.[11], euphr., eupi., fago.,
  ferr., ferr-ar., ferr-i., ferr-p.,
  ferul.[11], fl-ac., form., franz.[11],
  gal-ac.[11], gels., gent-l.[11], get.[11],
  glon., gnaph., **graph., guaj.,**
  hall.[11], hell., hell-v.[11], hep.[11],
  hura, hydr., **HYOS.,** hyper.,
  iber.[11], **ign.,** ind., indg., iod., **iris,**
  jac., jatr., jug-c., **KALI-AR.,**
  kali-bi.[11], **kali-br.,** kali-c., kali-i.[6],
  kali-n.[16], kali-sil.[1'], kiss.[11], **KREOS.,**
  lac-c., lach., led., lil-s.[11], **LYC.,**
  lycps.[11], lyss., mag-c., **mag-m.,**
  mang., **med., menis.**[11], menth-pu.[11],
  MERC., merc-c., merc-cy.,
  merc-m.[11], merc-sul.[11], morph.,
  mosch., **mur-ac.,** mygal.[11], myric.,
  nat-ar., nat-c., nat-m., nat-p.,
  nat-s., nat-sil.[1'], nicc., nicot.[11],
  nit-ac., nux-m., nux-v., nymph.[11],
  op., osm., ost.[11], ox-ac., par.,
  ped.[11], petr., ph-ac., **phos.,** phys.,
  phyt., pip-m.[11], plan., plb., **podo.,**
  polyp-p.[11], psor.[1], ptel., **PULS.,**
  puls-n.[11], **ran-b., ran-s.,** rauw.[9],
  RHUS-T., rhus-v., rumx., ruta,
  sabad.[11], sang., sapin.[11], sars.[4],
  senec., senn.[6], **sep.,** sil., sol-t-ae.[11],
  spig.[4], spira.[11], spirae.[11], spong.,
  stann.[4], stram., stry., sul-ac., sul-i.,
  SULPH., syph.[1'], tab., tarax., **teucr.,**
  thea, thuj., tub.[1'], uran-n.[6, 11], ust.,
  valer., verat., verat-v., verb.,
  vesp., vip., visc.[9], yuc.[11], zinc.,
  zinc-p.[1']

22 h[11]
   phys.

waking[16]
en reveillant
weckend
   caust.

midnight, before
minuit, avant
Mitternacht, vor
   alum., carbn-s.[1'], cot., euph.[16],
   ferr., mag-m., mur-ac.[11], nat-m.[16],
   pic-ac.[11], plat.[11], sars., senec.

at
à
um
   nat-m.

on waking
au réveil
beim Erwachen
   graph.[11], phyt.[11], plat.

after
après
nach
   ARS., bapt.[11], bry.[11], **dios.**,
   lyc., merc.[11], merc-i-r.,
   nit-ac., **RHUS-T.**[11], rhus-v.,
   sil., sulph., zinc.

1 h
   get., mang.[16], nat-ar., phos.,
   stann.[16]

1.30–4.30 h[11]
   iod.

2 h
   ambr., com., ferr., graph.,
   iod.[11], lil-s.[11], mag-m.,
   myric., zing.

3 h
   agar., calc-ar., **chin-ar.**,
   cimic., coc-c., **kreos.**,
   nat-ar., nat-m., polyp-p.[11]

after[16]/après/nach
   ars.

everything feels sore, must
   move about
tout meurtri, doit bouger
   car se sent
alles tut weh, muß sich
   bewegen
   nicc.

3–4 h[11]
   fago.

4 h
   clem., kreos. (non[16]: nit-ac.),
   trom., wildb.[11]

until[16]/jusqu'à/bis
   nit-ac.

5 h
   tarent.

closing eyes agg., on
fermant les yeux agg., en
Augenschließen agg., beim
   MAG-M.[7], sep.[7, 11]

heart, from uneasiness about[11]
cœur, par sensation de malaise
   vers le
Herzgegend, durch Unbehagen
   in der
   phys.

air am., in open
air am., en plein
Freien am., im
   aran-ix.[14], **aur-m.**, graph., lach.,
   laur., lyc., **staph.**[5], valer.

alone, when
seul, étant
allein, wenn
   all-s., mez., **phos.**

alternating with indifference[4]
alternant avec indifférance
abwechselnd mit Gleichgültigkeit
   nat-m.

sleepiness til stupor
   (during fever)
somnolence jusqu'à stupeur
   (pendant la fièvre)
Schläfrigkeit bis Stupor
   (im Fieber)
   ars.

sadness[3]
tristesse
Traurigkeit
   apis

anger, r. from
colère, a. par
Zorn, R. durch
   cham.[6], **COLOC.**[2]

angina pectoris, in[2]
angine de poitrine, au cours d'
Angina pectoris, bei
   aur-m.

anxious
anxieuse
ängstliche
   ACON.[1, 7], adon.[6], aeth., alum., alum-sil.[1'], **am-c.**[4], ambr., anac., ant-ar.[6], ant-t.[4], aq-mar.[14], arg-n., arn.[4], **ARS.**, ars-i., asaf., aspar., atro.[6], **aur.**, aur-ar.[1'], **bell.**, bism., bov., **bry., calc.,** calc-i.[1'], calc-p., calc-sil.[1'], camph., canth., caps., carb-an., **carb-v., cast.**[4], **caust., cham.**, chel., chin., chin-ar., chin-s., cimic., clem., coff., coloc.[2], con.[11], croc., crot-h., **cupr.**, dros., **ferr.**, frax.[7], **graph.**, halo.[14], **hell., hep.**, hist.[9], iod., **jal.**[2], **KALI-AR., KALI-C.,** kali-i., kali-n.[4], lach.[6], lact., lol.[6], **LYC.**[5], **m-arct.**[4], m-aust.[4], mag-m., mang.[1', 16], meny., **merc., NAT-AR., NAT-C., nat-m.,** nat-p., nat-sil.[1'], **nit-ac.,** nux-v., op., ph-ac., **phos.**, plat., plb., psor.[2], **puls.**, pyrog.[6], **rhus-t.**, ruta, **sabad.,** sanic., sep., **sil.**, spig., spong., staph., **sulph., tab.**, tarax.[4], **TARENT., thuj.**[2, 7], valer., **verat.**, vip.[6], wies.[11], zinc., zinc-p.[1']

compelling rapid walking
poussant à marcher rapidement, le
zwingt zu schnellem Gehen
   arg-n., ARS., lil-t., sul-ac., **TARENT.**

*anxiety–walking–rapidly/
anxiété–marchant–à grands pas/Angst–Gehen–schnellem*

driving from place to place[7]
poussé à changer continuellement de place
treibt von einer Stelle zur anderen
   tab.

*anxiety–driving/anxiété–poussé/
Angst–treibt*

epilepsy, during intervals of
épileptiques, entre ses crises
epileptischen Anfällen, zwischen
   arg-n.

back, during tired aching in
dos, avec névralgies et fatiques du
Rücken, bei Schmerz und Müdigkeit im
   calc-f.

bed, in[11]
lit, au
Bett, im
   amn-l.[9], apoc., arist-cl.[9], dios., halo.[14], hura, iod., fago., nit-ac., phos., **PULS.**, rauw.[9], tax., tell.

driving out of
poussant hors du, le
treibt aus dem
   arg-m.[6], **ARS., ars-i., bell., BISM.,** bry., carb-an., **carb-v.,** caust., cench.[1'], **cham.**, chin., chin-ar., chin-s., con., **FERR.**, ferr-ar., ferr-p., **graph., hep.**, hyos., **lyc., mag-c.**, mag-m., merc., nat-c., nat-m., nat-sil.[1'], nicc., nit-ac., nux-v., phos.[16], puls., **RHUS-T.**, sep., sil., ther.

jumping–bed/sauter–lit/
Springen–Bett

go from one bed to another,
wants to
aller d'un lit à l'autre, désire
gehen, will aus einem Bett ins
andere
ARS., bell., calc., cham., cina,
ferr., hyos., merc., mez., **plb.,
rhus-t.,** sep., stram., **tarent.**[7],
verat.

heat of, from
chaleur du, par la
Bettwärme, durch
op.

tossing about in
se tourner et retourner au
sich herumwerfen im
ACON.[1, 7], agar-ph.[11], alco.[11],
alum., alumn., ant-t., apis,
arg-n., arn.[6], **ARS.,** ars-s-f.[1'],
arum-t., asaf., atro.[11], bapt.,
bell., ben-n.[11], bor., **bry., calc.,**
calc-ar.[1'], **camph.,** canth.,
carb-an., carbn.[11], carbn-o.[11],
carl.[11], **cast., caust.,** ceph.[11],
cham., chen-a.[11], **chin.**[4, 11, 16],
chin-s.[11], chlf.[11], cic., **cina,**
cinnb.[11], cist., **cit-v.**[11], clem.,
coca[11], cocc., coloc.[11], con.[11, 16],
cor-r., crot-t., **CUPR.,** cur.,
dig.[11, 16], dulc., **FERR.,** ferr-ar.,
ferr-m., ferr-p., **gels.**[6], goss.[7],
graph.[16], guaj., hell., hydr-ac.[11],
hyos.[6, 11], ign., ip.[1', 7], **kali-ar.,**
kali-n.[16], kreos., **lach.,** led., **lyc.,**
mag-c.[11, 16], mag-m., manc.[11],
mang.[11, 16], meny.[11, 16], **merc.,**
merc-c.[11], mosch.[11], **mur-ac.,**
nat-ar.[1', 11], nat-c., nat-m.,
nit-ac.[11], **nux-v.**[6], op., par., petr.[16],
phos., plan.[11], plat.[16], **puls.,**
pyrog.[6], **ran-s.,** rheum, **RHUS-T.,**
senn., **sep.,** serp.[11], sil.[11], sol-t.[11],
squil., **staph., stram., stry.,**
sul-ac.[11], **sulph.,** tab.[3, 6, 11],
tarax.[11, 16], **TARENT.,** tep.[11],
ter.[11], thea[11], thuj., tril.[11], ust.[11],
valer., **vario.**[7], verat., zinc.[3, 6]

busy[4]
occupée
geschäftige
acon., **aur.,** bell., bry., caps.,
dig., hyos., **ign.,** ip., **lach.**[4, 5],
m-arct., **mosch.,** nat-c., nux-v.[5],
stann., sul-ac., ther.[6], verat.[4, 5, 11]

busy/occupé/geschäftig

chest, from congestion in
poitrine, par congestion dans la
Brust, durch Kongestion in der
sep.

from heat rising up into the mouth
from ch.
par chaleur montante de la p.
dans la bouche
durch aus der B. in den Mund auf-
steigende Hitze
nux-v.

children, in
enfants, chez les
Kindern, bei
absin.[7], ambr.[12], ant-t., ars.[4], bor.,
calc-br.[12], **cham.,** hyosin.[12], ip.[7],
jal., kali-c.[4], **MERC.**[7], rheum,
RHUS-T.[7], sulph.[12], **tub.**[7]

night[16]/nuit/nachts
kali-c.

but morning fresh and lively[7]
mais le matin frais et dispos
aber morgens frisch und munter
psor.

babies, in[12]
nourrissons, chez les
Säuglingen, bei
kali-p.

carried about, relieved by being
portés, am. quand ils sont
Herumgetragenwerden, am. beim
ant-t., ars., **cham.,** cina, kali-c.

carried/porté/getragen
quieted–carried/calme–porté/
beruhigt–Getragenwerden
weeping–carried–child/
pleurer–porté–enfant/
Weinen–getragen–Kind

dentition, during[7]
dentition, pendant la
Zahnen, beim
   RHEUM

eruption, with[7]
éruption, avec
Hautausschlag, mit
   psor.

roving, wandering[5]
vagabonds
vagabundierende
   bell., bry., nux-v.

chill, during
frissons, pendant les
Fieberfrost, bei
   acon., aeth.[11], anac., **ARS.**, asaf.,
   bell., bor., cann-s., caps., carb-v.,
   cham.[4], eup-per., kali-ar., kreos.,
   lam.[4], mez., nat-c., nat-m., petr.,
   plan., plat., rhus-t., spig.

   at beginning of
   au début de
   zu Beginn des Fieberfrostes
      lach., phos.

climacteric period, at[2]
ménopause, pendant la
Klimakterium, während des
   kali-br.

closing eyes at night agg.
fermer les yeux la nuit agg.
Augenschließen nachts agg.
   MAG-M., sep.

coition, during[11]
coït, pendant le
Koitus, beim
   upa.

   after
   après le
   nach
      CALC., cop., dig., mez.[3,7], petr.,
      sep., staph.[3,7]

company, in
société, dans la
Gesellschaft, in
   carb-v.

conscience, of
conscience, de
Gewissensunruhe
   chel.[2,7], merc.[4], **puls.**[7], zinc-o.[4]

   anxiety–conscience/
   anxiété–conscience/
   Angst–Gewissensangst

conversation, from
conversation, par
Unterhaltung, durch
   ambr.

convulsions, before
convulsions, avant
Konvulsionen, vor
   ARG-N., bufo, caust.[6]

   after
   après
   nach
      oena.

convulsive[11]
convulsive
krampfartige
   guar.

coughing, with[16]
toux, avec
Husten, mit
   sulph.

dinner, after
déjeuner, après le
Mittagessen, nach dem
   am-m., nat-c., ruta, thuj.

am. after
am. après le
am. nach dem
   thuj.

disguise, vainly seeks to[11]
dissimuler son a., cherche vainement
verbergen, sucht vergeblich
   seine R. zu
   alco.

drink, at the sight of
boissons, à la vue de
Getränken, beim Anblick von
   bell.

drinking agg.
boire agg.
Trinken agg.
   crot-c.

driving about[4]
poussant de çà et là, le
umhertreibende
   acon., **am-c.**, ars.[1, 7], aur., **bell.**[4, 7], bism.[4, 6], **calc-p.**[1, 7], canth., carb-v., cedr.[7], cench.[1], cimic.[14], crot-h., cupr.[6], dros., graph., **hist.**[10, 14], hyos.[4, 5], iod.[4, 5], kali-i.[1], kres.[10], **lach.**[4, 7], lyss.[2, 7, 10], meny., merc.[4-6], nat-c., nux-v., plat., prun., puls., sep., sol-m., spig., stann., staph., **tab.**[4, 7], tarax., tarent.[1], verat.

air, in open[4]
air, en plein
Freien, im
   lach., nux-v.[2], valer.

eating, when
mangeant, en
Essen, beim
   bor., petr.

after
après avoir mangé
nach dem
   am-m., bar-c., chin., cinnb., lach., nux-m., nux-v., petr., ph-ac., phos., rhod., rhus-t., sulph., verat.

eructation, from insufficient[16]
éructations insuffisantes, du fait d'
Aufstoßen, durch ungenügendes
   kali-c.

exertion, after[7]
travail, après
Anstrengung, nach
   cimic.

exhaustion, with[7]
épuisement, avec
Erschöpfung, mit
   chin-ar.

faintness, followed by
évanouissement, suivi par
Ohnmacht, gefolgt von
   calc.

feverish[11]
fébrile
fieberhafte
   anac., cimic.[14], phos., ran-b., ruta

headache, during
mal de tête, pendant le
Kopfschmerzen, bei
   anac., arg-n., **ars.**, **bell.**, bry., cadm-s., calad., canth., cham., chin., coloc.[2], daph., dulc.[7], gent-c., ign., kali-i., **lach.**, lil-s.[11], **lyc.**, lyss.[2], morph., naja, nux-m., ran-b., ruta, sil., sulph.[16], syph., **tab.**[7], vip.

forehead, at night from pain in
frontale, la nuit, par douleur
Stirnkopfschmerz, nachts durch
   cycl.

heat, during
fièvre, pendant la
Fieberhitze, bei
   acon., acon-l.[11], am-c., anac.[16], ant-t., apis[2], **arn.**, **ARS.**, ars-s-f.[1], atro., bapt., **bar-c.**, **bell.**, calc., calc-ar.[1], caps., **carb-v.**, **cham.**, chin., chin-ar., **chin-s.**, cina, clem.[11], cob-n.[9], colocin.[11], con., cub., **eup-per.**[6], **ferr.**, **ferr-ar.**, ferr-p., **gels.**, hyper., **ip.**, kali-ar., lachn., **lyc.**, **m-arct.**[4], mag-c., mag-m., merc-c., mosch., **mur-ac.**, **op.**[1], phos.[16], plan., **PULS.**, rheum,

RHUS-T., rhus-v., ruta[4, 16], sabin., sec., sep.[16], spong., staph., stram., **sulph.**, thuj., valer.

after
après la
nach
   ph-ac., puls., sep.

hunger, with[15]
faim, avec
Hunger, mit
   kali-c.

hypochondrical[1]
hypocondriaque
hypochondrische
   ars.[4], **asaf.**, graph.[11], valer.[4]

hysterical[1]
hystérique
hysterische
   asaf.

internal
interne
innerliche
   acon.[1, 7], agar., ang.[4], atro., **ARS.**, carb-an., carl., chel., dros., eupi., gins., lact.[4], lob., lyc., mag-c., mag-m., mag-s., mang.[16], meph., nat-c.[4, 16], nat-m., nit-ac.[16], op., par., ph-ac., phos., plb., ran-b., rheum, **RHUS-T.**, sep., **SIL.**, stram.[16], sulph.[16], viol-t.[4]

morning, on waking
matin, au réveil
morgens beim Erwachen
   sep.

forenoon, on walking[11]
matinée, en marchant
vormittags beim Gehen
   acon.

evening, in bed
soir, au lit
abends im Bett
   eupi.

night, on waking, with headache
nuit, au réveil, avec maux de tête
nachts beim Erwachen mit Kopfschmerzen
   par.

in dream[16]
en rêve
im Traum
   agar.

beat about herself with hands and feet, as if would
se battre avec mains et pieds, comme si elle voulait
um sich schlagen möchte, als ob sie mit Händen und Füßen
   lyc.

itching, after[16]
prurit, après
Jucken, nach
   coloc.

lascivious thoughts, during[11]
lascives, avec pensées
lasziven Gedanken, bei
   graph.

lying, while
couché, étant
Liegen, im
   alum.[16], aur., aur-ar.[1'], cit-v., mag-m., merc.[16], nux-v.

on back agg., on side am.
sur le dos agg., sur le côté am.
auf dem Rücken agg., auf der Seite am.
   calc-p.

menses, before
menstruation, avant la
Menses, vor den
   acon., amn-l.[9], ang.[2], arist-cl.[9], caust.[6], coloc., con., kali-c., **kreos.**, lyc., m-aust., mag-c., mang., **nux-v.**, puls., **SULPH.**

during
pendant la
während der
    acon., am-c., ant-t., apis, **ars.**,
    ars-s-f.$^{1'}$, bell., bor., **calc.**,
    calc-ar.$^{1'}$, **cham.**, cocc., **coff.**,
    croc., **cycl.**, gels., hyos., ign., ip.,
    kali-ar., kali-c., kali-p., kali-s.,
    mag-m., merc., nat-c., nit-ac.,
    nux-v., op., phos., plat., **puls.**,
    rhus-t., sec., **sep.**, **stram.**, sulph.,
    tarent., thuj., vib.

after
après la
nach den
    mag-c.

suppressed, during
supprimée, par
unterdrückte, durch
    ars., cimic., kali-c., nicc., nux-v.,
    rhus-t., sep., zinc.

mental labor, during and after
intellectuel, pendant et après le
    travail
geistiger Arbeit bei und nach
    bor., fago., graph.$^{1'}$, ind., **kali-p.**,
    nat-c.^{16}

    am. from
    am. par
    am. durch geistige A.
        nat-c.

metrorrhagia, during
métrorrhagie, pendant la
Metrorrhagie, bei
    acon., apis, cham., hyos., stram.

motion am.^{16}
mouvement am.
Bewegung am.
    puls.

move, must constantly^{7}
bouger continuèllement, doit
bewegen, muß sich ständig
    apis, ars., bell.$^{4, 6}$, canth.$^{1', 7}$,
    caust.^{15}, cench.$^{1'}$, cimic.^{6}, hipp.,
    ign.^{4}, **iod.**$^{5, 7}$, **kali-br.**, kreos.,
    RHUS-T., sul-i.$^{1'}$, trom.

am.
    macro.^{12}, puls.^{16}

but too weak to^{2}
mais trop épuisé pour
aber zu kraftlos, sich zu
    bapt.

music, from
musique, par
Musik, durch
    nat-c., tarent.

nausea, from^{11}
nausée, par
Übelkeit, durch
    cina, phos.

    with^{7}
    avec
    mit
        lac-d.

pacing back and forwards
faire les cents pas, doit
hin und her gehen, muß
    plan.

pain, during^{11}
douleurs, pendant les
Schmerzen, bei
    ACON.^{7}, coloc.$^{1', 11}$, chr-ac., dios.,
    kali-c.$^{3, 7}$, lyc., plb.

    sensitive–pain/sensible–douleurs/
        empfindlich–Schmerzen

    from^{16}/par/durch
        ars., bell., caust., lyc., sil.

    toothache^{16}
    maux des dents
    Zahnschmerzen
        mag-c., mang., mez.

painful^{11}
douloureuse
schmerzhafte
    acon-f.

paroxysms, during
paroxysmes, pendant les
Anfällen, während
plb.

after[11]
après
nach
oena.

parturition, during[2]
accouchemnt, pendant l'
Entbindung, während der
acon., camph., chlf.

periodical
périodique
periodische
ars.

every third day
tous les trois jours
jeden dritten Tag
anac.

perspiration, during
transpiration, pendant la
Schweiß, bei
bry., graph., lachn., samb.

am.
sulph.

pregnancy, during
grossesse, pendant la
Schwangerschaft, während der
acon., ambr.[2], **colch.**[2], **nux-m.**[2], verat.

pressing in liver, from[16]
pression au fois, par sensation de
Druck in der Leber, durch
ruta

pulse, from intermittent[11]
pouls intermittent, par
Puls, durch aussetzenden
digox.

rage, ending in a
rage, se terminant par une crise de
Raserei, endet mit
canth.

reading, while
lisant, en
Lesen, beim
dros., **nat-c.**, sumb.

rising, on
levant, en se
Aufstehen, beim
atro., fago., ptel.

from a seat
d'un siège
vom Sitzen
caust.

room, in
chambre, dans la
Zimmer, im
iod., kali-s., **LYC.**

sadness, with[2]
tristesse, avec
Traurigkeit, mit
plat.

sexual excitement, in[6]
sexuelle, pendant l'excitation
sexueller Erregung, bei
staph.

sitting, while
assis, étant
Sitzen, beim
alum., cact., **caust., ferr., iod.,**
lipp.[11], **LYC.**, mag-c., merc.[6, 16],
nat-m., plan., **sep., sil.**, staph.[16],
sulph.

work, while at
travaillant, en
Arbeit, bei der
ars.[16], **GRAPH.**

sleep, before
sommeil, avant le
Schlaf, vor dem
acon.[2], phos., thuj.

sleepiness, with[2]
somnolence, avec
Schläfrigkeit, mit
   ars.[4], bufo, coloc.[4], **con.**, crot-h[4],
   hep., lact., merc., petr., rhus-t.[4],
   sep., stram.

sleeplessness, from
insomnie, par
Schlaflosigkeit, durch
   lac-d.[2], stict.[12]

smoking, after
fumé, après avoir
Rauchen, nach dem
   calad.

stool, during
défécation, pendant la
Stuhlgang, beim
   bell.

   after[1]/après/nach: cench.

storm, before
tempête, avant un
Sturm, vor einem
   gels.[2], **psor.**

   during
   pendant le
   beim
      gels., nat-c., **nat-m.**, phos., psor.

strangers agg., presence of[3, 7]
étrangers agg., la présence d'
Fremder agg., Gegenwart
   sep.

   *stranger–presence/étranger–
   présence/Fremder–Gegenwart*

stretching backward am.
s'étirant en arrière am., en
Rückwärtsbeugen am.
   bor.

study, when attempting to
étudier, en essayent d'
studieren, beim Versuch zu
   fago., ind.

*r.–mental labor/ a.–intellectuel/
R.–geistiger Arbeit*

sunlight agg.
lumière du soleil, agg. par la
Sonnenlicht agg.
   cadm-s.

talking, after
conversation, après
Reden, nach
   ambr., bor.

thunderstorm, before[7]
orage, avant l'
Gewitter, vor
   psor.

   r.–storm/a.–tempête/R.–Sturm

   during[4]
   pendant l'
   beim
      phos.

tremulous
tremblements, avec
Zittern, mit
   arn., aur.[4], euph.[16], **plat.**, valer.[4]

urination, before
uriner, avant d'
Urinieren, vor dem
   cain.[11], ph-ac.

waiting, during[10]
attendant, en
Warten, beim
   hist.

   impatience/impatience/Ungeduld

waking, on
réveil, au
Erwachen, beim
   am-c., am-m.[2], ambr., ant-s.[11], **ars.**[3],
   bell., canth., carb-an.[3], cedr., chin.,
   chr-ac.[2], cina, dulc., graph.[3, 4],
   guaj.[3], hyper., mag-m.[3], merc.[3],
   mur-ac.[3], **nat-m.**[2, 3], ph-ac., phos.,
   sep., **sil.**, squil., stann., tarax.,
   thea[11], zinc.[3]

walking, while
marchant, en
Gehen, beim
   acon.¹¹, ambr., caust., merc.,
   paeon., ran-b., thuj.

   am.
      cench.¹', culx.¹', dios., nat-m.,
      nicc.

      air, in open
      air, en plein
      Freien, im
         aur-m., graph., **LYC.**, ph-ac.⁵,
         PULS.

      *wander–desires/vagabonder–
      désire/wandern–will*

warm bed agg.
chaleur du lit agg.
Bettwärme agg.
   ars-i., ferr., iod., kali-s., lach.,
   nat-m., **puls.**

women, in¹²
femmes, chez les
Frauen, bei
   cast., cedr., helon., kali-br., sec.,
   senec., xan.

working, while
travaillant, en
Arbeit, bei der
   cit-v., cortico.¹⁰, **GRAPH.**, voes.¹¹

   tedious¹²
   ennuyant, pendant un travail
   langweiliger, bei
      passi.

RETIREMENT, desire for¹¹
RETRAITE, désire prendre sa
SICH ZURÜCKZUZIEHEN, Verlangen
   paull., peti., polyp-p.

REVEALS secrets
RÉVÈLE des secrets
VERRÄT Geheimnisse
   agar., alco.¹¹, hyos.

   *indiscretion/tact–manque/
   Indiskretion
   inquisitive/curieux/neugierig*

   sleep, in
   sommeil, au cours du
   Schlaf, im
      am-c., **ars.**

REVELRY, feasting³
BOMBANCES, bonne chère
TAFELFREUDEN, Schwelgerei
   agar., ambr., ang., ant-c., ip.⁵, kali-c.⁵,
   lach., **nat-c.⁵, nux-v.³, ⁵,** sel., sulph.

REVERENCE for those around him
RESPECT, vénération pour ceux qui
   l'entourent
VEREHRT seine Umgebung
   cocc.⁵, ham., **hyos.²,** nat-m.⁵, nux-v.⁵,
   plat.⁵, puls.⁵, sil.⁵, sulph.⁵

   veneration/vénération/Verehrung

   lack of
   manque de
   respektlos
      anac., coloc., verat.⁵

      *reproaches–others/reproches–fait
      des/tadelt–andere*

   ridicule see mocking–ridicule

RIDING in a carriage, averse to ✱
ALLER EN VOITURE, aversion d'
FAHREN im Wagen, Abneigung gegen
   psor.

wants to³, ⁷
désir d'a.
möchte im Wagen
  psor.

ROCKING agg.³, ⁶
BERCEMENT agg.
SCHAUKELN agg.
  ars., bor.³, carb-v., **cocc.**

*anxiety–children/anxiété–enfants/
  Angst–Kindern*

am.
  acon., calc.³, ⁶, carb-an.³, cham.,
  cina, kali-c.³, ⁸, plb.³, puls., pyrog.³,
  rhus-t., sacch.³, sec.³, ⁶

*carried/porté/getragen
irritability–rocking am./irritabilité–
  bercer am./Reizbarkeit–
  Schaukeln am.*

desire for being rocked⁷
désir d'être bercé
Verlangen, geschaukelt zu werden
  CHAM.

ROLLING on the floor
SE ROULE sur le plancher
ROLLT sich, wälzt sich auf dem Boden
  acet-ac., ars.¹⁶, **calc., OP.,** prot.¹⁴,
  sulph.²

*delirium–rolls/délire–roule/
  Delirium–rollt*

ROVING about naked
ERRE tout nu
STREIFT nackt umher
  hyos.

naked/nu/nackt

senseless, insane
insensé, comme un
sinnlos, wie ein Geisteskranker
  bell., bry.⁵, canth., chin.⁵, coff.,
  hyos., **nux-v.,** puls.⁵, sabad., stram.,
  verat.

*impulse–run/impulsion–courir/
  Trieb–laufen
runs/coure/läuft*

wrapped in fur see fur

RUDENESS
GROSSIÈRETÉ
GROBHEIT
  ambr., anac.³, ⁶, ¹⁴, aran-ix.¹⁴, arn.,
  aur., aur-s.¹¹, bar-c.³, ⁶, bell., canth.,
  cham.³, ⁶, eug., ferr.¹¹, gal-ac., graph.,
  hell., **hyos.,** ign.³, ⁶, lac-c., lach.³, ⁶,
  LYC., lyss., nat-m.³, ⁶, nit-ac., nux-m.,
  nux-v., op., pall., par., phos., rauw.⁹,
  sieg.¹⁰, spong.³, **stram., VERAT.**

*ailments see ailments–rudeness
impertinence/impertinence/Frechheit
impolite/impoli/unhöflich
insolent/insolent/unverschämt
thoughts–crude/pensées–grossières/
  Gedanken–grobe*

employees to the chiefs, of⁵
employés envers leurs chefs, des
Angestellten gegen ihre Vorgesetzten, von
  lyc., nat-m.

fever, during⁴
fièvre, pendant la
Fieber, bei
  lyc.

naughty children, of³, ⁶
désobéissants, mal élevés, des
  enfants
unartiger, ungezogener Kinder
  ant-c., cham., **chin.**², cina, dulc.,
  rheum, staph.

faces/attitude/verhält sich

women, in[6]
femmes, chez les
Frauen, bei
   cham.

RUNS about
COURT les rues
LÄUFT umher
   acon.[3], agar., ars., **bell.**, bufo, **calc.**,
   canth., con., **chin.**, **cupr.**, cupr-ar.,
   glon., hell., **HYOS.**, iod., nux-v.[3],
   orig.[3], plb., spig-m.[11], **STRAM.**, **sulph.**,
   tarent., **VERAT.**

*escape/fuir/entfliehen
impulse–run/impulsion–courir/
   Trieb–laufen
roving–senseless/erre–insensé/
   streift–sinnlos*

against people, in walking[11]
contre les gens, court
gegen Menschen beim Gehen
   cann-i.

things[11]
choses, s'élance contre les
   Dinge
   bell.

dangerous places, in most[11]
dangereux, dans des endroits fort
gefährlichsten Orten, an
   agar.

fright, as if in[2]
frayeur, comme en
Schreck, wie im
   zinc.

lightness and rapidity, with great[11]
agilité et de promptitude, avec
   beaucoup d'
Leichtigkeit und Schnelligkeit, mit
   großer
   clem.

in paroxysms, agg. evening[11]
en paroxysmes, agg. le soir
anfallsweise, agg. abends
   VERAT.

room, in
chambre, dans la
Zimmer, im
   coff.[2], hyos.[11], morph.[11], **plat.**[2]

shirt, in[2]
chemise, en
Hemd, im
   bell.

streets at night, in[2]
rues, la nuit dans les
Straßen, nachts in den
   puls.

unsteady[2]
chancelant, en
schwankend
   coff.

SADNESS, despondency, dejection,
   mental depression, gloom,
   melancholy
TRISTESSE, abattement, découragement, dépression mentale, humeur
   sombre, mélancolie
TRAURIGKEIT, Verzagtheit, Niedergeschlagenheit, Depression, Schwermut, Melancholie
   abies-n., abrot., acal., acet-ac.,
   achy.[14], **ACON.,** acon-f.[11], act-sp.,
   adlu.[14], adon.[6], **aesc.,** aeth.[4], aether[11],
   agar., agav-t.[14], **agn.,** ail., alf.[8], alco.[11],
   all-c., all-s.[11], allox.[9], aloe, **alum.,**
   alum-sil.[1'], alumn., am-br.[6], **am-c.,**
   am-m., ambr., ammc., **aml-ns.**[2],
   amph.[11], **anac.,** anan., ang.[16], anh.[14],
   ant-c., anthraco.[11], apis, apoc.,
   aran., aran-ix.[9, 10, 14], **arg-m., arg-n.,**
   arist-cl.[9, 10, 14], **arn., ARS., ARS-I.,**
   ars-met.[2, 8], ars-s-r.[2], arum-d.[2, 11],
   arum-m.[2], arum-t., **asaf.,** asar., asc-t.[2],
   astac.[2], aster., astra-e.[14], atro.[2, 11],
   aza.[14], **AUR.,** aur-i.[1'], **AUR-M.,**
   aur-s.[1], bapt., bar-a.[11], **bar-c.,** bar-i.[1'],
   bar-m., bell., benz-ac., berb., bol-la.,
   bor.[11], bov., **brom., bry., bufo,**
   bufo-s.[11], buni-o.[14], but-ac.[8], **cact.,**
   cadm-met.[10, 14], caj.[11], calad., **CALC.,**

SADNESS / TRISTESSE / TRAURIGKEIT

calc-a.¹¹, **CALC-AR.**, calc-f., **CALC-I.**¹', calc-p., **CALC-S.**, **camph.**, camph-br.¹², cann-i., **cann-s.**, **canth.**, **caps.**, carb-ac.², ⁶, ¹¹, **CARB-AN.**, **carb-v.**, carbn-o.¹¹, **CARBN-S.**, card-m., carl., cass.¹¹, cast., **CAUST.**, cecr.¹⁴, cedr.¹¹, cench.¹', **CHAM.**, **chel.**, chim.¹¹, **CHIN.**, **chin-ar.**, chin-b.², **chin-s.**, **chlol.**², chlor.¹¹, chloram.¹⁴, chlorpr.¹⁴, chr-ac.², **cic.**, **CIMIC.**, **cina**¹, cinnb., **clem.**, cob., cob-n.⁹, ¹⁰, ¹⁴, coc-c.¹'⁻³, ⁶, ¹¹, coca, **cocc.**, coch., **coff.**, **colch.**, **coloc.**, **con.**, convo-d.¹¹, convo-s.⁹, ¹⁴, cop.², **corn.**, cortico.⁹, ¹⁴, cortiso.¹⁴, cot.¹¹, **croc.**, **CROT-C.**, **crot-h.**, crot-t., cund.², ¹¹, **cupr.**, **cupr-a.**², ⁴, ¹¹, cupr-ar.¹¹, **cur.**, **cycl.**, cypr.¹², cyt-l.⁹, ¹⁰, ¹⁴, **daph.**², ⁴, der.¹¹, **dig.**, **dios.**², **dros.**, **dulc.**, echi., elae.¹¹, elaps, ergot.¹⁴, erig.¹¹, ery-a.², esp-g.¹³, ¹⁴, eug., euon.⁸, eup-per., eup-pur., euph., euphr., fago.¹¹, fagu.¹¹, **FERR.**, **ferr-ar.**, **FERR-I.**, ferr-m.², **ferr-p.**, ferul.¹¹, fic.¹⁰, fl-ac., flav.¹⁴, flor-p.¹⁴, form.¹¹, frax.⁷, gad.¹¹, gamb., **GELS.**, glon., goss.⁷, gran.⁴, ¹¹, **GRAPH.**, **grat.**, guaj., guat.¹⁴, haem., halo.¹⁴, ham., **HELL.**, **helon.**, **hep.**, hera.⁴, ¹¹, **HIPP.**, hir.¹⁰, ¹⁴, hist.⁹, ¹⁰, ¹⁴, **hura**, **hydr.**, hydr-ac.², ⁴, ⁶, hydrc., hydroph-c.¹⁴, **HYOS.**¹, ⁵, hyper., hypoth.¹⁴, iber.², ⁸, ¹¹, **IGN.**, ind., **indg.**, indol.⁸, **IOD.**, **ip.**, iris, jac-c.¹¹, jug-c.², kali-a.¹¹, **kali-ar.**, kali-bi., **KALI-BR.**, **kali-c.**, kali-chl., kali-fcy.², ¹¹, **kali-i.**, **kali-m.**¹', kali-n., **KALI-P.**, kali-s., kalm., kreos., kres.¹⁰, **LAC-C.**, **lac-d.**, **LACH.**, lachn., lact., lam., lapa.¹¹, lat-m.⁹, **laur.**, **lec.**, led.³, lepi.¹¹, **LEPT.**, lil-s.¹¹, **LIL-T.**, lipp.¹¹, lith-c.³, ⁶, lob., **lob-s.**², ¹², luf-op.¹⁰, lup.⁴, **LYC.**, lycps., lyss.², ¹¹, m-arct.⁴, m-aust.⁴, macro.¹¹, ¹², mag-c., mag-f.¹⁰, mag-m., mag-p.⁶, mag-s., **manc.**, **mand.**⁹, ¹⁰, ¹⁴, **mang.**, med., meli.¹², menis.¹¹, meny., meph.¹⁴, **MERC.**, **merc-aur.**³, ⁶, **merc-c.**, **merc-i-f.**², ¹¹, **merc-i-r.**, merl., methys.¹⁴, **MEZ.**, **mill.**², mit.¹¹, moly-met.¹⁴, morph.¹', mosch., **mur-ac.**, **MURX.**, **mygal.**, myric., nabal.¹¹, **naja**, **NAT-AR.**, nat-br.¹¹, **NAT-C.**, nat-f.¹⁴, nat-hchls.¹¹, **NAT-M.**, nat-n.⁶,

nat-p., **NAT-S.**, nat-sal.¹², nep.¹⁰, ¹³, ¹⁴, nicc., **NIT-AC.**, nux-m., **nux-v.**, oena.¹¹, **ol-an.**, olnd., onop.¹⁴, **OP.**¹, ⁵, orig.¹¹, oxyt., palo.¹⁴, parath.¹⁴, paull.¹¹, pen.¹¹, penic.¹⁴, perh.¹⁴, peti.¹¹, **petr.**, phel., phenob.¹³, ¹⁴, **ph-ac.**, **phos.**, **phyt.**, pic-ac., picro.¹¹, pin-s.¹¹, plan., **PLAT.**, plect.¹¹, **plb.**, plb-a.⁸, plumbg.¹¹, pneu.¹⁴, podo., polyg-h.², polyp-p.¹¹, prot.¹⁴, prun., psil.¹⁴, **PSOR.**, ptel., **PULS.**, puls-n.¹¹, pyrog.³, pyrus¹¹, rad.⁸, ran-b.¹¹, ran-s., raph., rauw.⁹, ¹⁴, reser.¹⁴, rham-f.¹¹, rheum., rhod., **RHUS-T.**, **rhus-v.**, rib-ac.¹⁴, rob., rumx., **ruta**, sabad., **sabin.**¹, sacch.¹¹, sal-ac.², sang., sanic., santin.¹¹, sapin.¹¹, sarcol-ac.⁸, saroth.¹⁰, ¹⁴, sarr., sars., scut.¹², sec., **sel.**¹', ³, ⁴, ⁶, ⁸, ¹⁴, senec., senec-j.¹², seneg., **SEP.**, sieg.¹⁰, **sil.**, sol-c.⁸, sol-o.¹¹, sol-t-ae.¹¹, **spig.**, spira.¹¹, **spong.**, squil.⁴, **STANN.**, stann-i.⁶, **staph.**, **still.**, **stram.**, stront-c., **STRY**¹, ⁷, **sul-ac.**, **sul-i.**¹', sulfa.⁹, sulfonam.¹⁴, **SULPH.**, sumb.¹¹, **syph.**¹', ³, ⁷, **tab.**, tarax.³, ⁹, ¹⁴, **tarent.**¹, tell., **ter.**¹, tere-ch.¹⁴, thal.¹⁴, thea¹¹, ther.¹', ⁷, thiop.¹⁴, **THUJ.**, thymol.⁹, ¹⁴, thyreotr.¹⁴, til., tongo⁴, ¹¹, tril., trios.¹⁴, **tub.**³, ⁷, ⁸, tub-r.¹³, ¹⁴, upa.¹¹, **uran-n.**¹, ust., v-a-b.¹³, ¹⁴, valer., ven-m.¹⁴, **VERAT.**, **verat-v.**, verb., vesp.², ¹¹, vib., **vinc.**⁴, ¹¹, viol-o.²⁻⁴, ⁶, ¹¹, viol-t., **vip.**⁴, vip-a.¹⁴, **visc.**, wildb.¹¹, wye.¹', xan., x-ray⁹, ¹⁴, yuc.¹¹, **ZINC.**, **ZINC-P.**¹', ⁸, zing., ziz.

delirium–sad/délire–triste/Delirium–
  trauriges
discouraged/découragé/entmutigt
inconsolable/inconsolable/untröstlich
fear–sadness/peur–tristesse/Furcht–
  Traurigkeit

daytime
journée, pendant la
tagsüber

  agn., ant-c., calc-sil.¹', cench.¹', cerv.¹¹, dros., lyss.², nat-m., paull.¹¹, phel., stann., staph.¹¹, sul-ac., sulph., zinc.

day and night
journée et nuit
Tag und Nacht
  kali-p.¹', sulph.⁴

with diarrhoea in the morning
avec diarrhée le matin
mit Diarrhoe morgens
  lil-t.

with weeping
avec pleurs
mit Weinen
  caust.

morning
matin
morgens
  agar., aloe, **alum.**, alumn., am-c.,
  amph.¹¹, anac., ant-c., apis, arg-m.,
  arg-n., **aur.**, aur-s.¹', bar-c., bar-m.,
  bruc.⁴, calad., calc., calc-sil.¹',
  cann-i., canth., **carb-an.**, cast.,
  caust., con., cop., dulc., hep., hura,
  hyper., graph., kali-c., kali-p.,
  kali-s., kali-sil.¹', kreos., **LACH.**,
  lil-s.¹¹, **lyc.**, mag-m., mag-p.,
  mag-s., manc., mur-ac., myric.¹¹,
  naja, **nat-s.**, nicc., **nit-ac.**, **nux-v.**,
  ol-an., op., **petr.**, **phos.**, **plat.**, plb.,
  puls., rhus-t., sarr., sars., sep., sil.,
  sul-ac., sulph., tarax., vichy¹¹, zinc.,
  zinc-p.¹'

  am.
    carb-an., graph.

  bed, in¹¹
  lit, au
  Bett, im
    dulc.

  but cheerful in evening
  mais gai le soir
  aber fröhlich am Abend
    calc-s., nux-v.⁵

  rising, am. after
  levé, am. après s'être
  Aufstehen, am. nach dem
    sep.

waking, on
réveil, au
Erwachen, beim
  ALUM., alum-p.¹', ars., bar-c.,
  carb-an., cop., ign., kali-c.,
  kali-p., **LACH.**, **lyc.**, nit-ac.,
  ph-ac., phos., plat.¹⁶, **sep.**, tarax.,
  tarent., verat., xan.

  after
  après le
  nach dem
    anac., ant-c., cop., hipp.,
    nit-ac., nux-m., phel., ptel.,
    thuj.

forenoon
matinée
vormittags
  alum., am-c., ant-c., arg-m., apis,
  cann-s., graph.⁴, nux-m., phel.⁴,
  sars.¹⁶, sel.¹⁴, thuj.

  am.
    graph.¹ (non: raph.), sars.

  9-12 h
    alumn.

noon
midi
mittags
  canth., caust., phys.¹¹, sarr., **zinc.**

noon lively and in evening sad, or
  vice versa
très enjoué et pleine d'entrain vers
  midi et triste soir, ou vice versa
mittags lebhaft und abends traurig
  oder umgekehrt
  zinc.

afternoon
après-midi
nachmittags
  aeth., alum., alum-p.¹', ant-t.,
  calc-s., carb-an., carl., cast.,
  chin-s., cimic., coc-c., **cocc.**, con.,
  cop., dig., echi., **graph.**, grat.,
  hydr-ac., ign., iod.¹⁶, mang.,
  mur-ac., myric., nicc., ol-an., op.,
  phos., plat., puls-n., rhus-r., ruta,
  sulph., tarent.¹¹, thuj., **zinc.**,
  zinc-p.¹'

am.
   agar., **cann-s.**

18 h[11]
   coca, dig.

twilight, in
crépuscule, au
Dämmerung, in der
   am-m.[6], **ars.,** ign., **phos.,** rhus-t.

evening
soir
abends
   aeth., agar., alum., am-c., **ant-c.,**
   ant-t., **ars.,** ars-s-f.[1'], **AUR.,**
   aur-ar.[1'], **AUR-S.**[1'], bar-c., bov.,
   calc., calc-s., carb-an., **carb-v.,**
   carbn-s., cast., caust., con., cop.[11],
   cycl., dig., ferr., ferr-ar., ferr-p.,
   fl-ac., **graph., hep.,** hyper., ign.,
   kali-ar., kali-bi., kali-c., kali-chl.[4],
   kali-p., kali-s., kreos., lact., **lyc.,**
   lyss.[11], m-arct.[4], mag-c., mag-s.[4],
   murx., nabal.[11], naja, nat-ar., nat-c.,
   nat-m., nat-p., **NIT-AC., phos.,**
   plat., PULS., ran-b.[6], ran-s., rhus-t.,
   ruta, sel.[14], senec., seneg., **sep.,**
   spig., stram., **sulph.,** ther., **verat.,**
   zinc., zinc-p.[1']

   am.
      aloe, am-c., bism., calc., cann-s.,
      carb-v., coca, halo.[14], ham.,
      kali-c.[14], mag-c., nicc., sulph.,
      viol-t., **zinc.**

   when eating[11]
   en mangeant
   beim Essen
      tarent.

21 h[11]
   phos., sacch.

bed, in
lit, au
Bett, im
   ars., calc.[5], **graph.,** kali-c.[4],
   stram., stront.[4], **sulph.,** thuj.[11]

but cheerful in morning[5]
mais gai le matin
aber fröhlich am Morgen
   graph.

night
nuit
nachts
   alum., am-c., ammc.[11], arn., **ars.,**
   bell.[4], calc., camph., carb-an.,
   caust., dulc., **graph.,** kali-p., lach.,
   lil-t., nat-c., **nat-m., phos.,** plat.,
   rhus-t.

   am.
      am-c., tarent.

   bed, in
   lit, au
   Bett, im
      ars., graph., kali-c., lil-t., **nat-m.,**
      rhus-t.[4], stram., sulph.

midnight
minuit
Mitternacht
   plat.

   after
   après
   nach
      manc., ph-ac.[11, 16], phos.[16], rhus-t.

age, in old
vieillards, chez les
Alter, im
   aur.[11], esp-g.[14]

air, in open
air, en plein
Freien, im
   aeth., con., cupr., hep., **kali-c.,**
   mur-ac., petr., **ph-ac.,** sabin., sep.,
   sul-ac., sulph.

   am.
      arg-n., arist-cl.[14], carl.[11], coff.[4],
      PLAT., PULS., rhus-t., tarent.

alone, when
seul, étant
Alleinsein, beim
    aeth., all-s., allox.[9], **ARS.**[1, 7], aur.,
    bov., **calc.**, con., **dros.**, ferr.,
    ferr-ar., kali-ar., kali-c., kali-n.,
    lyc., m-aust.[4], mag-m.[4], **mez.**,
    nat-m., phos., sil., **stram.**, valer.,
    zinc.

    company–desire–alone/société–
      désir–seul/Gesellschaft–Verlan-
      gen–Alleinsein

      am.[14]
      allox.

alternating with anger[4]
alternant avec colère
abwechselnd mit Zorn
    zinc.

    antics playing[2]
    pitreries, faire des
    Possenspielen
      op.

    contentment[4]
    contentement
    Zufriedenheit
      zinc.

    eccentricity[4]
    excentricité
    Exzentrizität
      petr.

    euphoria[14]
    euphorie
    Euphorie
      aster., meph., nid., onop.

    exuberance[4]
    exubérance
    Ausgelassenheit
      ferr., petr., plat.

    fear[7]
    peur
    Furcht
      zinc.

    irritability
    irritabilité
    Reizbarkeit
      ambr., zinc.[7]

    physical energy
    physique, énergie
    physischer Energie
      aur., hir.[14]

    mental–symptoms/mentaux–
      symptômes/geistige–Gemüts-
      symptome

    quarrelsomeness
    humeur querelleuse
    Streitsucht
      con.[2], sulfonam.[14]

    sexual excitement
    sexuelle, excitation
    sexueller Erregung
      lil-t.

    tenderness[4]
    tendresse
    Zärtlichkeit
      plat.

    tranquillity[2]
    ataraxie
    Seelenruhe
      chin-b.

    vehemence
    véhémence
    Heftigkeit
      ambr.

    vivacity[11]
    vivacité
    Lebhaftigkeit
      caust., psor., tarent.

amenorrhoe, in[2]
aménorrhée, dans l'
Amenorrhoe, bei
    anac., aur., **caust., cycl., cypr.,**
    kali-p.

anger, after
colère, après
Zorn, nach
  apis, ars., bell., nux-v., petr.[16], phos., plat., puls., sep.

  from[4]
  à la suite de
  durch
    aur., calc-p.[2], ign., lyc., nit-ac., **puls.**[2], spig.

annoyance see vexation

anxious[4]
anxieuse
ängstliche
  acon., asaf.[2, 4], asar., calc., carb-an., carb-v., caust., cic., **croc.**, crot-t., cupr., dig., dros., graph., hep., iod., kali-br.[2], laur., lyc., lyss.[2], **m-arct.** merc., nit-ac., **PLAT.**[2, 4], rhus-t., ruta[2], sep., spig., spong., stann., tab., thuj-l.[14]

aversion to see her children from s.[2]
aversion de voir ses enfants par sa t.
Abneigung aus T., ihre Kinder zu sehen
  con.

aversion–children–her/
aversion–enfants–ses/
Abneigung–Kinder–ihre
children–flies/enfants–fuit/
Kinder–entzieht
estranged–flies/séparé–fuit/
entfremdet–meidet

  devotly attached children become burdensome[2]
  des enfants chéris deviennent difficiles à supporter
  zärtlich geliebte Kinder werden lästig
    KALI-I.

bad news, after
mauvaises nouvelles, après
schlechten Nachrichten, nach
  calc-p., puls.

bed, will not leave[2]
lit, ne veut pas quitter son
Bett nicht verlassen, will das
  aran.

bitter[11]
amère
bittere T., verbittert
  calc-s.

breakfast, after[16]
petit déjeuner, après le
Frühstück, nach dem
  con.

burning in right lumbar-region, from[16]
brûlure dans la région lombaire droite, par
Brennen in der rechten Lumbalgegend, durch
  nit-ac.

business, when thinking of
travail, en pensant à son
Beruf, beim Denken an seinen
  puls., syph.[7]

canine hunger, with[2]
faim canine, avec
Heißhunger, mit
  nat-m.

causeless
sans raison
grundlose
  calc-sil.[1'], cench.[1'], ped.[11], phos., rhus-t.[1'], sep.[16], sulph.[16], tarent.

cheerfulness, after[11]
gaieté, après
Frohsinn, nach
  carbn-s.

children, in
enfants, chez les
Kindern, bei
  abrot.[7], **ars., calc.,** caust., **lach.,** lyc.[16], rhus-t., sulph.

chill, before
frissons, avant les
Fieberfrost, vor
   ant-c.

   during
   pendant les
   bei
      ACON., am-c., anthraco.², **apis,**
      ARS., calc., cann-s., carbn-s.,
      cham., CHIN., chin-ar., cocc.,
      CON., cupr., **cycl., graph.,** hep.,
      IGN., kali-chl.⁴, kali-m.², lach.,
      lyc., merc., merc-sul.², NAT-M.,
      nit-ac., nux-v., ol-an.⁴, phos.,
      plat., **puls.,** rhus-t., sacch.¹¹, sel.,
      sep., spig., staph., verat.

clear weather⁷
beau temps
schönes Wetter
   stram.

climaxis, during⁶
ménopause, pendant la
Klimakterium, im
   anac.¹⁴, arg-n.², ⁷, arist-cl.¹⁴,
   aur.², ⁶, ⁷, **aur-m.**⁷, buth-a.¹⁴,
   cimic.⁶, ⁷, con., hydroph-c.¹⁴, ign.,
   kali-br.², ⁶, **lach.,** lil-t., magn-gr.⁷,
   manc.⁷, nat-m., penic.¹⁴, **psor.**², ⁷, ¹¹,
   puls., SEP.⁷, SULPH.⁷, tab.², ⁶, ⁷,
   verat.², ⁶, ⁷, zinc.

cloudy weather
temps couvert, par
wolkigem Wetter, bei
   am-c.

coition, after
coït, après le
Koitus, nach
   agar.⁶, calc., cedr.², con., **nat-m.,**
   sel.⁶, **sep.,** staph.

cold, from becoming
froid, en prenant
Abkühlung, durch
   cimic.¹', **phos.,** teucr.

company, agg. in
société, agg. en
Gesellschaft, agg. in
   euph., **lyc.**²

   am.
   bov.

aversion to c., desire for solitude⁴
aversion pour la s., désir de la
   solitude
Abneigung gegen G., Verlangen
   nach Einsamkeit
   alum., aur., **con.**⁶, cupr., **helon.**⁶,
   led.², nat-c., nat-m.⁶, murx.,
   rhus-t.

desire for c.⁴, ⁵
désir de la s.
Verlangen nach G.
   stram.

complaining am.
se plaindre am.
Sichbeklagen am.
   tab.

consoled, cannot be²
consolé, ne peut être
getröstet werden, kann nicht
   ars.

   consolation agg./consolation agg./
   Trost. agg.

continence, from
continance, par
Enthaltsamkeit, durch
   bell., CON., hyos., stram.

conversation am.²
conversation am.
Unterhaltung am.
   lac-d.

coughing, after
toussé, après avoir
Hustenanfällen, nach
   iod., sep.

criminal, as if being the greatest¹¹
criminel, se croit le plus grand
Verbrecher, hält sich für den größten
   sabad.

   anxiety–conscience/
   anxiété–conscience/
   Angst–Gewissensangst

darkness, in
obscurité, dans l'
Dunkelheit, in der
    am-m.⁶, ars.⁶, calc., camph., **phos.**,
    plat., rhus-t., stram.

diarrhoe, during²
diarrhée, pendant la
Diarrhoe, bei
    apis, cocc., crot-h.⁴, ferr.¹¹,
    gamb., lyc., merc.

digestion, during¹⁶
digestion, pendant la
Verdauung, während der
    iod.

eating/manger/Essen

dinner, after
déjeuner, après le
Mittagessen, nach dem
    ars., canth.¹¹, nat-c.², nux-v.,
    til., zinc.¹¹

disappointment, from¹¹
déception, par
Enttäuschung, durch
    dig.

disease, about²
maladie, à propos de sa
Krankheit, über seine
    alum.¹¹, cecr.¹⁴, sin-n., **sulph.**, syph.

s.–health/t.–santé/T.–Gesundheit

diverted from thoughts of himself,
    desires to be²
détourné de ses propres pensées,
    désire être
abgelenkt werden, möchte von den
    Gedanken an sich
    aur., camph.

dream, from
rêves, par des
Träume, durch
    phos.⁴, ¹¹, plat.⁴

drunkards, in⁵
buveurs, chez les
Trinkern, bei
    alco.¹¹, cimic.⁷, nat-m.⁷, nux-v.,
    puls., staph.

drunkenness, during⁵
ivresse, pendant l'
Trunkenheit, bei
    nux-v., puls., staph.

dwelling constantly on her condition²
rumine continuellement sur son état
brütet unaufhörlich über ihren
    Zustand
    sulph.

eating, before
manger, avant
Essen, vor dem
    mag-m.

    while
    pendant
    beim
        sep.

    after
    après avoir mangé
    nach dem
        alum., **anac.**, arg-n., **ars.**, asaf.,
        bar-c., canth., caust., cham.,
        chin., cinnb., con., graph.³, hyos.,
        iod., mosch., **nat-c., NUX-V.,**
        ol-an., podo., ptel.¹¹, **puls.**, til.,
        zinc.

    am.
        am-c., am-m., clem., kali-bi.,
        mag-m., tarent.

hasty eating from s.⁴
hâte par t., manger en
hastiges Essen aus T.
    sulph.

emission see pollutions

epilepsy, before attack of
épileptique, avant une crise
epileptischen Anfall, vor einem
    zinc.⁶, zinc-val.³

day and night before attack of[2]
journée et nuit avant une crise
Tag und Nacht vor einem
art-v.

epistaxis, after
épistaxis, après
Nasenbluten, nach
puls.

errors of diet, from
erreurs diététiques, par
Diätfehler, durch
NAT-C.

eruption suppressed, with
éruption supprimée, par
Hautausschlag, bei unterdrücktem
psor.[2], **SULPH.**[2, 7]

excitement, after[1']
excitation, après
Erregung, nach
ambr.

exertion, after
effort, après
Anstrengung, nach
agar., **ars.**, calc., **coca**[2], hypoth.[14]

    am.
    ferr.

    in open air[16]
    en plein air
    im Freien
    kali-c.

exhilaration, after[2]
sérénité, après
Heiterkeit, nach
myric., plat.[5], ziz.

fault, as if in[11]
coupable, comme s'il était
schuldig, als ob
tarent.

flowers, from smell of
parfum des fleurs, par le
Blumengeruch, durch
hyos.

flushes of heat, during[16]
bouffées de chaleur, pendant des
Hitzewallungen, während
nat-c.

friends, as if having lost affection of[2]
amis, comme s'il avait perdu
l'affection de ses
Freunde verloren, als hätte er die
Zuneigung der
aur.

future see anxiety–future

girls before puberty, in
jeunes filles avant la puberté,
chez les
Mädchen vor der Pubertät, bei
ars., calc-p., **hell., lach.**

grief, after[2]
chagrin, après
Kummer, nach
am-m., **aur., ign.**[1', 2], nat-m., ph-ac.

haemorrhoids suppressed, after[7]
hémorroïdes, après la suppression d'
Haemorrhoiden, nach unterdrückten
caps.

happy, on seeing others
heureux, en voyant les autres
glücklich sieht, wenn er andere
hell.[16], helon.

envy/envie/Neid

harsh word, from a[2]
blessant, par un mot
schroffes Wort, durch ein
med.

headache, during
maux de tête, pendant les
Kopfschmerzen, bei
agar.[16], agn.[2], ars.[4], **aur.**[2], caust.[2],
cimic., cod.[2], con.[16], crot-h.,
dulc.[2, 7], **GUAR.**[2], iris[2], kali-c.[2],
lachn.[2], lil-t.[2], merl.[2], naja, nat-c.[2],
nat-m.[1'], ol-an.[7], phos., plb.[2], ptel.[2],
sarr.[2], **sep.**[2], stann.[2], **ter.**[2], ther.,
thymol.[9]

health, about the[2]
santé, au sujet de sa
Gesundheit, um seine
   acon., **sep.**[2, 11], staph.

s.–disease/t.–maladie/
T.–Krankheit

heart sensations, from[16]
cœur, par sensations dans le
Herzbeschwerden, durch
   lyc.

heat, during
chaleur fébrile, pendant la
Fieberhitze, bei
   ACON., aesc., **ant-c.**[2], apis, aran.[2],
   arg-n., **ARS.,** ars-s-f.[1'], **bell.,**
   bol-la.[2], bry., **calc.,** calc-ar.[1],
   calc-sil.[1'], carbn-s., chin., chin-ar.,
   coca, cocc., **con., dig.,** elat.[2],
   eup-per., gels.[2], graph., hipp.,
   ign., **ip.**[2], kali-ar., lyc., nat-ar.,
   nat-c., NAT-M., nat-p., nat-s.,
   nux-m., op., **petr.,** ph-ac., **phos.,**
   plat., puls., **rhus-t., samb.**[2], sep.,
   sil., spong., stann., staph.,
   stram., sulph., tarent., vip.

heaviness of body, with
lourdeur du corps, avec
Körperschwere, mit
   cedr.[2], graph.[4]

   feet, in[4]
   pieds, des
   Füßen, Schwere in den
      graph.

   legs, in[2, 4]
   jambes, des
   Beinen, Schwere in den
      calc.

house, in[2, 11]
maison, à la
Hause, im
   plat., **RHUS-T.**

   entering, on[11]
   entrant chez lui, en
   Eintreten, beim
      plat., tarent.

driving out of[4]
poussant hors de chez lui, le
treibt ihn aus dem
   laur.

idleness, while[16]
oisiveté, pendant l'
Müßiggang, bei
   calc.

impotence, with[2]
impuissance, avec
Impotenz, mit
   aur., calad.[2, 7], gels., **KALI-BR.,**
   spong.

injuries, from[2]
lésions, par
Verletzungen, durch
   hyper.

   head, of the
   traumatisme cranien, par
   Kopfverletzung, durch
      arn., **cic.,** con., **nat-s.,** puls.,
      rhus-t., sulph.

insult, as if from
offense, comme par une
Beleidigung, wie durch
   cocc.

itching, from
démangeaison de la peau, par
Hautjucken, durch
   PSOR.

jealousy with s.[2]
jalousie avec t.
Eifersucht mit T.
   kali-ar.

labor, during
accouchement, pendant l'
Entbindung, während der
   cimic., **ign.,** lach., nat-m., puls.,
   rhus-t., sulph., **verat.,** zinc.

laughing, after
rire, après
Lachen, nach
   plat.

with involuntary²
avec r. involontaire
mit unfreiwilligem
phos.

leucorrhoea am.²
leucorrhée am.
Fluor am.
murx.

loquacity, after¹⁴
loquacité, après
Geschwätzigkeit, nach
aran-ix.

loss, after financial²
pertes financières, après
Geldverlust, nach
ars.

*ailments–pecuniary loss/
troubles–pertes d'argent/
Beschwerden–Geldverlust*

place, after l. of²
place, après perte d'une
Stellung, nach Verlust der
nux-v.

*ailments–place/troubles–place/
Beschwerden–Stellung*

love, from disappointed²
chagrin d'amour, par
Liebe, durch enttäuschte
aur., bell.⁵, **hyos., IGN., nat-m.**

*ailments–love/troubles–chagrins/
Beschwerden–Liebe*

masturbation, from
masturbation, par
Masturbation, durch
agar., **aur.²,** calad., cocc., **con.,**
gels., ham., **nat-m.,** nat-p., nux-v.,
PH-AC., plat., sars., sil., staph.,
sulph.

menses, before
menstruation, avant la
Menses, vor den
acon.², am-c., **aur.²,** bell., berb.,
brom., **calc.,** carl.¹¹, **caust., con.,**
cycl., ferr., ferr-p., hell., lac-c.,
lac-d., **lyc.,** manc., **murx., NAT-M.,**
nit-ac., phos., psor.⁷, **PULS.,** sep.,
STANN., stram., **verat.,** vesp.,
vip-a.¹⁴, xan.

during
pendant la
während der
am-c., aur., berb., brom., cact.,
calc., **caust.,** cimic., cop., cur.,
ferr., graph., ign., **lac-c.²,** ⁷,
lac-d., lyc.⁶, mag-m., merc.,
mur-ac., murx.⁴, nat-c., **nat-m.,**
nat-sil.¹', nit-ac., **petr.,** plat.,
plb., **puls.,** senec., **sep.,** sil.,
stann.⁶, **tab.**¹, ⁷, thuj., zinc.

agg.⁷
cycl., macro.

am.
arist-cl.¹⁴, **cycl., lach.,**
macro.¹¹, **stann., zinc.**

the first m.
première m., à sa
ersten M., bei der
hell.

after
après la
nach den
alum., chin., **ferr.,** hell.²,
sapin.¹¹, sil., ust.

delayed, from²
retardie, par sa m.
verzögerte, durch
KALI-P., lyc.

suppressed
supprimée, par la
unterdrückte, durch
ars., aur., aur-ar.¹', calc., cimic.,
con., croc., cycl., nat-m., nux-m.,
nux-v., ph-ac., phos., puls.,
rhus-t.², sep., sil., staph., sulph.

SADNESS / TRISTESSE / TRAURIGKEIT

mental exertion, after²
intellectuel, après travail
geistiger Anstrengung, nach
  ars., asar.¹⁴, kali-p.

mercury, after abuse of
mercure, après abus de
Quecksilbermißbrauch, nach
  AUR., AUR-M., hep., nit-ac., staph.

milk disappearing, after⁶
sevrage, après le
Milch, nach Versiegen der
  agn.

misfortune, as if from
malheur, comme par un
Unglück, wie durch ein
  calc., chin-s., cycl., ph-ac., phel.,
  phos., puls., rhus-t., staph., sulph.

mortification, after²
mortification, après
Kränkung, nach
  ign., puls.

music, from
musique, par
Musik, durch
  acon., ambr.⁸, cham., dig., graph.,
  kreos., lyc., nat-c., nat-p., nat-s.,
  nux-v., phos., sabin., sep., tarent.,
  thuj.

  sad m. am.
  triste am., m.
  traurige M. am.
    mang.

noise, from
bruit, par
Geräusche, durch
  ant-c., nat-c.¹', phos.

pain, from², ⁴, ⁷, ¹¹
douleur, par
Schmerzen, durch
  sars.

  from slightest¹⁶
  à la moindre
  durch den geringsten
    carb-v.

periodical
périodique
periodische
  ars., asar.¹⁴, aur., con., cop.,
  kali-ar.², plat.⁴, puls.⁶, sel.⁶, sulph.²

  third day, every²
  3 jours, tous les
  3. Tag, jeden
    kali-ar.

  fourteen days, every
  15 jours, tous les
  14 Tage, alle
    con.

perspiration, during
transpiration, pendant la
Schweiß, bei
  acon., apis, ars., ars-s-f.¹', aur.,
  aur-ar.¹', aur-s.¹', bell., bry.,
  calc., calc-ar.¹, calc-s., carbn-s.,
  chin., chin-ar., CON., graph., ign.,
  lyc., nat-m., nit-ac., nux-v., puls.,
  rhus-t., sel., sep., spig., sulph.,
  thuj.

pollutions, from
pollutions, par
Pollutionen, durch
  agar.², aur., calad.², con.², cypr.²,
  dig., dios., ery-a.², ferr-br.⁶, ham.,
  KALI-BR.², med.², nat-m.², nat-p.,
  NUX-V., ph-ac., puls., sang., sars.²,
  sep.², sulph.², ust.

pregnancy, in
grossesse, pendant la
Schwangerschaft, in der
  chin.⁶, cimic., lach., nat-m.,
  nux-m.⁶, plat.²

pressure about chest, from
pression sur la poitrine, par
Druck auf der Brust, durch
  asaf.¹¹, graph.

puberty, in⁷
puberté, dans la
Pubertät, in der
  ant-c.⁸, ars., aur.⁶, calc., caust.,
  graph.⁶, hell.², ⁷, ⁸, helon.⁶, lach.,
  manc.⁷, ⁸, nat-m.³, ⁶, ⁷, rhus-t.,
  sulph.

  s.–girls/t.–jeunes filles/T.–Mädchen

puerperal[6, 8]
puerpérale
Wochenbett, im
  agn., **anac.**[2], aur., bell.[8], **cimic.**, nat-m., plat., **puls.**[5, 6], **verat.**

quarrel with husband, after[2]
querelle de ménage, après
Streit mit Ehemann, nach
  anac.

quiet
muette
stille
  ars.[5], **hell.**[2], ign., nux-v., ph-ac.[5], puls.[5], ziz.[2]

grief–silent/chagrin–silencieux/ Kummer–stiller

respiration, with impeded
dyspnée, avec
Atemnot, mit
  ant-c., lach., laur., **lyc.**[2], sep., tab.

sexual excesses, from[6]
sexuels, par excès
sexuelle Exzesse, durch
  agar., con.

  excitement, with
  excitation sexuelle, avec
  Erregung, mit sexueller
    bell.[4], manc.[7]

    after s.e.
    après e.s.
    nach s. E.
      tarent.

shock, from[11]
choc, par
Schock, durch
  nitro-o.

sighing, with
soupirs, avec
Seufzen, mit
  ign.[2], lach.[5], nux-v.[5]

    am.
      dig.[2], lach.[2, 5]

sits in corner and does not want to have anything to do with the world[2]
s'asseye dans un coin et ne désire plus avoir affaire avec le monde
sitzt in der Ecke und möchte nichts mit der Welt zu tun haben
  hipp.

sleep and never to wake, would like to[2]
dormir et n'avoir plus à se reveiller, voudrait
schlafen und nie wieder erwachen, möchte
  ars-met.

sleepiness, with[2]
somnolence, avec
Schläfrigkeit, mit
  calc.[3], calc-p., **corn.**, eup-per., mag-p.[6], murx.[4], rhus-t.[4], **sil.**

sleeplessness from s.[2]
insomnie par t.
Schlaflosigkeit durch T.
  acet-ac., aur., **ign.**[2, 3], **kali-br.**, kali-c.[4], rhus-t.[4], sulph.[4], **thuj.**

  with[2]
  avec
  mit
    ars., carb-an.[4], **cimic.**, gels.[6], ign., **thuj.**

slight, from an undeserved
dédain, pour un immérité
Geringschätzung, durch unverdiente
  arg-n.

society see company

stool, am. after[7]
défécation, am. après la
Stuhlgang, am. nach dem
  nat-m., nux-v.

stories, from sad
histoires tristes, par des
Erzählungen, durch traurige
  CIC.

horrible things/choses horribles/ schreckliche Dinge

suicidal disposition, with[5]
suicide, avec impulsion au
Selbstmord, mit Neigung zum
  alum., **AUR.**[2, 5], calc., caust., chin.,
  cimic.[2], con., graph., **hep.**[2], ign.,
  med.[2], **merc-aur.**[6], naja[6], **nat-m.**,
  nat-s.[6], op.[11], **psor.**[2, 11], ran-b.[2],
  rumx[2], sep., **spig.**[2], **STAPH.**,
  sulph.

sultry weather, in
lourd et orageux, par temps
schwülem Wetter, bei
  sep.

sunshine, in
beau temps, par
Sonnenschein, bei
  stram.

  am.
  plat.

superfluous, feeling[6]
de trop, inutile, se sent
überflüssig, fühlt sich
  naja

supper, after
dîner, après le
Abendessen, nach dem
  nux-v.

  am.
  am-c., clem., tarent.

talk, indisposed to
parler, non disposé à
Reden, Abneigung gegen
  ARG-N.[2], **ars.**[4, 5], bar-c.[4], **cact.**[6],
  ign.[5], mag-c.[2], nit-ac.[4], ph-ac.[5],
  puls.[2, 5], stann.[2], verat.[6]

telling it to somebody, am. after[1']
parlé à quelqu'un, am. après en avoir
erzählt war, am. nachdem es
  jemanden
  alum-sil.[1']

thinking of his position, on[5]
pensant à sa position, en
Denken an seine Stellung, beim
  hell.

thunderstorm am.
orage am.
Gewitter am.
  sep.

trifles, about
futilités, par les
Kleinigkeiten, um
  agar., bar-a.[11], bar-c., cocc., **dig.**,
  graph., mez., saroth.[14]

typhus, after
typhus, après
Typhus, nach
  anac.[2], **hell.**[2, 7]

unoccupied, when[11]
inoccupé, quand il est
unbeschäftigt, wenn
  tarax.

urination am.
uriner am.
Urinieren am.
  eug., hyos.

urination, s. followed by frequent[9]
pollakisurie, t. suivie de
Pollakisurie nach T.
  mand.

vexation, after
contrariétés, après des
Ärger, nach
  calc-p.[2], kali-bi., **plat.**[2], **puls.**[2]

waking, on
réveil, au
Erwachen, beim
  alum., bell., bufo, calc-p., carb-an.[4],
  cob-n.[14], coc-c.[3], ign.[4], kali-c.,
  kali-p., lach., lepi., lyc., nit-ac., op.,
  ph-ac., plat., plb., raph., **sep.**[4],
  stront-c.[4], tarent., thyr.[14], x-ray[8]

walking, while and after
marchant et après la marche, en
Gehen, beim und nach dem
  acon., con., tab., ther., thuj.

  am.
    cop., hist.¹⁴

  air, in open
  air, en plein
  Freien, im
    ant-c., calc., coff., **con.**¹, ⁵, **cupr.**,
    hep., kali-c., nux-v., petr., **ph-ac.**,
    rhus-t.⁴, **sep.**, sulph., tab.

  am.
    plat., **puls., rhus-t.**

  only while, the longer he walks
    the worse he gets
  seulement en m., plus il marche
    plus il est triste
  nur beim und zunehmend mit
    dem G.
    ph-ac.

  stand still or sit down, must
  s'arrêter de marcher ou s'asseoir,
    doit
  stillstehen oder sich hinsetzen,
    muß
    cupr.

warm room, in
chaude, dans une chambre
warmen Zimmer, im
  calc., **plat., PULS.,** rhus-t., tarent.

weep, cannot
pleurer, ne peut
weinen, kann nicht
  apis⁷, crot-c.¹¹, **gels., IGN.**⁵,
  NAT-M.¹, ⁷, nux-v.¹¹, ¹⁶

  grief–cry/chagrin–pleurer/
  Kummer–weinen

weeping am.
pleurer am.
Weinen am.
  dig., med., phos.

wet weather, during
temps humide, pendant un
nassem Wetter, bei
  elaps², rhus-t.⁷

wine am.¹¹
vin am., le
Wein am.
  thuj.

work-shy, in⁴
peur de travailler, avec
Arbeitsunlust, mit
  berb., bov., crot-t., dros., laur.,
  mez., prun., zinc.

wringing the hands
tord les mains, se
ringt die Hände
  ars.², sulph.⁴

  gestures–wringing/gesticule–tord/
  Gebärden–ringt

wrong way, as if having done
  everything in², ¹¹
mal fait, s'imagine avoir tout
falsch getan habe, als ob er alles
  naja

SATYRIASIS²
  anac.¹⁴, camph.⁶, cann-i.², ¹²,
  CANTH.²⁻⁴, ⁶, ¹², con.⁶, cyna.¹⁴,
  fl-ac.², ¹², grat., hyos., **kali-br.**², ⁷,
  lyss.², ¹⁰, ¹², merc., nat-m., nux-v.², ⁶,
  phos.², ³, ⁶, **pic-ac., plat.**², ⁶, sal-n.¹²,
  saroth.¹⁴, **stram.**², ³, ⁶, sulph., thymol.¹⁴,
  ust.⁶, **verat.**², ³, ⁶, zinc-pic.¹²

SCHIZOPHRENIA¹⁴
SCHIZOPHRÉNIE
SCHIZOPHRENIE
  anh.⁹, ¹⁰, ¹⁴, aur.², halo., kres., levo.,
  psil., sulfa., thiop., ven-m.

catatonic[14]
catatonique
katatonische
  chlorpr., cic., convo-s., cortico.[9, 14], halo., rauw.[9], reser., thala., thiop.

hebephrenia[14]
hébéphrénie
Hebephrenie
  anh., chlorpr., halo., kres., reser., thala., thiop., thuj-l.

paranoid
paranoïde
paranoide
  med.[7], rauw.[9]

adaptibility–loss/adaptibilité–perte/ Anpassungsfähigkeit–Verlust
answers–incoherently/ répond–incohérence/ antwortet–unzusammenhängend

answers–refuses/répond–refuse/ antwortet–weigert
automatisms/automatismes/ unwillkürliche Handlungen
awareness–body/conscience–corps/ Körperbewußtsein
catatonia/catatonie/Katatonie
confusion–identity/confusion– identité/Verwirrung–Identität
decomposition–shape/desintégration– formes/Auflösung–Formen
deformation–objects/déformation– objets/Entstellung–Gegenstände

delusions–body–immaterial, hearing, murdered, persecuted, poisoned, pursued, smell, strange, taste, voices.
imaginations–corps–immatériel, ouïe, assassiné, persécuté, empoisonné, poursuivi, odorat, étrange, goût, voix.
Wahnideen–Körper–immateriell, Gehörstäuschungen, ermordet, verfolgt, vergiftet, nachgestellt, Geruchssinnes, sonderbar, Geschmacks, Stimmen.

dementia/démence/Demenz
fear–murdered/peur–assassiné/ Furcht–ermordet
fear–poisoned/peur–empoisonné/ Furcht–vergiftet
gestures–strange/gesticule–étranges/ Gebärden–seltsame
insanity/folie/Geisteskrankheit
insanity–persecution/folie– persécution/Geisteskrankheit– Verfolgungswahn
mania/manie/Manie
speech–incoherent/langage– incohérent/Sprechen–unzusammen– hängendes
stereotypes/stéréotype/wiederholt
strange/étranges/Sonderbares
stupor/stupeur/Stupor
withdrawal–reality/se défend–réalité/ Sich-Zurückziehen–Wirklichkeit

Vol. II: *catalepsy/catalepsie/ Katalepsie*

scorn see ailments–scorn

SCRATCHES with hands
GRATTE avec ses ongles
KRATZT mit den Händen
  bell.[7], stram., tarent.

  child on head on waking[11]
  enfants qui se grattent la tête au réveil
  Kinder kratzen sich den Kopf beim Erwachen
    calc.

  lime of the walls, the
  plâtre des parois, le
  Kalk von den Wänden, den
    arn.[3, 7], canth.

SEARCHING on floor
CHERCHE sur le plancher
SUCHT auf dem Boden
  ign., plb., stram.

thieves, at night for
voleurs la nuit, des
Dieben, nachts nach
ars.

after having dreamt of them
après avoir rêvé d'eux
nachdem er von ihnen geträumt
hatte
nat-m.

SECRETIVE
CACHOTTIER, dissimulé
VERSCHWIEGEN, Geheimniskrämer
aur.^{3}, bar-c.^{5}, bov.^{3}, caust.^{5}, dig.,
ign., lyc.^{5}, nit-ac.^{3}, phos.^{3}, plb.^{3},
sep.^{5}, syph.^{7}, zinc.^{5}

SELF-CONTROL^{11}
SELF-CONTRÔLE, sang froid
SELBSTBEHERRSCHUNG
mosch., nat-c., nat-s.$^{1'}$

loss of
perte de
Verlust der
anh.^{9}, caust.$^{1'}$

want of^2
manque de
Mangel an
lach., sil.

SELF-DECEPTION
ILLUSIONS À SON SUJET, se fait des
SELBSTTÄUSCHUNG
act-sp.^{2}, naja^3

SELFISHNESS, egoism
ÉGOÏSME, égocentrisme
SELBSTSUCHT, Egoismus
agar., asaf., bell.^{5}, **calc.**^{5}, cench.$^{1'}$,
crot-t., ign., lach.$^{1'}$, lyc.^{5}, med.,
merc.^{5}, mosch., nux-v.$^{3, 5, 6}$, pall.$^{3, 6}$,
plat.$^{3, 6}$, **puls.**, pyrus, senec.^{3}, sil.^{5},
sulph., valer.

egotism/égotisme/Selbstüberhebung

express oneself, desires to^9
s'exprimer lui-même, désire
Selbstdarstellung, Drang zur
anh.

SELFLESSNESS^5
DÉSINTÉRESSEMENT, altruisme
SELBSTLOSIGKEIT, Altruismus
anh.^{9}, iod., puls., rhus-t.

SELF-TORTURE^3
TOURMENTE LUI-MÊME, se
SELBSTQUÄLERISCH
acon., **ars.**, bell., **lil-t.**, plb., tarent.,
tub.

SENSES, acute
SENS aigus
SINNE geschärft
acon.$^{3, 8}$, alco.^{11}, ambr.^{3}, anac., **arn.**,
ARS., asaf.$^{3, 4, 8}$, **asar.**$^{3, 8}$, atro.^{8}, **aur.**$^{3, 8}$,
bar-c., **BELL.**, bor.^{8}, cann-i., caps.,
cast.^{3}, caust.^{5}, **cham.**$^{3, 8}$, **chin.**, cina^3,
clem., **COFF.**, colch.^{8}, con.^{3}, cupr.^{3},
ferr.^{8}, hydr-ac., **ign.**, kali-p.^{3}, lach.^{3},
lyss., morph.^{8}, mur-ac.^{7}, nit-ac.^{3},
NUX-V., OP., PHOS., plb.^{3}, pyrg.^{3},
sang.^{3}, sil.$^{3, 8}$, **stry.**$^{3, 8}$, sulph.$^{3, 8}$,
tarent.^{8}, thea, valer.$^{3, 8}$, verat.^{3},
zinc.^{8}

confused
confus
verwirrt
arg-n., bell., glon., lil-t., mang.

dull, blunted
émoussés
abgestumpft
acon., agar., agn., ail.^{8}, alco.^{11},
all-c.^{3}, alum., alum-p.$^{1'}$, alum-sil.$^{1'}$,
am-c., ambr., anac., ant-t., arg-n.^{3},
arn., ars., ars-i., asaf.^{3}, asar., aur.,
bapt.^{8}, **bell.**, bov., bry., calc.,
calc-i.$^{1'}$, calc-sil.$^{1'}$, **camph.**, canth.,
caps., carb-v., caust., cedr.,

cham.[3, 5], chel., chin.[3, 4], chin-s.[2-4],
cic., con., cycl., dig., dros.[4], dulc.,
gels.[8], graph.[5], HELL., hep.[5],
hydr-ac.[2, 4, 5, 11], hyos., ign., indg.,
iod., iris[11], kali-br.[2, 11], kali-c.,
kali-p., lach.[1, 5], lact., laur., led.,
lyc., m-arct.[4], m-aust.[4], mag-c.,
mag-m.[4], mang., meny., merc., mez.,
morph.[11], mosch., nat-c.[4, 5], nat-m.,
nit-ac., NUX-M., nux-v.[1, 5], ol-an.,
olnd., OP., paeon.[11], petr., ph-ac.,
phos., plb.[1, 5], puls.[5], ran-b., ran-s.,
rhod., rhus-t., sabad., sec., sel.,
sil., spong.[3, 4], stann., staph., stram.,
sul-i.[1'], sulph., tab., ther., verat.,
vip.[11], zinc., zinc-p.[1']

vanishing of
disparition des
Schwinden der
anac., ant-t., asar., ars., bell., bor.,
bov., bry., bufo, calc., **camph.,**
cann-s., canth., carb-an., carbn-o.,
cham., **chel.,** cic., coff., croc.,
crot-h., cupr., glon., graph., hep.,
hyos., kali-c., kali-sil.[1'], kreos.,
lach., laur., merc.[1], mez.[1], mosch.[1],
nit-ac.[1], **nux-m.**[1], **nux-v.,** ol-an.[4],
ph-ac.[5], **plb.**[4], **puls.,** ran-b., rhod.,
rhus-t.[4], sec.[4], stann., staph., stram.,
verat.[4]

SENSITIVE, oversensitive
SENSIBLE, hypersensible
EMPFINDLICH, überempfindlich
acon., aesc., aeth., alco.[11], all-s.[2],
aloe[11], alum., am-c., **ambr.**[3, 6],
ANAC.[1, 5], ang., anh.[9], ant-c., ant-o.[11],
ant-t.[3], apis, aq-mar.[14], aran-ix.[9],
arg-m.[1'], **ARG-N., arn., ars.,** ars-i.,
ars-s-f.[1'], asaf., **asar.,** atro.[11], **aur.,**
aur-ar.[1'], aur-s.[1'], **bar-c., BELL.,**
BOR., bov., bry., bufo[1'], buth-a.[9],
cadm-met.[9, 14], **calc.,** calc-ar.[1],
calc-p., **calc-s.,** calen.[4], camph.,
cann-s., **canth.,** carb-an., **carb-v.,**
carbn-o.[11], **carbn-s.,** carc.[9], cast.,
CAUST.[1, 5], cere-s.[11], **cham., CHIN.,**
CHIN-AR., CHIN-S., cic., cimic.[6],

cina, clem., coc-c.[6], **cocc., COFF.,**
colch., coloc., con., convo-s.[9], croc.[3],
crot-h., cupr., daph., des-ac.[14], dig.,
digin.[11], dros., **ferr.,** ferr-ar., ferr-p.,
fl-ac., GELS., gran., graph.[3], haem.[4],
ham.[1'], hell.[4], hep., hist.[9, 14], **hyos.,**
hyper.[12], hypoth.[14], **IGN., iod.,** ip.[3],
kali-ar., kali-bi.[11], **kali-c.,** kali-i.[1],
kali-n., **kali-p., kali-s.,** kreos., **lac-c.,**
lach., lat-m.[9], laur., **LYC., LYSS.,**
m-arct.[4], mag-c.[3], **mag-m.,** mag-s.[11],
mand.[9], mang.[3], mate[10], **med.,** meph.,
merc., merc-c.[11], mez., morph.[11],
mosch.[12] (non[1]: mosch.), mur-ac.[6],
murx.[3], mygal.[6], **nat-ar., nat-c.,**
NAT-M., nat-p., nat-s., NIT-AC.,
NUX-V., olnd.[12], onop.[14], **op.**[1', 3, 5, 6, 11],
paeon.[3], phenob.[13, 14], ph-ac., **PHOS.,**
phos-h.[12], **plat., PLB.,** psor., **PULS.,**
pyrog.[6], **RAN-B.,** rhus-t.[11], sabad.,
sabin., samb., sang.[3, 6, 11], sanic., sars.,
seneg., sep., SIL., spig., stann.,
STAPH.[1, 5], stram.[11], stry.[11], sul-i.[3],
SULPH., tab., tarent.[3], tell.[3], ter.[3],
teucr., thea[11], **THER.,** thuj., tub.[3],

daytime
journée, pendant la
tagsüber
    carb-v.

morning
matin
morgens
    calc., graph., hyos.[11], nat-s., **thuj.**

forenoon[11]
matinée
vormittags
    nat-c.

noon[4]
midi
mittags
    zinc.

afternoon[4]
après-midi
nachmittags
    ph-ac., plat., sulph.

evening
soir
abends
    calc., merc[4], nat-m.[4], ph-ac.[4], plat.[4], ran-b.[11]

night[4]
nuit
nachts
    kali-c.

ailments, to the most trifling
moindre chose, la plus petite bagatelle, pour la
Beschwerden, gegen die geringsten
    nux-v.

certain persons, to
certaines personnes
gewisse Personen, gegen
    am-m., aur., calc., crot-h., NAT-C., sel., stann.

aversion–persons/aversion–personnes/Abneigung–Personen

children
enfants sensibles
Kinder
    acon., ant-c.[4], ant-s., ant-t., bell., bor.[4], calc., cham., kali-p., phos., puls., staph., teucr.

chill, during
frissons, pendant les
Fieberfrost, bei
    bry., caps., chin., colch., hep., nat-c., petr., phos., verat.

coffee, after
café, après
Kaffee, nach
    CHAM.

colors, to[4]
couleurs, pour les
Farben, gegen
    kali-c.

cruelties, when hearing of
cruautés, en entendant le récit de
Grausamkeiten, beim Hören von
    CALC.

crying of children, to
cris des enfants, pour les
Geschrei von Kindern, gegen das
    caust., phos.

eating, during[4]
mangeant, en
Essen, beim
    teucr.

after
après avoir mangé
nach dem
    cann-s.[4], NUX-V.[2], teucr.[4]

external impressions, to all
externes, pour toutes impressions
äußeren Eindrücke, gegen alle
    arn., caps.[1, 7], cham.[1], clem., cocc., colch., hep.[1], iod.[1, 5], lac-c.[7], lach.[1], nit-ac., nux-v., ph-ac., phos., staph.

heat, during
fièvre, pendant la
Fieberhitze, bei
    bell., carb-v., lyc., nat-m., nit-ac., PULS., teucr., valer.

light, to
lumière, pour la
Licht, gegen
    acon., ars., aur.[6], BELL.[1, 7], buth-a.[9], colch., con.[4], kali-p., lac-c., NUX-V., PHOS., sang.[6], stram.[1']

menses, before
menstruation, avant la
Menses, vor den
    nit-ac., nux-v., sep.

during[2]
pendant la
während der
    am-c.[4], lyc., phos., plat., nux-v.

mental exertion, after[2]
intellectuel, après travail
geistiger Anstrengung, nach
    lach.

impressions, to
impressions intellectuelles, pour les
Eindrücke, für geistige
    am-c.³, ars.³, aur.³, bar-c.³, calc³, clem.³, croc.³, dig.³, graph.³, hep.³, iod.³, lyc.³, mag-c.³, nat-c.³, nit-ac.³, phos., sep.³, sil.³, tarent.³, zinc.

moral impressions, to
morales, pour les impressions
moralische Eindrücke, gegen
    all-s., chin.⁵, dig., ign., nux-v.⁵, psor., **puls.⁵,** staph.⁵

music, to
musique, à la
Musik, gegen
    acon., aloe⁷, **ambr.,** anac.⁶, bry.³, bufo, cact., **calc.⁶,** carb-an., **carc.⁷, ⁹,** caust., **cham.,** coff., cop.³, ⁷, **croc.³, ⁵⁻⁷,** cupr.³, dig., **graph.,** ign.⁶, kreos., lyc., merc., **NAT-C., nat-m.,** nat-p., **nat-s., NUX-V.,** pall.⁶, **ph-ac.,** phos.¹, puls.³, **sabin., SEP.,** stann., sulph.⁷, **tab.⁷, tarent.,** thuj., tub-k.¹², viol-o., zinc., zinc-p.¹'

music/musique/Musik

piano, to
piano, du
Klaviermusik, gegen
    anac.⁶, nat-c.⁴, sep.⁴, ¹¹, zinc.⁶

sacred m., to
religieuse, à la m.
Kirchenmusik, gegen
    lyss.², thuj.⁷

violin, to¹⁵
violon, du
Geigenspiel, gegen
    viol-o.

noise, to
bruits, pour les
Geräusche, gegen
    achy.¹⁴, **ACON.,** allox.⁹, aloe, alum., alum-p.¹', alum-sil.¹', am-c., ambr., anac.³, ¹⁴, **ang.³,** anh.⁹, ¹⁰, ant-c., ant-t., apis, aran-ix.⁹, ¹⁴, **arg-n., arn., ars., ars-i., ASAR., aur.,** aur-ar.¹', aur-i.¹', aur-m.¹', bapt., **bar-c.,** bar-i.¹', **BELL., BOR., bry.,** bufo, buth-a.⁹, cact., **calad.³, ⁷, ⁸, ¹¹, calc.,** calc-f.⁹, calc-sil.¹', camph., cann-i.¹¹, cann-s., caps., carb-an., **carb-v., carbn-s.,** card-m., **caust., cham.,** chel., **CHIN.,** chin-ar.¹, chin-b.², chlol.², cic., cimic., cinnb., **cocc., COFF.,** colch., **CON.,** convo-s.⁹, ¹⁴, cop.³, ¹¹, crot-h.², cyn-d.¹⁴, **ferr., ferr-ar., ferr-p., fl-ac.,** foll.¹⁴, gels., glon.⁸, **hell.,** hep.⁷, hura, hyos., **ign.,** iod.¹, ⁵, **ip.,** kali-ar., **KALI-C.,** kali-i., **kali-p.,** kali-s., kali-sil.¹', lac-ac.², **lac-c., lach., lachn.², lat-m.⁹, ¹⁴,** lept.³, **lyc.,** lycpr.⁸, **lyss.,** mag-c.², ³, **mag-m.,** manc., **mand.⁹, ¹⁰, ¹⁴,** mang., **med., merc.,** mosch., **mur-ac.², ¹¹,** nat-ar., **nat-c., nat-m.,** nat-p., **nat-s.,** nat-sil.¹', **NIT-AC., nux-m.², ⁸, NUX-V.,** onos.⁸, **OP.,** ox-ac., palo.¹⁴, ph-ac., phel.⁶, **phos.,** plan.¹¹, **plat.,** ptel., **puls.,** rhus-t., sabad., sang.⁶, sec.², seneg.³, **SEP., SIL., spig.,** stann., staph.¹', stram.³, stry.¹¹, sulfonam.¹⁴, sulph.³, ⁵, syph.³, ⁷, tanac., tarent.⁸, **THER., TUB.⁷,** v-a-b.¹³, ¹⁴, visc.⁹, ¹⁴, yuc.¹¹, **ZINC., ZINC-P.¹'**

fear–noise/peur–bruit/Furcht–
    Geräusche
intolerance–noise/intolérance–
    bruits/Unduldsamkeit–
    Geräuschen
irritability–noise/irritabilité–
    bruits/Reizbarkeit–Geräusche

morning²
matin
morgens
    fl-ac.

evening
soir
abends
    calc.

agg. pains¹'
agg. douleurs
agg. Schmerzen
   coff.

aversion to¹¹
aversion pour
Abneigung gegen
   ferr., raph., zinc.

chill, during
frissons, pendant les
Fieberfrost, bei
   bell., **CAPS.**, gels., **hyos.**

crackling of paper, to¹'
froissement du papier, pour le
Papierrascheln, gegen
   asar.⁶, ferr.¹', ², lyc., nat-c.,
   tarax.¹⁶

labor, during
accouchement, pendant l'
Entbindung, während der
   bell., bor., **chin.**, cimic., **coff.**

menses, during
menstruation, pendant la
Menses, während der
   kali-p.

music am.
musique am.
Musik am.
   AUR., TARENT.

   music am./musique am./ Musik
   am.

others eat apples, hawk or blow
   their noses, cannot bear to
   hear², ¹¹
gens manger des pommes,
   graillonner ou se moucher, ne
   supporte pas d'entendre des
andere Äpfel essen, sich räuspern
   oder schneuzen, erträgt nicht
   wenn
      lyss.

scratching on linen, silk or strings,
   to², ³, ⁶
grattement sur le toile, la soie ou
   sur des cordes, pour le
Kratzen auf Leinen, Seide oder
   Saiten, gegen
      asar.

shrill sounds, to
aigus, pour les sons très
schrille Geräusche, gegen
   calc., nit-ac., ther.²

painful sensitiveness to²
douleureuse pour les, sensibilité
schmerzhafte Empfindlichkeit
   gegen
      am-c., arn., **coff.**¹', ², con., nux-v.¹',
      sang., seneg., **sil., spig.**

slightest, to
moindre bruit, pour le
geringste Geräusch, gegen das
   acon., aloe, ant-c., arg-n.,
   ASAR.¹, ⁷, bar-c., **bell.**², **bor.,**
   cinnb., **cocc.**², **COFF.**¹, ⁷, **ferr.,**
   lyc., nat-c.¹', nat-s., **NUX-V.,**
   OP., phos., sabin., sep.⁵, ⁷, **SIL.,**
   THER.¹, ⁷

sleep, on going to
s'endormir, avant de
Einschlafen, vor dem
   calad.², **calc.**

stepping, of
pas, pour le bruit des
Schritten, gegen das Geräusch von
   COFF., nit-ac., NUX-V., sang.

striking of clocks, ringing of bells,
   to⁷
sonnerie, à la
Uhrschlagen, Glockenläuten, gegen
   das
      ASAR., COFF.¹', ⁷, dros., **THER.**

sudden reports³
détonations soudaines
plötzlichen Knall
   bor.

talking, of[2]
parler, d'entendre
sprechen zu hören, andere
    agar., am-c.[2, 11], cact., **cocc., coff.,
    con., ign., ZINC.**

voices, to
voix, pour les
Stimmen, gegen
    ars., aur., aur-ar.[1'], **cocc., con.,
    ferr-ar.**[1'], kali-ar., **kali-c., mag-m.,**
    mur-ac.[2], **nit-ac., NUX-V.,** sil.,
    teucr., **ZINC.**

male, to
masculines, pour les
männliche, gegen
    bar-c., **nit-ac.**

water splashing, to
éclaboussements d'eau, aux
Wasserplätschern, gegen
    LYSS., NIT-AC., stram.

odors, to[3] ✱
odeurs, aux
Gerüche, gegen
    aran-ix.[9, 14], ars., aur., bell., calc-f.[9],
    carb-ac., **caust.**[5], cham.[5], coff.[1', 3],
    colch., dros., eup-per., graph., ign.,
    lach.[1'], lyc.[3, 7], mand.[10, 14], merc.[5],
    merc-i-f., nux-v.[3, 5], phos.[1', 3, 5, 6],
    sang., **SEP.,** stann., staph.[1'],
    sulph.[1', 3, 6], ther., vario.

pain, to[1'] ✱
douleurs, pour les
Schmerzen, gegen
    ACON.[1', 3, 6, 7, 15], **arn.**[6, 7], **ars.**[3, 6],
    asaf.[1', 3, 6], **aur.**[7], **bell.**[6],
    CHAM.[1', 3, 5-7, 12, 15],
    COFF.[1'-4, 6, 7, 15], colch., cupr.[6],
    daph.[4], ferr-p., graph., **HEP.**[1', 6, 7],
    hyper.[7], ign.[7, 15], lyc.[1', 3], mag-s.[14],
    mang.[3, 6], nat-s., nit-ac.[6, 16],
    nux-v.[1', 3, 5, 6], op.[5], **phyt.**[7], **pip-m.**[7],
    psor.[7], sars.[16], scut.[12], stann.,
    stram.[6], ther.

Vol. II: *sensitiveness–pain/
    sensitivité–douleur/Empfindlich-
    keit–Schmerzempfindlichkeit*

perspiration, during ✱
transpiration, pendant la
Schweiß, bei
    bar-c., bell., chin.

puberty, in[7]
puberté, dans la
Pubertät, in der
    acon., ant-s-aur., ant-t., **bell.,** calc.,
    cham., kali-p., phos., puls., staph.,
    teucr.

reading, to
lire, au
Lesen, gegenüber dem
    crot-h., lach., mag-m., merc.

reading/lire/Lesen

reprimands, to[7] ✱
réprimandes, aux
Verweise, gegen
    calc-sil.[1'], **carc.,** coloc.[3], **ign.**[3], med.,
    staph.[3]

rudeness, to
grossièreté, à la
Grobheit, gegen
    calc., cocc., **colch.,** nat-m., nux-v.,
    ph-ac., **STAPH.**

sad stories, to
tristes, aux histoires
traurige Geschichten, auf
    cic.

*horrible/ choses horribles/
    schreckliche*

sensual impressions, to
impressions des sens, aux
Sinneseindrücke, gegen
    am-c., ars., ars-i., **aur.,** bar-c., calc.,
    cast.[2], **chin.,** dig., **graph.,** hep., iod.,
    lyc., mag-c., **nat-c., nit-ac.,** nux-v.,
    phos., sep., sil., thuj., **zinc.**

singing, to
chants, aux
Singen, gegen
    lyss.[2, 11], nux-v.

steel points directed toward her
objets pointus dirigés contre elle
spitze, auf sie gerichtete Gegenstände, gegen
   apis, nat-m.⁷, **SIL.**¹' ⁷, **SPIG.**¹' ⁷

touch, to¹'
attouchement, au
Berührung, gegen
   acon.⁶, caust., chin.⁶, cina, coff.,
   foll.¹⁴, **lach.**¹'' ⁶, meny.⁶, op.⁵, phos.,
   staph., tell.¹⁴

want of sensitiveness
absence de sensibilité
Mangel an Empfindlichkeit
   bell., cann-i.¹¹, chin., con., cupr.,
   cupr-a.¹¹, cycl., daph., euphr.,
   hydr-ac.⁵, hyos.⁵, **lyc.**⁵, **ph-ac.**,
   phos., ran-b., rheum, rhod., sabin.,
   staph., stram.

SENTIMENTAL
SENTIMENTAL, romanesque
SENTIMENTAL, schwärmerisch
   acon., alco.¹¹, ambr.⁶, **ANT-C.**¹' ⁷,
   ars., calc., **calc-p.**, canth., cast.,
   caust.⁵, chin., chin-ar., **cocc., coff.**,
   con., crot-h.³' ⁴' ⁶, **cupr.**, hydr-ac.,
   IGN., kreos.³' ⁴, lach., laur.⁴, lyc.,
   manc., nit-ac.⁴' ⁵, **nux-v.**¹' ⁵, **phos.**,
   plat., plb.⁵, **psor., puls.**³' ⁶, sabad.,
   sabin.⁶, staph., **sulph.**

ecstasy/exstase/Ekstase

diarrhoea, during
diarrhée, pendant la
Diarrhoe, bei
   ant-c.

drunkenness, weeping or being s.
during
ivresse, pleure ou est s. pendant l'
Trunkenheit, weint oder ist s. bei
   caust.⁵, lach.¹'

menses, before
menstruation, avant la
Menses, vor den
   ant-c.

moonlight, in
clair de lune, en
Mondschein, bei
   ANT-C.

moonlight/clair de lune/Mondlicht

SERIOUS, earnest
SÉRIEUX
ERNST
   aeth., **alum.**, alum-p.¹', am-c., **am-m.**¹,
   ambr., anac., ang., ant-c., arg-m.,
   ARS.¹' ⁵, ars-s-f.¹', aur., bar-c., bart.¹¹,
   bell., bor., bov.³' ¹¹, calc., cann-s.,
   caust., cham., **chin.**¹' ⁵, **cina, cocc.,**
   coff., con., cycl., **euph.**²⁻⁴' ⁶' ¹¹, euphr.,
   ferr., ferr-ar., grat., hyos.³, ign., iod.,
   lach.⁶, **led.,** lyc., **merc.**, mur-ac., naja,
   nat-c., nat-p., nux-m., olnd., op.,
   orig.¹¹, ph-ac., plat., plb., puls.,
   rhus-t., seneg., sep.³, spig., **staph.**¹' ⁵,
   sul-ac., sulph., thuj., til., valer.¹¹,
   verat.

*laughing–aversion–never/rire–
aversion–ne rit jamais/Lachen–
Abneigung–niemals
sadness/tristesse/Traurigkeit
solemn/solennel/feierlich*

noon am.¹¹
midi am.
mittags am.
   aeth.

evening
soir
abends
   seneg., thuj.¹¹

absurdities, over³
absurdités, vis à vis d'
albernem Benehmen anderer, gegenüber
   anac.

alternating with cheerfulness
alternant avec gaieté
abwechselnd mit Fröhlichkeit
cann-s.⁴, cycl.¹ʼ

    jesting⁴
    plaisanter
    Spaßen
        plat.

    laughing⁴
    rire
    Lachen
        nux-m.

ludricous things, when seeing
ridicules, en voyant des choses
Lächerlichem, beim Anblick von
    anac.

SERVILE, obsequious, submissive⁵
SERVILE, obséquieux, soumis
SERVIL, unterwürfig
    lyc., sil., **PULS.**⁷⋅ ¹², sulph.

indignified/dignité–manque/
    würdelos

sexual excesses see ailments-sexual

SHAMELESS
IMPUDIQUE, indécent
SCHAMLOS
    alco.¹¹, anac.³⋅ ⁵⋅ ⁶, bell., **bufo**³⋅ ⁶⋅ ⁷,
    calc., camph.³, cann-s.³, canth., cub.,
    cupr., hell., **HYOS.**¹⋅ ⁷, lyc.⁵, merc-c.,
    mosch., murx.³, nat-m., nux-m.,
    nux-v., op.¹⋅ ⁵, **PHOS.**, phyt., plat.³⋅ ⁵,
    sabin.³, **SEC.**, stram., tarent., verat.

indifference–exposure/indifférence–
    pudeur/Gleichgültigkeit–
    Entblößung
lascivious/lascif/lasziv
naked/nu/nackt
nymphomania/nymphomanie/
    Nymphomanie
obscene/obscène/obszön
satyriasis/satyriasis/Satyriasis

bed, in
lit, au
Bett, im
    nat-m.

childbed, during lying-in, in
couches, pendant les
Wochenbett, im
    verat.

children, in⁷
enfants, chez les
Kindern, bei
    tub.

exposes the person
exhibitionnisme
Zur-Schau-stellen der Genitalien
    HYOS., phos., phyt., **sec., tarent.,**
    verat.⁷

SHINING objects agg.
BRILLANTS agg., les objets
GLÄNZENDE, leuchtende Gegenstände
    agg.
    BELL., bufo, camph., cann-i., **canth.,**
    cocc-s.⁸, glon.⁶, **hyos.,** lach., **LYSS.,**
    phos., **stram.**

delusions–objects–bright/
    imaginations–objets–lumineux/
    Wahnideen–Gegenstände–helle
rage–shining/rage–brillants/Raserei–
    leuchtende

am.⁸: **stram.,** tarent

surface of water agg.
surface miroitante de l'eau agg., la
Wasseroberfläche agg., spiegelnde
    LYSS.

SHRIEKING, screaming, shouting
CRIANT
SCHREIEN
absin.[11], acon., aeth.[3], agar., agav-t.[14], alco.[11], alum., **anac.**, ant-c., **ant-t.**[3, 12], **APIS**, arg-m., arn., ars., arum-t., atro., **aur.**, aur-ar.[1'], **aur-m.**, bad.[3], **bell., bor.**, bry., cact.[6], calad., **calc.**, calc-hp.[6], **calc-p., CAMPH.**, cann-i.[11], **canth.**, carb-ac., carb-an., carb-v., carbn-o., carbn-s., cast.[4], **caust., cedr.**, cench.[1'], **cham., chin.**, chlor.[11], **CIC.**, cina, cocc., coff., croc., crot-c., crot-h.[3], **CUPR.**, cupr-a.[4], cupr-ar., cypr.[8], dulc., elaps, equis-a.[6], eup-per.[11], eup-pur.[2], ferr-p.[3, 6], **gels., glon., hell.**, hydr-ac.[3, 6], **hyos.**, hyper.[3, 7], **ign., iodof.**[3, 8], **ip., jal.**[3, 4, 6], kali-ar., kali-bi., **kali-br.**[3, 6, 8, 12], **KALI-C.**, kali-p., kali-s., kreos.[6], lac-c.[3, 7], lach.[3, 6], lat-m., laur., lepi.[11], lil-t.[3, 7], **LYC.**, mag-c., mag-p.[3], merc., merc-meth.[11], meth-ae-ae.[11], mosch.[3], nit-ac., nux-v., olnd., op.[3, 11], **phos., PLAT.**, plb., plb-chr.[12], podo.[6], puls., ran-s., **rheum**, samb., sars.[6], sec.[3], seneg., sep., sil., sol-n., **STRAM.**, stry., sul-ac.[11], **sulph.**, syph.[3], tanac., tarent., thal.[14], thuj.[3, 7], **tub.**, vac.[11], valer.[11], **VERAT.**, verat-v.[3], viol-t.[3], vip.[3, 11], **zinc.**

*mania–shrieking/manie–cris/Manie–
Schreien*
*rage–shrieking/rage–cris/Raserei–
Schreien*

day and night[1']
journée et nuit
Tag und Nacht
stram.

evening agg.[11]
soir agg.
abends agg.
verat.

night[11]
nuit
nachts
ant-t., calc., carc.[9], cypr.[6], jal.[3, 6], kreos.[3], mag-c.

midnight[11]
minuit
Mitternacht
lac-ac.

aid, for
aide, à l'
Hilfe, um
camph.[1', 2], ign.[2], kali-c.[16], **laur.**[2], levo.[14], plat.

sleep, in[4]
dormant, en
Schlaf, im
hep., kali-c., rhus-t.

springing up from bed[4]
saute hors du lit
springt aus dem Bett
hep., rhus-t.

anger, in
colère, en
Zorn, im
cham.[3], cast.[4], nux-v.[3], puls.[4]

anguish, from[14]
angoisse, par
qualvolle Angst, durch
lat-m.

anxiety, from[4]
anxiété, par
Angst, aus
calc., chin-s., cocc., **hyos., lyc.**, ran-s.

approaches bed, when anyone[2]
s'approchent de son lit, à tous ceux qui
nähert, wenn sich jemand dem Bett
ign.

brain cry
cri encéphalique
Cri encéphalique
   aml-ns.², APIS, arn., ars., art-v.²,
   bell., calc-hp.⁶, carb-ac., cham.²,
   cic., cupr., cupr-a.², dig., dulc.,
   glon., hell., hyos., ign.², kali-br.⁶,
   kali-i., lyc., merc.², merc-c., phos.,
   rhus-t., sol-n., stram., sulph., zinc.

cannot, but wants to scream²
ne peut pas, mais voudrait crier
kann nicht, aber möchte
   stram.

children, in
enfants crient, les
Kindern, bei
   acon.³, aeth.², ail.¹', anac., apis,
   bell., benz-ac., BOR., calc., calc-p.,
   camph.⁵, caste.¹⁴, cham., cina, coff.,
   cupr., dor., dulc., glon.², hell., ign.,
   ip., jal., kali-br., kali-p.², kreos.,
   LAC-C., lyc., mag-c.¹⁰, nux-v.²,⁵,
   puls.³, rheum, senn., sil.⁷, stram.,
   syph.¹², TUB.⁷

day and night⁷
journée et la nuit, la
Tag und Nacht
   calc.

evening²
soir
abends
   CINA, cinnm., zinc.⁶

night²
nuit
nachts
   cham., chlol.⁵, kali-p., lac-c.,
   rheum⁷, psor.²,⁷

colic with²
colique avec cris
Kolik mit
   cham., nux-v.

consolation agg.²
consolation agg.
Trost agg.
   bell.

nursed, when being⁷
tétée, pendant la
gestillt werden, wenn sie
   bor.

sleep, during²
dormant, en
Schlaf, im
   APIS, arn., bell., bor., calc-p.,
   caste.¹⁴, ign., inul., lyc., psor.⁷,
   PULS., SULPH., tub.

spoken to, when¹'
parle, quand on leur
spricht, wenn man zu ihnen
   sil.

stool, on urging to⁷
selle, quand les e. ont besoin
   d'aller à la
Stuhldrang, bei
   RHEUM

   during
   pendant la défécation
   beim Stuhlgang
      kreos., RHEUM²

touched, when
touchés, étant
Berührung, bei
   ant-t.

waking, on⁷
réveil, au
Erwachen, beim
   bor.

weeping and⁵
pleurent et crient
weinen und
   cham., nux-v.

cheerful mood, causeless during²
bonne humeur, sans raison avec
fröhlicher Stimmung, schreit grundlos in
   chin.

chorea, in²
chorée, dans la
Chorea, bei
   chlol., cupr-a., ign., stram., zinc.

convulsions, before
convulsions, avant les
Konvulsionen, vor
  aml-ns., apis, art-v., **bell., bufo,**
  calc., camph., canth., cedr., **CIC.,**
  cina, crot-c., **CUPR.,** hydr-ac.³, ⁶,
  hyos., **ip., kali-br., lach.,** laur., **lyc.,**
  nit-ac., **nux-v., oena., op.,** phos.,
  plb., sil., **stram.,** stry., **sulph.,**
  verat-v., **zinc.**

  during²
  pendant les
  während
    acon.⁴, **aml-ns.,** ant-t.⁴, **apis,**
    art-v., bell.⁴, calc.⁴, ⁶, ¹⁶, **camph.,**
    canth.⁴, **caust.**², ⁴, cedr., **cic.**², ⁴, ⁶,
    cina², ⁴, **crot-h.**², ⁴, **cupr.,**
    HYOS.¹′, ², ⁴, **ign.**², ⁴, **ip.,**
    kali-bi.¹⁵, **lach.**², ⁴, **lyc.**⁴, ¹⁶,
    merc.², ⁴, nit-ac., **nux-v.**², ⁴,
    oena.⁶, **OP.**², ⁴, ⁶, ¹¹, stann., **stram.,**
    sulph.², ⁴, ¹⁶, verat-v., vip.⁴,
    zinc.

  between/entre les/zwischen
    bell.¹⁶, kali-bi.¹⁵

  after¹⁵/après les/nach
    plb., sil.

  epileptic²
  épileptiques
  epileptischen
    bufo, cedr., **CIC.**², ³, ⁶, ⁸, crot-h.,
    cupr.², ³, ⁶, ⁸, hydr-ac.⁶, ⁸, **HYOS.,**
    ign., **ip.,** kali-bi., **lach., lyc.,**
    nit-ac., **nux-v., oena.,** op., **sil.,**
    stann., stram.², ³, ⁶, sulph.,
    verat-v.

  puerperal
  puerpérales
  Wochenbett, im
    hyos., iod., lach.²

cough agg.³
toux agg.
Husten agg.
  arn., bell., cina

cramps, during⁶
crampes, lors de
Krämpfen, bei
  cupr.

  in abdomen
  abdominales
  abdominellen
    cupr., jatr.², lyc.², **mag-p.**², ⁷,
    plb.⁶

dentition, during²
dentition, pendant la
Zahnen, beim
  apis., kreos., rheum, ter.

delusions, from⁴
imaginations, par
Wahnideen, durch
  ars.², kali-c., plat., puls., stram.

  d. with⁴
  i. avec cris
  W. mit
    canth., hyos., **stram.**², ⁴, verat.

drinking, while
buvant, crie en
Trinken, beim
  nux-v.

drunkenness, during
ivresse, pendant l'
Trunkenheit, bei
  caust., hyos., ign., stram.

fever, during
fièvre, pendant la
Fieber, bei
  lyc.⁴, stram.¹′

hold on to something, shr. unless she
se tenir à quelque chose, cr. à moins
  de pouvoir
  festhält, schreit, falls sie sich nicht
  an etwas
    SEP.

hoarse²
rauque, avec une voix
heiseres
  bell., stram.

hydrocephalus, in²
hydrocéphalie, dans l'
Hydrocephalus, bei
   APIS, cina, dig., kali-i., **lyc.,**
   merc., **zinc.**

imaginary appearances, about²
imaginaires, à propos d'apparences
eingebildeten Erscheinungen, bei
   kali-c.

laughter, after³, ¹¹
rire, après
Gelächter, nach
   tarent.

locomotive, like a⁷
locomotive, comme le sifflet d'une
Lokomotive, wie das Pfeifen einer
   nux-m.

mania see mania–shrieking

menses, before
menstruation, avant la
Menses, vor den
   sep.

   during
   pendant les
   während der
      cocc.², coloc.², cupr.

   after³, ⁷
   après les
   nach den
      aur.

mirth, during¹⁶
joie, de
guter Laune, bei
   chin.

must shriek, feels as though she
devait crier, sent comme si elle
muß schreien, fühlt, sie
   anac., apis, aur., **calc.,** calc-p., cic.,
   cina, **elaps,** hell., **lil-t.,** nux-v.,
   sep., sil., stann.

obstinate⁶
opiniâtrément
eigensinniges
   cham.

pain, with the
douleurs, avec
Schmerzen, vor
   ACON.¹, ⁷, ars., BELL., bry.¹'
   CACT., CHAM.¹, ⁷, cic.³, ⁶,
   COFF.¹, ⁷, coloc., gels.³, ⁶, kali-n.¹⁶,
   lat-m.⁹, mag-c.¹⁶, mag-m.³, ⁷,
   mag-p.³, ⁷, op.', **plat.,** plb.³, ⁶, ¹¹,
   podo.³, ⁶, puls., sep.³

despair–pains/désespoir–douleurs/
   Verzweiflung–Schmerzen
sensitive–pain/sensible–douleurs/
   empfindlich–Schmerzen
weeping–pains/pleurant–douleurs/
   Weinen–Schmerzen

feet¹⁶
pieds
Füße
   spig.

lumbar-region¹⁶
région lombaire
Lumbalgegend
   alum., chin.

paroxysmal
par accès
anfallsweises
   ign.³, lyc.²

runs shr. through house²
court dans la maison avec cris
läuft schreiend durch das Haus
   bufo

sleep, during
dormant, en
Schlaf, im
   agar.², ³, alum.¹', ¹⁶, am-c., anac.,
   ant-c.⁸, **ant-t.**³, ⁴, ⁸, ¹¹, **apis, arg-m.,**
   arn., **aur.,** bell., **BOR.,** bry., bufo³,
   calc., **calc-hp.**³, ⁶, **calc-p.,** calc-sil.¹',
   caps., carb-ac., carb-an.³, ⁴, ¹¹, ¹⁶,
   cast.⁴, caust., **cham.,** chel., chin.³, ⁸,
   chlol.², cic.⁸, **cina,** cocc., croc.³, ⁴,

cupr-a.⁸, cypr.⁸, dig.⁸, dor.², ¹¹, dulc.,
euph., **fl-ac.**, gran.³, ⁴, ¹¹, graph.⁴, ¹⁶,
guaj., hell., hep., **hyos.**¹'⁻⁴, ⁸,
ign.², ³, ⁶, ⁸, inul.², iodof.⁸, ip.,
kali-br.¹, ⁷, kali-c.¹⁶, kreos., **lac-c.**²,
LYC., mag-c., mag-m., nat-c.⁴, ¹⁶,
nat-m., nit-ac., nux-m.⁸, op., phos.,
plat.⁴, psor.⁷, ⁸, **PULS., rheum**³, ⁴,
sep., sil., spong.⁸, stram., stront-c.,
stry.¹¹, sul-ac.⁴, **sulph.**, thuj.,
TUB.¹', ², ⁷, ⁸, **verat.**², **ZINC.**,
zinc-p.¹'

jumping out of sleep and shr. for
  aid⁴
se réveille en sursaut et crie au
  secours
fährt aus dem Schlaf auf und
  schreit um Hilfe
    hep., rhus-t.

menses, before
menstruation, avant la
Menses, vor den
  carb-v., sep., sul-ac., **zinc.**

stool, before¹⁶
selle, avant la
Stuhlgang, vor
  bor.

  during¹⁶/pendant la/während
    carb-v.

sudden
soudainement
plötzliches
  kali-c.², stram.¹¹

thunderstorm, during
orage, pendant un
Gewitter, bei
  gels.

touched, when
touché, étant
Berührung, bei
  acon.², ant-c.⁶, ant-t.⁶, kali-c.³,
  merc.², ruta³

trifles, at
futilités, pour des
Kleinigkeiten, um
  KALI-C., rib-ac.¹⁴

unconsciousness, until¹'
inconscience, jusqu'à l'
Bewußtlosigkeit, bis zur
  bufo

urinating, before
uriner, avant d'
Urinieren, vor dem
  BOR., lach., **LYC.**, nux-v., **sars.**

waking, on
réveil, au
Erwachen, beim
  alum.¹⁶, apis, arn.⁴, ars.¹⁶, **bry.**¹²,
  caps.⁷, cham., cina, con., gels.,
  guaj., **hydr-ac.**², **hyos.**, ign.,
  kali-br.², ³, ⁶, **kali-p.**², kali-s., **lyc.**,
  mag-c.⁴, meny.¹⁶, phos.⁴, ruta.⁴, ¹⁶,
  sep., sil.⁴, stram., sulph., **ZINC.**

clinging–child/s'agrippe–enfant/
Anklammern–Kind

SIGHING
SOUPIRE
SEUFZEN
  acon., act-sp., aether¹¹, agar., ail.,
  alum., am-c., aml-ns.¹¹, anac., ang.,
  apoc.², arg-n., ars.⁶, atro., bell.,
  ben-n.¹¹, **BRY.**¹, ⁷, **CALC-P.**, camph.,
  carb-ac., cedr.², **cench.**¹, ⁷, cere-b. ¹¹,
  cham., chin., chin-s.¹¹, **CIMIC.**,
  cob.², ¹¹, **cocc.**¹, colch., **corn.**²,
  croc.³, cupr., cur., der.¹¹, dig.,
  elae.¹¹, eup-per.¹', **eup-pur.**³, gast.¹¹,
  gels.¹¹, **glon.**², gran.¹¹, graph.,
  hell.²⁻⁴, hura, hyos.³, iber.², ⁸, **IGN.**,
  ip., kali-cy.¹¹, kali-p., lach., lact.¹¹,
  lil-t.², lyc.⁸, ¹¹, lyss.², ¹¹, merc-c.¹¹,
  mill., mit.¹¹, morph.¹¹, mur-ac.,
  nat-c., nat-m.⁸, **nat-p.**¹², nit-ac.,
  nux-m.¹¹, **nux-v.**³, ⁶, ¹¹, op., **ph-ac.**⁸,

phys.[2, 11], plat., plb., puls., raja-s.[14], ran-s., **rhus-t.**, sacch-l.[12], **sec., sep.**[5], sil.[11], spong.[3], stann.[6], **stram.**, sulph., tab., tax.[12], ther.[2, 11], til.[11], trad.[11], verat-v.[11], vip.[11]

moaning/gémissements/Stöhnen

9.30 h[11]
    ign.

afternoon[11]
après-midi
nachmittags
    ant-c.

evening[11]
soir
abends
    chin.

19 h[11]
    lycps.

night[11]
nuit
nachts
    bry.

2 h[11]
    ign.

alternating with dancing and jumping[11]
alternant avec danses et sauts
abwechselnd mit Tanzen und Springen
    bell.

causeless[5, 6]
sans raison
grundloses
    nux-v.

dinner, after[11]
déjeuner, après le
Mittagessen, nach dem
    arg-n.

epileptic attacks, before[2]
épileptique, avant accès
epileptischen Anfällen, vor
    bufo, cic.[3, 6], **plb.**

head, during heat of[11]
tête chaude, quand il a la
Kopfhitze, bei
    clem.

heat, during
chaleur fébrile, pendant la
Fieberhitze, bei
    acon., **arn.**, ars., bell., bry., carb-v.[2], **cham.**, cocc., **coff.**, **ign.**, ip., nux-v., puls., rhus-t., sep., thuj.

honor, from wounded[2]
amour propre blessé, par
Ehrgefühl, durch verletztes
    nux-v.

hysteria, in[2]
hystérie, dans l'
Hysterie, bei
    hydr-ac., **IGN.**, plat.

involuntary
involontaires, soupirs
unwillkürliches
    ferr-m.[2], hell.[5]

menses, before
menstruation, avant la
Menses, vor den
    ign., lyc., nat-p.[11]

    during
    pendant la
    während der
        ars., cimic., cocc., graph., ign., plat.

    am.[11]
        nat-p.

    after
    après la
    nach den
        nat-p.[11], stram.

perspiration, during
transpiration, pendant la
Schweiß, bei
    acon., ars., **BRY.**, **cham.**, chin., cocc., cupr., **ign.**, ip., nux-v., phos., **rhus-t.**, **sep.**, stram., thuj., verat.

shock from injuries, in²
choc par accident, à la suite d'un
Verletzungsschock, im
   lach.

sleep, in⁴
dormant, en
Schlaf, im
   anac.¹¹, ars., aur.¹⁶, bell.⁴, ⁶, camph.², ⁴, ¹¹, ¹⁶, **kali-p.**², mag-c., op., puls., **sulph.**², ³, ⁷

comatose⁴
comateux, dans sommeil
komatösen
   ars.

throat, with grasping at²
cou, en se tenant le
Hals, hält sich den
   STRAM.

waking, on⁴
réveil, au
Erwachen, beim
   puls.

weeping, continues long after²
pleuré, continuant longtemps après avoir
Weinen, langanhaltendes S. nach
   ign.

SINGING
CHANTER
SINGEN
   acon., agar., anan.², apis, **bell.**, cann-i., cann-s., caps., **carbn-s.**, chin.⁵, chlf., **cic.**, **cocc.**, cot.¹¹, **croc.**, cupr., der., ferr-p.³, gels., hipp., hydr., **hyos.**, kali-c., **lach.**, lachn., lact., lob-c.¹¹, lob-s., lyc., lyss., **m-arct.**⁴, mag-c., manc., merc-i-f., merl., mez., nat-c., nat-m., nux-m., op., peti.¹¹, ph-ac., phos., **plat.**, sang.³, sars., sep., **spong.**, stram., sul-ac., sulo-ac.¹¹, sulph.³, ⁵, tab., tarent., **teucr.**, ther., **verat.**

delirium–singing/délire–chante/
   Delirium–singt
mania–singing/manie–chanter/
   Manie–Singen

whistling/siffler/Pfeifen

morning on waking¹¹
matin au réveil
morgens beim Erwachen
   ery-m.

evening¹¹/soir/abends
   nat-m.

night⁴
nuit
nachts
   bell., croc., **m-arct.**, ph-ac., verat.⁴, ⁶

alternating with anger
alternant avec colère
abwechselnd mit Zorn
   croc.

distraction
distraction
Zerstreutheit
   spong.

groaning
gaignement
Ächzen
   bell.

hatred of work
horreur de son travail
Haß auf die Arbeit
   spong.

quarrelsomeness⁴
humeur querelleuse
Streitsucht
   croc.

talking²
parler
Reden
   gels.

vexation
contrariété
Ärger
   agar., croc.

weeping
pleurer
Weinen
   acon., bell., der., stram.

   and laughing[11]
   et rire
   und Lachen
      stram.

boisterous[11]
bruyante, d'une façon
ungestümes
   alco.

fever, during
fièvre, pendant la
Fieber, im
   bell., **op.**[2], stram., verat.

hilarious, joyously[3]
euphorie, en état d'
fröhliches
   agar., **nat-m.**[2], op.

   night
   nuit
   nachts
      verat.

headache, with[1']
mal de tête, au cours de
Kopfschmerzen, bei
   ther.

hoarse, until very[1]
rauque, jusqu'à devenir
heiser, bis völlig
   tarent.

   exhausted, and[1', 2]
   épuisé, et
   erschöpft, und
      tarent.

involuntarily
involontairement
unwillkürliches
   croc., lyc., lyss., spong.[3], tarent.[3],
   teucr.

on hearing a single note sung[2]
en entendand chanté une seule
   note
beim Hören einer gesungenen
   Note
   croc.

joyously see hilarious

latin paternoster[2]
Paternoster en latin, le
lateinisches Vaterunser
   stram.

monotonous[2]
monotone, d'une voix
monotones
   op.

obscene see obscene–songs

sadness, after[2]
tristesse, après
Traurigkeit, nach
   merc-i-f.[2]

shrieking and weeping, followed
   by[2, 7]
cris et pleurs, suivi de
Schreien und Weinen, gefolgt von
   hyper.

singing, dancing and weeping[1]
chanter, danser et pleurer
Singen, Tanzen und Weinen
   tarent.

sleep, in
dormant, en
Schlaf, im
   bell., **croc.,** hyper.[11], lach.[3],
   m-arct.[4], ph-ac., stram.[3], sulph.[3]

supper, after[5]
dîner, après le
Abendessen, nach dem
   nat-c.

trilling[4]
chevrottante, d'une voix
Trällern
   acon., **bell.,** cocc.[4, 5], lyc.[5], mag-c.,
   nat-c.[4, 5], nux-v.[5], phos., staph.[5],
   ther., verat.[4, 5]

waking, on[2, 8]
réveil, au
Erwachen, beim
   sulph.

SIT, inclination to
S'ASSEOIR, envie de
SITZEN, Neigung zum
   acon., agar., alum., am-c., **am-m.**,
   anac., ant-c., ant-t., arg-m., arg-n.,
   arn., ars., ars-i., asar., **aur.**, bar-a.[6],
   bar-c., bar-m., **bell.**, bor., brom.,
   bry., calc., camph., **cann-s.**, canth.,
   carb-v., carbn-s., caust., **cham.**,
   chel., CHIN., chin-ar., **cocc.**, cod.[11],
   colch., **CON.**, croc., cupr., cycl.,
   dulc., **euphr., ferr., GRAPH.**,
   GUAJ., hell., **hep., hyos., HIPP.**,
   ign., **iod.**, ip., jac-c.[11], kali-ar.,
   kali-c., kali-p., lac-c., lach., laur.,
   lyc., mag-c., mag-m., merc., mez.,
   mur-ac., nat-ar.[11], nat-c., **nat-m.**,
   nat-p., **nit-ac., NUX-V.**, olnd., op.,
   petr., **ph-ac., PHOS., pic-ac.**, plat.,
   plb., **PULS.**, ran-b., **ran-s.**, rheum,
   rhod., rhus-t., ruta, **sec., sep.**, sil.,
   spong., **SQUIL.**, stann., **stront-c.**,
   sulph., tarax., teucr., verat., verb.,
   viol-t., **zinc.**

muse, and[7]
muser, et de
nachzudenken, und
   ham.

SITS and breaks pins
ASSIS et casse des épingles, reste
SITZT und zerbricht Nadeln
   BELL., calc.[1']

erect[3]
tout droit
aufrecht
   cham., hyos., lyc.[11], puls., stram.[3, 11]

head on hands and elbows on
   knees, with
tête entre les mains et les coudes
   aux genoux, avec la
Kopf in den Händen und Ellbogen
   auf den Knien, mit dem
   glon., iod.

meditates, and
méditation, en
denkt nach, und
   calc-s.

   absorbed/absorbé/Gedanken
      versunken
   meditation/méditation/Meditation

on place for 3 or 4 days during
   headache, in
reste assis pour 3 ou 4 jours pendant
   ses migraines
einer Stelle, 3–4 Tage bei Kopfschmerzen auf
   con.

stiff, quite
raide, tout
steif, ganz
   cham., hyos., puls., **sep., stram.**

   delirium, in[11]
   délire, dans le
   Delirium, im
      sep.

still
tranquillement
still
   alum.[16], alum-p.[1'], alum-sil.[1'], arn.,
   aur., aur-s.[1'], bar-c.[1'], bar-i.[1'],
   bar-m.[1'], brom., calc-sil.[1'], carbn-s.[1'],
   cham., chin-ar., cimic.[1'], **cocc.**,
   elaps, fl-ac.[1'], **gels.**, hell., **hep.**,
   HIPP., hyos.[1'], kali-ar.[1'], kali-m.[1'],
   kali-sil.[1'], lyc.[1'], nat-p.[1'], **nux-v.**[2],
   pic-ac.[1'], **plat., PULS., sep.**,
   stram., thala.[14], **VERAT.**[1], zinc-p.[1']

weeping
pleure, et
weint, und
   ambr., calc-sil.[1']

wrapped in deep, sad thoughts and notices nothing, as if
plongé dans de profondes et tristes pensées, ne s'apercevant de rien d'autre, comme s'il était
versunken und bemerkt nichts, als ob in tiefen, traurigen Gedanken
ambr.[7], aur., cench.[1'], cocc., elaps, hipp., puls., stram.[2], verat.

absorbed/absorbé/Gedanken-versunken

SITTING, aversion to
S'ASSOIR, aversion de
SITZEN, Abneigung gegen
iod., lach.

SIZE, incorrect judge of
DIMENSIONS, appréciation fausse des
GRÖSSE, Ausmaß, schlechter Beurteiler von
agar., stram.

distances/distances/Entfernungen smaller/plus petit/kleiner

frame seems lessened, of
cadre semble rétrici, le
Rahmens scheint vermindert, des
phys.

SLANDER, disposition to
CALOMNIER, à médire, disposition à
VERLEUMDEN, Neigung zum
am-c., anac., ars.[1, 5], bell., bor., caust.[5], cor-r.[4], helon.[5], hyos., ip., lach.[5], lyc., merc.[4, 5], nit-ac., nux-v., par.[6], petr., sep., spig.[5], stram., VERAT.[1, 5]

*denouncer[5]
dénonciateur
Denunziant*
   ars., lach., nat-c., nat-m.

hypocritical, and[5]
hypocritique, et
heuchlerisch, scheinheilig
   phos., sep.

*sneak[5]
rapporteur, écolier
Petzer*
   ars., lach., nat-c.

SLOWNESS
LENTEUR
LANGSAMKEIT
   amm-m.[12], ammc., anac., aq-mar.[14], ars., asar., BAR-C.[3], bell., bell-p.[14], BRY.[3], cact., calc., carb-v., caust., chel.[1'], chin.[1, 5], clem.[12], cocc.[1', 3, 12], CON., cortiso.[9, 14], cupr., dulc.[12], ergot.[14], ferr-ma.[4], flor-p.[14], gels.[6], graph., halo.[14], HELL., hep.[12], hist.[9, 14], hyos.[5], ign., ip., kali-bi.[3, 12], kali-br.[3, 7], kali-m.[3], kreos.[12], lach.[5], lyc.[3], m-arct., meph.[14], merc.[12], nat-m.[4, 5], nux-m., nux-v.[5], olnd.[3], onop.[14], onos.[3], op., ox-ac., perh.[14], ph-ac.[3], PHOS., plb.[1', 3], puls., rhus-t., ruta, sep., sulph.[3, 5], thuj., verat., zinc.[1']

*answers–slowly/répond–lentement/ antwortet–langsam
dullness/esprit gourd/Stumpfheit
speech–slow/langage–lent/ Sprechen–langsames
talk–slow learning/parler–lent à apprendre/Reden–lernt langsam*

behind hand, always
retard, toujours en
Rückstand, verspätet, immer im
   cact.

bus, sensation of sl. of[9]
bus est lent, sensation que son
Bus fährt langsam, Gefühl
   cortiso.

calculation, in
calcul, dans le
Rechnen, beim
   calc.

eating, while[7]
mangeant, en
Essen, beim
  acon.

motion, in
mouvements, dans les
Bewegungen, der
  anac., calc., con., crot-h.[1'], PHOS., sep.

old people, of[7]
personnes agées, chez les
alter Menschen
  cact., calc., CON., hell., phos., zinc.

purpose, of
intentions, dans ses
Entschlusses, des
  graph.

work, in
travaillant, en
Arbeiten, im
  cact., m-arct.

SMALLER, things appear
PLUS PETITS, les objets lui paraissent
KLEINER, Gegenstände erscheinen
  carb-v., phys., PLAT., staph.[5], stram.

delusions–diminished–small/
imaginations–diminué–petits/
Wahnideen–verkleinert–klein
distances/distances/Entfernungen
size/dimensions/Größe

SMILING[2]
SOURIT
LÄCHELN
  alco.[11], ars.[11], atro., bell.[4], HYOS., sumb., verat.

laughing/rire/Lachen

foolish
bêtement
albernes
  bell., hyos.[1] (non: lyss.), merc.[1], verat.

involuntarily
involontairement
unwillkürliches
  aur., bell., lyc.

  when speaking
  en parlant
  beim Sprechen
    aur.

never
jamais
niemals
  alum., ARS.[7], verat.[1']

sardonic
sardonique, d'une façon
sardonisches
  bell.

laughing–sardonic/rire–sardonique/
Lachen–sardonisches

sleep, in
dormant, en
Schlaf, im
  cadm-s., croc.[4], hyos.[4], ph-ac.[4]

SNAPPISH
HARGNEUX
SCHNIPPISCH, bissig
  aran-ix.[10], calc-p.[11], CHAM.[1', 2], lil-t.[3]

answers–snappishly/répond
hargneux/antwortet–schnippisch

SNUB one who differed from me, desire to[11]
METTRE EN PLACE quelqu'un qui diffère de son opinion, désire
ABWEISEN, möchte jemanden wegen anderer Meinung kurz
  hydr.

SOBERNESS[11]
SOBRIÉTÉ, modération, tempérance
NÜCHTERNHEIT, Besonnenheit
ery-a., ferr., hyper.

SOCIABILITY[3, 11]
SOCIABILITÉ
GESELLIGKEIT, Hang zur
agar., alco.[11], lach., nat-c., stann.

SOLEMN
SOLENNEL
FEIERLICH
hyos.[3-5], plat.[5]

SOMNAMBULISM
SOMNAMBULISME
SCHLAFWANDELN
ACON., agar., alum., alum-sil.[1'],
anac., ant-c., arg-m.[14], **art-v.**, bell.,
bry., calc.[5, 16], **cann-i.**[6, 8], caste.[14],
cham.[5], cic., croc., crot-h.[6], cur.[8, 12],
cycl., des-ac.[14], dict.[3, 7], hyos., ign.,
kali-br., kali-c., kali-p., kali-s., kalm.,
lach., lyc., m-arct.[12], meph., mosch.,
NAT-M., **OP.**[1, 7], paeon.[8], petr.,
PHOS., plat., rheum, rumx.[11], sep.,
sil., spig., **spong.**, stann., **stram.**,
sulph., **tarent.**[2], teucr., verat., zinc.

climbing the roofs, the railings of
  bridge or balcony[5]
monte sur les toits, sur le parapet
  des ponts ou d'un balcon
steigt auf Dächer, Brücken- oder
  Balkongeländer
    lyc., phos., sulph.

disappearance of old eruptions, after[2]
disparition d'une vieille éruption,
  après la
Verschwinden von alten Hautausschlägen, nach
    zinc.

make day-labor, to[5]
exécuter ses travaux matériels
  du jour, pour
erledigen, um seine Tagesarbeit zu
    bry., nat-m., sil.[6], sulph.

mental work[5]
intellectuels, travaux
geistige Arbeit
    phos., sep.

new and full moon, at[2, 6]
pleine et nouvelle lune, par
Neu- und Vollmond, bei
    sil.

strike sleepers, from vengeance, to[5]
frapper, par vengeance, des
  personnes endormies, pour
schlagen, um aus Rache andere
  Schläfer zu
    NAT-M., nit-ac.

suppressed emotions, after
supprimées, après des émotions
unterdrückten Gemütsbewegungen,
  nach
    zinc.

SPEECH, abrupt[11]
LANGAGE brusque
SPRECHEN, schroffes
ars., cham.[3, 11], mur-ac., plb., sul-ac.,
TARENT.

affected[3]
maniéré
maniériert, unnatürlich
  bell., caust., crot-h., **gels.**, glon.,
  hyos., kali-br., LACH., lyc., **merc.**,
  nat-c., nat-m., nux-m., **nux-v.**,
  phos., stann., **stram.**

affected/maniéré/manieriert

angry[2]
colérique
zorniges
  zinc.

sleep, in[2]
dormant, en
Schlaf, im
  cast.

anxious, in sleep[11]
anxieux en dormant
ängstliches, im Schlaf
  alum., graph., nux-v., **sulph.**

awkward[2]
emprunté
unbeholfenes
  nat-c.

babbling
balbutiant
stammelndes
  con.[6], cortico.[9,14], dulc.[6], gels.[6],
  hyos., lach.[1',6], lyc.[3], plb., sel.[1',14],
  stram.[2,6]

benevolent[11]
bienveillant
gütiges
  tus-fr.

bombast, worthless[5]
flux de paroles sans rien dire
Wortschwall, gehaltloser
  crot-h., **lach.**, nux-v., staph.

childish
puéril
kindisches
  acon., **arg-n.**, bar-c.[1'], lyc.[7]

  childish behavior/puéril, com-
  portement/kindisches Benehmen

confused
confus
verwirrtes
  alco.[11], bell., ben-n.[11], bry.,
  calc., **cann-s.**, carl.[11], **caust.**,
  crot-c., crot-h., **gels., hyos., lach.,**
  lyc., med., mosch., **nat-m.,**
  nux-m., **nux-v.**[12], **op.**[2], sec., sep.[5],
  stram., thuj.

morning on waking[11]
matin au réveil
morgens beim Erwachen
  atro.

night
nuit
nachts
  cham.

sleep, in[11]
dormant, en
Schlaf, im
  calc.

convincing[11]
convaincant
überzeugendes
  op.

delirious[11]
délirant
deliröses
  bell., camph., canth., **cic.**[2],
  cupr-a.[2,11], **hyos.**[2,11], op., past.,
  plb., **rheum**[2], tab., vip.

night[11]
nuit
nachts
  dig., rheum, sil.

business, of[11]
affaires, des
Geschäften, von
  BRY.

chill, during[11]
frissons, pendant les
Fieberfrost, bei
  cham.

  aroused during, on being[11]
  éveillé, quand il est
  geweckt wird, wenn er
    hep.

SPEECH, delirious / LANGAGE / SPRECHEN

fever, during[11]
fièvre, pendant la
Fieber, bei
   coff., til.

menses, before[11]
menstruation, avant la
Menses, vor den
   lyc.

sleep, in[11]
dormant, en
Schlaf, im
   BELL.

   asleep, on falling[11]
   s'endormant, en
   Einschlafen, beim
      phos.

   midnight, before[11]
   minuit, avant
   Mitternacht, vor
      rheum, **sulph.**

waking, on[11]
réveil, au
Erwachen, beim
   bry.

distorted[2, 11]
déformé
verzerrtes
   cupr-a.

embarrassed
embarrassé
verlegenes
   atro., carbn-s., merc., morph.[11],
   nat-m.[12], pall., tab.[12]

enthusiastic[11]
enthousiaste
enthusiastisches
   cann-i.

excited[11]
excité
erregtes
   morph., nat-c.

extravagant
extravagant
extravagantes, übertreibendes
   aether, **cann-i.**, lach.[1'], **nux-m.,**
   plb., stram.

extravagance/extravagance/
Extravaganz

facile[3]
facile
gefälliges, gewandtes
   hyos., lach., sil.

faster than ever before, especially
   during fever[1']
plus vite comme auparavant, surtout
   pendant la fièvre
schneller als je zuvor, besonders im
   Fieber
   pyrog.

fine
raffiné
feines, verfeinertes
   hyos.

finish sentence, cannot
terminer ses phrases, ne peut
vollenden, kann den Satz nicht
   ars.[3], **CANN-I.**[2], lach.[1'], med.[3],
   thuj.[2]

memory, weakness–say

finish sentence, does not[14]
termine pas ses phrase, ne
vollendet nicht den Satz
   cimic.

firmer, surer in afternoon than in
   forenoon[11]
plus assuré l'après-midi que le matin
entschlossener, sicherer nachmittags
   als vormittags
   anac.

fluent[11]
facilité, s'experimant avec
fließendes
   cupr-a., ped., sil., thea

foolish
ridicule
albernes
   aur., **bell.**, bry.⁵, bufo¹', calc.¹',
   calc-sil.¹', caust.¹', **chin.**², **HYOS.**,
   lach., merl., **nux-m.**, par., phos.,
   stram., tab.

   foolish behavior/ridicule, comportement/albernes Benehmen
   drunkeness–talking/ivresse–déraisonnant/Trunkenheit–redet

forcible¹¹
énergique
eindringliches
   pall.

foreign tongue, in a
étrangère, en langue
fremder Sprache, in
   camph.², lach., stram.

future, about
avenir, au sujet de l'
Zukunft, über die
   hyos.

hasty
hâtif
hastiges
   acon., alco.¹¹, ambr., anac.⁸,
   anh.⁹,¹⁰, arn., ars., atro.¹¹, aur.⁸,
   bell., bry., **camph.**, cann-i.,
   cann-s., caust.⁵, chlol., cimic.,
   cina, cocc., **HEP.**, **HYOS.**, ign.,
   kali-c.⁷, kali-p.¹', **LACH.**, lil-t.⁸,
   lyc., lyss., **MERC.**, morph.¹¹,
   mosch., nux-v., op.³, **ph-ac.**, plb.,
   sep., stann.³, **stram.**, stry.³, **thuj.**,
   verat.

heavy¹¹
pénible, ennuyeux
schwerfälliges
   aran-sc.

hesitating
hésitant
zögerndes
   absin., agar.³, agn.³, amyg.¹¹,
   arg-n.³, canth.³, carbn-s.,
   cortico.⁹,¹⁴, euphr.³, graph.³,
   kali-br., lat-m.⁹,¹⁴, laur.³, merc.,
   morph., **nux-m.**, ph-ac., **puls.**³,⁵,
   sec.³, thuj.³, vip.

incoherent
incohérent
unzusammenhängendes
   absin., aether, agar., alco.¹¹,
   amyg., **anac.**, anh.⁹, **apis**²,
   arg-n., ars., ars-s-f.¹', atro.²,¹¹,
   bapt., bell., BRY., buth-a.⁹,
   cact., calad., **camph., CANN-I.,**
   cann-s.³, carbn-s., cham., chel.,
   chlol., cimic.¹⁴, coca¹¹, coff.³,
   crot-h., cub., cupr., cycl., dulc.,
   gels., hep., hydr-ac., **HYOS.**,
   kali-bi., kali-br., kali-c., kali-p.,
   LACH., merc., merc-c.³,
   merc-meth.¹¹, **morph., nux-m.,**
   op., par., past.¹¹, **ph-ac.,**
   PHOS., plb., raja-s.¹⁴, **RHUS-T.,**
   sal-ac.¹¹, spig.³, spig-m.¹¹, **STRAM.**,
   stry.³, **sulph.**, tanac., vip., visc.,
   zinc., zinc-p.¹'

evening¹¹
soir
abends
   bell.

night
nuit
nachts
   gels., kali-bi., plb.¹

dozing, after
somme, aprés un petit
Schlummer, nach einem
   op.

epileptic attack, after¹¹
épileptique, après un accès
epileptischem Anfall, nach
   ars., plb.

perspiration, ending with[2]
transpiration, se terminant par une
Schweiß, endend mit
 cupr-a.

sleep, during
sommeil, au cours du
Schlaf, im
 cub., **gels.**, kali-bi., phos., **stram.**[2]

 asleep, on falling[11]
 s'endormant, en
 Einschlafen, beim
  kali-bi.

 waking, on
 réveil, au
 Erwachen, beim
  cact., ign., op.

inconsidérate[11]
irréfléchi
unbesonnenes
 alco., calad., mez.

interesting[11]
intéressant
fesselndes
 thea

intoxicated, as if
enivré, comme
betrunken, wie
 amyg., carb-an., **gels.**, **HYOS.**,
 lyc., meph., nat-m., **nux-v.**, vip.

irrelevant[11]
étranger au sujet
unbezüglich zum Thema
 atro.

jerks, by[6]
secousses, par
stoßweises
 agar., bov., mygal.

loud
à haute voix
lautes
 arn., ars., atro., aur., **bell.**,
 cham.[2], **hyos.**, **LACH.**[5], nux-m.,
 stram.

sleep, in[2]
dormant, en
Schlaf, im
 arn., bell., sil., spong., **sulph.**

 talking–sleep/parler–sommeil/
  Reden–Schlaf

low[6]
à basse voix
leises
 bell., **carb-an.,** nux-v., **sec.,** staph.,
 tab.

merry
gai
fröhliches
 aether[11], agar., mur-ac.

 sleep, in
 dormant, en
 Schlaf, im
  mur-ac.

monosyllabic
monosyllabique
einsilbiges
 ars., merc., meli., **nux-v., ph-ac.,**
 sul-ac., thuj.

nonsensical
absurde
unsinniges
 acon., aether, **anac.,** arg-m.[1'],
 atro., aur., **bell.,** bufo[6], calc-sil.[1'],
 camph., **cann-i.,** canth., chlf.,
 chlol., cupr.[3], **HYOS.,** kali-br.,
 lach.[3], merc., nux-m., op.[3], plb.,
 stann.[2], **stram., sulph.**[1], tub., **verat.**[2]

 springing up while asleep, on
 en se levant d'un bond étant
  endormi
 Aufspringen aus dem Schlaf, beim
  kali-c.

offensive[11]
offensant
beleidigendes
 lyss.

pathetic[2]
pathétique
pathetisches
  lyss.

phrases, in high-sounding[2]
phrases ronflantes
Phrasen, in hochklingenden
  nux-v.

prattling
bavard
Schwatzen
  acon.[2, 11], aloe, **anac.**, atro.[11],
  bell.[2, 11], **BRY.**, calad., cupr.[1'],
  cyna.[14], **HYOS.**, ign.[1'], lach.[5],
  nux-v., op., plb., **stram.**, tarax.

  morning[11]
  matin
  morgens
    BRY.

  lies naked in bed and prattles
  étendu tout nu dans son lit et
      bavarde
  liegt nackt im Bett und schwatzt
    HYOS.

  sleep, in
  dormant, en
  Schlaf, im
    nux-v.

random at night, at
parle à tord et à travers, la nuit
faselt nachts
  plb.

rapturous[11]
passionné
leidenschaftliches
  aether

repeats same thing
répète toujours les mêmes choses
wiederholt immer dasselbe
  coff-t.[11], kres.[10, 13, 14], lach.[3, 7],
  plat.[3]

respectful[11]
respectueux
ehrerbietiges
  agar.

sharp
tranchant, sarcastique
spitze, böse Zunge
  cham.[2], hyper.[2, 11]

slow
lent
langsames
  aeth.[1], agar-ph.[11], ant-c., **arg-n.**,
  ars., atro., bell., caj.[11], carb-an.,
  caust.[5], chin-s., chlf.[11], cocc., cupr.[3],
  HELL., kali-br., kali-p.[3], **LACH.**,
  lyc.[3], merc., mez.[3, 11], morph.,
  nat-c., nat-m.[5], nux-m., **op.,** petr.,
  ph-ac., phos., phys., **plb.,** rhus-t.,
  sec., sep., syph., **thuj.,** zinc.[3]

  answers–slowly/répond–lentement/
      antwortet–langsam

strange
étrange
seltsames
  aether, cham., gal-ac.

terse[11]
concis
kurz und **bündig**
  op.

threatening[11]
menaçant
drohendes
  tarent.

unintelligible
inintelligible
unverständliches
  acon., amyg.[11], ars., **BELL.**, bufo[6],
  calen.[11], euph., **HYOS.**, lyc., **merc.,**
  naja, nux-v., **ph-ac.,** plb.[11], **sec.,** sil.,
  STRAM., sul-ac.[11], tab., **verat-v.**[2]

  evening after lying down[11]
  soir, après s'être couché
  abends nach dem Hinlegen
    zinc.

midnight, before[11]
minuit, avant
Mitternacht, vor
   nux-v.

convulsions, before epileptic[6]
convulsions épileptiques, avant
Konvulsionen, vor epileptischen
   bufo

sleep, in
dormant, en
Schlaf, im
   arn., atro., cast., cham., mur-ac.

unsuitable[11]
impropre
unpassendes
   nux-v.

vexations, about old[11]
vexations, à propos d'anciennes
Ärger, über früheren
   cham.

dwells/rumine/verweilt

vexatious things, desire to say[11]
vexatoires, désire dire des choses
ärgern, möchte andere mit Worten
   mez.

violent
violent
heftiges
   bell.[11], **nat-c.**[5], stram.[1']

vivacious[2]
vif, enjoué
lebhaftes
   cann-i.[11], **HYOS., sulph.**

voice, in a shrill[6]
voix aigue, criarde, à
Stimme, mit schriller, kreischender
   cann-i., cupr., stram.[2, 6]

   low soft, in a[2]
   basse, à
   leiser, sanfter, mit
      viol-o.

wandering
passe rapidement d'un sujet à un
   autre
springt schnell von einem Gedanken
   zum anderen
   acon., aeth., agar.[2], **ambr.**[1'], **anac.,**
   arn., **ars.,** ars-s-f.[1'], **atro.**[2], aur.,
   aur-ar.[1'], **BELL., bry.,** calc., **camph.,**
   canth., cham., chin., chin-ar., cic.,
   cina, coloc., cupr., dulc., **HYOS.,**
   ign., kali-c., **kali-p.**[2], **LACH., LYC.,**
   merc., **NUX-M.,** nux-v., **op.,**
   par.[2, 4], **phos., plat.,** plb., **puls.,**
   rheum, **rhus-t.,** sabin., sec., spong.,
   STRAM., sulph., verat.

loquacity–changing/loquacité–
   passe/Geschwätzigkeit–springt
thoughts–wandering/pensées–
   vagabondes/Gedanken–
   wandernde

afternoon and especially evening[2]
après-midi et surtout le soir
nachmittags und besonders abends
   nux-v.

night
nuit
nachts
   aur., bell., bry., coloc., dig., op.,
   rheum, sep., sulph.

wild[11]
sauvage
wildes
   ars.[2], atro., camph.[2, 11], lyc., plb.,
   spig-m., **verat-v.**[2]

sleep, in[11]
dormant, en
Schlaf, im
   hyper.

SPINELESS[5]
SANS CARACTÈRE
HALTLOS, ohne Rückgrat
   am-c., bar-c., calc.

SPITTING, desire to[11]
CRACHER, désire
SPUCKEN, Drang zu
   aeth., bar-a., bell.[4], calc.[5], **cann-s.**[4], carbn-s., **coc-c.**, cupr.[4], glon., lyc.[5], merc.[5], **nux-v.**[5], rhus-t., sec., **sulph.**[5], verat.[2], verat-v.[2]

bite–spits/mordre–crache/beißen–spuckt
mania–spit/manie–cracher/Manie–anspucken
rage–spitting/rage–crachements/Raserei–spucken

morning[11]
matin
morgens
   der.

afternoon[11]
après-midi
nachmittags
   gels.

anger, from[2]
colère, par
Zorn, aus
   calc.

directions, in all[2]
côtés, de tous les
Richtungen, in alle
   lyss.

eating, after[11]
mangé, après avoir
Essen, nach dem
   der.

faces of people, in
face des gens, à la
Gesicht, den Leuten ins
   ars., **BELL.**, calc., cann-i., cann-s.[4], **cupr.**, cupr-a.[11], hyos., merc., phos., plb., **stram., verat.**

floor and licks it up, on the
plancher, puis le lèche, sur le
Fußboden und leckt es auf, auf den
   merc.

SPOILED children[5]
GÂTÉS, enfants
VERZOGENE Kinder
   am-c., bar-c., lyc., mosch.[12], op., sulph.

SPOKEN TO, averse to being ✱
PARLE, aversion qu'on lui
ANGESPROCHEN werden, will nicht
   agar., am-c., anh.[10], ant-c.[3, 6], ant-t., arn., **ars.**, ars-i., ars-s-f.[1'], aur., aur-ar.[1'], aur-s.[1'], caj., calc-sil.[1'], camph., **carbn-s., CHAM.,** con., cur.[3], cyn-d.[14], elaps, fago., **gels., graph.,** ham., hell., helon., **hipp.,** hist.[10], **hyos.,** ign., <u>IOD.</u>[1, 7], kali-p., kalm., lil-t., lyc.[1'], mag-m., myric., nat-m., **nat-s.,** nit-ac.[5], nux-v., op.[3], **ph-ac.**[1', 3, 6], plan., plat., plb.[3], puls-n., rhus-t., sep.[3], sil., sin-n.[3], staph., stram., **sulph., tarent.,** tep., teucr., verat., zinc.

absent–minded–spoken to/distrait–parle/zerstreut–spricht
anger–spoken to/colère–adresse/Zorn–angesprochen
irritability–spoken to/irritabilité–parle/Reizbarkeit–anspricht
obstinate–children–cry/opiniâtre–enfants–pleurent/eigensinnig–Kinder–weinen
quiet–wants/paix-désir/Ruhe–will
starting–spoken to/tressaille–parle/Auffahren–anspricht
weeping–spoken to/pleurer–parle/Weinen–angesprochen

morning
matin
morgens
   ars., nat-s.

agg. being, mental symptoms[3]
agg. quand on lui p., symptômes mentaux
agg. wenn er a. wird, Gemütssymptome
   plat.

alone, wants to be let
seul, désire qu'on le laisse
allein gelassen werden, will
 ant-t.[7], aur., caj., hell., helon.,
 hipp., **iod.**, lil-t., **sulph.**

*company–aversion/société–
aversion/Gesellschaft–Abneigung*

called agg. mental symptoms, being[3]
appelle, symptômes mentaux agg.
 quand on l'
ruft, Gemütssymptome agg., wenn
 man ihn
 sulph.

chill, during
frissons, pendant les
Fieberfrost, bei
 hyos.

SPYING everything[5]
ESPIONNANT tout autour de lui
SPIONIERT alles aus
 carb-v., lyc., puls., sep., verat.

inquisitive/curieux/neugierig

SQUANDERS[5]
DÉPENSIER
VERSCHWENDERISCH
 agar., alum., **bell.**, calc., caust., con.,
 hep., **MERC.**, **nux-v.**, stram., sulph.,
 syph.[7]

*avarice–squandering/avarice–
prodique/Geiz–verschwenderisch
insanity–purchases/folie–achats/
Geisteskrankheit–Einkäufe*

boasting, from[5]
ostentation, par
Prahlerei, aus
 calc., nux-v., plat., puls.

money
argent, gaspille l'
Geld, verschwendet
 verat.

order, from want of[5]
ordre, par manque d'
Ordnungssinn, aus Mangel an
 lyc., plat., sil.

STARING, thoughtless[2]
REGARD FIXE, sans réfléchir
STARREN, gedankenloses
 brom., carbn-s.[1,2], cic.[3], cench.[1'],
 HELL.[1',2], **hydr-ac.**, hyos.[1',3], **merc-c.**,
 puls., ran-b., stram.[1']

morning[2]
matin
morgens
 guaj.

STARTING, startled
TRESSAILLE, sursaute
AUFFAHREN
 acon., **agar.**[8,12], alum., ambr., ang.,
 ant-c., ant-t., apis[8], arg-m.[6], **arn.**,
 ARS., ars-h., ars-i., ars-s-f.[1'], asar.[8],
 atro.[2,11], aur-m., **bar-c.**, bar-m., **BELL.**,
 benz-ac., berb., bism., **bor.**, brom.,
 BRY., bufo, calad., **calc.**, calc-ar.[1'],
 calc-s., calc-sil.[1'], camph., cann-s.,
 CAPS., carb-ac., **carb-an.**, **carb-v.**,
 carbn-s., card-m., **caust.**, cham., chel.,
 chin.[6], chin-ar., **cic.**, cimic.[8], **cina**[2,3],
 cocc., colch.[6], **con.**, cupr., **cur.**, cypr.[8],
 ferr-i., graph., hep., hura, hydr-ac.[11],
 HYOS., hyper., **ign.**, inul., **kali-ar.**,
 kali-br., **KALI-C.**[1,7], **kali-i.**, **KALI-P.**[1,7],
 kali-s., kali-sil.[1'], **LAC-C.**, lach., led.,
 lil-t., **lyc.**, lyss.[2], **med.**, merc., mosch.[4],
 mur-ac., **NAT-AR.**, nat-c., **NAT-M.**,
 nat-p., nit-ac., nux-m., **nux-v.**, op.,
 petr., phos., phys.[6], plat., psor., ptel.,
 puls.[6], rhus-t., sabad., samb., scut.[8],
 sep., **sil.**, sol-n., spong., **STRAM.**,
 STRONT-C., stry., sul-ac., **sulph.**,
 sumb.[11], tab., **tarent.**[8], **ther.**, tub.[8],
 verat., vinc.[8], zinc.

fear–starting/peur–tressaillements/
Furcht–Auffahren
frightened/effrayé/erschreckt

daytime[11]
journée, pendant la
tagsüber
   nux-v.

morning, from sleep
matin, au réveil, le
morgens beim Erwachen
   chin-s., clem., hura[11], phos.[11],
   sabad., spong.

noon[4]
midi
mittags
   chel., hep., mag-c., nat-c., nit-ac.,
   nux-v., sep., **sil., sulph.**, zinc.[16]

sleep, in[11, 16]
dormant, en
Schlaf, im
   mag-c.[16], nat-c., nit-ac., sep., sil.,
   sulph.

afternoon
après-midi
nachmittags
   lyss.[2], nicc.[11], pall.[2], sulph.[11]

evening[11]
soir
abends
   ped., plat., **puls.**

asleep, on falling
s'endormant, en
Einschlafen, beim
   am-m., ambr., anac.[16], arn., **ARS.**,
   ars-s-f.[11], bar-c., **bell.**, bry., dulc.,
   kali-bi., lach., merc-c., nat-c.,
   plat.[4], sars., **sel.**, stront-c., **sulph.**

jerking or twitching, ceasing on
   falling asleep
secousses involontaires cessant en
   s'endormant
Zucken hört beim Einschlafen auf
   agar., hell.

sleep, in
dormant, en
Schlaf, im
   calc., kali-i., petr.[11, 16]

night
nuit
nachts
   alum., am-c., carb-v., euph., indg.,
   lyc., mag-c., mag-m.[16], merc-c.,
   morph., nat-s., nit-ac.[16], pall.[11], sil.,
   spong., staph., stram., sulph.

menses, during
menstruation, pendant la
Menses, während der
   zinc.

midnight in sleep, before[4]
minuit en dormant, avant
Mitternacht im Schlaf, vor
   alum.[11], ant-t., bism., kali-i.,
   mag-m.[4, 11], stront.

about[4, 11]
à
um
   mag-c.

after[11]
après
nach
   cast., **teucr.**

anxious
anxieusement
ängstliches
   aloe, apis, cupr.[6], hep.[4], lyc.,
   samb.[4], stront.[4], **sulph.**

downward motion, from
descendant, par mouvement
Abwärtsbewegung, durch
   bor.

bed, in
lit, au
Bett, im
   cic., hura, merc-meth.[11], tab.

while lying awake
étendu éveillé
beim Wachliegen
   anac., bry., euph.

called by name, when
appelle par son nom, quand on l'
gerufen, wenn mit Namen
  sulph.

coition, after[16]
coït, après le
Koitus, nach
  sep.

consciousness, recovering
conscience, en reprenant
Bewußtsein wiederkehrt, wenn das
  nux-m., phys.

convulsive
convulsivement
krampfhaftes
  ars., calc-p., hyos., stry.

crackling of paper, from[1']
froissement du papier, par
Knistern, Rascheln von Papier, durch
  calad.

  sensitive–noise–crackling/
  sensible–bruits–froissement/
  empfindlich–Geräusche–Papier-
  rascheln

dentition, during[6]
dentition, pendant la
Zahnung, während der
  cham.

door is opened, when a[11]
porte, à l'ouverture d'une
Tür aufgeht, wenn die
  hura, mosch., phos.

  slams, when a
  claque une, lorsqu'on
  zuschlägt, wenn eine
    calad.[1'], ox-ac.[11]

dreams, in[11]
rêves, en
Traum, im
  ant-c., petr., **puls.**, sulph.

from a dream[4]
par un rêve
durch einen
  acon., am-m., aur., bar-c., bov.,
  calc.[16], caps., carb-v., colch.,
  cor-r.[4, 11], croc., dig., **ferr-ma.**,
  indg., kali-i., **kali-n.**, led., m-arct.,
  m-aust., **mag-c., mag-s.**, mez.,
  murx., nat-c.[11], nat-s., nicc.,
  nit-ac., peti.[11], petr., puls., sars.,
  sil., staph., sulph., teucr.

easily
facilement
leichtes
  am-c., am-m., ant-t., ars-s-f.[1'],
  bar-c., bar-m.[1'], bism.[6], **BOR.,**
  bufo, calc., calc-s., **camph.,** carb-v.,
  cic., **cocc.**, helon., hura, hyper.,
  KALI-C.[1, 7], kali-i., **KALI-P.**, kali-s.,
  kali-sil.[1'], merc., mez., **NAT-C.,**
  NAT-M., NAT-P., nit-ac., nux-m.,
  nux-v., op., **PHOS.**, phys., **psor.**[7],
  sep., sil., spong., **sulph.**, sumb.,
  tab., **ther.**, verat., zinc.

eating, after[16]
mangé, après avoir
Essen, nach dem
  hep.

electric, as if
électrisé, comme s'il était
elektrisiert, wie
  agar., cann-s., euph., kiss.[11]

  shocks through the body while
    wide awake
  choc électrique alors qu'il tout à
    fait réveillé, comme un
  Schläge durch den Körper bei
    völligem Wachsein, elektrische
    euph.[11], mag-m., nat-p.

  during sleep
  en dormant
  im Schlaf
    arg-m., ars., nat-m., nux-m.

  wakening her
  réveille, qui la
  wecken sie auf
    arg-m., ars., nat-m., nux-m.

fall, on hearing anything[11]
tomber quoi que ce soit, en entendant
fallen hört, wenn er etwas
   alum.

falling, as if
tombait, comme s'il
fallen, mit dem Gefühl zu
   bell., bism., dig.[3], mez., ph-ac.[11]

feet, as if coming from the
pieds, semblant venir des
Füßen ausgehend, wie von den
   lyc.

frequently[7]
fréquemment
häufiges
   IGN.

fright, from and as from[1, 15]
frayeur, par et comme par
Schreck, durch und wie durch
   acon., alum.[1'], am-c., anac., apis,
   arn., atro.[11], bar-c., BELL., BOR.,
   bry., bufo, cact., calc-p., calen.[2],
   carb-v., carbn-s.[11], caust., chin.,
   cic., coff., coff-t.[11], con., dig.,
   euphr., HYOS., hyper., jac-c.[11],
   kali-br., KALI-C.[1, 7], KALI-P.,
   kali-s., kali-sil.[1'], kreos., lyc.,
   macro.[11], mag-c., mag-s.[11], merc.,
   merc-c., mosch., mur-ac.[11], napht.[11],
   nat-ar., NAT-C., NAT-M., nat-p.,
   NAT-S., nat-sil.[1'], NIT-AC., op.,
   phos., plb., psor., ruta[11], sabad.,
   sars., sep., sil., spong., stann.,
   staph., STRAM., stront-c., sulph.,
   verat.

hawking of others, at
graillonne, quand quelqu'un
räuspert, wenn sich jemand
   BOR.

heat, during
chaleur fébrile, pendant la
Fieberhitze, bei
   caps., cham.[6], ferr-p.[6], ign., nat-m.,
   op.

itching and biting, from[16]
prurit et morsure cutanée,
   par sensation de
Hautjucken mit Beißen, durch
   mag-c.

lying, while
étendu, étant
Liegen, beim
   lyc.

   on back
   sur le dos
   auf dem Rücken
      calc-p., mag-c., nit-ac.[16]

   right side[16]
   côte droit
   der rechten Seite
      mag-c.

menses, before
menstruation, avant la
Menses, vor den
   calc.

   during
   pendant la
   während der
      bor.[1], ign.[6], zinc.[1]

noise, from
bruits, par
Geräusche, durch
   acon.[7], aloe, alum., ant-c., apis,
   ars., asar.[14], aur., bar-a.[11], bar-c.,
   BOR., bufo, calad., calc., camph.,
   cann-s., carb-v., card-b.[11], caust.,
   chel., cic., cocc., con., cub., hipp.,
   hura, kali-ar., KALI-C.[1, 7], kali-i.,
   kali-p., kali-sil.[1'], lach., lyc., lyss.,
   mag-c., merc., med., mosch.,
   nat-ar., NAT-C., NAT-M., NAT-P.,
   NAT-S., nat-sil.[1'], nit-ac., NUX-V.,
   op., ox-ac., ptel., rhus-t., sabad.,
   sabin., SIL., spong., sulph., tab.,
   ther.[6]

pain agg.[3]
douleur agg.
Schmerz agg.
   arg-n., lyc.

   from[16]/par/durch
      sulph.

**paroxysmal
accès,** par
anfallsweise
ars., rhus-t.

palpitation, from[11]
palpitation, par
Herzklopfen, durch
dig.

perspiration, during
transpiration, pendant la
Schweiß, bei
caust., cham., sabad., samb., spong.

prick of a needle, at the
piqûre d'une aiguille, par la
Nadelstich, bei einem
calc.

recovering see consciousness

sleep, before
s'endormir, avant de
Einschlafen, vor dem
alum.

falling, on
s'endormant, en
Einschlafen, beim
aeth.[15], agar., **alum.,** alum-p.[1'],
alum-sil.[1'], am-c.[4], am-m., ambr.,
arn., **ARS.,** ars-h.[2], ars-s-f.[1', 2, 11],
arum-t.[2], bapt.[2], bar-c., **BELL.,**
bism.[3, 4], bry., **calc.**[2], **carb-an.,**
carb-v., **caust.,** chin., chin-ar.,
cina, coff., cor-r., daph., **dros.**[4],
dulc., ferr-ma.[4], **HEP.,** ign., ip.,
kali-ar., kali-bi., **kali-c.,** kali-s.,
kali-sil.[1'], kreos., **lach.,** led.[16],
LYC., mag-c., mag-m.[16], merc.,
merc-c., nat-ar., nat-c., nat-m.,
nat-p., **nat-s., nit-ac.,** nux-v., op.,
paeon., petr.[4], **phos., phys.**[2, 6],
plb., rat.[4], rhus-t.[4, 16], sars., **sel.,**
sep., **sil.,** stront-c., stry., **SULPH.,**
tab., tub., verat.[16]

as from feet[16]
comme venant des pieds
wie von den Füßen ausgehend
lyc.

during
dormant, en
Schlaf, im
acon., agn., **alum., am-c.**[2, 3],
am-m.[4], aml-ns.[2], anac.[3, 6],
ang.[3, 4], ant-c., ant-o.[11], **ant-t.**[2, 4],
apis, arg-m., arn., **ars., ars-h.,**
ars-i., ars-s-f.[1', 2], arum-t., **asaf.**[2],
atro., **aur.,** aur-m.[1'], auran.[2],
bar-c.[1'], **bell.,** benz-ac.[2], bism.,
bor.[2, 3], bov.[4], brom., bry., bufo[2],
calad., **calc.,** calc-ar.[1], calc-i.[1'],
calc-p., calc-sil.[1'], camph.,
cann-i.[2], canth., caps.[3, 4],
carb-ac.[2], carb-an.[3, 4], **carb-v.**[2, 3],
carbn-s., carl.[11], cast., **caust.,**
cham., chel.[3], **chin.**[3, 4], **cic.**[2],
cina[2, 3], **cocc.**[3, 4], **coff.**[2, 4, 7], **colch.,**
cor-r.[2], croc.[3, 4], **crot-c.,** crot-h.,
cupr., cur., cycl., **dig.**[2-4, 7],
dros.[2-4], dulc.[7], **elat.**[2], euphr.[7],
ferr-i.[2], ferr-ma.[4], **ferr-p.**[2],
gels.[2, 3], graph., **grin.**[3], guaj.,
hell.[2], **hep.**[2-4, 7], hura, **HYOS.,**
hyper., **ign.**[2-4, 11], indg.[4], inul.[2, 11],
iod., **ip.,** iris, kali-ar., kali-bi.,
kali-br.[7], **KALI-C.,** kali-i.,
kali-n.[4, 16], kali-p., **kali-s., kreos.,**
lach.[3, 4], laur., led.[4], lob-c.[11], lyc.,
m-arct.[4], m-aust.[4], mag-c., mag-m.,
mag-s.[2, 4], med.[7], **merc.,** merc-c.,
mez., **morph.,** mosch.[4], myris.[11],
nat-c., **nat-m.,** nat-p., **nat-s.**[1', 2, 4],
nicc.[4], **nit-ac.**[2-4, 7], **nux-m.,**
nux-v., op., ox-ac., petr., ph-ac.,
phos., plat.[3], plb.[3], **puls., rat.,**
rheum, rhod.[11], **rhus-t.**[2-6, 16],
ruta[3, 6], sabad.[2], sacch.[11],
samb.[3, 4, 7], sars., **sec.**[4], seneg.,
sep., sil., sol-t-ae.[11], spig.,
spong., stann., staph.[3, 4], stram.,
stront-c.[3, 4], sul-ac.[3, 4], sul-i.[1'],
sulph., tab., tarent.[2], teucr.[3, 4],
thuj., **verat.**[2-4, 16], **zinc.,** zinc-p.[1']

from
au cours du sommeil
aus dem Schlaf
  abrot., acon., aesc.¹', **agn.**, alco.¹¹,
  alum., am-c., am-m.¹⁶, anac.⁶,
  ant-c., ant-t., **apis,** arn.³, **ars.**,
  aur., aur-m., **bar-c., BELL.**,
  benz-ac., **bism., BOR.**, bov.³,
  bry., bufo³, **cact., calad.,
  calc.**³, ⁶, cann-s.³, canth.³,
  caps., carb-ac.³, carb-v., carbn-s.,
  cast., **CAUST., cham.**³, ⁶, chel.,
  chin., chin-s., cimic., **cina, cinnb.,**
  cit-v.¹¹, clem., **cocc., coff.,** colch.³,
  con., convo-d.¹¹, cor-r., cycl.,
  dig., dros., dulc.³, **euphr.,** ferr-i.,
  ferr-p.⁶, ferul.¹¹, gins., graph.,
  guaj., **hep.,** hydroph-c.¹⁰, **HYOS.,**
  hyosin.¹¹, ign., kali-bi.⁶, kali-br.⁶,
  kali-c.³, ¹¹, kali-i., **lach.**³, laur.¹¹,
  led., lup., lyc., mag-c., mag-m.,
  med., menis., merc., merc-c.,
  mez.¹⁶, mur-ac., murx., nat-ar.,
  nat-c., nat-m.³, nat-p.³, nat-sil.¹',
  nit-ac., nux-v., ol-an.⁴, op.³, ⁶,
  ph-ac., phos., plat.⁴, ¹⁶, plb., psor.⁶,
  puls., rat., ruta, sabad., sabin.³,
  samb., sang., **sars.,** scut., **sep.,
  sil.,** sol-a.¹¹, **SPONG., stram.,**
  sul-ac., **sulph., tarent., ter.**³, thea,
  thuj.¹⁶, verat.³, zinc.

comatose sleep, from⁷
comateux, au cours du sommeil
komatösem Schlaf, aus
  ant-t., hell., sec.⁴

menses, before¹⁵
menstruation, avant la
menses, vor den
  sep.

    during/pendant la/während der
      zinc.

touch, from slightest
toucher, par le moindre
Berührung, durch die leiseste
  ruta

sleepiness with⁴
somnolence avec sursauts
Schläfrigkeit mit
  ang., ant-t., **cham.**², chel., kali-i.,
  mag-c., merc., plat., **puls.**², sars.,
  seneg., **tarent**², verat.², ⁴

  afternoon¹⁶/après—midi/
    nachmittags
    sil.

sneezing of others, at
éternue, quand quelqu'un
niest, wenn jemand
  BOR.

spoken to, when
parle, quand on lui
anspricht, wenn man ihn
  aur-m.¹', carb-ac., ptel.¹¹, sulph.

  spoken to/parle/angesprochen

tossing of arms, from
gesticulant, en
Hochwerfen der Arme, Gestikulieren,
  durch
  merc.

touched, when
touché, étant
Berührung, bei
  bell., cocc., coff.⁷, **KALI-C., kali-p.,**
  kali-sil.¹', mag-c., ruta, **sil.,** stry.⁷

tremulous
tremblements, avec
Zittern, mit
  bar-c., cham., **sil.**³

trifles, at
futilités, pour des
Kleinigkeiten, durch
  arn., bor., calc., cham., **cocc.,** hura,
  lyc., **nat-c., nat-m.,** nux-m., **nux-v.,**
  petr., psor.¹, ⁷, sabad., **sil., spong.,**
  sul-ac., **sulph.,** zinc., zinc-m.¹¹

twitching
secousses, avec
Zuckungen, mit
  con.

uneasiness, from
mal à l'aise, en se sentant
Unwohlsein, durch
   mur-ac.

urinate, on beginning to¹⁶
uriner, en commençant à
Urinierens, am Beginn des
   alum.

waking, on
réveil, au
Erwachen, beim
   anac., **bell.**, **bry.**¹², chin-ar.¹', **kali-c.**, lach., led., lyc., nit-ac., pall., sul-i.

   suffocated, as if
   suffoquait, comme s'il
   erstickt, als ob er
      aur-m., **lach.**, op.

STEREOTYPES⁹
STÉRÉOTYPE (opinion toute faite, figée)
WIEDERHOLT unverändert das gleiche anh.

STRANGE things, impulse to do
ÉTRANGES, impulsion à faire des choses
SONDERBARES, Seltsames zu tun, Impuls
   arg-n.¹', cact.

   face–strange/attitude–étrange/verhält sich–seltsam
   gestures–strange/gesticule–étranges/Gebärden–seltsame

   crank⁵
   homme bizarre
   Sonderling
      bell., calc., chin.³, ⁵, hell.³, hyos., ip., **lach.**, nat-m., puls.³, ⁵, stram., verat.

   dressing, in⁵
   vêtir, dans sa façon de se
   Kleidung, in der
      hell., sil., sulph.,

   opinions and acts, in⁵
   opinions et actes, dans ses
   Meinungen und Handlungen, in seinen
      calc., sulph., verat.

everything seems
tout paraît étrange
alles erscheint sonderbar
   anac.¹', ⁶, **bar-m.**, cann-i.⁶, **cann-s.**², cic.⁷, ¹⁶, glon.³, ⁶, ⁷, ¹¹, **graph.**, kali-p., plat., plb.⁶, sep.¹', ², tub., valer.⁴

   delusions–changed/imaginations–changé/Wahnideen–verändert
   delusions–strange/imaginations–étrange/Wahnideen–sonderbar

   standing agg.¹¹
   être debout agg.
   Stehen agg.
      glon.

voices seem
voix semblent, les
Stimmen klingen sonderbar
   CANN-S.

STRANGER, sensation as if one were a
ÉTRANGER, sensation comme s'il était un
FREMDER zu sein, Gefühl, ein
   nat-m.⁷, valer.

   presence of strangers agg. *
   présence d'étrangers agg., la
   Gegenwart F. agg.
      ambr., **bar-c.**, **bry.**, bufo, caust.³, ⁶, cina¹', con., lyc., nat-m.², ³, petr., phos.³, **sep.**, **stram.**, tarent.³, ⁶, **thuj.**

*company–aversion–presence/
société–aversion–présence/
Gesellschaft–Abneigung–Anwesenheit*

child coughs at sight of strangers[1]
l'enfant tousse en présence
   d'étrangers
Kind hustet beim Anblick F.
   ambr., **ars.**, bar-c., phos.

STRENGTH increased, mental[11]
CAPACITÉS mentales sont
   augmentées, les
GEISTESKRAFT, gesteigerte
   anag., ars., camph., cann-i., clem.,
   cod., dig., eaux, ferr., hyper.[7], lach.[6],
   nep.[10, 13], op., pip-m., thea, thuj.,
   verat., visc.[9]

*activity–mental/activité–
   intellectuelle/Aktivität–geistige
agility/agilité/Beweglichkeit
ideas–abundant/idées–abondantes/
   Ideen–Reichtum*

drunkenness, more intelligent during[5]
ivresse, plus intelligent pendant l'
Trunkenheit, intelligenter bei
   calc., sulph.

**STRIKING
FRAPPER
SCHLAGEN**
   alum.[7], **arg-m.**, atro.[11], **BELL.**, bov.,
   camph., **canth.**, carb-v., **CINA**[2],
   con.[5, 6], cub., **cupr.**, der., elaps, **glon.**,
   hell., hydr., **HYOS., ign.,** kali-c.,
   kreos.[3], lil-t., **lyc., lyss.,** mosch.,
   nat-c.[1, 5], **NUX-V.**[1, 5], phos., plat.,
   plb., sieg.[10], staph., **stram.,** stront-c.,
   stry., **tarent., verat.**

*children–beat/enfants–battre/Kinder–
   schlagen
jealousy–strike/jalousie–frapper/
   Eifersucht–schlagen
rage–striking/rage–frapper/Raserei–
   Schlagen*

about him at imaginary objects
autour de lui, frappe des objets
   imaginaires
um sich nach eingebildeten Gegenständen, schlägt
   bell., canth., cupr., **hyos., kali-c.,**
   lyc., mosch., nat-c., nux-v., op.,
   phos., plat., **stram.,** stront.

   while dreaming[4]
   en rêvant
   beim Träumen
      phos.

anger, from[5]
colère, par
Zorn, im
   nat-c.

   his friends
   ses amis
   seine Freunde
      plat.[5, 7, 10], tarent.[1']

boy clawing his father's face[2]
fils griffe la figure de son père, un
Sohn zerkratzt seines Vaters Gesicht
   STRAM.

bystanders, at[11]
personnes présentes, frappe des
Umstehende, schlägt
   BELL., carbn-s., chen-a., **hyos.,** lyc.

children, in
enfants, chez les
Kindern, bei
   CHAM., chel.[11], **CINA,** lyc.[12]

convulsions, after[2]
convulsions, après
Konvulsionen, nach
   cupr.

   puerperal, after[2]
   puerpérales, après
   puerperalen, nach
      glon.

desires to push things[11]
désire pousser les choses
möchte nach Dingen stoßen
   coff-t.

to strike
frapper
schlagen
   alum.⁷, bell., bufo, carbn-s.,
   der.¹¹, elaps, hydr., **HYOS.**, lil-t.,
   nat-c., **NUX-V.**⁷, **staph.**

   evening am.¹¹
   soir am.
   abends am.
      hydr.

drunkenness, during⁵
ivresse, pendant l'
Trunkenheit, bei
   hep., hyos., nux-v., verat.

fists, with⁷
poings, avec les
Fäusten, mit
   syph.

wall, the
parois, les
Wand, die
   canth.

worm affections, in²
vermineuses, au cours d'affections
Wurmbefall, bei
   carb-v.

STRIKING HIMSELF
SE FRAPPE LUI-MEME
SCHLÄGT SICH SELBST
   ars., bell., camph., cur., plat.¹⁶,
   tarent., verat-v.

   anger–tear/colère–déchirer/Zorn–
      zerreißen
   biting–himself/mordre–soi-même/
      Beißen–sich selbst
   tears–genitals–hair–himself/
      déchire–parties génitales–cheveux–
      lui-même/zerreißt–Genitalien–
      Haaren–sich selbst

abdomen, his
ventre, son
Bauch, seinen
   bell.

chest, his
poitrine, sa
Brust, seine
   camph., verat-v.

face, his
face, sa
Gesicht, sein
   bell.

head, his
tête, sa
Kopf, seinen
   ars., stram., tarent.

knocking his head against wall and
things
se cogne la tête contre la paroi et les
choses, qui l'entourent
schlägt mit dem Kopf gegen Wand
und Dinge
   apis, ars., **BELL.**¹, ⁷, con., hyos.,
   mag-c., **MILL.**¹, ⁷, rhus-t., **TUB.**⁷

strikes her head with her hands,
her body and others¹
frappe sa tête avec ses mains, son
corps et d'autres personnes
schlägt ihren Kopf mit Händen, ihren
Körper und andere
   tarent.

STUPEFACTION, as if intoxicated
STUPÉFACTION, comme s'il avait bu
BETÄUBUNG, wie im Rausch
   absin., acet-ac., acon., act-sp.²,
   adon.⁶, aesc., aesc-g.¹¹, aeth., aether¹¹,
   agar., **ail.**³, ⁶, aloe⁶, **alum.**¹, ⁵, alum-p.¹′,
   am-c.³, ⁴, ⁶, am-m.⁴, ambr.³, ⁶,
   aml-ns.², ¹¹, amyg., anac.³, anan.,
   ang.⁴, **anh.**⁶, ⁹, ant-c.⁶, ant-t., **APIS,**
   arg-m.², ³, ⁶, arg-n., **arn.**³, ⁴, ⁶, ¹¹, **ars.**,
   ars-i., ars-s-f.¹′, arum-t.², asaf., asar.,
   asc-c.², aur.², ³, **BAPT.**, bar-c.², ³, **BELL.**,
   bism., **bov.**, bruc.⁴, **BRY.**, bufo⁶, cact.²,
   calad.¹′, **calc.**, calc-ar.¹, calc-p.², ³,
   calc-s., calc-sil.¹′, **camph.**, **cann-i.**⁶, ¹¹,
   cann-s.³, ⁶, ¹¹, caps.³, ⁴, carb-an.,
   carb-v.⁴, ⁶, carbn-h., carbn-o.¹¹,
   carbn-s., caust., cench.¹′, cham., chel.,

chin., chin-ar., chin-s., chlol.¹¹, chlor., chr-ac.², **cic.**, cina, cit-v.², clem., cob., **coc-c., COCC.**, coch.², coff.³, colch.², ¹¹, coloc., **con.**, cori-r., corn-c.¹¹, croc., **crot-h.**, crot-t.⁴, **cupr.**, cupr-a.¹¹, cupr-ar.², cur.³, cycl., cyt-l.¹¹, dig.¹¹, digin.¹¹, **dulc.**, echi.⁶, euph.³, euphr.³, ferr., ferr-ar., ferr-i., ferr-p., **gels.**, gent-l.⁴, gins.⁶, gran., graph., haem.⁶, **ham.**¹', ², **HELL.**, helon., **hep.**², ⁴, hipp.¹¹, **hydr.**², hydr-ac.¹¹, **HYOS.**, ign.³, ⁴, ind.², iod., ip., jatr., just.⁶, kali-bi.⁶, kali-br., **kali-c.**²⁻⁴, ⁶, kali-chl.⁴, kali-cy.¹¹, kali-i.³, ⁶, kali-n., kali-p., kreos., lach., lact.⁴, ¹¹, laur., led.³, ⁴, ⁶, ¹¹, ¹⁶, lil-t.³, ⁶, lob.⁶, lol.¹¹, lon.¹¹, lup.¹¹, **lyc.**, lyss.², m-aust.⁴, mag-m.¹, med.³, **meli.**², meph.³, ⁶, **merc.**³, ⁵, ¹¹, **merc-c.**, merl.², mez.³, ¹¹, mill.², ¹¹, morph.¹¹, mosch.³, ⁴, ⁶, ¹¹, mur-ac.¹¹, myris.², narcin.¹¹, nat-c., **nat-h.**, nat-m., nat-p., nat-s., nicc., nicot.¹¹, **nit-ac.**², ⁴, **nux-m.**, **NUX-V.**, ol-an.⁴, ¹¹, olnd., **OP.**, ox-ac.¹¹, par.⁴, **petr., PH-AC., PHOS.**, phel.⁴, phys., pic-ac.⁶, plan., plat., **plb.**, podo.⁶, psor., **ptel.**², ⁶, **puls.**, pyre-p.¹¹, ran-b.³, raph., rat.⁴, **rheum**, rhod., **RHUS-T.**, rhus-v., ruta¹¹, **sabad.**³, ⁴, ⁶, sabin.³, sal-ac.⁶, samb.⁴, sars., **sec.**, sel., seneg., sep., sil., sol-n.¹¹, spig., spong.³, squil., **stann.**, staph., **STRAM.**, stry.¹¹, sul-ac.⁴, ¹¹, ¹⁶, sul-i.¹', sulfa.⁹, **sulph.**, tab., tarax.³, tarent.¹¹, **ter., thuj.**, uran-n.⁶, valer., **VERAT.**, verat-v.⁶, verb., viol-t.³, vip., **visc., zinc.**, zinc-p.¹'

daytime¹¹
journée, pendant la
tagsüber
    nit-ac.

morning
matin
morgens
    acet-ac., agar., bar-c., chin., cob., graph., lyc.¹¹, nat-c.³, phos.¹¹, rhus-t.², sars., squil., **thuj.**

    am.⁶
        agar.

rising, after
levé, après s'être
Aufstehen, nach dem
    bov.¹¹, rhod., sabad., **thuj.**

waking, on
réveil, au
Erwachen, beim
    am-c.⁶, cham., chel., nat-c., phos.

11 h¹¹
    sulph.

11–18 h
    ars.

noon¹¹
midi
mittags
    zinc.

afternoon
après-midi
nachmittags
    caj.¹¹, calc., lyc., mang.¹¹, phys., **puls.**², **zinc.**¹¹

evening
soir
abends
    bov., dulc., lyc.¹¹, merl.¹¹, **sulph.**, zinc.

night
nuit
nachts
    arg-n.¹¹, bar-c.¹¹, calc., chel.¹¹, fagu.¹¹, lyss.²

    waking must rise, on
    réveille, doit se lever quand il se
    Erwachen aufstehn, muß beim
        psor.

air, in open
air, en plein
Freien, im
    cina, **nux-v.**

    am.
        agar.¹¹, bell., merc., mosch.¹¹

alternating with convulsions
alternant avec convulsions
abwechselnd mit Konvulsionen
   aur.

   delirium[7]
   délire
   Delirium
      acet-ac.

   violence
   violence
   Gewalttätigkeit
      absin.

anxiety, with[2]
anxiété, avec
Angst, mit
   anac.

chill, during
frissons, pendant les
Fieberfrost, bei
   bor., con., hell., **nux-m.**, stram.

conversation, after animated[11]
conversation animée, après une
Unterhaltung, nach angeregter
   bor.

convulsions, between
convulsions, dans l'intervalle de
Krampfanfällen, zwischen
   aur., bufo, cic., hell., hyos., lach.,
   oena., **OP., plb., sec.,** tarent.

debauchery, as after[7]
débauche, comme après une
Ausschweifung, wie nach einer
   psor.

dinner, after
déjeuner, après le
Mittagessen, nach dem
   bufo[2], coloc., nat-m., nux-v., plan.

eating, agg. after
mangé, agg. après avoir
Essen, agg. nach dem
   cocc., hyos.[16], morph.

emissions see pollutions

epistaxis, after
épistaxis, après
Nasenbluten, nach
   zinc.

exertion agg., mental
travail intellectuel agg.
Anstrengung agg., geistige
   mag-c.[11], petr., raph.[11]

head, from congestion of the[11]
tête, par congestion de la
Kopf, durch Blutandrang zum
   bell.

   with congestion of the[2]
   avec congestion de la
   mit Blutandrang zum
      kali-c.

headache, before[16]
maux de tête, avant les
Kopfschmerzen, vor
   plat.

heat, during
chaleur fébrile, pendant la
Fieberhitze, bei
   apis, camph., chin-ar.[1'], **sep.,** stram.

injury to head, after[3]
traumatisme cranien, après un
Kopfverletzung, nach
   arn., cic., con., hell.[3, 7], puls.,
   rhus-t.

knows not where he is
sait où il est, ne
weiß nicht, wo er ist
   merc., ran-b., thuj.

   unsconsciousness–dream/
   insconscience–rêve/
   Bewußtlosigkeit–Traum

loquacious[6]
loquace
geschwätzige
   kali-i., meph.

menses, during
menstruation, pendant la
Menses, während der
  lycps.², nux-m.

motion, from
mouvement, par
Bewegung, durch
  staph., thuj.

paroxysms, in¹⁶
paroxysmes, en
anfallsweise
  zinc.

perspiration, during
transpiration, pendant la
Schweiß, bei
  stram.

pollutions, after
pollutions, après
Pollutionen, nach
  caust.

reading, on
lisant, en
Lesen, beim
  lyc.

remains fixed in one spot
reste figé sur place
bleibt unbeweglich auf einem Fleck
  nux-m.

restlessness, with⁶
agitation, avec
Ruhelosigkeit, mit
  bapt., kali-i., rhus-t.

rising, on
levant, en se
Aufstehen, beim
  sil.

  am. after
  am. après s'être levé
  am. nach dem
    phos.

rouses with difficulty
se réveille avec difficulté
wacht schwer auf
  hell., lyc., OP., sel., sul-ac.

sits motionless like a statue
s'asseye, sans bouger, comme une statue
sitzt unbeweglich wie eine Statue
  hyos., stram.

sitting at table, while¹¹
assis à table, étant
Sitzen bei Tisch, im
  carb-an.

sleepiness, with⁴
somnolence, avec
Schläfrigkeit, mit
  bapt.⁶, bell., cocc., con.², euph., lach., m-arct., nux-m.⁶, nux-v., plb.², ter.⁶

smoking, from¹¹
fumer, par
Rauchen, durch
  acon.

stooping, on
baissant, en se
Bücken, beim
  calc.⁵, nicc., valer.

sun, agg. in
soleil, agg. au
Sonne, agg. in der
  nux-v.

suppressed exanthemata, from
supprimés, par suite d'exanthèmes
unterdrückte Hautausschläge, durch
  CUPR.

vertigo, during
vertige, pendant le
Schwindel, bei
  acon., aeth., agar., arn., aur., bar-c., bell., bov., calc., clem., croc.⁶, dulc., gels., gran.¹¹, graph., hell., hydr., hydr-ac., kreos., laur., mill., mosch., mur-ac., op., phos., phyt., psor., ran-b.⁶, sabin., sec., sep.⁶, sil., stann., staph., sulph., zinc.³

after[11]
après
nach
bufo

vomiting (in a chield), after[15]
vomissement (chez un enfant), après
Erbrechen, (bei einem Kind), nach
aeth.

waking, on
réveil, au
Erwachen, beim
agar.[11], am-c.[6], chel., ind.[2], nat-c.,
op.[2], phos., **psor.**[2], tarent.[11]

walking, when
marchant, en
Gehen, beim
alumn., **ARS.,** calc.[5], carb-an.[11], ip.

air, in open
air, en plein
Freien, im
ars., cina, sulph.[11]

warm room, in
chaude, en chambre
warmen Zimmer, im
merl.[11], phos.

am. when feet became warm
am. si les pieds se réchauffent
am., wenn die Füße warm
geworden sind
lach.

wine, after
vin, après avoir bu du
Wein, nach
cor-r.

writing, while
écrivant, en
Schreiben, beim
arg-n.

SUCCEEDS, never
RÉUSSIT jamais, ne
GELINGT ihm, nichts; erfolglos
am-c., asar., aur., canth., merc.[11, 16],
mur-ac., nat-c., nat-s., nux-v.

anxiety–success/anxiété–réussite/
Angst–Erfolg
confidence–self/confiance–soi/
Selbstvertrauen
delusions–fail/imaginations–rater/
Wahnideen–fehlschlagen
fear–failure/peur–échec/
Furcht–Mißerfolg
undertakes–nothing/entreprendre–
rien/unternehmen–nichts

SUGGESTIONS, will not receive
SUGGESTION, refuse toute
VORSCHLÄGE, Rat nicht annehmen,
will.
helon.

SUICIDAL disposition
SUICIDE, impulsion au
SELBSTMORD, Neigung zum
alco.[11], **alum.**[1, 5], am-c., ambr., **anac.,**
anan., anh.[10, 14], **ant-c., ant-t.,** arg-n.,
ars., asaf., **AUR.,** aur-ar.[1'], **AUR-M.,**
bell.[1, 5], buni-o.[14], **calc.,** calc-sil.[1'],
caps., carb-v., carc.[10], caust., chel.[3, 6],
chin., chin-ar., cic., **cimic.,** clem.,
crot-h., cur., der., dros., fuli.[8], gels.,
graph.[5], grat., hell., **hep.,** hipp.,
hydr-ac.[4], **hyos., ign.**[8], iod., **iodof.**[6],
kali-ar., **kali-br.,** kreos., **lac-d., lach.,**
lil-t., lyc.[1', 6], med., meli., **merc.,**
merc-aur.[6, 8], mez., morph., naja,
nat-m.[5], **NAT-S.,** nit-ac., **nux-v.,** op.[5],
orig., phos., plat., **plb., PSOR.**[1, 7],
puls., rauw.[9], reser.[14], rhus-t., rumx.,
sarr., sec., **sep.,** sil., **spig.,** staph.[5],
stram., sulph., tab., tarent., ter., thea,
thuj., thuj-l.[14], tub.[3], ust.[8], verat.,
zinc., ziz.[8]

anguish–suicide/angoisse–suicide/
qualvolle Angst–Selbstmord
anxiety–suicidal/anxiété–suicide/
Angst–Selbstmordgedanken
bed–jumps out/lit–saute hors/Bett–
springt aus
fear–alone–injure/peur–seul–de se
blesser/Furcht–Alleinsein–sich
selbst zu verletzen
fear–suicide/peur–suicide/Furcht–
Selbstmord
inconsolable–suicide/untröstlich–
Selbstmord
injure himself/se fasse du mal/Leid
anzutun
insanity–split–suicidal/folie–couper–
suicide/Geisteskrankheit–spalten–
Selbstmord
kill–herself/tuer–se suicider/töten–
sich selbst
killed/tué/getötet
loathing–life/dégoût–vie/Abscheu–
Leben
love–disappointed/chagrin d'amour/
Liebe–enttäuschte
rage–suicidal/rage–suicide/Raserei–
Selbstmord
weary of life–sight/las de la vie–vue/
Lebensüberdruß–Anblick

morning
mating
morgens
   lyc., nat-c.

evening
soir
abends
   aur., chin., dros., hep., kali-chl.,
   rhus-t., spig.

   twilight, in
   crépuscule, au
   Dämmerung, in der
      rhus-t.

night
nuit
nachts
   ant-c., **ars.**, chin., nux-v., phos.[3]

bed, in
lit, au
bett, im
   ant-c.

midnight, after
minuit, après
Mitternacht, nach
   ars., nux-v.

anger driving to suicide[4]
colère pousse au, la
Zorn treibt zum
   carb-v.

anxiety, from[16]
anxiété, par
Angst, aus
   aur., nux-v., puls.

   anxiety–suicidal/anxiété–suicide/
   Angst–Selbstmordgedanken

axe, with an
hache, avec une
Axt, mit einer
   naja

courage, but lacks
courage, mais manque de
Mut fehlt, aber der
   alum., **CHIN.**, nit-ac., **NUX-V.**,
   phos., plat., rhus-t., **sulph.**[2], tab.

delusions, from[4]
imaginations, par
Wahnideen, durch
   ars., hyos., verat.

despair, from[6]
désespoir, par
Verzweiflung, aus
   ambr., ant-c.[2], carb-v.[5,6], hyos.

   about his miserable existence[2]
   au sujet de son existence misé-
     rable
   über seine armselige Existenz
     sep.

religious[2]
religieux
religiöse
  verat.

drowning, by
noyade, par
Ertrinken, durch
  ant-c., **arg-n.**[1], **aur.**[3, 6, 7], **bell.**, dros.,
  hell., hep.[6], hyos., ign., **lach.**, nux-v.[5],
  ped.[7], **puls.**, **rhus-t.**, sec., **sil.**,
  staph.[5], sulph., verat.

love, from diappointed[2]
chagrins d'amour, par
Liebe, aus enttäuschter
  hyos.

drunkenness, during[5]
ivresse, pendant l'
Trunkenheit, bei
  ars., bell., nux-v.

fear of death, with[5]
peur de la mort, avec
Todesfurcht, mit
  alum.[2], **chin.**[5, 6], **NIT-AC.**, **plat.**[2, 5],
  rhus-t.[1'] **staph.**, tab.[11]

  s.–courage/s.–courage/S.–Mut

fear of an open window or a knife,
  with
peur quand il voit une fenêtre
  ouverte ou un couteau, avec
Furcht vor einem offenen Fenster
  oder einem Messer, mit
  arg-n., camph., chin., **merc.**

fire, to set oneself on[1']
brulant, en se
verbrennen, sich selbst zu
  hep.

fright, after[1, 16]
frayeur, après
Schreck, nach
  ars.

gassing, by[5]
gaz, par le
Gas, durch
  ars., **nux-v.**

hanging, by
pendaison, par
Erhängen, durch
  ARS.[1, 5], aur.[1'], **bell.**[1, 5], carb-v.[5],
  hell.[1'], nat-s., ter.

heat, during
chaleur fébrile, pendant la
Fieberhitze, bei
  ars., bell., nux-v., puls., rhus-t.,
  stram.

homesickness, from[3, 6]
mal du pays, par
Heimweh, aus
  caps.

hypochondriasis, by[5]
hypocondrie, par
Hypochondrie, aus
  alum., aur., calc., caust., chin., con.,
  graph., hep.[4], **nat-m.**, sep., **STAPH.**,
  sulph.

intermittent fever, during
intermittente, au cours d'une fièvre
Wechselfieber, bei
  ars., chin., lach., **spong.**, stram.,
  valer.

knife, with
couteau, par un
Messer, mit einem
  alum., **ars.**, bell., **calc.**, hyos.[5],
  merc., stram.

razur, with a
rasoir, par un
Rasiermesser, mit einem
  acon.[5], alum.[7], **stram.**[2]

  lacks courage see courage

menses, during
menstruation, pendant la
Menses, während der
  merc., sil.

music, from[1']
musique, par
Musik, durch
  nat-c.

pains, from
douleurs, par
Schmerzen, durch
AUR., bell., lach., **nux-v.**, sep.

perspiration, during
transpiration, pendant la
Schwitzen, beim
alum., **ars.**, **aur.**, aur-ar.$^{1'}$, **CALC.**, hep., **merc.**, sil., **spong.**

poison, by
empoisonnement, par
Gift, durch
ars.^{5}, **bell.**^{5}, ign.^{2}, lil-t., op.^{11}, puls.^{5}

pregnancy, during^2
grossesse, pendant la
Schwangerschaft, in der
aur.

run over, to be
accidenter par un véhicule, train, auto, en se laissant
überfahren lassen, will sich
alum.^{6}, ars.$^{5,\,6}$, aur.^{6}, kali-br.$^{3,\,6}$, lach.^{5}

sadness, from^5
tristesse, par
Schwermut, aus
alum., **AUR.**$^{2,\,5}$, calc., caust., chin., cimic.^{2}, con., graph., **hep.**^{2}, ign., med.^{2}, **merc-aur.**^{6}, naja^6, **nat-m.**, nat-s.^{6}, op.^{11}, psor.$^{2,\,11}$, ran-b.^{2}, rumx.^{2}, sep., **spig.**^{2}, **STAPH.**, sulph.

seeing blood or a knife, she has horrid thoughts of killing herself, though she abhors the idea
en voyant du sang ou un couteau a d'horribles pensées de se suicider, quoique elle ait horreur de cela
beim Anblick von Blut oder eines Messers schreckliche Selbstmordgedanken, obgleich sie den Gedanken verabscheut
alum.

cutting instruments, on
tranchants, par des instruments
scharfen Instrumenten, von
merc.

shooting, by
armes à feu, par
Erschießen, durch
alum.^{6}, anac., **ant-c.**, aur., calc.^{5}, carb-v., chin.^{5}, hep., med., nat-m.^{5}, nat-s., nux-v., op.^{5}, puls., sep.^{5}, **STAPH.**^{5}, sulph.^{5}

stabbing, by^5
poignardant, en se
Erdolchen, durch
ars., bell., calc.^{2}, nux-v.

starving, by^3
jeûnant, en
Verhungern, durch
merc.

talks always of suicide, but does not commit^7
parle toujours de s. mais ne le fait pas
spricht immer vom S., aber begeht ihn nicht
NUX-V.

thoughts
pensées de
Selbstmordgedanken
agn.$^{1'}$, alum., alum-p.$^{1'}$ alum-sil.$^{1'}$, **ant-c.**, arg-n., **AUR.**, **AUR-S.**$^{1'}$ **caps.**$^{1,\,7}$, dros., **hep.**, **ign.**, kali-ar.$^{1'}$, kali-br., lil-t., merc., naja^{14}, **NAT-S.**, prot.^{14}, **PSOR.**, puls., rhus-t., thuj., **thuj-l.**^{14}, zinc-p.$^{1'}$

drive him out of bed
poussent hors du lit, qui le treiben ihn aus dem Bett
ant-c.

throwing himself from a high
précipitant d'une hauteur, en se
Springen in die Tiefe, durch
anac., **arg-n.**, ars., **AUR.**, **BELL.**$^{1,\,5}$, camph., crot-h., gels., glon.$^{3,\,6}$, hyos.^{5}, ign.$^{3,\,5\text{-}7}$, iod.$^{3,\,6}$, iodof.$^{3,\,6}$, lach.$^{3,\,7}$, **nux-v.**, orig., sec.^{5}, sil.^{5}, staph.^{1}, stram.

windows, from
fenêtre, par la
Fenster, aus dem
   aeth., arg-n.[7], ars.[1, 7], **AUR.**,
   aur-ar.[1'], bell., camph., **carbn-s.**,
   chin., crot-c., gels., **glon., iod.**[6],
   iodof.[6], nux-v.[6], **sulph.**[2], thea,
   thuj., verat.

   from pain[1]
   par la douleur
   aus Schmerzen
      aur.

waking, on
réveil, au
Erwachen, beim
   lyc., nat-c.

walking in open air, while
marchant en plein air, en
Gehen im Freien, beim
   bell.

weeping am.
pleurer am.
Weinen am.
   phos.

SULKY
BOUDERIE
SCHMOLLEN
   agar., anac.[1'], **ANT-C.**, arn.[3], ars., aur.,
   bov., calc., canth., carb-an., carbn-s.,
   carl., **caust.**, chel., **con.**, dulc., hura,
   kali-bi.[11], kali-br., **kali-c.**, kali-n.,
   lyc.[5], mag-c., mag-m., mang., menis.[11],
   MERC.[5], mur-ac., **nux-v.**, op., petr.,
   ph-ac., **plat.**, sars., spong.[2], stann.,
   stront-c., sul-ac., sulph., zinc.

   discontented/mécontent/
   unzufrieden
   morose/morose/mürrisch
   offended/susceptible/beleidigt

afternoon[11]
après-midi
nachmittags
   cinnb.

SUMMING-UP difficult
ADDITIONNER, difficulté d'
ADDIEREN fällt schwer
   anh.[9], **sumb.**[11]

   calculating/calcul/Rechnen

SUPERSTITIOUS
SUPERSTITIEUX
ABERGLÄUBISCH
   bell.[3], **con.**, op.[3], rhus-t.[7], stram.[3], zinc.

   fear–superstitious/peur–supersti-
   tieuse/Furcht–abergläubische

SUPPRESSED or receding skin diseases
   or hemorrhoids, mental symptoms
   agg. after[3]
SUPPRIMÉES ou rentrées ou
   hémorrhoïdes, symptômes mentaux
   agg. après éruptions
UNTERDRÜCKTEN oder zurückgetretenen Hautausschlägen oder
   Hömorrhoiden, Gemütssymptome
   agg. nach
   anac., ant-c., arn., ars., bell.,
   caust.[1', 3], cupr., fl-ac., hyos., ign.,
   lach., lyc., nux-v., phos., sep., sulph.,
   verat., zinc.

   surprises, ailments see ailments–
   surprises

SUSCEPTIBLE[5]
INFLUENÇABLE
BEEINFLUSSBAR
   am-c., bar-c., calc.

SUSPICIOUS, mistrustful
SOUPÇONNEUX, méfiant
ARGWÖHNISCH, mißtrauisch
ACON., ambr., **ANAC.**$^{1,\,7}$, anan., ang., anh.$^{8,\,10}$, ant-c., apis$^{1',\,3}$, **arn.**, **ARS.**, ars-s-f.$^{1'}$, **aur.**, aur-s.$^{1'}$, **bapt.**, bar-a.^{10}, **BAR-C., bar-m., bar-s.**$^{1'}$, **bell., bor., BRY.,** bufo^{5}, **cact.**, cadm-met.^{10}, calc.^{3}, **calc-p.**, calc-s., **CANN-I.,** cann-s.^{3}, caps.$^{1'}$, carb-v.^{3}, carbn-s., canth., **CAUST., CENCH.,** cham., chin., chin-ar., **CIC., cimic.,** coca, **cocc.,** con., **crot-h., cupr., DIG.,** dros., graph., **hell., hyos.,** ign.$^{3,\,6}$, ip., **KALI-AR.,** kali-bi.$^{3,\,11}$, kali-br., **kali-p., LACH., <u>LYC.</u>**$^{1,\,7}$, **lycps.**^{2}, macro.^{11}, meli., meny., **merc.,** mez., **morph.**^{6}, mur-ac., **nat-ar., nat-c.,** nat-p., nat-s.$^{1',\,3}$, **nit-ac., nux-v., op.,** ph-ac.^{11}, **phos.,** plat.^{6}, plb., **PULS., RHUS-T.,** ruta, sanic., sarr., **SEC.,** sel., **sep.,** sil., **spig.**^{5}, **stann., staph.**$^{1,\,5}$, still.^{6}, **STRAM., sul-ac.,** sul-i., **SULPH.,** syph.^{7}, thuj., verat.$^{5,\,8}$, **verat-v.,** viol-t.

delusions–criticised–despised/
imaginations–critiquée–méprisé/
Wahnideen–kritisiert–verachtet

daytime
journée, pendant la
tagsüber
   merc.

afternoon
après-midi
nachmittags
   lach., nux-v.

15–20 h
   cench.

evening
soir
abends
   cench., **lach.**

climacteric period, during^{7}
ménopause, pendant la
Klimakterium, im
   cimic.

enemy, considering everybody his^{2}
ennemi, considère chacun comme son
Feind, betrachtet jeden als seinen
   puls.

fear of company^{4}
peur de la société
Scheu vor Gesellschaft
   ambr., bar-c., **nat-c.**

timidity–bashful–company/
pusillanimité–timide–société/
Zaghaftigkeit–schüchtern–
Gesellschaft

insulting^{4}
insultant
beleidigend
   merc.

medicine, will not take^{2}
médicaments, refuse de prendre ses
Medizin einnehmen, will keine
   cimic.

refuses/refuse/verweigert

plotting against his life, people are about the house^{11}
complotent sur sa vie, des gens sont dans sa maison qui
Anschlag auf sein Leben zu verüben, Menschen sind um das Haus, um einen
   ars.

delusions–murdered/imaginations–
assassiné/Wahnideen–ermordet

solitude, desire for^{4}
solitude, désir de
Einsamkeit, Verlangen nach
   cic., crot-t.

talking about her, people are
parlent d'elle, les gens
reden über sie, Leute
   bar-c.

delusions–laughed at/
imaginations–moqué/
Wahnideen–ausgelacht

walking, while
marchant, en
Gehen, beim
    anac.

SYMPATHY, compassion
SYMPATHIE
MITGEFÜHL, Mitleid
    alco.¹¹, am-c.³, ⁶, bell.⁵, **carc.**⁷, ⁹, ¹⁰,
    carl., **caust., cic.,** cocc.³, croc.,
    graph.³, **ign.,** iod., lach.³, ⁶, lyc., manc.,
    nat-c., nat-m., nit-ac., nuph., **nux-v.,**
    PHOS., puls., tarent.³, ⁶, ⁷, tarent-c.⁶

    anxiety–others/anxiété–autres/
        Angst–andere
    lamenting–others/se lamente–autres/
        Jammern–andere
    weeping–sympathy/pleurer–
        sympathisant/Weinen–Sympathie

    agg.³: cact., coff., hell., nat-m.,
        sabal.³, ⁷, sulph., syph.

    aversion to²
    aversion pour la
    Abneigung gegen
        arn.

    consolation/Trost

    desire for⁷
    désir de
    Verlangen nach
        PHOS.

    felt same pain his brother
        complained of²
    sympathise avec les douleurs dont
        son frère se plaint et les ressent
        même, identiques
    fühlt denselben Schmerz, über den
        sein Bruder klagte
        lyss.

TALK, anxious to t. in public⁵
PARLER, anxieux de p. en public
REDEN, ängstlich, öffentlich zu
    lach., lyc.

anticipation–stage-fright/
    anticipation–trac/Erwartungs-
    spannung–Lampenfieber
timidity–appearing/timidité–
    d'apparaître/Schüchternheit–
    Auftreten

desires to t. to someone
désire p. à quelqu'un
wünscht mit jemandem zu
    arg-m., arg-n., caust., lil-t.,
    nux-m.², petr., tarax.²

    forenoon
    matinée
    vormittags
        caust.

inapt to t. in public
incapable de p. en public
unfähig, öffentlich zu
    carb-v., petr.

indisposed to, desire to be silent,
    taciturn
non disposé à, désire être silencieux,
    taciturne
Abneigung zu, möchte schweigen,
    wortkarg
    abrot., **acon.,** aeth., aether¹¹, **agar.,**
    alco.¹¹, aloe, alum., alum-p.¹',
    alum-s., alum-sil.¹', am-c., am-m.,
    ambr., anac., anh.⁶, ¹⁰, **ant-c.,** ant-t.⁸,
    apoc.², **arg-m.,** arg-mur.¹¹, **arg-n.,**
    arn., ars., ars-s-f.¹', ars-s-r.²,
    arum-m.², **arund.²,** aster., atro.,
    AUR., aur-ar.¹', aur-s.¹' bapt.,
    bar-c., bar-m., **bell.,** berb., bism.,
    bor., bov., brom., bry., bufo,
    bufo-s.¹¹, buth-a.⁹, cact., **calc.,**
    calc-p., calc-s., calc-sil.¹', camph.,
    cann-i., cann-s., canth., **caps.,**
    carb-ac., **CARB-AN., carb-v.,**
    carbn-s., carc.⁹, carl., cast., **caust.,**
    cham., chel., **chin.,** chin-ar., chlol.³,
    cic., **cimic.,** cina, clem., **COCC.,**
    coff., colch., **coloc.,** con., cortico.¹⁴,
    cortiso.⁹, crot-c., crot-t., cupr.,
    cycl., dig., dios.², dirc., dros.¹⁶,
    euph.³, ⁶, euphr., fago., **ferr.,** ferr-ar.,
    ferr-p., fl-ac.¹', **gels.,** gent-c.¹¹,
    GLON., graph., grat., guaj., ham.¹¹,

hell., helon., hep., hera.¹¹, hipp., hist.¹⁰, hydr., hydr-ac.², hyos., ign., iod., ip., jab.¹¹, jatr., jug-r.⁷,¹¹, kali-ar., kali-bi., kali-c., kali-m.¹', kali-p., kali-s., kali-sil.¹', lac-ac.², lac-d., lach., led., lil-t., **lyc., lycps.²,** m-arct.⁴, mag-c., **mag-m.,** mag-s., manc., **mang.,** meny., **merc.**¹,⁵, mez., moly-met.¹⁴, mosch.³, **mur-ac.,** murx., myric., naja⁷,⁸, nat-ar., nat-c., **nat-m.,** nat-p., **nat-s.,** nat-sil.¹', nicc., **nit-ac.,** nux-m., **nux-v.,** ol-an., onos., op., orig.¹¹, ox-ac., oxyt., petr., **PH-AC., PHOS.,** phys.¹¹, **pic-ac.**¹¹, pip-m., **PLAT.,** plb.¹, plumbg.¹¹, ptel., **PULS.,** rheum, **rhus-t.,** sabad., sabin., sacch.¹¹, sars., sec.³, sep., sil., spig., spong., squil., **stann., staph., stram.,** stront-c., sul-ac., **SULPH.,** tab., tarax., **tarent.,** thea⁴,¹¹, **thuj.,** tong.⁴, tub.¹', ust., **VERAT.,** viol-o., viol-t., **ZINC.,** zinc-p.¹'

anger–talk/colère–parler/Zorn–
  reden
answers–aversion–monosyllable–
  refuses/répond–aversion–
  monosyllabes–refuse/antwortet–
  Abneigung–einsilbig–weigert
indifference–taciturn/indifférence–
  taciturne/Gleichgültigkeit–
  wortkarge
irritability–taciturn/irritabilité–
  taciturne/Reizbarkeit–wortkarge
loathing–speaking/dégoût–parler/
  Abscheu–Sprechen
morose–talk/morose–parler/
  mürrisch–reden
quiet–disposition/calme–
  tempérament/stilles–Wesen
reserved/réservé/zurückhaltend
sadness–talk/tristesse–parler/
  Traurigkeit–Reden

morning
matin
morgens
  cocc., hep., mag-m., nat-s., sabin., tarax.

waking, on
réveil, au
Erwachen, bei
  cocc., thuj.

walking, while
marchant, en
Gehen, beim
  sabin., thuj.

forenoon
matinée
vormittags
  aeth., hipp., nat-m.

afternoon
après-midi
nachmittags
  fago., grat., hell., mag-s., nat-ar., nat-m., sep.

13 h
  grat.

evening
soir
abends
  am-m., kali-c.¹⁶, **ph-ac., plat., ZINC.**

am.
  bism.¹⁶, clem.

air, in open
air, en plein
Freien, im
  ph-ac.⁶, plat.

alternating with jesting⁴
alternant avec plaisanterie
abwechselnd mit Spaßen
  plat.

laughing⁴
rire
Lachen
  plat.

loquacity
loquacité
Geschwätzigkeit
  bell.⁴, buth-a.¹⁰, cimic.⁷, ign.¹¹

quarrelsomeness
humeur querelleuse
Streitsucht
 con.

violent[1']
heftig
 aur-aur.

company, in[1]
société, dans la
Gesellschaft, in
 arg-m.

die, as if he would[2]
mourir, comme s'il allait
sterben würde, als ob er
 mur-ac.

eating, after
mangé, après avoir
Essen, nach dem
 aloe, arg-n., ferr-ma., mez., plb.

fright, after[2]
frayeur, après
Schreck, nach
 ign.

headache, during
mal de tête, pendant le
Kopfschmerzen, bei
 anac.[2], **coff-t.**[2], con., nat-ar., ox-ac.[2]

heat, during
chaleur fébrile, pendant la
Fieberhitze, bei
 ars.[4], bor.[4], cham., **gels.**[2], lach.[4], lyc., **nux-m.**[2], nux-v., **ph-ac.**[4], **puls., tarent.**[2]

loud
à voix forte
laut zu reden
 sil.

menses, during
menstruation, pendant la
Menses, während der
 am-c., cast., elaps, mur-ac., **senec.**

mortification, after[2]
mortification, après
Kränkung, nach
 ign.

obstinacy, from[5]
obstination, par
Eigensinn, aus
 cham.

perspiration, during
transpiration, pendant la
Schweiß, bei
 ars., bry., calc., chin., merc., mur-ac., **op.**[2]

pregnancy, during[2]
grossesse, pendant la
Schwangerschaft, in der
 verat.

sadness, in
tristesse, dans la
Traurigkeit, bei
 ARG-N.[2], **ars.**[4,5], bar-c.[4], **cact.**[6], ign.[5], mag-c.[2], nit-ac.[4], ph-ac.[5], **puls.**[2,5], stann.[2], verat.[6]

sexual excesses, after[2]
sexuels, après excès
sexuellen Exzessen, nach
 STAPH.

sickness or injuries, about[2]
maladie et d'accidents, à propos de
Krankheiten oder Verletzungen, von
 BAPT.

sits, does not move[2]
s'asseye, ne bouge pas
sitzt unbeweglich
 hep., stram.

sufferings, over his[3]
souffrances, à propos de ses propres
Leiden, über seine
 ign.

991 TALK, indisposed / PARLER / REDEN   992

waking, on[4]
réveil, au
Erwachen, beim
   anac., cocc.

walking in open air, after[16]
marche en plein air, après la
Gehen im Freien, nach
   arn.

others agg., t. of ✱
autres l'aggrave, la conversation des
anderer agg., Unterhaltung
   acon.[3,7], agar., alum., am-c.,
   ambr.[3,7], **ARS.**, aur., **cact.**,
   carb-an.[3,7], chin., **cocc.**, colch.,
   con., elaps, ferr., ferr-ar., **hell.**,
   helon.[2], **HYOS.**, **kali-c.**, kalm.,
   lyss.[2,3,7], mag-m., mang., mez.[3,7],
   nat-ar., **nat-c.**, nat-m.[3,7], **nat-s.**,
   nit-ac., **NUX-V.**, petr.[3,7],
   ph-ac.[1',3,7], rhus-t., **sep.**, sil.,
   stram., teucr., verat., **zinc.**

slow learning to
lent à apprendre à
lernt langsam sprechen
   agar., bar-c., bell.[5], bor.[1'], calc.[1',3,6],
   calc-p., caust.[3,5,6], **NAT-M.**,
   nux-m., ph-ac.[1'], phos.[7], sanic.,
   sil.[3,6], sulph.[3,6]

TALKING agg. all complaints
PARLER agg. tous ses troubles
REDEN agg. alle seine Beschwerden
   alum.[4], am-c.[4,11], **ambr.**, anac.[15],
   arg-m.[1'], arg-n.[3], arn., bor.[4], calc.[4],
   cocc., ferr., mag-c., mag-p.[3],
   stann.[4,14], **sulph.**

am., prolonged[16]
am., longtemps
am., anhaltendes
   nat-m.

conversation agg./conversation agg./
Unterhalten agg.

pleasure in his own
plaisir à s'entendre p., prend
Freude am eigenen
   nat-m., par., stram.

sleep, in
sommeil, pendant son
Schlaf, im
   acon., **ail.**[2], alum., alum-p.[1'],
   alum-sil.[1'], am-c., ambr., ant-t.,
   apis, arg-n., **arn.**, ars., aur.[4],
   bar-c., bar-m., bar-s.[1'], **BELL.**,
   brach.[2], bry., bufo, **cact.**, **calc.**[1,5],
   camph., **cann-i.**, **carb-an.**, carb-v.,
   carbn-s., cast., caste.[14], caust.,
   cham., **cina**[8], cinnb., coff., com.,
   con., cortico.[9], cupr., dig.[3,6], **gels.**[2],
   graph., **hell.**[8], **hyos.**, hyper., ign.,
   indg., kali-ar., kali-bi., **KALI-C.**,
   kali-m.[1'], kali-p., kali-s., kali-sil.[1'],
   kalm., **lac-c.**[2], **LACH.**[3], led.[2], lyc.,
   m-aust.[4], mag-c., mag-m., merc.,
   mur-ac., nat-c.[3,16], **nat-m.**, nit-ac.,
   nux-v., op., ph-ac., phos., plb.,
   podo.[3], psor.[7], **puls.**, raph., rheum[4],
   rhus-t., sabin., sel., **sep., sil.**,
   spig.[3,16], spong.[3,4,16], **stann.**,
   stram.[2], **sulph.**, thuj., tub.[1'], zinc.,
   zinc-p.[1'], zinc-t.[1']

muttering–sleep/murmure–
   dormant/Murmeln–Schlaf
speech–confused, incoherent,
   loud, merry, prattling,
   unintelligible, wild/langage–
   confus, incohérent, à haute voix,
   gai, bavard, inintelligible,
   sauvage/Sprechen–verwirrtes,
   unzusammenhängendes, lautes,
   fröhliches, Schwatzen, unver-
   ständliches, wildes

angry exclamations, with[2]
exclamations colériques, avec des
zornigen Ausrufen, mit
   cast.

anxious
anxieusement
ängstliches
   alum., graph.[16], **mag-m.**[2]

business, of
affaires, des
Geschäften, von
   com., rhus-t., sulph.

children, in
enfants, chez les
Kindern, bei
   ambr.[2], psor.[7]

comatose sl., in[4]
comateux, pendant s.
komatösem Sch., in
   nux-v., op., raph.

confess themselves loud, they[5]
se confessent à hautes voix
beichten laut
   bell., **HYOS.**, stram.

excited
excitation, avec
erregtes
   alum., cast., graph., nux-v.,
   sulph.

gentle voice, all night in a[2]
voix douce, toute la nuit d'une
sanfter Stimme, die ganze Nacht
   mit
   camph.

loud[2]
à voix forte
lautes
   arn., bell., sep., sil., spong.,
   sulph.

obstacles removed[16]
obstacles à écarter, des
Hindernisse müssen weggeräumt
   werden
   cham.

reveals secrets
révèle des secrets
enthüllt Geheimnisse
   am-c., **ars.**[1, 7]

supplicates timidly[2]
supplie timidement
fleht zaghaft
   stann.

thought when awake, what he
pensait étant éveillé, ce à quoi il
dachte, woran er beim Wachsein
   am-c.

war, of[16]
guerre, de la
Krieg, vom
   hyos.

unpleasant things agg., of
déplaisantes l'aggrave, de choses
unangenehmen Dingen agg., von
   calc., cic.[1], ign., nit-ac.[3], **teucr.**

   horrible things/choses horribles/
   schreckliche Dinge

TALKS, when **alone**[5]
PARLE, quand il est **seul**
REDET, wenn er **allein** ist
   lach., nux-v., stram.

   absent persons, with[11]
   absentes, avec des personnes
   Abwesenden, mit
      stram.

      night[11]/nuit/nachts
         dig.

   anxious about his condition[2]
   anxieux à propos de son état
   ängstlich über seinen Zustand
      NUX-V.

      wakes wife and child (in
         hypochondriasis)[2]
      réveille sa femme et son enfant
         (dans l'hypocondrie)
      weckt Frau und Kind (bei
         Hypochondrie)
         arg-n.

   dead people, with
   personnes décédées, avec des
   Verstorbenen, mit
      bell., **CALC-SIL.,** canth., hell.,
      hyos., nat-m., stram.

himself, to
soliloque
sich selbst, zu
   ant-t., apis, **aur.,** bell., calc.⁷,
   chlol., crot-h.³, **hyos.,** ign.¹', **kali-bi.,**
   lach.⁵, m-arct.⁴, mag-c.³, mag-p.,
   merc., mosch., mur-ac., nux-m.,
   nux-v.⁵, oena., op., ph-ac., plb.,
   pyrog., ran-b., rhus-t., stram., tab.,
   tarax., vip.

of his sufferings constantly³
constamment de ses souffrances
beständig von seinen Leiden
   arg-n.

only when alone⁷
seulement s'il est seul
nur, wenn er allein ist
   lach., nux-v., STRAM.

humming⁵
fredonne, chantonne
summt vor sich hin
   lyc., nux-v., staph.

listens, does not care whether
   anyone²
écoute, sans se préoccuper qui
zuhört, gleichgültig, ob jemand
   stict.

murder, fire and rats, of nothing but
meurtre, de feu et de rats, ne p.
   que de
Mord, Feuer und Ratten, nur von
   calc.

one subject, of nothing but
seul sujet, que d'un
einem Thema, nur von
   arg-n., cann-i., lyc., petr., stram.

war see battles

TASTELESSNESS in dressing⁵
MANQUE DE GOÛT dans sa toilette
GESCHMACKLOSIGKEIT in ihrer
   Kleidung
   calc., caust., hell.¹⁶, hyos.¹⁶, lyc.,
   nat-m., nux-v., sec.¹⁶, staph., stram.¹⁶,
   sulph.

TASTES everything³
GOÛTE tout
SCHMECKT, kostet alles
   bell.

TEARS things
DÉCHIRE les choses
ZERREISST Sachen
   agar.⁸, **BELL.,** camph., canth.,
   cimx.⁷, ⁸, cupr., gink-b.¹⁴, hyos.,
   ign., iod., **kali-p.,** merc., **nux-v.**¹', ⁵,
   oena.², op., phos., <u>**STRAM.**</u>¹, ⁷, sulph.,
   tarent.⁸, **verat.**

break things/briser–objets/
   zerbrechen–Sachen
destructiveness/esprit destructeur/
   Zerstörungssucht
mania–tears/manie–déchire/Manie–
   zerreißt
rage–tears/rage–déchire/Raserei–
   zerreißt

genitals, her
parties génitales, arrache ses
Genitalien, reißt an ihren
   sec.

hair, her
cheveux, s'arrache les
Haaren, reißt an ihren
   bell., lil-t., tarent.

   jealousy–tearing/jalousie–
      s'arache/Eifersucht–reißt
   mania–tears/manie–déchire/
      Manie–zerreißt

and presses her head¹
et presse la tête avec ses mains
und drückt ihren Kopf mit den
   Händen
   tarent.

himself
lui-même, se déchire
sich selbst, reißt an
   ars., bell., cur., plb., sec., **STRAM.**

   mania–tears/manie–déchire/
      Manie–zerreißt

night-dress and bedclothes²
chemise de nuit et ses couvertures,
   sa
Schlafanzug und Bettzeug
   bell., kali-p.

pillow with teeth
oreiller avec ses dents, son
Kissen mit den Zähnen, die
   phos., STRAM.

TEASING⁵
TAQUINE
NECKEN
   aran-ix.¹⁴, arn., caust., nux-v.,

TEMERITY⁵
TÉMÉRITÉ
TOLLKÜHNHEIT
   agar., arn.⁷, op., staph.

   audacity/audace/Verwegenheit
   high-spirited/fougueux/kühn

TESTAMENT, refuses to make a⁵
TESTAMENT, ne veut pas faire son
TESTAMENT zu machen, weigert
   sich, sein
   calc., hep., nat-m.

THEORIZING
THÉORIES, fait des
THEORIEN aufstellen
   ang., apis¹ʹ, arg-n., ars., aur.,
   CANN-I., chin., coff., lach.¹, ⁵, lyc.,
   op.¹¹, puls.¹, sel.¹, sep., sil., sulph.,
   verat.⁵

   fancies–exaltation/fantaisies–
      exaltation/Phantasien-hoch-
         fliegende
   plans/projets/Pläne

      evening
      soir
      abends
         chin.

   night¹ʹ
   nuit
   nachts
      chin., coff.

THINKING, aversion to
PENSER, aversion pour
DENKEN, Abneigung gegen
   act-sp.², agar., ail.², aster.², bapt.,
   berb.⁶, bry., caps., carb-v., casc.,
   chin., coca¹¹, corn-c., echi.¹, ferr.,
   ferr-p., gels., gins.¹¹, hyos., kali-n.⁶,
   lac-ac., LEC., lyc., nat-ar., nat-m.,
   petr.², PH-AC., PHOS., plan., ptel.,
   rumx., sil.², squil., stram., thea¹¹,
   verat., wies.¹¹

   work–aversion–mental/travail–intel-
      lectuel–aversion/Arbeit–Abnei-
         gung/geistige

      morning
      matin
      morgens
         kali-n.

      afternoon
      après-midi
      nachmittags
         lyc.

         after walking in open air
         après la marche en plein air
         nach dem Gehen im Freien
            arn.

      evening
      soir
      abends
         lyc.

THINKING / PENSER / DENKEN

complaints agg., of
maux agg., à ses
Beschwerden agg., an seine
   agar., **alum.**, alum-p.¹', alumn.²,
   am-c., ambr., arg-m., **arg-n.**³, ⁶, arn.,
   ars., aur., aur-ar.¹', aur-m., bad.³,
   bapt., bar-c., bry., calc., **calc-p.,
   caust.**, cham.³, ¹⁶, chin-ar., **colch.**³,
   con., dros., **gels.**, graph., **hell.**,
   helon., hura, hydr.³, iod.³, lac-c.³,
   lach., laur.³, lycps.³, mag-s.,
   MED.¹, ⁷, merc.², mosch., nat-m.,
   nit-ac., nux-m.³, **nux-v.**, olnd.,
   OX-AC., oxyt., phos., **pip-m.**,
   pip-n.³, plan.³, plb., **ran-b., sabad.**,
   sars., sep., spig., **spong.**, stann.³,
   staph., thuj., thyr.³, zinc.³

   *anger–thinking/colère–pensant/
      Zorn-Denken
   anxiety–thinking/anxiété–pensant/
      Angst–Darandenken
   confusion–thinking/confusion–
      pensant/Verwirrung–Daran-
      denken
   morose–thinking/morose–pensant/
      mürrisch–Denken
   narrating–symptoms/exposant–
      symptômes/Erzählen–Symptome
   occupation–am./occupation–am./
      Beschäftigung–am
   weeping–telling/pleurer–parlant/
      Weinen–erzählt*

   am.
      CAMPH.¹, ⁷, cic., cocc.², **hell.**,
      mag-c., pall., prun.

   constantly to his ailments⁷
   constamment à ses maux, pense
   beständig an seine Beschwerden,
      denkt
      ham.

disagreeable things agg., of³
désagréables agg., à choses
Unangenehmes agg., an
   phos.

faster than ever before, especially
   during fever¹'
plus vite que jamais, surtout pendant
   la fièvre, pense
schneller als je zuvor, besonders bei
   Fieber, denkt
   pyrog.

sad things agg., of³
tristes agg., à choses
Trauriges agg., an
   rhus-t.

THOUGHTS as if from abdomen³
PENSÉES semblent comme si elles
   venaient de son ventre, ses
GEDANKEN wie aus dem Abdomen
   thuj.

as if from stomach², ³
semblent comme si elles venaient de
   son estomac, ses
wie aus dem Magen
   acon.

automatic¹⁴
automatisme, par
automatische
   chlorpr.

business at evening in bed, of⁴
affaires le soir au lit, des
Geschäfte abends im Bett, an
   bell., cocc., sulph.

circles, move in¹¹
cercles, se remuent en
Kreise, bewegen sich im
   cann-i.

control of th. lost¹¹
contrôle de ses p., perd le
Kontrolle über seine G. verloren
   lycps., oena., puls., sulph.

   14 h ¹¹
      nux-m.

   evening¹¹
   soir
   abends
      nat-m.

chilliness, during[11]
frisson, pendant le
Frösteln, mit
  ars.

sitting and reflecting, while[11]
assis et réfléchit, pendant qu'il est
Sitzen und Nachdenken, beim
  arg-m.

undressing, while[11]
déshabillant, en se
Ausziehen, beim
  morph.

crude[11]
grossières
grobe, primitive
  camph.

death see death–thoughts

disagreeable
désagréables
unangenehme
  alum.³, **ambr.**, bar-c., benz-ac.³, ¹¹,
  calc., **chin.**⁶, ¹¹, **cocc.**⁴, ¹¹, **hep.**³, ⁶,
  kiss.¹¹, lyc., meny.¹¹, mez.¹¹, ¹⁶,
  nat-m.³, ⁶, ¹¹, nit-ac., psor.³, ⁶,
  rhus-t.¹¹, sec., sep.¹¹, sulph., thuj.³,
  verat.³

dwells/rumine/verweilt

night[11]
nuit
nachts
  ben-n.

  on waking[5]
  au réveil
  beim Erwachen
    lyc.

midnight, after[11]
minuit, après
Mitternacht, nach
  RHUS-T.

disconnected[11]
incohérentes
unzusammenhängende
  alum.³, ¹¹, am-c.³, ambr.⁶, arg-n.,
  berb.⁴, cann-i., caps.³, carbn-o.,
  chin.³, colch.², **cupr-a.,** dig., gels.²,
  lam.², ³, lyc., **nat-c.**²⁻⁴, **nux-v.**²,
  ph-ac.³, ⁴, **rhus-v.**², ¹¹, sieg.¹⁰,
  sulfa.¹⁴, sulph.³, ⁴, ¹¹, trom.², **syph.**²,
  ven-m.¹⁴, verat.⁴, viol-o.², ¹¹,
  zinc.³, ⁴, ¹¹

read, cannot²
lire, ne peut
lesen, kann nicht
  nat-c., NUX-V.

talking, when[11]
parlant, en
Reden, beim
  merc-c.
    *answers–disconnected–inco-
      herently/répond–décousue–
      incohérence/antwortet–zusam-
      menhanglos–unzusammen-
      hängend*
    *speech–incoherent/langage–inco-
      hérent/Sprechen–unzusammen-
      hängendes*

disease, of
maladie, à une
Krankheit, an eine
  alum., **ars.**¹, chel., lept., murx.,
  nat-m., nat-p., ph-ac., phos., sep.,
  sulph.

  *anxiety–health/anxiété–santé/
    Angst–Gesundheit*
  *fear–disease/peur–maladie/Furcht/
    Krankheit*

incurable, of some[11]
incurable, à une
unheilbare, an eine
  merc.

  *fear–disease–cancer–incurable/
    peur–maladie–cancer–in-
    curable/Furcht–Krankheit–
    Karzinom–unheilbar*

disgusting th. with nausea
dégoûtantes, avec nausées
abstoßende G. mit Übelkeit
  sang.

erroneous
erronées
irrtümliche
  sabad.³, verat.⁷

foolish th. in the night¹'
ridicules la nuit
alberne G. nachts
  chin.

frightful
affreuses
schreckliche
  calc., **caust.**, **iod.**², lac-c., lyss.,
  phos., phys., **plat.**², **rhus-t.**, thea,
  visc.

  evening
  soir
  abends
    caust.

  in bed
  au lit
  im Bett
    lac-c.

  night¹¹
  nuit
  nachts
    phos.

  on waking
  au réveil
  beim Erwachen
    kiss.¹¹, phys.¹¹, **visc.**

seeing blood or a knife, on
voyant du sang ou un couteau, en
Sehen von Blut oder einem Messer,
  beim
    alum.

  kill–knife/tuer–couteau/töten–
    Messer
  suicidal–seeing/suicide–en
    voyant/Selbstmord–beim
    Anblick

future, of the
avenir, au sujet de l'
Zukunft, über die
  chin-b.², cycl., iod., senec., sep.,
  spig.

anxiety–future/anxiété–avenir/
  Angst–Zukunft

himself, cannot think of anyone
  besides⁷
lui-même, ne peut penser à personne
  en dehors de
sich selbst denken, kann an nichts
  außer an
  crot-t.

selfishness/égoisme/Selbstsucht

  desire to be diverted from th. of
    himself²
  désire de s'évader de lui-même
  möchte von G. an sich selbst
    abgelenkt werden
    camph.

inconstancy see inconstany–thoughts

insane
folles
wahnsinnige
  lyss.

intrude and crowd around each other
s'intriguent et se multiplient autour
  de lui
drängen sich auf und schwirren
  durcheinander
  acon., ars., camph.², **cann-i.**,
  canth., cinnb.¹', **fl-ac.**², lach., **merc.**²,
  mur-ac., ph-ac., phos.¹⁶, **sulph.**,
  verb.²

  night¹'
  nuit
  nachts
    tub.

  closing eyes, on²
  fermant les yeux, en
  Augenschließen, beim
    spong.

reading, while[16]
lisant, en
Lesen, beim
   ph-ac.

sexual
sexuelles
sexuelle
   aloe, arund.[7], con., **graph.**, orig.[7], **phos.**, pic-ac., **plat.**, sel.[7], **staph.**

*fancies–lascivious/fantaisies–
   lascives/Phantasien–laszive
thoughts–tormenting–sexual/
   pensées–tourmentantes–
   sexuelles/Gedanken–
   quälende–sexuelle*

too weak to keep them off or to hold on to one thought[1]
trop faible pour les chasser ou de se tenir à une pensée
zu schwach, um sie abzuwehren, oder an einem Gedanken festzuhalten
   ars.

work, while at
travaillant, en
Arbeit, bei der
   mur-ac., **sulph.**

*th.–rush–working/p.–afflux–
   travaillant/G.–Andrang–Arbeit*

writing, while[2]
écrivant, en
Schreiben, beim
   lach.

monotony of
monotones
Monotonie der
   anh.[10], chlol.[11]

past, of the[11]
passé, du
Vergangenheit, an die
   cann-i., meny., nat-m.

evening[11]
soir
abends
   senec.

journeys[11]
voyages passées, de
Reisen, an frühere
   sol-t-ae.

persistent
persistantes
hartnäckige
   acon., aeth., alum., am-c., **ambr.**, anac., ang.[2], ap-g.[11], apis[5], **arg-n.**, **ars.**, ars-i., aur.[3], **bell.**[5], bry.[5], **calc.**, calc-s., **CANN-I.**, **cann-s.**[3], canth., **carb-v.**, carbn-s., caust., cham., chel., **chin.**, chin-ar., coca[3], cocc.[1',3], cupr.[3], **euphr.**[3], glon.[3], **graph.**, hell., hyos., **ign.**, **iod.**, kali-ar., kali-c., kali-i., lach.[3,5], lam., laur., lyss.[3,7], meli., merc., mez., mur-ac., **NAT-M.**, nit-ac., nux-m., **nux-v.**, olnd., op., osm., petr., **ph-ac.**, phos., phys., plat., **psor.**, **puls.**, rhus-t., sabad.[2,3], sec., sep., **sil.**[3,4], stann., **staph.**[1,5], **stram,.** sul-i.[1'], **sulph.**, tab., tarent., thea, **thuj.**, tub., **verat.**[3], verb., viol-o., visc.[14]

delusions/imaginations/Wahnideen

evening
soir
abends
   caust., graph., ign., kali-c., **nat-m.**

night
nuit
nachts
   ant-c., calc., graph., kali-ar., kali-c., petr.[16], **PULS.**[1,7], tub.

midnight, before[11]
minuit, avant
Mitternacht, vor
   graph.

at[11]
à
um
    plat.

alone
seul, quand il est
allein, wenn
    ars., kali-c., zinc.

desires, of[5]
désirs, au
Wünsche, an
    bry., ign., puls.

evil, of
mal, à un
Unheil, an ein
    lach.

*fear–evil/peur–mal/Furcht–
Unheil*

expression and words heard
  recur to his mind
expressions et des mots entendus
  reviennent à son esprit, des
Ausdrücke und Worte fallen ihm
  wieder ein, gehörte
    lam.[11], **sulph.**

garment made the previous day,
  about a
vêtement fait le jour précédent,
  à propos d'un
Kleid, an ein am Vortage
  gemachtes
    aeth.

homicide
d'homicide
Mord, an
    calc., iod., op., phos., stram.

*kill–desire/tuer–désire/Töten–
Verlangen*

humorous
humoristiques
humoristische
    nux-m.

ideas of, which first appeared in
  his dreams
d'idées qui sont apparues la première fois dans ses rêves
Ideen, an zuerst in seinen Träumen auftretende
    psor.

injury to others, of doing[2]
faire du mal aux autres, de
Böses zuzufügen, anderen
    osm.

malicious/méchant/boshaft

lying, while
couché, en étant
Liegen, beim
    caust., graph., kali-c., lac-c.

murder, fire and rats, of nothing
  but
meurtre, de feu et de rats, en pense
  que de
Mord, Feuer und Ratten, nur an
    calc.

music, in evening about
musique, le soir à propos de
Musik, abends an
    ign.

night[7]
nuit
nachts
    PULS.

song since 16 h[11]
chants depuis 16 h, de
Lied ab 16 h, an ein
    myris.

occurrences of the day at night,
  of the[11]
événements du jour la nuit, à
  propos des
Tagesereignisse, nachts an
    asim.

offended him, of persons who had[11]
offensé, des personnes qui l'ont beleidigt hatten, an Personen, die ihn
glon.

separated, mind and body are
séparé de son intellect, que son corps a été
getrennt, Geist und Körper sind
anac., sabad.[3, 7], thuj.

delusions–soul/imaginations– âme/Wahnideen–Seele

will, th. separated from[9]
volonté, p. séparée de
Willen, G. getrennt vom
anh.

unpleasant subjects, haunted by
désagréables, hanté par des sujets
unerfreulichen Dingen, verfolgt von
ambr., asar.[14], caust., **cocc.**[2], graph., kali-c., **NAT-M.**, petr.[16], rhus-t.

dwells/rumine/verweilt

on waking
au réveil
beim Erwachen
acon., bry., ign., plat., **psor.**, sil.

walking in open air am.
marchant en plein air, am. en
Gehen im Freien am.
graph.

profound
profondes
tiefe
bell., calc-ar.[11], cocc.[3], cycl., grat., kres.[10, 13], mur-ac.

future, about his
avenir, au sujet de l'
Zukunft, um die
cycl., spig.

rapid, quick
rapides
schnelle, lebhafte
acon., aesc., alco.[11], anac.[8], ang., anh.[10], bell.[8], cann-i., caj., carb-ac.[11], caust., chin.[8], cimic.[8], cob., **coff.**, colch.[3], **hyos.**, ign., kalm., lac-c.[8], **lach.**, morph.[11], onos., **op., ox-ac.**, ped.[11], phos.[3], **phys.**[8], pic-ac.[3], sabad., valer., verat., viol-o.

fever, during[2]
fièvre, pendant la
Fieber, im
cham.

repetition, of
répétition de
wiederholende, sich
mag-m.[1'], stram.

ridiculous
ridicules
lächerliche
cann-i., kali-p., **LACH., stram.**

rush, flow of[4]
afflux de
Andrang, Flut der
acon.[6], agar., alco.[11], **alum.,** ambr.[4, 6], **anac., ang.**[3, 4], **ars.**[3, 4, 11], ars-s-f.[11], **BELL.**[3, 6, 11], bor.[3, 4], **bry.**[3, 4, 11], caj.[11], calad.[3], **calc.**[4, 6], camph.[5], cann-i.[11], cann-s.[6], canth.[1', 3, 4], caust., **chin.**[3, 4, 6, 11], cimic.[14], coca[11], cocc.[3, 4], **COFF.**[3, 4, 6, 11], coff-t.[11], coloc., con., croc.[3], cycl.[1'], der.[11], eupi.[11], fl-ac.[3], **glon.**[2, 11], **graph.,** hep.[4, 6], hyos., **ign.**[3], **kali-c.,** kali-n., lac-c.[3, 6], **LACH.**[3, 4, 6, 11], lyc.[4, 11], **m-arct.,** meph.[6], merc.[5, 11], morph.[11], nat-m.[6], nitro-o.[11], nux-m.[3], **nux-v.**[3, 4], olnd.[3, 4], **op.**[3, 4, 11], orig.[11], **ph-ac.**[4-6], **PHOS.**[3, 4, 6, 11], plat., ptel.[3], **puls.**[2-4, 6], **rhus-t.**[3-5], **sabad.**[3, 4], sep.[4, 5], **sil.**[4, 11], spig.[3], spong., staph.[3-5], **sulph.**[4, 5, 11], tab.[11], ter.[11], teucr.[3], thea.[11], **VALER.**[3, 6, 11], verat.[3], verb.[3, 4], viol-o.[3, 4], viol-t.[3, 4], zinc.

THOUGHTS, rush / PENSÉES / GEDANKEN

day and night[4]
journée et nuit
Tag und Nacht
   ambr., caust.

morning[4]
matin
morgens
   canth., con., nux-v.

   in bed[4]
   au lit
   im Bett
      chin.

   after rising[11]
   après s'être levé
   nach dem Aufstehen
      nux-v.

afternoon
après-midi
nachmittags
   anac.[4], ang.[4, 11]

   17 h[11]
      sol-t-ae.

evening[4]
soir
abends
   anac., chin., nux-v.[5], phos., **puls.**[2]

   in bed[4]
   au lit
   im Bett
      agar., **bry., calc.,** caust., **chin.,** cocc., **graph., kali-c.,** lyc., **nux-v., puls.,** rhus-t., sabad., **sil.,** staph., **sulph.,** viol-t.

night[4]
nuit
nachts
   agar., aloe[11], bor., **bry., calc.**[4, 6], **chin.**[4, 6, 11], chin-ar.[1'], coca[11], coff.[1'] colch.[11], con., **graph.,** hep.[4, 6], hyos., **kali-c.,** kali-n., **lach., m-arct.,** nat-m.[6], **nux-v., op.,** ph-ac., plat., **puls.**[4, 11], sep.[4, 11], **sil.**[2, 4], spong., **sulph.,** tab.[11], zinc.

air am., open[4]
air am., plein
Luft am. frische
   coff.

alone, when[4]
seul, en étant
allein, wenn
   ars.

   th.–persistent–alone/p.–persistantes–seul/G.–hartnäckige–allein

business accomplished, evening of[11]
affaires, le soir sur l'accomplissement des
Geschäften, abends von erledigten
   sulph.

drunkenness, as in[4]
ivresse, comme dans l'
Trunkenheit, wie in
   valer.

partial sleep, in[11]
demi sommeil, au cours d'un
Halbschlaf, im
   hyos.

reading, while[4]
lisant, en
Lesen, beim
   coff., olnd.[5], ph-ac.

sleeplessness from[4]
insomnie par
Schlaflosigkeit durch
   agar., bor., bry., calc., caust., **chin.,** cocc., coloc., **graph.,** hep., kali-c., kali-n., **lyc., nux-v., op.,** plat., **puls.,** sabad., **sep., sil.,** staph., sulph., viol-t.

waking, on[4]
réveil, au
Erwachen, beim
   bor., chin., **m-arct.,** ph-ac., plat., sil.

walking in open air, on[4]
marchant en plein air, en
Gehen im Freien, beim
   ant-c., sulph.

working, during[4]
travaillant, en
Arbeiten, beim
   ang., mur-ac., olnd.

   th.–intrude–work/p.–s'intriguent–travaillant/G.–drängen–Arbeit

sexual[4]
sexuelles
sexuelle
   ambr., aster.[2], bell., calc., **con.**[2, 4], cyna.[14], **hyper.**[2], **kali-br.**[2], nat-c., plat.[6], **sel.**[4, 6, 14], sep., sil., **stram.**, sulph.[6], **ust.**[2, 6]

day and night[4]
journée et nuit
Tag und Nacht
   chin., dig.

impotency, with[6, 14]
impotence, avec
Impotenz, mit
   sel.

masturbation, with[6]
masturbation, avec
Masturbation, mit
   ust.

stagnation of[4]
stagnation de
Stillstand der
   cann-s.[2, 4, 11], chin.[4, 11], hyos.[11], iod., lyc.[4, 11, 16], m-arct., ph-ac., seneg.[11], sulph., thuj.

   evening[11]
   soir
   abends
      rumx.

strange
étranges
seltsame
   arg-n.[3], calc.[5], canth.[2], **lyss.**[2], **stram.**[2], sulph.[5], verat.[5]

pregnancy, in[2]
grossesse, pendant la
Schwangerschaft, in der
   lyss., stram.

thoughtful
plein de
gedankenvoll
   acon., alco.[11], aloe[11], alum.[11], am-m., arn., bar-c., bart.[11], bell., bor.[11], brom., calc., cann-s., canth., **carb-an.**, cham., chin., cic., clem., **cocc.**, cycl., euph., euphr., grat., **hep.**[5], hyos., **ign.**, ip., kali-n.[11], **lach.**, lyc., mag-m., manc., mang., mez., nat-c., nit-ac., nux-v., **phos.**, plan.[11], plb., **puls.**[5], ran-b., rhus-t., sabad., **sep.**, spig., **staph.**, stront-c., **sulph.**[1, 5], thea, thuj., til., viol-o.

   meditation/méditation/Meditation

   afternoon[11]
   après-midi
   nachmittags
      hell., mang.

   evening[11]
   soir
   abends
      senec.

   all night[11]
   toute la nuit
   die ganze Nacht
      op.

   eating, after[11]
   mangé, après avoir
   Essen, nach dem
      aloe

   cold wet weather, in[11]
   froids et humides, pendant les temps
   feuchtkaltem Wetter, bei
      aloe

THOUGHTS, thoughtful / PENSÉES / GEDANKEN

errors of others, about the[11]
erreurs commis par les autres,
à propos des
Irrtümer anderer, über
cic.

tormenting
tourmentantes
quälende
acon.[2], alum., am-c., ant-c., arg-n., **ars.**, astra-e.[14], calc-s.[1'], carbn-s.[1'], **caust.**, con., graph.[4], guat.[14], lac-ac., lac-c., **lach.**, **lyc.**, mez., **NAT-M.**, **nit-ac.**, nitro-o.[11], phos., **rhus-t.**, sep., sul-i.[1'], **sulph.**, thea

anxiety–conscience/anxiété–conscience/Angst–Gewissenangst
remorse/remords/Gewissensnot

evening
soir
abends
caust., graph., kali-c.

night
nuit
nachts
ant-c., arg-n.[1'], kali-ar.[1'], kali-c., tub.[1']

past disagreeable events, about[16]
passés désagréables, aux
événements
vergangene unangenehme
Ereignisse, an
am-c., spong.

dwells/rumine/verweilt

sexual
sexuelles
sexuelle
aq-mar.[14], con., graph., **staph.**

fancies–lascivious/fantaisies–lascives/Phantasien–laszive
th.–intrude–sexual/p.–s'intriguent–sexuelles/
G.–drängen–sexuelle

two trains of thought
deux sortes de
zwei entgegengesetzte Gedankenrichtungen
anac., lyss., paro-i.[14], **sil.**[5]

antagonism/opposition/
Widerstreit
will–contradiction/volonté–contradiction/Wille–widersprüchiger
will–two/volonté–deux/Wille–zwei

unpleasant see dwells

vacancy of[11]
vide de
Leere der
chlol., **gels.**[2, 11], lyc.[4], oena., phos.[16]

vagueness of[11]
vagues
Unbestimmtheit der
iod., nitro-o., sulph.

vanishing of
disparaissent, qui; s'évanouissent
Schwinden der
am-c.[3], **ambr.**[1', 6], **anac.**, anh.[9, 10], ant-t.[4], apis, apoc., ars-s-f.[1', 2], **asar.**, bapt., bell., berb.[4], bor., **bry.**, **calc.**, calc-s., **camph.**, **cann-i.**, **cann-s.**, canth., carb-an., cham., **chel.**[1], chin.[3], cic., coff., croc.[3], cupr., euon., **gels.**, guaj., hell., hep., iod., ip.[3], kali-bi., kali-c., kali-p., kreos., lac-c., **lach.**, laur., **lyc.**, lycps.[11], **manc.**, med., **merc.**, **mez., nat-m., nit-ac., NUX-M.,** nux-v., ol-an., op., ph-ac., pic-ac.[8], plan., **psor., puls.**, ran-b., ran-s.[3, 11], rhod., rhus-t., rob.[2], saroth.[10, 14], stann.[16], staph., stram.[2], sulph., **tab.**[6], verat.[3], viol-o., viol-t.[3], zinc., zinc-p.[1']

morning
matin
morgens
ph-ac.

chill, during
frissons, pendant les
Fieberfrost, bei
   bell., bry., lach., rhus-t.

closing eyes, on²
fermant les yeux, en
Augenschließen, beim
   ther.

company, in¹'
société, en
Gesellschaft, in
   ambr.

exertion, on¹¹
travail, par
Anstrengung, bei
   nit-ac.

headache, during
maux de tête, pendant les
Kopfschmerzen, bei
   bell.

interrupted, when
interrompu, quand il est
unterbrochen, wenn
   berb., **staph.**⁵

ideas–deficiency–interruption/
idées–déficience–interruption/
Ideen–Mangel–Unterbrechung

menses, before²
menstruation, avant la
Menses, vor den
   nux-m.

mental exertion, on
intellectuel, en travail
geistiger Anstrengung, bei
   asar., canth., caust., cham.,
   euon.¹¹, **gels.,** hep., mez., nat-m.,
   nit-ac., olnd., ran-b., staph.

overlifting, after
soulever quelque chose, après
   l'effort de
Überheben, nach
   psor.

periodically⁷
périodiquement
periodisches
   chin.

reading, on
lisant, en
Lesen, beim
   bry., **cann-i., lach., NUX-M.**¹, ⁷,
   ph-ac.

memory–weakness–read/
mémoire–faiblesse–lu/
Gedächtnisschwäche–gelesen

speaking, while
parlant, en
Reden, beim
   cann-i., lach., med.¹', **mez.,**
   NUX-M.¹, ⁷, staph., **thuj.,** viol-o.²

memory–weakness expressing–
say/mémoire–faiblesse–
exprimer–dire/Gedächtnis-
schwäche–auszudrücken–sagen

spoken to, when
parle, quand on lui
anspricht, wenn man ihn
   sep.

standing, while
debout, en étant
Stehen, beim
   rhus-t.

stooping, on rising from¹⁶
position penchée en avant,
   lorsqu'il se relève de la
Bücken, beim Aufrichten vom
   ars.

turning head, on¹⁶
tournant le tête, en
Drehen des Kopfes, beim
   rhus-t.

work, at
travaillant, en
Arbeit, bei der
   asar.⁶, hep.¹¹

writing, while
écrivant, en
Schreiben, beim
cann-i., lach., NUX-M.[1, 7], rhus-t.

*memory–weakness–write/
mémoire–faiblesse–écrire/
Gedächtnisschwäche–schreiben*

**wandering
vagabondes
wandernde,** abschweifende
acon., alco.[11], all-s., **aloe,** am-c.,
ambr.[6], anac., ang., anth., apoc.,
arn., ars-i.[1'], atro., **bapt.,** bell.,
cann-i., cann-s., carbn-s.[11], caust.,
chin-s.[4], chlol., cic., colch., coloc.,
corn., crot-h., cupr., dig., dulc.[3],
ery-a.[11], ferr., glon., **graph.,**
hyos.[6, 8], ign., iod., kali-br., lach.,
lyc., lycps.[11], manc., merc., merc-c.,
naja, nat-c., nat-m., nat-p., nicot.[11],
nit-ac., olnd., op., peti.[11], ph-ac.,
phos.[3], phys., pic-ac., plb., plect.,
puls., rauw.[9], sanic., sol-m.[11],
staph., sul-i.[11], tab., thuj.[3], valer.,
viol-o., yuc.[11], **zinc.,** zinc-p.[1']

*concentration–difficult/concen-
tration–difficile/Konzentration-
schwierige
speech–wandering/langage–passe/
Sprechen–springt*

morning[11]
matin
morgens
   mit.

afternoon[11]
après-midi
nachmittags
   ang., atro.

evening[11]
soir
abends
   caust.

night
nuit
nachts
   bell.

listening, while[11]
écoutant, en
Zuhören, beim
   sol-t-ae.

menses, during
menstruation, pendant la
Menses, während der
   calc.

studying, while
étudiant, en
Lernen, beim
   ham., phys.,

*concentration–studying/concen-
tration–étudiant/Konzen-
tration–Lernen*

talking, while
parlant, en
Reden, beim
   merc-c.

work, at[11]
travaillant, en
Arbeit, bei der
   sol-t-ae.

writing, while
écrivant, en
Schreiben, beim
   iris, **NUX-M.**[1, 7]

**THREATENING
MENAÇANT
DROHT**
   agar.[4, 11], **hep., stram., TARENT.,
   tub.**[7], valer.[11]

*insanity–threatens/folie–menace/
Geisteskrankheit–droht*

destroy, threatens to[2]
détruir, menace de
zerstören, zu
   tarent.

kill, threatens to
tuer, menace de
töten, zu
    hep.[7], **tarent.**[2, 7]

kill–desire/tuer–désire/töten–
    Verlangen

THROWS things away
JETTE les objets
WIRFT Gegenstände weg
    acon.[1'], ars., bry., camph., cham.,
    cina, coff., coloc., dulc., **kreos.,**
    lyss.[11], prot.[14], **STAPH.,** stram.[2],
    tarent., thea, tub.[3]

anger–throws/colère–jette/
    Zorn–wirft
fire–throws/incendier–jette/
    Feuer–wirft

morning
matin
morgens
    dulc., **STAPH.**

persons, at
personnes, à des
Personen, nach
    agar., bell., lil-t.[1'], lyss.[11], tub.[7]

offend, who
offensent, qui l'
beleidigen, die ihn
    STAPH.[1, 7]

THUNDERSTORM, mind symptoms
    before ✱
ORAGES, symptômes mentaux avant
    les
GEWITTER, Gemütssymptome vor
    bry., hyper., **nat-c.**[6], nat-m.[6], petr.[6],
    RHOD., zinc.[2, 6]

fear–thunderstorm/peur–orage/
    Furcht–Gewitter

during, mind symptoms
pendant les, symptômes mentaux
bei, Gemütssymptome
    bor.[3], bry., caust., lach., nat-c.,
    nat-m., nit-ac., petr., **phos., rhod.,**
    sep., **sil.**

anxiety–thunderstorm/anxiété–
    orage/Angst–Gewitter

am.[7]
sep.

loves[9]
aime les
liebt
    carc.

TIME, fritters away his
TEMPS, gaspille son
ZEIT, vertrödelt die
    bor.[4], cocc., crot-t.[4], lach.[4], **nat-c.**[4, 5],
    nat-m.[4], nux-v., stann.[4, 5], staph.[5],
    sulph.[4-6], tab.[5]

ennui/ennui/Langweile

passes too slowly, appears longer
passe trop lentement et paraît long,
    le
vergeht zu langsam, erscheint länger
    aloe, **alum., ambr.**[3, 6, 8], **anh.**[8-10],
    arg-n., bar-c., camph., **CANN-I.,**
    cann-s., cench., cere-b.[11], con., dirc.
    GLON., hep.[5], lach., lyc., mag-m.,
    med., merc., nat-c, **nux-m., nux-v.,**
    onos., pall., petr., plb.

delusions–time–exageration/
    imaginations–temps–long/
    Wahnideen–Zeit–länger
mistakes–time/erreurs–temps/
    Fehler–Zeit

night[11]
nuit
nachts
    nux-v.

ages, a few seconds seem
siècles, quelques secondes
   paraissent des
Ewigkeit, Minuten erscheinen als
   cann-i.

passes too quickly, appears shorter
passe beaucoup trop vite et paraît
   trop court
vergeht zu schnell, eilt zu sehr
   anh.[9, 10], atro., coca, **COCC.**, elaps,
   op., psil.[14], sieg.[10], sulph., **ther.**,
   thuj., visc.[9]

delusions–time–earlier/
   imaginations–temps–avancé/
   Wahnideen–Zeit–vorgerückt
hurry/hâte/Hast

TIMIDITY
TIMIDITÉ
SCHÜCHTERNHEIT
acon., aloe, **alum.**, alum-p.[1'],
alum-sil.[1'], **alumn.**[11], am-c.,
am-caust.[11, 12], **am-m.**, ambr., anac.,
ang., arg-n.[3], arn., **ars.**, ars-i.,
ars-s-f.[1'], **aur.**, aur-ar.[1'], aur-i.[1'], aur-s.[1'],
BAR-C., bar-i.[1'], bar-m.[1'], bell., **bor.**,
bry., **CALC.**, calc-ar.[1'], **CALC-S.**,
calc-sil.[1', 8], canth., carb-an., **carb-v.**,
carbn-s., carc.[9], carl.[11], **caust., chin.**,
chin-ar., **coca**, cocc., coff., **con.**,
cortico.[9, 10, 14], croc., **crot-h.**[1, 7], **cupr.**,
daph., dat-m.[12], **GELS.**, graph., hyos.,
ign., iod., ip., **kali-ar.**, kali-bi.[11],
kali-br., **KALI-C.**, kali-n., **kali-p.**[1, 7],
kali-s., kali-sil.[1'], laur., lil-t., **LYC.**,
mag-c., manc., meli.[8, 12], **merc.**,
mur-ac., naja[14], **nat-ar., NAT-C.,
nat-m.**, nat-p., nit-ac., **nux-v.**, op.,
PETR., PHOS., plat., **PLB., PULS.**[1, 7],
ran-b., **rhus-t.**, sec., **SEP., SIL.**[1, 7],
spig., **spong.**, staph., **stram.**, sul-ac.,
sul-i.[1'], **SULPH.**, tab., verat., verb.[3],
zinc., zinc-p.[1']

confidence–want/confiance–soi–
   manque/Selbstvertrauen–Mangel
irresolution/hésitation/Unentschlos–
   senheit

daytime
journée, pendant la
tagsüber
   carb-an., nat-m., pip-m.[11], verb.

9 h[11]
   carl.

afternoon
après-midi
nachmittags
   carb-an., con., ferr-p.[11], ran-b.

twilight, in the[5]
crépuscule, au
Dämmerung, in der
   phos.

evening[11]
soir
abends
   nat-c.

going to bed, about
allant au lit, en
Zubettgehen, beim
   acon., ars., bapt., camph.,
   cann-i., **caust.**, cench., lach., lyc.,
   nat-c., squil.

bed, in
lit, au
Bett, im
   kali-c.

night
nuit
nachts
   caust., kali-c., RHUS-T.

alternating with anger[4]
alternant avec colère
abwechselnd mit Zorn
   zinc.

assurance
audace
Sicherheit
   alum.

exaltation[4]
exaltation
Überspanntheit
   petr., sul-ac.

hope[4]
espoir
Hoffnung
   kali-c.

irritability[4]
irritabilité
Reizbarkeit
   zinc.

quarrelsomeness[4]
humeur querelleuse
Streitsucht
   ran-b.

sadness[4]
tristesse
Traurigkeit
   zinc.

vexation[4]
contrariété
Ärger
   ran-b., zinc.

alone, when[1']
seul, en étant
allein, wenn
   sil.

appearing in public, about
d'apparaître en public
Auftreten in der Öffentlichkeit, beim
   aeth.[7], **AMBR.**[7], **carb-v., GELS., PLB.**[1,7], **SIL.**

ailments–anticipation/troubles–anticipation/Beschwerden–Erwartungsspannung

talk in public, to[7]
parler en public, de
sprechen, öffentlich zu
   cupr., lach.[5], lyc.[5,7], sil.

but capable to[16]
mais il en est capable
aber fähig dazu
   lyc.

anticipation–stage–fright/ anticipation–trac/Erwartungsspannung–Lampenfieber

awkward, and[5]
maladroit, et
ungeschickt, und
   ambr.[6], calc., carb-v., nat-c., nat-m., nux-v., puls., sil., sulph.

bashful
pudique
schamhaft
   aloe, **ambr.,** anac., arg-n., ars-s-f.[1'], aur., **bar-c.,** bar-s.[1'], bell., **calc.,** calc-s.[1'], calc-sil.[1'], **carb-an.,** carb-v., **chin., COCA,** coff., con., **cupr.,** hyos., **ign.,** iod., kali-bi., **kali-p.**[1,7], manc., mang., merc., mez., **nat-c.,** nat-p.[1'], nit-ac., nux-v., petr., phos., **PULS.,** staph.[12], **stram.,** sulph., tab., tarent.[2], zinc.[1]

business, in transacting[11]
affaires, dans les
Geschäftsabschlüssen, bei
   op.

company, in[5]
société, en
Gesellschaft, in
   ambr., carb-v., chin., cortico.[9,14], ph-ac., staph.

delirium, during
délire, pendant le
Delirium, im
   dat-m.[11], **STRAM.**[2]

fright, after[11]
frayeur, après
Schreck, nach
   acon.

TORMENTS those about him
TOURMENTE ceux qui l'entourent
QUÄLT seine Umgebung
   alumn.², **CALC.**², lach.¹¹

   day and night²
   journée et nuit
   Tag und Nacht
      CALC.

   everyone with his complaints
   chacun par ses ennuis
   jeden mit seinen Beschwerden
      psor.⁷, **ZINC.**

   himself³
   lui-même, se t.
   sich selbst
      acon., ars., bell., **lil-t.**, nat-m.¹¹, plb., tarent., tub.

TORPOR
TORPEUR
TORPOR, Erstarrung
   ammc.², apis, berb., **cic., crot-h.,** cupr.², **gels., hyos.², iod.²,** kali-bi.¹¹, kali-br., lepi.¹¹, lob.¹¹, **lyc., mag-m.²,** merc-c.², **NAT-M., NUX-M., OP., plb.,** polyg-h.², **puls.²,** sang., **stram.,** vip.¹¹

TOUCH everything, impelled to
TOUCHER à tout, envie de
ANFASSEN, muß alles
   bell.², ³, ⁸, ¹¹, ¹⁶, hyos.¹¹, lycps., **merc.⁵,** sulph.⁸, **thuj.⁸**

   children, in⁷
   enfants, chez les
   Kindern, bei
      cina

does not know if objects are really until she has touched them²
ne croit pas à la réalité des objets jusqu'à ce qu'il les a touché
erkennt nicht, ob Gegenstände wirklich sind, bis sie diese angefaßt hat
   sulph.

TOUCHED, aversion to being ✱
TOUCHÉ, aversion d'être
ANGEFASST werden, will nicht
   acon., agar., **ANT-C., ant-t., ARN.**¹, ⁷, ars., asar.¹⁴, **bell., bry.,** calc., camph., **CHAM., chin., cina,** cocc., coff.¹, colch., con.³, cupr., gels.⁶, hell.¹′, ign.³, iod., **KALI-C., kali-i., lach.,** lachn.¹¹, lyc.³, mag-c., **med.,** merc., mez., nux-m.¹¹, nux-v., plb., sanic., **sil.,** stram., **TARENT., thuj.,** verat.

   anger–touched/colère–touche/Zorn–Berührung
   fear–approaching–touched/peur–approché–touche/Furcht–Annäherung–berührt
   fear–touch/peur–touché/Furcht–Berührung
   insanity–touched/folie–touché/Geisteskrankheit–berührt
   rage–touch/rage–touche/Raserei–Berührung
   shrieking–children–touched/criant–enfants–touchés/Schreien–Kinder–Berührung
   starting–touched/tressaille–touché/Auffahren–Berührung
   weeping–touched/pleurer–touche/Weinen–Berührung

   caressed, aversion to being
   caressé, aversion d'être
   Zärtlichkeiten, Abneigung gegen
      cina, nit-ac.¹⁶

   ticklishness
   chatouilleux
   kitzlig
      KALI-C.⁷, solin.¹², zinc.¹¹

TRANCE
TRANCE, état de
TRANCEZUSTAND
camph.³, kerol.¹¹, **LACH.**², op.³, ter.¹¹

*unconsciousness–trance/
inconscience–trance/Bewußtlosig-
keit–Trancezustand*

alternating with spasms every
  summer²
alternant avec des spasmes chaque
  été
abwechselnd mit Krämpfen jeden
  Sommer
  stram.

plays on piano with closed eyes,
  writes letters in an acquired
  language²
joue du piano les yeux fermés et
  écrit des lettres dans une langue
  apprise
spielt Klavier mit geschlossenen
  Augen, schreibt Briefe in einer
  erlernten Sprache
  camph.

TRANQUILLITY, serenity, calmness
ATARAXIE, tranquillité
SEELENRUHE, Gelassenheit
  aesc., aether¹¹, alco.¹¹, aloe, apis³,
  arg-m., arn., **ars.,** aur., bell., caps.,
  caust., cere-b.¹¹, **cham., chel., chin.,**
  chin-s., chlor., **cic.,** clem., coca,
  cocc., **coff.,** croc., cycl., dros., euph.,
  ferr., ferr-ar., fl-ac., gins., gran.,
  ham.², ⁶, **hell.**³, hydr-ac., **hyos.,** ign.,
  ip., kali-br., lach., laur., led., lil-t., lyc.,
  lyss.¹¹, mag-s., manc., meny., merl.,
  mez., mosch., mur-ac., naja, nat-c.,
  nat-m., nat-p., onop.¹⁴, **OP.**¹, paro-i.¹⁴,
  petr., **PH-AC.,** phos., **plat.,** plb., psil.¹⁴,
  seneg., **SEP.**³, sil., spig., stann., staph.,
  sul-ac.¹⁶, sulph.³, tarax., tell., thyr.¹⁴,
  tus-fr.¹¹, verat., viol-t., zinc.

*quiet–disposition/calme-
tempérament/stilles–Wesen*

morning on waking
matin au réveil
morgens beim Erwachen
  chel., manc.

forenoon²
matinée
vormittags
  aeth.

anger, after
colère, après
Zorn, nach
  ip.

haemoptysis, haemorrhages, in²
hémoptysies, d'hémorrhagies, très
  calme au cours d'
Haemoptyse, Haemorrhagien, bei
  ham.

incomprehensible
incompréhensible
unverständliche
  morph.

reconciled to fate¹¹
réconcilié avec son sort
versöhnt mit dem Schicksal
  aloe, cham.

stool, after
défécation, après la
Stuhlgang, nach dem
  bor.

TRAUMATA, mental⁷
TRAUMATISMES moraux
ERSCHUTTERUNGEN, seelische
  arn.

*ailments–shock/troubles–choc/
Beschwerden–Schock*

TRAVEL, desire to
VOYAGER, désire
REISEN, Verlangen zu
  am-c.⁵, am-m.⁵, anan., aur., bar-c.⁵,
  bell.⁵, calc.¹', ⁵, **CALC-P., carc.**⁷,
  caust.⁵, cimic., cur., elaps, goss.⁷,
  hipp., iod., lach., mag-c.⁵, **merc.**¹, ⁵,
  plat.³, sanic., thea⁵, **TUB.**¹, ⁷

*insanity—travel/folie—voyager/
  Geisteskrankheit—reisen*
wander/vagabonder/wandern

TRIFLES seem important
FUTILITÉS paraissent importantes, des
KLEINIGKEITEN erscheinen wichtig
  calc.¹' ³, caust.³, ars.³, ferr., **graph.**³,
  hep.³, ign.³, ip., nat-m.³, **nux-v.**³, sil.³,
  thuj.³, tub.³

*anger—trifles/colère—futilités/Zorn—
  Kleinigkeiten
anxiety—trifles/anxiété—futilités/
  Angst—Kleinigkeiten
conscientious/consciencieux/
  gewissenhaft
despair—trifles/désespoir—futilités/
  Verzweiflung—Kleinigkeiten
excitement—trifles/excitation—
  futilités/Erregung—Kleinigkeiten
fear—trifles/peur—futilités/Furcht—
  Kleinigkeiten
frightened—trifles/effrayé—futilités/
  erschreckt—Kleinigkeiten
grief—trifles/chagrin—futilités/
  Kummer—Kleinigkeiten
impatience—trifles/impatience—
  futilités/Ungeduld—Kleinigkeiten
irresolution—trifles/hésitation—
  futilités/Unentschlossenheit—
  Kleinigkeiten
irritability—trifles/irritabilité—
  futilités/Reizbarkeit—Kleinigkeiten
lamenting—trifles/se lamente—
  futilités/Jammern—Kleinigkeiten
laughing—trifles/rire—futilités/
  Lachen—Kleinigkeiten
prostration—trifles/prostration—
  futilités/Erschöpfung—Kleinigkeiten
remorse—trifles/remords—futilités/
  Gewissensnot—Kleinigkeiten
sadness—trifles/tristesse—futilités/
  Traurigkeit—Kleinigkeiten
shrieking—trifles/criant—futilités/
  Schreien—Kleinigkeiten
starting—trifles/tressaille—futilités/
  Auffahren—Kleinigkeiten*

*violent—trifles/violent—futilités/
  heftig—Kleinigkeiten
weeping—trifles/pleurer—futilités/
  Weinen—Kleinigkeiten
wildness—trifles/férocité—futilités/
  Wildheit—Kleinigkeiten*

everything see jesting-trifles

TRUTH, tell the plain⁵
VÉRITÉ, disant crûment la
WAHRHEIT, sagt rücksichtslos die
  alum., bov., hyos., verat.

TWILIGHT agg. mental symptoms³
CRÉPUSCULE agg. symptômes mentaux
DÄMMERUNG agg. Gemütssymptome
  berb., **calc.**, caust., **phos.**, plat.⁶, **puls.**,
  rhus-t., valer.⁶

UNATTRACTIVE, things seem
SANS INTÉRÊT, les choses semblent
REIZLOS, alles erscheint
  chin.

*indifference—everything/
  indifférence—tout/
  Gleichgültigkeit—alles*

UNCONSCIOUSNESS, coma, stupor
INCONSCIENCE, coma, stupeur
BEWUSSTLOSIGKEIT, Koma, Stupor
  absin., acet-ac., act-sp.², ¹¹, **ACON.,**
  adel.¹¹, aesc., aesc-g.², ¹¹, aeth.,
  aether, agar., agar-cit.¹¹, agar-pa.¹¹,
  agar-ph.¹¹, agar-pr.¹¹, agar-se.¹⁴,
  agar-st.¹¹, agar-t.¹⁴, agn.², ³, agro.¹¹,
  ail., alco.¹¹, alet.¹², **alum.,** am-c.,
  am-caust.¹¹, am-m., ambr., **aml-ns.**², ¹¹,
  amyg., **anac.,** ang.³, anil.¹¹, ant-c.,
  ant-m.², ¹¹, ant-t., anthraci., **apis,**
  apoc., apom.¹¹, aq-mar.¹⁴, arg-m.², ¹¹,
  arg-n., arn., ars., ars-h., art-v.⁶,

arum-t., asar., astac.², **aster.**, atro.⁸, ¹¹, **bapt., BAR-C., bar-m.,** bar-s.¹', **bell.,** ben-n.¹¹, benz-ac.², ¹¹, bism., both.¹¹, bov., brom.³, **bry.,** bufo, **cact., calad.,** cadm-s., calc., calc-m.¹¹, calc-s.², calc-sil.¹', **camph., CANN-I.,** cann-s., **canth.,** caps.², ⁴, carb-ac., cârb-an.², ³, ¹¹, **carb-v., carbn-h., carbn-o., carbn-s., caust.,** cedr.², ¹¹, cench.¹¹, **cham., chel.,** chen-a.¹¹, **chin.,** chin-s., chlf.¹¹, **chlol.¹, ⁷, chlor.², ³, cic.,** cic-m.¹¹, cimic., **cina,** cit-l.², ¹¹, clem.³, **COCC., coff.,** coff-t.², **colch.,** coloc.³, **con.,** cor-r., cori-r.¹¹, cortico.⁹, croc., **crot-c., crot-h., cupr., cupr-a.², ⁸, ¹¹,** cupr-s.², ¹¹, **cycl.,** cyt-l.¹⁰, ¹¹, dat-m.¹¹, dat-s.¹¹, der.¹¹, **dig.,** dirc.¹¹, dor.¹¹, dubo-m.¹¹, dulc., elaps, euph., euphr.³, ⁴, ferr., ferr-ar., ferr-m.¹¹, ferr-p.³, fil.², fl-ac., gaul.¹¹, **gels., glon.,** graph., grat.⁴, guaj., ham., **HELL.,** helon.², **hep.,** home.¹¹, **HYDR-AC., HYOS., IGN.,** iod.¹¹, ip., jasm.¹¹, jatr.¹¹, jatr-u.¹¹, juni.¹¹, kali-bi., **kali-br.¹, ⁷, kali-c.,** kali-chl.¹¹, kali-chls.¹¹, kali-cy.¹¹, kali-i., kali-m.¹', kali-n., kal-s.¹¹, keroso.¹¹, kreos., **lac-d., LACH.,** lact., **laur., led.,** lepi.¹¹, lil-t.³, ⁷, lon-x.¹¹, lup.¹¹, **lyc.,** lyss.², ¹¹, mag-c.³, ⁷, mag-m., manc., meli.², ¹¹, menth.¹¹, merc., **merc-c.,** merc-ns.¹¹, merc-pr-r.¹¹, merl.¹¹, meth-ae-ae.¹¹, mez., morph.¹¹, **MOSCH., mur-ac.,** myric.¹¹, naja, napht.¹¹, nat-c., nat-f.⁹, ¹⁴, nat-h.¹¹, **nat-m.,** nat-p., nat-sal.¹¹, nit-ac., **nit-s-d.², ¹¹,** nitro-o.¹¹, **NUX-M.,** nux-v., **oena.,** oeno.¹¹, ol-an.¹, olnd.¹, **OP.,** ox-ac., **par.²,** past.¹¹, **petr., PH-AC., phos.,** phyt.³, pilo.⁸, **plat., plb.,** psor.³, **PULS.,** pyrus¹¹, rheum., rhod., **rhus-t.,** rumx-a.¹¹, russ.¹¹, ruta, sabad., sabin., sal-ac.², ¹¹, sang.², ¹¹, santin.¹¹, sapin.¹¹, sars., scroph-n.¹¹, **sec.,** sel., **seneg.³, ⁴,** sep., **sil., sol-n.,** sphing.¹¹, spig., squil., stann., staph., **stram.,** stry.¹¹, sul-ac., sul-h.¹¹, **sulph.,** tab., tanac., tarax., **tarent.², ¹¹,** tax., **ter.,** tere-ch.¹⁴, uran-n.², valer., **verat.,** verat-v., verb., verin.¹¹, vesp., viol-o., vip., vip-a.¹⁴, visc., wies.¹¹, xero.⁸, **zinc.,** zinc-p.¹', **zing.²**

daytime⁴
journée, pendant la
tagsüber
   euph., phos.

morning
matin
morgens
   agar., anac.³, ang.³, ant-t.³, ars-met.², ¹¹, **bell.**³, bov., **BRY., calc.**³, carb-an., carb-v.³, caust.³, chel., **chin-s.**², clem.³, cocc.³, **CON.**³, croc.³, dig.³, euphr.³, glon., **GRAPH.**³, hep.³, hyos.³, ign.³, kali-c.³, kali-n.³, **led.**³, lyc., **mag-c.**⁴, merc.³, nat-c., nat-m., **NUX-V.,** ph-ac., phos., psor., puls.³, ran-b.³, spig.³, stram.³, stry., sulph., verat.³, zinc.³

alone, when
seul, étant
Alleinsein, beim
   ph-ac.

rising, on
levant, en se
Aufstehen, beim
   BRY.

waking, on
réveil, au
Erwachen, beim
   chel., nat-c.

10 h¹¹: stry.

noon
midi
mittags
   glon.¹¹, zinc.

and afternoon⁴
et après-midi
und nachmittags
   euph.

13 h¹¹
   ol-an.

14 h¹¹
   nux-m.

evening
soir
abends
    acon., ars., bry.[11], calc., caust., coloc., lyc., merl., nux-m., oena.[11], ol-an., puls., stry., thea[11], zinc.

    20 h[11]: stry.

    lying down, when
    couchant, en se
    Hinlegen, beim
        mag-c., mag-m.

night
nuit
nachts
    arg-n., bell., cann-i., chel., nat-m.

    am.[11]: ferr.

    waking, on
    réveil, au
    Erwachen, beim
        canth., con., cot.[11], digin.[11], hep., mag-c., phos.

air, in open
air, en plein
Freien, im
    mosch., nux-v.

    am.
        tarax.

alcoholic[2]
alcoolique
Alkohol, durch
    gels.[11], **glon.,** hyos.[11], **kali-br., stram.**

alone, when
seul, étant
Alleinsein, beim
    ph-ac.

alternating with convulsions
alternant avec convulsions
abwechselnd mit Konvulsionen
    agar., aur.[7]

dangerous violence
violence dangereuse
gefährlicher Gewalttätigkeit
    absin.

delirium[2]
délire
Delirium
    atro.

escape, desire to[2]
fuir, désir de
entfliehen, Verlangen zu
    coloc.

excitement[2]
excitation
Erregung
    kali-br.

rage[2]
rage
Raserei
    aloe

restlessness
agitation
Ruhelosigkeit
    acon.[2], **ARS.**[11]

    during fever
    pendant la fièvre
    bei Fieber
        ars.

answers correctly when spoken to, but delirium and u. return at once
répond correctement quand on lui parle, mais retombe immédiatement dans le délire et l'i.
antwortet richtig, wenn angesprochen, aber Delirium und B. kommen sofort zurück
    ant-t.[2], **arn., bapt.,** diph.[8], **hell.**[8], **hyos., nux-v.**[2], **op.**[2], **ph-ac.**[8], phos.[8], sulph.[8], **ter.**[2]

answers–stupor/répond–stupeur/ antwortet–Stupor
delirium–answers–correctly/ délire–répond–correctement/ Delirium–antwortet–richtig

apoplexie, in²
apoplexie, dans l'
Apoplexie, bei
   acon., bar-c., crot-h., cupr., cupr-a.,
   hyos., lach., laur., oena., OP., phos.,
   plb., puls., sol-n.¹¹, stram.

asphyxia, with²
asphyxie, avec
Asphyxie, mit
   ANT-T.

blood, sight of
sang, à la vue du
Blut, beim Anblick von
   nux-m.

burning, in²
brûlure, par une
Verbrennung, bei
   calen.

candle-light, from
lumière d'une bougie, par la
Kerzenlicht, durch
   cann-i.

chill, before
frissons, avant les
Fieberfrost, vor
   ars., lach.

   during
   pendant les
   bei
      ars., **bell.**, camph., caps., cic.,
      con., hep., kali-c., NAT-M.,
      nux-v., op., puls., **spong.**²,
      stram., valer.

coition, after
coït, après le
Koitus, nach
   agar., asaf., **dig.**

cold surface, with²
froide, avec la peau
kalter Haut, mit
   canth.

after taking
après une refroidissement
nach einer Erkältung
   sil.

cold water dashed in face am.¹¹
l'eau froide à la figure l'améliore,
   lui jeter
kaltes Wasser über das Gesicht
   gegossen am.
   glon.

head am., poured over
tête l'améliore, lui verser sur la
Kopf am., über den
   tab.

concussion of brain, from²
commotion cérébrale, par
Gehirnerschütterung, durch
   ARN.

conduct, automatic
conduite automatique
Verhalten, automatenhaftes
   anac.⁶, anh.¹⁰, bufo¹',⁷, calc-sil.,
   camph., cann-i., caust., cic., con.,
   cur., elaps, hell.¹',⁶, hyos., lach.,
   lyc., **nat-m., nux-m.**, oena., **phos.**,
   sil., vesp., visc.

   automatisms/automatismes/
   unwillkürliche Handlungen
   gestures–automatic/gesticule–
   automatique/Gebärden–
   automatische
   u.–mental/i.–mentale/B.–geistige

convulsions, after
convulsions, après
Konvulsionen, nach
   art-v.², atro.², **bell.**², **BUFO**, canth.,
   carb-ac., **cic.**, cori-r.¹¹, glon.², oena.,
   plb.¹¹, sec.

cough, between attacks of
toux, entre ses crises de
Hustenanfällen, zwischen
   ant-t., cadm-s.

from cough[16]
par la toux
durch Husten
 kali-c.

cries, with howling[2]
pleure avec hurlements
Schreien, mit heulendem
 camph.

crowded room, in a
chambre remplie de monde, dans une
überfüllten Zimmer, im
 ambr., ars., bar-c., con., ign., **lyc.,**
 nat-c., nat-m., nux-m., phos., **PULS.,**
 sulph.

delirium, after
délire, après
Delirium, nach
 atro., bry., **chel.**[2], phos.

delirium tremens, in[2]
delirium tremens, dans
Delirium tremens, im
 NUX-V.

diarrhoea, after
diarrhée, après
Diarrhoe, nach
 ars.

 and vomiting
 and vomissement
 Brechdurchfall
  ars.

dinner, after
déjeuner, après le
Mittagessen, nach dem
 cast., til.

diphtheria, in[2]
diphtérie, dans la
Diphtherie, bei
 ail.[1'], **nat-m., sul-ac.**

dream, as in a
rêve, comme dans un
Traum, wie im
 ambr., anac., cann-i., carb-an., con.,
 NUX-M., phos., rheum, stram.,
 valer., **verat.**

does not know where he is
ne sait pas où il se trouve
weiß nicht, wo er ist
 atro.[11], cic.[1'], cortico.[9], **glon.,**
 merc., **nux-m., petr.,** plat.[6], ran-b.

stupefaction–knows/
stupéfaction–sait/Betäubung–
weiß

night[11]/nuit/nachts
 bov.

waking, on
réveil, au
Erwachen, beim
 aesc., alum.[1'], puls.[11]

from a dream[11]
d'un rêve
aus einem Traum
 cann-s.

eating, after
mangé, après avoir
Essen, nach dem
 caust., **mag-m., nux-v., ph-ac.**

emotion, after
émotion, après
Gemütsbewegung, nach
 acon., am-c., camph., **caust., cham.,**
 COFF., IGN., LACH., mosch.[6]
 nux-m., **op., ph-ac.,** verat.

epilepsy, after
épileptique, après accès
epileptischem Anfall, nach
 ars.[2], **BUFO, kali-bi.**[2]**, OP.,** plb.

erect, if he remained
reste debout, s'il
aufrechter Haltung, in
 chin.

exanthema slow to appear, when
exanthème est lent à sortir,
 lorsqu'un
Exanthem zu langsam erscheint,
 wenn
 ZINC.

excitement, after
excitation, après
Erregung, nach
    amyg.², chlf.², nux-m.

exertion, after
effort, après l'
Anstrengung, nach
    ars., calc., calc-ar., **caust.**, cocc.,
    hyper., **senec., ther., verat.**

eyes, with fixed
yeux fixes, avec des
Augen, mit starren
    aeth., ars., bov., camph., canth.,
    caust., cupr., stram.

cannot open
ne peut ouvrir ses
kann sie nicht öffnen
    gels.

open, with²
ouverts, avec des
offenen, mit
    cic.

pressure in eyes and obstruction
    of sight
pression dans les yeux, et troubles
    visuels, avec
Druck in den Augen und
    Sehstörungen, mit
    seneg.

face, with red²
face rouge, avec
Gesicht, mit rotem
    canth., glon., mur-ac.

fever, during
fièvre, pendant la
Fieber, bei
    acon., aeth., **agar.²**, ail.¹', **APIS**,
    ARN., ars., bapt., **bell.**, bor., bry.,
    cact., calad.¹', ², calc., **camph.²**,
    caps.², chlor.², cic.², clem.², colch.,
    crot-h.², dor.², **dulc.**, eup-per.,
    gels.², hyos., **ip.²**, iris², kali-br.¹¹,
    lach., laur.¹, **lyc.²**, manc.², meli.²,
    MUR-AC., NAT-M., nit-s-d.²,
    nux-m.², nux-v., **OP.**, ph-ac.², phos.,
    puls., samb.², sol-n., **stram.²**, sulph.,
    ter.², **verat.²**, zing.²

frequent spells of u., absences
fréquentes d'i., crises; absences
häufige Anfälle von B., Absencen
    ARS., bapt., **hyos.**, ign., merc-cy.,
    nat-m., phos.

*u.–incomplete, periodical, remains
    fixed, standing, sudden, talking,
    transient
i.–incomplète, périodique, reste
    imobile, debout, soudaine, par-
    lant, passagère
B.–unvollständige, periodische,
    bleibt unbeweglich, Stehen,
    plötzliche, Reden, schnell
    vorübergehend*

head, on moving
tête, en bougeant la
Kopfbewegungen, bei
    calc., carb-an., nat-m., rhus-t.

    bending forward, on⁹
    fléchissant la t. en avant, en
    Vorbeugen des Kopfes, beim
        cortico.

    turning, on ², ¹¹
    tournant la t., en
    Drehen des Kopfes, beim
        rhus-t.

hydrocephalus, in²
hydrocéphale, dans l'
Hydrozephalus, bei
    APIS, apoc.¹', ², ¹¹, clem., hell.,
    hyos., lyc., nat-m.

incomplete
incomplète
unvollständige
    ars., carb-ac., chlor., crot-h.,
    cupr., cupr-ar., glon.¹¹, morph.,
    nat-c.¹¹, nitro-o.¹¹, op.¹¹, sec.,
    sol-t.¹¹, stram., sul-ac.

interrupted by screaming
interrompue par des cris
unterbrochen durch Schreie
    bell.

jaundice, in²
jaunisse, dans la
Gelbsucht, bei
    CHEL.

jaw dropping²
mâchoire pendante, avec
Kiefer fällt herab
    lyc., **OP.,** sulph.

kneeling in church, while
s'agenouille à l'église, quand il
Knien in der Kirche, beim
    SEP.

lies as if dead
reste étendu comme mort
liegt wie tot
    arn., **carb-v.**²

looking downward, on
regardant en bas, en
Sehen nach unten, beim
    salam.

    upwards
    en haute
    nach oben.
        lach.

lying, while
couché, en étant
Liegen, beim
    carb-v., colch., mag-c., **mag-m.**

    stretched out²
    les bras étendus
    ausgestreckt, liegt
        aeth.

    with outstretched arms, screaming
        and tossing
    les bras étendus, en criant et en
        s'agitant
    mit ausgestreckten Armen, schreit
        und wirft sich herum, liegt
        canth.

meningitis, in²
méningite, dans la
Meningitis, bei
    ant-t., apis, apoc.¹', gels., hell.,
    merc., rhus-t., sulph., verat.

menses, before
menstruation, avant la
Menses, vor den
    murx., **nux-m.**

    during
    pendant la
    während der
        apis, cocc., **ign., LACH., nux-m.,**
        nux-v., plb., puls., **sars.,** sep.,
        sulph., verat., zinc-p.¹'

    after
    après la
    nach den
        chin., cupr.², **lach., lyc.**

    suppression of
    supprimée
    unterdrückten, bei
        acon., cham., chin., con., lyc.,
        NUX-M., nux-v., verat.

    from fright²
    par frayeur
    durch Schreck
        op.

mental insensibility
mentale, insensibilité
geistige Empfindungslosigkeit
    con., cycl., hell., **hyos.,** laur.,
    nux-m., oena., op., ph-ac., phos.,
    sabad., sec., stram.

conduct/conduite/Verhalten

motion, on least
mouvement, au moindre
Bewegung, bei der geringsten
    ARS., verat.

music, from
musique, par
Musik, durch
    cann-i., sumb.

muttering²
marmonne
Brummen, mit
    cocc., dor., **phos.,** rhus-t.⁴

odors, from
odeurs, par les
Gerüche, durch
    NUX-V., phos.

old age, in²
vieillards, chez les
Alter, im
    bar-c.

pain, from
douleurs, par
Schmerzen, durch
    agar.³, anac.³, **hep., nux-m.,** phyt., plat.³, stann.³, **valer.,** verat.³

parturition, during
parturition, pendant la
Entbindung, bei der
    chin-s.², cimic., coff., gels.², lach.², NUX-V., puls., SEC.¹

periodical
périodique
periodische
    alum-p.¹′, **bar-s.**¹′, cic., fl-ac., lyc.

perspiration, during
transpiration, pendant la
Schweiß, bei
    samb.

    with cold p.⁶
    avec t. froide
    mit kaltem Sch.
        sulph.

piano, listening to¹¹
piano, en écoutant du
Klavierspiel, beim Anhören von
    cann-i.

    u.–music/i.–musique/B.–Musik

pneumonia, in²
pneumonie, dans la
Pneumonie, bei
    chel., phos.

pregnancy, during
grossesse, dans la
Schwangerschaft, in der
    cann-i.¹¹, **nux-m., nux-v.,** sec.

raising arms above head, on
élevant les bras au dessus de la tête, en
Heben der Arme über den Kopf, beim
    lac-d., lach.

reading, from
lisant, en
Lesen, durch
    asaf., cycl., tarax.

remains fixed in one spot
reste immobile à un endroit
bleibt unbeweglich auf einer Stelle
    nux-m.

motionless like a statue
immobile come une statue
bewegungslos wie eine Statue
    hyos., stram.

restlessness, with²
agitation, avec
Ruhelosigkeit, mit
    ter.

riding, while
allant en voiture, en
Fahren, beim
    berb., grat., **sep.,** sil.

rising up, on
levant, en se
Aufstehen, beim
    arn., BRY., carb-v., croc.², op.², verat.

rubbing soles of feet am.
frotter les plantes des pieds am.
Reiben der Fußsohlen am.
    chel.

scarlatina, in²
scarlatine, dans le
Scharlach, bei
    ail.¹′,², am-c., apis, cupr-a., gels., lyc., mur-ac., sulph.

screaming, interrupted by²
cris, interrompue par des
Schreien, unterbrochen von
    apis, bell.¹¹, **rheum**

semi-consciousness[2]
demiconscience, engourdissement mental
Dämmerzustand
  amor-r.[14], **carb-v.**, chin-s., coca, cocc.[1, 2], ign., kali-br., **laur.**, **stram.**, tarax., **verat.**, verat-v., zinc.

sensation of[3]
sensation d'
Gefühl von
  mag-c.

sexual excitement, with[2]
sexuelle, avec excitation
sexueller Erregung, mit
  orig., stram.

shock from injury, in[2]
choc par accident, au cours d'un
Verletzungsschock, beim
  arn., chlf.

shrieking, with[2]
cris, avec des
Schreien, mit
  tub.

sighing, with[11]
soupirs, avec des
Seufzen, mit
  glon.

sitting, while
assis, étant
Sitzen, beim
  aesc.[11], asaf., bell., carb-an., **caust.**, mosch., nat-m., sil., tarax.

  upright[2]
  tout droit
  Aufrechtsitzen, beim
    colch., stram.

somnolency, without snoring, eyes being closed, with
somnolence, sans ronflement, les yeux étant fermés, avec
Schlafsucht ohne Schnarchen, Augen geschlossen, mit
  ph-ac.

snoring, involuntary urination and stool, with[2]
ronflement, urination et défécation involontaire, avec
Schnarchen, unwillkürlichem Urin- und Stuhlabgang, mit
  amyg., op.

standing, while
debout, étant
Stehen, beim
  ant-t., aur., bov., chin.[16], lyc., nux-m., rhus-r., sars.

  having dress fitted
  essayage, lors d'un
  Anprobieren eines Kleides, beim
    nux-m.

starts up in a wild manner, but could not keep the eyes open[2]
sursaute d'une façon sauvage, mais ne peut garder les yeux ouverts
fährt wie wild auf, kann aber die Augen nicht aufhalten
  stram.

stool, before
défécation, avant la
Stuhlgang, vor
  ars., dig.

  during
  pendant la
  beim
    aloe, ox-ac., **sulph.**

  after
  après la
  nach
    calc., cocc., **phos.**, **ter.**, **verat.**[2]

stooping, when
penchant, en se
Bücken, beim
  calc., cortico.[9], hell.

sudden
soudaine
plötzliche
  absin., cann-i., **canth.**, carbn-h., carbn-o., **cocc.**, **hydr-ac.**[2], kali-c., laur.[2], oena.[2], plb.

sunstroke, in[2]
coup de soleil, par un
Hitzschlag, beim
   bell., cact., camph., **GLON.**,
   lach., **OP.**

suppression of eruptions, after
suppression d'éruption, après une
Unterdrückung eines Hautausschlages, nach
   zinc.[1, 7]

talking, while
parlant, en
Reden, beim
   lyc.

trance, as in a
trance, comme en
Trancezustand, wie in einem
   LACH., laur., tab.

trance/trance/Trancezustand

transient
passagère
schnell vorübergehende
   asaf., bov., bufo, calad., calc.,
   cann-i., canth., carb-an., chel.,
   chim-m.[2], hep., **IGN.,** kali-c.[16], lyss.,
   med., **mosch., nat-m.,** ol-an., **PULS.,**
   rhus-r., sec., sil., zinc.

   morning on rising drowsiness in
      head
   le matin en se levant engourdi
      dans la tête
   morgens beim Aufstehen Benom-
      menheit im Kopf
      rhod.

   afternoon in warm room
   après-midi dans une chambre
      chaude
   nachmittags im warmen Zimmer
      PULS.

trifles, at
futilités, pour des
Kleinigkeiten, wegen
   sep.

turning in a circle, during[11]
tourné en cercle, après avoir
Drehen im Kreis, nach
   calc.

twitching of limbs, with[2]
secousses des membres, avec
Gliederzucken, mit
   bell., **canth., cupr., HYOS., STRAM.**

uraemic coma[2]
urémique, coma
urämisches Koma
   canth., **op., tab.**[6], ter.

vertigo, during
vertige, pendant le
Schwindel, während
   acon., aeth., agar., arg-n., arn.,
   ars.[1], bell., bor., bov., canth.,
   carb-an., chel., chin-s., cocc., con.[16],
   crot-h.[2], ferr., grat., iod., jatr.,
   kali-br.[2], **kali-c.**[2], kreos., lach., laur.,
   lyc., mag-c., manc.[2], mez., mill.,
   mosch., merc., nat-c.[16], nat-m.,
   nux-m., nux-v., op., ran-s., sars.[16],
   sec., sep., sil., stann.[16], stram.,
   tab., zinc.

   of drunkards[2]
   des buveurs
   bei Trinkern
      phos.

vomiting am.
vomissement am.
Erbrechen am.
   acon., tab., tanac.

   with[2]/avec/mit
      ail., ars-h., dor.

wakes often, but only for a short time
se réveille souvent, mais seulement
   pour de courts instants
erwacht oft, aber nur für kurze Zeit
   achy.[14], **ars.**[2, 16]

waking, on
réveil, au
Erwachen, beim
   aesc., aster., chel., chin., cod.[11],
   mag-c., mez., nat-br.[11], nat-c.,
   phos.

   after
   après le
   nach dem
      con., kali-br., sel., stram.

walking, while
marchant, en
Gehen, beim
   calc., carb-an., grat., vesp.[1']

   in open air
   en plein air
   im Freien
      canth., caust., hep., sulph.

warm room, in
chaude, dans une chambre
warmen Zimmer, im
   acon., lach., lyc., paeon.[11], **PULS.,**
   tab.

UNDERSTAND questions addressed to her, does not[1]
COMPREND pas les questions qui lui sont posées, ne
VERSTEHT an sie gerichtete Fragen nicht
   tarent.

UNDERTAKES, lacks will power to undertake anything
ENTREPRENDRE quoique ce soit, manque de volonté pour
UNTERNEHMEN, fehlende Willenskraft etwas zu
   phos., **pic-ac.**

irresolution/hésitation/Unentschlossenheit
will-weak/volonté-faiblesse/Willensschwäche

many things, perseveres in nothing
plusieurs choses, ne persévère en rien, entreprend
unternimmt vieles, beharrt bei nichts
   acon., alum.[5], apis[12], bism.[6, 16],
   bor.[16], cortico.[9, 14], graph.[5], ign.[5],
   lac-c., lach., **LIL-T.**[11], lyc.[11], **nux-m.**[2],
   petr.[5], pin-s.[11], plan., stann.[5], verat.[7]

inconstancy/inconstance/Unbeständigkeit
persists/versatile/Ausdauer

nothing, lest he fail
rien, de peur de ne pas réussir, entreprend
nichts aus Furcht vor Mißerfolg, unternimmt
   arg-n., nux-v.[11], sil.

anxiety–success/anxiété–réussite/Angst–Erfolg
confidence–self/confiance–soi/Selbstvertrauen
delusions–fail/imaginations–rater/Wahnideen–fehlschlagen
delusions–succeed/imaginations–succès/Wahnideen–Erfolg
fear–failure–undertaking/peur–échec–entreprendre/Furcht–Mißerfolg–unternehmen
succeeds/réussit/gelingt

things opposed to his intentions
choses opposées à ses intentions, entreprend des
Dinge gegen seine Absicht, unternimmt
   phos.[16], sep.

UNDIGNIFIED[11]
DIGNITÉ et de tenue, manque de
WÜRDELOS
   alco.

servile/servil/servil

UNFEELING, hardhearted
INSENSIBLE
GEFÜHLLOS, hartherzig
  alco.⁶, **ANAC.**, ars.⁵, bism.⁴, cench.¹', con.⁴, croc.⁴, hep.⁵, hyos.⁴,⁵, **lach.²**, **laur.⁴**, op.⁴, plat.³,⁴, sabad.³,⁴, squil.⁴, sulph.⁴, sumb.¹¹

  cruelty/cruauté/ Grausamkeit
  malicious/méchant/boshaft
  moral feeling/moral-sens/
    moralischem Empfinden
  unsympathetic/impitoyable/
    unbarmherzig

  familiy, with his¹'
  famille, pour sa
  Familie, gegen seine
    kali-i.

UNFORTUNATE, feels
MALHEUREUX, se sent
UNGLÜCKLICH, bedauernswert, fühlt sich
  bry., carb-v.⁵, **chel.⁴**, **chin.**, cub., **graph.⁴,⁵**, hell.⁴, hura, ip., kali-c.⁴, **lyc.¹,⁵**, rhus-t.⁴, sars.⁴, sep., **staph.⁵**, sulph.⁴,⁵, **tab.⁴**, verat.

unfriendly see morose

UNGRATEFUL⁵
INGRAT
UNDANKBAR
  ars., calc., caust., lach., lyc., nat-m., nux-v., **PLAT.**, staph., **sulph.¹',⁵,⁶**

  indifference-done/indifférence-fait/
    Gleichgültigkeit-getan

  avarice, from⁵
  avarice, par l'
  Geiz, aus
    bry., puls., sil., sulph.

    avarice/avarice/Geiz

unobserving see absent-minded

unreal see delusions-unreal

UNREASONABLE¹'
DÉRAISONABLE
UNVERNÜNFTIG
  ars-s-f., lil-t.

UNRELIABLE⁹
PEU SUR, auquel on ne peut pas se fier
UNZUVERLÄSSIG
  anh.

  promises, in his⁵
  promesses, dans ses
  Versprechungen, in seinen
    bell., calc., con., lyc., merc., op., sil., sulph.

UNSYMPATHETIC, unscrupulous
IMPITOYABLE, sans scrupule
UNBARMHERZIG, skrupellos, gewissenlos
  anac.³, ars.⁵, cham.³, chin.³, **DIG.¹,⁵**, nat-m.³, nit-ac.³, op.³, plat.³, puls.⁵, sep.³

  unfeeling/insensible/gefühllos

UNTIDY¹',³
NÉGLIGÉ, débraillé, malpropre
UNORDENTLICH
  aur-ar.¹', **sulph.**

  indifference-external-things/
    indifférence-externes-choses/
    Gleichgültigkeit-äußere-Dinge

untruthful see liar

UNWORTHY, objects seem
SANS VALEUR, les objets semblent
WERTLOS, Dinge erscheinen
  chin.

USURER[5]
USURIER
WUCHERER
  lyc., puls., sulph.

VANITY[5]
VANITÉ
EITELKEIT
  bell., lyc., **merc.**, nux-v., plat., **puls.**, sulph.

VENERATION
VÉNÉRATION
VEREHRUNG
  coff.

  reverence/respect/verehrt

VERSES, makes
VERS, fait des
GEDICHTE, macht
  agar., am-c.[5], **ant-c.**, cann-i., carb-v.[5], chin.[5], coff.[5], lach.[5,8], lyc.[5], nat-m.[5], staph.[5], stram., thea

  asleep, on falling (non: after)[1,16]
  s'endormant, en
  Einschlafen, beim
    nat-m.

VIOLENT, vehement
VIOLENT
HEFTIG
  abrot., absin.[2], acon., aesc., agar.[3], agav-t.[14], alco.[11], alum.[2], am-c., ambr., **anac.**, ang., **ant-t.**[2], apis, arn., ars., **AUR.**, bar-c., **BELL.**, bor., **bry.**, calc., calc-p., camph., canth., **carb-v.**, **carbn-s.**, caste.[14], caust., **cham.**, chin.[3], **CIC.**, cocc.[3,4], coff.[3,6], coloc., con.[3-5], corn., croc., cupr., cyna.[14], dros., dulc., ferr., graph., grat.[4], **HEP.**[1,5], **HYOS.**, ictod.[4], ign.[3], **iod.**[3,5], kali-bi.[3,6], kali-c., **kali-i.**[2-4,6], **kali-p.**, lach.[1,5], led.[5],
  lil-t.[1,6], **lyc., m-aust.**[4], mag-s.[4], mang., merc., merc-c.[3], merl., mez., mosch., nat-c., **nat-m.**, nat-s.[4], nit-ac., nitro-o.[11], **NUX-V.**, olnd., ox-ac.[3], **petr.**, ph-ac.[3,16], **phos.**, plat., plb.[3], ran-b., sabad., sacch.[11], seneg., **sep.**, sil.[7], spig.[3], stann., staph.[5], **STRAM.**, stront-c., **sulph., tarent.**, teucr.[5], **verat.**, verat-v.[3], **visc.**, zinc.[3,4]

  ailments–violence/troubles–violence/
    Beschwerden–Heftigkeit
  anger–violent/colère–violente/
    Zorn–heftiger
  gestures–violent/gesticule–violents/
    Gebärden–heftige
  rage/rage/Raserei
  wildness/férocité/Wildheit

  morning
  matin
  morgens
    calc., carb-an.[11], carb-v., gamb., graph., nat-s.[4], petr., psor.

  forenoon
  matinée
  vormittags
    carb-v.

  evening
  soir
  abends
    mill.

    siesta, after
    petit somme, après un
    Schläfchen, nach einem
      caust.

  supper, after
  dîner, après le
  Abendessen, nach dem
    mill.

  trifles, at
  futilités, pour des
  Kleinigkeiten, um
    hep.[1,5], **nat-m.**

activity, with bodily[2]
activité physique, dans son
Aktivität, mit körperlicher
  plat.

*ailments see ailments from
  vehemence*

alternating with laughing[4]
alternant avec rire
abwechselnd mit Lachen
  stram.

  mildness[5]
  douceur
  Milde
    croc.

  stupor[7]
  stupeur
  Stupor
    absin.

  tranquillity[1']
  ataraxie
  Seelenruhe
    aur-ar.

chases family out of house[2]
chasse sa famille de la maison
jagt seine Familie aus dem Haus
  verat.

crossed, when[2]
contrarié, quand il est
geärgert, wenn
  sil.

  agg. during menses[2]
  agg. pendant la menstruation
  agg. während der Menses
    oena.

deeds of violence, rage leading to ✱
actes de violence, rage le portant
  à des
Gewalttaten, Wut führt zu
  agar.[6, 10], anac., ars.[5], bar-c., **bell.**,
  bry.[5], calc.[5], chin., cic.[7], cocc., con.,
  croc.[4], cupr.[4], **HEP.**[1, 5], hyos., **ign.**,
  iod.[1', 6], iodof.[6], kali-ar.[1'], lach.,
  lil-t.[6], lyc., mosch., nat-c., nicc.[4],
  nit-ac.[6], **nux-v.**, phos.[5], plat., stram.,
  stront-c.[4], tarent., **verat.**[6], zinc.

*delirium–violent/délire–violent/
  Delirium–gewalttätiges
  mania–violence/manie–violence/
  Manie–gewalttätige*

exhaustion, to[5]
épuisement, jusqu'à l'
Erschöpfung, bis zur
  NAT-C.

friends, to his[1']
amis, envers ses
Freunden, zu seinen
  kali-ar.

pain, from
douleurs, par des
Schmerzen, durch
  ant-t.[7], **AUR., CHAM., HEP.,** lyc.[7]

reproached, when hearing another[11]
reproches à d'autres, en entendant
  faire des
getadelt wird, wenn er hört, wie ein
  anderer
  calc-p.

indignation/indignation/Entrüstung

sick, when[12]
malade, étant
krank, wenn
  bell.

sleep, before[11]
sommeil, avant le
Schlaf, vor dem
  op.

stool, before[4]
défécation, avant la
Stuhlgang, vor
  calc.

talk of others, from
conversation des autres, par la
Unterhaltung anderer, durch die
  con.[5], mang.[4]

*talk–others/parler–autres/Reden–
  anderer*

touch, from[4]
attouchement, par
Berührung, durch
   lach.

trifles, at[5]
futilités, pour des
Kleinigkeiten, wegen
   caust., **hep.**[6], nat-c.

VIVACIOUS
VIF, enjoué
LEBHAFT, munter
aloe, alum., ang., anh.[10], arg-m.,
ars.[11], ars-s-f.[11], bufo-s.[11], cact.,
cann-s., carbn-s.[11], chin., cob., cocc.,
cod.[11], **coff.**, crot-h., cupr., cycl.,
dig.[11], gels., glon., guar.[11], hep.[5],
hipp., hydrc.[11], **hyos.**, iod.[16], keroso.[11],
LACH., luf-op.[11], nat-c., nit-ac.[5],
nux-v., par., peti.[11], petr., ph-ac.,
sabad., seneg.[12], sep.[5], spig.[11, 16],
sul-ac., sumb.[11], tarent.[11], thea[11],
valer., verat., zinc.[16]

cheerful/gai/froh
exhilaration/sérénité/Heiterkeit
jesting/plaisante/Spaßen

morning[11]
matin
morgens
   fl-ac.

afternoon[11]
après-midi
nachmittags
   calc-s., ox-ac.

evening[11]
soir
abends
   bufo-s., ferr.

alternating with sorrow
alternant avec tristesse
abwechselnd mit Traurigkeit
   tarent.

absent-mindedness[16]
distraction
Zerstreutheit
   alum.

muttering[1']
marmonnements
Brummen
   ars-s-f.[1']

intoxication, as from[11]
enivré, comme
Rausch, wie durch einen
   cann-s.

rising, after[11]
levé, après s'être
Aufstehen, nach dem
   gels.

WALK, aversion to[2]
MARCHER, aversion de
GEHEN, Abneigung zu
   zinc.

circle, walks in a[11]
cercle, marche en
Kreis, geht im
   bell., **thuj.**[2], stram.

desire to w., as soon as she sets out
   desire gone[2]
désire m., mais dès qu'elle essaye le
   desir disparaît
Verlangen zum G. vergeht, sobald sie
   aufbricht
   calc-s.

hard walking am. mental
   symptoms[9, 10, 14]
forcée, symptôms psychiques am.
   par une marche
Gewaltmarsch, psychische Symptome
   am. durch
   hist.

hither and thither, walks[2]
ici et là, marche
auf und ab, geht
   asaf.

rapidly see anxiety – walking

self-sufficient impression of
importance, walks along with a[11]
prétentieuse, se déplace avec une
allure
selbstüberheblich einher, schreitet
ferr-ma.[11]

slowly and dignified, walks
lente et majestueuse, démarche
langsam und würdevoll, schreitet
caj.

walking in open air agg. mental
symptoms[3]
m. en plein air agg. symptômes
mentaux
G. im Freien agg. Gemütssymptome
anac., ant-c., cina, coff., con., hep.,
ign., ip., led., mur-ac., nux-m., par.,
phos., plat., sabin., spig., sulph.,
tarax., thuj.

am.[3]
asar., cann-i.[1'], graph., ign.,
mag-c.[10], par., puls., rhus-t.,
stann., teucr.

WALKS more as is good for her[16]
MARCHE puls qu'elle ne le devrait
GEHT, marschiert mehr, als ihr gut tut
ars.

WANDER, desires to
ERRER, se promener au hasard, désire
WANDERN, umherstreifen, will
calc-p., cench.[1'], cimic., **kali-br.**[2],
lyss.[3], merc., sanic.[7], **TUB.**[7], verat.,
verat-v.[3]

travel/voyager/reisen

night
nuit
nachts
calc.[2], **elat.**[2, 7]

am. mental symptoms[10]
am. symptômes mentaux
am. Gemütssymptome
hist.

house, desires to w. about[2]
maison, désire errer autour de sa
Haus umherstreifen, will um sein
valer.

pregnancy, during[2]
grossesse, pendant la
Schwangerschaft, in der
verat.

restlessly, wanders about[3]
sans cesse, erre
ruhelos umher, streift
bell., canth., hyos., nux-v.[3, 5],
stram.[2, 3], verat.

*restlessness–children–roving/
agitation–enfants–vagabonds/
Ruhelosigkeit–Kindern–
vagabundierende*

WASHING always her hands
SE LAVE les mains sans arrêt
WÄSCHT SICH andauernd die Hände
coca[7], **lac-c.**[7], **med.**[7], psor.[3], syph.

aversion to w. in children[2, 12]
aversion de se laver chez les enfants
Abneigung gegen Waschen bei
Kindern
SULPH.

bathing, mania for[7]
baigner, manie de se
baden, Manie zu
zea-i.

cleanness, mania for[5]
propreté, manie de la
Reinlichkeit, Sauberkeit, Manie zur
ars.[1'], sil., sulph.

WEARISOME
FASTIDIEUX, ennuyeux
LÄSTIG, geht auf die Nerven
acon., aeth., alum., am-m., anac., ant-c., arg-n., arn., ars., asar., bell., bism., bov., bry., calc., **calc-s.,** cann-s., caps., carb-an., caust., cham., chin., clem., cocc., colch., coloc., con., cupr., cycl., dig., **euon.,** graph., **grat.,** guaj., hep., ign., indg., ip., kali-c., kali-n.[16], kreos., lach., led., lyc., **mang.,** merc., mez., mur-ac., nat-c., nat-m., nat-s., nit-ac., nux-v., olnd., petr., **ph-ac.,** phos., plat., puls., ran-b., rat., rheum, rhus-t., sabin., samb., sars., sep., spong., squil., **staph., stront-c., sul-ac.,** sulph., teucr., thuj., verb., viol-t., **zinc.**

morning
matin
morgens
    am-c.

evening
soir
abends
    mag-c., puls., **zinc.**

air, in open
air, en plein
Freien, im
    aeth., sabin.

WEARY OF LIFE
LAS DE LA VIE
LEBENSÜBERDRUSS, Lebensmüdigkeit
agn., aloe[3, 6], alum.[3], am-c., ambr., ant-c., ant-t.[3, 6], apis, aran-ix.[10, 14], **ARS., AUR.,** aur-ar.[1'], **aur-m.**[2], **bell.,** berb., bov., buth-a.[10], calc., calc-ar.[1'], calc-sil.[1'], carb-v., caust., **chin.,** chin-ar., con.[5], dros.[3, 4], euph-c.[6], grat., hep., hipp., hyos., kali-bi.[2], **kali-br.**[2], kali-chl.[4], **kali-p.,** kreos., **lac-d.**[2], lach., laur., led., lyc., manc., **merc.**[1, 5], mez., mur-ac., naja[3], nat-c., **nat-m., nat-s.**[2-4, 6], nep.[10, 13], **nit-ac., nux-v.,** op.[3], **ph-ac.**[5], **PHOS.,** phyt., pic-ac.[3, 6], plat., plb., psor.[3, 7], **puls., rhus-t.,** rhus-v., rib-ac.[14], ruta, sec.[3], sep., **sil.,** spig.[3-5], spong., staph., stram., sul-ac., sulph., **ter.**[2], thuj., tub.[1'], tub-r.[14], valer., verat., zinc.[2], ziz.[2]

*anxiety–weary of life/anxiété–
las de la vie/Angst–
Lebensüberdruß
death–desires/mort–désire/Tod–
wünscht
fear–weary of life/peur–las de la vie/
Furcht–Lebensüberdruß
loathing–life/dégoût–vie/Abscheu–
Leben*

morning
matin
morgens
    lach.[2], nat-c.[4]

bed, in
lit, au
Bett, im
    lyc.

waking, on
réveil, au
Erwachen, beim
    lyc.[4], nat-c., phyt.

forenoon
matinée
vormittags
    apis

afternoon
après-midi
nachmittags
    mur-ac., ruta

evening
soir
abends
    AUR., dros., hep., kali-chl., rhus-t., ruta, spig.

night
nuit
nachts
    ant-c., nux-v.

WEARY OF LIFE / LAS DE LA VIE / LEBENSÜBERDRUSS

air, in open
air, en plein
Freien, im
   bell.⁴, mur-ac.

alternating with cheerfulness⁴
alternant avec gaieté
abwechselnd mit Frohsinn
   bor.

company, in²
société, en
Gesellschaft, in
   lyc.

despair about trifles, with²
désespoir pour des futilités, avec
Verzweiflung über Kleinigkeiten, mit
   act-sp.

drunkards, in²
ivrognes, chez les
Trinkern, bei
   ars.

fear of death, but²
peur de la mort, mais
Furcht vor dem Tode, aber
   kali-p., nit-ac.¹', ², **plat.**²,³, rhus-t.

future, from solicitude about²
avenir, à propos de souci de l'
Zukunft, aus Sorge um die
   lach.

heat, during
chaleur fébrile, pendant la
Fieberhitze, bei
   bell., chin., lach., stram., valer.

menses, before²
menstruation, avant la
Menses, vor den
   berb.

   during
   pendant la
   während der
     berb.

mortification, after²
mortification, après
Kränkung, nach
   puls.

old age, in¹'
vieillards, chez les
Alter, im
   aur., calc.

pains, from the⁶
douleurs, par des
Schmerzen, durch
   phyt.

perspiration, during
transpiration, pendant la
Schweiß, bei
   alum., **aur., CALC.,** hep., **merc.,** sil.

sight of blood or a knife, at⁴
vue de sang ou d'un couteau, à la
Anblick von Blut oder eines Messers, beim
   alum.

syphilis, in²
syphilis, dans la
Syphilis, bei
   lyc.

waking, on⁴
réveil, au
Erwachen, beim
   lyc., nat-c.

walking in open air
marchant en plein air
Gehen im Freien, beim
   bell.

WEEPING, tearful mood
PLEURER, humeur pleurnicheuse
WEINEN, weinerliche Stimmung
   acet-ac.¹¹, **acon.,** aeth.¹¹, aether¹¹, ail., allox.⁹, **alum.,** am-c., **am-m.,** ambr., amyg., anan., ang., anh.⁹, **ant-c., ant-t., APIS,** apoc.², arg-m., **arg-n.,** arist-cl.¹⁰,¹⁴, arn., **ars.**¹,⁵, ars-i.,

arum-m., asar., aster., **aur.**, aur-ar¹′, aur-i.¹′, aur-m., aur-s.¹′, bapt.⁷, bar-c., bar-i.¹′, bar-s.¹′, **bell.**, ben., berb., bor., brom.³, **bry.**, bufo, buth-a.⁹,¹⁴, **cact., CALC., calc-ar.¹, calc-i.¹′, calc-p., CALC-S.,** camph., cann-i., cann-s., canth., caps., carb-an., **carb-v., CARBN-S.,** card-m., carl., cass.¹¹, cast., **CAUST.,** cedr., cench.¹′, **cham., chel.,** chen-a., chin., chin-ar., **chin-s.,** chlf.², **CIC., cimic.,** cina, cinnm.², cit-v.¹¹, clem., **cocc., coff.,** colch., coloc., **con.,** convo-s.⁹,¹⁴, **cop.,** cortiso.⁹, croc., crot-c.¹¹, **crot-h., cupr.,** cupr-a.¹¹, cur., cycl., der., **dig.,** dros., dulc., eup-per.¹¹, eup-pur., **ferr.,** ferr-ar., ferr-i., ferr-p., ferul.¹¹, gels., gent-c., gins.⁴,¹¹, glon., goss.⁷, **GRAPH.,** haem.⁴,¹¹, **hell., hep.,** hir.¹⁴, hist.⁹, hura, **hydr.²,** hydroph-c.¹⁴, hyos., iber.¹¹, **IGN.,** ind.², **iod., ip.¹,⁵,** jug-r.⁷, kali-ar., **kali-bi., KALI-BR., kali-c.,** kali-chl.⁴, kali-fcy.², kali-i., kali-n., kali-ox.¹¹, **kali-p.,** kali-s., kali-sil.¹′, kiss.¹¹, kreos.¹′⁻⁴,¹¹, **LAC-C.,** lac-d.¹′,⁷, lach., lachn., lact., lam.⁴, lat-m.⁹,¹⁴, laur., led., levo.¹⁴, **lil-t.,** lith-c., lob., lob-s.² (non¹: lob-s.), **LYC.,** lyss., **m-arct.⁴,** m-aust.⁴, **mag-m., mag-p.¹,** mag-s., **mang., med., meli.,** meny., **MERC.¹,⁵, merc-i-r.¹,** merl., methys.¹⁴, mez., mosch., naja, nat-ar., nat-c., **NAT-M., nat-p., nat-s.,** nat-sil.¹′, nicc., nid.¹⁴, **nit-ac.,** nitro-o.¹¹, **nux-m., nux-v., op.¹,⁵, PALL.,** peti.¹¹, **petr., ph-ac.,** phel.¹, **phos., PLAT.,** plb., psil.¹⁴, psor., **PULS.,** pyrus¹¹, raja-s.¹⁴, ran-b., rheum, **RHUS-T.,** rib-ac.¹⁴, ruta, sabin., samb.³, sars., sec., senec.³,⁶, **SEP.,** sil., sol-n., spig., **spong.,** squil., stann., **staph.,** stram., **stry., sul-ac., SULPH.,** syph.², tab., **tarent.,** tep.¹¹, thea¹¹, thal.¹⁴, thuj., thuj-l.¹⁴, thyreotr.¹⁴, til., ust., vac.²,¹¹, **VERAT.,** vinc.²,⁴, **VIOL-O.¹,⁷,** viol-t., visc.⁹, wies.¹¹, zinc., zinc-p.¹′, ziz.¹¹

lamenting/se lamente/Jammern

day and night¹′
journée et nuit
Tag und Nacht
   apis

daytime
journée, pendant la
tagsüber
   alum., bry., lyc., mez.

morning
matin
morgens
   alumn., am-c., bell., bor., canth., carb-an., dulc., kreos., peti.¹¹, phos., plat., prun., puls., rhus-t., sars., sil., spong., stram., sulph., tarent.

waking, on¹′
réveil, au
Erwachen, beim
   alum., alum-p.

forenoon
matinée
vormittags
   hura¹¹, sars.⁴,¹¹

11 h
   SULPH.

afternoon
après-midi
nachmittags
   bell.¹¹, carb-v., cast., cop., dig., phos., **sil.,** tab.⁴, tarent.

16 h
   puls.

16–20 h
   LYC.

evening
soir
abends
   acon., alum., am-c., am-m., **calc.,** carb-an., clem., coca, **graph.,** hura¹¹, hyper., kali-c., kali-chl.⁴, kali-i., kali-sil.¹′, lact.⁴, lyc.⁴, lyss.², m-arct.⁴, mez., nat-m., **plat., ran-b., rhus-t., sil., stram.¹,** sul-i.¹⁴, sulph., **verat.**

am.
    am-c., cast., zinc.[16]

night
nuit
nachts
    alum., alum-p.[1'], am-c., anac., ant-t.[4], arn., ars., ars-s-f.[1'], aur., aur-s.[1'], bar-c., bar-s.[1'], bell., **bor.**, bry., calad.[4], calc., calc-ar.[1'], calc-sil.[1'], camph.[4], caps.[4], carb-an., **cast.**[4], caust., cham., chel., **chin.**, chin-s., **cina**, **cocc.**[4], con., croc.[4], euph.[4], graph.[4], guaj.[4], hep.[4], hipp., hyos., ign., indg., ip., kali-ar., kali-c., kali-i., kali-sil.[1'], lac-c., **lach.**, lup.[4], lyc., m-arct.[4], mag-c.[1], mag-m.[4], merc., merc-a.[4], **nat-c.**[4], **nat-m.**, nicc.[4], nit-ac., **nux-v.**, op., ph-ac., phos., **phyt.**, plat.[4], **psor.**, **puls.**, rheum, rhus-t., ruta[4], **sep.**[4], sil., spong., stann., **stram.**, sul-ac.[4], sulph., tab., tarent., thuj., verat., **zinc.**[4]

sleep, in
sommeil, pendant le
Schlaf, im
    alum., carb-an., caust., cham., con., ign., lach., lyc., nat-m.[4], nit-ac., **nux-v.**, thuj.

waking, on
réveil, au
Erwachen, beim
    chin-s., sil.

weeps all night, laughs all day
pleure toute la nuit, rit tout le jour
weint die ganze Nacht, lacht den
    ganzen Tag
    stram.

midnight, before[4]
minuit, avant
Mitternacht, vor
    ars., merc., nux-v.

at[4]
à
um
    m-arct., mag-c.

after[4]
après
nach
    ars., bry.

admonition, from
admonestation, par
Ermahnungen, wegen
    bell., **calc.**, chin., ign., **kali-c.**, **lyc.**, nat-m., nit-ac., plat., staph.

admonition agg./admonestation
    agg./Ermahnung agg.
w.–remonstrated/p.–
    remonstrances/W.–Vorhaltungen

agg.
    ant-t., **arn.**, **bell.**, bor., canth., cham., **croc.**, **cupr.**, **cycl.**[2], hep., lach., **nat-m.**[8], nit-ac., puls.[8], **sep.**[8], stann.[1], **teucr.**, **verat.**

air, in open
air, en plein
Freien, im
    carb-v., hura

    am.
        coff., **nat-s.**, **plat.**, **PULS.**

alone, when
seul, étant
Alleinsein, beim
    con., nat-m.

    am.[9, 14]
        allox.

aloud w., sobbing
bruyamment, en sanglotant
lautes W., Schluchzen
    acon.[4], alum., carb-an.[4], cham., cic., **cocc.**[2], coff., con.[4], crot-c.[3], **hep.**[2], hyos., **ign.**[2, 5], kali-c.[14], lob.[2], **LYC.**, lyss.[2], **mag-p.**[2, 12], merc.[4], nat-c., nat-m., nux-v., **op.**[5], phos., plat., plb.[11], plect., puls., sabin., **sep.**[2, 4], staph., **stram.**[2], sulph.

sleep, in[4]
sommeil, pendant le
Schlaf, im
    mag-c.

alternating with cheerfulness
alternant avec gaieté
abwechselnd mit Frohsinn
acon., alum.⁴, arg-m., bell., bor., cann-s., carb-an., graph.⁴, ign., iod., nux-v.⁵, plat., spong., **stram.**²,⁴

dancing⁴
danse
Tanzen
bell.

hopefulness¹¹
espérance
Hoffnungsfreudigkeit
raph.

ill-humor
mauvaise humeur
Mißmut
bell., kali-i.

irritability and laughter at trifles
irritabilité et rire pour des futilités
Reizbarkeit und Gelächter bei Kleinigkeiten
graph.

jesting⁴
plaisanterie
Spaßen
ign.

laughter
rire
Lachen
acon., alum., alum-p.¹', alumn.¹¹, **asaf.**³,⁶, **aur.**, aur-s.¹', bell., bor., **calc.**, cann-s., caps., **coff.**, con., **croc.**³,⁶, graph., **hyos.**, hypoth.¹⁴, ign., kali-p., **lyc.**, **MERC.**, **MOSCH.**²,³,⁶, nat-m., **NUX-M.**, nux-v., **phos.**, **plat.**, **puls.**, samb., sep., spig-m.¹¹, **stram.**, sulph., sumb., tarent., **valer.**³,⁶, verat., ziz.

and singing¹¹
et chanter
und Singen
stram.

queer antics
pitreries bizarres
seltsamen Possen
carb-an.⁴, cupr.

rage⁴
rage
Wut
acon., cann-s.

singing⁴
chanter
Singen
acon., bell., stram.

vexation⁴
contrariété
Ärger
bell.

am.
anac., colch., cycl., **dig.**, **graph.**, hell.³, ign., lach.³,⁴, **lyc.**, **med.**, merc., nit-ac., phos., **plat.**, **puls.**³,⁷, sep., tab.

anxiety–weeping/anxiété–pleurs/ Angst–Weinen
confusion–weeping/confusion– pleurer/Verwirrung–Weinen
discontented–weeping/mécontent– pleurer/unzufrieden–Weinen
fear–weeping; peur–pleurer/ Furcht–Weinen
frightened–weeping/effrayé– pleurer/erschreckt–Weinen
sadness–weeping/tristesse–pleurer/ Traurigkeit–Weinen
suicidal–weeping/suicide–pleurer/ Selbstmord–Weinen

anecdotes, from
anecdotes, par des
Anekdoten, bei
lach.

anger, after
colère, après
Zorn, nach
ambr.⁴, arn., bell., caust.⁴, cham.³,⁶, cocc.⁴, **coff.**²,⁴, lac-c.³,⁶, lil-t.³,⁶, m-aust.⁴, **mosch.**², **nux-v.**, **plat.**, puls.⁴, sabin.⁴, spong.⁴, staph.⁴

WEEPING / PLEURER / WEINEN

answering a question, at[2]
répondant à une question, en
Beantworten einer Frage, beim
PULS.

anxiety, after
anxiété, après
Angst, nach
acon., am-c.[2, 4], am-m., asar.[4], bell.[4], calc.[4], camph.[4, 6], canth.[4], carb-v., cast.[4], dig.[4], **GRAPH.**[2, 4], ign.[4], **kali-c.**[4, 16], **KALI-I.**[2, 4], lyc.[4], nat-m.[4], **phos.**[4], puls.[4], **spong.**[4], sul-ac.[4], sulph.[4], zinc.[4]

*anxiety–weeping/anxiété–pleurer/
Angst–Weinen*

anxious[2]
anxieuse, d'une façon
ängstliches
am-c., caust.[11], **GRAPH., KALI-I.,** nat-m.[11]

bells, sound of
sonnerie de cloches, à la
Glockenläuten, beim
ant-c., cop.[7]

bitter[11]
pleurs amers
bitteres
hep.

cannot weep see sadness–weep

caressing, from
caresse, quand on le
Zärtlichkeiten, bei
chin., ign.

carried, when
porté, quand il est
getragen, wenn
chel.

child cries piteously if taken hold or c.
l'enfant crie d'un air pitoyable si on le porte
Kind schreit erbärmlich, wenn festgehalten oder g.
cina, sil.[7]

child is quiet only when c.
l'enfant n'est calme que lorsqu'il est p.
Kind ist nur ruhig, wenn g.
CHAM., cina

carried/porté/getragen

causeless
sans raison
grundlos
acon.[1'], **APIS,** ars., bell., camph., cina, cortiso.[9, 14], **graph.,** hura, kali-ar., kali-br., kali-c., kreos., **lyc., nat-m.,** nit-ac., nux-v.[5], phos.[16], **PULS.,** sep.[11], staph., **SULPH.,** syph.[1', 7], tarent., viol-o., **zinc.**

without knowing why
sans savoir pourquoi
ohne zu wissen, warum
cact.[7], kali-c., pyrog.[7], **RHUS-T.**

child, like a[2]
enfant, comme un
Kind, wie ein
ars., **cupr-a.**

about illness with senseless prattling[2]
sur la maladie avec bavardage sans aucun sens
über die Krankheit mit sinnlosem Geschwätz
calad.

children, in[4]
enfants, chez les
Kindern, bei
ars., **bell.**[2, 4], **bor.**[2, 4], camph., caste.[14], caust., **CHAM.**[2, 4], chin., cina, **coff., graph.**[4, 5], **hyos.,** ign., jal., kali-c., lyc., nit-ac., **puls., RHEUM**[2, 4], seneg., sil.[4, 7]

night[2]
nuit
nachts
arund.[2, 11], **bor.,** lac-c., psor.[2, 7], rheum[2, 7]

babies[4]
bébés
Säuglingen
    bell., bor., calc., **cham.**, coff., ip., jal., **rhod.**, senn.

difficult dentition, from[2]
dendition difficile, par
erschwertes Zahnen, durch
    phyt.

will is not done[2]
volontés, quand on ne fait pas leurs quatre
Willen nicht bekommen, wenn sie ihren
    CINA

chill, during
frissons, pendant les
Fieberfrost, bei
    acon., ars., **aur.**, aur-ar.[1'], **BELL., CALC.,** cann-s., **carb-v., CHAM.,** con., hep., ign., kali-c., **LYC.,** merc., nat-m., **petr.,** plat., **PULS.,** sel, sil., stram., sulph., verat., **VIOL-O.**

climacteric period, at[7]
ménopause, pendant la
Klimakterium, im
    SULPH.

consolation agg.
consolation agg.
Trost agg.
    bell., cact., calc., **calc-p.,** chin., hell., ign., kali-c., lil-t., lyc., merc., nat-c.[5], **NAT-M.,** nit-ac., nux-v., plat., **SEP., SIL.,** staph., sulph., **tarent.**[1, 7], thuj.

consolation/consolation/Trost

am.[6]: **puls.**

from c.[1]
par c.
durch T.
    tarent.

contradiction, from
contradiction, par
Widerspruch, durch
    ign., **nux-v.**[1, 5], stram., tarent.

contradiction/contradiction/Widerspruch

convulsions, from[2]
convulsions, par
Konvulsionen, durch
    bell.

during
pendant les
bei
    absin.[4], acon.[4], **alum.**[2, 4], ant-t.[4], **bell.**[4], **CAMPH.**[2], canth.[4], caust.[4], cham., cic.[4], cina[4], cocc.[4], **CUPR.**[4, 7], hyos.[4], **ign.**[4], ip., lach.[4], **lyc.**[4], **mag-p.**[1], **merc.**[2, 4], mosch.[4], **nux-v.**[2, 4], op.[4], plb., sil.[4], sulph.[4], vip.[4]

epileptic[2]
épileptiques
epileptischen
    absin.[11], **CUPR., indg., lach.**

after
après
nach
    caust., cina[4]

(non[1]: convulsive: mag-p.)

coryza, during[3]
coryza, pendant le
Schnupfen, beim
    PULS., spig.

coughing, before
toux, avant la
Husten, vor
    ant-t., **arn., BELL.,** bor., **BRY., HEP.**

during
pendant la
beim
    ant-t., arn., ars., **bad.**[2], **bell., cain.,** cham., chin., **cina, HEP.,** ip., lyc., osm., ph-ac., samb., sep., sil., spong., sulph., verat.

after
après la
nach
    arn., bell., caps., cina, hep., op.

whooping cough, in[2]
coqueluche, pendant un accès de
Keuchhustenanfall, beim
    ant-t., arn., caust.

dark, in
obscurité, dans l'
Dunklen, im
    stram.

darkness/obscurité/Dunkelheit

delirium, after
délire, après
Delirium, nach
    nat-s.

delusions, after
imaginations, après
Wahnideen, nach
    dulc.

desire to weep[2]
désire
möchte
    am-m., aster., **cact.**, chin-b.

    all the time[1]
    continuellement
    unaufhörlich
        ail., **ambr.**[6], camph.[2], ferr.[2],
        ip.[2], kali-c.[2], **lyc.**[2], merc.[2],
        merc-c.[2], **murx.**[2], op.[2], **puls.**[2],
        samb.[2], stram.[2], thuj.[2]

    but eyes are dry[2]
    mais à les yeux sec
    aber die Augen bleiben trocken
        camph.

despair, from[3, 6]
désespoir, par
Verzweiflung, aus
    chel., **cupr-a.**[2], hell., sil.[3]

dinner, after[14, 16]
déjeuner, après le
Mittagessen, nach dem
    mag-m.

disappointments, about[11]
déceptions, à propos de
Enttäuschungen, über
    dig.

disturbed at work, when
dérange dans son travail, quand
on le
gestört, wenn bei der Arbeit
    puls.

drinking, after[5]
bu, après avoir
Trinken, nach dem
    caust., nux-v., petr.

drunkenness, w. or being sentimental
during
ivresse, pleure ou est sentimental
pendant l'
Trunkenheit, weint oder ist
sentimental bei
    caust.[5], lach.[1']

easily[2]
facilement, pleure
leicht, weint
    alum.[5], arg-m., aster., **bell., calc.,**
    CAUST.[2, 5], chin.[5], coff.[5], **kali-br.,**
    lyc.[5], **nat-m.**[2, 5], op.[5], **PULS.**, rhus-t.,
    staph.[5]

eating, while
mangeant, en
Essen, beim
    carb-an.

    children, in[2]
    enfants, chez les
    Kindern, bei
        bell., staph.

    after
    après avoir mangé
    nach dem
        arg-n., arn., iod., mag-m., puls.

emission see pollutions

emotion, after light
émotion, après la plus petite
Gemütsbewegung, nach leichter
    aster., **CUPR.**[7], kreos., **lach.**[6], lyc.[1'],
    naja

everything, about[11]
tout et de rien, à propos de
alles, über
   apis

evil impended, as if[11]
malheur, comme s'il attendait un
Unheil bevorstünde, wie wenn
   kali-i.

   fear–evil/peur–mal/Furcht–Unheil

future, about the
avenir, au sujet de l'
Zukunft, um die
   lyc.

   *anxiety–future/anxiété–avenir/
   Angst–Zukunft*

goes off alone and weeps as if she
   had no friends
s'en va seul et pleure comme si
   elle n'avait aucun ami
geht allein weg und weint, als ob sie
   keine Freunde hätte
   bar-c.

   hallucination see w.–delusions

headache, with
maux de tête, avec
Kopfschmerzen, bei
   coff., coloc., **kali-c.**, kreos., lyss.,
   phos., plat., ran-b., sep.

heat, during
chaleur fébrile, pendant la
Fieberhitze, bei
   ACON., anac.[2], ant-c.[2], apis, **BELL.**,
   bry., calc., **caps.**, cham., coff., cupr.,
   graph., ign., ip., **lyc.**, petr., plat.,
   PULS., spig., SPONG., stram.,
   sulph., til., vac.[2], verat.

hysterical[2]
hystérique, d'une façon
hysterisches
   ars., aur-ar.[1'], cact., **coff., kali-p.**,
   nat-m., sumb.[11], **tarent., verat-v.**

idiotic[11]
idiote, d'une façon
idiotisches
   merc-meth.

illness, during
maladie, pendant une
Krankheit, während einer
   calad.

impatience, from[3, 6]
impatience, par
Ungeduld, vor
   dulc.

interrupted, when
interrompu, quand il est
unterbrochen, wenn
   puls.

involuntary
involontaires, pleurs
unwillkürliches W.
   alum., alum-p.[1'], **aur., bell.**, camph.[5],
   cann-i.[1], **caust.**, cina, coff.,
   CUPR.[1, 7], **IGN.**, kali-br.[7], lach.,
   merc.[1, 5], morph.[11], mosch., **NAT-M.**,
   peti.[11], phos., **PLAT.**, plb., **PULS.**,
   RHUS-T., SEP., stann., stram.,
   verat., viol-o.

   am. by vinegar
   am. par vinaigre
   am. durch den Genuß von Essig
   stram.

   weakness, from[7]
   faiblesse, par
   Schwäche, aus
   ars., olnd., **vinc.**

irritable[11]
irrité
gereiztes
   calc., carbn-s., sep.

joy, from
joie, par
Freude, vor
   coff., lach., lyc.[1'], **plat.**

joyful or sad things, at²
joyeuses ou tristes, pour des circonstances
Freudiges oder Trauriges, weint über
  PULS.

laughing at same time, w. and
rit en même temps, pleure et
Lachen zur gleichen Zeit, W. und
  aur.⁷, lyc.⁵

climacteric period, at⁷
ménopause, pendant la
Klimakterium, im
  ferr.

looked, at, when
regarde, quand on le
ansieht, wenn man ihn
  ant-c.⁷, kiss.⁷, **nat-m.**, tarent.²

looked at/ regardé/angesehen

lying, while
couché, étant
Liegen, beim
  euphr.

meeting people, when
rencontrant des gens, en
trifft, wenn er jemanden
  aur.

menses, before
menstruation, avant la
Menses, vor den
  cact., con., **lyc., phos., puls.,** sep., zinc.

  during
  pendant la
  während der
    ars., cact., calc., caust., **cocc., coff.,** con., cycl., graph., hyos., ign., ind., lach., lyc., **nat-m.,** petr., phos., **phyt., plat., puls.,** sec., sep., **stram.,** thuj., verat., zinc., zinc-p.¹′

  which does her no good
  ce qui ne lui fait aucun bien
  erleichtert nicht
    cycl.

  after
  après la
  nach den
    alum., con., lyc., phos., stram.

  suppression of, in²
  suppression de la, dans la
  unterdrückten, bei
    chen-a., cycl.

micturation see urination

mortification, after
mortification, après
Kränkung, nach
  coff.¹′, coloc., pall.⁶, puls.

music, from
musique, par
Musik, durch
  acon.³, ⁵, ⁶, **ambr.**³, ⁶, dig., **GRAPH.,** ign.⁶, kali-n., **kreos., nat-c.,** nat-m.⁷, nat-s., **nux-v.**¹, ⁵, sabin.⁶, **thuj.**

  bells, of
  son de cloches par le
  Glockenläuten, durch
    ant-c., cop.⁷

  piano, of
  piano, par le
  Klaviermusik, durch
    cop., **nat-c.**

  organ, on hearing⁷
  orgue, en entendant de l'
  Orgel, beim Hören der
    GRAPH.

need, about a fancied
caprice, à propos d'un
Not, über eine eingebildete
  chin.

nervous, feels so, she would scream unless she held on to something
nerveuse qu'elle en crierait si elle ne se tenait pas à quelque chose, se sent
nervös, daß sie schreien würde, wenn sie sich nicht an irgend etwas festhalten könnte, fühlt sich so
  sep.

all day
toute la journée
den ganzen Tag über
   bry., caust., lac-c., lyc., stram.

   feels like crying all the time,
   but it makes her worse
   se sent qu'elle va p. sans pouvoir
   s'arrêter, mais ça l'aggrave
   möchte die ganze Zeit weinen,
   doch fühlt sich danach
   schlechter
      stann.

nightmare, after
cauchemar, après un
Alpdrücken, nach
   guaj.

noise, at
bruits, par
Geräuschen, bei
   aeth., ign., kreos., **lach.**

nursing, while
allaitement, pendant l'
Stillen, beim
   lac-c., **PULS.**

obstinate[6]
opiniâtre
eigensinniges
   cham.

offence, from[2]
offense, sur une
Beleidigung, über eine
   stram.

   former o., about[5]
   ancienne o., au souvenir d'
   frühere B., über
      caust., ign., lach., staph.

   imaginary, at least[16]
   imaginaire, à la moindre
   eingebildete, über die geringste
      cham.

old people for nothing[5]
vieillards pour un rien, des
alte Menschen um nichts
   caust.

opposition, at least
opposition, à la moindre
Opposition, bei der geringsten
   nux-v.

pains, with the
douleurs, par
Schmerzen, bei
   acon.[6], asaf.[4], ars.[4], bell.[11], canth.[4], cham.[4, 5], cina[4], **coff., glon.**[2], kali-c.[4], **lach.**[4, 5], lyc.[16], **merc.**[4, 5], merc-c.[4], mez., mosch.[4], **nux-v.**[1', 4, 5], op.[5], **plat.,** puls., **staph.**[5], stram.[4], verat.[4]

   despair–pains/désespoir–douleurs/
      Verzweiflung–Schmerzen
   sensitive–pain/sensible–douleurs/
      empfindlich–Schmerzen
   shrieking–pain/criant–douleurs/
      Schreien–Schmerzen

   during intermission of
   pendant l'intervalle des
   im Schmerzintervall
      glon.

palpitation, during
palpitation, pendant
Herzklopfen, bei
   phos., **plat.**[2]

paroxysmal
par accès
anfallsweises
   KALI-BR.[2], lac-c.[2], phos., stry.

parturition, during[2]
accouchement, pendant l'
Entbindung, während der
   coff.

past events, thinking of
événements passés, en pensant à des
Vergangenes, beim Denken an
   lyc.[5, 16], **nat-m.**

periodical every four weeks[2]
périodiquement toutes les 4 semaines
periodisch alle vier Wochen
   con.

perspiration, during
transpiration, pendant la
Schweiß, bei
   acon., arn., aur., **BELL.**, bry., **calc.**,
   calc-s., **camph.**, **cham.**, chin.,
   CUPR., graph., **LYC.**, nux-v., **OP.**,
   petr., phos., **puls.**, rheum, rhus-t.,
   sep., **spong.**, **stram.**, sulph., verat.

piteous[11]
pitoyable, pleure d'un air
erbärmliches
   cham., stram.

pitied, if he believes he is
pitié de lui, s'il pense qu'on a
bedauert zu werden, wenn er glaubt
   nat-m.

poetry, at soothing
poésies douces et apaisantes, à des
Gedichten, bei sanften, ruhevollen
   lach.

pollutions, after
pollutions, après
Pollutionen, nach
   hipp., **ust.**[2]

pregnancy, during
grossesse, pendant la
Schwangerschaft, während der
   apis, ign., lach.[4], **mag-c.**, nat-m.,
   puls., stann.

reading, while
lisant, en
Lesen, beim
   crot-h., lach.

refused, when anything
refuse quoi ce soit, quand on lui
verweigert wird, wenn ihm etwas
   bell., cham., ign., tarent.[7, 11], viol-o.[7]

remonstrated, when
remontrances, quand on lui fait des
Vorhaltungen, bei
   bell., **calc.**[1, 5], ign., **kali-c.**, nit-ac.,
   plat., staph.

w.–admonition/p.–admonestation/
   W.–Ermahnungen

reproaches, from
reproches, par
Tadel, über
   calc.[7], **plat.**[2, 3, 5, 6, 11]

rising, after
levé, après s'être
Aufstehen, nach dem
   am-c.

room, in
chambre, dans la
Zimmer, im
   plat.

sad thoughts, at
tristes, à des pensées
traurigen Gedanken, bei
   alum., carb-v., cina, kali-c., phel.,
   plat., stram.

news, at[7]
nouvelles, à des
Nachrichten, bei
   ph-ac.

though sad, is impossible to weep
quoique triste il est incapable de p.
obwohl traurig kann er nicht w.
   nux-v.

   grief–cry/chagrin–pleurer/
      Kummer–weinen
   sadness–weep/tristesse–pleurer/
      Traurigkeit–weinen

singing, when
chantant, en
Singen, beim
   hura

sits w. see sits-weeping

sleep, in
sommeil, pendant le
Schlaf, im
   all-s., **alum.**, alum-p.[1'], alum-sil.[1'],
   anac.[4], ang.[3], ant-t., **arn.**[4], ars.,
   ars-s-f.[1'], **aur.**, aur-ar.[1'], bar-c.,

bell., **bor.**⁴, **bry.**⁴, bufo, calad.⁴,
calc., calc-a.¹¹, calc-sil.¹ʹ, camph.,
caps.⁴, carb-an., **carb-v.**², carbn-s.,
cast.⁴, **caust.**, **CHAM.**, chin.,
chin-s., cina, **cocc.**⁴, con., croc.³, ⁴,
cur., euph.⁴, fl-ac., glon., graph.,
hep.⁴, **hyos.**, ign., ip., kali-ar.,
kali-c., kali-i., kali-sil.¹ʹ, kreos.,
lach., lyc., m-arct.⁴, mag-c., mag-m.,
merc., **mur-ac.**⁴, **nat-c.**⁴, **nat-m.**,
nicc., **nit-ac.**, **nux-v.**, **op.**, **ph-ac.**⁴, ¹⁶,
phos., plan.³, **plat.**⁴, podo.³, **puls.**,
rheum, rhus-t., rob., sabin.³, **samb.**,
sarr., **sep.**⁴, **sil.**, **spong.**, stann.,
stram.⁴, **sul-ac.**⁴, **sulph.**, tab.,
tarent., thuj., verat.⁴, wildb.¹¹,
zinc.⁴

child good during the day,
screaming and restless at night
enfant gentille tout le jour mais
hurlant et agité toute la nuit
Kind ist am Tage artig, die ganze
Nacht schreit es und ist unruhig
jal.

sleepiness, with²
somnolence, avec
Schläfrigkeit, mit
cham.

spasmodic³
spasmodique
krampfhaftes
alum.³⁻⁵, aur., bell., carbn-o.¹¹,
caust.³, ⁵, cina, cupr., **ign.**³, ⁵, lach.⁵,
mosch., nat-m.⁵, **phos.**⁴, ¹¹, ¹⁶, plb.,
stram., thala.¹⁴

spasms, after
spasmes, après
Krämpfen, nach
caust.

speaking, when¹ʹ, ², ⁷.
parlant, en
Reden, beim
med.

speeches, when making⁷
discours, lors de
Redenhalten, beim
cupr.

spoken to, when
parle, quand on lui
angesprochen, wenn
cimic.¹ʹ, ign., **med., nat-m., plat.,**
sil., STAPH.¹, ⁵, thuj., **tub.**²

spoken to/parle/angesprochen

kindly (children)⁷
gentiment (enfants)
freundlich (Kinder)
iod., sil.

stool, before
défécation, avant la
Stuhlgang, vor
phos., puls., rhus-t.

during
pendant la
beim
aeth., bor., cham., cina, phos.,
rhus-t., sil., sulph.

supper, after¹¹
dîner, après le
Abendessen, nach dem
arn.

sympathy with others, from
sympathisant avec d'autres personnes, en
Sympathie mit anderen, aus
carl., caust.

sympathy/sympathie/Mitgefühl

taking cold, after²
refroidissement, après un
Erkältung, nach
op.

telling of her sickness, when
parlant de sa maladie
erzählt, wenn sie von ihrer
Krankheit
kali-c., med., PULS., SEP.

narrating/exposant/Erzählen
thinking–complaints/penser-
maux/Denken–Beschwerden

thanked, when
remercie, quand on le
gedankt wird, wenn ihm
   LYC.

toothache, with[16]
mal des dents, avec
Zahnschmerzen, bei
   sep.

touched, when
touche, quand on le
Berührung, bei
   ant-c., ant-t., cina, stram.[4]

trifles, at
futilités, pour des
Kleinigkeiten, um
   ant-c., arg-m., bufo, calc.,
   CAUST.[1, 5], cina, cocc., coff.[5], con.,
   hypoth.[14], ign.[5], nat-m., nux-v.[5],
   petr., plat.[5], puls., puls-n.[11], sil.,
   sulph.[16], stram., ven-m.[14], visc.[9]

   children at the least worry
   enfants pleurnichants pour la plus
      petite bagatelle
   Kinder beim geringsten Verdruß
      caust.[1], lyc., nit-ac., tub.[7]

   laughing or weeping on every
      occasion[5]
   riant ou pleurant à tout propos
   lacht oder weint bei jedem Anlaß
      caust., PULS., sep., **staph.**

ungratefulness, at[5]
ingratitude, de l'
Undankbarkeit, über
   lyc.

urination, before
uriner, avant d'
Urinieren, vor dem
   bor., lyc., sars.

   during
   pendant il doit
   beim
      erig., **sars.**

vexation, from
vexations, à propos de
Ärger, aus
   calad., cham., ign., nux-v., petr.,
   sulph., tarent., **zinc.**

   from old[5]
   à propos de v. anciennes
   über früheren
      caust., ign., lach., staph.

   dwells/rumine/verweilt

violent
violemment
heftiges
   hydr-ac., stram.

waking, on
réveil, au
Erwachen, beim
   alum., am-c., am-m., ant-t.[4], arn.[4],
   bell., bor.[4], bufo, carb-an., chin-s.,
   cic.[12], cina, guaj.[4], hyos., ign.,
   kali-i., lach., lyc., **mag-c.**[4], merc.,
   nicc., nux-v., op., paull.[11], phos.,
   plan., puls., raph., ruta[4], sabad.[4],
   sabin.[4], sep.[4], sil., **stram.**[4], sulph.

walking in open air, when
marchant en plein air, en
Gehen im Freien, beim
   bell., calc., coff., **sep.**

   am.
      puls., rhus-t.

washed in cold water, when[7]
lave à l'eau froide, quand on le
gewaschen, wenn mit kaltem Wasser
   ant-c.

whimpering
pleurnichant
Wimmern, Winseln
   ars.[2, 4, 16], **aur.,** bell.[4], calc.[1'],
   canth.[4], caust.[4], **cham., chin.**[4],
   cic.[4, 16], cocc.[4, 16], colch.[4], cupr.[16],
   hyos., ign., **ip.**[4], **kreos.**[2], **merc.,**
   nit-ac., nux-v., phos.[4], rheum[4],
   rhus-t.[16], squil.[4, 16], stram.[16],
   sulph.[16], verat., zinc.[4]

   night[16]/nuit/nachts: ars., phos.

anger, with[16]
colère, avec
Zorn mit
  zinc.

sleep, during[3, 4]
sommeil, pendant le
Schlaf, im
  alum.[3], anac.[2-4, 16], arn.[2-4, 16], ars.[3, 4, 16], aur.[3, 4, 16], bar-c.[3], bry., calc.[3], caust.[4, 16], cham.[3, 4, 16], chin.[3, 4, 16], hyos.[3, 4, 16], ign., ip.[3, 4, 16], lach.[4], lyc., merc.[3, 4, 16], nat-m.[3, 4, 16], nit-ac.[4, 16], nux-v.[2-4], op., ph-ac.[3, 4, 16], phos.[4], rheum, sil., stann.[3], sulph.[4, 16], verat.[3, 4, 16]

comatose[4]
comateux
komatösen
  anac., op.

toothache, with[16]
mal des dents, avec
Zahnschmerzen, bei
  mag-c.

WELL, says he is, when very sick
TRÈS BIEN alors qu'il est sérieusement malade, dit qu'il va
GESUND zu sein, behauptet trotz schwerer Krankheit
  apis, **ARN.**[1, 7], ars., atro.[11], bell.[4], cann-s.[3], cinnb., coff.[3], hyos., iod.[3, 7], kreos., merc., op.[3], puls.

delirium–well/délire–bien portant/
  Delirium–gesund
delusions–well/imaginations–parfaite
  santé/Wahnideen–gesund
irritability–sends/irritabilité–renvois/
  Reizbarkeit–schickt
refuses–medicine–treatment/refuse–
  médicaments–traitement/
  verweigert–Medizin–Behandlung

WHISTLING
SIFFLER
PFEIFEN
  agar.[1'] bell., calc.[5], cann-i., cann-s., caps., carb-an., carbn-s.[1'], **croc., lach.**, lachn., lyc., merc-i-f., **plat., stram.**, sulph.[5]

fever, during
fièvre, pendant la
Fieber, bei
  caps.

involuntary
involontairement
unwillkürliches
  carb-an., lyc.

jolly[11]
gaiement
lustiges
  carb-an.

wicked see malicious

WILDNESS
FÉROCITÉ, sauvage
WILDHEIT
  acon., acon-l.[11], ant-t., aur.[1'], bapt., bell., calc-p., camph., canth., chlor.[11], croc., cupr., fagu.[11], hyos., **lob-s.**[2], lyss.[2, 11], m-aust.[4], med., mosch., nat-s.[1'], op., petr., ph-ac., phos., **stram., verat.**

anger/colère/Zorn
dancing–wild/danse–sauvagement/
  Tanzen–wildes
gestures–involuntary–wild/
  gesticule–involuntaires–sauvages/
  Gebärden–unfreiwillige–wilde
gestures–wild/gesticule–sauvages/
  Gebärden–wilde
laughing–wild/rire–sauvage/Lachen–
  wildes
rage/rage/Raserei
speech–wild/langage–sauvage/
  Sprechen–wildes

evening
soir
abends
  croc.

night on waking[11]
nuit, au réveil
nachts beim Erwachen
  cot.

bright light, strong odors, touch, from[1, 7]
lumière vive, fortes odeurs, toucher, par
hellem Licht, starken Gerüchen, Berührung, bei
  colch.

children, in[4]
enfants, chez les
Kindern, bei
  petr.

convulsions, before[11]
convulsions, avant
Konvulsionen, vor
  agar-st.

headache, during
maux de tête, pendant les
Kopfschmerzen, bei
  bapt.

misdeeds of others, from[11]
faute, mauvaise action des autres, par la
Vergehen anderer, wegen
  colch.

trifles, at
futilités, pour des
Kleinigkeiten, über
  ign.

unpleasant news, from
nouvelles désagréables, par
unangenehmen Nachrichten, nach
  calc-p.

vexation, from
contrariété, par
Ärger, durch
  ph-ac.

WILL, contradiction of
VOLONTÉ, contradiction de la
WILLE, widersprüchiger
  acon., **ANAC.**, ant-t.[2], caps., naja, sep.

antagonism–herself/opposition–elle–même/Widerstreit–sich selbst

control, has no c. over his will, does not know what to do; feels so dull in the head[11]
contrôle sur la volonté, perd tout; ne sait que faire, sent sa tête lourde comme abrutie
Kontrolle über seinen Willen, hat keine; weiß nicht, was zu tun ist; dumpfes Gefühlt im Kopf
  apis

deficient see irresolution

loss of[5]
perte de la
Verlust des Willens
  am-c., am-m., **anh.**[9, 10], bar-c., **bar-s.**[1'], **calc.**[4, 5], calc-a.[11], calc-sil.[1'], camph.[11], chin-s.[4], clem.[11], coca[2], **con.**[2], cortico.[14], croc.[4], des-ac.[14], grat.[1'], **hell.**[2], hypoth.[14], lyc., **merc.**[2, 5, 11], naja[14], nat-br.[11], nat-c.[4], **nat-m.**[2, 5], nid.[14], op.[4, 5], petr.[4, 5, 11], phos.[2], **pic-ac.**[1', 2], **ptel.**[2], sil., sulph., thuj-l.[14]

apoplexy, after[2]
apoplexie- après
Apoplexie, nach
  anac.

increased insight, self-awareness, with[9]
intelligence augmentée, connaissance de soi, avec
gesteigerter Einsicht, Selbsterkenntnis, mit
  anh.

melancholia, from[2]
mélancolie, par
Melancholie, aus
  arg-n.

walking, while[4, 11]
marchant, en
Gehen, beim
chin-s.

muscles refuse to obey the w. when attention is turned away
muscles refusent d'obéir à la volonté quand l'attention est distraite, les
Muskeln gehorchen nicht mehr dem W., sobald die Aufmerksamkeit abgelenkt ist
gels.[3, 7], **hell.**, lil-t.[3, 7]

two wills, feels as if he had
deux volontés, sensation d'avoir
zwei Willen zu haben, Gefühl
ANAC., anh.[10], **lach.**, naja

antagonism–herself/opposition–elle–même/Widerstreit–sich selbst
confusion–identity–duality/confusion–identité–dualité/Verwirrung–Identität–Dualität
thoughts–two trains/pensées–deux sortes/Gedanken–zwei entgegengesetzte

weak of[3]
faiblesse de
Willenschwäche
 alum.[3, 5], alum-sil.[1'], am-c.[5], am-m.[5], ambr.[6], **anac.**[3, 6], **anh.**[9, 10, 14], ant-c.[3, 6], ars.[3, 6], asaf.[3, 4], **bar-a.**[6], **bar-c.**[5], bism.[6], bry., buth-a.[10], **CALC.**[3, 5], calc-a.[6], cann-s.[6], caust.[5], chin., cimic.[1'], coff., coloc., **con.**[5], **croc.**[3, 4], dulc., graph.[5, 6], grat.[1'], haem.[6], ign.[3, 6], ip., kali-c., kali-sil.[1'], **lach.**[4-6], laur., **lyc.**[3, 5, 6], merc.[5], **mez.**[3, 5, 6], nat-c.[3, 6], nat-m.[3-6], nux-v.[6], op.[11], **petr.**[3, 5, 6], **pic-ac.**[3, 6], puls., rheum, sil.[5], staph.[6], sulph.[3, 5]

exertion, from mental[6]
travail intellectuel, par
Anstrengung, durch geistige
 pic-ac.

exertion–mental/travail intellectuel/Anstrengung–geistige

WINDOW, looks hours at[5]
FENÊTRE, regarde pendant des heurs par la
FENSTER, sieht stundenlang aus dem mez.

WITHDRAWAL from reality[9]
SE RETRANCHE de la réalité
SICHZURÜCKZIEHEN von der Wirklichkeit
anh.

WITTY
SPIRITUEL, plein d'esprit
WITZIG, geistreich
 aeth.[11], alco.[11], aran-ix.[10], cann-i.[11], caps., chlol.[11], cocc., **coff.**, croc., **lach.**, op., spong., sumb., thea

irony/ironie/Ironie
jesting/plaisante/Spaßen

WOMEN, mannish[7]
FEMMES hommasses
FRAUEN, vermännlichte
 fl-ac.

aversion see aversion–sex–women

WORK, aversion to **MENTAL**
TRAVAIL INTELLECTUEL, aversion pour le
GEISTIGE ARBEIT, Abneigung gegen
 acet-ac., **ACON.**[1], aesc., agar., agn.[3], **ALOE,** alum., alum-p.[1'], alumn., anac., anth.[11], arn.[3], asar.[3], atro., **aur.**, aur-m., **BAPT.,** bar-c., bar-s.[1'], bell., berb.[6], **bor.**[6], brom., bufo-s., buth-a.[10, 14], cadm-s., cain., **calc.**, calc-p., calc-s., calc-sil.[1'], cann-i., **carb-ac.,** carb-an., carb-v., carbn-s.[11], **carl.**, caust.[5], cham., **CHEL., CHIN.,** chin-ar., chin-s., cinnb., clem., cob., **colch.**, coloc., con., corn., cycl., dros.[3, 16], dulc., echi.,

fago., **ferr.**, ferr-p., **form.**⁶, **gels.**, graph.⁵, grat., **ham.**, hep., hipp., hydr., hyos., hyper., ind., ip., **kali-bi.**, kali-c.¹⁶, **kali-i.**⁷, kali-n., kali-s., kali-sil.¹', kalm., lac-d., **lach.**, laur.³, **LEC., lil-t., lyc.**, mag-m., mag-p., med., meph., merl., mez.³, mur-ac., nat-ar., nat-c.⁵, ⁶, ¹², **nat-m., nat-n.**⁶, **nit-ac., NUX-V.**, olnd., op., ox-ac.⁶, pall., par., petr., **ph-ac., PHOS., phyt., pic-ac.**, plan., plat., plb., ptel., **puls.**, ran-s., raph., rhod.³, **rhus-t.**, rumx., sabad.³, sanic., sapin.¹¹, scut., sel.³, **sep., sil.**, sol-n., spig., spong.³, ⁴, squil., **staph.**, sulfonam.¹⁴, **sulph.**, teucr., thea, **thuj.**, tub., valer., viol-o., viol-t., yuc.¹¹, zinc.⁴, ⁶, zinc-p.¹'

ailments–work–mental/troubles– surmenage intellectuel/Beschwerden–Überanstrengung–geistige exertion–mental/travail intellectuel/ Anstrengung–geistige thinking–aversion/penser–aversion/ Denken–Abneigung

morning¹⁶
matin
morgens
   kali-n.

forenoon¹¹
matinée
vormittags
   get.

11 h¹¹
   fago.

afternoon
après-midi
nachmittags
   hyos., nat-ar.¹¹

desire for
désir de
Verlangen nach geistiger A.
   anth., aloe, arn., aur., bad., **brom.**, carb-ac., chin., clem., cob., coca, eug.¹¹, gels., ham.¹¹, lach.⁶, laur., naja, nat-m.⁵, nat-p.¹¹, ped.¹¹, pip-m.⁶, rhus-t., seneg., sulph., sumb.¹¹, **TARENT.**, ther.

evening
soir
abends
   cic., **lach.**, lycps.², nat-p.¹¹, puls.

1 h¹¹
   gels.

2 h, until¹⁴/jusqu'à/bis: thiop.

easy at night⁵
facile la nuit
leichter, nachts
   lach.

fatigues²
fatigue
ermüdet
   abrot., achy.¹⁴, **acon., AUR.**, cocc., coff.⁵, **CON., graph.**, hypoth.¹⁴, **ign.**, lach.⁵, lyc.⁵, **NAT-C.**⁵, **nux-v.**⁵, **pic-ac., sel.**, sil.⁵, staph.⁵, sulph.⁵, v-a-b.¹⁴

impossible
impossible
unmöglich
   abies-n.², ⁸, abrot.², acon.², ⁴, **aeth.**⁸, agar.⁴, agn.⁴, ⁶, **alum.**¹', ⁴⁻⁶, ⁸, am-c.⁴, **ambr.**⁴, ⁵, ammc.¹¹, **anac.**², ⁴, ⁸, anh.⁹, ¹⁰, apoc.⁶, **arg-m.**¹', ², ⁶, arg-n.⁸, arn.², ⁴, ars.², ⁴, ¹¹, asar., astra-e.¹⁴, aur.¹', ², ⁴, ⁶, ⁸, **bapt.**¹'⁻³, ⁶, ⁸, ¹¹, bar-c¹', berb.¹', ⁶, bor.⁴, ⁶, brom.⁶, buth-a.¹⁰, cadm-met.¹⁰, calad.¹', **calc.**, calc-a.³, calc-ar.¹', camph.⁵, cann-i.⁸, **canth.**², caps.⁴, ⁸, carb-ac.⁶, **carb-v.**³, ⁴, ⁶, caust.¹', ⁵, cere-s.¹¹, chel.¹', chin.¹', chin-s., cocc.¹', coff.⁴, **con.**⁵, ⁶, ⁸, cop., crot-h.⁴, ⁶, cycl., dig., dirc.¹¹, dulc.⁶, equis.¹¹, **ferr., gels.**, gins.⁶, glon., glyc.⁸, graph.⁴, ⁵, grat.⁶, gymno., haem.⁶, ham., **hell.**¹', ⁴, hep.⁵, hipp.¹¹, hydr.⁴, **hydr-ac.**², ⁴, hyos., ign.¹', ⁴, ⁵, **kali-br.**³, ⁶, **kali-p.**⁸, kalm., kiss.¹¹, kreos.², **lach.**⁴⁻⁶, ¹¹, lact.⁴, laur.⁴, lil-t.⁶, ¹¹, lyc., lyss.², m-arct.⁴, mag-c.¹⁰, mag-m.⁴, ¹⁴, mag-p.⁶, mang.¹', **med.**, meli.¹ (non¹: mill.), merc.⁵, ⁶, mez.⁴, morph., naja¹¹, nat-ar.¹¹, **NAT-C., nat-m.**¹', ⁴⁻⁶, ⁸, nat-p.¹', nat-s., nit-ac.⁴, **nux-m.**⁸, **nux-v.**¹, ⁵, olnd.⁴, ⁵, ⁸, op.⁴, **petr.**⁴, ⁵, ⁸,

ph-ac.[1', 4-6, 8, 16], **phos.**, pic-ac., ptel.,
rhus-t.[1', 6, 8], sabad.[6], sars.[4, 16],
sel.[2, 4, 6], sep.[4, 6, 8, 16], sieg.[10], **sil.**[3-6, 8],
sol-m.[4], **spig.**[11], spong.[4], stann.[4],
staph.[2, 3, 5, 6], **sumb.**, tab.[3, 6], tell.[14],
ter.[6], thal.[14], **thuj.**[2, 6], verat.[4, 5], vib.,
visc.[14], **zinc.**[2, 4, 6, 8]

morning
matin
morgens
   agar.[6], **ph-ac.**[2]

afternoon[11]
après-midi
nachmittags
   fago., hyos., sil.[5]

evening[2]
soir
abends
   ign.

night[11]
nuit
nachts
   form.

air, in open[11]
air, en plein
Freien, im
   nat-ar.

burning in right lumbar-region,
   from[16]
brûlure dans la région lombaire
   droite, par
Brennen in der rechten Lumbalgegend, durch
   nit-ac.

eating, after[1']
mangé, après avoir
Essen, nach dem
   ars-s-f.

exertion, after[16]
exercice, après
Anstrengung, nach
   nat-m.

headache, during[16]
maux de tête, pendant les
Kopfschmerzen, bei
   sep.

interruption, by least[2]
interruption, par la moindre
Unterbrechung, bei der geringsten
   berb.

old age, in[2]
vieillards, chez les
Alter, im
   ambr.

   dementia senilis/démence sénile/
   Dementia senilis

sexual excesses, after[6]
sexuels, après des excès
sexuellen Exzessen, nach
   ph-ac., pic-ac., sel.

siesta, after[11, 16]
sieste, après la
Mittagsschlaf, nach dem
   graph.

needs wine for m. w.[5]
ayant besoin de vin pour travailler
   intellectuellement
braucht Wein zur geistigen A.
   hep.

seems to drive him crazy, owing to
   the impotency of his mind
rend comme fou par son impuissance
   mentale, t. i. le
scheint ihn infolge seiner Geistes-
   schwäche in Wahnsinn zu treiben
   ind., **kali-p.**, med.

WRITING agg. mind symptoms[3] ✶
ÉCRIRE agg. symptômes mentaux
SCHREIBEN agg. Gemütssymptome
   asaf.[2], laur., med.[2], nux-m., rhus-t.,
   stann.[14]

aversion to
aversion d'
Abneigung zu
  hydr., squil., thea

desire for
désire
Verlangen zu
  chin., lipp.[11], spig.

difficulty in expressing ideas when
difficile d'exprimer ses pensées en
  écrivant
Schwierigkeit, seine Gedanken beim
  Schr. auszudrücken
  cact., calc.[6], cann-s.[6], carb-an.,
  cimic.[6], kali-c.[6], lyc.[6], sep.[11], sil.[6],
  zinc.[6]

fatigues[2]
fatigue
ermüdet
  sil.

inability for
incapacité d'
Unfähigkeit zu
  ars.[2], caust.[5], ign., lyc., **NUX-V.**[2],
  sil.[5]

mistakes–writing/erreurs–écrivant/
Fehler–Schreiben

connectedly
d'une façon suivie
zusammenhängend
  colch.

learning to write in children[5]
d'apprendre à écrire chez les
  enfants
lernen, U. der Kinder, schreiben zu
  caust., sil.

to w. as rapidly as she wishes,
  anxious behavior, makes
  mistakes[2]
d'é. si vite comme elle le voudrait,
  comportement anxieux, fait des
  fautes
so schnell zu schr., wie sie möchte;
  ängstliches Verhalten, macht
  Fehler
  ign.

indistinctly, writes[11]
confusément, écrit
verworren, schreibt
  kali-br., merc., stram.

meannesses to her friends[2]
infamies à ses amies, écrit des
Gemeinheiten an ihre Freunde,
  schreibt
  lac-c.

talent for easier[11]
facilement, avec talent
Talent zum flüssigen
  op.

WRONG, everything seems
FAUX, tout paraît
VERKEHRT, alles erscheint
  coloc., eug., hep., **naja,** nux-v.

YIELDING disposition[5]
COMPLAISANT, accommodant,
  caractère souple
NACHGIEBIGKEIT
  calc-sil.[1'], cann-s.[11], cocc.[3], **croc.**[4],
  ign.[1'], kiss.[11], **lyc.**[3, 5], **nux-v.,** petr.,
  PULS.[1'-5, 12], **sil.**[1'-5], staph.

INDEX — ENGLISH

Black type for the column numbers of the headings with additional references and alternating symptoms.

abandoned → forsaken feeling **546**
abortion: (+ Vol. II index)
  confusion of mind 164
  delirium 204
  irritability 658
  laughing-beside herself 698
  prostation of mind 803
absurde → foolish behavior **537-8**
accidents → injuries (index)
affronted → offended, easily **791-2**
agarophobia **486**
agony → death 194
agreeable → mood, a. 760
alone, when:
  anguish 42
  anxiety 63
  cares, full of 122
  company, aversion to; am. 146
    yet fear 147
  company, desire for; agg. **150**
    yet fear of people 151
  delusions-images 307
  dullness 420
  fancies, exaltation of 468
    repulsive 471
  fear **477-8**
  fear of death 489
  fear-happen 503
  hypochondriasis 585
  inconsolable, a. and darkness agg. 607
  irritability 658
  rage 816
  restlessness 842
  sadness + am. **871**
  thoughts-persistent 1007
  thoughts-rush 1012
  timidity 1025
  unconsciousness 1035
  weeping 1070
alcoholism → dipsomania **398-400**
alternating → mood, a. 760-1
amenorrhoea:
  anguish in 42
  fear, from 479
  fear of death in 489
  hysteria in 589
  indolence in 626
  insanity from 635
  sadness in 872
anal-coition → love 719
anthropophobia → fear-people 516-7

apathy → indifference **609**-622
apprehension → fear **473-534**
arrogance → haughty **572**
attention → concentration 155-9
avidity → envy and **440**

babbling → speech-b. 935
bad news:
  ailments from 15
  anger about 31
  dullness from 421
  excitement after 451
  fear of hearing 481
bad part, takes → offended **791-2**
bad temper → morose **764**-776
bathing, mania for → washing 1062
beating → striking **963-5**
beclouded → dullness **416-430**
bemoaning → lamenting **688-691**
benumbed → stupefaction 966-973
bewildered → confusion of mind **161-180**
boldness → audacity **101-2**
braggart → boaster 115
brain-fag → prostation of mind 801-5
buried in thought → absorbed **4-6**
business:
  activity in 9
  ailments from b. failure **16**
  anger about 31
  anxiety about 66
  averse to **117**
  cares about his 122
  desire for 117
  discouraged and aversion to 409
  fancies-exaltation of 468
  fear of **483**
  fear-failure in 499
  heedless about 574
  incapacity for 117
  indifference to b. affairs 612
  insanity from failure in 636
  irritability about 660
  man, worn out 118
  memory-weakness for **734**
  morose when b. does not proceed 769
  neglects 784
  talks of **118**
  thoughts of 1000
  thoughts-rush of 1012
  timidity in transacting 1026
calculating:

calculating   children

confusion of mind when **165**
inability to **119**
mathematics, apt, inapt, horror 728-9
mistakes-adding, -measure 745-6
calmness → tranquillity **1029**-1030
calumniate → slander 929-930
cancer → incurable (index)
captious → censorious **126**-7
careless → heedless **573**-4
carphologia → gestures-grasping 556-7
changeable:
   irresolution 652
   mood **761**-2
charlatan → liar **706**-7
childbed:
   escape-mania 442
   insanity-puerperal **644**
   mania-singing 726
   mental symptoms during + agg. **140**
   naked-bares 783
   nymphomania-puerperal 786
   sadness-puerperal 887
   shameless in 910
   shrieking-convulsions 915
   striking after p. convulsions 964
children: (+ Vol. II index)
   abusive parents 7
   anger in 31
   anxiety in 66
   bite in, desire to 111
   clinging 142
   concentration-difficult 157
      learns with difficulty 158
   covering face 141
   crawling on floor 189
      into corners, howls 189
   cruelty in cinema, cannot bear 190
   desires-impatiently many things 389
   development arrested 398
   dirtiness-urinating, defecating
      everywhere 400
   discouraged in 409
   disobedience in 413
   dullness in 421
   excitement in 451
   fear in 483
   fear-people in 517
   gestures-stamps the feet 562
   hide, desire to 575
   impolite 605
   indolence in **627**
   irritability in 661
   jealousy between 675
   jumping in 681
   kicks-child is cross 682
   laughing in 699

   moaning in 754
   morose in 769
   obstinate 788-9
   play, aversion to 796
   religious affections in 828
   restlessness in 846-7
   rudeness-naughty 862
   sadness in 874
   scratch on head 894
   sensitive 899
   shameless 910
   shrieking in 913-4
   spoiled 948
   striking in 964
   touch everything, impelled to 1027
   watchful, on the look out 141
   weeping in 1074-5
   wildness in 1093
choleric disposition → anger **26**
circumspection → indiscretion **623**
claustrophobia → fear-narrow place **512**
cleanness, mania for → washing 1062
clearness of mind → ideas abundant **593**-5
climatic period, at: (+ Vol. II index)
   agg. 142
   anger with delusions 33
   anxiety 67, 80
   complaining 152
   doubtful-recovery 414
   excitement 452
   fear 486, 507, 520
   forgetful 541
   hysteria 589
   indifference 613
   insanity 636
   irritability 662
   loquacity 715
   morose 770
   nymphomania 785
   restlessness 847
   sadness 875
   suspicious 983
   weeping 1075
      laughing at same time, and 1081
cloths unproperly → tastelessness 995
cloudiness → confusion of mind **161**-180
   → stupefaction 966-973
coition: (+ Vol. II index, Vol. III)
   anger after 32
   anxiety during, after 68
   cheerful after 135
   confusion of mind after 166
   discontented after 404
   discouraged after 409
   dullness after 422
   excitement after 452
   exhilaration after 463

fear at thought of (woman) **472**
forgetful after 541
hysteria, c. am., agg. 589
indifference during 613
indolence after 627
irritability after + am. **662**
morose after 770
nymphomania, c. agg. 785
prostation of mind after 803
restlessness during, after 847
sadness after 875
unconsciousness after 1037
coma → unconsciousness 1032-1051
   memory after, loss of 732
combative → quarrelsome **806**-810
company, in:
   am. 151
   anxiety 69, -speaking 93
   cheerful 135
   dullness 422
   excitement 452
   indifference 613
   laughing 699
   restlessness 848
   sadness agg., am. 875
   thoughts-vanishing of 1017
   timidity 1026
   weary of life 1065
composure → tranquillity **1029**-1030
comprehension, difficult → dullness **416**-430
concussion of brain → injuries (index)
conscience, anxiety of 69-70
   indifference to the dictates of 613
consciousness → senses 896-7
contented → cheerful **128**-139
contentious → quarrelsome **805**-810
continence, from:
   anxiety 70
   hypochondriasis-sexual 587
   hysteria-sexual 592
   sadness 875-6
conversation:
   absent-minded in 3
   agg., am. **186**
   anxiety from 70
   aversion to 186
   concentration difficult during 157
   confusion of mind, agg. 167
   desire for 186
   dullness from 422
   excitement from hearing 452
   irritability from 663
   restlessness from 848
corner, in a → brooding **115**
cosmopolitan → travel, desire to **1030**-1
covetousness → avarice **102**-3
crank → strange **961**-2

crazy → insanity **633**-647
criminal disposition → moral feeling,
   want of **763**-4
critical → censorious **126**-7
cross → morose **764**-775
crossing a bridge, place → fear **485**
   busy street → fear **531**-2
crowd, in a:
   anxiety **71**-2
   fear, agarophobia **485**-6
   unconsciousness 1039
crying out → shrieking **911**-920
cunning → destructiveness 397
cupidity → greed **565**-6

daring → audacity **101**-2
dazed → stupefaction 966-973
dejection → sadness **864**-892
demoniac → mania 724
denouncer → slander 929
dentist, physician, before going to
   → anticipacion 53
   fear of going to 492
dentition, during: (+ Vol. II index)
   anxiety 72
   irritability 663
   moaning 755
   morose 771
   restlessness-children 847
   shrieking 916
   starting 953
depression, mental → sadness **864**-892
deserted → forsaken feeling **546**-8
despondency → sadness **864**-892
despises → contemptuous **181**-3
despotic → dictorial 398
difficulty of thinking, comprehending
   → dullness **416**-430
dipsomania, drunkards, in **398**-400
   fear 496
   forgetful 541
   hypochondriasis 585
   insanity **637**
   kill, desire to 683
   sadness 878
   weary of life 1065
disagreeable → irritability 653
disappointment:
   ailments from 17
   brooding over 116
   dwells on 431
   sadness from 877
   weeping about 1078
discords between chief and subordinates 17
   parents, friends 17
displeased → discontented **402**-6
dissatisfied → discontented **402**-6

distraction → confusion **160**-180
 → concentration-difficult **156**-9
distrustful → suspicious **983**-5
diversion → occupation am. **790**-791
dogmatical → dictatorial **398**
domestic affairs:
 anxiety about **73, 81**
 cares about, full of **122**
 duty, aversion to d. **430**
 house-keeping, unable to 579
 indifference to 614
 indolence-housework, aversion to 628
 neglects-household 784
domineering → dictatorial **398**
dread → fear **473**-534
dromomania → impulse-run, to 606
drowsiness → sleepiness (index)
drunkards → dipsomania **398**-400, index
drunkenness, during:
 abusive 7
 antics, plays 54
 brutality 117
 cheerful 136
 destructiveness 397
 dullness 423
 jealousy 675
 kill, desire to 684
 loquacity 716
 morose 771
 naked, wants to be 783
 quarrelsome 808
 rage 817
 sadness 878
 shrieking 916
 strength, more intelligent 963
 striking 965
 suicide, desire to 977
 talking foolishly 539
 weeping or being sentimental 1078
duality → confusion-identity, sense of 170
dublicity → deceitful **200**

earnest → serious **908**-9
egoism → selfishness **895**-6
embarrassed → timidity **1023**-7
emissions → pollutions
emotional → activity 9
 → excitement 17-8
entertainment → occupation am. **790**-791
entreating → begging 109
errors → mistakes **745**-752
exaltation → exhilaration **462**-3
 → fancies-e. of **466**-9
examination, before → anticipation 53
exasperated → embittered 438
exclamations → shrieking **911**-920

exertion, mental: (+ Vol. II index mental e.)
 agg. from 461
 ailments-work, mental 23-4
 confusion from 173
 delirium from 218
 delusions-study, after 361
 dullness from 425
 excitement from 456
 forgetful from 543
 indifference after 618
 insanity from 642
 irritability from 665
 loquacity after 717
 mania after 725
 memory from, loss of 733
 memory for m. labor, weakness of **737**
 reflecting-unable to reflect from
  studying 826
 restlessness during 853
 sadness after 885
 sensitive after 900-1
 stupefaction-e. agg. 970
 thoughts-vanishing on 1017
expansive → communicative 144
exposes the person → shameless 910

faces → delusions-f. 280
failure:
 ailments-business **16**
 ailments-literary, scientific 20
family:
 ailments-death of child, parents 16
 anxiety-family, about 76
 anxiety-health of relatives 80
 avarice-generosity to strangers 103
 aversion to members 104
 bites-father 112
 cares-relatives, about 123
 children, desires to beat, flies from 140-1
 complaining-relations, of 153
 contemptuous-relations, for 182
 cruelty-family, to 190
 delusions-belong to f., does not **244**
 escape-f., children, from 441
 estranged from f. **444**
 fear-husband 505
 forsakes children, relations **548**
 indifference-children, f.,
  relations **612, 616,** 620
 irritability-f., to 665
 kill-child-husband-throw 683, 684, 686
 mocking-relatives, at 759
 neglects-children **784**
 quarrelsome-f., with 809
 rage-know relatives, does not **818**
 recognize-relatives, does not 825
 sadness-aversion to see children 873

family   groaning

    striking-boy clawing face 964
    violent-chases f. out of house 1057
faultfinding → censorious **126**-7
fickle → capriciousness **119**-120
    inconstancy **608**-9
fidgety → restlessness **835**-859
fitful → capricious **119**-120
fixed notions → delusions 229-387
foreboding → anticipation **53**-4
frantic → rage **813**-822
fraudulent → deceitful **200**
frenzy → mania **722**-7
    → rage **813**-822
fretful → morose **764**-775
friendless → forsaken feeling **546**-8
friends:
    anguish-loss of, from 44
    anxiety-f. at home, about 78
    aversion-f. to **104**
    censorious-dearest f., with 126
    company, aversion to-f., of 147
    company, desire for-f., of 151
    delusions-f. 291-2
    estranged-forgetful-f. 445
    fear-f. has met with accident 501
    fear-f., of 502
    forsaken-beloved by f., feels of not
        being 547
    forsaken-friendless, feels 547
    indifference-dearest f., to **614**
    mocking-f., at 759
    recognize, does not 825
    violent-f., to 1058
friendship, deceived → ailments 18
fright → ailments 18
fun → jesting **677**-9
fury → rage **813**-822
future, about:
    absorbed 6
    anxiety **78**-9
    despair 392
    discouraged 409
    lamenting **690**
    weeping **1079**

gay → cheerful **128**-139
gentleness → mildness **743**-4
geometry, inability to 119, 729
giggling 564
    idiocy, in 597
gloom → sadness **864**-892
good humor → cheerful **128**-139
grasping at flocks → gestures **556**-7
grasping disposition → greed 566
gravity → serious **808**-9
grining 700

groaning → moaning **752**-9
grumbling → complaining **152**-4

hallucinations → delusions 229-387
happy → cheerful **128**-139
hard for subordinates 182
harsh 1
haste → hurry **579**-583
headstrong → obstinate **787**-790
hebephrenia 893
hilarity → cheerful **128**-139
himself:
    anger over his mistakes + with h. **35**
    anxiety about 81
    beside onself, being 109-110
    bite 111-**112**
    busy with 119
    cheerful while thinking of death 136
    confidence, want of self **159**-160
    confusion as to his identity **169**-170
    contemptuous of self 182
    content with 183
    death, desires **195**-7
    delirium-blames h. for his fooly 207
    discontented with **405**
    discouraged, reproaches h. 410
    discusses her symptoms with
        everyone 411
    disgust with 412
    egotism **437**
    express oneself, desires to 464
    fear with desire for death 492
    hysteria, desire to injure herself 590
    impulse to stab his flesh **606**
    indifference to life 618
    injure h., fears to **632**
    insanity, will split his head 646
    kill, impulse to k. herself **684**
    killed, desires to be 687
    laughing at his own actions 696
    loathing at life **710**-711
        injury, must restrain herself **711**
    loathing at oneself 711
    mania, tears h. to pieces 727
    morose with oneself 773
    pities herself 795
    quarrelsome with herself 809
    reproaches h. **832**
    self-control 895
    self-deception 895
    selfishness **895**-6
    selflessness 896
    striking h. **965**-6
    suicidal disposition **974**-981
    talks to h. 995
    tears, genitals, hair, h. 996

thoughts, cannot think of anyone
    besides 1004
torments h. 1027
unfortunate, feels 1053
walk, self-sufficient 1061
weary of life **1063**-1066
homocidal → kill, desire to **682**-6
homosexuality:
    aversion to men/opposite sex/women
        105-106
    love with own sex 718
hopeless → despair **391**-6
horrible things, after hearing **578**
    anguish 44
    anxiety-cruelties 72
    excitation after **454**
    sensitive-cruelties 899
household → domestic (index)
howling → lamenting 688-691
humor → mood 760-3
humorous → jesting **677**-9
hypocritical → slander and 930

identity → confusion-identity **169**-170
ill-humor → morose **764-775**
ill-mannered → faces 465
illusions → delusions 229-387
imaginations → delusions 229-387
imperious → dictatorial **398**
    → haughty **572**-3
importunate → meddlesome 728
impotency:
    dullness with 424
    fancies-lascivious, with 470
    fear-coition, i. from fear 484
    fear-i., of **506**
    irritability with 666
    jealousy with 675
    lascivious with 694
    sadness with 882
    thoughts-sexual, with 1013
imprudence → indiscretion **623**
inadvertence 3
incurable:
    delisions-cancer, disease **269-270**
    fear **494**
indecision → irresolution **650**-2
inhumanity → cruelty **190**
injuries:
    ailments from 20
    anguish in shock from 46
    confusion after i. to head 170
    dullness after i. of head 424
    fear of accidents **477**
    indifference after concussion of brain 613
    insanity from i. to head **640**

    memory after, loss of 733
    prostation of mind from 804
    sadness from 882
    sighing in shock from 923
    stupefaction after i. to head 970
    unconsciousness from concussion of
        brain 1038
    in shock from 1047
insensibility → unconsciousness 1032-1051
instability → inconstancy **608**-9
insulting → abusive **7**-8
insupportable → mood-i. 762
interruption:
    agg. mental symptoms 648
    anger from 35
    concentration from, difficult 157
    confusion from 171
    dullness from 424
    ideas-deficiency, from 596
    intolerance of 648
    morose from 772
    thoughts-vanishing, from **1017**
    weeping from 1080
    work impossible by least, mental 1100
intoxication → confusion-i. 171
    → stupefaction 966-973
introverted → introspection **649**-650
irascibility → anger **26**-40
irksome → ennui **439**-440
    → morose **764-775**
isolation, sensation of 548

joke → jesting **677**-9
joy:
    anxiety-joyful things, by 82
    excitement from 455
    indifference to 617
joyful, joyous → cheerful **128-139**
joyless → indifference 617
joyously → singing 925

kind words → consolation agg. 181
knife, cannot look at → blood **114**
    fear-k., of 508
    kill-husband-razor 684
    kill-k., with a 684, **685**
    suicidal-k., with 978
knocking head against wall 966

labor → parturition (index)
lachrymose → weeping **1067**-1091
lamenting → anguish-l., with 44
laziness → indolence **624**-632
learning to talk, slow 991
learns with difficulty 158
lewd → obscence **787**

listen	mental work

listen, would not → loquacity 717
listless → indifference **609**-622
literary failure → ailments 20
lively → cheerful **128**-139
localities → mistakes in **745**-6
loneliness → forsaken feeling **546**-8
love disappointed:
   delirium-maniacal, from 217
   despair from 393
   insanity from 641
   rage after, from 819
   sadness from **883**
low-minded → mood repulsive **762**-3
low-spirited → sadness **864**-892
lustful → lascivious **692**-4

madness → insanity **633**-647
mania-a-potu → delirium tremens **227**-9
mania for work → industrious **630**-2
mathematics **728**-9
megalomania 641
melancholy → sadness **864**-892
mental:
   activity 9
   depression → sadness **864**-892
   exertion 461, index
   exhaustion → prostation 801-5
mental work:
   activity, m. **8**
   ailments from 23-4
   aversion to **1096**-7
   confusion from + am. 173
   delirium from 218
   delusions after study 361
   desire for 1097-8
   dullness from 425
   easy at night 1098
   excitement from 456
   exertion, agg. + am. from m. 461
   fatigues 1098
   forgetful from 543
   hurry in 581
   impossible 1098-1100
   insanity from 642
   irritability from 665
   loquacity after 717
   mania after 725
   memory from, loss of 733
   memory for + in, weakness of **737, 740**
   needs wine for 1100
   puberty, agg. from m.e. in 461
   reflecting, incapable to 826
   restlessness during + am. from 853
   sadness after 885
   seems to drive him crazy 1100
   sensitive after 900-1
   stupefaction, m.e. agg. 970

   thoughts on, vanishing of 1017
merry → cheerful **128**-139
mimicry → imitation 599
mirthful → cheerful **128**-139
miscarriage → abortion (index)
miserly → avarice **102**-3
mistrustful → suspicious **983**-5
monosyllable → answers-m. 50
moping → brooding-corner, in a 116
motions → gestures **553**-564
muddy → confusion of mind **160**-180
mumbling → muttering **780**-2
murder → kill, desire to **682**-6
music **776**-780
   cheerful from 138
   indifference to lowed 619
   memory for, active 731
   memory for, weakness of 738
   morose during sad m. + am. 773
   sensitive, noise-m. am. **901, 903**
   thoughts about, persistent 1008
   unconsciousness from 1044
      piano, listening to 1045
   Vol. II index m. + playing piano
mutilate → cut others, desire to 192

negativism:
   answers-monosyllable-no 50
   imbecility-n. **599**
new → delusions, new 327
noise:
   ailments from 21
   anger at 36
   anxiety from 86
   fear from 514-5
   quiet disposition-n., intolerable to 812
   sadness from 885
   sensitive to **901**-5
   starting from 956
   weping at 1083

obsequious → servile **909**
obtuseness → dullness **416**-430
odors:
   sensitive to 905
   unconsciousness from 1045
openhearted → loquacity-o. 717
old age: (+ Vol. II index)
   absent-minded in 3
   childish behavior in 140
   confusion in 173
   delirium tremens in 228
   dementia senilis **387**-8
   dullness of old people **426**
   forgetful of old people 544
   loathing-general in 709
   mistakes-speaking in **747**

old age | parturition

   mistakes-writing in 751
   moaning in 757
   mocking in 759
   muttering in 781
   prostation of mind in 804
   reflect-unable to, in 826
   sadness-age, in o. 870
   slowness-o. people, of 931
   unconsciousness in 1045
   Vol. II index
   wary of life in 1066
   weeping-o. people for nothing 1083
   work, mental-impossible in 1100
   opposition → contradict, disposition **183-4**
others:
   anxiety for **86**
   indifference toward, welfare **619,** 622
oversensitive → sensitive 897-907

pains:
   abusive with 8
   anger about **36**
   anxiety from 86-7
   beside oneself by little 110
   cheerful with all 138
   complaning of 153
   confusion during 174
   cursing at 191
   death-desires during 196
   delirium from, with 220
   despair with **393-4**
   discouraged from 410
   excitement during 457
   fear-death from 490
   fear during, of 516
   impatience from 602
   indifference to 619
   insanity from intolerable 642
   irritability during **668**
   laughing from 681
   loathing, general-p., during, from 709
   moaning from 757
   morose after 773
   quarrelsome before, during 809
   rage from 819
   restlessness during **854**
   sadness from 886
   sensitive to **905**
   shrieking with **918**
   suicidal disposition from 979
   unconsciousness from 1045
   violent from 1058
   weeping during intermission of, with 1084
paranoid → schizophrenia 893
parents → family (index)
parsimony → avarice **102**

parturition: (+ Vol. II index, Vol. III)
   answers-irrelevantly 50
   anxiety during 87
   company, aversion to, after 148
   despair during 394
   fear-death during labor 490
   fear during, after labor 508
   irritability during **668**
   killed, desires to be, in labor 687
   mistakes-calculating after 745
   quarrelsome during 809
   quiet disposition after 812
   rage during 820
   restlessness during 855
   sadness during 882
   sensitive-noise, during 903
   unconsciousness during 1045
   Vol. II index
   weeping during 1084
passion for gumbling 797
pecuniary:
   ailments from p. loss 21
   insanity-fortune, after gaining, losing 639
   sadness-loss, after financial 883
pedant 180
peevish → morose **764**-775
perjured 200
persecution:
   anxiety-pursued, as if **89**
   delirium, delusions of p. in 220
   delusions of **340**
   insanity-p. mania **643**
perspiration, during:
   activity 11
   anguish during, with 45
   anxiety 57, 79, 87-8
   cheerful 138
   company, aversion to 148
   confusion 174
   delirium am., with cold 220
   despair 394
   dullness 426
   excitement 457
   exhilaration 463
   fancies 471
   fear-death 490
   fear with 517
   ideas abundant 595
   impatience 602
   impetuous with 605
   indifference 620
   irritability 669
   lamenting 691
   laughing ending in profuse 703
   loquacity 717
   moaning 757
   mood-changeable 762

morose 773
restlessness during + am. 855
sadness 886
sensitive 906
sighing 922
speech-incoherent, ending with 941
starting 957
stupefaction 971
suicidal disposition 979
talk, indisposed to 990
unconsciousness 1045
weary of life 1066
weeping 1085
perversity 719
petulant → irritability **653**-674
phlegmatic → indifference **609**-622
piety → praying, piety 800, 795
picking → gestures-grasping 556-8
place, loss of:
  ailments from 21
  sadness-loss, after 883
placidity → tranquillity **1029**-1030
postpones the work 629
prattling 943
pregnancy, mental affections in 800
  (+ Vol. II index)
  anger 36
  anxiety 88
  anxiety-domestic affairs, about **73**
  aversion-affection 103
    friends, to 104
  company, aversion to 148
  complaining 153
  confusion of mind 174
  despair 394
  dipsomania during or after 400
  escape, attemps to 442
  excitement 457
  fancies, strange 471
  fear 518
    death 491
  haughty 573
  hysteria during p. and labor 592
  indignation 623
  insanity 644
  irritability 669
  loquacity 717
  nymphomania 786
  restlessness 855
  sadness 886
  suicidal disposition 979
  talk-indisposed to 990
  thoughts-strange 1014
  unconsciousness 1045
  Vol. II index
  wander, desires to 1062
  weeping 1085

prejudiced → partial 793
premonition → anticipation 53
preoccupied → absent-minded 1-4
presence of other people agg. 144-9
presentiment → anticipation 53
pride → haughty **572**-3
puberty, in: (+ Vol. II index)
  exertion, agg. from mental 461
  hysteria 592
  indifference 620
  irritability 669
  loathing, general **709**
  mental affections 805
  morose 773
  religious affections 830
  sadness-girls before 880
  sadness **886**
  sensitive 906
puerperal → childbed **140**
pugnatious 810
punishment → ailments from 22
puns → jesting 679
pursued → persecution (index)
pusillanimity → timidity **1023**-7

quarrels → ailments from 22

railing → abusive **7**-8
reading, mental symptoms agg. from **823**-4
  absent-minded while 3
  anxiety preventing, while 89
  concentration, difficult, while **158**
  confusion while 174
  dullness while 427
  excitement while 457
  fancies on 471
  impatience while 602
  indifference while 620
  irritability while 669
  memory, weakness of-read 739
    for what has just 739
  mistakes in 746
  prostration of mind from 804
  rage by r. and writing 820
  restlessness while 856
  sensitive to **906**
  stupefaction on 971
  thoughts-rush while 1012
    vanishing on **1018**
  unconsciousness from 1046
  weping while 1085
reasonable → objective 786
recollection → memory 730-742
relatives → family (index)
reprimands:
  laughing at 703
  sensitive to 906

reproaches:
  ailments from 22
  anger from 36
  laughing at 703
  weeping from 1086
repulsive → mood-r. **762**-3
resentment → malicious **720**-2
resolute → courageous **187**-8
revenge → hatred and 572
reveries → absorbed **4**-6
reverses of fortune → ailments from 22
revolutionary 26
ridiculous → foolish behavior **537**-9
riding, while:
  anxiety 89
  aversion 860
  driving am. mental symptoms 416
  fear 520
  wants to 861
roguish → jesting 679
rough → abrupt **1**
rudeness of others → ailments from 22
  → sensitive to 906

sarcasm **759**
satire, desire for 760
satisfied → content 183
scientific failure → ailments from 20
scolding → quarrelsome **806**-810
scorn, being scorned → ailments from 22
screaming → shrieking **911**-920
scrupulous → conscientious **190**
secrets, divulges → reveals secrets **860**
self-esteem → egotism **437**
serenity → tranquillity **1029**-1030
sexual abstinence → continence (index)
sexual excesses: (+ Vol. II index)
  ailments from 23
  dullness after 427
  forgetful after 544
  hypochondriasis from 587
  hysteria after 592
  insanity from 645
  irriability from 670
  sadness from 887
  talk indisposed to, after 990
  Vol. II index
  work, mental-impossible after 1100
shame → ailments from 23
shock → injuries (index)
  mental → ailments from 23
shouting → shrieking **911**-220
shy → gestures-shy 562
silent → talk-indisposed to **986**-911
silly → foolish behavior **537**-9
sleepiness, with:
  confusion-drowsiness, while resisting 167

confusion 175
dullness 427
indifference 621
indolence 629
irresolution 652
irritability 671
moaning 758
morose 774
prostation of mind 805
restlessness 857
sadness 888
starting 960
stupefaction 972
weeping 1087
sleeplessness:
  activity with 11
  delirium tremens with 229
  dullness with 428
  fancies-exaltation with 469
  hysteria with 593
  indifference with 621
  insanity with 646
  irritability with 671
    in children 661
  joy, from excessive 680
  loquacity-s. with, before midnight 718
  mistakes-speaking after 748
  moaning with 758
  muttering with 782
  pleasure during 798
  prostation of mind with 805
  restlessness from 857
  sadness from, with 888
  thoughts-rush, from 1012
slit other, desire to → cut 192
sluggishness → dullness **416**-430
sly → deceitful **200**
sneak 930
sneers at everyone → contemptuous **181**-3
  → mocking **759**
sobbing → weeping-aloud 1070
society → company **144**-151
  fear of his position in 523
solitude, aversion to → company-desire
  for **149**-151
solitude, desire for → company-aversion
  to **144**-9
sorrow → grief **566**-9
speech **934**-946
  affectation in words 12
spiteful → malicious **720**-2
spoken to:
  anger when 36
  averse to being **948**-9
  company, desire for, but 151
  confusion when 176
  dullness when 428

fear when 524
impatience when 603
intolerance of being 649
morose-children, when 769
shrieking-children, when 914
thoughts-vanishing, when 1018
stage-fright → anticipation 54
stammering → speech-babbling 935
startled → starting 950-961
stingy → avarice 102
stool:
anger before 37
anguish before, during 46
anxiety 94-5
cheerful after 139
confusion. am. 176
discontented before 405
dullness after 428
fear-apoplexy during 480
indolence before, after 630
irritability before, after 671
lamenting-children before 691
moaning before 758
morose before 774
restlessness during 857
sadness am. after 888
shrieking-children before, during 914
unconsciousness 1048
violent before 1058
weeping before, during 1088
stormy weather:
anguish in 46
anxiety during 95
morose in 774
restlessness before, during 857
stranger agg., presence of 962-3
anxiety in 95
company-aversion to 148
excitement-stammers when talking to 458
fear of 525
stubborn → obstinate 787-790
studying → concentration, difficult, while 158
stunned → stupefaction 966-973
stupidity → dullness 416-430
submissive → servile 909
sullen → morose 764-775
supplicating → begging 109
surly → morose 764-775
supprises, pleasant → ailments from 23
swearing → cursing 191-2

taciturn → talk-indisposed to 986-991
talk of others agg.:
anger from 37
excitement-conversation 452
impatience during 603

morose on 774
talcative → loquacity 713-8
tearful mood → weeping 1066-1091
tedium → ennui 439-440
temerity → audacity 101-2
tender → mildness 743-744
thunderstorm:
cheerful in 133
irritability before 672
mind symptoms before, during 1021-2
morose from 774
restlessness before, during 858
sadness, am. 890
shrieking during 919
time:
confusion of mind to 177
distances + t. are exaggerated 414
fritters away his 1022
passes too quickly 1023
 too slowly 1022-3
tossing about:
anguish with 46
anxiety-bed, with 65
impatience with 603
obstinate, impatiently 790
rage, making unintelligible signs 822
restlessness in bed 845
touched:
anger when 38
anxiety to being 97
aversion to being 1028
fear 528
frightened from touched 551
hysteria, t. + pressure, intolerance of 593
insanity, will not be 647
irritability by touch 672
moaning on touch 758
morose-children, cry when 769
rage renewed by being 822
sensitive to touch 907
shrieking 919
starting, from sleep 959, 960
violent from touch 1059
weeping 1089
touchy → sensitive 897-907
tribadism → love with own sex 718
trilling 926

unobserving → absent-minded 1-4
unsatisfied → discontented 402-6
unscrupulous → unsympathetic 1054

variable → mood-changeable 761-2
vehement → violent 1055-9
venal → corrupt 187
vexation → ailments-anger 13-5
vindictive → malicious 720-2

wailing → lamenting **688**-691
weakness → prostation of mind 801-5
whimpering 1090-1
whimsical → mood-changelable **761**-2
whining → moaning **752**-9
wilful → obstinate **787**-790
woe → grief **566**-9
women:
  aversion to **106**
  fear of 533
  hatred of **572**
  indifference to 622
  mannish 727
work, aversion to → indolence 624
work, when at:
  absent-minded 4
  activity 11
  anger about 40
  anxiety-working, while 101
  concentration- difficult 158
  confusion 179
  excitement 460
  fancies-exaltation of 469
  fear, dread of **533**-4
  hurry-occupation, in 582
  hurry-work, in 583
  impatience 604
  indolence 630
  irritability 674
  loathing at his business **710**
  restlessness 859
  slowness 931

thought-intrude 1005
  -rush, during 1013
  -vanishing 1018
  -wandering 1020
worries → cares, full of **121**-3
wounds, cannot look at 114
writing agg. mind symptoms 1100
  absent-minded while 4
  aversion to 1101
  concentration-difficult while 159
  confusion while **179**
  desire for 1101
  difficulty in 1101
  dullness while 430
  excitement while 460
  fatigues 1101
  heedless in 574
  hurry in 583
  inability for **1101**
  indistinctly 1102
  meannesses to her friends 1102
  memory-weakness, about to write 741
    for what he has written 741
  mistakes in **750**-2
  prostation of mind after 805
  rage-reading and w., by 820
  stupefaction while 973
  talent for easier 1102
  thoughts-intrude while 1005
    -vanishing while **1019**
    -wandering while 1020

I–FR

INDEX — FRANÇAIS

(Graissage des numéros de colonnes pour rubriques à indications supplémentaires et symptômes alternants).

abandon, sentiment d' **546**-8
   aimé, ne se croit pas 547
   air, am.en plein 547
   amis, se sent sans 547
   isolement, sensation d' 548
   maux de tête, pendant 547
   réveil, au 548
abandonne ses enfants, parents 548
abattement → tristesse **864**-892
aboyant 107
   délire, pendant 107
   grognant comme un chien 107
   hurlant 107
absence d'esprit 6
absorbé dans ses pensées 4-6
   avenir, au sujet d' 6
   se qu'il lui adviendra 5
   malheur, imagine un 6
   mangé, après avoir 6
   menstruation, pendant **6**
accidents → lésions (index)
   accommandant → complaisant 10
accouchement, pendant l': (+ Vol. II index, Vol. III)
   agitation 855
   anxiété 87
   calme, tempérament-a., après 812
   désespoir 394
   erreurs-calculant après l' 745
   inconscience 1045
   irritabilité 658, **668**
   peur 508
      -mort 490
   pleurer 1084
   querelleur 809
   rage 820
   répond sans rapport avec la question 50
   sensible-bruits 903
   société, aversion-a. après 148
   tristesse 882
   tuée, désire être 687
activité, dynamisme **8**-11
   affaires, dans ses 9
   agitée 11
   émotionelle 9
   esprit créateur 9
   imaginations avec 232
   insomnie, avec 11
   intellectuelle **9**-10
   physique, colère avec 28
   physique, violent dans son 1057
   transpiration, pendant 11

   travail, au 11
adaptabilité, perte de l' 11
additionner, difficulté d' **982**
   calcul, inaptitude pour **119**
   erreurs-additionnant, en 745
admiration excessive **11**
admonestation agg. **11**
   aimable agg. 12
adreser la parole → parler 985-991
adultère 12
affabilité 12
   ennemi, envers un 12
affairé → occupé **118**-9
affaires:
   activité dans ses 9
   anxiété à cause de ses 66
   aversion pour les **117**
   colère au sujet de ses 31
   découragé avec aversion pour les 409
   désir d' 117
   étourdi à propos de ses 574
   fantaisies-exaltation, des 468
   folie par échec dans ses 636
   homme d', épuisement 118
   incompétence pour les 117
   indifférence à ses 612
   irritabilité dans 660
   mémoire, faiblesse de, pour les 734
   morose, quand a. ne vont pas assez vite 769
   néglige ses 118
   parle de ses **118**
   pensées des 1000
      -afflux, des 1012
   peur des **483**
      -échec, dans les 499
   soucis, à propos de ses 122
   timidité dans les 1026
   troubles-a., insuccès dans les **16**
affectation dans les gestes, actes **12**
   paroles, dans les 12
affectueux 13
   bourru, mais 1
   rend l'affectation 13
affirmatif → positif **798**
agilité intellectuelle **12**
agitation 835-859
   accouchement, pendant l' 855
   activité avec 11
   air am., en plein 842
   angine de poitrine, au cours d' 843
   anxieuse 843-4

agitation

assis, étant + en travaillant 856
attendant, en **858**
boire agg. 849
boissons, à la vue de 849
bourger doit + am. 853-4
chaleur du lit agg. 859
chambre, dans la 856
coït, pendant, après le 847-8
colère, par 843
conscience, de **848**
conversation, après, par 848, 858
convulsions, avant, après 848
convulsive 848
couché, étant 852
défécation, pendant, après la 857
déjeuner, après + am. 848-9
délire avec 222
dissimuler son a., cherche 849
dos, avec névralgies du 844
douloureuse 854
douleurs, pendant les, par **854**
enfants, chez les 846-7
épuisement, avec 850
éructations insuffisantes 850
s'étirant en arrière am. 857
étrangers agg., la présence d' 857
étudier, en essayant d' **857**-8
évanouissement, suivi par 850
faim, avec 851
faire les cents pas, doit 854
fébrile 850
femmes, chez les 859
fermer les yeux agg. 847
fièvre, pendant, après la 850-1
frissons, pendant les 847
fumé, après avoir 857
grossesse, pendant la 855
hypocondriaque 851
hystérique 851
insomnie, par 857
intellectuel, pendant, après, am. par le travail 853
interne 851-2
lascives, avec pensées 852
levant, en se 856
lisant, en 856
lit, au **844**-5
lumière du soleil, agg. par 858
mal de tête, pendant le 850
mangeant + mangé 849
marchant, en, am. 859
ménopause, pendant la 847
menstruation 852-3
métrorrhagie, pendant la 853
mouvement am. 853
musique, par 854
nausée, avec, par 854

occupée **846**
orage, avant, pendant l' **858**
paroxysmes, pendant, après les 855
périodique 855
poitrine, par congestion dans la 846
pouls intermittent, par 855
poussant de ça et là 849
pression au foie, par 855
prurit, avec 852
rage, se terminant par 855
réveil, au 858
seul, étant 842
sexuelle, pendant l'excitation 856
société, dans la 848
sommeil, avant le 856
sommolence, avec 857
tempête, avant, pendant le 857
toux, avec 848
transpiration, pendant, am. 855
travail, après 850
travaillant, en 859
tremblement, avec 858
tristesse, avec 856
uriner, avant d' 858
agonie → mort, avant la **194**
agréable → humeur a. 760
s'agrippe aux personnes, meubles 142-3
   s'accrocher aux autres 143
   agitation, avec 143
   convulsions, avant les 143
   enfant se réveille terrifié 142
   saisir la main de sa mère 143
   tenu, désire être 143
aigri → exaspéré 426
aiguillonnant les autres **607**
alcoolisme → dipsomanie **398**-400
alerte 24
aliénation mentale → folie **633**-647
aller en voiture:
   am. 616
   anxiété 89
   aversion d' 860
   désir d' 861
   peur 520
alternant → humeur a. 760-1
altruisme → désintéressement 896
s'amalgamer à son environnement 743
ambition 24-5
   moyens, par tous les 25
   perte d' 25
   troubles à la suite d'a. déçue 13
aménorrhée:
   angoisse pendant l' 42
   folie par 635
   hystérie au cours d' 589
   paresse pendant l' 626
   peur, a. par 479

aménorrhée | angoisse

    -mort pendant l' 489
    tristesse dans l' 872
amis:
    aimé de ses, ne se croit pas 547
    angoisse-perte d', à la suite de la 44
    anxiété au sujet d'a. chez eux 78
    aversion pour ses 104
    censurer avec ses, porté à 126
    imaginations 291-2
    indifférence pour chers 614
    se moquant de ses 759
    oublieux deses 542
    peur-a. avait eu un accident **501**
    peur des 502
    reconnaît pas ses, ne 825
    se sent sans 547
    séparé des 445
    société-aversion 147
    société, désir de, d'avoir un a. 151
    violent envers ses 1058
amitié, douces effusions d' 548
    trompée, troubles à la suite d' 18
amour → chagrin d'a. 719-720
amour propre blessé, troubles à la suite
    d' 19
    sentiment d'honneur, aucun 577
    soupire par 922
amour-propre sex 718
    coït-anal avec une femme 719
    langueur amoureuse 719
    perversité 719
amoureuse, disposition 25
amusement, aversion pour tout **25**
    envie d' 25
    plaisir **797**-8
anarchiste 26
    révolutionaire 26
angoisse 48-7
    air, am. au grand 42
    aménorrhée, pendant l' 42
    cardiaques, au cours d'affections 43
    chaleur fébrile, pendant la 44
    choc traumatique, après 46
    choses horribles, après avoir entendu
        des 44
    colère, à la suite d' 42
    criant par 912
    s'étendre, doit 44
    frissons, pendant les 43
    habits trop serrés, comme 43
    lamentations et gémissements, avec 44
    lit, am. après s'être mis au 42
    mangeant + mangé 43
    manie pendant l' 724
    menstruation 44
    nausée, avec 45
    oppression, avec 45

    palpitation, avec 45
    perte d'amis, à la suite de 44
    pièce avec lumière + gens, agg. dans 45
    pleurs, avec 47
    poussé à changer de place 43
    promenant en plein air, en se 47
    respirer, l'empêchant de 45
    réveil, au 47
    selle, avant, pendant la 46
    serré, comme si tout devenait 43
    seule, étant 42
    suicide, avec tentative de 46
    tempête, pendant la 46
    se tourner et retourner, avec **46**
    transpiration, pendant la 45
    tremblante 46
    urémie, dans l' 46
    vomissement, avec 46
animé, fort 437
anorexie mentale 47
anthropophobie 516-7
anticipation 53-4
    anxiété par 63
        avant un rendez-vous 64
    dentiste, médecin, quand il doit aller
        voir son 53-4
    examen, avant 53
    excitation-a. événements 450
    trac 54
    troubles à la suite d' 15
anxiété 54-101
    accouchement, pendant l' 87
    affaires, à cause de ses 66
    air, en plein 63
    allaitement, après 86
    amis chez eux, au sujet d' **78**
    anticipation, par **63**-4
    assis, étant 92
    atrocités, après avoir entendu des **72**
    attaque, avant une 77
    autres, pour les **86**
    avarice par a. au sujet de l'avenir 102
    avenir, au sujet de l' **78**-79
    bains de pieds, après 64
    baissant en se 95
    berçant, en se 90
    bière, après avoir bu de la 65
    boissons froides am. 68
    bouffées de chaleur, pendant 78
    bruit, par le 86
    buvant, après avoir bu 73
    cache en vain, qu'il 73
    café, après 68
    chaleur am., par 100
        du lit, à la 100
    chagrin, après 66
    chambre, en entrant dans 90

chaude, comme dans atmosphère trop 81
coït, pendant, après le 68
colère, pendant 63
congestion, par 69
conscience, a. de **69**-70
constriction, par 70
continence prolongée, par 70
contraction, par 70
conversation, par 70
convulsions, avant 71
couché, étant **83**
cousant, en 91
crampe, par 71
dansant, en 72
débout, étant 94
déjeuner, pendant, après 72
dentition, pendant 72
devoir, comme s'il n'avait pas fait son 74
douleurs, par 86-7, 94
enfants, chez les 66
épilepsie, dans l'intervalle 74
épistaxis am. 75
escaliers, en montant les 64
étrangers, en présence d' 95
évanouissement, avec 76
s'éveillant, en 98
excitation, par 75
exercice de la vue, par 75
exercices physiques am. 75
exige qch. de lui, quand on 75
faim, par 81
faire qch., le poussant à 73
famille, à propos de sa 76
fermant les yeux, en 67
fièvre, pendant 76-7
flatuosités, par 77-8
foule, dans une 71-2
frayeur, après 78
frissonnement, avec 92
frissons, avant, pendant, après 67
froid aux pieds, en ayant 68
froid, en prenant 68
fuir-a. la nuit, avec 441
futilités, à propos de 97
gémissements, avec 85
glacées agg. a., des boissons 82
grossesse, pendant la 88
hâte, avec 82
heure est fixée, quand **96**-7
hypocondriaque **81**-2
hystérique 82
n'importe quoi, à propos de 75
inaction, avec 82
jeûnant, en 76
joyeux, par des événements 82
las de la vie, avec 100
levé, après être 90

lisant, en 89
lit, au 64-5
maison, à la + am. 81
manger + mangé 74
marchant, en 98-9
masturbation, par 84
maux de tête, avec 80
ménage, à propos de son **73**
ménopause, pendant la 67
menstruation 84
mouvement, par (ascenseur, avion, descendant, téléphérique) + am. 85
musique, par 86
obscurité, dans l' **72**
oppression, avec 86
orage, avant, pendant **96**
paralysé, comme 87
parlant, en 93
paroxysmes, en 87
pecuniaires, à propos d'affaires **85**
pensant, en y 96
pensées, par des 96
périodique 87
petit déjeuner, après 65
peur, avec 76
piano, en jouant du **88**
pleurer am. 100
poitrine, piqûres dans 66
pollutions, après 88
poursuivi, comme **89**
poussé à changer de place 73
présence, au sujet de la 88
pression sur le thorax, par 88
pulsations dans l'abdomen 88
questions de la domesticité, sur des **81**
rasant, en se 92
regardant fixement, en 83
renvois am. 75
repos, pendant le 89
respirant profondément 65
réussite, par doute de la **95**
rêves effroyants, à propos de **73**
rires et pleurs, à la suite d'a. 83
salut de son âme, à propos du **90**-91
sans raison 66
santé, au sujet de sa **80**
sédentaire, par occupation 91
selle 94-5
seul, étant 63
société, en 69
soi-même, au sujet de 81
sommeil 92-3
sonner des cloches, en entendant **67**
soudaine 95
soupe, après la 93
souper, après 96
suicide, avec idées de 96

tabac, en fumant du 97
temps orageux, pendant 95
tête 79-80
touché, d'être 97
tous les jours 72
toux 71
transpiration 87-8
travail, à propos de 101
   intellectuel, par **84**-5
   manuel, pendant, par 83
travailler 100
troubles à la suite d' 14, 15
tunnel, dans un 97
uriner 97
vaccination, après 98
veilles nocturnes, par 86
vêtements, doit défaire ses 67-8
vexations, après 98
vision horrible, par une **64**
voiture, en allant en 89
voix, en haussant la 98
vomissant, en 98
voyage en train, avant **89**
apathie → indifférence **609**-622
s'apitoie sur elle 795
   malade, désire montrer qu'il est 795
appréhension → peur **473**-534
apprendre à parler lent 991
ardent 101
ardeur → entrain, plein d' **117**
argent, troubles à la suite de perte d' 21
arracher les cheveux des autres 806
   dents des gens, désire tirer 806
   nez des gens 806
arrogant → hautain **572**-3
s'assoir, aversion, envie 929, 927
   muser, et de 929
assis et casse des épingles, reste 927
   méditation, en 928
   pleure, et 928
   plongé dans ses pensées **929**
   raide, tout 928
   reste assis 928
   tête entre les mains, avec la 928
   transquillement 928
   tout droit 927
assurance → plein d'espoire 578
ataraxie 1029-1030
   colère, après 1030
   défécation, après 1030
   hémoptysie, d'hémorrhagies, au cours d' 1030
   incompréhensible 1030
   réconcilié avec son sort 1030
athée 565
attaquer, désire 101
attitude grossière 465

   étrange 465, 570
attouchement → touché (index)
audance 101-2
autocrate → dictateur **398**
automatismes 102
autres:
   anxiété pour les 86
   indifférence 619, 622
avarice 102-3
   anxiété au sujet de l'avenir, a. par 102
   générosité envers les étrangers, mais 103
   prodique pour lui-même, mais 103
avenir, au sujet de l':
   absorbé 6
   anxiété **78**-9, 102
   chagrin **568**
   découragé 409
   désespoir 392
   se lamente 690
   pleurer 1079
aversion d'être approché **103**
   affection, perte d' 103
   amis, pours ses **104**
   eau, pour l' 106
   enfant, pour les/ses **103**
   entourage, pour son 106
   épouse, pour son 106
   femmes, pour les **106**
   hommes, pour les **105**
   mari, pour son 104
   membres de la famille, pour 104
   parents, pour les 105
   personnes, pour certaines/toutes **105**
   sexe opposé/pour son propre 106
   tout, pour **104**
   travailler, de → paresse **624**-630
avidité → cupidité **565**-6
avortement: (+ Vol. II index)
   confusion après 164
   délire après, au cours d' 204, 211
   irritabilité dans l' 658
   rire-hors d'elle après 698
   prostration de l'esprit après l' 803

badin → enjoué 797
batailleur → querelleur **806**-810
battre, désir de se **535**
bavard → langage 943
beatitude, sensation de 144
berçant, agg. am. en se **861**
   anxiété 66
   désir d'être bercé 861
bien, dit qu'il va très **1091**
bienveillance 109
bilieuse, disposition 110
   chagrin, après 110
   contrariétés, après des 110

bizarre, homme 961-2
blasphème 113-**114**
  jure, et **114**
blessures → lésions (index)
boit plus qu'elle ne le devrait 416
bombances, bonne chère 860
bonne humeur → gai **128-139**
bonté → bienveillance 109
bouderie 981
bourru, mais affectueux 1
brillants agg., les objets **910**
  surface miroitante de l'eau 910
briser les objets, envie de **115**
broye du noir 115-6
  coin, dans un 116
  déception, au sujet d'une 116
  désagréables, sur des choses 116
  état, au sujet de son 116
  interdites, au sujet d'affaires 116
  maladie, au sujet de sa 116
bruit, enclin à faire du 785
bruits, sensible pour les **901-5**
  anxiété par 86
  calme, tempérament-b. est intolérable 812
  colère au sujet de 36
  peur par le 514-5
  pleurer par 1083
  tressaille par 956
  tristesse par 885
  troubles à la suite de 21
brusque 1
  bourru, mais affectueux 1
  cassant 1
brutalité 116-7
  ivresse, pendant l' 117
bu, comme → stupéfaction 966-973
buveur → dipsomanie **398-400**

cache les choses 575
cacher, envie de se 575
  l'enfant pense-se moque de lui 575
  enfants, des 575
  -peur, à cause de 575
cachottier, dissimulé 895
cadeaux, à sa femme, mari ne faisant pas de 564
calcul, inaptitude pour le **119**
  concentration difficile en 157
  confusion en calculant 165
  erreurs-additionnant, -poids 745-6
  géométrie, inaptitude pour 119
  lenteur dans le 930
calembours, fait des 679
calmé, ne peut être 813
  porté, à moins que d'être **813**
calme, tempérament **810**

accouchement, après l' 812
bruit est intolérable 812
chaleur fébrile, pendant 811
content et 183
hypocondrie, dans l' 811
jointes, avec les mains 811
lumière forte est intolérable 811
menstruation, pendant la 811
sommeil, après le 812
calomnier, disposition à 929
  dénonciateur 929
  hypocritique, et 930
  rapporteur, écolier 930
campagne, désir d'être à la 187
cancanne 565
cancer → incurable (index)
capacités mentales sont augmentées **963**
capricieux, caractère 119-120
  fantaisies-exaltation, capricieuses 468
  humeur capricieuse **761**-2
caractère, sans 946
  souple → complaisant 1102
caressé, ne veut pas être **123-4**
  caresse les siens, ensuite les repousse 124
  inclination pour les caresses 124
  morose-caresse agg. 769
  pleurer-caresse, quand on le 1073
  porté et, désire être 124
carphologie → gesticule-saisir flocons 556-8
catatonique 125, 893
cécité simulée 114
censurer, porté à **126-7**
  critique les autres 127
  inoccupé, quand il est 127
  meilleurs amis, avec ses 126
chagrin 566-9
  accès de 568
  avenir, pour l' 568
  bilieuse après, disposition 110
  cherche se qui l'affliger 568
  constant et chronique 567
  démonstrativ, non 569
  état, à propos de son 567
  événements passés, à propos d' 568
  futilités, pour des 569
  imagination par 568
  maux de tête par 568
  mine la constitution 569
  outrages subis jadis, pour **568**
  perte d'objets, après la 568
  peur la nuit, avec 568
  plaintes, avec des 567
  pleurer, ne peut **567**
  réveil, au 569
  silencieux **569**
  travail, en pensant à son 567

troubles à la suite de 14, 19
chagrin d'amour:
   délire-maniaque, à la suite de 217
   désespoir par 393
   folie par 641
   jalousie, colère, paroles incohérentes 719
   rage par 719
   rire avec envie 719
   silencieux, avec chagrin 720
   suicide par, impulsion au 720
   tristesse par 720, **883**
   troubles à la suite de 20
changement, désir de 127
   aversion pour tout 127
chanter 923-7
   bruyante, d'une façon 925
   chevrottante, d'une voix 926
   cris et pleurs, suivi de 926
   danser, pleurer et 926
   délire, dans le 223
   dîner, après le 926
   dormant en 926
   euphorie, en état d' 925
   fièvre, pendant la 925
   involontairement 925-6
   mal de tête, au cours de 925
   monotone, d'une voix 926
   Paternoster en latin, le 926
   rauque + épuisé, jusqu'à devenir 925
   réveil, au 926
   tristesse, après 926
chaotique, comportement confus **127**
charlatan 127-8
   menteur et **706**
châtiments agg. symptômes mentaux **806**
   troubles à la suite de 22
cherche sur le plancher 894
   voleurs la nuit, des 895
chevrottante → chanter 926
chicaneur → processif 708
choc mental, troubles à la suite de 23
   angoisse après choc traumatique 46
choses horribles l'affectent profondément 578
   angoisse après avoir entendu des **44**
   anxiété-atrocités **72**
   excitation-entendu des **454**
   sensible-cruautés, en entendant 899
circonspect 125-6
   soucieux 126
clair de lune, symptômes mentaux par le **763**
clairvoyance 141-2
   sommeil pendant le 142
clarté d'esprit → idées abondantes **593**-5
claustrophobie 513
cleptomanie 687-8

   argent, vole de l' 688
   pâtisseries, vole des 688
coin, broye du noir dans un 116
cœur ouvert, à → loquacité 717
coït: (+ Vol. II index, Vol. III)
   agitation pendant, après le 847-8
   anxiété pendant, après le 68
   colère après le 32
   confusion après le 166
   découraggé après le 409
   esprit gourd après le 422
   excitation après le 452
   gai après le 135
   hystérie am. 589
   inconscience après le 1037
   indifférence pendant le 613
   irritabilité, après le + am. 662
   mécontent après le 405
   morose après le 770
   nymphomanie agg. 785
   oublieux après le 541
   paresse après le 627
   peur-rapport sexuels, à l'idée de (femme) 484
   peur-impuissance par peur 484
   prostration de l'esprit après le 803
   sérénité après le 463
   tristesse après le 875
coït anale avec une femme 719
colère, irascibilité **26**-40
   activité physique, avec 28
   adresse la parole, quand on lui 36
   affraires, au sujets de ses 31
   anciennes contrariétés, à cause d' **34**
   angoisse, à la suite de 42
   arriver, sur ce qu'il pourrait 34
   bruit, au sujet de 36
   buvant du café et vin, en 33
   café agg. 32
   caresses, par des **31**
   coït, après le 32
   consolé, quand il est **32**
   contradiction, par **32**
   conversation, par la 32
   convulsions, avant les 32
   criant en 913
   déchirer en morceaux, pourrait se **37**-8
   déjeuner, pendant le 33
   délire colérique 205
   -contrariété, par 225
   douleurs, par **36**
   enfant, chez les 31
   épileptique, avant l'accès 34
   erreurs, à cause de ses **35**
   étouffement, avec accès d' 37
   événements passés, au sujet d' 36
   face pâle, rouge, avec 34

facilement 33
faiblesse, suivie par 40
fièvre, pendant la 34
frissons, pendant les 31
futilités, pour des 38
grossesse, pendant la 36
imaginations, avec 33
interrompt, si on l' 35
jette les objets **38**
leucorrhées cessent, dès que 35
mal compris, quand 35
mangé, am. après avoir 33
manger, quand obligé à 33
mauvaises nouvelles, au sujet des 31
ménopause, avec imaginations pendant 33
menstruation 35
paralysé, comme 36
parler, non disposé à **37**
pensant à ses maux, en 38
personnes absentes, en pensant à 28
pleurs par douleurs, avec 40
poignarder, capable de **37**
refroidissement, aprés un 32
rentrée, à la suite de c. 15
répondre, quand obligé à **31**
reproches, par 36
réveil, au 39
réveille, quand on le 31
rêves, après 33
rire, avec accès de 35
saisit les mains de ceux qui l'entourent 36
sans raison 31
selle, avant la 37
soi-même, envers 34
soudaine 37
sympathie agg. 37
touche, quand on le 38
toux, avant, par 32-3
travail, au sujet de son 40
tremblements, avec 38
troubles à la suite de 13-4, 21
vermineuses, au cours d'affections 40
vexer les autres, disposé à 39
violente **39**
voix humaine, par des **39**
coma → inconscience 1032-1051
combats, parle de 107
guerre de la 108
communicatif → expansif 144
complaissant, accomodant, caractère souple 1102
compréhension facile **154**
ivressee, dans l' 154
comprend pas les questions, ne 1051
compte continuellement 187

concentration active 154
menstruation, avant la 155
concentration difficile 155-9
air, am. en plein 156
aversion pour la 157
calculant, en 157
confusion en s'efforçant de se c. **167**
conversation, dans la 157
coupe la parole, quand on lui 157
écrivant, en 159
éffort de c. la vue s'obscurcit, à l' 158
enfants, chez les 157
étudiant, lisant, en **158**
 apprend avec difficulté 158
s'habillant, en 157
mal de tête, avec 157
manger, am. par 157
parlant, en 158
sensation bizarre 157
travaillant, en 158
concentré en lui-même → réservé **833**-4
concussion cérébrale → lésions (index)
confiance en soi, manque de **159**-160
autres n'ont pas c. en elle 160
bière am. 159
raté, impression d'avoir 159
confiant 160
confond objets et idées 160
confus → chaotique **127**
confusion mentale 160-180
air, en plein 164
alcooliques, par boissons 176
assis, étant 174
avortement, après 164
baîllements am. 180
bain froid am. 166
baissant, en se + am. 176
bière, par la 165
bruit agg. 173
bu, après avoir 167
café, après + am. 166
calculant, en **165**
chaleur fébrile, pendant la 169
chambre, dans une 175
chapeau agg., en mettant un 168
chaude, dans une chambre 179
coït, après le 166
concentrer, en s'efforçant de se **167**
confond ses imaginations avec la réalité 173
contrariété, après 177
conversation agg. 167
couché, être 172
crises douloureuses, pendant les 174
debout, en étant + am. 176
déjeuner, pendant après le 167
écrivant, en **179**

enivré, comme 171
s'envelopper la tête am. 179
environs, sur les 177
épilepsie, avant 168
épistaxis am. 168
étirant sur son lit, en s' 176
excitation am. 168
fermant les yeux, en 166
frissons, pendant les 166
froid, après avoir pris 166
fumé, après avoir 176
gattant, en se 175
grossesse, pendant la 174
identité, au sujet de son **169**
   sensation de dualité 170
interrompu, quand il est 171
laver son visage am. 179
levé, après s'être 174
lisant, en 174
lit, au + am. 165
manger — mangé 168
marchant, en + am. 178
masturbation, par 172
maux de tête 169
menstruation 172
montant, agg. en 164
mouvements, par le + am. 173
orgie, beuverie, après 165-6
pain, agg. par le 165
parlant, en 177
parle, quand on lui 176
pensant agg., en y 177
se perd dans les rues connues 172
périodique 174
personnes âgées 173
petit déjeuner, avant, après + am. 165
piqûres dans la poitrine 176
pleurer am 179
pollutions, par 174
porte de gros poids, quand il 166
renvois, am. par des 168
rêve comme dans un 167
réveil, au 177-8
se réveiller, c. l'obligeant à 164
rire agg. 171
sait pas ou elle se trouve, ne 171
selle am., après la 176
situation, sur la 175
soleil, au 177
sommeil, après le 175
somnolence, avec 175
   c. quand il y résiste 167
temps, les heures, sur le 177
toux, avant un accès de 167
transpiration, avec 174
traumatisme cranien, après un 170
travaillant, en 179

travail intellectuel, par + am. 173
uriner am. 177
vertige, avec 177
vieillesse, dans la 173
vin, par le 179
voiture, en allant en 174
volonté am., effort de 179
vomissement am. 177
conscience, anxiété de **69**-70
   indifférence à la voix de sa 613
conscience de son corps augmenté 107
consciencieux pour des bagatelles **180**
   bagatelles, préoccupé par des 180
   mangé, après avoir 180
   pédant 180
consolation agg., am. **181**
   sympathie agg. 181
constance 536
content 183
   calme, et 183
   lui-même, avec 183
   oublie tous ses maux 183
continence:
   anxiété par 70
   hypocondrie par 587
   hystérie par 592
   tristesse par 876
contradiction, esprit de **183**-4
contradiction lui est **insupportable,** la **184**
   agg. 185
   excitation à la moindre 452
   impatience à la moindre 601
   retenir, doit se 315
   troubles à la suite de 16
contraires à ce qu'il dit, intentions 185
   fait, intentions c. à ce qu'il 185
contrarié → mécontent **402**-6
contariété, troubles à la suite de 13-4
conversation agg., am. **186**
   agitation par 848
   anxiété par 70
   aversion pour la 186
   concentration-difficile dans la 157
   confusion, c. agg. 167
   désir de 186
   distrait par 3
   esprit gourd par 422
   irritabilité par la 663
   stupéfaction après une c. animée 969
conversation des autres agg. 991
   colère par la 37
   excitation par 452
   impatience pendant la 603
   morose pendant la 774
convoitise → envie et 441
coquette, pas assez 187
   trop 187

corruptible 187
couches, symptômes mentaux en **140**
   agg. 140
   criant-convulsion puerpérales 915
   folie-puerpérale **644**
   frapper-convulsion puerpérales, après 964
   fuir dans la manie puerpérale 442
   impudique pendant les 910
   manie puerpérale-chanter dans la 726
   nu-expose ses seins dans la manie puerpérale 783
   nymphomanie-puerpérale 786
   tristesse-puerpérale 887
couleurs, aversion pour les **144**
   bleue 144
   charmé par les 144
   mémoire-faiblesse de, pour les 735
   rouge 144
   sensible pour les 899
couper ses semblables, désir de 192
coups de pied, donne des **682**
   dormant, en 682
   enfant est en colère 682
   raide quand il est transporté, devient 682
   vermineuses, au cours d'affections 682
courageux 187-8
court les rues **863**-4
   agilité, avec beaucoup d' 863
   chambre, dans la 864
   chancelant, en 864
   chemise en 864
   contre les gens, choses 863
   dangereux, dans des endroits 863
   frayeur, comme en 863
   paroxysmes, agg. le soir, en 863
   rues, la nuit dans les 864
couteau, ne peut regarder un 114
   peur des couteaux 508
   suicide par un, impulsion au 978
   tuer, désire-mari aimé, rasoir 684
   tuer, désire, avec un 684
cracher, désire 947
   colère, par 947
   côtes, de tous les 947
   face des gens, à la 947
   mangé, après avoir 947
   mord, aboye et crache 113
   plancher, sur le; le lèche 947
   rage avec crachements 820
crédule 189
crépuscule agg. symptômes mentaux 1032
crétinisme 189
criant 911-920
   accès, par 918
   aide, à l' 912
   angoisse, par 912
   anxiété, par 912
   s'approche de son lit, quand 912
   bonne humeur, sans raison avec 914
   buvant, crie en 916
   chorée, dans la 914
   colère, en 912
   convulsions épileptiques, puerpérales 915
   court dans la maison 918
   crampes, lors de 916
   cri encéphalique 913
   dentition, pendant la 916
   devrait crier, sent comme si 917
   dormant, en 918-9
   douleurs, avec **918**
   enfants crient, les 913-4
   fièvre, pendant la 916
   futilités, pour des 919
   hydrocéphalie, dans l' 917
   imaginaires, à propos d'apparences 917
   imaginations par, avec 916
   inconscience, jusqu'à l' 920
   ivresse, pendant l' 916
   joie, de 917
   locomotive, comme le sifflet d'une 917
   menstruation 917
   opiniâtrément 918
   orage, pendant un 919
   ne peut pas, mais voudrait crier 913
   rage avec des cris 820
   rauque, avec une voix 916
   réveil, au **920**
   rire, après 917
   selle, avant, pendant la 919
   soudainement 919
   se tenir à qc., c. à moins de pouvoir 916
   touché, étant 919
   toux agg. 915
   uriner, avant d' 919
cri encéphalique 913
criminelles, propensions → moral, manque 764
critiquer → censurer, porté à **126**-7
croasser 189-190
   dormant, en 190
   grenouilles, croasse comme les 190
cruauté 190
   famille, à sa 190
   voir, enfants ne suportent pas de 190
culpabilité après masturbations, sentiment de 190
cupidité 565-6
   empoigne avidemment avec les deux mains 566
curieux 633
   espionnant tout autour de lui 949

danse + am. **192**-3
   anxiété en dansant 72
   gai avec danser, rire, chanter 136
   grotesquement 193
   inconciemment 193
   sauvagement 193
débauche, troubles à la suite de 16
débraillé → négligé 1054
déception.
   broye du noir au sujet d'une 116
   pleurer à propos de 1078
   rumine sur des 431
   tristesse par 877
   troubles à la suite de 17
déchire les choses **996**-7
   chemise de nuit, sa 997
   cheveux, s'arrache les 996
   jalousie-s'arrache les cheveux 677
   lui-même, se 996
   manie, chairs, cheveux, vêtements 727
   oreiller avec ses dents, son 997
   parties génitales, arrache ses 996
   rage-d. ses habits 821
déconcerté 402
découragé 406-410
   affaires, aversion pour les 409
   air, en plein 407
   anxiété, avec 408
   avenir, de l' 409
   calme, et 410
   coit, après 409
   dégoût, avec 409
   douleurs, par les 410
   enfants, chez les 409
   gémissement, avec 410
   jure, et 409
   impatience, avec 409
   irrésolution, avec 409
   irritabilité, avec 409
   marchant, en 410
   menstruation, avant la 409
   morose, et 410
   pleurs, avec 410
   prières, avec 410
   rage, avec 410
   regard abattu, marche avec 465
   reproches, se fait des 410
   réveil, au 410
découragement → tristesse **864**-892
dédaigneux → méprisant **181**-3
défécation → selle (index)
défèque sur le plancher 534-5
   avale ses féces 535
   lèche les bouses de vaches ect. 534
   urinant et défèquant, les enfants 535
déformation de tous les objets 201
dégoût 411-2
   conscience de son état d'esprit anormal 411
   flacon de médicament, à la vue du 412
   gaieté des autres 412
   lui-même, de 412
   nausée par ses exhalaisons 412
   rire des autres, de 412
   tout, de 412
dégoût-affaires, de ses **710**
   -parler, de 711
   -soi-même, de 711
   -travail, de **711**-2
   -vie, de la **710**-711
dégoût en général 708-9
   douleurs, pendant, par des 709
   éruption, avant l' 709
   fumant, en 709
   levant, en se 709
   peur de la mort, pendant 709
   puberté, dans la 708
   réveil, au 709
   vieillesse, dans la 709
délire 201-227
   abandonne ses parents 204
   absurdes, fait des choses 204
   s'adresse aux objets 204
   affairé 208
   affaires, parle de ses **207**-8
   agité 222
   anxieux 206
   apathique 206
   attaque les gens avec un couteau 206
   avortement, après 204
   balance en arrière et en avant, se 222
   bien portant, déclare qu'elle est **226**
   beugle comme un veau 207
   bouche, met des pierres dans sa 218
      remue les lèvres 218
   bras, étend les 206
   bruyant 219
   carotides, avec pulsation des 208
   chagrin d'amour, d. maniaque 217
   chaleur agg. 214
   change constamment, bizarre 218
      rapidement de sujet 208
   chante 223
   chevaux, parle de 215
   chez lui, veut renter **215**
   chiens, parle des 210
   cocasse 209
   colérique 205
   collapsus, avec 208
   congestion, avec 209
   constant 209
   contrariété, par 225
   convulsions 209
   courant, en 223

délire   *délire*

cris, avec + au secours 209
dents, en grinçant des 225
douleurs, au cours des 220
doux 218
eau, se jette à l' 226
s'ébat avec les enfants 223
effrayant 213
encephalitis 210
enragé 221
s'enveloppe de fourrures en été 227
envie, avec 210
épilepsie 210-1
épuisement, avec 211
érotique 211
étrangère, parle dans une langue 213
étrangères, parle de pays 213
étreint le fourneau 210
éveillé, quand il est 206
extravagant, avec langage 211
fantasque 212
fatique, surmenage, études, par 212
féroce, farouche 212
fermant les yeux, en 208
feu, parle de 212
fièvre, pendant la 212
frénétique 221
frissons, pendant les 208
froid, avec sensation de 208
fuit au cours d'un avortement 211
gai, joyeux 213
gémissements, avec 218
grimaces, avec **214**
hémorrhagie, après 215
hystérique 215
imaginations, avec 210
impérieux, arrogant 215
insensé, yeux grand ouverts **220**
intellectuel, par effort 218
intermittent 215
ivresse, comme par l' 215
jalousie, par 215
léthargie, avec état 224
lit, saute hors du **207**
livres, saisit des 207
lochies, pendant les 216
loquace 216-7
mal de tête, pendant, d. par 214
manger am. 210
manique 217
marmottant 219
mariage, se prépare au 226
marcher à tâtons comme dans l'obscurité 214
même sujet, constamment sur le 223
menigitis cerebrospinalis 217
menstruation 217
mort, parle de la 210

murmurant 218-9
nu dans, désire être 219
obscurité, dans l' 209
paroxysmal 202
périodique 220
persécution, de la 220
perte de fluides vitaux, par 217
peur des hommes, avec 212
précipitant par la fenêtre, en se 225
pupilles dilatées, avec 221
querelleur 223
rassemble des objets de la paroi 213
reconnaît pas, ne 216, 222
redoublement de sa force physique 211
refroidissement, après un 208
refuse de prendre les médicaments **222**
regard fixé sur un point 216
religieux **222**
répète la même phrase 222
répond avec brusquerie 205
    correctement, mais retombe dans le **205**-6
reproches, avec 222
    se fait des 207
réveil, au 226
riant 216
ricanements, avec 214
ridicule, niais 213
roule sur le sol, se 222
saignée, après **210**
sauter, avec 216
sauvage 227
secousses, avec 216
septicémie, par 223
silencieux 223
soif, avec 225
sommeil, pendant, après le 223-4
somnolence, avec 224
soucis, plein de 224
stupide 224
terreur, avec une expression de **225**
tête, avec chaleur à la 214
timide, se cache 224
torts imaginaires, à propos de 227
tranquille 221
transpiration am + avec froide 220
traumatismes craniens, après 215
tremblement, avec 225
se tripote nez, lèvres 220
triste 223
urine à coté du pot 225
    par terre 225
vagabondant 221
veilles, suite de 226
vif, tès animé 226
violent 225-6
visage 211-2

delirium tremens 227-9
  âgées et maigres, chez les personnes 228
  excitation, avec 228
  face rouge, avec 228
  fuir, tentatives de 228
  hypersensibilité, avec 229
  imaginations, avec 228
  inconscience dans 1039
  insomnie, avec 229
  légère de, attaque 228
  loquacité, avec **228**
  petite quantité d'alcool, par 229
  prière, avec 229
  sopor avec ronflement 229
  tremblement, avec 229
déloyal → malhonnête **412**
démence 387-388
  épileptiques, des 387
  sénile 387-**388**
  syphilitiques, des 388
  tristesse, avec 387
démoniaque, manie 724
dénonciateur 929
dentiste, médecin, anticipation 53
  peur **492**
dentition, pendant la: (+ Vol. II index)
  agitation 847
  anxiété 72
  criant 916
  gémissements 755
  irritabilité 663
  morose 771
  tressaille 953
dépensier 949-950
  argent, gaspille l' 950
  avarice-prodige pour lui-même, mais 103
  ordre, par manque d' 950
  ostentation, par 949
dépravation 388
dépression mentale → tristesse **864**-892
déraisonable 1054
dérangé, n'aime pas être 414
désappointment, troubles à la suite de 17
désespoir 391-6
  accouchement, pendant l' 394
  autrui + soi-même, pour 393
  avenir, au sujet de l' 392
  chagrin d'amour, par 393
  chaleur fébrile, pendant la 392
  crie dans ses crises de 396
  critique, par une petite 392
  douleurs, pendant les **393**-4
  existence misérable, de son 392
  frissons, pendant les 391-2
  futilité, pour des 396
  grossesse, pendant la 394

  guérir, de ne **394**-5
  hypocondrie, dans la **392**
  levant, am. en se 396
  masturbation, par la 393
  ménorrhagie, pendant une 393
  menstruation, avant la 393
  mort, avec peur de la 392
  perdu, croit que tout est 393
  périodique 394
  prurit cutané, par 393
  rage, frisant la 394
  religieux de son salut **395**
  réveils intermittents, au cours de 396
  santé, pour sa **392**
  sexuel marqué, par désir 396
  sociale, pour sa situation 396
  toute la nuit 391
  transpirant, en 394
  travail, au sujet de son 396
  typhus, après 396
  vie, de la 393
  vomissant, en 396
desintégration des formes 200
  espace, de l' 200
désintéressement, altruisme 896
désirs, plein de **388**-390
  anxieux 388
  caverne, être dans une 388
  ceci et cela, de **390**
  davantage qu'elle n'en a besoin 389
  exercices d' 389
  femme idéale, d'une 390
  grandeur, de 389
  impatiement, l'enfant désire 389
  impossible à atteindre, de choses 390
  incontrôlables 390
  indistincts 389
  inexprimables 389
  nombreuses, de choses 390
  présents, désire des objets non 390
  surveillé, d'être 390
  toutes choses, pour 389
  vexatoires, de dire des choses 390
désobéissance 413
  enfants, des 413
désœuvrement → oisiveté 597
  désolée, chambre paraît 390
  despote → dictateur **398**
détermination sombre 397
  détestable → humeur d. **762**-3
détruir, penchant à **397**
  habits, des 397
  ivresse, pendant l' 397
  rusé, roublard 397
développement des enfants, arrêt de 398
devoirs domestiques, aversion de se **430**
  aucun sens du devoir 430

dictateur 398
   commandement, parle, ton de 398
   puissance, désir de 398
   répond-dictatoriale, d'une manière 48
difficile → exigeant 472
difficulté de penser, comprendre → esprit gourd **416**-430
dignité, manque de 1052
dimensions, appréciation fausse des **929**
   cadre semble rétrici, le 929
dipsomanie, ivrognerie, alcoolisme 398-400
   en cachette, buveur 399
   excitation par 399
   faiblesse de caractère, par 400
   folie-ivrognes, chez les **637**
   grossesse, pendant, après la 400
   héréditaire 399
   hypocondrie, avec 399
   irritabilité, avec 400
   las de la vie-ivrognes, chez les 1065
   menstruation, avant la 400
   oisiveté, par 399
   oubieux-buveurs, oubli chez les 541
   peur-bu, des gens qui ont trop 496
   tristesse-buveur, chez les 878
   troubles à la suite de 16
   tuer, désire-ivrognes, chez les 683
discernement, manque de 411
discorde, troubles à la suite de 17
discute ses symtômes avec tout le monde 411
dissimulé → cachottier
distances, appreciation inexacte des **413**
   exagérées 413-4
distrait 1-4
   air, en plein 2
   conversant, en 3
   écrivant, en 4
   épilepsie, avant 3
   s'éveillant, en 4
   inadvertance 3
   lisant, en 3
   menstruation, pendant la 3
   muser, reste debout sans accomplir 4
   parle, quand on lui 4
   périodiques, attaques 3
   rêveur 3
   sursaute quand on lui adresse la parole 4
   travaillant, en 4
   vertige, pendant 4
   vieillesse, dans la 3
diversion → occupation am. **790**-1
dogmatique → dictateur **398**
domesticité, menage:
   anxiété à propos de son **73, 81**
   aversion de ses devoirs domestiques **430,** 628

   inaptes aux soins du 579
   indifférence pour ses devoirs d. 614
   néglige son 784
   paresse, aversion 628
   soucis à propos des affaires de son 122
douceur 743-4
   épileptique, après accès 744
   plaindre, supporte souffrances sans se 744
douleurs:
   agitation pendant les **854**
   anxiété par des 86-7
   colère par les 36
   confusion pendant les 174
   criant avec **918**
   découragé par les 410
   dégout pendant, par les 709
   délire au cours, par des 220
   désespoir pendant les **393**-4
   excitation pendant les 457
   folie par des d. intolérables 642
   gai malgré les 138
   gémissement par des **757**
   hors de lui par la moindre **110**
   impatience par les 602
   inconscience par des 1045
   indifférence aux 619
   insultant pendant les 8
   irritabilité pendant les **668**
   jurer lors de ses 192
   morose, après des 773
   mort-désire la, pendant ses 196
   peur des, pendant les 516
   -mort, de la, par des 490
   se plaint de ses 153
   pleure par les **1084**
   querelleur avant, pendant les 809
   rage par des 819
   rire par chaque accès douloureux 703
   sensible pour les **905**
   suicide, impulsion au, par 979
   tristesse par 885
   violent par des 1058
doux → affectueux 13
dromomanie → impulsion-courir 606
dualité, sensation de 170
dur pour inférieurs, aimable pour supérieurs 570
dynamisme → activité 8

échec → insuccès (index)
écouter, ne veut rien 717
écrivant, en:
   agg. symptômes mentaux 1100
   aversion d'écrire 1101
   concentration difficile 159
   confusément, écrit 1102
   confusion 179

désire écrire 1101
difficile d'exprimer ses pensées 1101
distrait 4
erreurs **750**-2
esprit gourd 430
étourdi-parlant et, en 574
excitation 460
facilement, écrire avec talent 1102
fatigue 1101
hâtes 583
incapacité d'écrire **1101**-2
infamies à ses amis, écrit des 1102
mémoire, faiblesse-écire, en train d' 741
  -écrit, pour ce qu'il a 741
pensées-disparaissent **1019**
  -s'intriguent 1005
  -vagabondes 1020
protestation de l'esprit-écrit 805
rage-lisant et, en 820
stupéfaction 973
efféminé 436
effrayé facilement **549**-552
  douleurs, à cause de 511
  endormant, en s' 550
  éternuant, en 551
  fièvre, pendant la 550
  frissons, pendant les 550
  futilités, pour des 551
  imaginations, par 550
  menstruation, avant la 550
  ombre, de son 551
  pleurer am. 552
  pollutions, après 551
  réveil, au 552
  réveille, quand on le 551
  se réveille par le moindre bruit 552
  sang, à la vue de 550
  toucher, par le 551
  uriner, avant d' 551
  yeux, en fermant les 550
effonterie → impertinence 604
égoisme, égocentrisme **895**-6
  exprimer lui-même, désire 896
égotisme, haute opinion de lui-même **437**
  parlant toujours d'eux seuls 437
  racontent leurs exploits 437
élégance, manque d' 437
éloquent 438
embarras, troubles à la suite d' 17
embrasse tout le monde 438
  compagnons, ses 438
  inanimés, des objets 439
émotionelle, activité 9
émotionele, troubles à la suite d'excitation 17-8
émotions, prédominance de l'intellect sur 439

emprunte à chacun 115
endroits élevés agg., les 575
enfants: (+ Vol. II index)
  agitation chez les 846
  s'agrippent 142-3
  aguets qui épient, aux 141
  anthropophobie chez les 517
  anxiété chez les 61, 66
  se cachent, des 575
  colère chez les 31
  concentration difficile en étudiant 158
    apprend avec difficulté 158
  coups de pieds, donne des, en colère 682
  se couvrent la figure 141
  criant 913-4
  cruauté-voir des c. ne supportent pas de 190
  découragé chez les 409
  désobéissance des 413, 862
  désirs-impatiemment beaucoup de choses 389
  développement des, arrêt de 398
  esprit gourd chez les 421
  excitation chez les 451
  férocité chez les 1093
  frappe du pieds des, en dormant 563
  frapper chez les 964
  gâtés 948
  gémissement chez les 754
  se grattent la tête 894
  impolis 605
  impudique chez les 910
  insultant leurs parents 7
  irritabilité chez les 656, 661
  jalousie entre 675
  jouer, aversion de, chez les 796
  mal élevés 862
  mordre, envie de, chez les 111
  morose chez les 769
  opiniâtres 788-9
  paresse chez les 627
  peur chez les 483
  rampant-e. aux quatre coins, hurle, crie 189
  religieuses chez les, affections 828
  rire chez les + fou 699
  sauter + sur des chaises 681
  sensible 899
  tristesse chez les 874
  toucher à tout, envie de 1027
  urinant et déféquant partout 400, 535
enfants, désir de battre des **140**
  désir de procréer des 141
  fuit ses propres 141
enjoué 797, 1059
ennemi, considère chacun comme son 439
ennui 439

divertissement, am. par 440
menstruation, pendant la 440
nostalgie, avec 440
silencieux 440
ennuyeux → fastidieux 1063
entête → opiniâtre 787-790
entrain, plein 117
entreprendre, manque de volonté pour **1051**-2
   choses opposées à ses intentions 1052
   plusieurs choses, ne persévère en rien **1052**
   rien, de peur de ne pas réussir **1052**
épuisement mentale → prostation 801-5
envie 440-1
   convoitise, et 440
   dégoût-gaieté des autres 412
     rire des autres 412
   haine, avec 441
   qualités possédées par les autres 441
erre tout nu **861**
   insensé, comme un **862**
errer, se promener au hasard + **am 1061**-2
   grossesse, pendant la 1062
   maison, désire e. autour de sa 1062
   sans cesse, erre **1062**
erreurs 745-752
   additionnant, en 745
   calculant, en **745**
   distinguant les objets, en 745
   écrivant, en **750**-2
   espace et de temps, d' **746**
   lisant, en 746
   localités, des 745
   noms, des 746
   parlant, en 746-9
   personnes, de 746
   poids et mesures, des 746
   temps, de **749**-50
   travail, dans le 750
espiècle → plaisante 679
espionnant tout autour de lui **949**
   curieux **633**
espoir, plein d' **578**
   rétablir, de se 578
esprit étroit 783
esprit gourd 416-430
   accès, par 426
   âgées, chez les personnes 426
   air, en plein 420
   baissant, en se 428
   bière, après avoir bu de la 421
   brouillard, comme dans le 424
   bu, comme s'il avait 423
   chaleur fébrile, pendant, après la 424
   chambre, dans la 427
   chaude, en entrant dans une pièce 429

coït, après 422
ne comprend qu'après répétition de la question **429**
contrariété, après 421
conversation, par la 422
coryza, pendant le 422
défécation, après 428
déjeuner, après, pendant le 423
diabète, au cours du 423
dit pas un mot, ne 427
douloureuse 426
écrivant, en 430
émotions, par 423
enfants, chez les 421
épilepsie, avant crises d' 423
état, incapable de réaliser son 422
étendu, étant + am. 425
fermant les yeux, en + am. 422
frissons, pendant les 422
fumer, par le fait de 428
gaz, après intoxication par les 424
humide, par temps 422
impuissance virile, avec 424
insomnie, avec 428
intellectuel, par effort 425
interropmt, si on l' 424
ivresse, pendant l' 423
lavage froid am. 430
levant du lit, en se 427
lisant, en 427
mangé, après avoir + am. 423
marchant, en 429
masturbation, après 425
mauvaises nouvelles, par des 421
maux des dent, par 428
maux de tête, avec 424
menstruation, pendant la 425
miction am., abondante 429
mortification, après une 425
mots justes, avec incapacité de trouver 430
mouvement agg., am. 425
papitation, avec 426
parlant, en 428
parle, quand on lui 428
penser longtemps, incapable de **428**
périodique 426
perte de fluids vitaux, après 425
petit déjeuner, après 421
pollutions, avec, après 426
pression sur l'hypogastre, par 426
regarde par la fenêtre 425
rester debout agg. 428
rêvé, après avoir 423
réveil, au 429
seul, étant 420
sexuels, à la suite d'excès 427

sieste, après la 427
société, en 422
sommeil, après un profond 427
somnolence, avec 427
soucis des affaires, par des 421
tête était agandie, comme si la 424
toux, pendant la 422
transpiration au cours de la 426
traumatisme cranien, après 424
travailler am. 430
vin, après avoir bu du 430
vomissement am. 429
esprit, plein d' → spirituel **1066**
s'étendre sur le plancher, désire 707
étonné 101
étourdi 573-4
  affaires, à propos de ses 574
  parlant et en écrivant, en 574
étranger, sensation comme s'il était un 962
étrangers agg., la présence d' **962**-3
  anxiété en 95
  aversion pour la 148
  excitation, bégaie en parlant 458
  peur des 525
étranges, impulsion à faire des choses **961**
  homme bizarre 961-2
  tout paraît étrange 962
  voix semblent, les 962
étudiant, en → concentration difficile 158
euphorie 445-6
  sensation de légèreté 446
exaspéré 438
  offense, par la moindre 438
excentricité 43
  chorée avec 434
  épilepsie, avant les crises d' 434
  fantaisies, dans ses 434
  métrorrhagie, après 434
  politique 434
  religieuse 434
excitation 446-460
  absentes, au sujet de personnes 449
  agg. 449
  agréable 449
  am. 449
  amnésie transitoire, suivi par 450
  anticipant les événements, en 450
  asthénie, avec 459
  attente joyeuse, comme dans une 455
  avale constamment en parlant 458
  bain, pendant son 451
  bégaie, parlant, étrangers 458
  bière, après avoir bu de la 451
  café, comme après avoir bu du 452
  chaleur fébrile, par, pendant 454-5
  champagne, après avoir bu du 451
  coït, après le 452
  confusion, comme par 452
  contraction, à la moindre 452
  conversation, en entendant une 452
  convulsions, avec, après 452
  dansant, chantant et pleurant, en 453
  désir d' 453
  dipsomanie, par 399
  discussion, au cours d'une 453
  douleurs, pendant les 457
  l'eau, en entendant verser de 459
  écrivant, en 460
  émotionelle, troubles à la suite d' 17-18
  s'endormir, avant de 458
  enfants, chez les 451
  entendu des choses horribles, après avoir **454**
  épilepsie, avant des crises d' 453
  exercice, après 453
  faim, par la 455
  fébrile 453-4
  femmes, chez les 460
  frissons, avant, pendant les 451
  futilités, pour des 458
  grossesse, pendant la 457
  hémorrhagie, après 454
  hydrocéphale, par 455
  intellectuel, par travail 456
  joie, par 45
  lasciveté, douloureuses érections, avec 455
  leucorrhé, après une suppression de 455
  lisant, en 457
  manger am. 453
  marche, après la 459
  mauvaises nouvelles, après 451
  ménopause, pendant la 452
  menstruation 456
  mouvements brusques, avec 456
  musique, par **456**
  nerveuse 456
  palpitations, avec 457
  parlant, en 458
  pleurs, jusqu'aux 459
  pressé, comme 455
  religieuse **457**
  réveil, au 459
  sexuelle, troubles à la suite d' 18
  société, en 452
  spasmodique 452
  suppression des excréations, par une 458
  tête, avec chaleur à la 454
  thé, après avoir bu du 458
  transpiration, pendant la 457
  travail, par le 460
  tremblement, avec 458
  tristesse, après 457
  urinant, en 459

vin, après + comme après avoir bu du 459-460
visage, avec transpiration froide du 453
chaleur au, avec 453
exclusif, trop 460
exercice physique, état mental am. par **460**
exhibitionisme 694
exige rien, il n' 101
exigeant, difficile 472
expansif, communicatif 144
exploits, pourrait accomplir de grands **200-201**
    bonnes actions, désire accomplir de 201
    utile, désire être 201
exposant ses symtômes agg., en **783**
s'exprimer soi-même, désir de 464
extase, transport de joie **435-6**
    amoureuse 435-6
    chaleur fébrile, pendant la 436
    joie excessive, comme après une 436
    gesticule-enthousiastes, mouvements 556
    langage-enthousiaste 937
    loquacité-extase, avec 716
    marchant en plein air, en 436
    périodique 436
    sublime 436
    transpiration, pendant la 436
extravagance 464
    gesticule-extravagants, mouvements 536
    langage extravagant **938**
exubérance 464
    loquacité-gai, exubérante 715
exultant → jubilant **464**

façon méthodique, ne peut rien faire d'une 792
famille:
    abandonne ses propres enfants, parents 547
    anxiété à propos de sa 76
    -santé des siens 80
    avarice-générosité envers les étrangers, mais 103
    aversion-enfants, épouse, mari, membres de la 103-5
    cruauté à sa 190
    enfants, désir de procréer des, fuit 141
    fils griffe la figure des son père 964
    fuir sa f., ses enfants 442
    imaginations-appartient plus à sa, elle n' 244
    indifférence pour sa 616, 620
    insensible pour sa 1053
    irritabilité envers sa 665
    méprisant-parents, de ses 182
    se moquant-parents, de ses 759
    mord son père 112
    néglige des enfants 784
    peur-mari ne rentrera plus 505
    se plain de parents 153
    querelleur avec sa 809
    rage-reconnaît plus les siens, ne **818**
    reconnaît pas ses parents, ne 825
    séparé de sa, sensation d'être **444**-5
    soucis-siens, à propos les 123
    tristesse- aversion de voir ses enfants **873**
    troubles-mort d'un enfant, de parents 16
    tuer, désire-enfant, son propre 683
        -jeter son enfant au feu, par la fenêtre 686
    violent-chase sa f. de la maison 1057
familiarité 465
fanatisme 465
fanfaron 115
    dépensier avec ostentation 115
    riche, se fait passer pour homme 115
fantaisies:
    absorbè dans ses **466**
    absurdes 466
    anxieuses 466
    confuses 466
    désagréables 471
    s'endormir, empêchant de 471
    étranges + pendant la grossesse 471
    exaltation des 466-9
    lascives + avec impuissance virile **469**-470
    lisant, en 471
    périodiquement, revenant 470
    plaisantes 471
    répulsives, étant seul 471
    réveil, au 472
    risibles 470
    sauvages 472
    transpiration, pendant la 471
    vivantes 472
fantaisies-exaltation des 466-9
    affaires, des 468
    arrivé, croit que c'est 469
    capricieuses 468
    chaleur fébrile, pendant la 469
    couché, après s'être 469
    effrayantes 468
    fermant les yeux au lit 468
    insomnie, avec 469
    seul, étant 468
    travaillant, en 469
se fasse du mal, crainte qu'il **632-3**
    se fusiller 633
    rage le pousse à se faire 633
    sentiment qu'elle pourrait 633
fastidieux, ennuyeux 1063
    air, en plein 1063
fat → galatin 539

faux   folie

faux, tout paraît 1102
femmes:
   aversion pour les 106
   haine des **572**
   hommasses 1096
   indifférence aux 622
   peur des 533
fenêtre, regarde pendant des heures
   par 1096
férocité 1092-3
   contrariété, par 1093
   convulsions, avant 1093
   danse sauvagement 193
   enfants, chez les 1093
   faute des autres, par la 1093
   futilités, pour des 1093
   gesticule-involontaires, sauvages 560
      -sauvages, mouvements 564
   langage-sauvage 946
   lumière vive, fortes odeurs, touche, par
      1093
   maux de tête, pendant les 1093
   nouvelles désagréables, par 1093
   rire-sauvage 706
finance, aptitude pour la 536
   inaptitude pour la 536
finassier → intrigant
flatté, désire être 537
   donne tout ce qu'on veut s'il est 537
flatteur 537
folie 633-647
   achats inutiles, fait des 644
   affaires, par échec dans ses 636
   agitation, avec + des jambes 645
   aménorrhée, par 635
   amour, par chagrin d' 641
   anxiété, avec 635
   blessures à la tête, par 640
   bruyante 642
   capricieuse 636
   casser des épingles 635
   chagrin, par 640
   chaleur, fébrile, avec 640
   circulaire: manie/dépression **723**-4
   colère, par 635
   se conduit come un aliéné 635
   convulsions, avec 637
   couper sa tête en deux, veut 646
   creuse le sol comme un porc 636
   danse, avec + se déshabille 637
   dictatorial 637
   douce 642
   douleurs intolérables, par des 642
   envie, avec 638
   érotique 638
   famille, après un grand malheur de 637
   fanatiques 639

   fixe, avec un regard 646
   force décuplée, avec 646
   fortune, après avoir gagnè/perdu une 639
   frappe du pied 646
   frayeur, par 639
   frissonnement, avec 636
   fuir, désir de **638**
   gaie, joyeuse 636
   gaietè exubérante, avec 647
   gloutonnerie/refus de nourriture 639
   grossesse, pendant la 644
   s'habille dans ses plus beaux habits 637
   hautaine 640
   hémorrhagie, après 640
   immobile comme une statue 640
   insensibilité générale, indolence 640
   insomnie, avec 646
   intellectuel, par travail 642
   ivresse, comme dans l' 637
   ivrognes, chez les **637**
   se lamente seulement 640
   loquace 641
   mange de la crotte, des déchets, du
      fumier 638
   manger, refuse de 638
   masturbation, par 641
   méchante 641
   mégalomanie 642
   mélancolie 642
   mémoire dans la, perte de la 733
   menace de destruction, mort **646**
   ménopause, pendant la 636
   menstruation 641-2
   mortification, par 642
   névralgie, après la disparition de 642
   noire par peur de mortification, f. 635
   occupée 636
   opiniâtre dans la 642
   paralysie, avec 642
   paroxysmale 643
   périodique 643
   persécussion, manie de la **643**
   pleurs, avec 647
   position, peur de prendre sa 643
   pouls fréquent, avec 644
   prière sur la queue de son cheval 643
   puerpérale **644**
      fuir dans la 442
   rage 644
   rampe sur le plancher 637
   religieuse **644**-5
   reproches, fait des 645
   réservée 645
   ridicule 639
   rire, avec 641
   sexuels, par excès 645
   signes incompréhensibles, écrit des 645

silencieuse 645
société, avec désir de 636
suicide, impulsion au 646
supprimées, après éruptions 646
syphilis, dans la 646
timide 645
tirant la langue, en 644
touché, ne veut être 647
transpiration, accès de f. suivi de 643
visage. avec pâleur du, rouge 639
voyager, avec désir de **647**

fouqueux 576

foule, dans une:
  anxiété **71**-2
  inconscience-chambre remplie de monde 1039
  peur, agarophobie **485**-6

fourbe → tompeur **200**

fourrures en été, s'habile de 553

fragile, sensation d'être 548

se frappe lui-même 965
  se cogne la tête 966
  frappe sa tête avec ses mains 966
  face, sa 966
  poitrine, sa 966
  tête, sa 966
  ventre, son 965

frapper 963-5
  autor de lui 964
  colère par + ses amis 964
  convulsions, après 964
    -puerpérales, après 964
  désire pouser les choses, frapper 964-5
  enfants, chez les 964
  fils grife la figure de son père 964
  ivresse, pendant l' 965
  parois, les 965
  personnes présentes 964
  poings, avec les 965
  rage avec désir de 821
  vermineuses, affections 965

fraternisé avec le monde entier 548

frauduleux 200

frayeur:
  accident, par la vue d'un 19
  anxiété après f. 78
  colère avec 14
  troubles à la suite de 18

frivole 553

froncer les sourcils, enclin à 553

fuir, tentatives de **441**-3
  anxiété la nuit, avec 441
  crime, par peur d'avoir commis un 441
  cris, avec 442
  s'enfuir en courant, de 442
  entouré, capturé par des hommes, comme 443

famille ses enfants, fuit sa 442
fenêtre, par la 443
fièvre, pendant la 442
grossesse, pendant la 442
manie puerpérale, dans la 442
méningite cérébro-spinale, dans la 442
retenu avec difficulté 442
réveil, au + enfants 443
rue, dans la 443
saute de son lit **442**-3
visiter sa fille, désire 443

fureur → rage **812**-822

futilités paraissent importantes, des **1031**-2

gai 128-139
  air, en plein 131
  chaleur fébrile, pendant la 137
  chambre am., dans 138
  claque des mains 135
  coït, après 135
  constipé, quand il est 135
  convulsions, après les 135
  danser, rire, chanter, avec 136
  délire g. 213
  désire être g., en vain 136
  dîner, après le 139
  douleurs, malgré les 138
  frissons, pendant les 135
  hystérique, d'une façon 137
  ivresse, pendant l' 136
  jamais **138**
  lit, au 135
  mal à la tête, quand 137
  mangeant + mangé 136
  marche en plein air 139
  menstruation 137
  morbide, gaîté 137
  mort, en pensant à la 136
  musique, par 138
  orage, pendant l' 139
  pollutions, après 138
  querelleur, et 138
  réveil, au 139
  rêves, après 136
  ridicule, et 137
  sans raison 135
  sans souci 139
  selle, après 138
  simule l'hilarité 139
  société, en 135
  sommeil, pendant le 139
  suivi d', de 136-7
  transpire, pendant qu'il 138
  travail manuel, pendant 137
  tristesse, après 138
  uriner, après 139

gaieté → sérénité **462**-3

galantin 539
garçonnières des jeunes filles, habitudes 727
   femmes, hommasses 727
gâtés, enfants 948
geignements → gémissements **752**-9
gémissements 752-9
   agitation, avec 757
   amour propre blessé, par 756
   anxieux 754
   chaleur fébrile, pendant la 756
   constants avec un besoin d'air 755
   contredit, étant 755
   convulsions, dans 755
   découragé avec 410
   défécation, avant la 758
   délire avec 218
   dentition, pendant la 755
   destiné, à propos de sa 755
   dormant, en 757-8
   douleurs, par des 757
   enfants, chez les 754
   faiblesse, par 758
   frissons, pendant les 755
   futilité, pour chaque 758
   haute voix, à 756
   hémicrânie, avec 756
   insomnie, avec 758
   involontaire 756
   lève, quand on le 756
   lobes des oreilles tès chauds, avec les 755
   mauvaise humeur, par 756
   menstruation 756
   objets, à propos d' 756
   offense ancienne, pour la moindre 757
   pleurs, avec 758
   pollutions, après 757
   pourquoi, sans savoir 759
   rêvant, en 755
   réveil, au 758
   somnolence, avec 758
   touche, quand on le 758
   toux, coqueluche, pendant la 755
   transpiration, pendant la 757
   vieillards, chez les 757
gémit → se lamente **688**-691
gêne → embarras, troubles à la suite d' 17
généreux, trop 553
   étrangers, envers les 553
gentilles paroles → consolation agg. **181**
géometrie, inaptitude pour la 119, 729
gesticule 553-564
   acteur, comme un 554
   affectation dans les gestes 12
   s'amuse avec ses doigts 561
   applaudissements, mouvements d' 555
   automatique, d'une manière **554**
   buvait, comme s'il 556

   casse des épingles, bâtons 554
   confusément 555
   convulsifs, mouvements 555
   couvre la bouche, se 555
   croise les mains, se 556
   décidément 556
   efforts, comme s'il faisait des 560
   effroyables, mouvements 556
   enthousiastes, mouvements 556
   étranges, avec attitudes **563**
   extravagants, mouvements **556**
   filer, imite 562
   frappe du pied + enfant en dormant 562-3
   frôlait son visage, comme s'il 554
   furieux, mouvements 554, 556
   se gratte les cuisses 562
   habituel, de son métier 564
   impatiemment 558
   incertain, mouvements 563
   indique ses désirs par des mouvements 558
   involontaires, mouvements 558-560
   ivre, comme s'il était 558
   légers, mouvements 560
   lents, mouvements **562**
   majestueux, mouvements 563
   maladroite, d'une manière 554
   nerveux, mouvements 561
   noise, ouvrait des 561
   parlant, en + de la tête 563
   persévérance, avec grande 561
   poing comme dans une colère furieuse, serrer le 537
      montre le (après frayeur) 537
   prudemment 555
   puérile, d'une manière 555
   ridicules, mouvements **562**
   saisir qc., flacons, comme pour 556-7
   sauvages, mouvements 564
   timides, mouvements 562
   tire les cheveux des personnes présentes 561
   tord les mains, se 564
   tourne autour de son pied 562
   se verse d'un main dans l'autre 561
   violents, mouvements très 560, 564
   vivants, mouvements 560
gloutonnerie 564
gourmand 565
goût → manque de 995
goûte tout 996
gratte avec ses ongles 894
   enfant la tête au réveil 894
   plâtre des parois, le 894
grimaces 569-570
   délire avec 214
   étranges, fait des visages 570

grimper, désire 142
grognant, comme un chien 107
grogne 570
   dormant, en 570
grognon → morose **764**-**774**
grossesse, affections mentales dans la 800
   agitation, pendant la 855
   anxiété, pendant la 88
     à propos de son ménage 73
   aversion-affection pour n'importe 103
     pour ses amis **104**
   colère pendant la 36
   confusion pendant la 174
   désespoir pendant la 394
   dipsomanie pendant, après la 400
   errer, désire 1062
   excitation pendant la 457
   fantaisies étranges pendant la 471
   folie dans la **644**
   fuir pendant la 442
   hautain pendant la 573
   hystérie pendant la, l'accouchement 592
   inconscience dans la 1045
   indignation pendant la 623
   irritabilité pendant la 669
   loquacité pendant la 717
   nymphomanie pendant la 786
   parler-non disposé à 990
   pensées étranges pendant la 1014
   peur pendant la 518
     -mort pendant la 491
   se plaint pendant la 153
   pleurer pendant la 1085
   société-aversion pendant la 148
   suicide pendant la, impulsion au 979
   tristesse pendant la 886
grossièreté 862-3
   attitude grossière **465**
   désobéissants, enfants **862**
   employés envers leurs chefs, des 862
   femmes, chez les 863
   fièvre, pendant la 862
   pensées grossières 1001
   sensible à la 906
grotesques, les choses paraissent **720**

habiller, aversion de s' 416
   incapable de 416
   inconvenant, s'habille 416
hâbleur → fanfaron 115
haine 570-2
   absents, pour les 571
   femmes, des **572**
   hommes, des **571**
   pour ceux qui l'avaient offensé 571
   ressentiments amers pour la moinedre offense 571

   revanche, avec idées de 572
hallucinations → imaginations 229-387
hargneux 932
   repond d'un ton 52
hâte 579-583
   agg. 580
   anxiété avec 82
   buvant, en 581
   chacun doit se dépêcher 581
   dyspné, avec 580
   écrivant, en 583
   frissons, pendant les 580
   intellectuel, dans son travail 581
   langage hâtif 939
   maladroit par 580
   mangeant, en 581
   marchant, en 582
   mouvements, dans les 581-2
   profession, dans sa 582
   répond d'une façon précipitée 49
   temps au rendez-vous, d'arriver à 582
   toujours en 580
   tout le monde va trop lentement 581
   travail impératif, comme par un 581, 583
   troubles à la suite d' 19
   va deçà et delà 582
hautain 572-3
   amour propre blessé, désire être flatté 573
   grossesse, pendant la 573
   habits, aime porter ses plus beaux 573
   raide et prétentieux 573
   religieuse, hauteur 573
   se sent content de lui 573
   stupide et 573
haute opinion de lui-même → égotisme **437**
hébéphrénie → schizophrénie 893
homosexualité:
   amour pour q. de son propre sexe 718
   aversion pour les femmes avec 106
honte, troubles à la suite de 23
hors de lui 109-110
   anxiété, par 110
   douleur, par la moindre **110**
   futilités, à propos de **110**
   mauvais temps, par 110
   rire-hors d'elle, est 698
hurlant 108
hurlement 579
humeur agréable 760
   alternante 760-1
   de bonne h. → gai **128**-139
   capricieuse 761
   chagrin → morose **764**-775
   détestable 762-3
   insupportable 762
   pleurnicheuse → pleurer **1066**-1091
   sombre → tristesse **864**-892

hydrophobie 583-4
  contact renouvelle de paroxysme 583
  crie et hurle 584
  idée de l'eau cause paroxysme 584
hyperactif 792
hypersensible → sensible 897-907
hypocondrie 584-7
  air, en plein 585
  calme dans l', tempérament 811
  continence, par 587
  dipsomanie avec 399
  épistaxis am. 587
  fièvre, pendant la 586
  imaginaire, maladie **586**
  s'interesse nullement à son entourage, ne 586
  ivrognes, chez les 585
  mangé, après avoir 586
  masturbation, après 586
  menstruation 586
  morose **586**
  pleurs, avec 587
  pollutions, après 587
  réveil, au 587
  seul, étant 585
  sexuels, par excès 587
  suicide, poussant au 587
  suppression d'éruption, après 587
hypocrisie 587
hypocritique, calomnier et 930
hystérie 588-593
  accès, en 589
  aménorrhée, au cours d' 589
  blesser, elle désire se 590
  bouger, impossibilité de 592
  chagrin, par 590
  coït agg., am. 589
  délire presque hystérique 215
  s'étendre, doit 590
  évanouissement hystérique 589-590
  gai d'une façon hystérique 137
  gémir agg., soupire am. 591
  grossesse, l'accouchement, pendant la 592
  hémorrhagie, perte de fluids vitaux, après 590
  homme, chez un 591
  insomnie, avec 593
  lascive 590
  lumière et bruit agg. 590
  lune croissante agg. 592
  ménopause, pendant la 589
  menstruation 591
  musique am. 592
  pléthoriques, chez des sujets 592
  pollutions, après 592
  puberté, à la 592
  ridicule 590
  sexuelle, par suppression de l'excitation 592
  sexuels, après excès 592
  suppression d'écoulements, après 593
  toucher, intolérance au 593
  troubles hystériques 590
  variables, symptômes 589

idées, abondantes **593**-5
  déficience d' **595**-6
identité → confusion au sujet de son 169-170
idiotie 596-7
  actions idiotes 597
  cris stridants, avec des 597
  masturbation, avec 597
  mordre, envie de 597
  ricane 597
  tire les plumes de son matelas 597
  rire-idiot 701
illusions → imaginations 229-387
illusions à son sujet, se fait des 895
imaginations 229-387
  abandonné + de sa famille **264, 343**
  abeilles, voit des 243
  abîme est derrière lui 232
  absurdes 231
  accidents, voit des 232
  accoucher, prétend ou s'imagine 314
  accusé, est **232**
  achats avec sa sœur, fait des 348
  activité, avec 232
  affaires, fait, incapable pour des **251**
  affection de ses amis, a perdu l' 232
  agent de police, il voit un 338
  agrandi **277**-8
  agréables 337
  aiguilles, voit des **326**
  air misérable, a l' 386
  airs, plane comme un esprit dans les **233**
  allaite son enfant, elle 329
  amaigrissement, d' 275
  âme, son corps était trop petit pour son, séparé d'elle 353
  ami, d' 291-**292**
  anges, voit des 233
  animaux, d' **234**-6
  anxieuses 237
  apoplexie, va avoir une attaque d' 237
  appartient plus à sa famille, n' **244**
  apelle, q. 251-2
  appréciée, n'est pas **237**
  après-midi, c'est toujours l' 232
  araignées, voit des 356
  arbres paraissent des gens, les 370
  ardentes 286
  argent, d' 322

imaginations

arguments éloquents, expose des 237
arlequin, est un 297
arrêté, va être **238**
arrivée qc., d'être 297
arriver, qc. de terrible va **297**
asile, va être envoyée dans un, insane 239
assassin, chacun est un 325
assassiné, d'être **324**-5
assassiner, d'aller 324
assemblage de qc., foules 239
attaque, va avoir une 288
attaqué, il va être 239
attaques, se défendent contre des 239
augmentent, les passants 280
autre chose, objets paraissant être 352
avaler, ne peut 362
aveugle, est 245
balance en l'air 344
bat, on le 240
bataillon silencieux, de 238
bateau dans une tempête, à bord d'un 347
battent, les gens se 286
belles 240
blessé, d'aller, d'être 311
boire, de 274
bois, est en 385
bouche, des choses rampent dans sa 323
  ne peut ouvrir sa 323
boule, est assis sur une 239
bourreau, d'un 279
bras, de 237-8
brillants, des objets 347
bruit de pas, entend 290
bruits, entend des, fait du bruit 327-8
cafards grouillant dans la chambre **256**
cancer, a un **252**
cérébral, ramollissement de son cerveau **250**
cérises, voit des 253
chagrin et colère, par 294
chagrin secret, chacun a un 353
chaises, de 253
chaleur violente, ressent une 301
chambre, de 344-5
champignon, doit éventer des entrailles avec un 325
changé, tout est **253**
changeant subitement 253
chanter, de 350
chapeau est une paire de culottes 297
chasseur, est un 305
châteaux, voit des 252
chats, voit des 252
chauve-souris, de 240
chemin-de-fer, est dans une voiture 341
cheveaux, de 304

imaginations

chez-lui, d'être, loin de chez-soi **303**
chiens, voit des, l'attaquent 271-2
chiffres, voit des 255
chœurs, entendant des 254
Christ, est lui-même 255
chuchote blasphèmes qc., q. lui **383**
ciel, est au, parlant avec Dieu 301
cils, de longs 280
cimetière, de 255
civière, est étendu sur une 244
clair, tout est trop 255
cloches, entend sonner des 243-4
cœur, a une maladie de **300**-1
coin, voit qc., sortir d'un 258
coins des maisons saillissent **259**
colère, par chagrin et 294
colonne vertébrale est un baromètre 356
commandant, est un **257**
compagnons, de 257
concombres, voit des 261
condamné, est **272**-3
conduit des moutons, paons 274
confiance en lui, ses amis ont perdu toute 257
confusion, les auters observeront sa **257**
connaissance illimitée, possède une **314**
conscience appartient à un autre, sa **257**
contamine tout ce qu'elle touche 258
convent, doit entrer dans un 258
conversation, avec 258
corps, de son 245-9
corps-de-pompe, était un **339**
correctement, ne fait rien **344**
côte de son corps, d'un 349
cou est trop grand, son 326
couché en travers 319
coud, elle 347
crabes, de 259
créatrices, a des capacités **259**
creux, a des organes 303
crier, de, obligeant à 346, 348
crime, va commettre, avait commis un 259-**260**
criminel, est un 260
criminels, de 260
critiqué, est **260**
cylindre, est un 261
danger pour sa vie, de **261**-2
dansants, des satyres 261
en dehors de son corps, q. d'autre voyait ou parlait 331
délirer la nuit, s'attend à 264
désagréables 372
déshonorée, est 270
désordre, objets paraissent en 270
destruction imminente des environs 265
dévoré par des animaux, a été 266

diables, de **265**-6
Dieu, de 293-4
difficultés imaginaires, rumine **371**
dimensions interverties des objets 267
diminué, tout, son corps est **268**
discusion, participe à une 264
disparaitre, tout va 372
disséqué, va être 270
distance, de **270**
distingué, est **270**
dit qu'en disant qc., il lui semble que q.
    d'autre l'a déja 345
divin, est **271**
divisé en deux parties **270**-1
doigts sont coupés, ses 287
domestiques, doit se débarasser de ses
    347
dort, prétend qu'il 350
double, est **273**-4
douleurs pendant le sommeil, de 331
dragons, de 274
eau, d' 381-2
eau gazeuse, est une bouteille d' 351
empereur, est un **275**-6
empoisonné, va être, a été **337**-8
enceinte, est **339**
enchantements, d' 276
encombré par des formes, est 254
encrier, voyait, était un 311
s'endormant, en 283
endroit, ne peut pas passer un certain 336
endroits, d' **336**-7
enfant, ce n'est pas son 254
    est de nouveau un 254
enfants hors de la maison, chasser 254
enfantines, a des fantaisies 254
enfer, est en 301-2
enflé, est **362**-3
s'enfoncer, de 350
ennemis, d' **276**
enserré dans des fils de fer 276
ensorcelé, est **244, 253**
entend bouger les objets 300
entendre, est incapable d' 300
entouré d'amis 362
    de bras, jambes 260
entravé, est 331
entre, q. (la nuit) 279
environnement est vaste 362
épanchement thoracique, a un 305
épaule, gens lui regardent par-dessus son
    348
épée est suspendue au-dessus de sa tête,
    une 363
épileptique, est 279
épingles, à propos d' **336**
épouse est infidèle, son 383

espace, d'un 353-**354**
esprit, est un 356
    et corps sont séparés **322**
espionné, est 356
estomac, d'un ulcère d' 358
éternité, se trouvait dans l' 279
étrange, tout est **358**-360
étranger, est à l' 231
étrangers, voit des, sous le contrôle d'
    360-1
étrangler, on va l' 254-5
étoiles, voyat dans son assiette des 357
étroit, tout paraît trop 326
étude, après 361
excité 279
exécuter, des gens veulent l' 279
existance végétale, de mener une 372
expérimenté auparavant, tout avait déjà
    été 280
évanouissement, d' 283
famille, n'appartient pas à sa propre
    244, 284
fane, son corps se 384
fantasque 383
fantômes → images **306**-310
femmes, de 385
feu, vision de 287-8
finançailles doivant être rompues 244
fières 339
fièvre, pendant la 285
file, elle 356
fils de fer, est pris dans des 384
fleurs géantes, de 289
flottant en l'air **289**
fluide éthéré impénétrable, entouré par
    un 290
folle, va devenir, les gens pensent qu'elle
    est **312**
fonctions vitales en général inaperçues,
    conscience de 377
fondre, sensation de 321
fortune, allait perdre sa 291
fourneau, de 358
fourmis 237
frayeur, après 292
frère est tombé par dessus bord 250
front, regarder par dessous 291
fusil, se sert d'une canne comme **295**
gaspille l'argent 357
géants, voit des 293
gelée, corps est fait de 313
gémissements, avec, entend 295
général, est un **293**
genoux, marche sur les 313
gens, voit des **332**-5
girafe, est une 293
gnome, est un 293

goître, a un 294
gorge, q. avec des mains glacées la prenait à la 368
goût, du 366
grand, lui-même paraît trop **314**-5, 365
personnage, est un **294**
grattait sur de la toile, q. 345
grimaces, voit des 295
grimpe, il 255
grognement comme d'un ours, entend 295
grotesques 295
guerre, est en 381
habits, de 255-6
hémorrhagie, après 299
herbes, cueille des 302
heureux dans sa maison, ne sera jamais 297
hippotame, est un 302
homme, d'un 319-320
honnête, n'est pas 303
horloge, entend sonner l' 255
horrible, tout paraît 303
hostile, tout le monde lui est 331
humilité chez les autres, tandis que lui est grand **305**
hypnotisée, est 321
ichtyosaure, voit un 305
identité, erreurs pour sa propre **305**-6
île lointaine, est sur une 313
images, fantôme, voit des **306**-310
imagination, illusions de son **284**-5
immortalité, d' 310
inanimés sont des personnes, les objets 310
inapte au service, pour ce monde, le travail 269, **371**
incube, est chargé d'un 310
individu est dans la chambre, un autre 335
autre, est q. d' **335**-6
infect, tout paraît 291
inférieurs, les gens paraissent **310**
influence puissante, est sous une **310**-1
insectes, voit des **312**
insensées 290
insultant, en **232,** 312
insulté, est 312
invisibles, d'objets 372
iode, illusions de vapeurs d' 313
irréel, tout paraît 372
jalousie, avec 313
jambe est une boîte en fer remplie 315
jambes, de 315-6
jeûner, de 285
jongleur, est un 313
jouets, les objets paraissaient attrayants que des + s'amuse avec des 369
journeaux, voit des 327

jurant, en 261
lâches, les personnes qui le quittent sont des 259
langue, de sa 369
lapins, voit des 341
lascives 315
léger, incorporel, est 317
légumes verts, vend des 372
lessive, de faire la 381
lèvre inférieure est enflée 317
lit, de 241-3
se livre à une occupation 276-7
locomotive, est une 317
long, menton, une de ses jambes est trop 317
longs, objets son plus **317**
loquacité, avec 318
loups, de 384
lourd, est 301
lumière dans la chambre, il y a trop de 316
machinations, de 258
machine, manœuvre une 319
magicien, est un 319
main, d'une 296
maison, de sa, d'une 304
maisons allaient l'écraser, les 304
maitrise toutes les maladies 338
mal agi, a; il a dû subir le **386**-7
mal de mer, a le 346
malade, q. d'être, il est **348**-9
maladies, a toutes les, une maladie incurable **269**-270
malheur imaginé, désolé d'un 322
malheureux, est **372**-3
mandarin, confondait son ami avec un 320
mange, il ne faut pas qu'elle 275
marche à côté de lui, q. 380
marcher, incapable de 380
mari, il n'est pas son 305
mariage, d'un, doit rompre son 321, 382
marié, est, va se marier 321
masques, voit des 321
médecins arrivent, trois 271
meilleur que les autres, est **244**
mélancoliques 321
membres sont séparés, déformés 317
mensonge, tout ce qu'elle dit est un 316
menton est trop long, son 254
méprisé, est 265, **318**
mettre en joue avec une canne, essaie de 348
meubles sont des personnes 292
mince, fluet, devient + corps est 367
misère, va tomber dans la **380**
moitié gauche ne lui appartient pas, sa 296

monde, est perdu pour le, sans espoir 386
montagne, se trouve sur la crête d'une 323
monter à cheval, à dos de bœuf 343
moqué, d'être **315**
mordent sa poitrine, des chiens 272
mordu, va être 245
mort de faim, d'être 358
mortifié, après avoir été 322
morts, de 262-4
mouches, voit des **288**
mourant, il est **275**
mourir, il va **267**
  de faim, sa famille va, doit **357**-8
moutons, condui, voit des 347
mouvement, de 322-3, 324
murailles, est entouré de hautes, s'écroulent 380
musique, entend de la 325-6
mutilés, voit des corps 326
mystère terrifiant, tout autour de lui est un 326
mystiques, hallucinations 326
nage dans l'air, il 362
négligé son devoir, a **327**
  est n. 327
nez, de son 328
noble, est **327**
noir, voit des objets, personnes en 245
noix, craque des 329
nombre était très long **329**
nourrisson est hideux à voir 239
nourrissons se trouvent dans le lit, deux 239
nouveau, tout est 327
nu, est 326
nuages, voit des 256
objets, des **329**-330
obscènes + s'accuse d'actes 330-1
obscurité, dans l' 262
obscurs, voit des objets, figures 262
observée, est **381**
odorat, d' 351
offensé des gens, a 331
officier, est un 331
oies, être, voit des 292-3, **294**
oiseau, des 244-5
ongles sont aussi grand que des assiettes, ses 287
orteils coupés, a les 368
ouïe, illusions d' **300**
paons, chasse des 332
papillons, de 251
paradis, voyait le 332
parfaite santé, est en **383**
parler, de 363-5

passées, d'événements + sont présentes 332
pauvre, est **338**
pendre lui-même, veut se 296
pendues, voit des 296-7
pensées sont en dehors de son corps **305**, **367**-8
penser, est incapable de 367
perdue, est (salut) **318**
persécuté, est **335**
personnages, voit des **286**-7
pèse rien, ne 382
petits, objets sont **350**-1
pieds touchent à peine le sol, ses 285
pigeons volant dans la pièce 336
pierres à bâtir, apparence de 250
pitié de lui, on a, cela le fait pleurer 336
place entourée de maisons hautes, voit une 357
pleurs, avec 382
pleuvoir, il entend 341-2
poignardé une personne, avait 357
poissons, mouches, voit des **288**
porcs, les hommes sont des 362
porte, q. entre par la 273
possédé, est **338**
pot à bière, voyait un 365
potences, voit des, en a peur 292
pouces, les doigts sont des 368
poules enchaînées, des 302
pouppées, gens paraissent des 272
poursuivi par, est 340-1
présent, q. est **339**
présomptueux 339
prince, est un **339**
procès, est engagé dans un 315
profond, en dessous de lui trop 318
prostration, ne peut supporter une telle 339
punaises, cafards, de **250**
rang, est un personnage de **342**
rampantes, plein de choses 259
rancunières 377
rater, tout va **282**
rats, voit des 342
réalité des choses, doute de la 279-280
recueillir des objets des tableaux, efforts pour 292
regarde, tout le monde la **318**
réincarné dans le monde, se sent 250
reine, est une 341
religieuses **343**
répond à chaque hallucination 237
repoussantes fantastiques 343
reproche, mérite un 343
résine, d'exsuder de la 343
réunion, tient une 259

imaginations

rêve, comme dans un **274**
réveil, au 379
richesse, de **382**
ridicules + pitreries 319
rire, avec éclat de 315
rôde dans les champs 344
ruine, voué à sa 237
ruiné, est **345**
Sainte Vierge, est la 373
saisi, comme 346
saisir, on va le 253
   des apparitions, gens 252
sale, est + tout est 269
sales, mange des choses 269
salle gigantesques, d'une 295
sang, de circulation du 245
santé, a ruiné sa 299
satyres dansantes, de 345
sautent sur le sol, des choses 313
scie, était une 345
scorpions, voit des 345
scrotum est enflé, son 346
secours, appelant au 302
sensations, représente mal des 346
séparé des autres, du monde, des pensées, est **271, 346**-7
serpents, de **347,** 351
seule, est toujours toute **233**
sifflement, avec 383
situation, ne répond pas aux exigences de sa **338**
soldat, est un 351-2
soldats, voit des 351-2
soleil tournoie 361
sons imaginairs, écoute des 353
soulevé en l'air 275
sourd, est 275
sourd-muet, est 264
souris, voit des 322
spectres, voit des 354-6
sphère, est une 356
squelettes, voit des 350
statue de marbre, est une 320
succès, n'a pas de **361**
suicide, poussant au 361
suie, avers de, tombait sur lui 352
suit sa lecture, q. 342
supériorité, de 362
surhumain, est 361
   est sous contrôle **362**
surnaturel, de qc. de 370
tactiles, hallucinations 363
tartares, d'une bande de 365
taureaux, de 251
temps paraît avancé/long **368**
tétanos, doit mourir de 366
tête, de la, de sa **298**-9

imaginations

se tient debout à côté de lui-même **357**
tiré du gouffre de ténèbres 274
tombe, est dans sa 294
   en avant, en pièces, hors du lit 283
tomber, les objets vont 283
tortues, voit des 370
torturé, est 369
touche à tout 369
tourbillon psychiques, est emporté dans un 319
tranché, est 261
transparent, est, tout est 370
transporté dans une autre chambre, un 370
   autre monde, est 370
travail, de 385
tremble de tout son être 371
trois personnes à la fois, est **368**
trou paraît comme un gouffre 302
typhoïde, va contracter la fièvre 370
vagin, des objets vivants rampent dans son 372
variables 253
vendu, est + son lit 351
vent qui souffle comme coup de tonnerre 384
ventre est creux 231
vermine ramper, voit de la 373
verre, est en, en bois 293
verrues, a des 381
vers, de 386
vers-luisants, de 293
vexations, après, de 373
vie, de 316
vieillards, voit des 331
vierge, est 339
vieux chiffons sont beaux 331
ville déserte, est dans une 369
violence, de 373
violentes 373
visages, voit des 280-2
visions, a des **373**-6
vit pas dans les conditions normales, ne 317
vives 376
vœu, rompt son, doit obéir à son 379
voir, il ne peut pas 346
voit qc., quand il, il lui semble de voir à travers les yeux de q. d'autre 346
voix, entend des 377-9
volaille, voit de la 291
volé qc., a; q. croit qu'elle a 358
   va être 344
voler, sensation de; du haut dans un abîme 290
voleurs, voit des, a été accusé de vol 366-7
volonté, perte de **383**-4

volontés, possédé par deux **384**
voyage, est en 313
voyages, de **370**
vue et de l'ouie, de la 349
yeux, de gros 280
imbécillité 598-9
  aphasie avec 598
  criant quand on s'occuppe de lui 599
  épileptique, avant accès 598
  malicieux dans 744
  mémoire confuse dans l' 732
  négativisme 599
  rage, frappe du pied 599
  rire pour des rien 599
  sexuelle, avec excitation 599
  vieux chiffons sont beaux comme de la soie 599
imitation 599
  cris, chants, mouvements des animaux, des 599
impatience 600-4
  assis, en étant 603
  chaleur fébrile, pendant la 602
  contradiction, à la moindre 601
  conversation des autres, pendant la 603
  convulsif, avant accès 601
  coryza, pendant un 601
  court çà et là, ne s'asseye, ni ne dort 603
  découragé et 409
  déjeuner, pendant le 601
  dîner, après le 603
  douleurs, par les 602
  enfants, par des 601
  fièvre intermittente, pendant une 602
  futilités, pour des 603
  jeu des enfants, par le 602
  lentement, tout va trop 603
  lisant, en 602
  local chaud et plein de monde, dans un 602
  maison, à la 602
  marchant, en 604
  maux de tête, pendant les 601
  parle, quand on lui 603
  prurit, par 602
  réveil, au 604
  toujours 601
  tourne et retourne, se 603
  transpiration, pendant la 602
  travaillant, en 604
  urination, avant 603
impertinence 604
  acts, dans ses 604
impétueux 604-5
  chaleur fébrile, pendant la 605
  transpiration, avec 605
  urination, avant 605

impitoyable, sans scrupule 1054
implorant → suppliant 109
impoli 605
  enfants impolis 605
  poli, ne peut être 48
important → pompeux 798
importun 729
impotence:
  esprit gourd avec 424
  fantaisies-lascives, avec 470
  irritabilité avec 666
  jalousie avec 675
  lascif avec 694
  pensées-sexuelles avec 1013
  peur pendant le coït, par 484
  peur d' 506
  tristesse avec 882
impressionable 606
  mal impressionné par tout 606
imprévoyant 606
impudique, indécent 909-910
  couches, pendant les 910
  enfants, chez les 910
  exhibitionnisme 910
  lit au 910
impuissance, sensation d' **574**
impuissance virile → impotence (index)
impulsif 607
impulsion maladive **606**
  coup de tête 606
  courir, à; dromomanie 606
  poignarder, de se **606**
inactivité 607
inadvertance 3
incendier qc., impulsion à; pyromanie **536**
  désir d'être près du feu 536
  jette les choses au feu 536
  pense et parle de feu 536
incommodité → malaise 401-2
inconscience, coma, stupeur **1032**-1051
  agenouille à l'eglise, quand s' 1043
  agitation, avec 1046
  air, en plein + am. 1035
  alcoolique 1035
  allant en voiture, en 1046
  apoplexie, dans l' 1037
  asphyxie, avec 1037
  assis, étant 1047
  brûlure, par une 1037
  chambre remplie de monde, dans 1039
  chaude, dans une chambre 1051
  choc par accident, au cours d'un 1047
  coït, après 1037
  commotion cérébrale, par 1038
  conduite automatique **1038**
  convulsions, après 1038
  couché, en étant 1043

coup de soleil, par un 1049
cris, avec des + interrompue par des 1046-7
debout, étant 1048
défécation 1048
délire, après 1039
delirium tremens, dans 1039
déjeuner, après le 1039
demiconscience 1047
diarrhée, après + vomissement 1039
diphtèrie, dans la 1039
douleurs, par 1045
l'eau froide am. 1038
effort, après 1041
élévant les bras, en 1046
émotion, après 1040
épileptique, après accès 1040
exanthème est lent à sortir, lorsqu'un 1040
excitation, après 1041
face rouge, avec 1041
fièvre, pendant la 1041
fréquentes d'i., crises; absences **1042**
frissons, avant, pendant les 1037
froide, avec la peau 1037
   refroidissement, après 1038
frotter les plantes des pieds am. 1046
futilités, pour des 1049
grossesse, dans la 1045
hydrocéphale, dans l' 1042
incomplète 1042
interrompue par des cris 1042
jaunisse, dans la 1043
levant, en se 1046
lisant, en 1046
lumière d'une bougie, par la 1037
mâchoire pendante, avec 1043
mangé, après avoir 1040
marchant, en 1051
marmonne 1044
mémoire après coma, perte de la 732
méningite, dans la 1043
menstruation 1044
mentale, insensibilité 1044
mouvements, au moindre 1044
musique, par 1044
odeurs, par les 1045
parlant, en 1049
parturition, pendant la 1045
passagère 1049
penchant, en se 1048
périodique 1045
piano, en écoutant du **1045**
pleure avec hurlements 1039
pneumonie, dans la 1045
refroidissement, après une 1038
regardant en bas, en haute, en 1043

répond, mais retombe dans l' **1036**
reste debout, s'il 1040
   étendu comme mort 1043
   immobile à un endroit 1046
rêve, comme dans un 1039
   ne sait pas où il se trouve 1040
réveil, au, après le 1051
se réveille souvent 1050
ronflement, urination, défécation involontaire 1048
sang, à la vue du 1037
scarlatine, dans le 1046
secousses des membres, avec 1050
sensation d' 1047
seul, étant 1035
sexuelle, avec excitation 1047
somnolence, avec 1047
soudaine 1048
soupirs, avec des 1047
suppression d'éruption, après une 1049
sursaute d'une façon sauvage 1048
tête 1042
toux, entre ses crises de, par la 1038-9
tourné en cercle, après avoir 1050
trance, comm en **1049**
transpiration pendant, avec t. froide 1045
urémique, coma 1050
vertige, pendant le + des buveurs 1050
vieillards, chez les 1045
vomissement am., avec 1050
yeux fixes, ouverts, avec des 1041
inconsolable 607
air, am. en plein 607
anxieux de sa famille 608
être seul et l'obscurité agg. 607
malheur imaginaire, à propos de 608
pleure quand on le console **608**
rêves, dans ses 608
suicide, même jusqu'au 608
inconstance, pensées, des **608-9**
incurable:
   imaginations-cancer, maladie i. **252, 269-270**
   peur-cancer, maladie i., rétablir **494, 519-520**
indécent → impudique **909-910**
indécision → irrésolution **650-2**
indifférence, apathie **609-622**
admonestation, à toute 621
affaires, à ses 612
agréables, aux choses 611
aime, à ceux qu'il 618
   étrangers, mais pas pour les **618**
air, en plein + am. 611
amusemant, pour tout 620
anosognosie 612
anxiété, après 612

indifférence

apparence personnelle, à son 620
argent, à gagner de l' 618
autres, vis à vis des **619**
avenir, pour l' 616
bien-être des autres, au 622
caresses, aux 612
chers amis, pour ses plus 614
coït, pendant le 613
commotion cérébrale, après 613
conscience, à la voix de sa 613
délicats, aux sentiments 616
désir, n'éprouve aucun 614
devoirs + domestiques, pour ses **614**
douleurs, aux 619
enfants, à ses **612**
ennui, avec 615
épileptique, chez un 615
étendu avec les yeux fermés, reste 618
excitants, pour événements 615
excitation, après 615
exercice, après 615
externes, aux impressions, choses **616**
fait pour elle, pour tout ce qu'on 614
fait attention à rien, ne 619
famille, pour sa **616**
femmes, aux 622
fenêtre, regarde pendant des heures par 622
fièvre, pendant la 616
fortune, à la 617
frissons, pendant les 613
guérison, pour sa 620
importantes, aux choses, nouvelles 617
insomnie, avec 621
intellectuel, après travail 618
interrogatoires, à des 617
irritabilité, avec 617
irritantes, aux choses 617
joies, aux 617
et aux peines, aux 617
libido, avec diminution de sa 621
lisant, en 620
manger + mangé **614**-5
marchant en plein air, en 622
masturbation, après 618
ménopause, pendant la 613
milieu, à son 621
morose 619
mort, tout pour lui paraît 614
musique qu'il aime, pour la 619
nu, à rester **619**
opposé, pour le sex 619
ordinaires, aux choses 619
parents, à ses 620
peines, aux 621
périodique 619
plaint pas, ne se **613**

plaisanteries, aux 617
pleurs, avec 622
puberté, dans la **620**
pudeur, sans **616**
religion, pour sa **620**-1
répond indifféremment 50
société + am., étant en 613
soi, envers 617
somnolence, avec 621
stoïque pour ce qui arrive 621
taciturne 621
tout, pour **615**
transpiration, pendant la 620
travail, avec aversion du 622
triste 618
typhoïde, au cours de la fièvre 622
vexation avec troubles gastriques, après 622
vie, blasé à la 618
indignation 623
grossesse, pendant la 623
malaise général 623
rêves désagréables, à propos des 623
troubles à la suite d' 19
de mortification avec i. 21
de colère avec i. 21
infantile, comportement 632
influençable 982
ingrat 1053
avarice, par l' **1053**
inhumanité → cruauté **190**
initiative, manque d' **632**
injurieux → insultant **7**-8
injustice, ne peut pas supporter l' 633
insécurité mentale 647
insensible 1053
famille, pour sa 1053
insolence 647
domestiques envers leurs maîtres, des 648
enfants, chez les 648
insomnie:
activité avec 11
agitation par 857
delirium tremens avec 229
esprit gourd avec 428
erreurs-parlant, après 748
fantaisies-exaltation, avec 469
folie avec 646
gémissements avec 758
hystérie avec 593
indifférence avec 621
irritabilité avec + chez les enfants 671
joie excessive, i. par 680
loquacité, i. avec 718
marmonne avec 782
pensées-afflux, i. par 1012
plaisir pendant l' 798

prostation de l'esprit avec 805
tristesse par, avec 888
insouciant → étourdi **573**-4
insuccès:
   affaires (index)
   peur d'échec **499**
   réussit jamais, ne 974
   troubles-affaires **16**
      littéraire, scientifique 20
insultant 7-8
   douleurs, pendant les 8
   enfants i. leurs parents **7**
   fâché, sans être **7**
   fièvre, pendant la **7**
   gronde, juqu'à ce qu'elle tombe
      évanouie 8
   ivresse, pendant **7**
   mari i. sa femme ou vice versa 8
   langage offensant 942
   répond-offensante, d'une manière 50
insupportable → humeur i. 762
inellectuel → travail i. (index)
intérêt, les choses semblent sans 1032
interruption agg. symptômes mentaux 648
   colère par 35
   concentration difficile par 157
   confusion par 171
   esprit gourd par 424
   idées par, déficience d' 596
   intolérance d' 648
   morose par 772
   pensées-disparaissent, par **1017**
   pleurer par 1080
   travail intellectuel impossible par 1100
intolérance 648-9
   bruits, de 648
   contrariété, de 649
   douleurs, de 648
   interruption d' 648
   obstacles, d' 648
   parle, qu'on lui 649
intrigant, finassier 649
introspection 649-650
   mangé, après avoir 650
irascibilité → colère **26-40**
ironie 650
   satires, désir de 650
irrésolution, indécision **650**-2
   actes, dans les 651
   air, am. en plein 651
   anxieuse 652
   changeable 652
   débilité nerveuse, dans la 652
   futilités, pour les 652
   marier, à se 652
   paresse, avec 652
   pensées, dans ses 652

   projets, dans les 652
   réveil, au 652
   somnolence, avec 652
irritabilité 653-674
   accouchement, pendant l' **668**
   affaire + importante, dans une 660
   air + am., en plein 658
   anxiété, avec 660
   assis, étant 671
   attouchement, par 672
   avortement, dans l' 658
   bercer vite am. 670
   bruits, par des **668**
   brûlure dans région lombaire droite 660
   buvant du vin, café, en 664
   café, après 662
   chagrin, par 665
   chaleur fébrile 666
   chaude, dans une chambre 673
   coït, après le + am. 662
   consolation agg. **662**
   contradiction, par **663**
   conversation, par 663
   convulsions, avant 663
   couché, am. étant 666
   découragé avec 409
   défécation, avant, après la 671
   déjeuner 663-4
   dentition, pendant la 663
   dérange, quand on le 664
   couché, am. étant 666
   diabète, dans le 663
   douleurs, pendant les **668**
      post partum, au cours des **658**
   eau, en entendant ou voyant de l' 673
   enfants, chez les 661
      envers les 661
   épileptique, avant accès 664
   excité, quand il est 665
   exercice, par l' + intellectuel 665
   expression incompréhensible, par 665
   facilement 664
   faiblesse, avec, par 673
   famille, envers sa 665
   frissons, pendant les 661-2
   futilités, par des 672
   grossesse, pendant la 669
   hémorroïdes, avec 665
   impotence, avec 666
   insomnie, avec + chez les enfants 671
   insultes, par des 666
   leucorrhées cessent, dès que les 666
   lisant, en 669
   mangeant + mangé 664
   marchant + am., en 673
   masturbation, après 667
   maux de tête, pendant les 665-6

irritabilité | jalousie

médicament, à la pensée de prendre
  un 667
ménopause, pendant la 662
menstruation 667
musique, pendant, par la **667**-8
orage, avant un 672
oublieux, parsqu' 665
parlant, en 672
parle, quand on lui 671
personnes absentes, avec les 658
petit déjeuner, avant, après le 660
pollutions, après 669
prend tout en mauvaise part **672**
prolapsus utérin, dans le 669
puberté, dans la 669
questionne, si on le **669**
refroidissement, après 662
remords rapides, avec **669**
renvoie le docteur, la nurse chez lui **670**
réveil + am., au 673
réveille, quand on le 660
seul, étant + désir être 658
sexuels, à la suite d'excès 670
sexuelle, par excitation 670
  avec faiblesse s. 670
sommeil, s'il est réveillé par bruit 671
somnolence, avec 671
soupçonneuse 672
souper, après le 672
taciturne 672
temps pluvieux ou nuageux 674
toux, par la 663
  coqueluche, au cours de la 663
transpiration, pendant la 669
travaillant, en 674
tristesse, avec 670
troubles hépatiques, dans les 666
vermineuses, au cours d'affections 674
voyageant parce que ça ne vas pas assez
  vite, en 672
isolement, sensation d' 548
ivrognerie → dipsomanie **398**-400

jalousie 674-7
  accuse la femme d'être infidèle 674
  animal ou un objet inanime, envers
    un 674
  apprécient quoi ce soit, ne désire pas que
    les autres 674
  s'arrache les cheveux 677
  brutal par, un gentille mari devient 675
  crime, jusqu'au 675
  délire par 215
  dit et fait ce qu'il ne voulait 676
  enfants, entre 675
  femmes, entre + chez les 677
  frapper sa femme, le poussant à 677

  gens autour de lui, de 676
  hommes, entre 676
  impuissance virile, avec 675
  insulter, poussant à 675
  irrésistible, à tel point qu'elle est 675
  ivresse, pendant l' 675
  loquacité, avec 675
  négligence, accuse son mari de 676
  pleurs, avec 677
  rage, avec 676
  rancunière 677
  reproches, fait des **676**
  sexuelle, avec excitation 676
  suppositions, avec d'affreuses 675
  tristesse, avec 676
  troubles à la suite de 20
  tuer, le poussant à 675
jette les objets **1021**
  personnes, à des 1021
joie 680
  accès de j. avec éclat de rire 680
  anxiété-joyeux, par des événements 82
  excitation par 455
  indifférence aux joies 617
  insomnie par j. excessive 680
  malheur des autres, au **680**
  maux de tête par j. excessive 680
jouer, aversion de j. chez des enfants 796
  désire **796**
  inaptitude pour les jeux 797
  passion des jeux 797
joyeux → gai **128**-139
jubilant, exultant 464
jurer 191-2
  am. 191
  convulsions, pendant les 192
  découragé et jure 409
  désespoir-rage avec jurons 394
  douleurs, lors de ses 192
  mère, maudit sa 192
  rage, en, après 192
  toute la nuit 191

lâcheté 188-9
  colère, avec 188
  opinion, n'ayant pas le courage de
    son 188
  tristesse, avec 190
laborieux, travailleur **630**-2
  chaleur fébrile, pendant la 631
  coït, après le 631
  fatique, malgré 632
  menstruation, avant la 632
se lamente 688-691
  angoisse avec lamentations 44
  anxiété en épigastre 689
  anxieuse, d'une manière 689

| se lamente | langage |

apprécié, parce qu'il n'est pas **689**
autres, à propos des 691
avenir, au sujet de l' **690**
chaleur, avec 690
convulsions, pendant les 690
dormant, en 690
douleurs, à propos de ses **691**
fièvre, pendant la 690
futilités, pour des 691
haute, avec une voix 690
imaginaire, à propos de son malheur 690
involontaire, d'une manière 690
maladie, à propos de sa 691
menstruation, pendant la 691
réveil, au 691
selle, quand les enfants ont besoin d'aller à la 691
transpiration, pendant la 691
tristesse, pendant la 691
voix rauque, avec une 690
langage 934-946
  absurde 942
  affectation dans les paroles 12
  anxieux en dormant 935
  avenir, au sujet de l' 939
  balbutiant 935
  à basse voix 942
  bavard + en dormant 943
  bienveillant 935
  brusque 934
  colèrique + en dormant 935
  concis 944
  confus + en dormant 935-6
  convaincant 936
  déformé 937
  délirant + en dormant 936-7
  embarrassé 937
  emprunté 935
  énergique 939
  enviré, comme 941
  enthousiaste 937
  étrange 944
  étranger au sujet 941
  étrangère, en langue 939
  excité 937
  extavagant **938**
  facile 938
  facilité, s'exprimant avec 938
  flux de paroles sans rien dire 935
  gai + en dormant 942
  hâtif 939
  à haute voix + en dormant 941-**942**
  hésitant 940
  impropre 945
  incohérent + en dormant 940-1
  inintelligible + en dormant 944-5
  intéressant 941

  irréfléchi 941
  lent **944**
  maniéré 934
  menaçant 944
  monosyllabe 942
  offensant 942
  parle à tord et à travers, la nuit 943
  passe rapidement d'un sujet à un autre 946
  passionné 943
  pathétique 943
  pénible, ennuyeux 939
  phrases ronflants 943
  plus assuré l'après-midi 938
  plus vite comme auparavant 938
  puéril **935**
  raffiné 938
  répète toujours les mêmes choses 943
  respectueux 944
  ridicule **939**
  sauvage + en dormant 946
  secousses, par 941
  terminer ses phrases, ne peut 938
  tranchant, sarcastique 944
  vexations, à propos d'anciennes **945**
  vexatoires, désire dire des choses 945
  vif, enjoué 945
  violent 945
  voix aigue, criarde, à 945
langues, inapte pour les 692
las de la vie 1063-6
  air, en plein 1065
  anxiété, avec 100
  avenir, à propos de souci de l' 1065
  chaleur fébrile, pendant la 1065
  désespoir pour des futilités, avec 1065
  douleurs, par des 1066
  ivrognes, chez les 1065
  marchant en plein air 1066
  menstruation, avant, pendant la 1065
  mortification, après 1066
  peur de la mort, mais 1065
  réveil, au 1066
  société, en 1065
  syphilis, dans la 1066
  transpiration, pendant la 1066
  vieillards, chez les 1066
  vue de sang ou d'un couteau, à la 1066
lascif 692-4
  agitation avec pensées 852
  émotions violentes, par des 693
  épileptique, suivi par un accès 694
  érections + douloureuses, avec **694**
  exhibitionisme, avec 694
  femmes au moindre attouchement, chez les 694
  hystérie 590

impuissance virile, avec 694
manger, après 693
plaisir que dans des pensées l. 798
rêve, d'un 693
se lave les mains sans arrêt 1062
  aversion de se laver, baigner chez les enfants 1062
  baigner, manie de se 1062
  propretè, manie de la 1062
lenteur 930-1
  bus est lent, sensation que son 930
  calcul, dans le 930
  intentions, dans ses 931
  langage lent **944**
  lenteur d'esprit → gourd **416**-430
  mangeant, en 931
  mouvements, dans les 931
  parler, lent à apprendre à 991
  personnes agées, chez les 931
  retard, toujours en 930
  travaillant, en 931
lésions, accidents, choc:
  angoisse après choc traumatique 46
  confusion après traumatisme cranien 170
  esprit gourd après traumatisme cranien 424
  folie par blessures à la tête 640
  indifférence après commotion cérébrale 613
  inconscience au cours d'un choc par accident 1047
  mémoire après, perte de la 732
  peur d'a. **477**
  prostration de l'esprit par l. 804
  soupire à la suite d'un choc par a. 923
  stupéfaction après un traumatisme cranien 970
  tristesse par 882
  troubles à la suit des l. 20
libertinage 707
  troubles à la suite de débauche 16
lisant, en:
  agg. par lire, symptômes mentaux **823**
  agitation 856
  anxiété + empêche 89
  aversion de lire 823
  comprend pas ce qu'il lit, ne 824
  concentration difficile **158**
  confusion 174
  désire qu'on lui fasse une lecture 823
  difficile, lire est 823
  distrait 3
  excitation 457
  erreurs 746
  esprit gourd 427
  fantaisies 471
  impatience 602

incapable de lire + chez les enfants 824
inconscience 1046
indifférence 620
irritabilité 669
mémoire faiblesse, lire + lu 739
  ce qu'il a écrit 824
passion de lire des livres médicaux 824
pensée, afflux de 1012
  disparaissent 1018
pleure 1085
prostration par lecture 804
rage 820
sensible au **906**
stupéfaction 971
sujet, doit changer le 824
lit, aversion pour le **108**-9
quitter son, veut 108
rester au, désir de 108-9
saute hors du, désire se détruire 108
littéraire, troubles à la suite d'insuccès 20
loquacité 713-8
  chaleur fébrile, pendant la 716
  choisies, avec expressions 718
  cœur ouvert, à 717
  délire loquace 216
  discours, fait des 718
  dormant, en 718
  écouter, ne rien 717
  épuisement, jusqu'à l' 716
  étourdie 716
  excitée 716
  extase, avec 716
  fate, prétentieuse 718
  folle 717
  frissons, pendant les 715
  gaie, exubérante **715**
  grossesse, pendant la 717
  hâtive 716
  insomnie avec 718
  intellectuel, après travail 717
  ivre, comme s'il était 716
  ivresse, pendant l' 716
  jalousie avec 675
  ménopause, pendant la 715
  menstruation, pendant la 717
  occupée 715
  passe rapidement d'un sujet à un autre 715
  plaisanterie, avec 717
  pleine d'esprit 718
  raucité de sa voix, n'est retenu que par la 717
  religieux, sur des sujets 717
  répond à aucune question, mais ne 715
  ridicule 716
  santé, sur son état de 716
  stupide et irritable, puis 718

loquacité — lui-même

transpiration, pendant la 717
vive et enjouée 718
lui-même:
  anxiété au sujet de soi-même 81
  s'apitoie sur elle 795
  colère à cause de ses erreurs 35
    envers soi-même 34
  confiance en soi, manque de **159**-160
  confusion au sujet de son identité **169**-170
  content avec lui-même 183
  se déchire lui-même **996**
    cheveux, s'arrache les **996**
    parties génitales, arrache ses 996
  découragé se fait des reproches 410
  dégoût de lui-même 412
    de soi-même 711
    de la vie **710**-711
    faire du mal, doit se retenir de se 711
  délire-reproches au sujet de sa folie, se fait des 207
  désintéressement, altruisme 896
  discute ses symptômes avec tout le monde 411
  égoisme, égocentrisme **895**-6
  égotisme 437
  s'exprimer soi-même, désir de 464
  se fasse du mal, crainte qu'il ne **632**-633, **478**, 711
  folie veut couper sa tête en deux 646
  se frappe lui-même **965**-6
  gai en pensant à la mort 136
  hors de lui, être 109-110
  hystérie, elle désire se blesser 590
  illusions à son sujet, se fait des 895
  impulsion de se poignarder avec couteau **606**
  indifférence, blasé à la vie 618
  las de la vie **1063**-6
  malheureux, se sent 1053
  manie, se lacère les chairs avec ses ongles 727
  marcher prétencieuse, se déplace avec allure 1061
  mécontent de soi **405**
  méprisant de lui-même 182
  mord soi-même 111, **112**
  morose avec lui-même 773
  mort, désire la **195**-7
  occupé avec soi-même 119
  parle-soliloque 995
  penser à personne en dehors de lui-même, ne peut 1004
  peur avec désir de mourir 492
  querelleur avec elle-même 809
  reproches, se fait des **832**
  rire à ses propres actions 696
  self-contrôle, sang froid 896
  suicide, impulsion au **974**-981
  se tourmente lui-même 1027
  tué, désire être 687
  tuer, impulsion de se suicider 684
lumière, aversion pour la 707
  désir de **707**
  fuit la 708
  plein de, voit tout 708
  sensible pour la 900

magnétisé, désire être 720
  facile à magnétiser 720
  mesmérisme 720
maison, aversion d'être retenu à la 578
  désire rentrer à la 576
  et une fois chez lui, désir sortir 576
  impatience à la 602
  parle de son chez lui 576
  quitter sa, désire 576
  mal du pays → nostalgie **576**-7
  mal élévés → désobéissants, enfants 413, **862**
  attitude grossière **465**
malaise 401-2
  baigné, après être 401
  chaleur fébrile, pendant la 402
  frissons, pendant les 402
  mangé, après avoir 402
  marche, après la 402
  poisson salé, après du 402
  malfaisant → malicieux **744**
malhonnête 412
malheureux, se sent 1053
malicieux 744
  imbécillité, dans 744
  malpropre → négligé 1054
malpropreté 400
  salir, veut tout 400
  urinant et déféquant partout, enfants 400
mange plus qu'elle ne le devrait 433
mangeant, son état mental am. en 433
  am. après avoir mangé 433
manger, refuse de 432
  cuiller, ne peut m. avec une 433
manie 722-7
  accès, par 725
  angoisse, pendant l' 724
  chanter, avec 726
  circulaire **723**-4
  cracher et mordre tout ceux qui l'entourent, pourrait 726
  cris dans la 726
  déchire ses vêtements, cheveux **727**
  démoniaque 724
  destruction suivi de rires, d'excuses 724
  excité en gestes, paroles 724
  fièvre, pendant la 724

se grattent entre-eux 726
insulte tout le monde 723
intellectuel, après travail 725
lochies supprimées, par 725
mains, claque, se tord les 724-5
menstruation 725
monomanie 760
périodique 725
rage, avec 726
religieuse 829
saute hors du lit 681
   par-dessus les chaises 725
sauvage 727
sexuelle chez les femmes, hommes 726
supprimées, après éruptions 727
tenu, désire être 725
transpiration froide, avec 724
violence, avec actes de 727

manque du goût dans sa toilette 995
marchander 107
marche à tâtons 570
marche plus qu'elle ne le devrait 1061
marcher, aversion de 1060
  air agg., am. symptômes mentaux, en plein 1061
  cercle, marche en 1060
  désire, mais dès qu'elle essaye le désir disparaît 1060
  forcée, symptômes psychiques am. par une marche 1060
  ici et là, marche 1060
  lente et majesteuse, démarche 1061
  prétentieuse, avec une allure 1061
mariage semble insupportable, l'idée de **728**
  obsédées par l'idée du, filles sont 728
marmonne 780-1
  apoplexie cérébrale, dans l' 781
  dormant, en **782**
  incompréhensible 782
  insomnie, avec 782
  vieillards, chez les 781
mathématiques, apte aux 728
  horreur des 729
  inapte aux **728**-9
mauvaise part, prend tout en → susceptible **790**-2
mauvaises nouvelles:
  colère au sujet des 31
  esprit gourd par des 421
  excitation après **451**
  peur d'apprendre de 481
  troubles à la suite de 15
méchant, rancunier, vindicatif **720**-2
  aime, à ceux qu'il 722
  colère, avec 721
  insultant 722
  mal à q., envie de faire 722

  rêves, dans ses 721
  rire 722
  tristesse, dans la 722
mécontent 402-6
  air, en plein 404
  coït, après le 404
  défécation, avant la 405
  inanimés, d'objets 405
  mal fait, tout se que les autres font est 406
  mangé, après avoir 404
  maux de tête, pendant les 405
  menstruation, pendant la 405
  milieu, du 405
  pleurer am. 406
  santé, de sa 405
  soi, de **405**
  temps pluvieux, par 405
  toujours 404
  tout, de 404
médicaments, désire absorber de fortes doses de 729
médire, disposition à → calomnier 929-930
méditation 729-730
méfiant → soupçonneux 983
mégalomanie 641
mélancolie → tristesse **864**-892
mémoire active 730-1
  courte, mais 731
  fièvre, pendant la 731
  musique, de la 731
  noms propres, pour les 731
  passés, pour des événements 731
    hanté par des é.p. 731
  suppression du désir sexuel, par 731
mémoire confuse 732
mémoire, faiblesse de **733**-741
  affaires, pour les 734
  couleurs, pour les 735
  dates, pour des 735
  détails, pour des 735
  dire, pour ce qu'il va **740**
  dit, pour ce qu'il a 739
  écrire, pour ce qu'il est en train d' 741
  écrit, pour ce qu'il a 741
  entendu, pour ce qu'il a **737**
  études, des jeunes gens au cours de leurs 740
  événements du jour, pour les 738
  exprimer, pour s' **735**-6
  faire, pour ce qu'il est en train de 735
  faits, pour les anciens, récents 736
  formes, pour les 736
  journalières, pour les choses 735
  lettres, pour le nom des 738
  lieux, pour les **739**
  lu, pour ce qu'il a 739

maux de tête, pendant les 737
mots, pour les 741
musique, pour la 738
noms propres, pour les **738**
orthographe, pour l' 738
passé, pour ce qui s'est 736-7
penser, pour ce qu'il vient de 740
périodique 738
personnes, pour les 739
soudaine et périodique 740
temps, pour le **740**
travail intellectuel, pour le **737**
vers, pour apprendre des 740
vient de faire, pour ce qu'il 735
vu, pour tout ce qu'il a 740
mémoire, perte de la 732-3
aphasie, dans l' 732
apoplexie, après 732
blessures + à la tête, après 733
catalepsie, après 732
coma, après 732
commotion cérébrale, après 732
coup de soleil, après 733
épileptiques, après accès 732
folie, dans la 733
imbécillité, dans l' 732
intellectuel, par travail 733
peur, par 732
menaçant 1020-1
détruire, menace de 1020
tuer, menace de **1021**
ménage → domesticité (index)
ménopause, pendant la: (+ Vol. II index)
agg. 142
anxiété 67, 80
colère 33
doute de se rétablir 414
excitation 452
folie 636
hystérie 589
indifférence 613
irritabilité 662
loquacité 715
morose 770
nymphomanie 785
oublieux 541
peur 486, 507, 520
se plaint 152
pleurer 1075, 1081
soupçonneux 983
tristesse 875
menstruation, symptômes mentaux agg.
avant la 741
au début de la 741
pendant la 742
après la + m. supprimée 742
mentaux alternant avec symptômes

physiques symptômes **742**
leucorrhée alternant 742
menteur 706-7
charlatan et 706
mensonge, croit que tout ce qu'elle dit est un 706
ne dit jamais la vérité 707
mépris, troubles à la suite de 22
méprisant, dédaigneux **181**-3
adversaires, avec ses 182
air, en plein 182
dur pour ses inférieurs 182
faim dévorante, avec 182
hommes, pour les 105
n'importe quoi, à propos de 182
lui-même, de 182-3
parents, de ses 182
paroxysmes contre sa volonté, en 182
mesmérisme 720
mettre en place q. qui diffère de son opinion, désire 932
misanthropie 744
modération → sobriété 933
modestie, excès de 760
monomanie 760
grotesque, apparaît sur une place publique d'une façon 760
monosyllables, répond par 50
se moquant 759-760
amis, de ses 759
jalousie, avec 759
on se moque de lui, croit qu' 759
parents, de ses 759
ridicule, passion de tourner en 759
rire-moqueur 702
sarcastique, d'une façon **759**
satire, désir de 760
vieillards, chez les 759
moral, manque se sens **763**-4
criminelles sans remords, propensions 764
mordiller, désir de 784
mordre, envie de **110**-3
autour de lui, mord 111
bras, mord ses propres 111
convulsions, mord au cours de 111
coussins, mord les 112
crache, aboye et mord 113
cuillers, mord les 113
délire, pendant le 111
dérangent, mord tous ceux qui le 112
doigts, mord des 112
enfants, chez les 111
gens, mord les 112
gobelet, mord son 113
idiotie, avec envie de 597
mains, mord des 112

objets, mord des 112
paroxysmes, mord en 112
père, mord son 112
près de lui, mord ceux qui 111
soi-même, mord **112**
soulier, mord son 113
vermineuses, mord au cours d'affections 113
vêtements, mord des 111
morfond en mélancolique, se → broye du noir-coin 117
morose 764-775
  affaires ne vont pas assez vite, quand ses 769
  air + am., en plein 768
  café, après le 770
  caresse agg. 769
  chaleur à la tête, avec 772
  chez lui, agg. 772
  coït, après le 770
  contradiction, par 770
  conversation am. 770
    des autres, pendant la 774
  convulsions, avant les 770
  découragé et 410
  défécation, avant la 774
  dentition, pendant la 771
  dormant + am., en 774
  douleurs, après des 773
  enfants, chez les 769
  épistaxis am. 771
  femmes, chez les 775
  fièvre, pendant, après la 771
  frissons, pendant les 770
  futilités, pour des 775
  hâte, avec 772
  helminthiase, dans l' 775
  hypocondrie, dans l' **772**
  interroge, quand on l' 773
  interrompu, quand il est 772
  ivresse, pendant l' 771
  lobes des oreilles chauds, avec les 771
  lui-même, avec 773
  mangé, après avoir 771
  ménopause, pendant la 770
  menstruation 772-3
  mouche sur le paroi, par une 771
  musique triste + am., par une 773
  nuageux, par temps 770
  orageux, par temps 774
  oubli, par 772
  parler, non disposé à 774
  pensant à ses malaises, en 774
  pleurs am. 773
  pluvieux, par temps 773
  pollutions, après 773
  promenade, après une 775

  puberté, dans la 773
  raisons, sans 769
  repentir, suivi par 774
  réveil, au 775
  rêves, par des 771
  rire bruyant, suivi par 772
  somnolence, avec 774
  tempête, pendant un 774
  temps, par le mauvais 775
  toux, avant, dans la 770
  transpiration, pendant la 773
  travailler, avec envie de 775
morphinomanie 776
mort:
  agonie avant la 194
  certitude de la 195
  désire la **195**-7
  mépris de la 194
  mourir, sensation de 197
  pensées de la 199
  pressentiment de la **197**-8
  sensation de la 198
  troubles à la suite de m. d'un enfant, de parents, d'amis 16
mortification 776
  folie par 642
  rêves sur la m. subie 776
murmure en dormant 776
musique: (+ Vol. II index)
  agg. **776**-8
  agréable, est 778
  am. 778, 903
  aversion de la 778-9
  désir de jouer du piano 779
  évanouissement en entendant 779
  fatigué par la 780
  gai par 138
  inconscience par, en écoutant du piano 1044-5
  indifférence pour la m. qu'il aime 619
  leçons de m., ne peut donner ses 780
  maux de tête par la 779
  mémoire active de la 731
  mémoire pour la, faiblesse de 738
  morose par une m. triste + am. 773
  oreilles par, douleurs dans les 779
  palpitation en entendant la 780
  pensées persistantes à propos de 779
  porté par la, sensation d'être 779
  sensible à la + am. **901,** 903
  somnolence par la 780
  tambour, euphorie par le 779
  toux, m. agg. la 779
  tremblement par la 780
mutile son corps 780
mutiler → couper ses semblables, désir de 192

naif 782
    intelligent, mais très 782
négativisme 599
    répond-monosyllables-non 50
néglige ses affaires 784
    enfants, ses 784
    importantes, choses **784**
    ménage, son **784**
    tout 784
négligé, débraillé, malpropre 1054
noir et sombre, aversion pour tout ce qui est 113
nostalgie 576-7
    chaleur dans la gorge, avec 577
    ennui avec 440
    rouges, avec joues 577
    silencieuse, avec mauvaise humeur 577
nouvelles, sensation d'avoir reçu d'heureuses 784
nu, désir d'être **782**
    continuellement 783
    délire, dans le 783
    dormant, en 783
    expose ses seins nus dans la manie puerpérale 783
    hyperesthésie de la peau, dans l' 783
    ivresse, pendant l' 783
nymphomanie 785-6
    chorée, avec 785
    coït agg. 785
    grossesse, pendant la 786
    jeune fille, chez une 786
    loquacité, avec 785
    ménopause, dans la 785
    menstruation 786
    métrorrhagie, pendant la 786
    puerpérale 786

objectif, raisonnable 786
obscène 787
    chansons obscènes 787
    hommes recherchant les petites filles 787
    paroles obscènes 787
obscurité agg. 193-4
    aversion pour l' 194
    coucher dans l', désire se 194
    désir d' 194
obséquieux → servil **909**
obstination 794
occupation am. **790**-1
    change continuellement d' 791
    désir d' 791
occupé, affairé 118-9
    choses situées tout près de lui, par les 791
    fin de semaine, en 119
    infructueux 119
    soi-même, avec 119

odeurs:
    inconscience par les 1045
    sensible aux 905
oisiveté, désœuvrement 597
opiniâtre, têtu, entêté **787**-790
    aimable, essaye de paraître 788
    bizarres, fait les objections les plus 790
    bourrique, comme une 790
    criant opiniâtrément 918
    enfants opiniâtres 788-9
    éruption, pendant une 789
    exécution de plans, pour l' 789
    fièvre, pendant la 789
    ménorrhagie, dans la 789
    menstruation, à l'approche de la 789
    repousse les désirs des autres 790
    selle, pendant la 790
    se tourner et retourner impatiemment 790
opinion, s'attend à ce que les autres respectent son 792
opposition avec elle-même, en 53
optimiste 792
    malgré faiblesse 792
orages:
    aime les 1022
    agitation avant, pendant **858**
    anxiété avant, pendant **96**
    criant pendant 919
    gai pendant 139
    irritabilité avant 672
    morose par 774
    peur des éclairs, d'orage **509**, **528**
    symptômes mentaux avant, pendant **1021**-2
    tristesse am. 890
oublié qc., impression constante d'avoir 546
    choses oubliées lui reviennent, pendant sommeil 546
oublieux 539-546
    achats, oublie ses **544**
    agées, oubli chez les 544
    amis, parents, de ses **542**
    buveurs, oubli chez les 541
    coït, après le 541
    émotions, par 541
    épilepsie, avant, après les crises d' 541
    épistaxis, après l' 542
    excès sexuels, après des 544
    fièvre, pendant, après la 542-3
    frayeur, après une 542
    frissons, pendant les 541
    immédiatement, de tout 543
    intellectuel, par travail 543
    maison, de quel côté de la rue se trouvait sa **543**
    mangé, après avoir + am. 541
    marchant, en 545

masturbation, après 543
maux de tête, pendant les 542
ménopause, pendant la 541
menstruation, pendant la 543
mots en parlant, des **546**
mouvement, étant en 543
nicotinisme, par 545
nom, de son propre **543**
penser à qc. agg. oubli, diversion am. 545
périodiquement 544
perte de fluides vitaux, par 543
pollutions, après 544
profession, oublie sa 544
raser ou de s'habiller, oublie de se 544
remonter sa montre, de 545
réveil, au 545
rues connues, des **545**
sommeil se rappelle tout, pendant le 545
suite des idées, de la 541
tout sauf ses rêves, de 542
va, oublie où elle 542

paix, désir être en **812**
frissons, pendant les 812
se reposer et être en, désire 812
paix divine, sensation de 793
papote → cancane 565
paranoïde + schizophrénie 893
paresse, aversion de travailler **624**-630
air + am., en plein 626
aménorrhée, pendant l' 626
assis, étant 629
brûlure dans région lombaire droite 627
coït, après le 627
colère, après 627
défécation, avant, après la 630
déjeuner, après le + petit 627-8
difficultés, au devant de 628
diverti, quand il n'est pas 626
enfants, chez les **627**
frissons, pendant les 627
indifférence avec aversion du travail 622
intelligent, quoique très 628
irrésolution avec 652
mangé, après avoir 628
marchant, en 630
masturbation, après 628
nerveux, dans l'épuisement 628
physique 629
pollutions, après 629
prolonge le travail **629**
réveil, au 630
satisfaction, avec 627
sieste, après la 629
sommeil, après le 629
somnolence, avec 629
temps humide, par le 628

transactions d'affaires, dans les 627
se transforme en manie pour le travail 627
travail lui fera du tort, pense que le 630
travail de ménage, aversion pour son 628
travaille bien une fois qu'il a commencé, mais 630
tristesse, par 629
parjure 200
parle:
agg. quand on lui, symptômes mentaux 948
appelle, agg. quand on l' 949
aversion qu'on lui **948**
colère 36
confusion 176
criant-enfants, quand on leur 914
esprit gourd 428
frissons, pendant les 949
impatience 603
intolérance **649**
morose-enfants, quand on leur 769
pensées, disparaissent 1018
peur 524
seul, désire qu'on le laisse **949**
société, désir de, mais aversion 151
parle, quand il est seul 994
absentes, avec des personnes 994
anxieux à propos de son état 994
écoute, sans se préoccuper qui 995
fredonne, chantonne 995
meurtre, de feu et de rats, ne p. que de 995
personnes décédées, avec des 994
seul sujet, que d'un 995
soliloque 995
parler agg. tous ses troubles **991**
am., longtemps
confusion en parlant 177
déplaisantes, de choses **994**
parler, anxieux de p. en public **985-6**
désire p. à q. 986
incapable de p. en public 986
lent à apprendre à 991
non disposé à **986**-991
  indifférence-taciturne 621
  irritabilité-taciturne 672
tristesse-p. 889
plaisir à s'étendre p., prend 992
sommeil, pendant son **992-4**
parler-autres agg., la conversation des 991
parodie → imitation 599
partial, avec parti pris 793
parturition → accouchement (index)
passion génitale, sensualité **24**
absence de, chez la femme, l'homme 24
passion des jeux 797

passionné 793
    futilité, pour chaque 793
pathétique 793
patient 793
pédant 180
pensées 1000-1020
    affaires, des 1000
    afflux de 1010-3
    affreuses 1003
    automatisme, par 1000
    avenir, au sujet de l' **1004**
    cercles, se remuent en 1000
    contrôle de ses, perd le 1000-1
    estomac, venaient de son 1000
    dégoûtantes avec nausées 1003
    désagréables **1001**
    deux sortes de **1016**
    disparaissent, qui; s'évanouissent 1016-9
    écrivant, en 1005, 1019, 1020
    erronnées 1003
    étranges 1014
    folles 1004
    grossières 1001
    incohérentes **1002**
    inconstance des 609
    s'intriguent 1004-5
    lui-même, ne peut penser à personne en dehors de **1004**
    maladie, à une **1003**
    monotones 1005
    mort, de la 199
    passé, du 1005-6
    persistantes **1006**-9
    plein de **1014**-5
    profondes 1009
    rapides 1010
    répétition de 1010
    ridicules 1003
    sexuelles 1013
    stagnation de 1013
    tourmentantes **1015**
    travaillant, en 1005, 1018, 1020
    vagabondes 1019-1020
    vagues 1016
    ventre, semblent venir de son 1000
    vide de 1016
penser, aversion pour **998**
    désagréables agg., à choses 999
    maux agg., à ses **999**
    plus vite que jamais, pense 1000
    tristes agg., à choses 1000
penser à ses maux agg. **999**
morose-pensant à ses malaises, en 774
persécuté → poursuivi (index)
persévérance 794
    travaux ennuyeux, même dans de 794
pertes d'argent:

    folie-fortune, après avoir perdu sa 639
    tristesse-perte financières, après 883
    troubles à la suite de 21
perversité 719
pessimiste 794
peur, appréhension 473-534
    abdomen, partant de l' 477
    accès, d'avoir un 501
    accidents, d' **477**
    accouchement, pendant, après l' 508
    adresse la parole, quand on lui 524
    affaires, des **483**
    affreuse 499
    âge, de son 477
    agitation par 520
    air frais, d' 477
    air, en plein + am. 477
    aménorrhée par 479
    ami avait eu un accident **501**
    amis, des 502
    animaux, d' **479**
    anorexie par 479
    anthropophobie 516-7
    apoplexie, d' 479-**480**
    apparaître en public, d' 480
    approché, d'être 480-1
        véhicules, des 481
    araignées, d' 524
    arrêt de la circulation, avec sensation d' 524
    articulation soient faibles, que ses 507
    assassiné, d'être **513**
    s'asseoir am. 522
    aube, du retour de l' 487
    auto, en 520
    aveugle, de devenir 482
    avortement imminent à la suite de 477
    blessé, d'être 506
    bouger, de 513
    brillants, ne supporte pas les objets **482**
    bruit, par le 514-5
    bu, des gens qui ont trop 496
    but, parce qu'il se sent incapable d'atteindre son 492
    censuré, d'être 484
    chagrin, comme par 503
    chaleur fébrile, pendant, par la 505
    chambre, en entrant dans sa 521
        chaude, par, d'une 532
    charge, d'être à 483
    chats, des 483
    chemin de fer, de voyager en **519**
    chiens, des 495
    choléra, de 483
    choses réelles et irréelles, des 527
    claustrophobie **513**-4
    coins de rue, de passer certains 485

peur

confusion, que les gens pourraient observer sa **485**
contrariété, après 530
conversation, de 485
coquins, des 508
cou, par sensation de gonflement du 528
couché au lit, étant 509
couper en se rasant, de se 486
couteaux, des 508
creux épigastrique, partant du 524
  ulcère d'estomac, d'un 524
critique, de la 520
cruautés, par le récit de **486**
danger imminent, d'un **487**
défiguré, d'être 495
dejeuner, après le 493
dentiste, d'aller chez le **492**
dérange, qu'on ne le 495
derrière lui, il y a q. **481**-2
désastre, d'un 493
désir de mourir, avec 492
destruction menaçante, de 492
devoir, de manquer son **496**
devoirs, d'être incapable de remplir ses 496
dévoré par des animaux, d'être 493
diable, d'être pris par le **492**
diarrhée par, avec 493
dîner, après le 527
dire qc. de faux, de **521**
dommage, de commettre un 511
douleurs, des, pendant les 516
eau, de l' **532**-3
échec, d' + dans les affaires **499**
éclairs, des **509**
écraser, d'être **521**
église ou à l'opéra, au moment de partir à l' 484
empoisonné, d'être 517-8
en l'air, d'être tiré 530
endroits élevés, d' 505
enfants, chez les 483
ennemis, des 496
entreprendre quoi ce soit, d' **529**-530
  nouvelle entreprise, une 530
épilepsie, d' 496-7
épingles, d'objets pointus, d' 517
épreuves, d'aventures, d' 515
esprit, des 502
étrangers, des 525
étranglé, d'être 525
évanouir, de se 499
évènements soudains, d' 497
examen, avant 498
extravagance, d' 499
faim, quand il a 505
fasse mal, qu'on ne lui 505

femmes, des 533
fermant les yeux, en 484
fièvre, de 501
folie, perdre sa raison, de 506-7
foule, sur place publique, dans la **485**-6
frappé par ceux qui l'approchent, d'être 525
frissonner avec grelottement par 522
frissons, pendant les 483
froid, de prendre 484
fuir, avec le désir de 497
futilités, des 529
grossesse, pendant la 518
hâter, après avoir obligé de se 505
hommes, des 510
humiliè, d'être 505
hydrocéphalie, dans la 505
imaginaires, de choses 506
imaginations, par 492
imbécile, de devenir 506
implacable 516
impuissance, d' **506**
impulsions, de ses propres 506
incendie, d' 501
inconscience, d' 529
inexplicable, vague 529
infections, d' 506
insectes, d' 507
intellectuel, après travail 511
jeûner, de 501
las de la vie, avec 533
lit, de son 481
mal, du, de qc. de **497**-8, 534
maladie imminente, d'une 493-5
  de cœur, d'avoir une **504**
malheur, d'un **511**-2
manger, de, après avoir mangé 496
manque de franchise, alternant avec excitation sexuelle 513
marcher, de 531-2
  traverser des rues fréquentées, de **531**-2
  précaution, doit avec 529
mari ne rentera plus, que son 505
mauvaises nouvelles, d'apprendre de 481
médicament, de n'être pas capable de supporter aucun **509**
médecin, ne veut pas voir son 517
menstruation 510-511
miction, après la 530
miroirs dans la chambre, des 511
monter, de 481
montrer la nuit, de se 499
mordu, d'être 482
mort, de la **487**-492
mouches, de 501
mouiller son lit, de 533
mouvement de descente, de 495

musique, par la 513
nausées, après 514
négligé, d'être 514
noir, de tout ce qui est **482**
nouveaux visages, de **514**
noyé, d'être 496
obscurité, de l' **487**
observé, que son état ne soit **515**
occupé, d'être 515
ombre, de sa propre 522
opération, de tout 515
opinion des autres, de l' 515
orage, d' **528**
palpitation, avec 516
paralysie, de 516
parler, de 524
   à haute voix, ce qui pourrait la tuer, de 527
pauvreté, de **518**
pendu, d'être 503
pensant à des choses désagréables, tristes, en 527
pensées, de ses propres 527
piano, quand il est au 517
pitié, d'être un objet de 517
place lucrative, de perdre sa 518
pleurer am. 533
pluie, de la 519
pneumonie, de 517
pollutions, après 518
porte, en ouvrant la 495
   que les portes ne sont pas fermées 495 495
potences, des 502
poursuivi, d'être 519
poussant à aller deçà et delà, le 495
près de lui, de ceux qui stationnent **514**
privé de nourriture, d'être 524
procès, d'un 519
produire, comme si qc. allait se 503-4
putréfie, que son corps se **519**
«qu'en dira-t-on», du 502
rage, d'être poussé à un accès de 519
raison, sans 483
ramollissement cérébral, de **482**
rampe de tous les coins, de qc. qui 485
rapports sexuels, à l'idée de, impuissance 484
regardant devant elle, en 509
reproduit, qui se 520
respiration, qui coupe la 482
respirer, de 520
rétablir, de ne pouvoir se 519-520
rétention d'urine par 530
rêves horribles, de 495
réveil, au **531**
sang-froid, de perdre son 522

santé de ceux qu'on aime, à propos de la 504
   d'avoir ruiné sa s. 504
saute hors du lit par 507-8
scorpions, de 521
seau à charbon, du 484
selle involontaire, d'avoir 524
sens, avec exaltation des 522
sensation, de faire 522
sérieuses, de pensées 522
serpents, des 523
seul, d'être **477**-8
   de peur de mourir **478**
société, de 523
   de sa situation dans la 523
solitude, de 523
sommeil, avant le 522-3
sortir de chez lui, de 502
   en plein air, de 515
souffrir, de 525
soupirs, avec 522
souris au réveil, des 511
suffocation, de 525-6
suicide, du **526**
supersticieuse 526
surprise agréable, par une 527
syphilis, de la 527
téléphone, du 527
tomber, de 499-501
   sur lui, des bâtiments vont 499
torture, de 528
touché, d'être **528**
tout, constante de même en entandant la sonnette de la porte 497
trahi, d'être 482
transpiration, avec 517
travail, a grand p. du **488**, **533**-4
   manuel, après un 509
traverser un pont, une place, de **485**
   des rues fréquentées, de **531**-2
tremblements, avec 529
tressaillements, avec 524
tristesse, avec 521
troubles à la suite de 18
   imaginaires, de 529
tuberculose, de 485
tuer, de **508**
tunnels, de **529**
variole, de la 523
vendu, d'être 523
vent, du 533
vertiges, de 530
vie, peureux durant toute leur 508
voir des blessures, de 521
voix, d'utiliser sa **530**
voleurs, des 520-1
philosophie, aptitude pour la 795

pitreries, fait des **54**
   délire, pendant le 54
   ivresse, pendant l' 54
place, perte d'une:
   tristesse après 883
   troubles à la suite de 21
plaies saignantes, ne peut regarder des 114
se plaint 152-4
   apitoyant 153
   autres, des 153
   douleurs, de ses 153
   futilités, de 154
   grossesse, pendant la 153
   injustice supposée, d'une 154
   maladie, de sa 152
   menace, et 154
   ménopause, pendant la 152
   offenses passées, des **153**
   parents et entourage, de 153
   réveil, au 154
   sommeil, au cours du 153
plaisant 677-9
   calembours, fait des 679
   drôle, désire faire qc. de 678
   érotique, plaisanterie 678
   espiègle, plaisanterie 678
   indifférence, après 679
   se joue de tout 679
   licencieuse, plaisanterie 679
   méchante, plaisanterie 679
   plaisanter autrui 678
   plaisanterie, ne supporte pas la 679
   répugnance pour la plaisanterie 678
   réveil, au 679
   ridicule, plaisanteries 679
   sérieux, après avoir été 679
plaisir 797-8
   indifférence pour tout amusement 620
   insomnie, pendant l' 798
   lascives, que dans des pensées 798
   réveillant du rêve d'un meutre, en se 798
plein d'esprit → spiritual
pleurer, humeur pleurnicheuse **1066**-1091
   accès, par 1084
   accouchement, pendant l' 1084
   admonestation, par **1070**
   agg. 1070
   air, en plein + am. 1070
   allaitement, pendant l' 1083
   am. **1072**
   anecdotes, par des 1072
   angoisse avec pleurs 47
   anxieuse, d'une façon 1073
   anxiété, après + am. 1073, 100
   avenir, au sujet de l' **1079**
   bruits, par 1083
   bruyamment, en sanglotant 1070

   bu, après avoir 1078
   caprice, à propos d'un 1082
   caresse, quand on le 1073
   cauchemar, après un 1083
   chaleur fébrile, pendant la 1079
   chambre, dans la 1086
   chantant, en 1086
   colère, après 1072
   confusion-p. am. 179
   consolation agg., am., par c. 1075
   contradiction, par 1076
   convulsions 1076
     épileptiques, pendant les 1076
   coryza, pendant la **1076**
   couché, étant 1081
   déceptions, à propos de 1078
   défécation, avant, pendant la 1088
   déjeuner, après le 1077
   délire, après le 1077
   dérange dans son travail, quand on le 1078
   désespoir, par 1077
   désire + continuellement, mais à les yeux sec 1077
   dîner, après le 1088
   discours, lors de 1087
   douleurs, par les **1084**
   effrayé-p. am. 552
   émotion, après la plus petite 1078
   enfant, comme un 1074
   enfants, chez les 1074-5
   événements passés, en pensant à des 1084
   frissons, pendant les 1075
   futilités, pour des 1089
   grossesse, pendant la 1085
   hystérique, d'une façon 1079
   idiote, d'une façon 1080
   imaginations, après 1077
   impatience, par 1080
   ingratitude, de l' 1089
   interrompu, quand il est 1080
   involontaires, pleurs 1080
   irrité 1080
   ivresse ou est sentimal, pendant l' 1078
   joie, par 1080
   joyeuses ou tristes, pour des circonstances 1081
   lave à l'eau foide, quand on le 1090
   levé, après s'être 1086
   lisant, en 1085
   mal des dents, avec 1089
   maladie, pendant une 1080
   malheur, comme s'il attendait un **1079**
   mangeant + mangé 1078
   marchant en plein air, en + am. 1090
   maux de tête avec 1079
   ménopause, pendant la 1075

| pleurer | poing |

menstruation 1081-2
mortification, après 1082
musique, par 1082
nerveuse, si elle ne se tenait pas à q. 1082-3
obscurité, dans l' **1077**
offense, sur une + ancienne, imaginaire 1083
opiniâtre 1083
opposition, à la moindre 1084
palpitation, pendant 1084
parlant de sa maladie, en **1088**
parlant, en 1087
parle, quand on lui + gentiment **1088**
périodiquement toutes les 4 semaines 1084
pitié de lui, s'il pense qu'on a 1085
pitoyable, pleure d'un air 1085
pleurnichant + en sommeil 1090-1
pleurs amers 1073
poésies douces, à des 1085
pollutions, après 1085
porté, quand il est 1073-4
sans raison + sans savoir pourquoi 1074
refroidissement, après un 1088
refuse quoi ce soit, quand on lui 1085
regarde, quand on le 1081
remercie, quand on le 1089
remontrances, quand on lui fait des **1085**
rencontrant des gens, en 1081
répondant à une question, en 1073
reproches, par 1086
réveil, au 1090
rit en même temps, pleure et/ou 1081
seul, étant + am. 1070
sommeil, pendant le 1086-7
somnolence, avec 1087
sonnerie de cloches, à la 1073
spasmes, après 1087
spasmodique 1087
sympathisant avec d'autres personnes, en **1088**
touche, quand on le 1089
tout et de rien, à propos de 1079, 1089
toux, avant, pendant, après la 1076-7
transpiration, pendant la 1085
tristes + nouvelles, à des pensées 1086
quoique triste est incapable de p. **1086**
uriner, avant, pendant d' 1089
s'en va seul et pleure comme sans aucun ami 1079
vexations + anciennes, à propos de **1090**
vieillards pour un rien, des 1083
violemment 1090
pleurnicheuse, humeur → pleurer 1066-1091
plongé dans ses pensées → absorbé 4-6
plus petits, les objets lui paraissent **931**

poing comme dans une colère furieuse, serrer le 537
poltronnerie → lâcheté 188-9
pompeux, important 798
porté, désire être **124**-5
assis droit, étant 125
aversion d'être 124
caressè et, désire être 124
croup, pendant accès de 124
épaules, par dessus les 125
lentement 125
morose-enfants 769
rapidement 125
posé, tempérament → calme **810**-2
positif, affirmativ **798**
poursuit des objets imaginaires 128
personnes imaginaires, des 128
poursuivi:
anxiété comme s'il était **89**
délire de la persécution 220
folie-persécution 643
imaginations-persécuté-p. **340**-1
poussé à changer de place:
agitation, par 844, 849
angoisse, par **43**
anxiété, par 73
peur, par 495
précipitation → hâte **579**-583
précocité 800
préjugés traditionnels 801
prend tout en mauvaise part → susceptible **791**-2
présence d'autres personnes agg. → société, aversion pour la **144**-9
présomptueux 801
pressentiment → troubles-anticipation 14
priant 799-800
agenouillé 799
autres de prier pour lui, supplie les 800
calmement 800
ferveur, avec 799
menstruation, pendant la 800
piété nocturne 800
pusillanime 800
voix dans la tristesse, à haute 799
vomissant, prie sans s'arrêter même en 800
processif, procédurier, chicaneur 708
projets, fait beaucoup de **795**-6
exécution de, insiste pour 795
gigantesques 796
hardis, fait des 795
vengeance, de 796
prolonge le travail → paresse-prolonge 629
prompt à agir **810**
trop, irréfléchi 822
prophétise 801

désagréables, des événements 801
prédit l'heure de sa mort **801**
prostration de l'esprit 801-5
  allaitement, après 804
  avortement, après l' 803
  chagrins prolongés, à la suite de 804
  coït, après le 803
  contrariété, par 805
  convulsion, par 803
  écrit, après avoir 805
  épilepsie, dans l' 803
  fièvre, pendant la 804
  futilités, par des 805
  idées dans l'épuisement nerveux, déficence d' 596
  insomnie, avec 805
  lecture, par 804
  lésions, par 804
  mangé, après avoir 803
  menstruation 804
  paroles, par 805
  pollutions, après 804
  réveil, au 805
  sommeil, par manque de 804
  somnolence, avec 805
  soucis, par 803
  tremblements, avec 805
  vieillards, chez les 804
provoquant 201
prudent → circonspect **125**-6
puberté, dans la (+ Vol. II index)
  affections mentaux 805
  agg. par travail intellectuel 461
  dégoût en général 709
  hystérie 592
  indifférence 620
  irritabilité 669
  morose 773
  religieuses, affections 830
  sensible 906
  tristesse + chez les jeunes filles **886,** 880
puéril, comportement **140**
  gesticule-puérile, d'une manière 555
  personnes agées, chez les 140
  puérperal → couches (index)
punitions → troubles-châtiments 22
pyromanie → incendier qc., impulsion à **536**

querelle, troubles à la suite de 22
querelleur 805-810
  accouchement, pendant l' 809
  batailleur 810
  colère, sans 808
  délire, dans 223
  dérange, si on le 808
  se dispute avec des absents 808
  dormant, en 810

  douleurs, avant, pendant les 809
  elle-même, avec 809
  famille, avec sa 809
  ivresse, pendant l' 809
  jalousie, par 809
  menstruation 809
  raison, sans 808
  récrimine pour des bagatelles 809
  regard fixe, avec 810
  réveil, au 810
  visage pâle, avec chaleur au 808
questionnant, parle en 810
questionneur → curieux 633

rage, fureur 813-822
  accouchement, pendant l' 820
  s'agite dans son lit 822
  amoureuse 816
  boire, en essayant de 817
  brillants, vis à vis des objets 820
  buvant, en 817
  chagrin d'amour, après 819
  chaleur du corps, avec 818
  compresses froides sur la tête am., des 816
  consolation, par 816
  constante 817
  contradiction, par 817
  convulsions, avec 817
  crachements, avec **820**
  cris, avec des 820
  déchire ses habits **821**
  découragé avec 410
  douleurs, par 819
  eau, à la vue de l' **822**
  écume à la bouche, avec de l' 818
  enchaîné, doit être 816
  épileptiques, avec, après accès 817-8
  force décuplée, avec 821
  frapper, avec désir de 821
  frissons, pendant les 816
  futilités, par les 822
  gesticule-furieux, mouvements 556
  hallucinations, par 818
  imagination le mets en 817
  imbécillité-rage, frappe du pieds 599
  ivresse, pendant l' 817
  jalousie avec 676
  jurer en 817
  lève l'enfant, quand on 821
  lisant et écrivant, en 820
  malicieuse **819**
  mangeant ou après avoir mangé 817
  maux de tête, avec 818
  méchante 819
  menstruation 819
  mordre, avec désir de 816

offenses, après 818
paroxysmes, par 819
pleurs, avec 822
reconnaît plus les siens, ne **818**
regards fixes, avec 821
remèdes par force, quand on essaye de lui donner des 819
repentirs, suivie par 820
rester debout, avec incapacité de 821
réveille, quand on le 816
rire, avec 818
seul, en étant 816
sommeil profond, suivi d'un 820
souffrance, par 821
suicide, avec impulsion au 821
tire les cheveux de ceux qui l'entourent 820
touche, renouvelée dès qu'on le 822
tuer les gens, tente de **818**
vermineuses, au cours d'affections 822
violente **822**
raisonnable → objectif 786
raisonner augmentées, possibilités de 824
rampant par terre 189
l'enfant rampe aux quatre coins de la chambre, hurle, crie 189
lit, dans son 189
roulant par terre, se 189
rancunier → méchant **720-2**
rapporter, écolier 930
réalisations perdues 460
réalité, fuit la 824
récalcitrant, rétif **185-**6
recherche une bonne opinion de la part des autres 712
lumière, le soleil et la société, la 712
repos et le calme, le 712
reconnaît personne, ne **825-826**
s'adresse, ne r. pas celui à qui il 825
amis, ne r. pas ses 825
délire-ne r. pas ses parents 216, **222**
environs, ne r. pas ses 286
maison, ne r. pas sa 825
parents, ne r. pas ses 825
rues bien connues, ne r. pas des **826**
tout, mais incapable de se mouvoir 825
réfléchit 826
incapable de réfléchir 826
répond-r. longtemps 51
tristesse, dans la 826
refuse de prendre les **médicaments 827**
aide, toute 827
délire, dans **222**
traitement, tout 827
refuse tout ce qu'on lui offre 827
regard abattu, marche avec un **465**
évite le r. d'autres personnes 465

regard fixe, sans réfléchir
regardé, ne supporte pas d'être **712**-3
agg. symptômes mentaux 713
rire-regard, quand on le 702
religieuses, affections **827-830**
bible toute la journée, désire lire la 828
borné sur questions r. 829
chansons r. 830
enfants, chez les 828
fanatisme religieux 829
hauteur religieuse 573
horreur religieuse de sexe opposé **829**
loquacité sur des sujets religieux 717
manie religieuse 829
mélancolie religieuse 829
parle de sujets religieux 830
pénitence, désire faire 829
préoccupations r. 830
puberté, dans la 830
sentiment religieux, manque de **829**
spéculations r., se préoccupe de 830
taciturne, hautain, cruel, voluptueux, avec un état d'esprit 830
remettant tout au lendemain **799**
remords 830-1
futilités, pour des 831
indiscrétions passées, sur des 831
menstruation, après la 831
parler-sommeil, se confessent à hautes voix 993
réveil, au 831
vite, repent 831
remplit ses poches avec n'importe quoi 535
répond avec brusquerie 47-53
aversion de répondre 47-**48**
confusément 48
décousue, d'une façon 49
dictatoriale, d'une manière 48
difficulté, avec 48
distraite, d'une façon 49
évasivement 49
hargneux, d'un ton 52
hésitant, en 49
imaginaires, à des questions 49
imparfaite, d'une manière 49
impropre, d'une manière 49
incapable de répondre 52
incohérence, avec 49
incompréhensible 52
inconscient, comme s'il était 52
incorrectement 50
indifféremment 50
insuffisamment 52
lentement 51-2
monosyllabes, par 50
«non» à toutes questions **50**
offensante, d'une manière 50

parle, r. quand on lui; mais ne reconnaît personne 52
poli, ne peut être 48
précipitée, d'une façon 49
questionné, ne r. pas, quand il est 50
questions, par des 51
rapidement 51
réfléchit longtemps 51
réfuse de répondre 51
répète d'abord la question **51**
ridiculement 49
sans rapport avec la question 50
s'endort aussitôt 51
signes des mains, par des 51
stupeur, retombe dans la **52**
vaguement 53
repos, désir de **835**
reposer lorsque les choses ne sont pas à leur place, ne peut **835**
repousse les gens contre sa volonté 125
réprimande:
  rire à chaque 703
  sensible aux réprimandes 906
reproches:
  colère par 36
  pleurer par 1086
  rire aux 703
  troubles à la suite de 22
reproches, fait des 832-3
reproches, se fait des 832
  délire, dans 207
  découragé 410
réservé, concentré en lui-même **833**-4
  air, en plein 834
  mangé, après avoir 834
  marchant en plein air, en 834
  menstruation, pendant la 834
  sommeil, après le 834
résignation 834
respect, vénération **860**
  manque de **860**
responsabilité, aversion pour la 834
se retourne comme s'il est suivi 713
rétif → récalcitrant **185**-6
retraite, désire prendre sa 859
se retranche de la réalité 1096
réussit jamais, ne **974**
revanche, haine avec idées de 572
rêve, comme dans un **415**
  avenir, de l' 415
  beau, dans un 415
  distrait-rêveur 3
  fuite dans le monde du 415
révèle des secrets **860**
  sommeil, au cours du 860
revers de fortune, troubles à la suite de 22
se révolte contre les cataplasmes 825

révolutionaire 26
ricane 564
  idiotie-r. 597
ridicule, comportement **537**-9
  air, en plein 538
  délire, dans 213
  convulsions, pendant les 539
  déraisonnant pendant l'ivresse 539
  épilepsie, avant les crises d' 538
  exubérant heureux et fier 539
  fièvre, pendant la 538
  grotesque, comportement 539
  langage-r. **939**
  pensées-r. 1003, 1010
  répond ridiculement 49
rire 694-706
  aboie comme un chien 698
  accès, par 703
  accès douloureux, par chaque 703
  actions, à ses propres 696
  agg. 696
  air, en plein 696
  amour, par chagrin d' 702
  anxiété, après l' 698
  arrêt, sans 699
  aversion pour **698**
  bête 704
  bruyamment, rit 702
  colère avec accès de 35
  contrariété, à 705
  convulsions 699
  criant 704
  cyanose, avec 699
  délirant **700**
  désir de 700
  dormant, en 704
  enfants, chez les + fou 699
  ennuyant 698
  épileptique, accès 705
  épuisement, dans l' 700
  excessif 701
  facilement, rit 700
  faiblesse, pendant la 706
  forcé 700
  frilosité, suivi de 699
  frissons, pendant les 699
  futilités, pour des 705
  grotesque, tout semble 702
  hors d'elle, est 698
  hystérique 700
  idiot 701
  imbécillité, dans l' 701
  inconvenant, déplacé 705
  involontaire 701
  irritation dans l'estomac, les hypocondres, par 701
  joie excessive, avec 701

lit, au 698
malheur, d'un 702
mauvaise humeur, dans 701
méprisant **699**
menstruation, avant la 702
moqueur 702
mot prononcé, 'a chaque 706
mutisme, avec 705
ne rit jamais **702**
parlant, en 705
pleure et rit à la fois 706
pleure ou rit à tous propos 706
puéril 698
rage avec 703
sans raison 698
regarde, quand on le 702
réprimande, à chaque 703
reproche, à 703
rêve, dans un 700
réveil, au 705
ricaner 700
sadonique 703
sauvage 706
sérieuses, pour des choses 704
société, en 699
spasmodique 704-5
stupide, avec une expression 705
surmenage, après 703
transpirations profuses, se terminant par des 703
triste, quand il est 703
sans joie 702
violent 705
romanesque → sentimental **907**
roublard → détruire, rusé 397
se roule sur le plancher **861**
délire, dans 222
rusé → détruire 397
rumine sur des événements passés désagréables **431**-2
affliger, pour s'en 432
chagrin à la suite d'offenses anciennes 431
déceptions, sur des 431
offenses depuis longtemps oubliées, réminiscences d' 432
pense la nuit 432
resouvenance d'anciens griefs 432

saignement de nez am. symptômes mentaux 785
sang ou un couteau, ne peut regarder du **114**
plaies saignantes 114
sang froid → self-contrôle 895
sanglotant → pleurer-bruyamment 1070
sarcastique 759, 944
satires, désir de 650, 760
satyriasis 892

saute 680-2
bonds sauvages dans la manie puerpérale 682
enfants sautant le soir 681
lit, saute hors du 680-1
sauvage → férocité **1092**-5
sceptique 414
rétablir, doute de se 414
salut de son âme, doute du 414
schizophrénie 893-4
catatonic 893
hébéphrénie 893
paranoïde 893
scientifique, insuccès → troubles à la suite de 20
scrupule, sans → impitoyable 1054
self-contrôle 896
manque de 896
perte de 896
selle:
agitation pendant la 857
angoisse avant, pendant la 46
anxiété 94
colère avant la 37
confusion am. après la 176
criant-enfants avant, pendant la 914
esprit gourd après la 428
gai après la 139
gémissement avant la 758
inconscience 1048
irritabilité avant, après la 671
lamente avant la, enfant se 691
mécontent avant la 405
morose avant la 774
paresse avant, après la 630
peur-apoplexie pendant la 480
pleurer avant, pendant la 1088
tristesse am. après la 888
violent avant la 1058
sens aigus 896
confus 896
disparition des 897
émoussés 896-7
d'orientation augmenté 440
sensible, hypersensible 897-907
absence de sensibilité 907
attouchement, au 907
bruits, pour les **901**-5
café, après 899
certaines personnes **899**
chants, aux 906
couleurs, pour les 899
cris des enfants, pour les 900
cruautés, en entendant le récit de 899
douleurs, pour les **905**
enfants sont sensibles, des 899
externes, pour toutes impressions 900

fièvre, pendant la 900
frissons, pendant les 899
grossièreté, à la 906
impressions des sens, aux 906
intellectuel, après travail 900
intellectuelles, pour les impressions 901
lire, au **906**
lumière, pour la 900
mangeant/mangé 900
menstruation, avant, pendant la 900
moindre chose, pour la 899
morales, pour les impressions 901
musique, à la 901
objets pointus dirigés contre elle 907
odeurs, aux 905
puberté, dans la 906
réprimandes, aux 906
transpiration, pendant la 906
tristes, aux histoires **906**
sensualité → passion génitale 22
sentiment d'honneur, aucun 577
sentimental, romanesque **907**-8
clair de lune, en **908**
diarrhée, pendant la 907
ivresse, pleure ou est s. pendant l' 907
menstruation, avant la 908
séparé de sa famille, sensation d'être **444**-5
aimable avec les étrangers 444
amis, des 445
femme, de sa 445
fuit ses propres enfants **444**
ignore sa parenté 445
oublie ses proches, amis 445
société, de la 445
sérénité, gaieté **462**-3
air, en plein 463
bienheureuse 463
coït, après le 463
diarrhée, pendant la 463
marchant en plein air, en 463
remémorer des souvenirs, peut se 463
transpiration, pendant la 463
tristesse, après 463
sérieux 908
absurdités, vis à vis d' 908
ridicules, en voyant des choses 909
servil, obséquieux, soumis **909**
seul, étant:
agitation 842
angoisse 42
anxiété 63
esprit gourd 420
fantaisies-exaltation 468
-répulsives 471
hypocondrie 585
imaginations-images 307
inconscience 1035

inconsolable agg. 607
irritabilité 558
pensées-afflux **1012**
-persistantes 1007
peur-mort 489
-produire 503
-seul **477**-8
pleurer 1070
rage 816
société, aversion pour la, am. en 146
cependant peur 147
désir de, agg. en **150**-1
soucis, plein de 122
sexuelle, troubles à la suite d'excitation 18
sexuels, excès: (+ Vol. II index)
esprit gourd après 427
folie par 645
hypocondrie par 587
hystérie par 592
irritabilité par 670
oublieux après des 544
parler-non disposé, après 990
travail intellectuel-impossible après des 1100
tristesse par 887
troubles à la suite d' 23
siffler 1091-2
fièvre, pendant la 1092
gaiement 1092
involontairement 1092
silencieux → parler-non disposé à **986**-991
simule la maladie **535**
des crises, de faiblesse 535
grossesse 535
sobriété, modération, tempérance 933
sociabilité 933
société, en:
agitation 848
am. 151
anxiété 69, 93
esprit gourd 422
excitation 452
gai 135
indifférence 613
las de la vie 1065
pensées-disparaissent 1017
rire 699
timidité 1026
tristesse agg. + am. 875-6
société, aversion pour la **144**-9
accouchement, après l' 148
amis intimes, d' **147**
assise dans sa chambre sans rien faire 149
campagne, désir à la 147
chaleur fébrile, pendant la 147
dégoût de la s. 148
désire la solitude 147

évite la vue de gens 146
grossesse, pendant la 148
menstruation, pendant la 148
peur d'être seul, et cependant **147**
pleurs, avec 149
présence d'étrangers, aversion pour la **148**-9
rencontrer des amis, de 148
seul, am. en étant 146
sortir seul, veut 149
soucis avec aversion, plein de 122
souffrir personne autour de lui, il ne peut 147
souriantes, aversion de visages 149
transpiration, pendant la 148
société, désir de **149**-151
ami, d'avoir un 151
arriver, comme si qc. d'horrible allait 151
maux de tête, pendant 151
menstruation, pendant la 151
parle, mais aversion qu'on lui 151
seul agg., en étant 150
société am. 151
traite mal tous, et cependant 151
soigneux 121
soins du ménage, femmes inaptes aux 579
solennel 933
solitude, aversion pour la → société, desir de **149**-151
solitude, désir de → société, aversion pour la **144**-9
somnambulisme 933-4
disparition d'une éruption, après la 934
exécuter ses travaux matériels du jour, pour 934
 + intellectuels 934
frapper des personnes endormies, pour 934
monte sur les toits 933
pleine et nouvelle lune, par 934
supprimées, après des émotions 934
somnolence, avec:
agitation 857
confusion + quand il y résiste 175, 167
esprit gourd 428
gémissement 758
indifférence 621
irrésolution 652
irritabilité 671
morose 774
paresse 629
pleurer 1087
prostration de l'esprit 805
stupéfaction 972
tristesse 888
sortir de chez lui, aversion de **565**
soucis, plein de **121**-3

affaires, à propos de ses 122
autres, à propos des **123**
futilités, à propos de 123
journaliers, affecté par des 122
marchant en plein air, en 123
ménage, à propos de son 122
réveil, au 123
seul, étant 122
siens, à propos les 123
société, avec aversion pour la 122
symptômes disparaissent pendant des 123
soumis → servil **909**
soupçonneux, méfiant **983**-5
complotent sur sa vie, des gens **984**
ennemi, considère chacun comme son 984
insultant 984
marchant, en 985
médicaments, refuse de prendre ses **984**
ménopause, pendant la 983
parlent d'elle, les gens **984**
peur de la société **984**
solitude, désir de 984
soupire 920-3
amour propre blessé, par 922
chaleur fébrile, pendant la 922
choc par accident, à la suite d'un 923
cou, en se tenant le 923
déjeuner, après le 921
dormant, en 923
épileptique, avant accès 921
hystérie, dans l' 922
involontaires, soupirs 922
menstruation 922
pleuré, après avoir 923
sans raison 921
réveil, au 923
tête chaude, quand il a la 922
transpiration, pendant la 922
sourit 931-2
bêtement 932
dormant, en 932
involontairement 932
jamais 932
sardonique, d'une façon **932**
stéréotype 961
stupéfaction 966-973
agitation, avec 971
air, en plein + am. 968
anxiété, avec 969
s'asseye comme une statue 972
assis à table, étant 972
baissant, en se 972
chaleur fébrile, pendant la 970
chaude, en chambre + am. 973
conversation animée, après une 969
convulsions, dans l'intervalle de 969
débauche, comme après une 969

déjeuner, après le 969
écrivant, en 973
épistaxis, après 970
frissons, pendant les 969
fumer, par 972
levant + levé 971
lisant, en 971
loquace 970
mangé, agg. après avoir 969
marchant, en 973
maux de tête, avant les 970
menstruation, pendant la 971
mouvement, par 971
paroxysmes, en 971
pollutions, après 971
reste figé sur place 971
réveil, au 973
se réveille avec difficulté 971
sait où il est, ne 970
soleil, agg. au 972
somnolence, avec 972
supprimés, par suite d'exanthèmes 972
tête, avec/par congestion de la 970
transpiration, pendant la 971
traumatisme cranien, après un 970
travail intellectuel agg. 970
vertige, pendant, après le 972-3
vin, après avoir bu du 973
vomissement (enfant), après 973
stupeur → inconscience 1032-1051
suggestion, refuse toute 974
suicide, impulsion au **974**-981
    accidenter par un véhicule, en se laissant 979
    angoisse avec tentative de 46
    anxiété avec 976
    armes à feu, par 980
    brûlant, en se 977
    chagrin d'amour, par 977
    chaleur fébrile, pendant la 978
    colère, par 976
    courage, mais manque de 976
    couteau, rasoir par un 978
    désespoir, par 976-7
    douleurs, par 979
    empoisonnement, par 979
    frayeur, après 977
    gaz, par le 977
    grossesse, pendant la 979
    hache, avec une 976
    hypocondrie, par 978
    imaginations, par 976
    inconsolable jusqu'au 608
    intermittente, au cours d'une fièvre 978
    ivresse, pendant l' 977
    jeunant, en 980
    mal du pays, par 978
    marchant en plein air, en 981
    menstruation, pendant la 978
    musique, par 978
    noyade, par 977
    parle toujours de, mais ne le fait pas 980
    pendaison, par 978
    pensées de 980
    peur de la mort, avec **977**
        quand il voit une fenêtre ouverte ou un couteau, avec 977
    pleurer am. 981
    poignardant, en se 980
    précipitant d'une hauteur, par la fenêtre, en se 980-1
    réveil, au 981
    transpiration, pendant la 979
    tristesse avec, par 979
    en voyant du sang ou un couteau 979
superstitieux 982
suppliant, implorant 109
    sommeil, pendant le 109
supprimées ou rentrées ou hémorrhoides, agg. après éruptions 982
sûr, auquel on ne peut pas se fier, peu 1054
    promesses, dans ses 1054
surdité simulée 194
surmenage intellectuel, troubles à la suite de 23-4
surprise agréables, troubles à la suite de 23
sursaute → tressaille **950**-961
susceptible, prend tout en mauvaise part **791**-2
    offenses subies jadis, à la suite d' 792
sympathie + agg. **985**
    aversion pour la **985**
    désir de 985
    sympathise avec les douleurs de son frère 985

taciturne 672
tact, manque de **623**
taillarder ses semblables, désir de → couper 192
taquine 977
témérité 997
tempérance → sobriété 933
tempête:
    agitation avant, pendant la 857
    angoisse pendant la 46
    anxiété pendant la 95
    morose pendant la 774
temps:
    confusion sur le 177
    distances exagérées 414
    gaspille son **1022**
    passe beaucoup trop vite **1023**
        trop lentement **1022**-3

tendre → affectueux 13
tenue → dignité, manque de 1052
testament, ne veut pas faire son 997
têtu → opiniâtre **787**-790
théories, fait des **997**-8
timidité 1023-7
    affaires, dans les 1026
    d'apparaitre en public **1025**-6
    délire + se cache 223, 1026
    frayeur, après 1027
    maladroit, et 1026
    pudique 1026
    seul, étant 1025
    société, en 1026
torpeur 1027
touché:
    anxiété d'être 97
    aversion d'être **1028**
    caressé, aversion d'être 1028
    chatouilleux 1028
    colère quand on le touche 38
    criant étant 914
    effrayé par le toucher 551
    folie-t., ne veut être 647
    gémissements quand on le touche 758
    hystérie-toucher, intolèrance au 593
    irritabilité-attouchement, par 672
    morose, enfants crient quand on les touche 769
    peur d'être 481, **528**
    pleurer-touche, quand on le 1089
    rage-touche, renouvelé dès qu'on le 822
    sensible-attouchement, au 907
    tressaille, étant 959
    violent-attouchement, par 1059
toucher à tout, envie de 1027
    ne croit pas à la réalité des objets 1028
    enfants, chez les 1027
tourmente ceux qui l'entourent 1027
    chacun par ses ennuis 1027
    lui-même, se 1027
se tourner et retourner, avec:
    agitation au lit 845
    angoisse **46**
    anxiété au lit 65
    impatience 603
    opiniâtre, impatiemment 790
    rage-s'agite, gestes imcompréhensibles 822
trac 54
trance, état de **1029**
    joue du piano 1029
tranquillité → ataraxie **1029**-1030
transpiration, pendant la:
    activité 11
    agitation + am. 855
    angoisse 45

anxiété 57, 79, 87-8
confusion 174
délire + am. 220
désespoir 394
esprit gourd 426
excitation 457
fantaisies 471
gai 138
gémissements 757
humeur capricieuse 762
idées abondantes 595
impatience 602
impétueux avec 605
inconscience 1045
indifférence 620
irritabilité 669
se lamente 691
langage-incohérent, se terminant par une 941
loquacité 717
las de la vie 1066
morose 773
parler-non disposé à 990
peur avec 517
    de la mort 490
pleurer 1085
rire se terminant par des t. profuses 703
sensible 906
sérénité 463
société, aversion pour la 148
soupire 922
stupéfaction 971
suicide, impulsion au 979
tressaille 957
tristesse 886
transport de joie → extase **435**-6
traumatismes craniens → lésions (index)
traumatismes moraux 1030
travail, au:
    activité 11
    agitation 859
    anxiété 100
    colère 40
    concentration difficile 158
    confusion 179
    dégoût de + de ses affaires 710, **711**-2
    distrait 4
    excitation 460
    fantaisies en, exaltation des 469
    hâte dans son t., sa profession 582-3
    impatience 604
    irritabilité 674
    lenteur 931
    paresse **624**-630
    pensées-afflux **1013**
        disparaissent 1018
        s'intriguent 1005

vagabondes 1020
peur du, grand **533**-4
travail intellectuel: (+ Vol. II index)
  activité intellectuelle **9**-10
  agg., am. par 461
  agitation pendant le, am. par 853
  aversion pour le **1096**
  ayant besoin de vin pour le 1100
  confusion par, am. 173
  délire par 218
  désir de 1097-8
  esprit gourd par 425
  excitation par 456
  facile la nuit 1098
  fatigue 1098
  folie par 642
  hâte dans son 581
  imaginations après étude 361
  impossible 1098-1100
  irritabilité par 665
  loquacité après 717
  manie après 725
  mémoire, faiblesse de, au cours d'études pour le 740, **737**
  mémoire, perte de la, par 733
  oublieux par 543
  pensées-disparaissent en 1017
  puberté, agg. par, dans la 461
  réfléchir par, incapable de + vieillards 826
  rend comme fou par son impuissance mentale 1100
  sensible après 900-1
  stupéfaction agg. par 970
  tristesse après 885
  troubles à la suite de surmenage i. 23-4
travail manuel, symptômes psychiques par suite de 728
travailleur → laborieux **630**-2
traverser des rues, une place, un pont, peur de **531**-2, 486
tressaille, sursaute **950**-961
  accès, par 957
  anxieusement 952
  appelle par son nom, quand on l' 953
  bruits, par 956
  chaleur fébrile, pendant la 955
  coït, après le 953
  conscience, en reprenant 953
  convulsivement 953
  dentition, pendant la 953
  douleur agg., par 956
  électrisé, comme + en dormant 954
  s'endormir, avant de/en s'endormant/ dormant, en/au cours du sommeil 957-960
  étendu, étant 956

éternue, quand q. 960
facilement 954
frayeur, par + comme par 955
fréquemment 955
froissement du papier, par **953**
futilités, pour des 960
gesticulant, en 960
graillonne, quand q. 955
lit, au 952
mal à l'aise, en se sentant 961
mangé, après avoir 954
menstruation 956
palpitation, par 957
parle, quand on lui **960**
pieds, semblants venir des 955
piqûre d'une aiguille, par la 957
porte, à l'ouverture d'une 953
  claque une, lorsqu'on 953
prurit et morsure cutanée, par 956
réveil, au 961
rêves, en, par des 953-4
secousses, avec 960
somnolence avec sursauts 960
tombait, comme s'il 955
tomber quoi que ce soit, en entendant 955
touché, étant 960
transpiration, pendant la 957
tremblements, avec 960
uriner, en commençant à 961
tristesse 864-892
  accouchement, pendant l' 882
  air, en plein + am. 870
  aménorrhée, dans l' 872
  amère 874
  anxieuse 873
  amis, comme perdu l'affection de ses 880
  s'asseye dans un coin 888
  aversion de voir ses enfants **873**
  beau temps, par + am. 875, 889
  blessant, par un mot 880
  bouffées de chaleur, pendant des 880
  bruit, par 885
  brûlure dans la région lombaire droite 874
  buveurs, chez les 878
  chagrin, après 880
    d'amour, par 883
  chaleur fébrile, pendant la 881
  chaude, dans une chambre 891
  choc, par 887
  cœur, par sensations dans le 881
  coït, après le 875
  colère, après + par 873
  consolé, ne peut être **876**
  continence, par 876
  contrariétés, après des 890
  conservation am. 876
  coupable, comme s'il était 879

criminel, se croit le plus grand **876**
déception, par 877
dédain, pour un immérité 888
défécation, am. après la 888
déjeuner, après le 877
démangeaison de la peau, par 882
détourné de ses propres pensées, désire être 877
diarrhée, pendant la 877
digestion, pendant la 877
dîner, après le + am. 889
dormir et n'avoir plus à se réveiller, voudrait 888
douleur, par la 885
dyspnée, avec 887
effort, après + am. 879
enfants, chez les 874
épileptique, avant une crise 878-9
épistaxis, après 879
erreurs diétiques, par 879
éruption supprimée, par 879
excitation, après 879
faim canine, avec 874
frissons, avant, pendant les 875
froid, en prenant 875
futilités, par les 890
gaieté, après 874
grossesse, pendant la 886
hémorrhoïdes, après la suppression d' 880
heureux, en voyant les autres **880**
histoires tristes, par des **888**
impuissance virile, avec 882
inoccupé, quand il est 890
insomnie par, avec 888
intellectuel, après travail 885
ivresse, pendant l' 878
jalousie avec 882
jeunes filles avant la puberté, chez les 880
lésions, par 882
leucorrhée am. 883
lit, ne veut pas quitter son 874
loquacité, après 883
lourd et orageux, par temps 889
lourdeur du corps, des jambes, pieds, avec 881
maison, à la 881-2
mal fait, s'imagine avoir tout 892
maladie, à propos de sa **877**
malheur, comme par un 885
manger + mangé 878
marchant, en + am. 891
masturbation, par 883
mauvaises nouvelles, après 873
maux de tête, pendant les 880
ménopause, pendant la 875
menstruation 884
mercure, après abus de 885

mortification, après 885
muette **887**
musique, par + am. 885
obscurité, dans l' 877
offense, comme par une 882
oisiveté, pendant l' 882
orage am. 890
parfum des fleurs, par le 879
parlé à q., am. après en avoir 889
parler, non disposé à 889
pensant à sa position, en 890
périodique 886
perte d'une place, après **883**
pertes financières, après **883**
petit déjeuner, après le 874
peur de travailler, avec 892
se plaindre am. 876
pleurer am. + ne peut **891**
pollakisurie, suivie de 890
pollutions, par 886
pression sur la poitrine, par 886
puberté, dans la **886**
puerpérale 887
querelle de ménage, après 887
réveil, au 890
rêves, par des 877
rire, après + involontaire 882-3
rumine sur son état 878
sans raison 874
santé, au sujet de sa **881**
sérénité, après 879
seul, étant + am. **871**
sevrage, après le 885
sexuelle, avec excitation 887
sexuels, par excès 887
société, agg., am. en 875-6
somnolence, avec 888
soupirs, avec + am. 887
suicide, avec impulsion au 889
temps couvert, par 875
  humide, pendant un 892
tord les mains, se **892**
toussé, après avoir 876
transpiration, pendant la 886
travail, en pensant à son 874
trop, inutile, se sent de 889
typhus, après 890
uriner am. 890
vieillards, chez les 870
vin am., le 892
trompeur, fourbe **200**
  frauduleux 200
  parjure 200
troubles à la suite d', de 13-24
  affaires, insuccès dans les 16
  ambition déçue 13
  amitié trompée 18

amour propre blessé 19
anticipation, pressentiment 15
anxiété 15
bruit 21
chagrin 19
  d'amour 20
châtiments, punitions 22
choc mental 23
colère, contrariété + réprimée 13-5
  avec anxiété, chagrin rentré, frayeur,
    indignation 14
contradiction 16
débauche, libertimage 16
déception, désappointment 17
dipsomanie 16
discorde entre chef et subordonnés 17
  parents, amis 17
égotisme 17
embarras, gêne 17
excitation émotionelle 17-8
  sexuelle 18
frayeur + vue d'un accident 18-9
grossièreté des autres 22
hâte, précipitation 19
honte 23
indignation 19
jalousie 20
joie excessive 20
lésions, accidents 20
littéraire, scientifique, insuccès 20
mauvaises nouvelles 15
mépris, étant méprisé 22
mort d'un enfant, de parents, d'amis 16
mortification + avec colère, indignation 21
musique 21
nostalgies, mal du pays 19
orgueil des autres 22
perts d'argent 21
peur 18
place, perte d'une 21
querelle 22
rage, fureur 22
reproches 22
revers de fortune 22
rire excessive 20
sexuels, excès 23
soucis 16
surmenage intellectuel 23-4
surprises agréables 23
violence 23
tué, désir être 687
  accouchement, pendant l' 687
  coup de couteau dans le cœur, par un 687
tuer, désire 682-6
  blesser avec un couteau, impulsion de 684
  coiffeur son client 683

contredisent, ceux qui la **683**
couteau, avec un 684-**685**
empoisonner, impulsion d' 685
enfant, son propre 683
femme, impulsion irrésistible de t. une 686
intimes, ses 683
ivresse, pendant l' 684
ivrognes, chez les 683
jeter son enfant au feu, impulsion de 686
  par la fenêtre 686
marchant en plein air, en 686
mari aimé, impulsion de t. son 684
menace de t. 686
menstruation, avant, pendant la 685
offense, pour la moindre 685
quelqu'un, pensait qu'il devait t. **685**-6
repos, pendant son **685**
soudaine, impulsion 686
se suicider, impulsion soudaine de **684**
tous ceux qu'il rencontre 684

usurier 1055

valeur, les objets semblent sans 1054
vanité 1055
vantard → fanfaron 115
vénal → corruptible 187
vénération → respect pour ceux qui l'entourent **860,** 1055
vérité, disant crûment la 1032
vers, fait des + en s'endormant 1055
versatile, ne persiste en rien 794
vieillesse, dans la: (+ Vol. II index)
  confusion chez les personnes âgées 173
  dégoût en général 709
  delirium tremens-âgées et maigres 228
  démence sénile **387**-8
  distrait 3
  erreurs en écrivant 751
    en parlant 747
  esprit gourd 426
  gémissements 757
  inconscience 1045
  las de la vie 1066
  lenteur 931
  se moquant 759
  marmonne 781
  oublieux 544
  pleure pour un rien 1083
  prostration de l'esprit 804
  puéril, comportement 140
  réfléchir, incapable de 826
  travail intellectuel impossible **1100**
  tristesse 870
vif, enjoué **1059**
  enivré, comme 1060
  levé, après s'être 1060

vindicatif → méchant **720**-2
violent 1055-1060
  activité physique, dans son 1057
  amis, envers ses 1058
  attouchement, par 1059
  chasse sa famille de la maison 1057
  contrarié, quand il est 1057
  conversation des autres, par la **1058**
  défécation, avant la 1058
  douleurs, par des 1058
  épuisement, jusqu'à l' 1058
  futilités, pour des 1059
  malade, étant 1058
  mouvements sauvages 564
  reproches à d'autres, en entendant faire des **1058**
  sommeil, avant la 1058
  actes de violence, rage le portant à des **1057**-8
  troubles à la suite de violence 23
volonté, contradiction de la 1093-4
  contrôle sur la, perd tout 1094
  deux volontés, sensation d'avoir **1095**
  faiblesse de 1095
  muscles refusent d'obéir à la 1095
  perte de la 1094
voyager, désire **1030**-1

INDEX — DEUTSCH

(Fettdruck der Spaltennummern bei Rubriken mit Hinweisen und abwechselnden Symptomen)

abergläubisch 983-5
Abort: (+ Vol. II Index)
  Delirium nach 204, 211
  Erschöpfung nach, geistige 803
  Lachen, außer sich nach A. 698
  Reizbarkeit bei 658
  Verwirrung nach 164
Ablenkung → Beschäftigung am. **790**-1
Abneigung gegen 103-6
  alles 104
  Annäherung 103
  Arbeit, gegen → Faulheit **624**-630
  Ehefrau, seine 106
  Ehemann, ihren 104
  Eltern, die 105
  Familienmitglieder 104
  Frauen + Homosexualität 106
  Freunde, seine, ihre 104
  Gefühl, hat kein 103
  Geschlecht, das andere, ihr eigenes 106
  Kinder + ihre eigenen 103
  Männer 105
  Personen, alle, gewisse 105
  Umgebung, seine 106
  Wasser 106
Abscheu im allgemeinen **708**-9
  Alter, im 709
  Aufstehen, beim 709
  Erwachen, beim 709
  Hautausschlag, vor einem 709
  Pubertät, in der **709**
  Rauchen, beim 709
  Schmerzen, bei, durch 709
  Todesfurcht, bei 709
Abscheu vor seiner Beschäftigung **710**
  Arbeit, vor der **711**-2
  Leben, vor dem 710
  sich selbst, vor 711
  Sprechen, vor dem 711
abstoßende Stimmung **762**-3
abweisen, möchte j. wegen anderer
  Meinung kurz 932
Ächzen → Stöhnen **752**-9
Addieren fällt schwer **982**
  Fehler beim 745
  Rechnen, Unfähigkeit zum **119**
Agonie 194
Ahnung → Beschwerden infolge von
  Erwartungsspannung 15
Aktivität 8-11
  Arbeit, bei der 11
  fruchtlose 9

  gefühlsmäßige 9
  geistige **9**-10
  Geschäften, in 9
  physische A. bei Heftigkeit 1057
    bei Zorn 28
  ruhelose 11
  Schlaflosigkeit, mit 11
  schöpferische 9
  Schwitzen, beim 11
  Wahnideen mit 232
albernes Benehmen **537**-9
  antwortet albern 49
  Delirium-a. 213
  epileptischen Anfällen, vor 538
  Fieber, bei 538
  Freien, im 538
  Gedanken-a., lächerliche 1003, 1010
  glücklich u. stolz, benimmt sich 539
  groteskes Benehmen 539
  Krämpfen, bei 539
  redet, bei Trunkenheit 539
  Sprechen-a. **939**
Alkoholismus → Trunksucht **398**-400
Alleinsein, beim:
  Angst 63
  Bewußtlosigkeit 1035
  Furcht **477**-8, 503
  Gedanken-Andrang, -hartnäckige
    1012, 1007
  Gesellschaft, Abneigung gegen + am. 146
    jedoch Furcht vor A. **147**
  Gesellschaft, Verlangen nach, A. agg.
    150-1
  Hypochondrie 585
  Phantasien-verstärkte 468
    widerliche 471
  qualvolle Angst 42
  Raserei 816
  Reizbarkeit 658
  Ruhelosigkeit 842
  Schüchternheit 1025
  Sorgen, voller 122
  Stumpfheit 420
  Todesfurcht 489
  Traurigkeit + am. **871**
  untröstlich, agg. 607
  Wahnideen-Bilder 307
  Weinen 1070
Alter, im: (+ Vol. II Index)
  Abscheu im allgemeinen 709
  Bewußtlosigkeit 1045
  Brummen 781

Delirium tremens 228
Dementia senilis **387**-8
Erschöpfung, geistige 804
Fehler beim Schreiben 751
  beim Sprechen 747
  geistige Arbeit unmöglich **1100**
kindisches Benehmen 140
Langsamkeit 931
Lebensüberdruß 1066
Spotten 759
Stöhnen 757
Stumpfheit 426
Traurigkeit 870
überlegen, nachzudenken, unfähig zu 826
vergeßlich 544
Verwirrung 173
Weinen um nichts 1083
zerstreut 3
Altruismus → Selbstlosigkeit 896
Amenorrhoe, bei:
  Faulheit 626
  Furcht, durch 479
  Geisteskrankheit durch 635
  Hysterie 589
  qualvolle Angst 42
  Todesfurcht 489
  Traurigkeit 872
Anal-Koitus mit einer Frau 719
Anarchist 26
  Revolutionär 26
andere:
  Angst um 86
  Gleichgültigkeit gegen 601
  gegen das Wohlergehen anderer 622
anfassen, muß alles 1027
  erkennt nicht, ob Gegenstände wirklich sind 1028
  Kindern, bei 1027
angefaßt, berührt werden; will nicht **1028**
  Angst, a. zu werden 97
  empfindlich gegen Berührung 907
  erschreckt durch Berührung 551
  Furcht 481, **528**
  Geisteskrankheit, will nicht 647
  heftig durch Berührung 1059
  Hysterie, Berührung u. Druck unerträglich 593
  kitzlig 1028
  mürrisch, Kinder schreien bei Berührung 769
  Raserei erneuert durch Berührung 822
  Reizbarkeit durch Berührung 672
  Schreien bei Berührung 914, 919
  Stöhnen bei Berührung 758
  Weinen bei Berührung 1089
  Zärtlichkeiten, Abneigung gegen 1028
  Zorn bei Berührung 38

angenehm → Stimmung, angenehme 760
angesehen zu werden, verträgt nicht **712**-3
  agg. Gemütssymptome 713
  lacht, wenn er a. wird 702
angesprochen werden:
  agg. wenn er a. wird, Gemütssymptome 948
  allein gelassen werden, will 949
  Furcht, wenn 524
  Fieberfrost, bei 949
  Gedanken-Schwinden, wenn man ihn anspricht 1018
  Gesellschaft, Verlangen nach, aber will nicht 151
  mürrisch, Kinder, wenn 769
  ruft, agg. wenn man ihn 949
  Schreien, Kinder, wenn man zu ihnen spricht 914
  Stumpfheit, wenn 428
  Unduldsamkeit, a. zu werden **649**
  Ungeduld, wenn 603
  Verwirrung, wenn 176
  will nicht **948**-9
  Zorn, wenn 36
Angst 54-101
  Abendessen, nach 96
  Abkühlung, durch 68
  Abwärtsbewegung, durch 85
  allein, wenn 63
  allem, vor 75
  Allererfreulichstes, durch 82
  andere, um **86**
  Anfällen, vor, bei 77
  anfallsweise 87
  angefaßt zu werden 97
  Ärger, nach 98
  Arbeit, bei der 101
    A. mit Verlangen nach Arbeit 100
    A. verhindert die Arbeit 100
  arbeitsunfähig zu werden 100
  Aufstehen, nach dem 90
  Aufstoßen am. 75
  Augenanstrengung, durch 75
  Augenschließen, beim 67
  Bahnfahrt, vor einer **89**
  Beklemmung, mit 86
  Beschwerden infolge von + Zorn mit 15, 14
  Bett, im 64-5, 59-60
  Bettwärme, in der 100
  Bewegung, durch + am. 85
  Bier, nach 65
  Blähungen, durch 77-8
  Blutandrang, durch 69
  Brust, durch Stiche in 66
  Bücken, beim + am. 95
  Darandenken, durch 96

Druck auf der Brust, durch 88
Dunkeln, im **72**
Eile, mit 82
Eis-Getränke agg. 82
Entbindung, während der 87
Enthaltsamkeit, durch 70
epileptischen Anfällen, vor, zwischen 74
Erbrechen, beim 98
Erfolg, durch Zweifel am **95**
Erregung, durch 75
Erscheinung, durch schreckliche **64**
Erwachen, beim 98
Erwartungsspannung, durch **63**
   vor einer Verabredung 64
Essen 74
Fahren, Reiten, beim 89
Fahrstuhl, im 85
Familie, um seine 76
Fasten, beim 76
Fieber, im 76-7
Fieberfrost 67
Flugzeug, im 85
Fremder, in Gegenwart 95
Freunde zu Hause, um 78
Freien, im + am. 63
Frühstück, nach dem 65
Furcht, mit 76
Fußbad, nach 64
Gedanken, durch 96
Gegenwart, um die 88
Gehen 99-100
geistige Anstrengung, durch **84-5**
gelähmt, als ob 87
Geldangelegenheiten, um **85**
Geräusche, durch 86
Geschäftsangelegenheiten, wegen 66
Gesellschaft, in 69
   beim Sprechen in 93
Gesundheit, um seine **80**
Gewissensangst **69**
   entflieht aus Furcht 411
Gewitter, vor, bei 96
Glockengeläut, bei **67**
Grausamkeit, nach Hören von **72**
grundlose 66
Handarbeit, bei, durch 83
Hause, im 81
Haushalt, um 73, **81**
heißer Luft, wie in 81
Hitzewallungen, bei 78
Hunger, bei 81
Husten 71
hypochondrische **81-2**
hysterische 82
Impfung, nach 98
Kaffee, nach + am. 68
kalte Getränke am. 68

kalten Füßen nachts, bei 68
Kindern, bei 66
Klavierspiel, beim **88**
Kleidung, Fenster öffnen, muß 67-8
Kleinigkeiten, um 97
Klimakterium, im 67, 80
Koitus, beim, nach 68
   beim Gedanken an (Frau) 68
Konvulsionen, vor 71
Kopfbeschwerden, mit 79-80
Kopfschmerzen, bei 80
Körperübungen, durch + am. **75**
Krampf 71
Lachen u. Schreien aus 83
Lebensüberdruß, mit 100
Lesen, beim 89
Liegen, im + am. 83
Masturbation, durch 84
Menschenmenge, in einer **71-2**
Menses 84
Mittagessen, beim, nach 72
Musik, durch 86
Nachtwachen, durch 86
Nähen, beim 91
Nasenbluten am. 75
Ohnmacht, mit 76
Pavor nocturnus 61
periodische 87
Pflicht nicht getan zu haben 74
plötzliche 95
Pollutionen, nach 88
Pulsationen im Abdomen 88
Rasieren, beim 92
Ruhe, in der 89
Schaudern, Frösteln, mit 92
Schaukeln, Wiegen, beim 66, 90
Schlaf 92-3
Schmerzen, durch 86-7
Schreck, nach 78
Schwangerschaft, in der 88
Schwitzen, beim 87-8, 57, 79
Sehen auf einen Punkt, beim 83
Seilbahn, in der 85
Selbstmordgedanken, mit 96
Seligkeit, um die ewige **90-1**
sich selbst, um 81
Sitzen, im 92
sitzende Beschäftigung, durch 91
Sprechen, beim 93
Stehen, beim + am. 94
Stiche in der Wirbelsäule, durch 94
Stillen, nach dem 86
Stimme, beim Erheben der 98
Stöhnen, mit 85
Stuhlgang 94-5
Sturmwetter, bei 95
Suppe, nach 93

Tabakrauchen, durch 97
tägliche 72
Tanzen, beim 72
Tiefatmen, beim, am., muß 65
Träume, durch schreckliche 73
   treibt herum 73
Treppensteigen, beim 64
Trinken, beim, nach 73
   kaltes Wasser am. 73
tun, muß etwas tun 73
Tunnel, beim Fahren durch 97
Untätigkeit, mit 82
Unterhaltung, durch 70
Urinieren 97
verbringt sie vergeblich 73
Verdruß, Ärger, nach 66, 98
verfolgt, wie **87**
verlangt wird, wenn etwas von ihm 75
Wärme, durch + am. 100
Weinen am. 100
Wiegen, beim (Kinder) 66, 90
Zahnen, beim 72
Zeit festgesetzt ist, wenn eine **96-7**
Zimmer, beim Eintreten in 90
Zorn, während 63
Zuhause, um das 81
Zukunft, um die **78-9**
Zusammenschnüren, Zusammenziehen 70
anmaßend 801
Anorexia mentalis 47
Anpassungsfähigkeit, Verlust der 11
anreizen, anstacheln, andere **607**
anspruchsvoll → wählerisch 472
Anstrengung, agg. durch geistige 461
   (+ Vol. II Index)
am. 461
Beschwerden infolge von 23-4
Betäubung, g. A. agg. 970
Delirium durch 218
empfindlich nach 900-1
Erregung durch g. Arbeit 456
Gedanken bei, Schwinden der 1017
Gedächtnisschwäche bei g. Arbeit 737
   Kind kann nicht unterrichtet werden 737
Gedächtnisverlust durch 733
Geisteskrankheit durch 642
g. Arbeit, Abneigung gegen **1096-7**
Gleichgültigkeit nach 618
körperliche A. am. **461**
Geschwätzigkeit nach 717
Manie nach 725
Pubertät, agg. durch g. A. in der 461
Reizbarkeit durch 665
Ruhelosigkeit bei g. Arbeit + am. 853
Traurigkeit nach 885
vergeßlich durch 543
Verwirrung durch + am. 173

Wahnideen nach Studium 361
antwortet 47-53
   Abneigung zu antworten **47-8**
   albern 49
   angesprochen, a. wenn; erkennt aber niemand 52
   ausweichend 49
   beleidigend 50
   diktatorisch 48
   eingebildete Fragen, auf 49
   einsilbig 50
   Fragen, in 51
   gefragt; a. nicht, wenn 50
   gleichgültig 50
   Handzeichen, mit 51
   höflich sein, kann nicht **48**
   kurz angebunden, barsch **47**
   langsam 51-2
   „nein" auf alle Fragen **50**
   ohne Beziehung zu der Frage 50
   schläft sofort wieder 51
   schnell 51
   schnippisch 52
   Schwierigkeit, mit 48
   Stupor kehrt nach Antwort sofort zurück **52**
   überlegt lange 51
   überstürzt 49
   unbestimmt 53
   unbewußt, wie 52
   unfähig zu antworten 52
   unpassend 49
   ungenügend 52
   unrichtig 50
   unverständlich 52
   unvollständig 49
   unzusammenhängend 49
   verworren 48
   weigert sich zu antworten 51
   wiederholt die Frage erst **51**
   zerstreut 49
   zögernd 49
   zusammenhanglos 49
anziehen, will sich nicht (Schwermut) 416
   unfähig, sich anzuziehen 416
   unanständig, unschicklich 416
anzugreifen, Verlangen, andere
Apathie → Gleichgültigkeit **609-622**
Arbeit:
   Abscheu vor der + seiner Beschäftigung **710-712**
   Aktivität bei der 11
   Angst bei der 101
   arbeitsunfähig zu werden 100
   mit Verlangen nach 100
   verhindert die 100
   Erregung bei der 460

Arbeit   Auffahren

    Faulheit, Abneigung gegen die **624**-630
    Furcht, Grauen vor der **533**-4
    Gedanken, Andrang bei der **1013**
       drängen sich auf bei der 1005
       Schwinden bei der 1018
       wandernde bei der 1020
    Hast bei seiner + im Beruf 581-3
    Konzentration bei der, schwierige 158
    Langsamkeit bei der 931
    Phantasien bei der, verstärkte 467
    Reizbarkeit bei der 674
    Ruhelosigkeit bei der 859
    Ungeduld bei der 604
    Verwirrung bei der 179
    zerstreut bei der 4
    Zorn über seine 40
Arbeitswut → fleißig **630**-2
argwöhnisch, mißtrauisch **983**-5
    Anschlag auf sein Leben zu verüben,
       Menschen sind um das Haus **984**
    beleidigend 984
    Einsamkeit, Verlangen nach 984
    Feind, betrachtet jeden als seinen 984
    Gehen, beim 984
    Klimakterium, im 983
    Medizin einnehmen, will keine 984
    reden über sie, Leute **984**
    Scheu vor Gesellschaft 984
arrogant → hochmütig **572**-3
aufdringlich → zudringlich 728
Auffahren 950-961
    anfallsweise 957
    ängstliches 952
       durch Abwärtsbewegung 952
    anspricht, wenn man ihn **960**
    Berührung, bei 960
    Bett, im + beim Wachliegen 952
    Bewußtsein wiederkehrt, wenn das 953
    Einschlafen, vor dem, beim 957
       im Schlaf 958
       aus dem Schlaf + komatösem 959
       durch die leiseste Berührung 959
    elektrisiert, wie + im Schlaf 954
    Erwachen, beim 961
    Essen, nach dem 954
    fallen hört, wenn er etwas 955
    fallen, mit dem Gefühl zu 955
    Fieberhitze, bei 955
    Füßen ausgehend, wie von den 955
    Geräusche, durch 956
    gerufen, wenn mit Namen 953
    häufiges 955
    Hautjucken mit Beißen, durch 956
    Herzklopfen, durch 957
    Hochwerfen der Arme, durch 960
    Kleinigkeiten, durch 960
    Knistern, Rascheln von Papier 953

    Koitus, nach 953
    krampfhaftes 953
    leichtes 954
    Liegen, beim 956
    Menses, vor, während 956
    Nadelstich, bei einem 957
    niest, wenn jemand 960
    räuspert, wenn sich jemand 955
    Schläfrigkeit mit 960
    Schmerz agg., durch 956
    Schreck, durch + wie durch 955
    Schwitzen, bei 957
    Traum, im, durch einen 953-4
    Tür aufgeht, zuschlägt, wenn eine 953
    Unwohlsein, durch 961
    Urinieren, am Beginn des 961
    Zahnung, während der 953
    Zittern, mit 960
    Zuckungen, mit 960
Auffassungsvermögen, leichtes 154
    Trunkenheit, bei 154
aufgeben → Verlassenheit **546**-8
Auflösung der Formen 200
    des Raumes 200
Aufmerksamkeit → Konzentration, aktive
    154-5
Aufregung → Erregung **446**-460
Aufschieben der Arbeit 629
Aufschneider → Prahler 115
aufziehen, jemanden 678
aufzuschlitzen → schneiden 192
Augen, geht mit niedergeschlagenen **465**
    weicht dem Blick anderer aus 465
Augenschließen am. 143
Ausdauer, ohne **794**
Ausgelassenheit 464
    Geschwätzigkeit, lustige, ausgelassene
    715
Ausschweifung, sexuelle 707
    Beschwerden infolge von Ausschwei-
       fungen 16, 23
    Index → sexuelle Exzesse
Außer-sich-sein 109-110
    Angst, durch 110
    Kleinigkeiten, durch 110
    Lachen-ist außer sich (nach Abort) 698
    schlechtes Wetter, durch 110
    Schmerz, bei geringem 110
auszugehen, Abneigung **565**
Automatismus → unwillkürliche Hand-
    lungen **102**

baden, Manie zu 1062
barsch → kurz angebunden 1
bedauernswert → unglücklich, fühlt sich
    1053
bedauert sich selbst 795

Kranksein zeigen, möchte sein 795
beeindruckbar, bestimmbar, leicht 606
unangenehm von allem beeindruckt 606
beeinflußbar 982
begriffsstutzig → Stumpfheit 416-430
beharren → verweilt bei unangenehmen Ereignissen 431-2
Beharrlichkeit 794
  Pflichten, in Erfüllung beschwerlicher 794
beherzt → mutig **187-8**
beklagt sich **152-4**
  andere, über 153
  angebliches Unrecht, über 154
  Beleidigungen, über längst vergangene 153
  droht, und 154
  Erwachen, beim 154
  Kleinigkeiten, über 154
  Klimakterium, im 152
  Krankheit, über seine 152
  mitleiderregend 153
  Schlaf, im 153
  Schmerzen, über seine 153
  Schwangerschaft, in der 153
  Verwandte u. Umgebung, über 153
beißen, Verlangen zu **110-113**
  anfallsweise, beißt 112
  Arme, beißt seine 111
  Delirium, im 111
  Finger, beißt seine 112
  Gegenstände, beißt 112
  Glas, beißt 113
  Hände, beißt seine 112
  Idiotie, in der 597
  Kindern, bei 111
  Kissen, beißt 112
  Kleidung, beißt 111
  Konvulsionen, beißt bei 111
  Löffel, beißt 113
  Menschen, beißt 112
  sich selbst, beißt **112**
  Schuh, zerbeißt seinen 113
  spuckt, bellt u. beißt 113
  stört, beißt jeden, der ihn 112
  um sich, beißt 111
  Umstehende, beißt 111
  Vater, seinen 112
  Wurmbefall, bei 113
beleidigen → beschimpfen **7-8**
beleidigt, leicht; nimmt alles übel **791-2**
  Beleidigungen, durch frühere
bellen 107
  brüllen 107
  Delirium, im 107
  knurren wie ein Hund 107
beruhigt werden, kann nicht 813
  Getragenwerden, nur durch **813**

Berührung → angefaßt werden (+ Index) **1028**
beschäftigt mit umgebenden Dingen 791
Beschäftigung am. 790
  Verlangen nach 791
  wechselt dauernd die 791
Bescheidenheit, erhöhte 760
beschimpfen 7
  antwortet beleidigend 50
  ärgerlich zu sein, ohne 7
  Ehemann beschimpft seine Frau vor den Kindern o. umgekehrt 8
  Frau und Kinder 8
  Fieber, bei typhoidem 7
  Kinder ihre Eltern 7
  schimpft bis Lippen blau 8
  Schmerzen, bei 8
  Trunkenheit, bei 7
Beschränktheit, Borniertheit 783
Beschwerden infolge von:
  Angst 15
  Ausschweifung 16
  Bestrafung 22
  Ehrgefühl, verletztem 19
  Ehrgeiz, enttäuschtem 13
  Eifersucht 20
  Entrüstung 19
  Enttäuschung 17
  Erwartungsspannung, Vorempfinden, Ahnung 15
  Freude, übermäßiger 20
  Freundschaft, betrogener 18
  Furcht 18
  Gefühlserregung 17-8
  Geldverlust 21
  Geringschätzung, Verachtung durch andere 22
  geschäftlichem Mißerfolg 16
  Grobheit anderer 22
  Hast, Übereilung 19
  Heftigkeit 23
  Heimweh 19
  Kränkung, Demütigung 21
  mit Entrüstung/Zorn 21
  Kummer 19
  Zorn mit stillem 14
  Lachen, übermäßigem 20
  Lärm, Geräuschen 21
  Liebe, enttäuschter 20
  literarischem, wissenschaftlichem Mißerfolg 20
  Musik 21
  Raserei, Wut 22
  Scham 23
  Schicksalsschlägen 22
  schlechten Nachrichten 15
  Schock, seelischem 23

Schreck 18
  Unfalles, durch Anblick eines 19
  Selbstüberhebung, Selbstgefälligkeit,
    Geltungsbedürfnis 17
  sexueller Erregung 18
  sexuellen Exzessen 23
  Sorgen 16
  Stellung, Verlust der 21
  Stolz anderer 22
  Streit 22
  Tadel 23
  Tod eines Kindes 16
    von Eltern, Verwandten, Freunden 16
  Trunksucht 16
  Überanstrengung, geistiger 23-4
  Überraschungen, angenehmen 23
  Uneinigkeit 17
  Verlegenheit 17
  Verletzungen, Unfällen 20
  Widerspruch 16
  Zorn, Ärger 13-15
    mit Angst, Entrüstung, Schreck, stillem
      Kummer 14
    unterdrücktem 15
Besessenheitswahn 724
Besonnenheit → Nüchternheit 933
bestechlich, käuflich **187**
bestimmbar → beeindruckbar, leicht 606
Bestimmtheit, Rechthaberei **798**
Bestrafung, Beschwerden infolge von 22
  agg. Gemütssymptome **806**
Betäubung, wie im Rausch 966-973
  anfallsweise 971
  Angst, mit 969
  Anstrengung agg., geistige 970
  Aufstehen, beim + am. 971
  Ausschweifung, wie nach einer 969
  Bewegung, durch 971
  bleibt unbeweglich 971
  Bücken, beim 972
  Erbrechen (Kind), nach 973
  Erwachen, beim 973
  Essen, agg. nach dem 969
  Fieberfrost, bei 969
  Fieberhitze, bei 970
  Freien, im + am. 968
  Gehen, beim 973
  geschwätzige 970
  Kopf, durch/mit Blutandrang zum 970
  Kopfschmerzen, vor 970
  Kopfverletzung, nach 970
  Krampfanfällen, zwischen 969
  Lesen, beim 971
  Menses, während der 971
  Mittagessen, nach dem 969
  Nasenbluten, nach 970
  Pollutionen, nach 971

Rauchen, durch 972
Ruhelosigkeit, mit 971
Schläfrigkeit, mit 972
Schreiben, beim 973
Schwitzen, beim 971
Schwindel, bei, nach 972-3
Sitzen bei Tisch, im 972
sitzt unbeweglich wie eine Statue 972
Sonne, agg. in der 972
unterdrückte Hautausschläge, durch 972
Unterhaltung, nach angeregter 969
wacht schwer auf 971
warmen Zimmer, im + am. 973
Wein, nach 973
weiß nicht, wo er ist **970**
Beten 799-800
  andere, für ihn zu beten, bittet 800
  Brechanfälle, andauerndes B., selbst
    während der 800
  Frömmigkeit, nächtliche 800
  inbrünstiges 799
  Knien, im 799
  lautes B. bei Traurigkeit 799
  Menses, während der 800
  stilles 800
  zaghaftes 800
betrügerisch 200
Bett:
  Abneigung gegen das 108
  aufstehen aus dem, möchte 108
    im Fieberfrost 108
  bleiben, möchte im 108-9
    aus sexueller Erregung 109
  springt aus dem, will sich umbringen 108
Beweglichkeit, geistige **13**
Bewegung, geistige Symptome am. durch
  körperliche 460
Bewunderung, übermäßige **11**
Bewußtlosigkeit, Koma 1032-1050
  Alkohol, durch 1035
  Alleinsein, beim 1035
  Alter, im 1045
  Anstrengung, nach 1041
  antwortet richtig, aber B. kommt sofort
    zurück **1036**
  Apoplexie, bei 1037
  Asphyxie, mit 1037
  aufrechter Haltung, in 1040
  Aufstehen, beim 1046
  Augen, mit starren, offenen 1041
  Bewegung, bei der geringsten 1044
  bleibt unbeweglich 1046
  Blut, beim Anblick von 1037
  Brummen, mit 1044
  Bücken, beim 1048
  Dämmerzustand 1047
  Delirium, nach 1039

Delirium tremens, im 1039
Diarrhoe, nach + Brechdurchfall 1039
Diphtherie, bei 1039
Drehen im Kreis, nach 1050
Entbindung, bei der 1045
epileptischem Anfall, nach 1040
Erbrechen am. 1050
Erkältung, nach einer 1038
Erregung, nach 1041
Erwachen, beim, nach dem 1051
Essen, nach dem 1040
Exanthem zu langsam erscheint, wenn 1040
Fahren, beim 1046
fährt wie wild auf 1048
Fieber, bei 1041
Fieberfrost, vor, bei 1037
Freien, im + am. 1035
Gedächtnisverlust-Koma, nach 732
Gefühl von 1047
Gehen, beim 1051
Gehirnerschütterung, durch 1038
geistige Empfindungslosigkeit 1044
Gelbsucht, bei 1043
Gemütsbewegung, nach 1040
Gerüche, durch 1045
Gesicht, mit rotem 1041
Gliederzucken, mit 1050
häufige Anfälle von B., Absencen **1042**
Heben der Arme über den Kopf, beim 1046
Hitzschlag, beim 1049
Husten, durch 1039
Hustenanfällen, zwischen 1038
Hydrozephalus, bei 1042
kalter Haut, mit 1037-8
Erkältung, nach einer 1038
kaltes Wasser am. 1038
Kerzenlicht, durch 1037
Kiefer fällt herab 1043
Klavierspiel, beim Anhören von **1045**
Kleinigkeiten, wegen 1049
Knien in der Kirche, beim 1043
Koitus, nach 1037
Konvulsionen, nach 1038
Kopfbewegungen, bei 1042
Lesen, durch 1046
Liegen, beim 1043
liegt wie tot 1043
Meningitis, bei 1043
Menses 1044
Mittagessen, nach dem 1039
Musik, durch 1044
periodische 1045
plötzliche 1048
Pneumonie, bei 1045
Reden, beim 1049

Reiben der Fußsohlen am. 1046
Ruhelosigkeit, mit 1046
Scharlach, bei 1046
Schlafsucht, mit 1047
Schmerzen, durch 1045
Schnarchen, unwillkürlichem Urin- u. Stuhlabgang, mit 1048
schnell vorübergehende 1049
Schreien, mit 1039, 1046, 1047
Schwangerschaft, in der 1045
Schweiß, bei + kaltem 1045
Schwindel, bei 1050
Sehen nach oben/unten, beim 1043
Seufzen, mit 1047
sexueller Erregung, mit 1047
Sitzen, beim 1047
Stehen, beim 1048
Stuhlgang 1048
Trancezustand, wie in einem 1049
Traum, wie im 1039-1040
weiß nicht, wo er ist
überfüllten Zimmer, im 1039
unterbrochen durch Schreie 1042
Unterdrückung eines Hautausschlages, nach 1049
unvollständige 1042
urämisches Koma 1050
Verbrennung, bei 1037
Verhalten, automatenhaftes **1038**
Verletzungsschock, beim 1047
warmen Zimmer, im 1051
bissig → schnippisch **932**
bitten, flehen 109
Schlaf, im 109
Blasphemie, Gotteslästerung 113-114
Fluchen, u. **114**
Blindheit, vorgetäuschte 114
Blut o. Messer sehen, kann kein **114**
Wunden, keine blutenden 114
borgt von allen 115
Borniertheit → Beschränktheit 783
boshaft, tückisch, rachsüchtig **720-2**
beleidigend 722
geliebte Personen, gegen 722
Lachen, boshaftes 722
Leid zuzufügen, Verlangen, j. ein 722
Träumen, in seinen 721
Traurigkeit, bei 722
Zorn, mit 721
brüllen 107
Brummen 780-3
Alter, im 781
Apoplexie, bei 781
Schlaf, im 782
Schlaflosigkeit, mit 782
unverständliches 782
Brutalität 116-7

Trunkenheit, bei 117
brütet, sieht alles schwarz **115-6**
   Ecke, in einer 116
   Enttäuschung, über eine 116
   Krankheit, über seine 116
   Lage, über seine 116
   Unangenehmes, über 116
   Verbotenes, über 116

Carcinom → unheilbar (Index)
chaotisches, wirres Verhalten **127**
Cri encéphalique 913

Dämmerung agg. Gemütssymptome 1032
Darandenken agg. seine Beschwerden
   Angst durch 96
   mürrisch 774
Delirium 201-227
   Abort, nach 204, 211
   Aderlaß, nach **210**
   albernes, einfältiges 213
   anfallsweises 220
   ängstliches 206
   anhaltendes 209
   antwortet kurz 205
      richtig, aber D. kommt sofort zurück **205-6**
   apathisches 206
   Ärger, durch 225
   Arme, Ausstrecken, Herumwerfen der 206
   aufgeweckt, wenn 206
   Augenschließen, beim 208
   Bett, entflieht aus dem 207
   bewegt sich beständig/seltsam 218
   Blick auf einen Punkt, stiert 216
   blökt wie ein Kalb 207
   Blutung, nach 215
   brummt 219
   Bücher anzufassen, sucht 207
   Carotiden, mit Pulsieren der 208
   drolliges 209
   Dunklen, im 209
   Durst, mit
   Eifersucht, durch 215
   Encephalitis, bei 210
   entflieht bei Abort 211
   epileptischen Anfällen, bei, nach 210-1
   Erkältung, nach 208
   erkennt niemanden **222**
      seine Verwandten nicht 216
   erotisches 211
   Erschöpfung, mit 211
   Erwachen, beim 226
   Essen am. 210
   exravaganter Sprache, mit 211
   Feuer, spricht von 212
   Fieber, beim 212

   Fieberfrost, im 208
   fremden Ländern, spricht von 213
      Sprache, in einer 213
   Furcht vor Männern, mit 212
   gebieterisches, arrogantes 215
   geistige Anstrengung, durch 218
   Gelächter, mit 216
   Geschäft, spricht vom **207**-8
   geschäftiges 208
   geschwätziges 216-7
   Gesichtsausdruck 211-2
   gesund, sagt, sie ist **226**
   gewalttätiges 225-6
   gleiches Thema, immer 223
   greift mit einem Messer an 206
   Grimassen, mit **214**
   Hause gehen, will nach **215**
   Herumrennen, mit 223
   Hitze agg. 214
   Hochzeit vor, bereitet sich zur 226
   hüllt sich im Sommer in Pelz ein 227
   Hunden, spricht von 210
   hysterisches 215
   Kälte, mit Gefühl von 208
   Kichern, mit albernem 214
   Kollaps, mit 208
   Kongestion, mit 209
   Konvulsionen 209
   Kopf, mit Hitze im 214
   Kopfschmerzen, bei, durch 214
   Kopfverletzungen, nach 215
   Kräften, mit gesteigerten 211
   lärmendes 219
   lebhaftes 226
   Lochien, während der 216
   lustiges, fröhliches **213-4**
   Meningitis cerebrospinalis 217
   Menses, vor, während 217
   Müdigkeit, Überanstrengung, Lernen, durch 212
   Mund, bewegt Lippen 218
      steckt Steine in den 218
   murmelt 218-9
   nackt sein, möchte im 219
   Neid, mit 210
   periodisches 220
   phantastisches 212
   Pferden, spricht von **215**
   Pupillen, mit erweiterten 221
   rasendes 221
   Rausch, wie in einem 215
   redet Gegenstände an 204
   religiöses **222**
   rollt auf dem Boden 222
   ruheloses 222
   ruhiges 221
   sammelt Gegenstände von der Wand 213

sanftes 218
scheu, versteckt sich 223
Schläfrigkeit, mit 224
Schlaf 223-4
Schmerzen, mit, durch 220
Schrecken, voller 213, **225**
Schreien, mit 209
   nach Hilfe 209
Schweiß am., mit 220
Sepsis, durch 223
singt 223
Sopor, mit 224
sorgenvolles 224
Springen, mit 216
springt aus dem Fenster 225
stilles 223
Stöhnen, mit 218
streift umher 221
streitsüchtiges 223
stumpfsinniges 224
tadelt sich für seine Narrheit 207
Tappen wie im Dunkeln 214
Tod, spricht vom 210
tollt mit Kindern 223
tollwütiges 221
trauriges 223
umarmt den Ofen 210
ungestümes, grimmiges 212
Unrecht, von eingebildetem 226
unsinnig, mit offenen Augen **220**
unterbrochenes 215
Unvernünftiges, tut 204
uriniert am Topf vorbei 225
Verfolgung, mit Wahnideen der 220
verläßt ihre Verwandten 204
Verlust von Körpersäften, durch 217
verweigert die Medikamente **222**
Vorwürfen, mit 222
Wachen, Nachtwachen, durch 226
Wahnideen, mit 210
wahnsinniges 217
   infolge enttäuschter Liebe 217
Wasser, springt ins 226
wechselt schnell das Thema 208
wiederholt ständig denselben Satz 222
wiegt sich hin und her 222
wildes 227
Zähneknirschen, mit 225
Zittern, mit 225
zorniges 205
zupft an Nase oder Lippen 220
Zusammenzucken, mit 216
Delirium tremens 227-9
   alten u. abgemagerten Personen, bei 228
   Beten, mit 229
   entfliehen, versucht zu 228
   Erregung, mit 228

Geschwätzigkeit, mit 228
Gesicht, mit rotem, aufgedunsenem 228
kleine Mengen Alkohol, schon durch 229
milde Anfälle 228
Schlaflosigkeit, mit 229
Sopor mit Schnarchen 229
Überempfindlichkeit, mit 229
Wahnideen, mit 228
Zittern, mit 229
Dementia senilis **387**-8
Demenz 387-8
   Epileptiker, der 387
   senilis, Dementia **387**-8
   Syphilitiker, der 388
   Traurigkeit, mit 387
Demütigung → Kränkung, Beschwerden 21
Denk- u. Verständnisschwierigkeit →
   Stumpfheit 416-430
Denken, Abneigung gegen **998**
   Beschwerden agg., an seine **999**
   schneller als je zuvor, besonders bei
     Fieber, denkt 1000
   Trauriges agg., an 1000
   Unangenehmes agg., an 999
denkt nach → überlegt 826
Denunziant 929
Depression → Traurigkeit **864-892**
diktatorisch, herrisch, dogmatisch, despotisch **398**
   Befehlston 398
   machtliebend 398
diskutieren, Verlangen zu 411
dogmatisch → diktatorisch **398**
droht **1020**-1
   töten, zu **1021**
   zerstören, zu 1020
Dualität, Gefühl der → Verwirrung über
   seine Identität 170
Dunkelheit agg. **193**-4
   Abneigung gegen 194
   möchte sich niederlegen u. nicht angesprochen werden 194
   Verlangen nach 194

Ecke → brütet 116
Egoismus → Selbstsucht **895-6**
ehebrecherisch 12
Ehrgefühl → Beschwerden infolge von verletztem 19
   Seufzen durch verletztes 922
Ehrgeiz 24
   Beschwerden infolge von enttäuschtem 13
   Mitteln, mit allen **25**
   Verlust des **25**
Eifersucht 674-7
   beschuldigt die Frau, treulos zu sein 674
   Beschwerden infolge von 20

brutal, sanfter Mann wird 675
Delirium durch 215
Frauen, zwischen, bei 677
Geschwätzigkeit, mit 675
Impotenz, mit 675
Kindern, unter 675
Männern, zwischen 676
rachsüchtige 677
Raserei, mit 676
reißt sich die Haare aus 677
sagt u. tut, was er nicht wollte 676
schätzen, verlangt, andere sollen sonst nichts 674
Schimpfen, treibt zum 675
schlagen, treibt ihn, seine Frau zu 677
sexueller Erregung, mit 676
Streiten, Vorwürfen u. Schelten, mit **676**
Tier oder lebloses Objekt, auf ein 674
Töten, treibt zum 675
Traurigkeit, mit 676
Trunkenheit, bei 675
Umgebende, auf 676
unwiderstehlich, ebenso töricht wie 675
Verbrechen, bis zum 675
Vernachlässigung, beschuldigt ihren Mann der 676
Vorstellungen, mit schrecklichen 675
Weinen, mit 677
Eigenkult → Selbstüberhebung 437
eigensinnig, starrköpfig **787**-790
Ausführung von Plänen, in der 789
Dummkopf, wie ein 790
Fieber, bei 789
Hautausschlag, bei einem 789
Kinder 788-9
liebenswürdig zu erscheinen, versucht 788
Menorrhagie, bei 789
Menses, beim Beginn der 789
Schreien, eigensinniges
Stuhlgang, beim 790
unsinnigen Einwand gegen jeden Vorschlag 790
widersetzt sich den Wünschen anderer 790
wirft sich ungeduldig herum 790
Eile, große → Hast **579**-583
Einbildungen → Wahnideen 229-387
Einfälle → Ideen **593**-5
Einsamkeit, Verlangen nach → Gesellschaft, Abneigung gegen **144**-9
Einsamkeit, Abneigung gegen → Gesellschaft, Verlangen nach **149**-151
Einsamkeit → Vereinsamung, Gefühl der 548
einsilbig → antwortet einsilbig 50
Eitelkeit 1055
Ekstase 435-6
erhabene 436

Fieberhitze, bei 436
Freude, wie nach übermäßiger 436
Gebärden, begeisterte 556
Gehen im Freien, beim 436
Geschwätzigkeit mit 716
periodische 436
zweimal täglich zu sterben, scheint 436
Schwitzen, beim 436
Sprechen, enthusiastisches 937
verliebte 435-6
Eleganz, Mangel an 437
Empörung → Entrüstung **623**
empfindlich, überempfindlich 897-907
äußeren Eindrücke, gegen alle 900
Berührung, gegen 907
Beschwerden, gegen die geringsten 899
Essen, beim, nach dem 900
Farben, gegen 899
Fieberfrost, bei 899
Fieberhitze, bei 900
geistige Eindrücke, für 901
geistiger Anstrengung, nach 900
Geräusche, gegen 901-5
Gerüche, gegen 905
Geschrei von Kindern, gegen 900
gewisse Personen, gegen **899**
Grausamkeiten, beim Hören von 899
Grobheit, gegen 906
Kaffee, nach 899
Kinder 899
Lesen, gegenüber dem **906**
Licht, gegen 900
Mangel an Empfindlichkeit 907
Menses, vor, bei 900
moralische Eindrücke, gegen 901
Musik, gegen 901
Pubertät, in der 906
Schmerzen, gegen **905**
Schwitzen, beim 906
Singen, gegen 906
Sinneseindrücke, gegen 906
spitze, auf sie gerichtete Gegenstände, gegen 907
traurige Geschichten, auf **906**
Verweise, gegen 906
Entbindung: (+ Vol. II Index, Vol. III)
Angst während der 87
antwortet ohne Beziehung zu der Frage nach der 50
Bewußtlosigkeit bei der 1045
empfindlich gegen Geräusche bei der 903
Fehler beim Rechnen nach der 745
Furcht während, nach der 508
Gesellschaft nach der, Abneigung gegen 148
getötet zu werden bei der, Verlangen 687
Raserei während der 820

Reizbarkeit bei der 658, 668
Ruhelosigkeit während der 855
stilles Wesen nach der 812
streitsüchtig während der 809
Todesfurcht während der 490
Traurigkeit während der 882
Verzweiflung während der 394
Weinen während der 1084
Entfernungen, schlechte Beurteilung von 413
   überschätzt, werden 413-4
entfliehen, versucht zu **441**-3
   Angst, bei nächtlicher 441
   besuchen, will die Tochter 443
   Delirium, entflieht bei Abort 211
   Erwachen, beim + Kinder 443
   Familie, den Kindern, der 442
   Fenster, aus dem 443
   Fieber, im 442
   Meningitis cerebrospinalis, bei 442
   Puerperalmanie, bei 442
   Schreien, mit 442
   Schwangerschaft, in der 442
   springt aus dem Bett **442**-3
   Straße, auf die 443
   umzingelt u. gefangen, als ob von Männern 443
   Verbrechen begangen zu haben, aus Furcht 441
   wegzulaufen, um 442
   zurückgehalten, wird nur schwer 442
entfremdet ihrer Familie **444**-5
   Frau, seiner 445
   Freunden, den 445
   freundlich zu Fremden, aber 444
   Gesellschaft, der 445
   meidet ihre eigenen Kinder **444**
   vergißt Verwandte, Freunde 445
   wissen, will nichts von Verwandten 445
enthüllt → verrät Geheimnisse **860**
Enthaltsamkeit, durch:
   Angst 70
   Hypochondrie 587
   Hysterie 593
   Traurigkeit 876
entmutigt 406-410
   Angst, mit 408
   Beten, mit 410
   Erwachen, beim 410
   Fluchen, mit 409
   Freien, im 407
   Gehen, beim 410
   Geschäfte, Abneigung gegen 409
   Kindern, bei 409
   Koitus, nach 409
   Menses, vor 409
   mürrisch, und 410
   Reizbarkeit, mit 409

Schmerzen, durch 410
Selbstvorwürfen, mit 410
still, und 410
Stöhnen, mit 410
Unentschlossenheit, mit 409
Ungeduld, mit 409
Weinen, mit + am. 410
Widerwillen, Unlust, mit 409
Wut, mit 410
Zukunft, für die 409
entrückt 438
Entrüstung 623
   Beschwerden infolge von Zorn mit 14
   Schwangerschaft, in der 623
   Träume, über unangenehme 623
   Unbehagen, durch allgemeines 623
Entschlossenheit → Festigkeit 536
Entschlossenheit, düstere 397
Entstellung aller Gegenstände 201
Enttäuschung, Beschwerden infolge von **17**
   brütet über eine 116
   Traurigkeit, durch 877
   Weinen über 1078
   verweilt bei 431
Entwicklung der Kinder gehemmt 398
erbittert → verbittert 438
erfolglos → gelingt nichts **974**
erkennt niemanden **825**-6
   alles, aber kann sich nicht bewegen 825
   Delirium, im 216
   eigene Haus, nicht das 825
   Freunde nicht, seine 825
   Gesprächspartner nicht, seinen 825
   Straßen nicht, bekannte **826**
   Umgebung nicht, seine 826
   Verwandten nicht, seine 825
erklären, möchte *sich* 464
Ermahnung agg. **11**-2
   freundliche agg. 11
Erniedrigung → Kränkung **776**
ernst 908-9
   albernem Benehmen anderer gegenüber 908
   Lächerlichem, beim Anblick von 909
Erregung, Aufregung **446**-460
   abwesende Personen, über 449
   agg. 449
   am. 450
   Amnesie, gefolgt von vorübergehender 450
   angenehme 449
   Anstrengung, nach 453
   Arbeit, bei der 460
   Bad, im 451
   Bewegungen, mit unbeherrschten 456
   Bier, nach 451
   Blutung, nach 454

Erregung

Debatte, in einer 453
Eile, wie in 455
epileptischen Anfällen, vor 453
Erwachen, beim 459
Erwartung von Ereignissen, in **450**
  wie in freudiger 455
Essen am. 453
Fieberfrost, vor, bei 451
Fieberhitze durch, bei 454-5
fiebrige 453-4
Fluor, nach unterdrücktem 455
Frauen, bei 460
Freude, aus 455
Gefühlserregung, Beschwerden infolge von 17-8
Gehen, beim, nach dem 459
geistige Arbeit, durch 456
Gesellschaft, in 452
Gesichtshitze, mit 453
Gesichtsschweiß, mit kaltem 453
Herzklopfen, mit 457
Hören schrecklicher Dinge, nach dem **454**
hungrig, wenn 455
Hydrozephalus, bei 455
Kaffee, wie nach 452
Kindern, bei 451
Kleinigkeiten, über 458
Klimakterium, im 452
Koitus, nach 452
Kopfhitze, mit 454
Konvulsionen, mit, nach 452
krampfartige 452
Lesen, beim 457
Menses 456
Musik, durch **456**
nervöse 456
Reden, beim 458
religiöse **457**
Schlaf, vor dem 458
schlechten Nachrichten, nach **451**
schluckt andauernd beim Reden 458
Schmerzen, bei 457
Schreiben, beim 460
Schwäche, mit 459
Schwangerschaft, in der 457
Schwitzen, beim 457
Sekt, nach, wie nach 451
sexueller, Beschwerden infolge von 18
stottert beim Sprechen mit Fremden 458
Tanzen, Singen u. Weinen, mit 453
Tee, nach 458
Traurigkeit, nach 457
Trunksucht, durch 399
Unterdrückung von Ausscheidungen, durch 458
Unterhaltung, beim Zuhören einer 452
Urinieren, beim 459

Verlangen nach 453
Verwirrung, wie durch 452
Wasser ausgießen hört, wenn er 459
Wein, nach, wie nach 459-460
Weinen, bis zum 459
Widerspruch, durch 452
wollüstige m. schmerzh. Erektionen **455**
Zittern, mit 458
Erschöpfung, geistige 801-5
Abort, nach 803
Alter, im 804
Ärger, durch 805
Epilepsie, bei 803
Erwachen, beim 805
Essen, nach dem 803
Fieber, bei 804
Ideenmangel bei geistiger Überanstrengung 596
Kleinigkeiten, durch 805
Koitus, nach 803
Konvulsionen, durch 803
Kummer, durch langdauernden 804
Lesen, durch 804
Menses, vor, nach 804
Pollutionen, nach 804
Reden, durch 805
Schlaflosigkeit, mit 805
Schlafmangel, durch 804
Schläfrigkeit, mit 805
Schreiben, nach dem 805
Sorgen, durch 803
Stillen, nach dem 804
Verletzungen, durch 804
Zittern, mit 805
erschreckt, leicht 549-552
Augenschließen, beim 550
Berührung, durch 551
Blut, beim Anblick von 550
Einschlafen, beim 550
Erwachen, beim **552**
erwacht e. vom geringsten Geräusch 552
Fieber, bei 550
Fieberfrost, bei 550
geweckt, wenn 551
Kleinigkeiten, über 551
Menses, vor den 550
Niesen, beim 551
Pollutionen, nach 551
Schatten, vor seinem 551
Schmerzen, durch 551
Urinieren, vor dem 551
Wahnideen, durch 550
Weinen am. 552
Erschütterungen, seelische **1030**
ertragen, kann Unordnung nicht 835
Erwartungsspannung 53-54
Angst durch **63**

vor einer Verabredung 64
Erregung durch **450**
Lampenfieber **54**
Prüfung, vor 53
Zahnarzt, Arzt, vor Gang zum 53
Erzählen ihrer Symptome agg. **783**
Essen, geistige Symptome am. beim,
  nach dem 433
essen, weigert sich zu **432-3**
Löffel, kann nicht mit einem 433
Euphorie 445
Gefühl von Leichtigkeit 446
Exhibitionismus 694
exklusiv, zu 460
Extravaganz 464
Gebärden, extravagante 556
Sprechen, extravagantes 938
Exzentrizität, Überspanntheit 433-4
Chorea mit 434
epileptischen Anfall, vor einem 434
Metrorrhagie, nach 434
Phantasien, in 434
politische 434
religiöse 434
Exzesse → Beschwerden infolge von Ausschweifungen 16
sexuelle 23, **707** (+ Index)

Fahren im Wagen:
am. Gemütssymptome 416
Abneigung gegen 860
Angst beim 89
Furcht beim 520
möchte 861
Familie:
Abneigung gegen Ehefrau, Ehemann,
  Eltern, F., Kinder 103-6
Angst um seine 76, 80
beißt seinen Vater 112
beklagt sich über Verwandte 153
Beschwerden infolge von Todesfällen 16
entflieht der F., den Kindern 442
entfremdet ihrer **444**
erkennt Verwandte nicht 825
Furcht, Ehemann kommt nicht zurück 505
gefühllos, hartherzig gegen 1053
Geiz gegen F., Freigiebigkeit gegen
  Fremde 103
Gleichgültigkeit gegen **616**
Grausamkeit gegen ihre 190
heftig, jagt seine F. aus dem Haus 1057
Kinder, entzieht sich den eigenen 141
  wünscht, Kinder zu haben 141
Raserei, kennt Verwandte nicht mehr 818
Reizbarkeit gegen seine 665
Schlagen, Sohn zerkratzt Vaters Gesicht
  964

Sorgen um die Seinen 123
Spotten über seine Verwandten 759
streitsüchtig mit ihrer 809
töten, Kind, das eigene 683, 686
  Mann, ihren geliebten 684
Traurigkeit, Abneigung, ihre Kinder zu
  sehen **873**
verächtlich Verwandten gegenüber 182
verläßt seine Kinder, Verwandten **548**
vernachlässigt ihre Kinder 784
Wahnideen, gehört nicht mehr zu ihrer
  244
Fanatismus 465
Farben, Abneigung gegen 144
empfindlich gegen 899
entzückt von 144
Gedächtnisschwäche für 735
fassungslos 402
Faulheit 624-630
Amenorrhoe, bei 626
Arbeit wird ihm schaden 630
arbeitet gut, sobald angefangen 630
Brennen in re. Lumbalgegend 627
Erwachen, beim 630
Essen, nach dem 628
feuchtem Wetter, bei 628
Fieberfrost, bei 627
Freien, im + am. 626
Frühstück, nach dem 627
Gehen, beim, nach dem 630
Geschäftemachen, beim 627
Gleichgültigkeit mit Arbeitsscheu 622
Hausarbeit, Abneigung gegen 628
intelligent, obgleich sehr 628
Kindern, bei **627**
Koitus, nach 627
körperliche 629
Masturbation, nach 628
Mittagessen, nach 628
nervöser Erschöpfung, bei 628
Pollutionen, nach 629
schiebt die Arbeit auf **629**
Schlaf, nach dem 629
Schläfrigkeit, mit 629
Schlummer, nach 629
Schwierigkeiten gegenüber 628
Sitzen, beim 629
Spaß, wenn an der Arbeit keinen 626
Stuhlgang, vor, nach 630
Traurigkeit, aus 629
umschlagend in Arbeitswut 627
Unentschlossenheit mit
Zorn, nach 627
Zufriedenheit, mit 627
Fäuste wie im Zorn, Ballen der 537
Fehler 745-752
Addieren, beim 745

Arbeit, in der 750
Lesen, beim 746
Maßen u. Gewichten, in 746
Namen, in **746**
Orten, irrt sich in **745**-6
Personen, irrt sich in **746**
Raum u. Zeit, in **746**
Rechnen, beim **745**
  kann nach Entbindung nicht mehr 746
Schreiben, beim **750**-2
Sprechen, beim 746-9
Unterscheiden von Gegenständen, im 745
Zeit, in der 749-750
feierlich 933
Feigheit 188-9
  Ansicht, keinen Mut zur eigenen 188
  Traurigkeit, mit 189
  Zorn, mit 188
Feilschen 107
Feind, hält jeden für seinen 439
Feinschmecker 565
Fenster, sieht stundenlang aus dem 1096
Festigkeit, Entschlossenheit 536
Feuer anlegen, will **536**
  denkt an, spricht vom 536
  Verlangen, in der Nähe eines F. zu sein 536
  wirft Gegenstände ins 536
feurig → hitzig 101
Finanzwesen, geeignet für das 536
  ungeeignet 536
finsteren Blick → Stirnrunzeln 553
fixe Ideen → Wahnideen 229-387
flegelhaft, verhält sich 465
flehen → bitten 109
fleißig, Arbeitswut **630**-3
  Fieberhitze, bei 631
  Koitus, nach 631
  Menses, vor 632
  Müdigkeit, trotz 632
fliehen → entfliehen **441**-3
Fluchen, Schwören **191**-2
  am. 191
  die ganze Nacht 191
  Konvulsionen, während 192
  Mutter, verflucht seine 192
  Raserei, bei, nach 192
  Schmerzen, bei 192
Fragen, spricht nur in 810
Frauen:
  Abneigung gegen **106**
  Furcht vor 533
  Gleichgültigkeit gegen 622
  Haß auf 572
  vermännlichte 1096
Frechheit, Impertinenz **604**
  Handlungen, in seinen 604

freigebig, zu 553
  Fremden gegenüber 103, 553
Fremder agg., Gegenwart **962**-3
  Angst in Gegenwart 95
  Erregung, stottert beim Sprechen mit Fremden 458
  Furcht vor Fremden 525
  Gesellschaft, Abneigung gegen **149**-150
Fremder zu sein, Gefühl, ein 962
Freude **680**
  Angst durch Allererfreulichstes 82
  Erregung aus 455
  Freudenausbrüche mit Bersten vor Lachen 680
  Gleichgültigkeit gegen 617
  Kopfschmerzen durch 680
  Schlaflosigkeit durch 680
  Unglück anderer, über das **680**
Freunde:
  Abneigung gegen seine **104**
  Angst um F. zu Hause 79
  entfremdet den 445
  erkennt seine F. nicht 825
  Furcht, Freund hat Unfall gehabt **501**
  vor Freunden 502
  Gesellschaft, Abneigung gegen + Treffen mit F. **147**-8
  Gesellschaft, Verlangen nach einem 151
  Gleichgültigkeit gegen liebste F. **614**
  heftig zu seinen 1058
  qualvolle Angst durch Verlust seines Freundes 44
  Spotten über seine 759
  tadelsüchtig gegen liebste 126
  vergeßlich, Freunden gegenüber 542
  Verlassenheit, Gefühl der, glaubt sich nicht geliebt 547
  Freunde zu haben, glaubt, keine 547
  Wahnideen 292
freundliche Worte → Trost agg. **181**
Freundlichkeit 12
  Feinde gegenüber, einem 12
Freundschaftsbeteuerungen 548
Friedens, Gefühl himmlischen 793
frivol → leichtsinnig 553
froh, guten Mutes, glücklich **128**-139
  Abendessen, nach dem 139
  albern, und 137
  anfallsweise 138
  Bett, im 135
  Blitz u. Donner, bei 139
  Delirium, lustiges, fröhliches 213
  Erwachen, beim 139
  Essen, beim, nach dem 136
  Fieberfrost, bei 135
  Fieberhitze, bei 137
  Freien, im 131

gefolgt von Entkräftung, Melancholie,
    Reizbarkeit, Schläfrigkeit 136-7
Gehen im Freien, beim, nach dem 139
Gesellschaft, in 135
grundlos 135
Handarbeit, bei 137
hysterisch 137
klatscht in die Hände 135
Koitus, nach 135
Kopfschmerzen, bei 137
Konvulsionen, nach 135
krankhaft 137
Menses 137
Musik, durch 138
niemals **138**
Pollutionen, nach 138
Schlaf, im 139
Schmerzen, trotz 138
Schwitzen, beim 138
simuliert Heiterkeit 139
sorglos 139
streitsüchtig, und 138
Stuhlgang, nach 139
Tanzen, Lachen, Singen, mit 136
Tod, beim Denken an den 136
Träumen, nach 136
Traurigkeit, nach 138
Trunkenheit, bei 136
Urinieren, nach 139
Verstopfung, bei 135
wünscht, f. zu sein 136
    vergeblich 136
Zimmer am., im 138
frohlockend, jauchzend **464**
Frühreife 800
füllt Taschen mit irgend etwas 535
Furcht 473-534
Abdomen aufsteigend, vom 477
Abendessen, nach dem 527
abergläubische **526**
Abort infolge von, drohender 477
Abwärtsbewegung, vor 495
Alleinsein, vor **477**-8
    Gesellschaft, Abneigung, jedoch 147
allem, beständig vor 497
Alter, vor dem 477
Amenorrhoe durch 479
Anfall zu bekommen 501
angesprochen, wenn 524
Angst mit 76
Annäherung anderer, vor 480-1
    Fahrzeugen, von 481
Anorexie durch 479
Anstrengung, vor **498**
Apoplexie, vor **479**-480
Arbeit, vor **533**-4
Ärger, nach 530

Armut, vor **518**
Arzt nicht sehen, will den 517
Atem, nimmt den 482
Atmen, vor dem 520
Auffahren, mit 524
aufgefressen zu werden, von Tieren 493
Aufsehen zu erregen 522
Auftreten in der Öffentlichkeit, vor 480
auftreten, muß leicht 529
aufwärts gezogen zu werden 530
Augenschließen, beim 484
auszugehen 502
bedauert zu werden 517
bemerke ihren Zustand, man **515**
Berührung, vor 528
Beschäftigung, vor 515
Bett, vor seinem 481
Bettnässen, vor 533
Bewegung, vor 513
Bewußtlosigkeit, vor 529
blind zu werden 482
Blitzen, vor **509**
Cholera, vor der 483
Denken an Unangenehmes, an Trauriges,
    beim 527
Diarrhoe durch, mit 493
Dingen, vor wirklichen u. unwirklichen
    527
Dunkelheit, vor **487**
Ehemann wird nicht zurückkommen 505
Einbildungen, vor 506
Einsamkeit, vor 523
einzuschlafen 523
Eisenbahn zu fahren, mit der **519**
engem Raum, im 513-4
Entbindung, bei, nach der 508
Entblößen nachts, vor dem 499
entfliehen, mit dem Verlangen zu **497**
entsetzliche 499
Epilepsie, vor 496-7
ereignen, es könnte sich etwas **503**-4
Ereignissen, vor plötzlichen 497
erkälten, sich zu 484
ermordet zu werden 513
ernsten Gedanken, vor 522
Ersticken, vor dem 525-6
Ertrinken, vor dem 496
Erwachen, beim **531**
erwürgt zu werden 525
Essen, nach dem 496
essen, zu 496
Extravaganz, vor 499
Fahren, beim 520
fallen, zu 499-501
fallen auf ihn, Gebäude 499-501
fasten, zu 501
Feinden, vor 496

Furcht
Furcht

Feuer fangen, Gegenstände werden 501
Fieber, vor 501
Fieberfrost, bei 483
Fieberhitze durch, bei 484, 505
Fliegen, vor 501
Folterung, vor 528
Frauen, vor 533
Freien, im + am. 477
Fremden, vor 525
Freund hat Unfall gehabt **501**
Freunden, vor 502
Galgen, vor 502
gebissen zu werden 482
Gedanken, vor seinen eigenen 527
gedemüdigt zu werden 505
Gefahr, vor drohender **486-7**
gehängt zu werden 503
Gehen, vor dem, beim 531-2
Gehirnerweichung, vor **482**
Geistern, vor 502
Geisteskrankheit, vor 506-7
geistiger Anstrengung, nach 511
Gelenkschwäche, vor 507
genesen, nicht zu **519-520**
Gerede der Leute zu kommen, ins 502
Geräusche, durch 514-5
geschlagen zu werden, von Entgegenkommenden 525
Geschäften, vor **483**
Gesellschaft, vor 484
um seine Stellung in der 523
gestört zu werden 495
Gesundheit geliebter Menschen, um die 504
Gesundheit ruiniert zu haben, sich ihre 504
getadelt zu werden 483
Gewitter, vor 528
Glitzerndem, Spiegeln, vor **482, 511**
Grausamkeiten, durch Bericht von **486**
grundlose 483
Halses, durch das Gefühl einer Anschwellung des 528
Handarbeit, nach 509
Harnverhaltung durch + unwillk. Abgang 530
Hast, nach Zwang zur 505
Haus zu verlassen, das 515
Hausecken vorbeizugehen, an 485
Herzklopfen, mit 516
Herzkrankheit, vor **504**
hinter ihm, j. ist **481-2**
hochgelegenen Orten, vor 505
Hunden, vor 495
hungrig, wenn 505
Hydrozephalus, bei 505
Imbezillität, vor 506

Impotenz durch, vor 484, **506**
Impulsen, vor eigenen 506
In-der-Nähe-Stehenden, vor **514**
Infektionen, vor 506
Insekten, vor 507
Katzen, vor 483
Kindern, bei 483
Kirche o. Oper, wenn fertig zur 484
Klavier, wenn am 517
Kleinigkeiten, vor 529
Kohleneimer, vor 484
Koitus, beim Gedanken an (Frau) 484
Krankheit, Karzinom, unheilbarer, vor drohender 493-5
Kreislaufstillstandes, mit Gefühl des 524
kriecht aus jeder Ecke, etwas 485
Kummer, wie durch 503
Lähmung, vor 516
Last zu fallen, zur 483
lautes Reden wird sie töten 527
lebenslange 508
Lebensüberdruß, mit 533
Leiden, vor 525
Liegen im Bett, beim 509
Luft, von frischer 477
Magen aufsteigend, vom 524
Magengeschwür, vor 524
Männern, vor 510
Mäusen beim Erwachen, vor 511
Medizin zu vertragen, keinerlei 509
Meinung anderer, vor der 515
Menschen, vor; Anthropophobie 516-7
bei Kindern 517
Menschenmenge, in einer 485-6
Menses 510-511
Messern, vor 508
Mißerfolg, vor, geschäftlichem **499**
Mißgeschick, vor 493
Mittagessen, nach dem 493
moralischer Verirrung, abwechselnd mit sex. Erregung 513
Musik, durch 513
neuen Bekanntschaften, vor **514**
ohnmächtig zu werden 499
Operation, vor jeder 515
Pflichten nicht mehr nachkommen zu können, ihren 496
Pflicht zu versäumen, seine **496**
Pneumonie, vor 517
Pocken, vor 523
Pollutionen, nach 518
Prozeß, vor einem 519
Prüfung, vor 498
Räubern, vor 520-1
Regen, vor 519
Ruhelosigkeit durch **520**
sagen, etwas Falsches zu **521**

Schaden anzurichten 511
Schatten, vor eigenem 522
Schaudern durch 522
Schicksalsprüfung, vor 515
Schlaf, vor dem (zeitlich) 522
   einzuschlafen 523
   F., Augen zu schließen, würde sonst nie wieder aufwachen 523
Schlagen, vor 523
schlechte Nachrichten zu erfahren 481
Schmerzen, bei, vor 516
schneiden, beim Rasieren sich zu 486
Schurken, vor 508
Schwangerschaft, während der 518
Schwarzen, vor allem **482**
Schweiß, mit 517
Schwindel, vor 530
sehen, Wunden zu 521
Selbstbeherrschung zu verlieren, die 522
Selbstmord, vor **526**
Seufzen, mit 522
sieht, wenn sie vor sich hin 509
Sinne, mit Erregungszustand der (Geruch- Geschmack-Tast) 522
Sitzen am. 522
Skorpionen, vor 521
Sorgen, vor eingebildeten 529
Spiegeln, vor 511
Spinnen, vor 524
sprechen, zu 524
springt aus dem Bett vor 507-8
Stecknadeln, spitzen Gegenständen, vor 517
Steigen, vor dem 481
Stellung zu verlieren, seine 518
Stimme zu gebrauchen, seine **530**
Stuhlgang, vor unwillk. 524
Syphilis, vor 527
Tadel, vor 520
Tagesanbruch, vor dem 487
Telephon, vor dem 527
Teufel geholt zu werden, vom **492**
Tieren, vor 479
Tod, vor dem 487-492
töten, er könnte **508**
Träumen, vor entsetzlichen 495
Traurigkeit, mit 521
treibt umher 495
Trinkern, bei 496
Tuberkulose, vor 485
Tunneln, vor 529
Tür, beim Öffnen der 495
   könnte nicht abgeschlossen sein 495
Übelkeit, nach 514
überfahren zu werden **521**
Überraschungen, durch angenehme 527

Überqueren einer Straße, Brücke o. eines Platzes, vor dem 485, 531
überwältigende 516
unerklärbare 529
Unfällen, vor 477
Unglück, vor **511**-2
Unheil, vor **497**
Unterhaltung, vor 485
unternehmen, etwas zu + Neues **529**-530
Unrecht, vor einem 534
Urinieren, nach dem 530
verfaulen, der Körper wird **519**
Verfolgung, vor **519**
vergiftet zu werden, worden zu sein 517-**518**
verhungern, zu **524**
verkauft zu werden 523
Verlangen nach dem Tod, mit 492
verletzt zu werden 505-6
vernachlässigt zu werden 514
verraten zu werden 482
verunstaltet zu werden 495
Verwirrung könnte bemerkt werden, ihre **485**
Wahnideen, durch 492
Wasser, vor **532**-3
Weinen am. 533
wiederkehrende 520
Wind, vor 533
Wut zu geraten, in 519
Zahnarzt, vor Gang zum **492**
Zerstörung ihrer Umgebung, vor drohender 492
Ziel nicht zu erreichen, das 492
Zimmers, beim Betreten des 521
Zimmerwärme, vor, bei 532
Zittern, mit 529
Fußtritte → stößt mit Füßen **682**

gallige Stimmung 110
   Kummer, nach 110
   Schwierigkeiten mit jemandem, nach 110
Gebärden, macht 553-564
   angestrengte 560
   Ausdauer, mit großer 561
   automatische **554**
      im Schlaf 554
   bedeckt Mund mit Händen 555
   begeisterte 556
   betrunken, wie 558
   bezeichnet seine Wünsche durch 558
   dreht sich auf dem Fuß 562
   entschiedene 556
   erhabene 563
   extravagante **556**
   Fäuste wie im Zorn, Ballen der 537
   gewohnten Beschäftigung, seiner 564

Geziertheit in **12**
gieße, als ob aus einer Hand in die andere 561
Greifen nach etwas, nach Flocken 556-8
heftige 564
kindische 555
klatscht mit den Händen 555
krampfhafte 555
  im Schlaf 555
kratzt sich an Oberschenkeln 562
kreuzt die Hände 556
lächerliche **562**
langsame **562**
lebhafte 560
leichte 560
nervöse 561
Nüsse knacken, als ob 561
Reden, gestikuliert beim 563
  mit dem Kopf 563
ringt die Hände 564
Schauspieler, wie ein 554
scheue 562
schreckliche 556
seltsame Stellungen u. Lagen **563**
spielt mit den Fingern 561
Spinnen nach, ahmt 562
stampft mit den Füßen 562
  Kinder im Schlaf 563
trinkt, als ob er 556
unfreiwillige Handbewegungen 558-560
ungeduldige 558
ungeschickt in 554
unsichere 563
vorsichtige 555
wilde 564
wirre 555
wischt, als ob er das Gesicht 554
wütende 556
zerbricht Nadeln, Stöcke 554
zieht Umstehende an den Haaren **561**
zornige, nachts beim Gehen 554
geckenhaft 539
Gedächtnis, gutes 730-1
  Eigennamen, für 731
  Fieber, bei 731
  kurzes, aber 731
  Musik, für 731
  Unterdrückung des sexuellen Verlangens, durch 731
  vergangene Ereignisse, für 731
  gequält von 731
Gedächtnisschwäche 733-741
  Arbeit, bei geistiger 737
  Kind kann nicht unterrichtet werden 737
  auszudrücken, sich **735**-6
  Buchstaben, für 738
  Daten, für 735

Eigennamen, für **738**
Einzelheiten, für 735
ereignet hat, für das, was sich 736
  was sich gerade 736
Ereignisse, für + frühere, neue 736
Farben, für 735
Formen, für 736
gedacht hat, für das, was er gerade 740
gehört hat, für das, was er + gerade 737
gelesen hat, für das, was er, gerade 739
gesagt hat, für das, was er, gerade 739
Geschäfte, für 734
geschrieben hat, für das, was er 741
gesehen hat, für alles, was er 740
getan hat, was er gerade 735
Kopfschmerzen, bei 737
Musik, für 738
Orte, für **739**
Orthographie 738
periodische 738
Personen, für 739
plötzlich u. periodisch auftretende 740
sagen wollte, für das, was er **740**
schreiben wollte, für das, was er gerade 741
Studium, G. junger Menschen beim 740
Tagesereignisse, für 738
tägliche Dinge, für 735
tun wollte, was er gerade 735
Verse zu lernen 740
Worte, für **741**
Zeit, für die **740**
Gedächtnisverlust 732-3
  Aphasie, bei 732
  Apolexie, nach 732
  epileptischen Anfällen, nach 732
  Furcht, durch 732
  Gehirnerschütterung, nach 732
  Geisteskrankheit, bei 733
  geistige Anstrengung, durch 733
  Imbezillität, bei 732
  Katalepsie, nach 732
  Koma, nach 732
  Sonnenstich, nach 733
  Verletzungen, nach 733
    Kopfverletzungen, nach 733
Gedächtnisverwirrung 732
Gedanken 1000-1020
  Abdomen, wie aus dem 1000
  abstoßende, mit Übelkeit 1003
  alberne 1003
  allein, hartnäckige, wenn 1007
    G.-Andrang wenn 1012
  Andrang, Flut der 1010-1013
  Arbeit, andrängende, schwindende, sich aufdrängende, wandernde G. bei der 1013, 1018, 1005, 1020

Gedanken	Gegenwart

automatische 1000
drängen sich auf 1004-5
gedankenvoll **1014**-5
Geschäfte, an 1000, 1012
grobe, primitive 1001
hartnäckige **1006**-9
irrtümliche 1003
Kontrolle über seine G. verloren 1000-1
Krankheit, an + unheilbare 1002
Kreise, bewegen sich im 1000
lächerliche 1010
Leere der 1016
Magen, wie aus dem 1000
Monotonie der 1005
Musik, hartnäckige an 1008
quälende **1015**
schnelle, lebhafte 1010
schreckliche 1003
Schreiben sich aufdrängende, schwindende, wandernde G., beim 1005, **1019**, 1020
Schwinden der 1016-9
seltsame 1014
sexuelle 1013
  sich aufdrängende, quälende s. G. **1005, 1015**
sich selbst, nur an **1004**
Stillstand der 1013
tiefe 1009
Todesgedanken 199
unangenehme **1001**
Unbeständigkeit der 609
Unbestimmtheit der 1016
unzusammenhängende **1002**
Vergangenheit, an die 1005-6
versunken in 4-6
wahnsinnige 1004
wandernde **1019**-1020
wiederholende, sich 1010
zwei entgegengesetzte Gedankenrichtungen 1016
Zukunft, über die **1004,** 1009
Gedanken, versunken, in 4-6
  Essen, nach dem 6
  Menses, während der 6
  Unglück vor, stellt sich ein 6
  was aus ihm werden soll 5
  Zukunft, um die 6
Gedichte, macht 1055
  Einschlafen, beim 1055
geduldig 793
Gefechten, spricht von → Kämpfen 107
Gefühle beherrscht durch Intellekt 439
gefühllos 1053
  Familie, gegen seine 1053
Gefräßigkeit 564
Gefühlserregung, Beschwerden infolge von 17-8

Gegenwart anderer agg. → Gesellschaft, Abneigung gegen **144**-9
gehässig → boshaft **720**-2
Geheimniskrämer → verschwiegen 895
Geheimnisse → verrät G. **860**
gehen, Abneigung zu 1060
  auf und ab, geht 1060
  Freien agg. + am., G. im 1061
  Gewaltmarsch, psych. Symptome am. durch 1060
  Kreis, geht im 1060
  langsam u. würdevoll, schreitet 1061
  selbstüberheblich einher, schreitet 1061
  Verlangen zum G. vergeht 1060
Gehirnerschütterung → Verletzungen (Index)
gehobener Stimmung, in 438
geht auf die Nerven → lästig 1063
geht, marschiert mehr, als ihr gut tut 1061
geistesabwesend 6
Geistesklarheit → Ideenreichtum **593**-5
Geisteskraft, gesteigerte 963
Geisteskrankheit, Wahnsinn **633**-647
  alberne, lächerliche 639
  Amenorrhoe, durch 635
  anfallsweise 643
  Angst, mit 635
  benimmt sich wie ein Geisteskranker 635
  berührt werden, will nicht 647
  betrunken, wie 637
  Blutungen, nach 640
  boshafte 641
  Demütigung, durch 642
  diktatorische 637
  droht mit Tod u. Zerstörung **646**
  düstere 635
  eigensinnig bei 642
  Einkäufe, macht nutzlose 644
  entfliehen, Verlangen zu **638**
  erotische 638
  essen, weigert sich zu 638
  Fanatiker, der 639
  Fieberhitze, mit 640
  fröhliche, lustige 636
  Frösteln, mit 636
  Gebeten, mit 643
  Gedächtnisverlust bei 733
  Gefräßigkeit, mit 639
    abwechselnd mit Essenverweigerung 639
  geistige Anstrengung, durch 642
  geschäftige 636
  geschäftlichen Mißerfolg, durch 636
  Geschwätzigkeit, mit 641
  Gesellschaft, mit Verlangen nach Licht u. 636
  Gesichtsblässe, mit 639

Gesichtsröte, mit 639
Größenwahn 641
häuslichem Unglück, nach 637
Herausstrecken der Zunge, mit 644
hchmütige 640
ißt Abfall, Kot, Mist 638
Jammern, Stöhnen, nur 640
Kindbett, im **644**
   entflieht 442
Klimakterium, im 636
Konvulsionen, mit 637
Kopfverletzung, durch **640**
Körperkraft, mit vermehrter 646
kriecht auf dem Fußboden 637
Kummer, durch 640
Lachen, mit 641
Lähmung, mit 642
lärmende 642
launische 636
Liebe, durch enttäuschte 641
Masturbation, durch 641
Melancholie 641
Menses 641-2
Mutwillen, Ausgelassenheit, mit 647
Neid, mit 638
Neuralgie, nach Verschwinden der 642
periodisch auftretende 643
Puls, mit schnellem 644
Raserei 644
reisen, mit Verlangen zu 647
religiöse **644**-5
Ruhelosigkeit, mit 645
   der Beine 645
sanfte 642
scheue 645
Schlaflosigkeit, mit 646
Schmerzen, durch unerträgliche 642
Schreck, durch 639
Schwangerschaft, in der 644
Schweißausbruch, Anfälle von G. mit nachfolgendem 643
Selbstmord, Neigung zum 646
sexuelle Exzesse, durch 645
spalten, möchte sich den Kopf 646
stampft mit den Füßen 646
starren Augen, mit 646
Stellung zu verlieren, aus Furcht, seine 643
stille 645
Syphilis, bei 646
tadelt andere 645
Tanzen, mit 637
   und Sich-Ausziehen 637
Trinkern, bei **637**
unbeweglich wie eine Statue 640
Unempfindlichkeit, Schmerzlosigkeit, mit 640

unterdrückten Hautausschlägen, nach 646
Verfolgungswahn 643
Vermögens, nach Gewinn eines 639
Verlust seines, nach 639
Verschlossenheit, mit 645
Weinen, mit 647
wühlt in der Erde mit dem Mund 636
Zeichen, schreibt unverständliche 645
zerbricht Nadeln 635
zieht seine besten Kleider an 637
Zorn, durch 635
Geistesträgheit → Stumpfheit **416**-430
geistige Aktivität 9-10
geistige Anstrengung → Anstrengung 461
geistige Arbeit:
   Abneigung gegen **1096**-7
   Aktivität **9**-10
   Anstrengung agg. + am. 461
   Beschwerden infolge von 23-24
   Betäubung, g. A. agg. 970
   braucht Wein zur geistigen 1100
   Delirium durch 218
   empfindlich nach 900-1
   ermüdet 1098
   Erregung durch 456
   Gedächtnisschwäche bei **737, 740**
   Gedächtnisverlust durch 733
   Gedanken bei, Schwinden der 1017
   Geisteskrankheit durch 642
   Geschwätzigkeit nach 717
   Hast bei 581
   leichter, nachts 1098
   Manie nach 725
   Pubertät, agg. durch g. A. in der 461
   Reizbarkeit durch 665
   Ruhelosigkeit bei + am. durch 853
   scheint in Wahnsinn zu treiben 1100
   Stumpfheit durch 425
   Traurigkeit nach 885
   überlegt; unfähig, nachzudenken durch + im Alter 826
   unmöglich 1098-1100
   vergeßlich durch 543
   Verlangen nach 1097
   Verwirrung durch + am. 173
   Wahnideen nach Studium 361
geistreich → witzig **1096**
Geiz 102-3
   abwechselnd mit Verschwendung 102
   Angst um die Zukunft, durch 102
   Freigebigkeit gegen Fremde, G. gegen die Familie 103
   verschwenderisch für sich, sonst 103
Geldverlust, Beschwerden infolge von 21
   Geisteskrankheit nach Verlust seines Vermögens 639
   Traurigkeit nach **882**

Gelassenheit → Seelenruhe **1029**-1030
gelingt ihm, nichts; erfolglos **974**
Geltungsbedürfnis → Selbstüberhebung,
    Beschwerden infolge von 17
Gemütssymptome wechseln mit körperlichen 742
    Fluor abwechselnd mit G. **742**
Geometrie → Rechnen 119
Geräusche:
    Angst durch 86
    durch G. von fließendem Wasser 86
    Auffahren durch 956
    Beschwerden infolge von G. 21
    empfindlich gegen **901**-5
    Furcht durch 514-5
    stilles Wesen, Lärm ist unerträglich 812
    Traurigkeit durch 885
    Weinen bei G. 1083
    Zorn bei G. 36
Geringschätzung, Verachtung durch andere,
    Beschwerden infolge von 22
Gerüche:
    Bewußtlosigkeit durch 1045
    empfindlich gegen 905
Geschäften:
    abgeneigt **117**-8
    Aktivität in seinen 9
    Angst wegen Geschäftsangelegenheiten 66
    Beschwerden infolge von geschäftlichem Mißerfolg 16
    entmutigt mit Abneigung gegen G. 409
    Furcht vor **483**
    vor geschäftlichem Mißerfolg 499
    Gedächtnisschwäche für G. 734
    Gedanken an G. abends im Bett 1000
    von erledigten 1012
    Geisteskrankheit durch geschäftlichen Mißerfolg 636
    Geschäftsmann, erschöpfter 118
    Gleichgültigkeit gegen geschäftliche Angelegenheiten 612
    mürrisch, wenn G. nicht schnell vorangeht 769
    Phantasien über Geschäfte, verstärkte 468
    Reizbarkeit über ein, bei einem wichtigen G. 660
    Schüchternheit bei Geschäftsabschlüssen 1026
    Sorgen, voller, um seine G. 122
    spricht von seinen **118**
    unbesonnenen, sorglos in seinen 574
    unfähig zu 117
    vernachlässigt seine **118, 784**
    Verlangen nach 117
    Zorn über seine G. 31

geschäftig 118-9
    fruchtlos 119
    sich selbst, mit 119
    Wochenende, am 119
Geschenke an Frau oder Sohn, Ehemann macht keine 564
Geschichten, traurige → schreckliche Dinge ergreifen sie tief **578**
Geschmacklosigkeit in ihrer Kleidung 995
Geschrei → Schreien **911**-920
Geschwätzigkeit 713-8
    alberne 716
    beantwortet keine Fragen, aber **715**
    Delirium, geschwätziges 216-7
    Eifersucht mit 675
    Ekstase, mit 716
    erregte 716
    Erschöpfung, bis zur 716
    Fieberfrost, bei 715
    Fieberhitze, bei 716
    geistiger Anstrengung, nach 717
    geschäftige 715
    Gesundheitszustand, über seinen **716**
    gewählten Ausdrücken, in 718
    hastige 716
    Heiserkeit, nur im Zaum gehalten durch seine 717
    Klimakterium, im 715
    lustige, ausgelassene **715**
    Menses, während der 717
    muntere, lebhafte 718
    offenherzige 717
    Reden, hält 718
    religiöse Themen, über 717
    Schlaf, im 718
    Schlaflosigkeit mit 718
    Schwangerschaft, während der 717
    Schwitzen, beim 717
    selbstgefällige 718
    Spaßen, mit 717
    springt von einem Thema zum anderen 715
    stumpfsinnig und reizbar, danach 718
    trunkene 716
    Trunkenheit, bei 716
    unbesonnene 716
    wahnsinnige 717
    witzige 718
    zuhören, möchte nicht 717
Geselligkeit, Hang zur 933
Gesellschaft:
    am. 151
    Angst in 69
    beim Sprechen in 93
    Erregung in 452
    froh in 135
    Gedanken in; Schwinden der 1017

| Gesellschaft | Gewalttaten |

Gleichgültigkeit in 613
Lachen in 694
Lebensüberdruß in 1065
Ruhelosigkeit in 848
Schüchternheit in 1026
Stumpfheit in 422
Traurigkeit agg. in + am. 875
Gesellschaft, Abneigung gegen **144-9**
  Abscheu vor 148
  Alleinsein am. 146
  Anwesenheit anderer unerträglich beim Stuhlgang/Urinieren 149
  Anwesenheit Fremder, Abneigung gegen **148**-9
  Entbindung, nach der 148
  ertragen, kann niemanden um sich 147
  Fieberhitze, bei 147
  Freunden, von besten **147**
  Furcht vor Alleinsein, jedoch **147**
  gehen, will allein 149
  lächelnde Gesichter, Abneigung gegen 149
  Land, möchte weg auf's 147
  Menses, bei den 148
  Schwangerschaft, in der 148
  Schwitzen, beim 148
  sitzt, tut nichts 149
  Sorgen, mit, voller 122
  Treffen mit Freunden, gegen 148
  vermeidet den Anblick von Menschen 146
  Weinen, mit + agg. 149
  wünscht die Einsamkeit **147**
Gesellschaft, Verlangen nach **149**-151
  Alleinsein agg., beim **150**
    doch Furcht vor Menschen 151
  am. 151
  angesprochen werden, aber will nicht 151
  behandelt sie trotzdem abscheulich 151
  ereignen könnte, als wenn sich etwas Schreckliches 151
  Freund, nach einem 151
  Kopfschmerzen, bei 151
  Menses, während der 151
gestört sein, will nicht 414
gesund zu sein, behauptet **1091**
getötet zu werden, Verlangen 687
  Entbindung, bei der 687
  Stich ins Herz, durch 687
getragen zu werden, verlangt **124**-5
  Abneigung 124
  gerade sitzend 125
  Krupp, bei 124
  Liebkosungen u., verlangt 124
  langsam 125
  mürrisch, Kindern, bei 769
  schnell 125
  Schultern, auf den 125

Gewalttaten, Wut führt zu **1057**-8
  Delirium, im 225-6
  Manie, in der 727
Gewissen:
  gewissenlos → unbarmherzig **1054**
  Gewissensangst **69**-70
  Gleichgültigkeit gegen sein 613
gewissenhaft in Kleinigkeiten **180**
  Essen, nach dem 180
  Kleinigkeiten, beschäftigt sich intensiv mit 180
  Pendant 180
gewissenlos → unbarmherzig **1054**
Gewissensqual 830-1
  Erwachen, beim 831
  Kleinigkeiten, über 831
  Menses, nach den 831
  Reden, Schlaf, beichten laut 993
  schnell, bereut 831
  Taktlosigkeit, über frühere 831
Gewitter, Gemütssymptome vor, bei **1021-1022**
  Angst vor, bei 96
  froh bei 139
  Furcht vor Blitzen, G. 509, **528**
  liebt 1022
  mürrisch durch 774
  Reizbarkeit vor 672
  Ruhelosigkeit vor, bei 858
  Schreien bei 919
  Traurigkeit am. 890
Geziertheit 12
  Gebärden u. Taten, in **12**
  Worten, in 12
Gier, Habsucht **565**-6
  packt habgierig 566
glänzende, leuchtende Gegenstände agg., am. **910**
  Wasseroberfläche agg., spiegelnde 910
Gleichgültigkeit, Apathie, Teilnahmslosigkeit **609**-622
  alles, gegen **615**
  Alltägliches, gegen 619
  andere, gegen **619**
  andere Geschlecht, gegen das 619
  angenehme Dinge, gegen 611
  Angst, nach 612
  Anstrengung, nach 615
  antwortet gleichgültig 50
  Arbeitsscheu, mit 622
  Ärger mit Magenschmerzen, nach 622
  ärgerliche Dinge, gegen 617
  aufregende Ereignisse, gegen 615
  äußere Eindrücke, Dinge, gegen 616
  Äußeres, gegen sein 620
  beachtet nichts 619
  Entblößung ihres Körpers, gegen **616**

Epilepsie, bei 615
Erregung, nach 615
Essen, gegen, nach dem **614**-5
Familie, gegen seine **616**
feinere Empfindungen, gegen 616
Fenster, sieht stundenlang aus dem 622
Fieber, bei 616
Fieberfrost, bei 613
Fragen, Ausfragen, gegen 617
Frauen, gegen 622
Freude, gegen 617
  u. Leid, gegen 617
freudlose 618
Freien, im + am. 611
Gehen im Freien, beim 622
Gehirnerschütterung, nach 613
geistiger Anstrengung, nach 618
Geld zu verdienen 618
geliebte Personen, gegen 618
  Fremde, aber nicht gegen **618**
Genesung, gegenüber seiner 620
geschäftlichen Angelegenheiten, gegen seine 612
Gesellschaft, in 613
getan ist, gegenüber allem, was für sie **614**
Gewissen, gegen sein 613
Glück, gegenüber dem 617
Kinder, gegen ihre **612**
klagt nicht 613
Klimakterium, im 613
Koitus, beim 613
Krankheit, gegenüber einer 612
Langeweile, mit 615
Leben, gegen sein 618
Leiden, gegen 621
Lesen, beim 620
Liebkosungen, gegen 612
liebste Freunde, gegen **614**
liegt mit geschlossenen Augen 618
Masturbation, nach 618
mürrische 619
Musik, die er liebt, gegen 619
nackt zu bleiben **619**
periodische 619
Pflichten, gegen seine **614**
  des Haushaltes 614
Pubertät, in der **620**
Reizbarkeit, mit 617
Religion, gegen seine **620**-1
Schlaflosigkeit, mit 621
Schläfrigkeit, mit 621
Schmerzen, gegen 619
Schwitzen, beim 620
Sexualtrieb, mit vermindertem 621
sich selbst, gegen 617
Spaßen, gegen 617

stoisch gegen Ereignisse 621
tot, alles erscheint ihm 614
Typhus, bei 622
Umgebung, gegen die 621
Vergnügen, gegen jedes 620
Verwandten, gegen seine 620
Verweis, gegenüber jedem 621
Verweis, gegenüber jedem 621
Weinen, mit 622
wichtige Dinge, Nachrichten, gegen 617
Wohlergehen anderer, gegen das **622**
wortkarge 621
Wunsch u. Willen, hat keinen 614
Zukunft, gegen die 616
glücklich → froh **128**-**139**
Glückseligkeit, Wonne, Gefühl von 114
Gotteslästerung → Blasphemie 113-**114**
gottlos, Mangel an religiösem Gefühl 565
Gram → Kummer 566-9
Grausamkeit, Unmenschlichkeit 190
  Familie, gegen ihre 190
  sehen, Kinder können nicht ertragen, G. zu 190
Grimassenschneiden 569
  Delirium, im 214
  seltsame Gesichter, schneidet 570
Grobheit 862-3
  anderer, Beschwerden infolge von 22
  Angestellten gegen ihre Vorgesetzten, von 862
  empfindlich gegen 906
  Fieber, bei 862
  Frauen, bei 862
  Gedanken, grobe 1001
  unartiger, ungezogener Kinder **862**
Großsprecher → Prahler 115
Größe, Ausmaß, schlechter Beurteiler von **929**
  Rahmens scheint vermindert, des 929
Größenwahn 641
Grunzen 570
  Schlaf, im 570
Güte → Wohlwollen 109
guten Mutes → froh **128**-**139**

Habgier → Neid und 440
Habsucht → Gier 565-6
halsstarrig → eigensinnig **787**-**790**
Halluzinationen → Wahnideen 229-387
haltlos, ohne Rückgrat 946
hämisch → boshaft **720**-2
Handarbeit, Gemütssymptome infolge von 728
hart gegen Untergebene 182, 570
Hartnäckigkeit 794
Haß 570-2
  Abwesende, auf 571

bitteres Gefühl wegen geringer
    Kränkungen **571**
  Frauen, auf **572**
  Männer, auf **571**
  Personen, die ihn beleidigt haben, auf
    571
  Rache, H. und 572
Hast, große Eile **579**-583
  agg. 580
  antworten überstürzt 49
  Arbeit, bei seiner 583
  Beruf im 582
  Bewegungen, in seinem 581-2
  Essen, beim 581
  Fieberfrost, bei 580
  Gehen, beim 582
  geht auf u. ab 582
  geistiger Arbeit, bei 581
  immer in 580
  jeder bewegt sich zu langsam 581
    soll sich beeilen 581
  Kurzatmigkeit, mit 580
  Pflicht stehend, wie unter dem Druck
    gebietender 581
  Schreiben, beim 583
  Sprechen, hastiges 939
  Trinken, beim 581
  ungeschickt aus 580
  Zeit einzuhalten, um die verabredete
    582
Hause gehen, will nach 576
  Abneigung, im H. gehalten zu werden
    578
  fortgehen, u. dann wieder 576
  redet von zu 576
  Ungeduld im 602
  verlassen, möchte 576
Haushalt:
  Abneigung gegen Pflichten im **430**
  Angst vor dem, um 73, 81
  Faulheit, Hausarbeit 628
  Gleichgültigkeit, Pflichten 614
  Sorgen um 122
  vernachlässigt ihren 784
Hauswirtschaft, unfähig zur 579
Hebephrenie 893
heftig 1055-9
  Aktivität, mit körperlicher 1057
  Berührung, durch 1059
  Erschöpfung, bis zur 1058
  Freunden, zu seinen 1058
  geärgert, wenn 1057
  Gebärden 564
  getadelt wird, wenn ein anderer 1058
  Gewalttaten **1057**-8, Index
  jagt seine Familie aus dem Haus 1057
  Kleinigkeiten, wegen 1059

krank, wenn 1058
Schlaf, vor dem 1058
Schmerzen, durch 1058
Stuhlgang, vor dem 1058
Unterhaltung anderer, durch die **1058**
Heimweh 576-7
  Hitze im Rachen, mit 577
  Langweile mit 440
  roten Wangen, mit 577
  stiller, schlechter Laune, mit 577
Heirat erscheint unerträglich, der Gedanke
  an **728**
  besessen vom Verlangen zur 728
Heiterkeit 462-3
  Diarrhoe, bei 463
  erinnern, kann sich an lang Vergessenes
    463
  Freien, im 463
  Gehen im Freien, beim 463
  glückselige 463
  Koitus, nach 463
  Schwitzen, beim 463
  Traurigkeit, nach 463
Hellsehen 141
  Schlaf, im 142
herausfordern, trotzig 201
herrisch → diktatorisch **398**
herrschsüchtig → diktatorisch **398**
Herumwerfen:
  Angst mit 65
  eigensinnig, ungeduldig 790
  qualvolle Angst mit **46**
  Raserei mit 822
  Ruhelosigkeit mit 845
  Ungeduld mit 603
herzlich, liebevoll, zärtlich **13**
  erwidert Herzlichkeit 13
  rauh, aber 1
Heuchelei 587
heuchlerisch, scheinheilig 930
Heulen 579
Hilflosigkeit, Gefühl **574**
hinterlistig → trügerisch **200**
hitzig, feurig 101
hochmütig, arrogant **572**-3
  dumm u. h. 573
  gekränkt, wünscht geschmeichelt zu
    werden 573
  Kleider tragen, möchte seine besten 573
  Miene, selbstzufriedene 573
  religiöser Hochmut 573
  Schwangerschaft, in der 573
  steif u. anmaßend 573
Höhe agg. Gemütssymptome 575
hoffnungsvoll 578
  Genesung, auf 578
Homosexualität 106, 718

Hydrophobie → Tollwut **583-4**
Hypochondrie 584-7
  Alleinsein, beim 585
  Anteil an seiner Umgebung, nimmt keinen 586
  eingebildete Krankheit **586**
  Erwachen, beim 587
  Essen, nach dem 586
  Fieber, bei 586
  Freien, im 585
  Masturbation, nach 586
  Menses 586
  mürrische **586**
  Nasenbluten am. 587
  Pollution, nach 587
  Selbstmord, treibt zum 587
  sexuelle Ausschweifungen, durch 587
    Enthaltsamkeit, durch 587
  stilles Wesen bei 811
  Trunksucht mit 399, 585
  Unterdrückung des Hautausschlages, nach 587
  Weinen, mit 587
Hysterie 588-593
  Amenorrhoe, bei 589
  Anfällen, in 589
  Berührung u. Druck unerträglich 593
  bewegen, kann keinen Körperteil 592
  Blutverlust, Säfteverlust, nach 590
  Delirium, hysterisches, beinahe 215
  froh, hysterisch 137
  hinlegen, muß sich 590
  hysterische Beschwerden 590
  Klimakterium, im 589
  Koitus agg., am. 589
  Kummer, durch 590
  lächerliche 590
  laszive 590
  Licht u. Geräusche agg. 590
  Mann, bei einem 591
  Menses 591
  Mond agg., zunehmender 592
  Musik am. **592**
  Ohnmacht, hysterische 589-590
  plethorischen Personen, bei 592
  Pollutionen, nach 592
  Pubertät, in der 592
  Schlaflosigkeit, mit 593
  Schwangerschaft, Entbindung, während der 592
  sexuellen Ausschweifungen, nach 592
  sexuellen Erregung, durch Unterdrückung der 592
  Stöhnen agg., Seufzen am. 591
  Unterdrückung der Absonderungen, nach 593
  verletzen, möchte sich selbst 590

  wechselnde Symptome 589
Ideen, Mangel an **595-6**
  Reichtum an; Geistesklarheit **593-5**
  Identität, Verwirrung über seine **169-171**
Idiotie 596-7
  beißen, Verlangen zu 597
  Handlungen, idiotische 597
  Kichern 597
  Lachen, idiotisches 701
  Masturbation, mit 597
  schrillen Schreien, mit 597
  zupft Federn aus dem Bett 597
Imbezillität 598-9
  alte Lumpen sind schön wie Seide 599
  Aphasie mit 598
  epileptischem Anfall, vor 598
  Gedächtnisverlust bei 732
  Lachen um nichts 599
  mutwillig-boshaft bei 722
  Negativismus 599
  Raserei, stampft mit den Füßen 599
  schreit, wenn man sich mit ihm beschäftigt 599
  sexueller Erregung, mit 599
Impertinenz → Frechheit **604**
Impotenz:
  Eifersucht mit 675
  Furcht beim Koitus, durch 484
  Furcht vor **506**
  Gedanken mit, sexuelle 1013
  lasziv mit 694
  Phantasien mit, laszive 470
  Reizbarkeit mit 666
  Stumpfheit mit 424
  Traurigkeit mit 882
Impuls → Trieb, krankhafter 606
impulsiv 607
Inaktivität 607
Indifferenz → Gleichgültigkeit **609-622**
Indiskretion, Taktlosigkeit **623**
Indolenz → Faulheit **624-630**
Initiative, Unternehmungsgeist, Mangel an **632**
Interesse, Mangel an → Gleichgültigkeit **609-622**
Intrigant 649
Ironie 650
  Satire, Lust an 650
ißt mehr, als sie sollte 433
jagt eingebildeten Dingen nach 128
  Personen nach 128
  Jähzorn → Zorn 26-40
Jammern, Lametieren, Klagen **688-691**
  andere, um 691
  Angst im Magen, über 689
  ängstliches 689

eingebildetes Unglück, über 690
Erwachen, beim 691
Fieber, bei 690
geschätzt wird, weil er nicht **689**
heiseres 690
Kleinigkeiten, über 691
Konvulsion, bei 690
Körperhitze außer an den Händen, mit 690
Krankheit, über seine 691
lautes, durchdringendes 690
Menses, während der 691
qualvolle Angst mit 44
Schlaf, im 690
Schmerzen, über seine **691**
Schwitzen, beim 691
Stuhldrang haben, wenn Kinder 691
Traurigkeit, bei 691
unwillkürliches 690
Zukunft, über die **690**
jauchzend → frohlockend **464**

Kämpfen, Gefechten, spricht von 107
   Krieg, spricht von 108
   möchte k., sich mit j. schlagen **535**
Katatonie 125, 893
käuflich → bestechlich **187**
Kichern 564
   Idiotie, bei 597
Kindbett, Gemütssymptome im **140**
   agg. 140
   entfliehen bei Puerperalmanie 442
   Geisteskrankheit im **644**
   Manie mit Singen im 726
   Nacktsein, entblößt Brust in Puerperalmanie 783
   Nymphomanie im 786
   schamlos im 910
   schlagen nach Konvulsionen 964
   Schreien, Konvulsionen im 915
   Traurigkeit im 887
Kinder schlagen, möchte **140**
   entzieht sich den eigenen K. **141**
   wünscht, K. zu zeugen u. zu haben 141
Kinder: (+ Vol. II Index)
   anfassen, müssen alles 1027
   Angst bei K. 66
      Pavor nocturnus 61
   auf der Lauer, erspähen alle Gebärden 141
   bedecken ihr Gesicht, sehen aber durch die Finger 141
   Beißen der 111
   beschimpfen ihre Eltern 7
   Eifersucht unter K. 675
   eigensinnige 788-9
   empfindlich, K. sind 899

entmutigt, sind 409
Entwicklung gehemmt 398
Erregung bei K. 451
Faulheit bei K. **627**
Furcht bei 483
Furcht vor Menschen bei K. 517
Grausamkeiten im Kino nicht ertragen, können 190
Grobheit unartiger, ungezogener **862**
klammern sich an 142-3
Konzentration, schwierige, bei K. 157
kratzen sich den Kopf 894
Lachen bei K. 699
   wahnsinniges 699
mürrische 769
Reizbarkeit bei K. 661
religiöse Gemütsbewegungen bei K. 828
Ruhelosigkeit bei K. 846-**847**
schamlos **910**
Schlagen bei K. 964
Schreien bei K. 913-4
spielen, Abneigung zu, bei K. 796
springen 681
stampfen im Schlaf mit den Füßen 563
Stöhnen bei K. 754
stößt mit Füßen 682
Stumpfheit bei K. 421
Traurigkeit bei K. 874
Ungehorsam bei K. 413
unhöfliche 605
urinieren u. defäkieren überall 400, 535
verlangen ungeduldig mancherlei 389
verkriechen sich, heulen, schreien 189
verstecken sich 575
verzogen 948
weinen 1074-5
Wildheit bei K. 1093
Zorn bei 31
kindisches Benehmen **140**
   Alter, im 140
   Gebärden, kindische 555
kindliches Verhalten 632
Klagen → Jammern **688**-691
klammern sich an Personen, Möbel 142-3
   gehalten werden, möchte 143
   Kind wacht entsetzt auf 142
   klammert sich an andere 143
   Konvulsionen, vor 143
   nehmen, will die Hand der Mutter 143
   Ruhelosigkeit, mit 143
klatschsüchtig 565
Klaustrophobie 513-4
kleiner, Gegenstände erscheinen **931**
Kleinigkeiten erscheinen wichtig 1031
Kleptomanie 687-8
   Geld, stiehlt 688
   Naschwerk, stiehlt 688

klettern, Verlangen zu 142
Klimakterium agg. 142 (+ Vol. II Index)
   Angst im 67, 80
   argwöhnisch im 983
   beklagt sich im 152
   Erregung im 452
   Furcht im 486, 507, 520
   Geisteskrankheit im 636
   Geschwätzigkeit im 715
   Gleichgültigkeit im 613
   Hysterie im 589
   mürrisch im 770
   Nymphomanie im 785
   Reizbarkeit im 662
   Traurigkeit im 875
   vergeßlich im 541
   Weinen im 1075
     u. Lachen 1081
   zweifelnd, Genesung, im 414
   Zorn mit Wahnideen im 33
knurren wie ein Hund 107
Koitus: (+ Vol. II Index, Vol. III)
   Angst beim, nach 68
     beim Gedanken an den (Frau) 68
   Bewußtlosigkeit nach 1037
   entmutigt nach 409
   Erregung nach 452
   Erschöpfung, geistige nach 803
   Faulheit nach 627
   froh nach 135
   Furcht beim Gedanken an (Frau) 484
     Impotenz durch Furcht beim 484
   Gleichgültigkeit beim 613
   Heiterkeit nach 463
   Hysterie agg., am. 589
   mürrisch nach 770
   Nymphomanie agg. durch 785
   Reizbarkeit nach 662
   Ruhelosigkeit beim, nach 847
   Stumpfheit nach 422
   Traurigkeit nach 875
   unzufrieden nach 404
   vergeßlich nach 541
   Verwirrung nach 166
   Zorn nach 32
kokett, nicht genügend 187
   zu viel 187
Koma → Bewußtlosigkeit **1032**-1051
Konzentration, aktive 154
   Menses, vor den 155
Konzentration, schwierige 155-9
   Abneigung gegen 157
   Sich-Anziehen, beim 157
   Arbeit, bei der 158
   Essen, am,. durch 157
   Freien, am. im 156
   Kindern, bei 157
   Kopfschmerzen, mit 157
   Lernen, Lesen, beim **158**
     lernt mit Schwierigkeiten 158
   Rechnen, beim 157
   Reden, beim 158
   Schreiben, beim 159
   unterbrochen, wenn 157
   Unterhaltung, bei 157
   Schwarzwerden vor den Augen 158
   verrückt, Gefühl wie 157
   Versuch zur, beim 158
   Verwirrung beim Sich-Konzentrieren **159**
Kopf hängen, läßt den → brütet in einer
   Ecke 116
Kopfverletzung → Verletzungen (Index)
Körperbewußtsein, gesteigertes 107
kostet → schmeckt alles 996
Krach zu machen, sucht 785
Krächzen 189-190
   Frösche, quakt wie 190
   Schlaf, im 190
Kränkung, Demütigung **776**
   Geisteskrankheit durch 642
   Träume von erlittener 776
kratzt mit den Händen 894
   Kalk von den Wänden, den 894
   Kinder kratzen sich den Kopf 894
Kretinismus 189
kriecht auf dem Boden 189
   Bett herum, in seinem 189
   Kind verkriecht sich, heult 189
   rollt auf dem Boden 189
krittelig → tadelsüchtig **126-7**
kühn 576
Kummer 566-9
   Anfälle von 568
   Beleidigungen, durch frühere **568**
   Beschwerden infolge von 19
     Zorn mit stillem 14
   beständiger 567
   Erwachen, beim 569
   Furcht in der Nacht, mit 568
   gallige Stimmung nach 110
   Geschäft, beim Gedanken an sein 567
   Klagen, mit 567
   Kleinigkeiten, über 569
   Kopfschmerzen durch 568
   stiller **569**
   sucht, worüber er sich grämen kann 568
   untergräbt die Konstitution 569
   Vergangenes, über 568
   Verlust von Dingen, nach 568
   Wahnideen durch 568
   weinen, kann nicht **567**
   Zukunft, um die **568**
   zurückgehaltener 569
   Zustand, über seinen 567

kurz angebunden, barsch 1
  rauh, aber herzlich 1
  schroff 1
küßt, jeden 687
  Hände seiner Gefährten 687
  liebkost Kinder 687
  Menses, vor 687
Lachen 694-706
  Abneigung gegen **698**
  agg. 696
  andauerndes 699
  anfallsweises 703
  angesehen wird, wenn 702
  Angst, nach der 698
  Ärger, bei 705
  außer sich, ist (nach Abort) 698
  bellender Hund, wie ein 698
  Beschwerden infolge von übermäßigem 20
  Bett, im 698
  Delirium mit 216
    wie im **700**
  dummes 704
  epileptischen Anfall, vor, bei, nach einem 705
  ernste Dinge, über 704
  Erschöpfung, bei 700
  Erwachen, beim 705
  Fieberfrost, bei 699
  Freien, im 696
  Freude, aus übermäßiger 701
  freudloses 702
  Frösteln, gefolgt von 699
  Gesellschaft, in 699
  gezwungenes 700
  Grinsen, Hohnlächeln 700
  grundloses 698
  Handlungen, über seine 696
  heftiges 705
  hysterisches 700
  idiotisches 701
  Imbezillität, bei 701
  Kindern, bei 699
    wahninniges 699
  kindisches 698
  Kleinigkeiten, über 705
  Konvulsionen, vor, bei, nach 699
  krampfhaftes 704-5
  lächerlich, alles erscheint 702
  lautes 702
  leicht zum, kommt 700
  Liebe, durch enttäuschte 702
  Menses, vor den 702
  niemals, lacht **702**
  Raserei, mit 703
  Reden, beim 705
  Reizzustand im Oberbauch, durch 701
  sardonisches 703

  Schlaf, vor dem, im 704
  schlechter Laune, bei 701
  Schmerzanfall, durch jeden 703
  schreiendes 704
  Schwäche, aus 706
  Schweiß, endend mit 703
  spöttischers 702
  Sprachlosigkeit, mit 705
  stupidem Ausdruck, mit 705
  Tadel, über 703
  Traum, im 700
  traurig, wenn 703
  Überarbeitung, nach 703
  unfreiwilliges 701
  Unglück, über ein 702
  unmäßiges 701
  unpassendes 705
  verächtliches **699**
  verdrießliches 698
  Verlangen zu lachen 700
  Verweis, bei jedem 703
  Weinen u. L. zur gleichen Zeit 706
    oder L bei jeder Gelegenheit 706
  wildes 706
  Wort, bei jedem gesagten 706
  Zorn mit Ausbrüchen von 35
    L u. Weinen wechseln ab 35
  Zyanose, mit 699
Lächeln 931-2
  albernes 932
  niemals 932
  sardonisches 932
  Schlaf, im 932
  unwillkürliches 932
lächerlich, Dinge scheinen 720
Lamentieren → Jammern **688**-691
Lampenfieber 54
Landleben, Verlangen nach dem 187
Langsamkeit 930-1
  alter Menschen 931
  antwortet langsam 51-2
  Arbeit, bei der 931
  Bewegungen, der 931
  Bus fährt langsam, Gefühl 930
  Entschlusses, des 931
  Essen, beim 931
  lernt langsam sprechen 991
  Rechnen, beim 930
  Rückstand, verspätet, immer im 930
  Sprechen, langsames 944
Langweile 439-440
  Heimweh, mit 440
  Menses, während der 440
  schweigsame 440
  Unterhaltung am. 440
Lärm → Geräusche, empfindlich gegen **901**-5, Index

lästig, geht auf die Nerven 1063
  Freien, im 1063
lasziv 692-4
  epileptischen Anfall, gefolgt von einem 694
  Erektionen, mit + schmerzhaften 694
  Erregung, mit heftiger 693
  Essen mit dem Gefühl der Genitalschwäche, nach dem 693
  Exhibitionismus, mit 694
  Frauen, bei jeder Berührung 694
  Hysterie, laszive 590
  Impotenz, mit 694
  Ruhelosigkeit bei l. Gedanken 852
  Traum, nach einem 693
  Vergnügen nur an l. Gedanken 798
Lauftrieb, krankhafter 606
läuft umher **863**
  anfallsweise, agg. abends 863
  gefährlichsten Orten, an 863
  gegen Dinge, Menschen 803
  Hemd, im 864
  Leichtigkeit u. Schnelligkeit, mit 863
  Schreck, wie im 863
  schwankend 864
  Straßen, nachts in den 864
  Zimmer, im 864
Launenhaftigkeit 119-120
  Phantasien, verstärkte, launische 468
lebhaft, munter **1059**-1060
  Aufstehen, nach dem 1060
  Rausch, wie in einem 1060
Lebensmüdigkeit → Lebensüberdruß **1063**-6
Lebensüberdruß 1063-6
  Alter, im 1066
  Anblick von Blut, Messer, beim 1066
  Angst mit 100
  Erwachen, beim 1066
  Fieberhitze, bei 1065
  Freien, im 1065
  Furcht vor dem Tode, aber 1065
  Gehen im Freien, beim 1066
  Gesellschaft, in 1065
  Kränkung, nach 1066
  Menses 1065
  Schmerzen, durch 1066
  Schwitzen, beim 1066
  Syphilis, bei 1066
  Trinkern, bei 1065
  Verzweiflung über Kleinigkeiten mit 1065
  Zukunft, aus Sorgen um die 1065
leichtgläubig 189
leichtsinnig, frivol 553
Leid anzutun, fürchtet sich ein 632-3
  erschießen, muß sich beherrschen 633
  fühlt, sie könnte sich leicht ein 633

  Raserei treibt ihn, sich ein 633
leidenschaftlich 793
  Kleinigkeit, bei jeder 793
  Lernen → schwierige Konzentration beim 159
  lernt langsam sprechen 971
Lesen, Gemütssymptome agg. durch **823**
  Abneigung gegen 823
  Angst beim + hindert am 89
  Betäubung beim 971
  Bewußtlosigkeit durch 1046
  empfindlich gegenüber dem **906**
  Erregung beim 457
  Erschöpfung durch, geistige 804
  Fehler beim 746
  Gedächtnisschwäche für Gelesenes, gerade Gelesenes 739
  Gedanken, Andrang beim 1012
  Schwinden beim **1018**
  Gleichgültigkeit beim 620
  Konzentration beim, schwierige 158
  Phantasien beim 471
  Raserei durch 820
  Reizbarkeit beim 669
  Ruhelosigkeit beim 856
  schwierig, ist 823
  Stumpfheit beim 427
  Sucht, medizinische Bücher zu l. 824
  Thema wechseln, muß das 824
  unfähig zu **824**
  Ungeduld beim **824**
  versteht das Gelesene nicht 824
  Verwirrung beim 174
  Weinen beim 1085
  wünscht, ihm werde vorgelesen 823
  zerstreut beim 3
leuchtende → glänzende Gegenstände agg. 910
Licht, Abneigung gegen 707
  empfindlich gegen 900
  flieht das 708
  Fülle von, sieht eine 708
  Verlangen nach **707**
Liebe zu j. des eigenen Geschlechts, Homosexualität, Tribadie 718
  Anal-Koitus mit einer Frau 719
  liebeskrank 719
  Perversität 719
  verheirateten Mann, mit einem 719
Liebe, enttäuschte 719
  Beschwerden infolge von 20
  Delirium infolge von, wahnsinniges 217
  Eifersucht, Zorn, mit 719
  Geisteskrankheit durch 641
  Lachen durch 702, 719
  Raserei nach 719
  Schwermut durch 719

stillem Kummer, mit 720
Selbstmord durch, Neigung zum 720
Traurigkeit durch 883
Verzweiflung durch 393
liebevoll → herzlich 13
Liebkosungen → Zärtlichkeiten 123-4
liegen, möchte auf bloßem Boden 707
listig → trügerisch **200**
literarischem Mißerfolg, Beschwerden infolge von 20
Lügner 706-7
Lüge, glaubt, alles was sie sagt, ist eine 706
lügt, weiß nicht was sie sagt 707
Scharlatan u. **706**

magnetisiert werden, will 720
leicht zu magnetisieren 720
Manie 722-7
abwechselnd mit Depression **723**-4
anfallsweise 725
anspucken u. beißen, will Umstehende 726
beschimpft jeden 723
Besessenheitswahn 724
Erregung in Gebärden, Sprache 724
gehalten werden, will 725
geistiger Anstrengung, nach 725
gewalttätige 727
Hände, klatscht in die, ringt die 724-5
kaltem Schweiß, mit 724
Lochien, durch unterdrückte 725
Menses 725
periodische 725
qualvoller Angst, während 724
Raserei, mit 726
religiöse 829
Schreien in der 726
sexuelle M. bei Frauen, Männern 726
Singen, mit 726
springt aus dem Bett 681
über Stühle, Tische 725
unterdrückten Hautausschlägen, nach 727
wilde 727
zerkratzen sich selbst 726
zerreißt die Kleider 727
Haare aus, reißt sich die 727
zerfleischt sich mit Fingernägeln 727
Zerstörung, gefolgt von Gelächter u. Abbitten, mit 724
manisch-depressives Irresein 723-4
mannstoll → Nymphomanie 785-6
mathematisch begabt 728
Abscheu vor Mathematik 729
unbegabt **728**-9
Meditation 729-730
Medizin einnehmen, will große Dosen von 729

meineidig 200
Melancholie → Traurigkeit **864**-892
Menschenfeindlichkeit 744
Menschenmenge, in einer:
Angst 71
Bewußtlosigkeit im überfüllten Zimmer 1039
Furcht, Platzangst **485**-6
menschenscheu → Furcht vor Menschen 516-7
Menses, Gemütssymptome agg. vor den 741
zu Beginn der 741
während der 742
nach den 742
nach unterdrückten 742
Mesmerismus am. 720
Messer o. Blut sehen, kann kein **114**
Furcht vor M. 508
Selbstmord mit einem, Neigung zum 978
töten, Mann, Rasiermesser 684
töten, Verlangen mit einem 685
Milde 743-4
beklagen, erträgt Leiden, ohne sich zu **744**
epileptischem Anfall, nach 744
Mimikry → Nachahmung 599
Mißerfolg:
Beschwerden infolge von geschäftlichem **16**
Beschwerden infolge von literarischem, wissenschaftlichem 20
Furcht vor **499**
gelingt ihm, nichts **974**
Geschäfte (Index)
mißmutig → mürrisch **764**-775
mißtrauisch → argwöhnisch **983**-5
mißvergnügt → unzufrieden **402**-6
Mitgefühl, Mitleid **985**
Abneigung gegen **985**
agg. 181, 985
fühlt den Schmerz seines Bruders 985
Verlangen nach 985
mitteilsam 144
Mondlicht, Gemütssymptome durch 763
Monomanie 760
groteskes Auftreten in der Öffentlichkeit 760
moralischem Empfinden, Mangel an 763
Verbrecher zu werden, Neigung 763
morden → töten, Verlangen zu **682**-6
Morphinismus 776
munter → lebhaft **1059**-1060
Murmeln → Brummen **780**-2
Murmeln im Schlaf 776
mürrisch, mißmutig **764**-775
arbeiten, mit Lust zu 775
bewölktes Wetter, durch 770
Denken an seine Beschwerden, beim 774

mürrisch	Musik

entmutigt u. 410
Erwachen, beim 775
Essen, nach dem 771
Fieber, bei, nach 771
Fieberfrost, bei 770
Fliege an der Wand, wegen 771
fragt, wenn man ihn 773
Frauen, bei 775
Freien, im + am. 768
Gehen im Freien, nach 775
Geschäft nicht schnell vorangeht, wenn sein 769
Gewitter, durch 774
grundlos 769
Hast, mit 772
Hause, agg. im 772
Hitze im Kopf, mit 772
Hustenanfall, vor 770
   Keuchhusten, bei 770
Hypochondrie, bei **772**
Kaffee, nach 770
Kindern, bei 769
Kleinigkeiten, um 775
Klimakterium, im 770
Koitus, nach 770
Konvulsionen, vor 770
Lachen, gefolgt von lautem 772
Liebkosen agg. 769
Menses 772-3
Musik, durch traurige + am. 773
Nasenbluten am 771
Ohrläppchen, mit heißen 771
Pollutionen, nach 773
Pubertät, in der 773
reden, Abneigung zu 774
regnerisches Wetter, durch 773
Reue, gefolgt von 774
Schlaf, im + am. 774
Schläfrigkeit, mit 774
Schmerzen, nach 773
Schwitzen, beim 773
sich selbst gegenüber 773
Stuhlgang, vor 774
Sturm, bei 774-771
Träume, durch 771
Trunkenheit, bei 771
Unterhaltung am. 770
Unterhaltung anderer, während der 774
Unterbrechung, durch 772
Vergeßlichkeit, durch 772
Weinen am. 775
Wetter, durch schlechtes 775
Widerspruch, durch 770
Wurmbefall, bei 775
Zahnen, beim 771
Musik **776**-780
   Abneigung gegen 778-9

agg. 776-8
am. **778**
   empfindlich, Geräusche, M. am. **903**
   angenehm, ist 778
   Bewußtlosigkeit durch M. + Klavierspiel 1044-5
   Ermüdung durch 780
   froh durch 138
   Gedächtnis für, gutes 731
   Gedächtnisschwäche für 738
   Gedanken an, hartnäckige 1008
   Getragenwerden von, Gefühl des 779
   Gleichgültigkeit gegen M., die er liebt 619
   Herzklopfen durch Hören von 780
   Husten, M. agg. 779
   Kopfschmerzen durch 779
   mürrisch durch traurige + am. 773
   Musikstunden nicht geben, kann 780
   Ohnmacht beim Hören von 779
   Ohrenschmerzen durch 779
   Schläfrigkeit durch 780
   Trommeln bewirken Euphorie 779
   Verlangen, Klavier zu spielen 779
   Zittern durch 780
mutig 187-8
mutwillig-boshaft **744**
   Imbezillität bei 744

Nachahmung, Mimikry 599
   Stimmen u. Bewegungen von Tieren, der 599
Nachgiebigkeit 1102
nachgestellt → verfolgt (Index)
Nachrichten erhalten hat, Gefühl, als ob er frohe 784
   schlechte Nachrichten → Index
nackt sein, möchte 782-3
   Delirium, im 783
   entblößt ihre Brust in Puerperalmanie 783
   Hyperästhesie, bei taktiler 783
   Schlaf, im 783
   ständig n. sein, möchte 783
   Trunkenheit, bei 783
nagen, Verlangen zu 784
naiv 782
   intelligent, aber sehr 782
Nasenbluten am. Gemütssymptome 785
necken 972
Negativismus:
   antwortet einsilbig-nein 50
   Imbezillität-N. 599
Neid 440-1
   Eigenschaften anderer, auf 441
   Habgier, und **440**
   Haß, und 441

Widerwillen gegen Heiterkeit anderer 412
Widerwillen gegen Lachen anderer 412
neugierig 633
  spioniert alles aus 949
Niedergeschlagenheit → Traurigkeit **864**-892
nimmt alles übel → beleidigt **991**-2
nüchtern → sachlich 786
Nüchternheit, Besonnenheit 933
Nymphomanie 785-6
  Chorea, mit 785
  Geschwätzigkeit, mit 785
  jungen Mädchen, bei einem 786
  Klimakterium, im 785
  Koitus agg. 785
  Menses 786
  Metrorrhagie, bei 786
  puerperale 786
  Schwangerschaft, in der 786

obszön 787
  Lieder, obszöne 787
  Mann spürt kleinen Mädchen nach 787
  Reden, obszöne 787
offenherzig → Geschwätzigkeit, offenherzige 717
Optimist 792
  trotz Schwäche 792
ordentlich ausführen, kann nichts 792
Ortssinn mangelhaft → Fehler-Orten, irrt sich in **745**-6 (Index)

paranoid → Schizophrenie 893
parteiisch, voreingenommen 793
pathetisch 793
pavor nocturnus 61
Pedant 180
Pelze, hüllt sich im Sommer in 553
Perversität 719
Pessimist 794
Petzer 930
Pfeifen 1091-2
  Fieber, bei 1092
  lustiges 1092
  unwillkürliches 1092
Pflichten, Abneigung gegen häusliche **430**
  kein Pflichtgefühl 430
Phantasien, versunken in seine **466**
  absurde 466
  ängstliche 466
  angenehme 471
  Erwachen, beim 472
  lächerliche, vor dem Einschlafen 470
  laszive **469**-470
    Impotenz, mit 470
  lebhafte 472
  Lesen, beim 471

  periodisch wiederkehrende 471
  Schlaf, verhindert den 471
  Schweiß, bei 471
  seltsame 471
    in der Schwangerschaft 471
  unangenehme 471
  verstärkte Phantasietätigkeit 466-9
  verwirrte 466
  widerliche, beim Alleinsein 471
  wilde 472
Philosophie, Begabung für 795
phlegmatisch → Gleichgültigkeit 609-622
  → Stumpfheit **416**-430
Pläne, schmiedet viele **795**-6
  Ausführung, besteht auf der 795
  gewaltige 795
  kühne 795
  rachsüchtige 795
pompös, wichtigtuerisch 798
Possen, spielt 54
  Delirium, im 54
  Trunkenheit, bei 54
Prahler, Aufschneider, Großsprecher 115
  reich gelten, möchte als 115
  Verschwender aus Prahlerei 115
prophezeit 801
  sagt die Todesstunde voraus **801**
  unangenehme Ereignisse 801
prozeßsüchtig 708
Prüfung → Erwartungsspannung vor Prüfung 53
Pubertät: (+ Vol. II Index)
  Abscheu im Allgemeinen, in der 709
  Anstrengung in der, agg. durch geistige 461
  empfindlich in der 906
  Gemütsstörungen in der 805
  Gleichgültigkeit in der **620**
  Hysterie in der 592
  mürrisch in der 773
  Reizbarkeit in der 669
  religiöse Gemütsstörungen in der 830
  Traurigkeit bei Mädchen vor der 880
  Traurigkeit in der 880

quält seine Umgebung 1027
  jeden mit seinen Beschwerden 1027
  sich selbst 1027
qualvolle Angst 40-7
  Alleinsein, beim 42
  Amenorrhoe, bei 42
  Atemnot, mit 45
  Beklemmung, mit 45
  Bewegung, am. durch 44
  Erbrechen, mit 46
  Erwachen, beim 47
  Essen, beim, nach dem 43

qualvolle Angst	Raserei

Fieberfrost, im 43
Fieberhitze, bei 44
Gehen im Freien, beim 47
Herumwerfen, mit **46**
Herzklopfen, mit 45
Herzkrankheit, bei 43
hinlegen, muß sich 44
Jammern u. Stöhnen, mit 44
Kleidung wie zu eng 43
Luft am., frische 42
Manie während 724
Menses 44
Raum mit Licht, Menschen, agg. im 45
schrecklicher Dinge, nach dem Hören **44**
Schreien durch 912
Schwitzen, beim 45
Selbstmord-Versuch, mit 46
Stuhlgang, vor, beim 46
Sturm, bei 46
treibt umher 43
Übelkeit, mit 45
Urämie, bei 46
Verletzungsschock, im 46
Verlust seines Freundes, durch 44
Weinen, mit **47**
zitternde 46
Zorn, infolge von 42
Zubettgehen, am. nach dem 42
zusammengeschnürt wird, als ob alles 43

Rache, Haß u. 572
rachsüchtig → boshaft **720**, Eifersucht 677
Raserei, Wut 813-822
    Alleinsein, beim 816
    anfallsweise 819
    anhaltende 817
    Aufgenommenwerden, Kind beim 821
    aufgeweckt, wenn 816
    Beißen, mit 816
    Beleidigungen, nach 818
    Berührung, erneuert durch 822
    boshafte 819
    Entbindung, während der 820
    entmutigt mit W. 410
    epileptischen Anfällen, mit, nach 817-8
    Essen, beim, nach dem 817
    Fieberfrost, bei 816
    Fluchen, mit 817
    Gebärden, wütende 556
    gefesselt werden, muß 816
    Halluzinationen, durch 818
    heftige, gewalttätige **822**
    Imbezilität, stampft mit den Füßen 599
    kalte Umschläge auf den Kopf am. 816
    kennt die Verwandten nicht mehr 818
    Kleinigkeiten, über 822
    Konvulsionen, mit 817

    Kopfschmerzen, bei 818
    Körperhitze, mit 818
    Kraft, mit vermehrter 821
    Lachen, mit 818
    Leiden durch 821
    Lesen u. Schreiben, durch 820
    leuchtende, helle Gegenstände, durch **820**
    Liebe, nach enttäuschter 819
    Medikamenten, durch erzwungene Einnahme von 819
    Menses, bei Beginn, während der 819
    mutwillig-boshafte **819**
    Reue, gefolgt von 820
    Schaum vor dem Mund, mit 818
    Schlaf, gefolgt von anhaltend tiefem 820
    im 820
    Schlagen, mit 821
    Schmerzen, durch 819
    Schreien, mit 820
    Selbstmord, mit Neigung zum 821
    Spucken, mit **820**
    starrem Blick, mit 821
    stehen, unfähig zu 821
    töten, versucht, Menschen zu 818
    Trinken, beim 817
    trinken, beim Versuch zu 817
    Trost, durch 816
    Trunkenheit, bei 817
    verliebte 816
    Wahnidee treibt ihn zur 817
    Wasser, beim Anblick von 822
    Weinen, mit 822
    Widerspruch, durch 817
    wirft sich umher, macht unverständliche Zeichen 822
    Wurmbefall, bei 822
    zerreißt die Kleidung **821**
    zieht Umstehende an den Haaren 820
Rat nicht annehmen, will → Vorschläge 974
rauflustig → streitsüchtig, zanksüchtig 806-810
rauh, aber herzlich 1
Rausch, wie im → Betäubung **966-973**
    Verwirrung, betrunken, wie 171
    wie nach einem R. 163
rebelliert gegen Umschläge 825
Rechnen, Unfähigkeit zum **119**
    Fehler beim **745**
    Addieren, beim 745
    Maßen u. Gewichten, in 746
    Geometrie, zur 113
    Konzentration, schwierige, beim 157
    Langsamkeit beim 930
    Verwirrung beim **165**
Rechthaberei → Bestimmtheit **798**
redegewandt 438
Reden **985-991**

Abneigung gegen, wortkarg **986**-991
anderer agg. 991
ängstlich, öffentlich zu r. **985**-6
Gleichgültigkeit, wortkarge 621
lernt langsam sprechen 991
mürrisch, Abneigung zu 774
Traurigkeit, Abneigung gegen R. 889
unfähig, öffentlich zu 986
wünscht mit j. zu reden 986
Reden agg. alle seine Beschwerden **991**
   Freude am eigenen 992
   Schlaf, im **992**-4
   unangenehmen Dingen agg., von **994**
redet, wenn er allein ist 994
   Abwesenden, mit 994
   ängstlich über seinen Zustand 994
   weckt Frau u. Kind (Bei Hypochondrie) 994
   einem Thema, nur von 995
   Mord, Feuer u. Ratten, nur von 995
   sich selbst, zu 995
   summt vor sich hin 995
   Verstorbenen, mit 994
   zuhört, gleichgültig, ob j. 995
redet mit jedem über ihre Symptome **411**
Reinlichkeit, Sauberkeit, Manie zur 1062
reisen, Verlangen zu **1030**-1
Reizbarkeit 653-674
   Abendessen, nach dem 672
   Abort, bei 658
      bei drohendem 658
   Abwesende, über 658
   allein, wenn + wünscht 658
   Angst, mit 660
   anspricht, wenn man ihn **671**
   Anstrengung, durch 665
      durch geistige 665
   Arbeiten, beim 674
   argwöhnische, mißtrauische 672
   Ausdrucksweise anderer, wegen unverständlicher 665
   Beleidigungen, durch 666
   Berührung, durch 672
   Brennen in re. Lumbalgegend 660
   Diabetes, bei 663
   Entbindung, bei der 668
   entmutigt mit 409
   epileptischem Anfall, vor 664
   Erkältung, nach 662
   erregt, wenn 665
   Erwachen, beim 673
   Essen, beim, nach dem + am. 664
   Familie gegenüber, seiner 665
   Fieberfrost, bei 661-2
   Fieberhitze, bei, nach 666
   Fluor aufhört, sobald 666
   fragt, wenn man ihn 669

   Freien, im 658
      am. 658
   Frühstück, vor dem, nach dem 660
   Gehen, beim + am. 673
   Geräusche, durch 668
   Geschäft, über ein 660
   Gewitter, vor 672
   Hämorrhoiden, mit 665
   Husten, durch, bei + Keuchhusten 663
   Impotenz, mit 666
   Kaffee, nach 662
   Kindern gegenüber 661
   Kindern, bei 661
   Kleinigkeiten, durch 672
   Klimakterium, im 662
   Koitus, nach + am. 662
   Konvulsionen, vor 663
   Kopfschmerzen, bei 665-6
   Kummer, durch 665
   Leberstörungen, bei 666
   leicht gereizt 664
   Lesen, beim 669
   Liegen, am. beim 666
   Masturbation, nach 667
   Medizin einzunehmen, bei dem Gedanken 667
   Menses 667
   Mittagessen, vor, während, nach 663-4
   Musik, bei **667**-8
   Nachwehen, bei **638**
   Nichtstun, beim 666
   nimmt alles übel **672**
   Pollutionen, nach 669
   Pubertät, in der 669
   Reden, beim 672
   Reise zu langsam geht, wenn die 672
   Reue, mit schneller 669
   Schaukeln am., schnelles 610
   schickt den Arzt, die Krankenschwester nach Hause **670**
   Schlafes aufgeweckt, durch Geräusche während des 671
   Schlaflosigkeit, mit 671
      bei Kindern 671
   Schläfrigkeit, mit 671
   Schmerzen, bei **668**
   Schwäche, mit, aus 673
   Schwangerschaft, während der 669
   Schwitzen, bei 669
   sexuelle Exzesse, durch 670
      Erregung, durch (Frau) 670
      Schwäche, mit sexueller 670
   Sitzen, im 671
   stört, wenn man ihn **664**
   Stuhlgang, vor, nach 671
   Traurigkeit, mit 670
   Trinken von Wein u. Kaffee, beim 664

Trost agg. **662**
Unterhaltung, durch 663
Uterusprolaps, bei 669
vergeßlich, weil 665
warmen Zimmer, im 673
Wasser, beim Hören oder Sehen von 673
weckt, wenn man ihn 660
Wetter, bei regnerischen oder bedecktem 674
Widerspruch, beim geringsten **663**
wortkarge 672
Wurmbefall, bei 674
Zahnung, während der 663
reizlos, alles erscheint **1032**
religiöse Gemütsstörungen **827**-830
    Abscheu vor dem anderen Geschlecht, religiöser **829**
    Beschränktheit in religiösen Fragen 829
    Betrachtung, Grübelei, verharrt in religiöser 830
    Bibel lesen, möchte den ganzen Tag die 828
    Buße tun, möchte 829
    Empfinden, Mangel an religiösem **829**
    Fanatismus, religiöser 829
    Geschwätzigkeit über religiöse Themen 717
    Hochmut, religiöser 573
    Inanspruchnahme, Besorgnis 830
    Kindern, bei 828
    Lieder 830
    Manie 829
    Pubertät, in der 830
    Schweigsamkeit, Hochmut, Wollust, Grausamkeit, r. G. mit 830
    Schwermut 829
      Gewissensbisse, durch 829
    spricht über religiöse Dinge 830
Resignation 834
reserviert → zurückhaltend **833**-4
Reue → Gewissensqual **830**-1
Revolutionär 26
rollt sich, wälzt sich auf dem Boden **861**
    Delirium, im 222
roh → Grobheit **862**-3
Rückgrat, ohne → haltlos 946
Ruhe haben, **will** seine **812**
    Fieberfrost, bei 812
    Ruhe u. Stille verlangt nach 812
Ruhebedürfnis 835
Ruhelosigkeit 835-859
    Aktivität, ruhelose 11
    allein, wenn 842
    Anfällen, während, nach 855
    Angina pectoris, bei 843
    ängstliche 843-4
      zwingt zu schnellem Gehen **844**

Anstrengung, nach 850
Arbeit, bei der 859
Aufstehen, beim 856
    vom Sitzen 856
Aufstoßen, durch ungenügendes 850
Augenschließen nachts agg. 847
Bett, im 844-5
    treibt aus dem **844**-5
Bettwärme agg. 859
bewegen, muß sich ständig + am. 853-4
    aber zu kraftlos, sich zu 854
Brust, durch Kongestion in der 846
Delirium, ruheloses 222
Druck in der Leber, durch 855
Entbindung, während der 855
Erschöpfung, mit 850
Erwachen, beim 858
Essen, beim, nach dem 849
Fieberfrost, bei 847
fieberhafte 850
Fieberhitze, bei, nach 850-1
Frauen, bei 859
Freien am., im 842
Fremder agg., Gegenwart **857**
Gehen, beim + am. 859
geistiger Arbeit, bei + nach 853
    am. durch geistige A. 853
geschäftige **846**
Gesellschaft, in 848
Getränken, beim Anblick von 849
Gewissensunruhe **848**
Gewitter, vor, beim **858**
hin u. her gehen, muß 854
Hunger, mit 851
Husten, mit 848
hypochondrische 851
hysterische 851
innerliche 851-2
Jucken, nach 852
Kindern, bei 846-7
Klimakterium, im 847
Koitus, beim, nach 847-8
Konvulsionen, vor, nach 848
Kopfschmerzen, bei 850
krampfartige 848
lasziven Gedanken, bei 852
Lesen, beim 856
Liegen, im 852
Menses 852-3
Metrorrhagie, bei 853
Mittagessen, nach dem + am. 848-9
Musik, durch 854
Ohnmacht, gefolgt von 850
periodische 855
Puls, durch aussetzenden 855
Raserei, endet mit 855
Rauchen, nach dem 857

Reden, nach dem 858
Rücken, bei Schmerz u. Müdigkeit im 844
Rückwärtsbeugen am. 857
Schlaf, vor dem 856
Schlaflosigkeit, durch 857
Schläfrigkeit, mit 857
Schmerzen, bei + durch 854
  schmerzhafte 854
Schwangerschaft, während der 855
Schwitzen, beim 855
  am. 855
sexueller Erregung, bei 856
Sitzen, beim 856
  Arbeit, bei der 856
Sonnenlicht agg. 858
studieren, beim Versuch zu **857**-8
Stuhlgang, beim, nach dem 857
Sturm, vor einem, beim 857
Traurigkeit, mit 856
Trinken agg. 849
Übelkeit, durch, mit 854
umhertreibende 849
Unterhaltung, durch 848
Urinieren, vor dem 858
verbergen, sucht vergeblich, sein R.
  zu 849
Warten, beim 858
Zimmer, im 856
Zittern, mit 858
Zorn, durch 843

sachlich, nüchtern 786
Sanftmut → Milde 743-4
Sarkasmus, beißender Spott 759
  Sprechen, spitze, böse Zunge 944
Satire, Lust an 650, 760
Satyriasis 892
Sauberkeit → Reinlichkeit, Manie zur 1062
Säufer → Trunksucht, Delirium tremens
  398, 227
schadenfroh → boshaft, tückisch, rachsüchtig **720**-2
  Freude über das Unglück anderer **680**
  Lachen, boshaftes 722
  schalkhaftes → Spaßen 679
Scham, Beschwerden infolge von 23
schamlos 909-910
  Bett, im 910
  Kindern, bei 910
  Wochenbett, im 910
  Zur-Schau-Stellen der Genitalien 910
Scharfsinn → Gedächtnis, gutes 730
  Ideen-Reichtum 593-5
Scharlatan 127-8
  Lügner u. **706**
Schaukeln agg., am. 861
  Angst beim Wiegen 66

Reizbarkeit, schnelles Sch. am. 670
Verlangen, geschaukelt zu werden 861
schaut um sich, wie verfolgt 713
scheinheilig → heuchlerisch 930
Scherzhaftigkeit → Spaßen **677**-9
scheu → schüchtern **1023**-7
Schicksalsschläge, Beschwerden infolge
  von 21
Schizophrenie 892-4
  Hebephrenie 893
  katatonische 893
  paranoide 893
Schlaflosigkeit:
  Aktivität mit 11
  Brummen mit 782
  Delirium tremens 229
  Erschöpfung mit, geistige 805
  Fehler beim Sprechen nach 748
  Freude, durch übermäßige 680
  Gedanken-Andrang, durch 1012
  Geisteskrankheit mit 646
  Geschwätzigkeit mit 718
  Gleichgültigkeit mit 621
  Hysterie mit 593
  Phantasien-verstärkte 469
  Reizbarkeit mit + Kinder 671
  Ruhelosigkeit durch 857
  Stöhnen mit 758
  Stumpfheit mit 428
  Traurigkeit durch, mit 888
  Vergnügen bei 798
Schläfrigkeit mit:
  Auffahren 960
  Betäubung 972
  Erschöpfung, geistige 805
  Faulheit 629
  Gleichgültigkeit 621
  mürrisch 774
  Reizbarkeit 671
  Ruhelosigkeit 857
  Stöhnen 758
  Stumpfheit 427
  Traurigkeit 888
  Unentschlossenheit 652
  Verwirrung + beim Kampf gegen
    175, 167
  Weinen 1087
Schlafwandeln 933-4
  erledigen, um Tagesarbeit zu 934
  Neu- u. Vollmond, bei 934
  schlagen, um aus Rache andere zu 934
  steigt auf Dächer 933
  unterdrückten Gemütsbewegungen,
    nach 934
  Verschwinden von Ausschlägen, nach 934
Schlagen 963-5
  Fäusten, mit 965

Schlagen	Schmerzen

Kindern, bei 964
Konvulsionen, nach 964
möchte nach Dingen + stoßen 964-5
Raserei mit 821
Sohn erkratzt seines Vaters Gesicht 964
Trunkenheit, bei 965
um sich nach eingebildeten Gegenständen 964
Umstehende 964
Wand, die 965
Wurmbefall, bei 965
Zorn, im 964
sich schlagen m. j. → kämpfen 535
schlägt sich selbst 965-6
  Bauch, seinen 965
  Brust, seine 966
  Gesicht, sein 966
  Kopf, seinen 966
  schlägt ihren Kopf mit Händen 966
  schlägt mit dem Kopf gegen die Wand 966
schlechte Nachrichten, Beschwerden infolge von 15
  Erregung nach 451
  Furcht vor 481
  Stumpfheit durch 421
  Zorn über 31
schlüpfrig → obszön **787**
schmähen → beschimpfen 7-8
schmeckt alles 996
Schmeicheleien, verlangt 537
  gibt alles, wenn man ihm schmeichelt 537
Schmeichler 537
Schmerzen:
  Abscheu im allgemeinen bei, durch 709
  Angst durch 86-7
  Außer-sich-sein bei 110
  beklagt sich über seine 153
  Beschimpfen bei 8
  Bewußtlosigkeit durch 1045
  Delirium mit, durch 220
  empfindlich gegen **905**
  entmutigt durch 410
  Erregung bei 457
  Fluchen bei 192
  froh trotz 138
  Furcht bei, vor 516
  Geisteskrankheit durch unerträgliche 642
  Gleichgültigkeit gegen 619
  heftig durch 1058
  Lachen durch jeden Schmerzanfall 703
  mürrisch nach 773
  Raserei durch 819
  Reizbarkeit bei **668**
  Ruhelosigkeit bei **854**
  Schreien vor 918
  Selbstmordneigung durch 979

Stöhnen durch 757
streitsüchtig vor, bei 809
Todesfurcht durch 490
Todeswunsch bei 196
Traurigkeit durch 885
Ungeduld durch 602
Verwirrung bei 174
Verzweiflung bei **393**-4
Weinen bei **1084**
  im Schmerzintervall 1084
Zorn bei **36**
Schmollen 981-2
schneiden, zu verstümmeln, aufzuschlitzen, verlangt, andere zu 192
schnell im Handeln 810
schnippisch, bissig 932
  antwortet 52
Schock, Beschwerden infolge von seelischem 23
Schreck, Angst nach einem 78
Schreck, Beschwerden infolge von 18
  Unfalles, durch den Anblick eines 19
  Zorn mit 14
schreckliche Dinge ergreifen sie tief **578**
  Angst nach dem Hören von Grausamkeiten **72**
  empfindlich beim Hören von Grausamkeiten 899
  Erregung nach dem Hören 454
  qualvolle Angst nach dem Hören von **44**
Schreiben:
  agg. Gemütssymptome 1101
  Abneigung zu 1101
  Betäubung beim 973
  ermüdet 1101
  Erregung beim 460
  Erschöpfung nach dem, geistige 805
  Fehler beim **750**-2
  Gedächtnisschwäche für das, was er gerade sch. wollte 741
  für das, was er geschrieben hat 741
  Gedanken drängen sich auf beim 1005
  Schwinden beim 1019
  wandernde beim 1020
  Gemeinheiten an ihre Freunde, schreibt 1102
  Hast beim 583
  Konzentration beim, schwierige 159
  Raserei durch 820
  Schwierigkeit, seine Gedanken auszudrücken 1101
  Stumpfheit beim 430
  Talent zum flüssigen 1102
  unbesonnen beim 574
  Unfähigkeit zum **1101**-2
  Verlangen zu 1101
  Verwirrung beim **179**

Schreiben	Schwachsinn

verworren, schreibt 1102
zerstreut beim 4
Schreien 911-920
  anfallsweises 918
  Angst, aus 912
  Berührung, bei 919
  Bewußtlosigkeit, bis zur 920
  Chorea, bei 914
  Cri encéphalique 913
  eigensinniges 918
  eingebildeten Erscheinungen, bei 917
  Erwachen, beim **920**
  festhält, falls sie sich nicht an etwas 916
  Fieber, bei 916
  fröhlicher Stimmung, grundlos in 914
  Gelächter, nach 917
  Gewitter, bei 919
  guter Laune, bei 917
  heiseres 916
  Hilfe, um 912
  Hydrozephalus, bei 917
  Husten agg. 915
  kann nicht, aber möchte 913
  Kindern, bei 913-4
  Kleinigkeiten, um 919
  Konvulsionen 915
  Krämpfen, bei 916
  läuft schreiend durch das Haus 918
  Lokomotive, wie das Pfeifen einer 917
  Menses 917
  muß schreien, fühlt, sie 917
  nähert, wenn sich jemand dem Bett 912
  plötzliches 919
  qualvolle Angst, durch 912
  Raserei mit 820
  Schlaf im 918
  Schmerzen, vor **918**
  Stuhlgang, vor, bei 919
  Trinken, beim 916
  Trunkenheit, bei 916
  Urinieren, vor dem 920
  Wahnideen, durch mit 916
  Zahnen, beim 916
  Zorn, im 912
schroff 1
Schüchternheit 1023-7
  allein, wenn 1025
  Auftreten in Gesellschaft, beim **1025-6**
  Delirium, im 1026
  Geschäftsabschlüssen, bei 1026
  Gesellschaft, in 1026
  schamhaft 1026
  Schreck, nach 1027
  ungeschickt 1026
Schuldgefühl nach Masturbationen,
  bedrückt durch 190
Schwachsinn → Idiotie **596-7**

Schwachsinn → Imbezillität **598-9**
Schwangerschaft, Geistesstörungen in der
  800
  Angst in der 88
    vor dem Haushalt **73**
  Abneigung gegen Freunde während
    der 104
  beklagt sich in der 153
  Bewußtlosigkeit in der 1045
  entfliehen in der 442
  Entrüstung in der 623
  Erregung in der 457
  Furch während der 518
  Gedanken, seltsame, in der 1014
  Gefühl für irgend j. in der, hat kein 103
  Geisteskrankheit in der 644
  Geschwätzigkeit in der 717
  Gesellschaft, Abneigung gegen, in der
    148
  hochmütig in der 573
  Hysterie während Schw., Geburt 592
  Nymphomanie in der 786
  Phantasien, seltsame, in der 471
  Reden in der, Abneigung gegen 990
  Reizbarkeit in der 669
  Ruhelosigkeit in der 855
  Selbstmord in der 979
  Todesfurcht in der 491
  Traurigkeit in der 886
  Trunksucht in, nach der 400
  Verwirrung in der 174
  Verzweiflung in der 394
  wandern, umherstreifen in der, will 1062
  Weinen in der 1085
  Zorn in der 36
schwärmerisch → sentimental **907-8**
Schwarze u. Dunkle, Abneigung gegen
  alles 113
schwarzsehen → brütet **115-6**
Schwatzen → Sprechen 943
schwatzhaft → Indiskretion **623**
schweigsam → antwortet:
  Abneigung zu antworten **47-8**
  kurz angebunden, barsch 47, 1
  Reden, Abneigung gegen **986-971**
  weigert sich zu antworten 51
Schwelgerei → Tafelfreuden 860
schwer von Begriff → Stumpfheit, Geistesträgheit, Denk- und Verständnisschwierigkeit **416-430**
Schwermut → Traurigkeit **864-892**
Schwitzen, beim:
  Aktivität 11
  Angst 57
    mit Stirnschweiß 79
    agg., am. durch Schweiß 87
  Auffahren 957

Betäubung 971
Bewußtlosigkeit 1045
Delirium am. durch 220
empfindlich 906
Erregung 457
froh 138
Furcht mit Schweiß 517
Geschwätzigkeit 717
Gesellschaft, Abneigung gegen 148
Gleichgültigkeit 620
Heiterkeit 463
Ideenreichtum 595
Jammern 691
Lachen endend mit profusem Schweiß 703
Lebensüberdruß 1066
mürrisch 773
Phantasien 471
qualvolle Angst beim, mit 45
reden, Abneigung zu 990
Reizbarkeit 669
Ruhelosigkeit 855
  am. durch 855
Selbstmord, Neigung zum 979
Seufzen 922
Sprechen endend mit, unzusammenhängendes 941
Stimmung, veränderliche 762
Stöhnen 757
Stumpfheit 426
Todesfurcht 490
Traurigkeit 886
Ungeduld 602
ungestüm 605
Verwirrung 174
Verzweiflung 394
Weinen 1085
Schwören → Fluchen **191**-2
Seelenruhe, Gelassenheit **1029**-1030
  Haemoptyse, Haemorrhagien, bei 1030
  Stuhlgang, nach dem 1030
  unverständliche 1030
  versöhnt mit dem Schicksal 1030
  Zorn, nach 1030
Seinen, um die → Familie (Index)
Selbstbeherrschung 895
  Mangel an 895
  Verlust der 895
Selbstbetrachtung 649-650
  Essen, nach dem 650
Selbstbemitleidung → bedauert sich selbst 795
Selbstgefälligkeit → Selbstüberhebung Selbstüberschätzung, Eigenkult 437
Selbstlosigkeit, Altruismus 896
Selbstmord, Neigung zum **974**-981
  Anblick von Blut o. Messer, beim 979

Angst, aus 976
Axt, mit einer 976
Erdolchen, durch 980
Erhängen, durch 978
Erschießen, durch 980
Ertrinken, durch 977
Erwachen, beim 981
Fieberhitze, bei 978
Furcht vor offenem Fenster, Messer, mit 977
Gas, durch 977
Geisteskrankheit mit 646
Gehen im Freien, beim 981
Gift, durch 979
Heimweh, aus 978
Hypochondrie, aus 978
Liebe, aus enttäuschter 720
Menses, während der 978
Messer, Rasiermesser, mit 978
Musik, durch 978
Mut fehlt, aber der 976
Schmerzen, durch 979
Schreck, nach 977
Schwangerschaft, in der 979
Schwermut, aus 979
Schwitzen, beim 979
Selbstmordgedanken 980
  spricht immer vom, aber begeht ihn nicht 980
Springen in die Tiefe, aus dem Fenster, durch 980-1
Todesfurcht, mit 977
Traurigkeit, aus 889
Trunkenheit, bei 977
überfahren lassen, will sich 979
untröstlich bis zum 608
verbrennen, sich selbst zu 977
Verhungern, durch 980
Verzweiflung, aus 976-7
Wahnideen, durch 976
Wechselfieber, bei 978
Weinen am. 981
Zorn treibt zum 976
selbstquälerisch 896
Selbstsucht, Egoismus **895**-6
Selbstdarstellung, Drang zur 896
Selbsttäuschung 895
Selbstüberhebung, Selbstüberschätzung Eigenkult **437**
  beschäftigt mit sich selbst 119
  spricht immer von sich selbst 437
  tragen ihre Großtaten vor 437
Selbstvertrauen, Mangel an **159**-160
  andere setzen kein Vertrauen in sie, glaubt 160
  Bier am. 159
  Versager, hält sich für einen 159

Selbstvorwürfe → tadelt sich selbst **832**
Seltsames zu tun, Impuls → Sonderbares **961**
sentimental, schwärmerisch **907**-8
   Diarrhoe, bei 907
   Menses, vor den 908
   Mondschein, bei 908
   Trunkenheit, weint o. ist s. bei 907
servil, unterwürfig **909**
Seufzen 920-3
   epileptischen Anfällen, vor 921
   Ehrgefühl, durch verletztes 922
   Erwachen, beim 923
   Fieberhitze, bei 921
   grundloses 921
   Hals, hält sich den 923
   Hysterie, bei 922
   Kopfhitze, bei 922
   Menses 922
   Mittagessen, nach dem 921
   Schlaf, im 923
   Schwitzen, beim 922
   unwillkürliches 922
   Verletzungsschock, im 923
   Weinen, nach 923
sexuelle Erregung, Beschwerden infolge von 18
sexuelle Exzesse: (+ Vol. II Index)
   Beschwerden infolge von 23
   Geisteskrankheit durch 645
   geistige Arbeit unmöglich nach 1100
   Hypochondrie durch 587
   Hysterie nach 592
   Reden nach Abneigung gegen 990
   Reizbarkeit durch 670
   Stumpfheit nach 427
   Traurigkeit durch 887
   vergeßlich nach 544
sich selbst:
   Abscheu vor dem Leben 710-1
   Abscheu vor sich selbst 711
   Angst um sich selbst 81
   Außer-sich-sein 109-110
   bedauert sich selbst 795
   beißt seine Glieder, sich selbst 111-2
   Delirium, tadelt sich für seine Narrheit 207
   entmutigt mit Selbstvorwürfen 410
   sich erklären, möchte 464
   froh beim Denken an den Tod 136
   Furcht mit Verlangen nach dem Tod 492
   Gedanken, kann nur an sich selbst denken **1004**
   Gehen, selbstüberheblich 1061
   Geisteskrankheit, möchte sich den Kopf spalten 646
   geschäftigt mit sich selbst 119
   getötet zu werden, Verlangen 687
   Gleichgültigkeit gegen sein Leben 618
   Hysterie, sie möchte sich selbst verletzen 590
   Impuls, sich mit dem Messer zu stechen 606
   Lachen, über seine Handlungen 696
   Leid anzutun, fürchtet, sich ein 478, **632**-3, **711**
   Manie, reißt sich die Haare aus 727
   zerfleischt sich mit Fingernägeln 727
   mürrisch sich selbst gegenüber 773
   quält sich selbst 1027
   redet mit jedem über ihre Symptome 411
   redet zu sich selbst 995
   reißt an Genitalien, Haaren, an sich selbst **996**
   schlägt sich selbst **965**-6
   Selbstbeherrschung 895
   Selbstlosigkeit, Altruismus 896
   Selbstmord, Neigung zum **974-981**
   Selbstsucht Egoismus **895**-6
   Selbsttäuschung 895
   Selbstüberhebung, Selbstüberschätzung **437**
   Selbstvertrauen, Mangel an 159-160
   streitsüchtig mit sich selbst 809
   tadelt sich selbst **832**
   Tod, wünscht sich den **195-7**
   töten, plötzlicher Impuls, sich zu 684
   unglücklich, fühlt sich 1053
   unzufrieden mit sich selbst **405**
   verächtlich gegen sich selbst 182-3
   Verwirrung über seine Identität **169-170**
   Widerwillen gegen sich selbst 412
   Zorn über seine Fehler **35**
   über sich selbst 33
   zufrieden mit sich selbst 183
Sichzurückziehen von der Wirklichkeit 1096
simuliert Krankheit 535
   Anfälle, Schwäche 535
   Schwangerschaft 535
Singen 923-7
   Abendessen, nach dem 926
   Delirium, im 223
   Erwachen, beim 926
   Fieber, im 925
   fröhliches 925
   heiser + erschöpft, bis völlig 925
   Kopfschmerzen, bei 925
   lateinisches Vaterunser 926
   monotones 926
   Schlaf, im 926
   Schreien u. Weinen, gefolgt von 926
   Singen, Tanzen u. Weinen 926
   Trällern 926

Traurigkeit, nach 926
ungestümes 925
unwillkürliches 925-6
Sinne abgestumpft 896-7
geschärft 896
Schwinden der 897
verwirrt 896
Sinnestäuschungen → Wahnideen 229-387
Sinnlichkeit 24
Fehlen der S. bei Frauen, Männern 24
Sitzen, Abneigung gegen 929
Neigung zum 927
u. nachzudenken 927
sitzt u. zerbricht Nadeln 927
aufrecht 927
denkt nach, u. **928**
einer Stelle, auf 928
Kopf in den Händen, mit dem 928
steif, ganz 928
still 928
versunken, als ob in traurigen Gedanken 929
weint, u. 928
skeptisch → zweifelnd 414
skrupellos → unbarmherzig **1054**
Sonderbares, Seltsames zu tun, Impuls **961-2**
alles erscheint sonderbar **962**
Sonderling 961-2
Stimmen klingen sonderbar 962
Sorgen, voller **121-3**
allein, wenn 122
andere, um **123**
Erwachen, beim 123
Gehen im Freien, beim 123
Geschäfte, um seine 122
Gesellschaft, Abneigung gegen 122
häusliche Angelegenheiten, um 122
Kleinigkeiten, um 123
Seinen, um die 123
Symptome verschwinden während S. 123
täglichen S., bewegt von 122
Sorgfalt → Sorgsamkeit **121**
sorglos — unbesonnen **573-4**
Sorgsamkeit, Sorgfalt **121**
Spannkraft 117
Spaßen, Scherzen **677-9**
Abneigung gegen 678
aufziehen, jemanden 678
boshaftes 679
Ernst, nach 679
erotisches 678
Erwachen, beim 679
Geschwätzigkeit mit 717
Gleichgültigkeit, nach 679
lächerliches, albernes 679
schalkhaftes 679
Spaß, verträgt keinen 679

treibt mit allem sein Spiel 679
Witziges zu tun, Verlangen 678
Wortspiele, macht 679
zügelloses 679
spät, immer zu 694
spielen bei Kindern, Abneigung zu 796
Spielleidenschaft 797
Unfähigkeit zu 797
Verlangen zu 796-7
spielerisch 797
Spielleidenschaft 797
spioniert alles aus **949**
neugierig **633**
Spotten 759
Alter, im 759
andere sp. über ihn, glaubt 759
Eifersucht, mit 759
Freunde, über seine 759
Lachen, spöttisches 702
Lächerliche zu ziehen, Sucht, alles ins 759
Sarkasmus, beißender Spott **759**
Satire, Lust an 760
Verwandten, über seine 759
Sprachen, Unfähigkeit zum Erlernen fremder 692
Sprechen 934-946
albernes **939**
ängstliches, im Schlaf 935
Ärger, über früheren **945**
ärgern, möchte andere 945
beleidigendes 942
betrunken, wie 941
deliröses + im Schlaf 936-7
drohendes 944
ehrerbietiges 944
eindringliches 939
einsilbiges 942
entschlossener, nachmittags 938
enthusiastisches 937
erregtes 937
extravagantes, übertreibendes **938**
faselt nachts 943
feines, verfeinertes 939
fesselndes 941
fließendes 938
fremder Sprache, in 939
fröhliches + im Schlaf 942
gefälliges, gewandtes 938
Geziertheit in Worten 12
gütiges 935
hastiges 939
heftiges 945
kindisches **935**
kurz und bündig 944
langsames 944
lautes 941-2
im Schlaf **942**

lebhaftes 945
leidenschaftliches 943
leises 942
manieriert, unnatürlich 934
pathetisches 943
Phrasen, in hochklingenden 943
schneller im Fieber 938
schroffes 934
Schwatzen + im Schlaf 943
schwerfälliges 939
seltsames 944
spitze, böse Zunge 944
springt schnell von einem Gedanken
   zum anderen **946**
stammelndes 935
Stimme, mit schriller 945
   leiser, sanfter, mit 945
stoßweise 941
überzeugendes 936
unbeholfenes 935
unbesonnenes 941
unbezüglich zum Thema 941
unpassendes 945
unsinniges 942
unverständliches + im Schlaf 944-5
unzusammenhängendes + im Schlaf 940-1
verlegenes 937
verwirrtes + im Schlaf 935-6
verzerrtes 937
vollenden, kann den Satz nicht 938
wiederholt immer dasselbe 943
wildes + im Schlaf 946
Wortschwall, gehaltloser 935
zögerndes 940
zorniges 935
Zukunft, über 939
Springen 680-2
   Bett, aus dem **680-1**
   Kinder am Abend 681
   wilde Sprünge in Puerperalmanie 682
spucken, Drang zu **947**
   Essen, nach dem 947
   Fußboden, leckt es auf, auf den 947
   Gesicht, Leuten ins 947
   Richtungen, in alle 947
   Zorn, aus 947
stammelndes Sprechen 935
Starren, gedankenloses 950
starrköpfig → eigensinnig **787**-9
Staunen versetzt, in 101
Stellung, Beschwerden infolge von Verlust
   der 21
   Traurigkeit nach Verlust der 883
stilles Wesen 810-2
   Entbindung, nach der 812
   Fieberhitze, bei 811
   gefalteten Händen, mit 811

Hypochondrie, bei 811
Lärm ist unerträglich 812
Licht ist unerträglich, helles 811
Menses, während der 811
Schlaf, nach dem 812
zufrieden u. still 183
Stimmung, angenehme 760
   abstoßende, widerwärtige **762-3**
   abwechselnde 760-1
   unausstehliche 762
   veränderliche, wankelmütige **761-2**
Stirnrunzeln, finsteren Blick, Neigung zum
   553
Stöhnen, Ächzen, Wimmern **752-9**
   Alter, im 757
   ängstliches 754
   anhaltendes St. u. Schnappen nach Luft
      755
   Beleidigung, wegen früherer 757
   Berührung, bei 758
   Delirium mit 218
   Ehrgefühl, durch verletztes 756
   entmutigt mit 410
   Erwachen, beim 758
   Fieberfrost, bei 755
   Fieberhitze, bei 756
   Gegenstände, um 756
   hochgehoben, wenn 756
   Husten, Keuchhusten, beim 755
   Kindern, bei 754
   Kleinigkeit, über jede 758
   Konvulsionen, bei 755
   lautes 756
   Menses 756
   Migräne, bei 756
   Ohrläppchen, mit heißen 755
   Pollutionen, nach 757
   Ruhelosigkeit, mit 757
   Schicksal, über sein 755
   Schlaf, im 757-8
   Schlaflosigkeit, mit 758
   Schläfrigkeit, mit 758
   schlechter Laune, aus 756
   Schmerzen, durch 757
   Schwäche, aus 758
   Schwitzen, beim 757
   Stuhlgang, vor 758
   Träumen, beim 755
   unwillkürliches 756
   warum, weiß nicht 759
   Weinen, mit 758
   Widerspruch, bei 755
   Zahnen, beim 755
stolz → hochmütig **572-3**
stößt mit Füßen, gibt Fußtritte 682
   Kind beim Erwachen 682
   Schlaf, im 682

steif beim Getragenwerden, macht
   sich 682
Wurmbefall, bei 682
streift nackt umher 861
   sinnlos wie ein Geisteskranker **862**
Streit, Beschwerden infolge von 22
streitsüchtig, zanksüchtig **806**-810
   betrunken, wenn 809
   Delirium, im 223
   Eifersucht, durch 809
   Entbindung, während der 809
   Erwachen, beim 810
   Familie, mit ihrer 809
   Gegenbeschuldigungen wegen Kleinigkeiten 809
   Gesichtshitze, Gesichtsblässe, mit 808
   gestört, wenn 808
   grundlos 808
   Menses 809
   rauflustig 810
   Schlaf, mit 810
   Schmerzen, vor, bei 809
   sich selbst, mit 809
   starren Augen, mit 810
   streitet sich mit Abwesenden 808
   Zorn, ohne 808
Stuhl auf den Boden, macht 534
   leckt Kuhmist, Schlamm, Speichel auf 534
   schluckt seinen 535
   urinieren u. defäkieren überall 535
Stuhlgang:
   Angst vor — nach 94-5
   Bewußtlosigkeit vor — nach 1048
   Faulheit vor, nach 630
   froh nach 139
   Furcht vor Apoplexie bei 480
   heftig vor 1058
   Jammern, wenn Kinder Stuhldrang haben 691
   mürrisch vor 774
   qualvolle Angst vor, beim 46
   Reizbarkeit vor, nach 671
   Ruhelosigkeit beim 857
   Schreien, Kinder, vor, bei 914
   Stöhnen vor 758
   Stumpfheit nach 428
   Traurigkeit am. nach 888
   unzufrieden vor 405
   Verwirrung am. 176
   Weinen vor, bei 1088
   Zorn vor 37
Stumpfheit, Geistesträgheit **416**-430
   Alleinsein, beim 420
   Alter, im 426
   angesprochen, wenn 428
   anfallsweise 426
   Arbeiten am. 430

Ärger, Verdruß, nach 421
Aufstehen aus dem Bett, beim 427
Augenschließen, beim + am. 422
Bewegung agg., am. 425
betrunken, als ob 423
Bier, nach 421
denken, unfähig, lange zu **428**
Diabetes, bei 423
Druck im Hypogastrium 426
epileptischen Anfällen, vor 423
Erbrechen am. 429
Erwachen, beim 429
Essen, nach dem + am. 423
feuchte Luft, durch 422
Fieberfrost, bei 422
Fieberhitze, bei, nach 424
Freien, im + am. 420
Frühstück, nach dem 421
Gasvergiftung, durch 424
Gehen, beim + am. 429
geistige Anstrengung, durch 425
Gemütsbewegungen, durch 423
Geschäftssorgen, durch 421
Gesellschaft, in 422
Herzklopfen, mit 426
Husten, beim 422
Impotenz, mit 424
Kaltwaschen am. 430
Kindern, bei 421
Koitus, nach 422
Kopf wie vergrößert 424
Kopfschmerzen, mit 424
Kopfverletzung, nach 424
Kränkung, nach einer 425
Lesen, beim 427
Liegen, beim + am. 425
Masturbation, nach 425
Menses, während der 425
Mittagessen, beim, nach dem 423
Mittagsruhe, nach der 427
Nebel eingehüllt, wie in 424
periodische 426
Pollutionen, nach, mit 426
Rauchen, durch 428
sagt nichts 427
Schlaf, nach tiefem 427
Schlaflosigkeit, mit 428
Schläfrigkeit, mit 427
schlechte Nachrichten, durch 421
schmerzhafte 426
Schnupfen, beim 422
Schreiben, beim 430
Schwitzen, beim 426
sexuellen Exzessen, nach 427
Sichbücken, beim 428
sieht für Stunden aus dem Fenster 425
Sprechen, beim 428

Stehen agg. 428
Stuhlgang, nach 428
Träumen, nach 423
Trunkenheit, bei 423
unterbricht, wenn man ihn 424
Unterhaltung, durch 422
Urinabgang am. 429
Verlust von Körpersäften, nach 425
versteht Fragen erst nach Wiederholung 429
warmen Zimmers, beim Betreten eines 429
Wein, nach 430
Worte finden, kann nicht die richtigen 430
Zahnschmerzen, durch 428
Zimmer, im 427
Zustand zu erkennen, unfähig, ihren 422
Stupor → Bewußtlosigkeit 1032-1051
Sturm:
   Angst bei 95
   mürrisch bei 774
   qualvolle Angst bei 46
   Ruhelosigkeit vor, bei 857
sucht auf dem Boden 894
   Dieben, nachts nach 895

Tadel, Beschwerden infolge von 22
   Lachen über 703
   Weinen über 1086
   Zorn durch 36
tadelsüchtig, krittelig **126-7**
   besten Freunden gegenüber 126
   findet Fehler bei anderen 127
   unbeschäftigt, wenn 127
tadelt andere 832-3
tadelt sich selbst, Selbstvorwürfe 832
   Delirium, tadelt für seine Narrheit 207
   entmutigt mit Selbstvorwürfen 410
Tafelfreuden, Schwelgerei 860
Taktlosigkeit → Indiskretion **623**
Tanzen 193
   agg., am. 193
   bewußtloses 193
   froh mit Lachen, Singen u. 136
   groteskes 193
   wildes 193
Tappen wie im Dunkeln 570
Taten vollbringen könnte, als ob er große **200**-1
   gute T. vollbringen, möchte 201
   nützlich sein, möchte 201
Tatkraft geht verloren 460
Taubheit, vorgetäuschte 194
Teilnahmslosigkeit → Gleichgültigkeit **609**-622
Testament zu machen, weigert sich, sein 997
Theorien aufstellen **997**-8

Tod:
   Agonie vor dem 194
   Beschwerden infolge von Todesfällen 16
   Gefühl vom 198
   Gewißheit des T. 195
   sterben, Gefühl zu 197
   Todesahnung 197-8
   Todesgedanken 199
   Verachtung des T. 194
   wünscht sich den 195-7
     Furcht mit Verlangen nach dem 492
Tollkühnheit 997
Tollwut, Hydrophobie **583**-4
   Berührung erneuert Krampfanfall 583
   Denken an Wasser verursacht Krampfanfall 584
   hören, kann nicht das Wort „Wasser" 583
   schreit u. heult mit hoher Stimme 584
töten, Verlangen zu **682**-6
   alle, denen er begegnet 684
   Barbier will seinen Kunden 683
   Beleidigung zu t., plötzlicher Impuls, wegen einer kleinen 685
   droht zu 686
     Frau u. Kinder 686
   Frau, Impuls eine 686
   Gehen im Freien u. auf der Straße, beim 686
   geliebte Personen 683
   jemanden t., er sollte **685**-6
   Kind, das eigene 683
   Mann zu t., Impuls, ihren geliebten 684
     Menses, agg. während der 684
     Rasiermesser zu verstecken, fleht ihn an, sein 684
   Menses, vor den, während der 685
   Messer, mit einem **684**-5
   plötzlicher Impuls zu 686
   Ruhe Verlangen zu t., in der **685**
   sich selbst zu, plötzlicher Impuls 684
   Trinkern, bei 683
   Trunkenheit, bei 684
   vergiften, Impuls zu 685
   verletzen, Impuls, j. mit einem Messer zu 684
   werfen, plötzlicher Impuls, sein Kind ins Feuer zu 686
     aus dem Fenster 686
   widersprechen, die ihr 683
Trägheit → Stumpfheit, Geistesträgheit **416**-430
Trällern → Singen 926
Trancezustand 1029
   spielt Klavier mit geschlossenen Augen 1029
Traum, wie im **415**
   Flucht in die Traumwelt 415

schönen, in einem 415
zerstreut → verträumt 3
Zukunft, von der 415
traurige → schreckliche Dinge ergreifen
   sie tief **578**
Traurigkeit, Verzagtheit, Niedergeschlahen-
   heit, Depression, Schwermut,
   Melancholie 864-892
   Abendessen, nach dem 889
   am. 889
   abgelenkt werden, möchte von den
      Gedanken an sich 877
   Abkühlung, durch 875
   Abneigung, ihre Kinder zu sehen, aus T.
      873
   Alleinsein, beim + am. **870**
   Alter, im 870
   Amenorrhoe, bei 873
   ängstliche 873
   Anstrengung, nach + am. 879
   Arbeitsunlust, mit 892
   Ärger, nach 890
   Atemnot, mit 887
   Beleidigung, wie durch 882
   Beruf, beim Denken an seinen 874
   Bett nicht verlassen, will das 874
   bittere 874
   Blumengeruch, durch 879
   Brennen in re. Lumbalgegend, durch 874
   brütet über ihren Zustand 878
   Delirium, trauriges 223
   Denken an seine Stellung, beim 890
   Diarrhoe, bei 877
   Diätfehler, durch 879
   Druck auf der Brust, durch 886
   Dunkelheit, in der 877
   Eifersucht mit 882
   Entbindung, während der 882
   Enthaltsamkeit, durch 876
   Enttäuschung, durch 877
   epileptischen Anfall, vor einem 878-9
   Erregung, nach 879
   Erwachen, beim 890
   erzählt war, am. nachdem es j. 889
   Erzählungen, durch traurige **888**
   Essen, vor, während, nach + am. 878
   falsch getan habe, als ob er alles 892
   Fieberfrost, vor, bei 874
   Fieberhitze, bei 881
   Fluor am. 883
   Freien, im 870
      am. 870
   Freunde verloren, als hätte er die
      Zuneigung der 880
   Frohsinn, nach 874
   Frühstück, nach dem 874
   Gehen, beim + am. 891

   geistiger Anstrengung, nach 885
   Geldverlust, nach **883**
      Stellung, nach Verlust der 883
   Geräusche, durch 885
   Geringschätzung, durch unverdiente 888
   Geschwätzigkeit, nach 883
   Gesellschaft agg., in 875-6
   Gesundheit, um seine **881**
   getröstet werden, kann nicht **876**
   Gewitter am. 890
   glücklich sieht, wenn er andere **880**
   grundlose 874
   Haemorrhoiden, nach unterdrückten 880
   Hause, im 881
      Eintreten, beim 881
      treibt ihn aus dem 882
   Hautausschlag, bei unterdrücktem 879
   Hautjucken, durch 882
   Heißhunger, mit 874
   Herzbeschwerden, durch 881
   Heiterkeit, nach 879
   Hitzewallungen, während 880
   Hustenanfällen, nach 876
   Impotenz, mit 882
   Kindern, bei 874
   Kleinigkeiten, um 890
   Klimakterium, im 875
   Koitus nach 875
   Kopfschmerzen, bei 880
   Körperschwere, mit 881
      Schwere in Beinen, Füßen, mit 881
   Krankheit, über seine **877**
   Kränkung, nach 885
   Kummer, nach 880
   Lachen, nach + mit unfreiwilligem 882-3
   Liebe, durch enttäuschte **883**
   Mädchen vor der Pubertät, bei 880
   Masturbation, durch 883
   Menses 884
   Milch, nach Versiegen der 885
   Mittagessen, nach dem 877
   Musik, durch 885
      traurige M. am. 885
   Müßiggang, bei 882
   Nasenbluten, nach 879
   nassem Wetter, bei 892
   periodische 886
   Pollakisurie nach T. 890
   Pollutionen, durch 886
   Pubertät, in der **886**
   Quecksilbermißbrauch, nach 885
   Reden, Abneigung gegen 889
   ringt die Hände 892
   schlafen u. nie wieder erwachen, möchte
      888
   Schlaflosigkeit durch T. 888
      mit T. 888

Trauigkeit	Trinkern

Schläfrigkeit, mit 888
schlechten Nachrichten, nach 873
Schmerzen, durch 885
Schock, durch 887
schönes Wetter 875
schroffes Wort, durch ein 880
schuldig, als ob 879
Schwangerschaft, in der 886
Schweiß, bei 886
schwülem Wetter, bei 889
Selbstmord, mit Neigung zum 889
Seufzen, mit + am. 887
sexuelle Exzesse, durch 887
sexueller Erregung, mit, nach 887
Sichbeklagen am. 876
sitzt, möchte nichts mit der Welt zu tun haben 888
Sonnenschein, bei + am. 889
stille **887**
Streit mit Ehemann, nach 887
Stuhlgang, am. nach dem 888
Träume, durch 877
Trinkern, bei 878
Trunkenheit, bei 878
Typhus, nach 890
überflüssig, fühlt sich 889
unbeschäftigt, wenn 890
Unglück, wie durch ein 885
Unterhaltung am. 876
Urinieren am. 890
Verbrecher, hält sich für den größten **876**
Verdauung, während der 877
Verletzungen, durch 882
warmen Zimmer, im 891
Wein am. 892
weinen, kann nicht **891**
Weinen am. 891
Wochenbett, im 887
wolkigem Wetter, bei 875
Zorn, nach + durch 873
treibt herum, qualvolle Angst 43
  mit Unruhe **43**
treibt herum, Angst 73
  Furcht 495
  Ruhelosigkeit 844, 849
Tribadie → Liebe zu j. des eigenen Geschlechts 718
Trieb, krankhafter **606**
  laufen, zu 606
  stechen, sich mit dem Messer zu **606**
  unüberlegter Handlung, zu 606
Trinken, Gemütssymptome nach 416
Trinker → Trunksucht **398-400**
  → Delirium tremens **227**-9
Trinkern, bei:
  Beschwerden infolge von Trunksucht 16
  Furcht 496

Geisteskrankheit **637**
Lebensüberdruß 1065
töten, Verlangen zu 683
Traurigkeit 878
Vergeßlichkeit 541
trinkt mehr, als sie sollte 416
Trost, freundliches Wort agg. **181**
  am. 181
  Mitgefühl agg. 181
trostlos, Zimmer erscheint 390
trotzig → herausfordernd **201**
Trübsinn — Traurigkeit **864-892**
trügerisch, hinterlistig **200**
  betrügerisch 200
  meineidig 200
Trunksucht, Alkoholismus 398-400
  Beschwerden infolge von 16
  Charakterschwäche, aus 400
  erbliche 399
  Erregung durch 399
  Furcht bei Trinkern 496
  Geisteskrankheit bei Trinkern **637**
  heimlicher Trinker 399
  Hypochondrie bei Trinkern 399, 585
  Lebensüberdruß bei Trinkern 1065
  Menses, vor den 400
  Müßiggang, aus 399
  Reizbarkeit, mit 400
  Schwangerschaft, während o. nach der 400
  töten, Verlangen zu, bei Trinkern 683
  Traurigkeit bei Trinkern 878
  Vergeßlichkeit bei Trinkern 541
tückisch → boshaft, rachsüchtig **720-2**
tyrannisieren → diktatorisch, herrisch **398**

Überanstrengung, geistiger, Beschwerden infolge von 23-4
übelnehmen → beleidigt, leicht **791-2**
Übereilung → Hast 19
überempfindlich → empfindlich 897-907
übergeschäftig 792
überlegt, denkt nach 826
  antwortet, überlegt lange 51
  Traurigkeit, bei 826
  unfähig nachzudenken 826
  im Alter 826
  Studierens, infolge des 826
Überqueren von Brücke o. Platz, Furcht vor dem **485**
  Straße, einer belebten **531-2**
Überraschungen, angenehmen, Beschwerden infolge von 23
Überspanntheit → Exzentrizität **433-4**
Überzeugung ernst genommen wissen, will ihre 792
umarmt alles morgens 438
  Gefährten, seine 438

leblose Gegenstände 439
Umgebung, gesteigerter Orientierungssinn
   für die 440
umherstreifen → wandern **1061**
Unachtsamkeit 3
unausstehliche Stimmung 762
unbarmherzig, skrupellos, gewissenlos **1054**
unbefriedigt → unzufrieden **402**-6
Unbehagen, Unpäßlichkeit 401-2
   Baden, nach dem 401
   Essen, nach dem 402
   Fieberfrost, beim 402
   Fieberhitze, bei 402
   Gehen, nach dem 402
   Salzfisch, nach 402
unbesonnen, sorglos **573**-4
   Geschäften, in seinen 574
   Reden u. Schreiben, beim 574
Unbeständigkeit 608-9
   Gedanken, der 609
undankbar 1053
   Geiz, aus **1053**
Unduldsamkeit 648-9
   angesprochen zu werden 649
   Ärger gegenüber 649
   Beschwerden gegenüber 648
   Geräuschen gegenüber **648**
   Hindernissen gegenüber 648
   Unterbrechung gegenüber 648
unehrlich, unredlich **412**
Uneinigkeit zwischen Vorgesetztem u.
   Untergebenen 17
   Eltern, Verwandten, Freunden 17
Unentschlossenheit 650-2
   ängstliche 652
   entmutigt mit 409
   Erwachen, beim 652
   Faulheit, mit 652
   Freiem, am. im 651
   Gedanken, in seinen 652
   Handlungen, in seinen 651
   Heirat, zur 652
   Kleinigkeiten, in 652
   Planen, im 652
   Schläfrigkeit, mit 652
   Schwäche, bei nervöser 652
   wankelmütige 652
Unfälle → Verletzungen (Index)
Ungeduld 600-4
   Abendessen, nach dem 603
   angesprochen, wenn 603
   Arbeit, bei der 604
   entmutigt mit 409
   Erwachen, beim 604
   Fieberhitze, bei 602
   Gehen, beim 604
   Hause, im 602

   immer 601
   Jucken, durch 602
   Kindern, mit seinen 601
   Kleinigkeiten, um 603
   Kopfschmerzen, bei 601
   Krampfanfall, vor einem 601
   langsam, alles geht zu 603
   Lesen, beim 602
   Mittagessen, beim 601
   Raum, in einem warmen, überfüllten 602
   Reden anderer, beim 603
   rennt umher, nachts schlaflos 603
   Schmerzen, durch 602
   Schnupfen, bei 601
   Schwitzen, beim 602
   Sitzen, beim 603
   Spielen der Kinder, durch 602
   Urinieren, vor dem 604
   Wechselfieber, bei 602
   Widerspruch, beim 601
   wirft sich herum 603
Ungehorsam 413
   Kindern, mit 413
Ungerechtigkeit nicht ertragen, kann 633
ungestüm 604
   Fieberhitze, bei 605
   Schwitzen, beim 605
   Urinieren, vor dem 605
ungezogen → Frechheit **604**
   → Grobheit **862**-3
   → Unverschämtheit **647**-8
unglücklich, bedauernswert, fühlt sich 1053
unheilbar:
   Furcht **494, 519**-520
   Wahnideen **252, 269**-270
unhöflich 605
   antwortet 48
   Kinder 605
Unlust → Widerwillen **411**-2
Unmenschlichkeit → Grausamkeit **190**
unordentlich 1054
Unpäßlichkeit → Unbehagen 401-2
unredlich → unehrlich **412**
Unreinlichkeit, Unsauberkeit **400**
   beschmutzt alles 400
   urinieren u. defäkieren überall, Kinder
   400
Unruhe → Ruhelosigkeit **835**-859
Unsicherheit, geistige 647
Unterbrechung agg. Gemütssymptome 648
   Konzentration bei, schwierige 157
   Gedanken bei, Schwinden der 1017
   geistige Arbeit unmöglich bei 1100
   Ideen bei, Mangel 596
   mürrisch durch 772
   Stumpfheit bei 424
   Unduldsamkeit gegenüber 648

Verwirrung durch 171
Weinen, wenn unterbrochen 1080
Zorn bei 35
unterdrückten o. zurückgetretenen Hautausschlägen o. Hämorrhoiden, Gemütssymptome agg. nach 982
Unterhaltung agg., am. 186
    Abneigung gegen 186
    Angst durch Unterhaltung 70
    Betäubung nach Unterhaltung 969
    Konzentration, schwierige, bei Unterhaltung 157
    Reizbarkeit durch Unterhaltung 663
    Ruhelosigkeit durch Unterhaltung 848
    Verlangen nach Unterhaltung 186-7
    Verwirrung, Unterhaltung agg. 167
    zerstreut bei Unterhaltung 3
Unterhaltung anderer agg. 991
    Erregung bei 452
    mürrisch bei 774
    Ungeduld bei 603
    Zorn durch 37
unternehmen, kein Wille, etwas zu **1051**
    Dinge gegen seine Absicht 1052
    nichts aus Furcht vor Mißerfolg **1052**
    unternimmt vieles, beharrt bei nichts **1052**
Unternehmungsgeist → Initiative, Mangel an **632**
Unterscheidungsvermögen, Urteilskraft, Mangel an 411
unterwürfig → servil **909**
untröstlich 607-8
    Alleinsein u. Dunkelheit agg. 607
    Angst um seine Familie, aus 608
    eingebildetes Unglück, über 608
    Freien, im 607
    Selbstmord, bis zum 608
    Träumen, in seinen 608
    weint anhaltend durch Trost 608
unüberlegt → voreilig 822
unvernünftig 1054
Unverschämtheit 647
    Angestellten gegen Vorgesetzte, von 648
    Kinder 648
unvorsichtig 606
unwillkürliche Handlungen 102
unzufrieden, mißvergnügt, unbefriedigt **402**-6
    allem, mit 404
    Essen, nach dem 404
    falsch, andere machen alles 406
    Freien, im 404
    Gesundheit, mit seiner 405
    immer 404
    Koitus, nach 404
    Kopfschmerzen, bei 405
    leblosen Gegenständen, mit 405

    Menses, während der 405
    Regenwetter, bei 405
    sich selbst, mit 405
    Stuhlgang, vor 405
    Umgebung, mit der 405
    Weinen am. 406
unzüchtig → obszön **787**
unzuverlässig 1054
    Versprechungen, in seinen 1054
Urteilskraft → Unterscheidungsvermögen, Mangel an 411

verächtlich 181-3
    allem gegenüber 182
    anfallsweise gegen ihren Willen 182
    Freien, im 182
    Gegnern gegenüber 182
    hart gegen Untergebene 182
    Heißhunger, mit 182
    sich selbst, gegen 182-3
    Verwandten gegenüber 182
Verachtung durch andere → Beschwerden infolge von Geringschätzung 22
veränderliche Stimmung 761-2
Veränderung → Wechsel, Verlangen nach 127
Verantwortung, Abneigung gegen 834
verbittert, erbittert 438
    Beleidigung, durch leichte 438
    Verbrecher zu werden, Neigung 764
verbrüdert mit ganzer Welt 548
Verderbtheit 375
verrät Geheimnisse **860**
    Schlaf, im 860
verehrt seine Umgebung **860**
    respektlos 860
Verehrung 1055
Vereinsamung, Gefühl der 548
verfolgt:
    Angst wie **89**
    Delirium mit Verfolgungswahn 220
    Geisteskrankheit → Verfolgungswahn 643
    Wahnideen **340**-1
vergessen zu haben, ständig das Gefühl etwas 546
vergeßlich 539-546
    alles außer Träumen, für 542
    Alter, im 544
    aufzuziehen, seine Uhr 545
    Beruf, vergißt ihren 544
    Bewegung, bei 543
    Denken an etwas agg., Ablenkung am. 545
    Einkäufe, für **544**
    epileptischen Anfällen, vor 541
    Erwachen, beim 545
    Essen, nach dem + am. 541

vergeßlich	Verlangen

Fieber, bei, nach 542-3
Fieberfrost, bei 541
Freunden u. Verwandten gegenüber **542**
Gehen nach dem Essen, beim 545
geht, vergißt, wohin sie 542
geistige Anstrengung, durch 543
Gemütsbewegungen, durch 541
Haus steht, auf welcher Straßenseite sein **543**
Klimakterium, im 541
Koitus, nach 541
Kopfschmerzen, bei 542
Masturbation, nach 543
Menses, während der 543
Namen, vergißt seinen **543**
Nasenbluten, nach 542
periodisch 544
Pollutionen, nach 544
rasieren o. anzuziehen, vergißt, sich zu 544
Säfteverlust, durch 543
Schlaf erinnert er sich an alles Vergessene, im 545
Schreck, nach 542
sexuellen Ausschweifungen, nach 544
sofort für alles 543
Straßen, für wohl bekannte **545**
Tabakvergiftung, durch 545
Trinkern, Vergeßlichkeit bei 541
Worte beim Sprechen, für **546**
Zusammenhang von Gedanken, für den 541
Vergnügen 797-8
Abneigung gegen **25**
Erwachen durch einen Traum vom Mord, beim 798
Gleichgültigkeit gegen jedes 620
lasziven Gedanken, nur an 798
Schlaflosigkeit, bei 798
Verlangen nach **25**
verhält sich flegelhaft 465
seltsam **465**
verkehrt, alles erscheint 1102
Verlangen, voller **388**
allem, nach 389
ängstlich 388
ärgern, andere mit Worten zu 390
bewacht zu werden 390
diesem u. jenem, nach **390**
Frau, nach idealer 390
Größe, Vornehmheit, nach 389
Höhle zu sein, in einer 388
Meinung anderer, nach der guten **712**
mehr als sie benötigt, nach 389
Ruhe u. Frieden, nach 712
Sonnenschein, Licht, Gesellschaft, nach 712
unaussprechlichem, voll von 389

Übungen, nach 389
unbeherrschtes 390
unbestimmtes 389
Unerreichbarem, nach 390
ungeduldiges, bei Kindern 389
vorhanden ist, verlangt, was nicht 390
zahlreichen Dingen, nach 390
verlangt nichts 101
Verlassenheit, Gefühl der **546**-8
Erwachen, beim 548
Freien am., im 547
Freunde zu haben, glaubt, keine **547**
geliebt, glaubt sich nicht 547
Kopfschmerzen, bei 547
Vereinsamung, Gefühl der 548
verläßt Kinder, Verwandte **548**
Verlegenheit, Beschwerden infolge von 17
Verletzungen, Gehirnerschütterung, Unfälle:
Beschwerden infolge von V. 20
Betäubung nach Kopfverletzung 970
Bewußtlosigkeit beim Verletzungsschock, durch G. 1047, 1038
Erschöpfung durch V., geistige 804
Furcht vor U. **477**
Gedächtnisverlust nach G., V. 732-3
Geisteskrankheit durch Kopfverletzung 640
Gleichgültigkeit nach G. 613
qualvolle Angst im Verletzungsschuck 46
Seufzen im Verletzungsschock 923
Stumpfheit nach Kopfverletzung 424
Traurigkeit durch 882
Verwirrung nach Kopfverletzung 170
Verleumden, Neigung zum 929
Denuziant 929
heuchlerisch, scheinheilig 930
Petzer 930
verliebt 25
vermännlichte Mädchen 727
Frauen 727
vernachlässigt sein Geschäft 784
alles 784
Haushalt, ihren **784**
Kinder, ihre 784
Wichtiges **784**
verrät Geheimnisse 860
Schlaf, im 860
verschiebt alles auf den nächsten Tag **799**
verschlagen → trügerisch **200**
Verschmelzen mit der Umgebung 743
verschwenderisch 949
Geiz, aber v. für sich selbst 103
Geld, verschwendet 950
Ordnungssinn, aus Mangel an 950
Prahlerei, aus 949
verschwiegen, Geheimniskrämer 895

Verstandeskraft	Verwirrung

Verstandeskraft gesteigert 824
verstecken, Verlangen, sich zu 575
   Kind glaubt, Besucher lachen es aus 575
   Kindern, bei 575
   Furcht, aus 575
versteckt Dinge 575
versteht Fragen nicht 1051
verstößt Menschen gegen ihren Willen 125
verstümmeln → schneiden, verlangt andere zu 193
verstümmelt seinen Körper 780
Vertraulichkeit 465
verwechselt Dinge u. Ideen **160**
Verwegenheit 101-2
verschwiegen 895
verweigert die Medizin **827**
   Behandlung, jede 827
   Hilfe, jede 827
verweilt bei vergangenen unangenehmen Ereignissen **431**
   Beleidigungen kommen ins Gedächtnis 432
   denkt nachts an Kränkungen 432
   Enttäuschungen, bei 431
   grämen, um sich darüber zu 432
   Kummer infolge früherer Beleidigungen 431
   rührt alten Verdruß auf 432
Verweise:
   empfindlich gegen 906
   lacht bei jedem 703
Verwirrung des Geistes **161**-180
   Abort, nach 164
   Alkohol, durch 176
   Alter, im 173
   angesprochen, wenn 176
   Ärger, nach 177
   Arbeit, bei der 179
   aufrütteln, muß sich 164
   Aufstehen, nach dem 174
   Aufstoßen am. 168
   Aufwärtsgehen agg. 164
   Augenschließen, beim 166
   Ausstrecken, beim 176
   betrunken, wie 171
   Bett, im + am. 165
   Bewegung, durch + am. 173
   Bier, durch 165
   Brot agg. 165
   Bücken, beim + am. 176
   Darandenken agg. 177
   Einhüllen des Kopfes am. 179
   epileptischen Anfällen, vor 168
   Erbrechen am. 177
   Erkältung, nach 166
   Erregung am. 168
   Erwachen, beim 177-8
   Essen, nach dem + am. 168
   Fahren, Reiten, beim 174
   Fieberfrost, bei 166
   Fieberhitze, bei 169
   Freien, im + am. 164
   Frühstück 165
   Gähnen am. 180
   Gehen, beim + am. 178
   geistige Anstrengung, durch + am. 173
   Geräusche agg. 173
   Hustenanfall, vor einem 167
   Hutaufsetzen agg. 168
   Identität, über seine **169**-170
      Dualität, Gefühl der 170
   Kaffee, nach + am. 166
   Kaltbaden am. 166
   Koitus, nach 166
   konzentrieren, bei dem Versuch, sich zu **167**
   Kopfschmerzen, mit 169
   Kopfverletzung, nach **170**-1
   Kratzen, beim 175
   Lachen, agg. 171
   Lesen, beim 174
   Liegen, beim 172
   Masturbation, durch 172
   Menses 172
   Mittagessen, beim, nach dem 167
   Nasenbluten am. 168
   periodische 174
   Pollutionen, durch 174
   Rauchen, nach 176
   Rechnen, beim **165**
   Reden, beim 177
   Schlaf, nach dem 175
   Schläfrigkeit, mit 175
      beim Kampf gegen die 167
   Schmerzanfällen, bei 174
   Schreiben, beim **179**
   Schwangerschaft, in der 174
   Schwindel, mit 177
   Schwitzen, beim 174
   Situation, über die 175
   Sitzen, im 175
   Sonne, in der 177
   Stehen, beim + am. 176
   Stiche in der Brust, durch 176
   Stuhlgang am. 176
   Tragen schwerer Lasten, beim 166
   Traum, wie im 167
   Trinken, nach 167
   Umgebung, über die 177
   unterbrochen wird, wenn 171
   Unterhaltung agg. 167
   Urinieren am. 177
   verläuft sich in wohlbekannten Straßen **172**

verwechselt Subjektives mit Objektivem 173
warmen Zimmer, im 179
Waschen des Gesichtes am. 179
Wein, nach 179
Weinen am. 179
weiß nicht, wo sie ist 171
Willensanstrengung am. 179
Zecherei, nach einer, wie nach einer 165-6
Zeit, über die 177
Zimmer, im 175
Verzagtheit → Traurigkeit 864-892
verschwiegen 895
verzogene Kinder 948
Verzweiflung 391-6
  andere, um 393
    sich selbst, u. 393
  Arbeit, über seine 386
  Aufstehen, am. beim 396
  Entbindung, während der 394
  Erbrechen, bei 396
  Erwachen, bei wiederholtem 386
  Existenz, über die armselige 392
  Fieberfrost, bei 391-2
  Fieberhitze, bei 392
  ganze Nacht 391
  Genesung, an der **394-5**
  gesellschaftliche Stellung, über seine 396
  Gesundheit, über seine **392**
  Hautjucken, infolge von 393
  Hypochondrie, bei 392
  Kleinigkeiten, wegen 396
  Kritik, durch leichte 392
  Leben, am 393
  Liebeskummer, durch 393
  Masturbation, durch 393
  Menorrhagie, bei 393
  Menses, vor den 393
  periodische 394
  Raserei, grenzt an 394
  religiöse V. an der ewigen Seligkeit **395-6**
  Schmerzen, bei **395-**4
  Schreien aus, anfallsweises 396
  Schwangerschaft, in der 394
  Schwitzen, beim 394
  sexuelles Verlangen, durch 396
  Todesfurcht, mit 392
  Typhus, nach 396
  verloren, hält alles für 393
  Zukunft, um die 392
Visionen → Wahnideen 229-387
voreilig, unüberlegt 822
voreingenommen → parteiisch 793
Vorempfinden → Erwartungsspannung, Beschwerden infolge von 15
Vorschläge, Rat nicht annehmen, will 974
vorsichtig, behutsam 125-6

ängstlich 126
Vorurteile, traditionelle 801

wachsam 24
wählerisch, anspruchsvoll 472
Wahnideen, Einbildungen, Halluzinationen, Sinnestäuschungen 229-387
  Abdomen ist eingefallen 231
  abgetrennt von der Welt, ist **346-7**
  Abgrund ist hinter ihm, hineinzufallen 232
  Abmagerung, von 275
  Abständen, von **270**
  abstoßende 343
  absurde, lächerliche 231
  adlig zu sein **327**
  Aktivität, mit 232
  allein, ist immer 232
  alte Lumpen sind schön wie Seide 331
  alte Männer sieht 331
  Ameisen, von 237
  Anfall bekommen u. geht schneller, wird einen 288
  angefeindet, er ist 335
  Angriffe, verteidigen sich gegen eingebildete 239
  angegriffen, wird 239
  angeklagt, ist **232**
  angenehme 337
  ängstliche 237
  anmaßende 339
  Ansammlung von Dingen, Menschen 239
  antwortet jeder Wahngestalt 237
  anwesend, j. ist **339**
  Arbeit, von der 385
  Ärger, nach 373
    u. Beleidigungen, von 373
  arm, ist **338**
  Armee zieht vorüber 238
  Armen, von 237-8
  arretiert werden, soll **238**
  Ärzte kommen, drei 271
  Asyl geschickt, wird in ein 239
  Äther, umgeben von undurchdringlichem 290
  aufhängen, will sich 296
  Augen, von 280
  ausgehöhlt, Organe sind 303
    ganze Körper ist 303
  ausgelacht, verspottet zu werden **315**
  Ausland, ist im 231
  Ausmaße von Gegenständen, umgekehrte 267
  außerhalb seines Körpers sah, sprach noch j. 331
  Bahre, liegt auf einer 244
  Ball, sitzt auf einem 239

Bäume erscheinen als Menschen 370
Bausteinen, Erscheinen von 250
Befehlshaber, ist ein **257**
behext, ist 244
Beinen, von 315-6
beleidigt, hat Menschen 331
bemitleidet u. weint darüber, wird 336
beobachtet, wird **381**
beraubt, bestohlen, wird 344
Berggrat, ist auf einem 323
berührt alles, er 369
beschäftigt mit einer Tätigkeit 276-7
beschimpft worden, ist **232**, 312
besessen, ist **338**
besser als andere, ist **244**
Bett, vom 241-3
sich bewegen, hört Dinge 324
Bewegungen, von 322-3
Beweis, führt einen beredten 237
Bewußtsein gehört einem anderen, sein **257**
Bienen, sieht 243
Bierkrug, sah einen riesigen 365
Bilder, Phantome, sieht **306**-310
blind, ist 245
Blumen, von gigantischen 289
Blut zirkuliert nicht, rauscht 245
Bruder fiel über Bord 250
Brummen wie vom Bären, hört 295
Carcinom, hat ein **252**
Chormusik, Hören von 254
Christus, ist 255
Daumen, Finger sind 368
Debatte, ist in einer 264
dehnen sich aus, Vorübergehende 280
Delirium zu bekommen, hatte ein 264
denken, kann nicht 367
Dieb angeklagt, als 366
Diebe, sieht 366-7
doppelt zu sein 273-4
Drachen, von 274
Drähten, ist gefangen in 384
drei Personen, ist **368**
dunkle Gegenstände, Gesalten, sieht 262
Dunklen, hat W. im 262
dünn, schmächtig, wird 367
durchgeschnitten, ist 261
durchsichtig, alles, er ist 370
Ecke kommen, sieht aus der 258
Ehe lösen, muß seine 321
Ehemann, ist nicht ihr 305
ehrlich, ist nicht 303
Eifersucht, mit 313
Einfluß, unter mächtigem **311**-2
eingesperrt in einen Drahtkäfig 276
Einkäufe, macht 348
Einschlafen, beim 283

Eisenbahn, ist in einer 341
Empfindungen falsch dar, stellt seine 346
eng, alles erscheint zu 326
Engel, sieht 234
Entkräftung nicht ertragen, kann 339
entsetzlich, alles erscheint 303
Epilepsie, leidet an 279
ereignen, Schreckliches wird sich **297**
ereignet, etwas hat sich 297
Erfolg, hat keinen; macht alles falsch **361**
erlebt zu haben, alles schon einmal 280
ermorden, andere werden ihn 324
  wird die Familie 324
ermordet, wird **324**-5
erregt 279
erstochen, hatte j. **357**
Erwachen, beim 379
erwürgt, wird 254-5
essen, sie darf nicht 275
etwas anderes, Dinge erscheinen als 352
Ewigkeit, ist in der 279
  gelebt zu haben 279
fallen, Gegenstände, Wände werden 283
fällt, aus dem Bett, auseinander 283
Familie, gehört nicht zur **244**, 284
fasten, zu 285
fehlschlagen, alles wird **282**
Feiglinge, andere sind 259
Feinden, von 276
feindlich gesinnt, jeder ist ihm 331
Feuer, vom 287-8
Fieber, im 285
Finger sind abgeschnitten 287
  Nägel sind tellergroß 287
Fische, Fliegen, sieht **288**
Fledermäusen, von 240
Fliegen, sieht **288**
Fliegens, Gefühl des **290**
Fluchen, mit 261
flüstert ihm zu + Gotteslästerungen, j. **383**
Fratzen, sieht 295
Frauen, von 383, 385
Fremden, von + unter Kontrolle **360**-1
Freunden, von 291-2, 360
Füßen, von 285
Fußtritte, hört 290
Galgen, fürchtet sich vor 292
Gallerte, Körper ist aus 313
Gänsen, von 292-3, **294**
gebissen, wird 245
Gedanken sind außerhalb 305, **367**-8
Gefahren, von **261**-2
Gefährten, von 257
gefangen genommen, wird 253
Geflügel, sieht 291
gefoltert, wird 369

gefressen von Tieren 266
Gegenständen, von 329-330
Geheimnis, alles um ihn ein schreckliches 326
gehindert zu werden 331
Gehirn ist gespalten + hart 250
-erweichung zu haben 250
gehoben, in die Luft 275
Gehörstäuschungen **300**
Gehen, vom 379-380
Geist, ist ein 336
  u. Körper sind getrennt **322**
geisteskrank zu werden **312**
Geld, vom 322
Gelübde, vom 379
Gemüse, verkauft 372
General, ist ein **293**
gepackt, wie **293**
Geräusche, hört 327-8
Geruchsinnes, des 351
Geschäften, von **251**
geschätzt, ist nicht **237**
geschlagen, wird 240
Geschmacks, des 366
Geschwätzigkeit, mit 318
geschwollen, ist **362-3**
Gesehenes ist wie durch die Augen eines anderen gesehen 346
Gesichtern, von 280-2
Gespenstern, von 354-6
Gestalten, von **286-7**
gestohlen, hat 358
gesund, ist 383
Gesundheit ruiniert, hat seine 299
geteilt in zwei Teile **270-1**
gewalttätige 373
Gewalttätigkeit, von 373
Gewehr, benutzt Stock als ein **295**
Gewicht, hat kein 382
Giraffe, ist eine 293
glänzenden Gegenständen, von 347
Glas, Holz, ist aus 293
Glieder sind abgetrennt, verdreht 317
Glocken läuten, hört 243-4
glücklich sein, wird nie in seinem Hause 297
Gnom zu sein, ein 293
Gott, von 293-4
göttlich zu sein 271
Grab, ist in seinem 294
greift nach Erscheinungen, Menschen 252
grillenhafte 383
groß zu sein, zu **314-5**, 365
größer, Gegenstände werden 352
groteske 295
Gurken auf dem Bett, sieht 261
Hälfte gehört ihr nicht, linke 296

Halle, einer riesigen 295
Hals ist zu groß, sein 326
Hämorrhagie, nach 299
Hand, von einer 296
hängen, sieht Menschen 296-7
Harlekin, ist ein 297
Harz zu schwitzen 343
Häusern, von 304
Hausangestellte loswerden, muß 347
Hausecken springen vor **259**
hell, alles ist zu 255
Henker, von einem 279
Hennen mit Ketten angebunden 302
herabgesehen, es wird auf sie **318**
heraufgezogen aus Abgrund 274
Herzkrankheit, hat eine **300-1**
Hilfe, ruft um 302
Himmel, ist im 301
Himmelskörper zu sein 356
hinrichten, Menschen wollen ihn 279
Hitze vom Epigastrium aus 301
hitzige 286
hochgestellte Persönlichkeit, ist eine 294
Hchzeit, von einer 382
Hölle, ist in der 301-2
Holz, ist aus 385
hören, kann nicht 300
hört Gegenstände sich bewegen 300
Hunden, von 271-2
Hut ist eine Hose 297
Hydrothorax, hat einen 305
hypnotisiert, sie ist 321
Ichthyosaurier, sieht einen 305
Identität, Irrtümer in der eigenen **305-6**
Incubus, wird niedergedrückt von einem 310
Insekten, sieht **318**
Insel, ist auf entfernter 313
Jäger, ist ein 305
Joddämpfen, Einbildung von 313
Jongleur, ist ein 313
Jungfrau Maria zu sein, die 373
Kaiser, ist ein, sprach vom **274-5**
kämpfen, Menschen 286
Kaninchen, sieht 341
Katzen, sieht 252
Kehle, j. packte sie an der 368
keusch, sie ist 339
Kind gehört ihr nicht 254
  ist wieder ein 254
Kinder aus dem Hause treiben, muß 254
kindische Phantasien, hat 254
Kinn ist zu lang, sein 254
Kirchhof, vom 255
Kirschen, sieht 253
Kleidern, von 255-6
klein, Gegenstände erscheinen **350-1**

klettert hoch, er 255
Kloster gehen, sie muß ins 258
Kluft zwischen sich u. anderen **271**
Knien, geht auf den 313
Königin, ist eine 341
Kopf, vom 298-9
Körper, vom 245-9
körperbehindert, dienstunfähig, ist 269
krank zu sein, zu werden 348-9
    andere sind 348-9
Krankheiten zu haben **269**-270
Kränkung, nach 320
kratzte an Leinen, j. 345
Kräuter, sammelt 302
Krebsen, von 259
kriechenden Dingen, voll von 259
Krieg zu sein, im 381
kritisiert, wird **260**
Kropf, hat einen 294
Küchenschaben wimmeln im Zimmer **256**
Kummer, jeder hat einen 353
Kummer u. Zorn, durch 294
Lachen, mit 315
lächerliche 306
lang, Bein, Kinn ist zu 317
länger, Gegenstände erscheinen **317**
Leben, vom 316
Lebenstätigkeiten, Bewußtsein von 377
lebhafte 376
leblose Gegenstände sind Personen 310
lebt nicht normal 317
leicht, körperlos, ist 317
Leuchtkäfern, von 293
Licht im Zimmer, zu viel 316
liegt quer, j. neben ihm 319
liest ihr nach, j. 342
Loch wie ein Abgrund, kleines 302
Lokomotive, ist eine 317
Luft, schwebt in der **233**
Lüge, alles was sie sagt, ist eine 316
Macht über alle Krankheit, hat 338
Magen ist angefressen 358
Magier, ist ein 319
Mandarin, hielt Freund für einen 320
Männern, von 319-320
Marmorstatue, war eine 320
Maschine, bedient eine 319
Masken, sieht 321
Mauern, von 380
Mäuse, sieht 322
melancholische 321
Mensch ist im Zimmer, ein anderer 335
    sie ist ein anderer **335**
minderwertig, andere sind 310
Möbel hält er für Personen 292
Mörder, jeder um ihn ist ein 325
Mund, vom 323

Musik, hört 325-6
mystische 326
nachmittags, es ist immer 232
nackt, ist 326
Nadeln, sieht **326**-7
näht, sie 347
närrische 290
Nasen, von 328
neu, alles ist 327
niedrig u. gering, andere sind **305**
Nilpferd, ist ein 302
Not geraten, wird in, ist in **380**
Nüsse, knackt 329
Ofen, vom 358
Offizier, ist 331
Ohnmacht, von 283
Orten, von 336-7
Paradies, sah das 332
Personen, von 332-5
Pfauen, jagt, verscheucht 332
Pfeifen, mit 383
Pferde, reitet, sieht 304
Pflanzendasein zu führen, ein 372
Phantasie, Einbildungen der **284**-5
Pilz aufschlitzen, muß Bauch mit einem 325
Platz umgeben von hohen Häusern 357
Prinz, ist ein **339**
Prozeß verwickelt, in einen 315
Pumpenschwengel, war ein 339
Puppen, Menschen erscheinen wie 272
Rache auszuführen, bestimmt Gottes 294
rachsüchtige 377
Rang, ist eine Person von **342**
Ratsversammlung, hält eine 259
Ratten, sieht 342
Raum, vom **353**-4
regnen, hört es 341-2
Reichtum, von **382**
Reise, auf einer 313
Reisen, von 370
reitet 344
religiöse **347**
richtig, macht nichts **344**
Riesen, sieht 293
ruft, j.; j. r. ihn 251-2
ruiniert, ist **345**
Rußwolke fiel auf ihn 352
Säge, war eine 345
sagt, hat j. schon gesagt, was er 345
sammelt Gegenstände von Bildern 292
Satyren, von tanzenden 345
Säugling sieht abscheulich aus 239
Säuglinge sind im Bett, zwei 239
Schafe, sieht, treibt 347
Schande, ist in 270
schaukelt in der Luft 344

schießt mit einem Stock 348
Schiffes, im Sturm an Bord eines 347
Schildkröten, sieht 371
Schimpfen, mit 312
schlafe, obgleich wach, er 350
Schlaganfall zu bekommen 237
Schlangen, von **347**, 351
schlecht auszusehen 386
Schlösser, Paläste, sieht 252
schlucken, kann nicht 362
Schmerzen im Schlaf, hat 331
Schmetterlingen, von 251
Schmutz, ißt 269
schmutzig, ist, alles ist 269
schöne 240
schöpferische Fähigkeiten, hat **259**
Schreck, nach 292
schreien, zu 348
    zwingen zu 346
Schulter, Personen sehen ihm über die 348
Schutzmann, vom 338
schwanger, ist **339**
schwarze Dinge, Menschen, sieht 245
schweben, zu **289**
Schweine, Männer sind 362
schwer, ist 301
Schwert hängt über seinem Kopf 363
schwimmt, er 362
seekrank, ist 346
Seele, Körper zu klein für die, getrennt von der **353**
sehen, kann nicht 346
Sehens u. Hörens, des 349
Seite des Körpers, von einer 349
Selbstmord, treiben zum 361
seziert werden, wird 270
sieht sie an, jeder **318**
singen, zu 350
Skelette, sieht 350
Skorpione, sieht 345
Skrotum ist geschwollen 346
Soldaten, von 351-2
sonderbar, alles ist, Gewohntes ist **358**-360
Sonne wirbelt herum 361
Sorgen, grübelt über eingebildete 371
Spielzeug, von 369
Spinnen, sieht 356
spinnt, sie 356
spioniert zu werden 356
spricht mit j., hört sprechen 363-5
springen vom Boden auf, Dinge 313
Sprudel zu sein, eine Flasche 351
Stadt, ist in verlassener 369
Stecknadeln, von **336**
steht neben sich selbst **357**

Stellung, nicht geeignet für ihre **338**
Sterben, ist am **267**
Sterne, sah in seinem Teller 357
Stieren, von 251
stillt ihr Kind 329
Stimmen, hört 377-9
stirbt, er, sein Freund **275**
Stirn, hervorzuschauen unter der 291
Stöhnen, mit, hört 295
stolze 339
streift in Feldern umher 344
Strudel hinabgezogen, in einen seelischen 319
Studium, nach 361
Stühlen, von 253
tanzende Satyren u. nickende Mandarine 261
Tartaren, einer Gruppe von 365
Tast-Sinnestäuschungen 363
taub, ist 275
Tauben fliegen im Zimmer 336
taubstumm, ist 264
Tetanus sterben, muß an 366
Teufel, sieht **265**-6
tiefer zu sein, alles unter ihm 318
Tieren, von **234**-6
Tintenfaß, sah, war ein 311
Töne horcht auf eingebildete 353
tot, Leichen 262-4
Traum, wie in einem 274
träumen, im wachen Zustand zu 274
treibt Pfauen, Schafe 274
trinken, zu 274
tritt ein, j. 279
Tür herein, j. kam zur 273
Typhus zu bekommen 371
Überlegenheit von 362
Überirdischen, von etwas 371
übermenschlich, ist 361
    ist unter ü. Kontrolle **362**
Uhr schlagen, hört 255
umdrängt, ist von Gestalten 254
umgeben, ist von Freunden 362
Umgebung ist weit, ausgedehnt 362
umringt von Armen und Beinen 260
unangenehme 372
Unfälle, sieht 232
ungeeignet für diese Welt **371**
    für die Arbeit **371**
Ungeziefer kriecht herum 373
Unglück, untröstlich über eingebildetes 322
unglücklich, ist **371**-2
Unordnung, Gegenstände sind in 270
Unrecht erduldet, hat 387
    hat U. getan **386**-7
unsichtbaren Dingen, von 372

Unsterblichkeit, von 310
unterhält sich während der W. 258
Unterlippe ist geschwollen 317
unwirklich, alles erscheint 372
unzüchtige 330
unzüchtiger Handlungen, beschuldigt sich 331
Vagina, Lebendes kriecht in die 372
verachtet, ist 265
veränderliche 253
verändert, alles ist **253**
Verbrechen verüben, will ein 259
   hatte ein V. verübt **260**
Verbrecher, ist ein 260
Verbrechern, von 260
verdammt zu sein **272**-3
verfault, alles erscheint 291
verfolgt, ist **340**-1
Vergangenem, von längst **332**
vergehen, sich auflösen, alles wird 372
vergiftet werden, ist v. worden **337**-8
vergrößert **277**-8
verheiraten, wird sich 308
verheiratet, ist 321
verhungern, er, seine Familie wird **357**-8
verkauft zu werden 351
Verkleinertsein, vom **268**
verlassen, im Stich gelassen, ist **264**
verletzt zu sein, werden 311
Verlobung muß aufgelöst werden 244
verloren, Seligkeit ist **318**
Vermögen, verlor sein 291
vernachlässigt, wird 327
Vernichtung, verfällt der 237
versäumt, hat seine Pflicht **327**
verschwendet Geld 357
Verschwörungen, von 258
versetzt, in ein anderes Zimmer, in eine andere Welt 370
versinken, zu 350
verstoßen, ist von Verwandten **343**
verstümmelte Körper, sieht 326
Vertrauen zu ihm verloren, Freunde haben 257
verunreinigt alles, was sie anfaßt 258
verwelkt, sein Körper 384
Verwirrung bemerken, andere werden ihre **257**
verzaubert, kann den Zauber nicht brechen 253
Verzauberung, von 276
Visionen, hat **373**-6
Vögeln, von 244-5
vornehm, ist 270
Vorwurf, hat seine Pflicht versäumt u. verdient **343**
Wanzen u. Küchenschaben, von **250**

Warzen, hat 381
Wäsche zu waschen 381
Wasser, vom 381-2
wechseln plötzlich 253
Wegschmelzens, Gefühl des 321
Wehen zu haben 314
Weinen, mit 382
Welt verloren, ist für die 386
wiedergeboren, fühlt sich 250
Willen, besessen von zwei **384**
Willenskraft, Verlust der **383**-4
Wimpern, von langen 280
Windes, vom Heulen des 384
Wirbelsäule ist ein Barometer 356
Wirklichkeit der Dinge, seiner Existenz, zweifelt an der 279-280
Wissen, besitzt ein unendliches **314**
Wölfen, von 384
Wolken, von 256
wollüstige 315
Würmern, von 386
Zehen sind abgeschnitten 368
Zeit vergeht zu langsam **368**
   zu schnell **368**
Zeitungen, sieht 327
Zerstörung der ganzen Umgebung, von drohender 265
Ziffern, von 255, **329**
Zimmer, vom 344-5
zittert, alles an ihm 371
Zorn, durch Kummer u. 294
Zuhause, vom **303**
Zuneigung von Freunden verloren, hat die 232
Zunge, von der 369
Zylinder, ist ein 261
Wahnsinn → Geisteskrankheit 633-647
Wahrheit, sagt rücksichtslos die 1032
   wälzt sich → rollt sich auf dem Boden 861
wandern, umherstreifen, will **1061**
   am. Gemütssymptome 1062
   Haus, will um sein 1062
   ruhelos **1062**
   Schwangerschaft, in der 1062
wankelmütig → Launenhaftigkeit 119-120
   → Stimmung, veränderliche **761**-2
   → Unbeständigkeit **608**-9
   → Unentschlossenheit, w. 652
wäscht sich andauernd die Hände 1062
   Abneigung gegen Waschen u. Baden bei Kindern 1062
   baden, Manie zu 1062
   Reinlichkeit, Sauberkeit, Manie zur 1062
Wechsel, Veränderung, Verlangen nach 127
   Abneigung gegen 127
   Stimmung, veränderliche, unbeständige, wankelmütige 761-2

weibisch 436
Weinen, weinerliche Stimmung **1066**-1091
  Abendessen, nach dem 1088
  agg. 1070
  Alleinsein, beim 1070
  am. 1070
  alles, über 1079
  Alpdrücken, nach 1083
  alte Menschen w. um nichts 1083
  am. **1072**
  Anekdoten, wegen 1072
  anfallsweises 1084
  angesprochen, wenn **1088**
    freundlich (Kinder) 1088
  Angst, nach **1073**
  ängstliches 1073
  ansieht, wenn man ihn **1081**
  Ärger, aus + über früheren **1090**
  Aufstehen, nach dem 1086
  Beantworten einer Frage, beim 1073
  bedauert zu werden, wenn er glaubt 1085
  Beleidigung, über eine 1083
    über eingebildete + frühere 1083
  Berührung, bei 1089
  bitteres 1073
  Delirium, nach 1077
  Dunklen, im **1077**
  eigensinniges 1083
  Entbindung, während der 1084
  Enttäuschungen, über 1078
  erbärmliches 1085
  Erkältung, nach 1088
  Ermahnung, wegen **1070**
  Erschrecktsein, W. am. 552
  Erwachen, beim 1090
  erzählt, wenn sie von ihrer Krankheit **1088**
  Essen, beim, nach dem 1078
    bei Kindern 1078
  Fieberfrost, bei 1075
  Fieberhitze, bei 1079
  Freien, im + am. 1070
  Freude, vor 1080
  Freudiges o. Trauriges, weint über 1081
  gedankt wird, wenn ihm 1089
  Gedichten, bei sanften 1085
  Gehen im Freien, beim + am. 1090
  geht weg u. weint, als ob ohne Freunde 1079
  Gemütsbewegung, nach leichter 1078
  Geräuschen, bei 1083
  gereiztes 1080
  gestört, wenn bei der Arbeit 1078
  getragen, wenn 1073
    Kind schreit, wenn 1074
    Kind ist nur ruhig, wenn **1074**
  gewaschen, wenn mit kaltem Wasser **1090**

  Glockenläuten, beim 1073
  grundloses + ohne zu wissen, warum 1074
  heftiges 1090
  Herzklopfen, bei 1084
  Husten, vor, beim, nach 1076-7
    Keuchhustenanfall, beim 1077
  hysterisches 1079
  idiotisches 1080
  Kind, wie ein 1074
  Kindern, bei 1074
  Kleinigkeiten, um 1089
    Kinder 1089
  Klimakterium, im 1075
  Konvulsionen, durch, während 1076
    epileptischen, bei 1076
  Kopfschmerzen, bei 1079
  Krämpfen, nach 1087
  krampfhaftes 1087
  Krankheit, während einer 1080
  Kränkung, nach 1082
  Lachen gleichzeitig, W. u. oder 1081, 1089
    im Klimakterium 1081
  lautes, Schluchzen 1070
    im Schlaf 1070
  leicht, weint 1078
  Lesen, beim 1085
  Liegen, beim 1081
  Menses 1081-2
  Mittagessen, nach dem 1077
  möchte + unaufhörlich 1077
  Musik, durch 1082
  nervös, daß sie schreien würde 1082-3
  Not, über eingebildete 1082
  Opposition, bei der geringsten 1084
  periodisch alle vier Wochen 1084
  Pollutionen, nach 1085
  qualvolle Angst mit W. 47
  Reden, beim 1087
  Redenhalten, beim 1087
  Schlaf, im 1086-7
    Kind tagsüber artig, schreit nachts 1087
  Schläfrigkeit, mit 1087
  Schmerzen, bei **1084**
  Schnupfen, bei 1076
  Schwangerschaft, während der 1085
  Schwitzen, beim 1085
  Singen, beim 1086
  Stillen, beim 1083
  Stuhlgang, vor, während 1088
  Sympathie mit anderen, aus **1088**
  Tadel, über 1086
  traurigen Gedanken, bei 1086
    Nachrichten, bei 1086
    obwohl traurig, kann er nicht w. **1086**
  trifft, wenn er j. 1081
  Trinken, nach dem 1078

Trost agg., am., durch 1075
Trunkenheit, o. ist sentimental bei 1078
Undankbarkeit, über 1089
Ungeduld, vor 1080
Unheil bevorstünde, wie wenn 1079
unterbrochen, wenn 1080
unwillkürliches 1080
Urinieren, vor dem, beim 1089
Vergangenes, beim Denken an 1084
verweigert wird, wenn ihm etwas 1085
Verwirrung am. durch 179
Verzweiflung, aus 1077
Vorhaltungen, bei **1085**-6
Wahnideen, nach 1077
Widerspruch, durch **1076**
Wimmern, Winseln 1090
   im Schlaf 1091
      komatösen 1091
Zahnschmerzen, bei 1089
Zärtlichkeiten, bei 1073
Zimmer, im 1086
Zorn, nach 1072
Zukunft, um die 1079
weist alles Angebotene zurück 827
wertlos, Dinge erscheinen 1054
wichtigtuerisch → pompös 798
widerspenstig 185-6
Widersprechen, Neigung zum **183**-4
widersprechen seinen Worten, Absichten 185
   Taten w. der Absicht 185
Widerspruch, verträgt keinen **184**-5
   agg. 185
   Beschwerden infolge von 16
   Erregung durch geringsten 452
   Ungeduld beim geringsten 601
   zurückhalten, um nicht heftig zu werden,
   muß sich 185
Widerstreit mit sich selbst **53**
widerwärtige → abstoßende Stimmung **762**-3
Widerwillen, Unlust **411**-2
   alles, gegen 412
   Arzneiflasche, beim Anblick der 412
   Bewußtsein seines unnatürlichen Gemüts-
   zustandes, im 411
   entmutigt mit 409
   Heiterkeit anderer, gegen 412
   Lachen anderer, gegen 441
   sich selbst, gegen; ohne Lebensmut 411
   Übelkeit von eigenen Ausdünstungen,
   bis zur 411
wiederholt unverändert das gleiche 961
Wiegen → Schaukeln 861
Wildheit 1092-3
   Ärger, durch 1093
   Gebärden, wilde 560, 564
   hellem Licht, starken Gerüchen,
   Berührung, bei 1093

Kindern, bei 1093
Kleinigkeiten, über 1093
Konvulsionen, vor 1093
Kopfschmerzen, bei 1093
Lachen, wildes 706
unangenehmen Nachrichten, nach 1093
Sprechen, wildes 946
Tanzen, wildes 193
Vergehen anderer, wegen 1093
Wille, widersprüchiger **1093**-4
   Kontrolle über seinen Willen, hat keine
   1094
   Muskeln gehorchen nicht mehr 1095
   Verlust des Willens 1094
   Willensschwäche **1095**
   zwei Willen zu haben, Gefühl **1095**
Wimmern → Stöhnen **752-759**; 1090-1
wirft Gegenstände weg **1021**
   Personen, nach 1021
Wirklichkeit, Flucht vor der 824
wirres → chaotisches Verhalten 127
wissenschaftlichem Mißerfolg, Beschwerden
   infolge von literarischem 20
witzig, geistreich **1096**
Wochenbett → Kindbett (Index)
Wohlwollen, Güte 109
wollüstig → lasziv 692
Wonne, Gefühl von → Glückseligkeit 114
wortkarg → antwortet kurz angebunden,
   barsch 47
   reden, Abneigung gegen, möchte
   schweigen **986**-991
   Reizbarkeit, wortkarge 672
Wortspiele → Spaßen, macht W. 679
Wucherer 1055
Wunden sehen, kann keine blutenden 114
Wünsche → Verlangen, voller 388
würdelos 1052
Wut → Raserei **813**-822

zählt andauernd 187
Zahnarzt, Arzt → Erwartungsspannung
   vor Gang zum 53
   Furcht vor Gang zum Z. **492**
Zahnen, beim: (+ Vol. II Index)
   Angst 72
   Auffahren 953
   mürrisch 771
   Reizbarkeit 663
   Ruhelosigkeit 847
   Schreien 916
   Stöhnen 755
zanksüchtig → streitsüchtig **806**-810
zärtlich → herzlich, liebevoll 13
Zärtlichkeiten, Abneigung gegen **123**
   Getragenwerden, verlangt Liebkosungen
   und 124

liebkost die Seinen, stößt sie dann weg 124
mürrisch, liebkosen agg. 769
Neigung zu, Verlangen nach 124
Weinen bei 1073
Zeit:
  Entfernungen u. Z. werden überschätzt 414
  langsam, vergeht zu **1022**
  schnell, vergeht zu **1023**
  vertrödelt die **1022**
  Verwirrung über die Z. 177
zerbrechen, zerschlagen, Verlangen, Sachen zu **115**
zerbrechlich zu sein, Gefühl 548
zerreißt Sachen 996-7
  Eifersucht, reißt sich die Haare aus 677
  Genitalien, reißt an ihren 996
  Haaren, reißt an ihren **996, 727**
  Kissen mit den Zähnen, die 997
  Manie, zerreißt die Kleider 727
  Raserei, z. die Kleidung **821**
  Schlafanzug u. Bettzeug 997
  sich selbst, reißt an 997, 727
zerschlagen → zerbrechen, Verlangen, Sachen zu **115**
Zerstörungssucht 397
  Kleidern, an **397**
  listig, verschlagen **397**
  Trunkenheit, bei 397
zerstreut 1
  Alter, im 3
  antwortet 49
  Arbeit, bei der 4
  Auffahren, wenn angesprochen 3
  epileptischen Anfällen, vor 3
  Erwachen, beim; weiß nicht, wo er ist 4
  Freien, im 2
  Herumstehen 4
  Lesen, beim 3
  Menses, während der 3
  periodische, kurze Anfälle 3
  Schreiben, beim 4
  Schwindel, beim 4
  spricht, wenn man zu ihm 4
  Unachtsamkeit 3
  Unterhalten, beim 3
  verträumt 3
Zerstreuung → Beschäftigung, Ablenkung am. **790**
  denken an seine Beschwerden agg. **999**
ziehen, Verlangen, andere an den Haaren zu 806
  Nase, möchte anderen an der 806
  Zähne, möchte anderen die 806
Zorn, Jähzorn 26-40
  abwesende Personen, beim Denken an 28
  Aktivität, mit großer physischer 28

angesprochen, wenn 36
antworten, wenn gezwungen zu **31**
Arbeit, über seine 40
aufgeweckt, wenn 31
Berührung, bei 38
Beschwerden infolge von:
  unterdrücktem Z. 15
  Z., Ärger 13-5
  Z. mit Angst, Entrüstung, Kummer, Schreck 14
  Kränkung, Demütigung mit Z. 21
Denken an seine Beschwerden, beim 38
Delirium, zorniges 205
epileptischem Anfall, vor 34
ereignen könnte, über das, was sich 34
Erkältung, nach 32
erstechen, könnte jemanden **37**
Erstickungsanfall, mit 37
Essen, am. nach dem 33
essen, wenn gezwungen zu 33
Erwachen, beim 39
falsch verstanden, wenn 35
Fehler, über seine **35**
Fieber, während 34
Fieberfrost, beim 31
Fluor aufhört, sobald 35
früheren Ärger, über 34
gelähmt, wie 36
Geschäfte, über seine 31
Gesicht, mit blassem, rotem 34
getröstet, wenn **32**
grundloser 31
heftiger **39**
Husten durch, vor 32-3
Kaffee agg. 32
Kindern, bei 31
Kleinigkeiten, über 38
Klimakterium, im 33
Koitus, nach 32
Konvulsionen, vor 32
Lachen, mit Ausbrüchen von 34
  u. Weinen wechseln ab 34
Lärm, über 36
leicht in, gerät 33
Liebkosungen, durch **31**
Menses 35
Mitgefühl agg. 37
Mittagessen, beim 33
packt die Hände der Umstehenden 36
plötzlicher 37
qualvolle Angst infolge von 42
reden, abgeneigt zu **37**
schikanieren, beleidigen, möchte andere 39
schlechte Nachrichten, über 31
Schmerzen, bei **36**
Schreien im 912

Schwäche nach Zorn 40
　　Schwangerschaft, in der 36
　　sich selbst, über 34
　　Stimmen, durch menschliche **39**
　　Stuhlgang, vor 37
　　Tagel, durch 36
　　Träumen, nach 33
　　Trinken von Kaffee u. Wein, beim 33
　　unterbricht, wenn man ihn 35
　　unterdrücktem Z., Beschwerden infolge
　　　von 15
　　Unterhaltung, durch 32
　　Unterhaltung anderer, Z. durch 37
　　vergangene Dinge, über 36
　　Wahnideen im Klimakterium, mit 33
　　Weinen durch Schmerzen, mit 40
　　Widerspruch, durch **32**
　　wirft Gegenstände weg **38**
　　Wurmbefall, bei 40
　　zerreißen, könnte sich selbst **37**-8
　　Zittern, mit 38
zudringlich, aufdringlich 728
zufrieden 183
　　sich selbst, mit 183
　　still, und 183

　　vergißt alle Leiden u. Schmerzen 183
　zuhören, möchte nicht 717
　Zukunft, um die:
　　Angst **78**-9
　　entmutigt 409
　　Gedanken versunken, über 6
　　Jammern über die **690**
　　Kummer **568**
　　Verzweiflung 392
　　Weinen **1079**
　zurückhaltend, reserviert 833-4
　　Essen, nach dem 810
　　Freien, im 834
　　Gehen im Freien, beim, nach 834
　　Menses, während der 834
　　Schlaf, nach dem 834
　zurückkommen → verweilt bei vergange-
　　nen, unangenehmen Ereignisse **431**-2
　sich zurückzuziehen, Verlangen 859
　　von der Wirklichkeit 1096
　zweifelnd, skeptisch 414
　　Genesung, an der 414
　　im Klimakterium 414
　　Selenheil, am **414**